U0214636

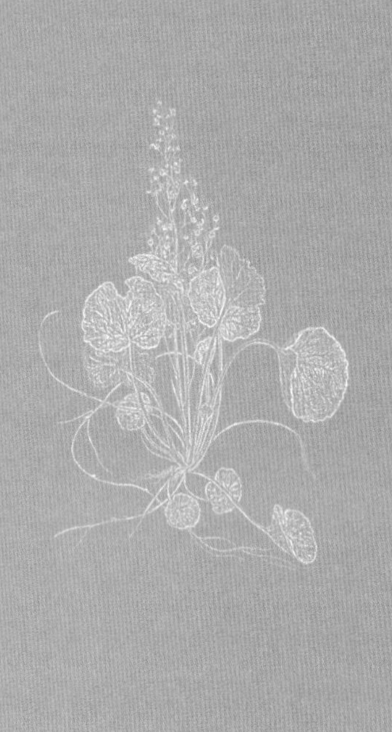

中草药野外速认图册

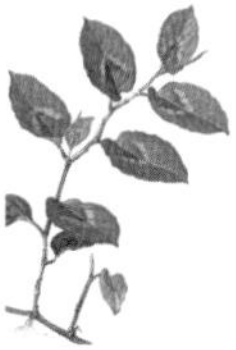

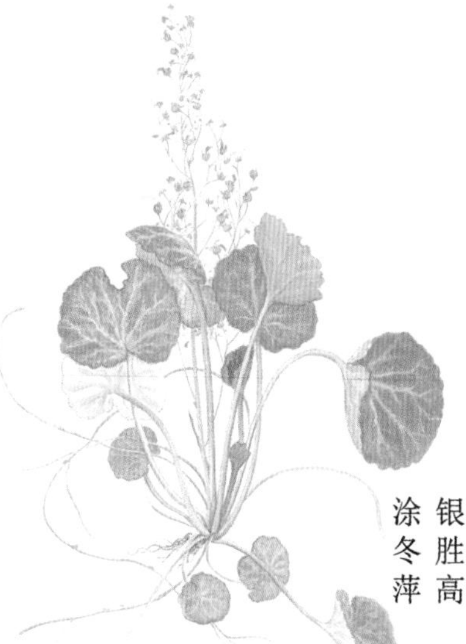

主　编：李　斌　黄克南　朱意麟

副主编：郭　敏　陆海琳　黎　理

编　委：李　斌　黄克南　朱意麟　郭　敏　陆海琳　黎　理　银胜高　吴燕春　杨世萍　涂冬萍　戴忠华　李景云

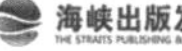

海峡出版发行集团｜福建科学技术出版社
THE STRAITS PUBLISHING & DISTRIBUTING GROUP | FUJIAN SCIENCE & TECHNOLOGY PUBLISHING HOUSE

图书在版编目（CIP）数据

中草药野外速认图册 / 李斌，黄克南，朱意麟主编.
—福州：福建科学技术出版社，2021.1
ISBN 978-7-5335-6159-8

Ⅰ.①中… Ⅱ.①李… ②黄… ③朱… Ⅲ.①中草药
-图集 Ⅳ.①R28-64

中国版本图书馆CIP数据核字（2020）第087941号

书　　名　中草药野外速认图册
主　　编　李　斌　黄克南　朱意麟
出版发行　福建科学技术出版社
社　　址　福州市东水路76号（邮编350001）
网　　址　www.fjstp.com
经　　销　福建新华发行（集团）有限责任公司
印　　刷　福州德安彩色印刷有限公司
开　　本　700毫米×1000毫米　1/32
印　　张　26
图　　文　832码
版　　次　2021年1月第1版
印　　次　2021年1月第1次印刷
书　　号　ISBN 978-7-5335-6159-8
定　　价　78.00元

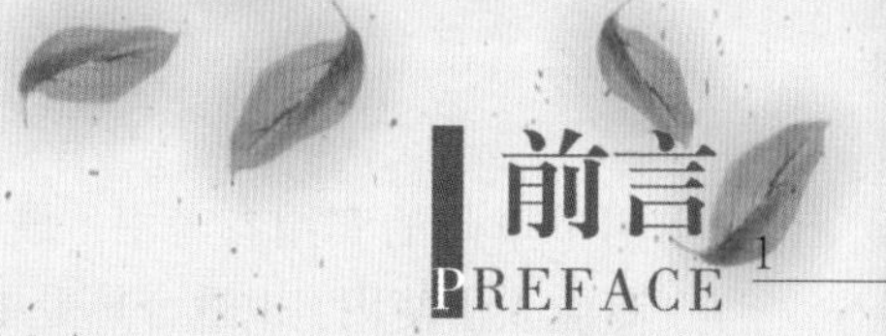

前言 PREFACE

中医药是中华五千年文明的积淀，是中华文化的璀璨明珠，无论是过去还是现在，对人类健康都做出了巨大贡献，在保障人类的健康、疾病预防和繁衍生息中都发挥着举足轻重的作用。近年来，伴随新的致病因素的出现、疾病谱的变化以及亚健康人群的增长，广大人民群众健康意识进一步增强，中医药也因在预防、治疗、养生、保健等方面有独具特色的优势而备受瞩目。世界上越来越多的人关注中医药并且使用中草药防病、治病。

本书组织了广西中医药大学的植物学和中药学专家团队进行编写，在文字上主要突出描述了中草药原植物的典型特征，并配以精美图片以助读者在野外能快速识别出中草药。在快速识别出中草药品种的基础上加以介绍其采制、功效主治和用法用量。对多来源中草药选取其中较常见的原植物品种予以详解。全书共收录了近 800 种中草药，根据根及根茎类、果实及种子类、全草及地上部分类、叶及茎（枝）叶类、花类、皮类、藤木类、藻菌类、其他类等药用部位排列，后再依据拼音首字母顺序排列，方便查找和使用。本书图文并茂，文字简洁，是一本指导读者快速识别应用中草药的实用参考书。既适合从事中草药研究的专业人士使用，也适合热爱中草药的业余人士使用。

由于编者水平有限，书中难免有疏漏及错误之处，恳请读者谅解和批评指正！

编者

2020 年 10 月

目录
CONTENTS

一、根及根茎类

二、果实及种子类

三、全草及地上部分类

四、叶、茎叶及枝叶类

五、花类

六、皮类

七、藤木类

八、藻菌类

九、其他类

Angtianlian 昂天莲

【别名】鬼棉花、水麻、假芙蓉。
【来源】梧桐科植物昂天莲 *Ambroma augusta* 的根。

【快速识别】昂天莲：灌木。幼枝密被星状茸毛。叶互生；托叶条形，脱落；叶片心形或卵状心形，有时为 3~5 浅裂，先端急尖或渐尖，基部心形或斜心形，上面无毛或被稀疏的星状柔毛，下面密被短茸毛；叶脉在两面均凸起。聚伞花序具 1~3 朵花，花瓣 5 片，红紫色，匙形。蒴果膜质，倒圆锥形，有毛，具 5 纵翅，边缘有长绒毛，先端截形。花期春、夏季。生于山谷沟边或林缘。分布于华南、西南等地。

【采制】秋、冬二季挖取根部，洗去泥沙，切片，鲜用或晒干。

【功效主治】通经活血，消肿止痛。主治月经不调，疮疡疖肿，跌打损伤。

【用法用量】煎汤，9~15g。外用，适量，捣敷，或浸酒搽。

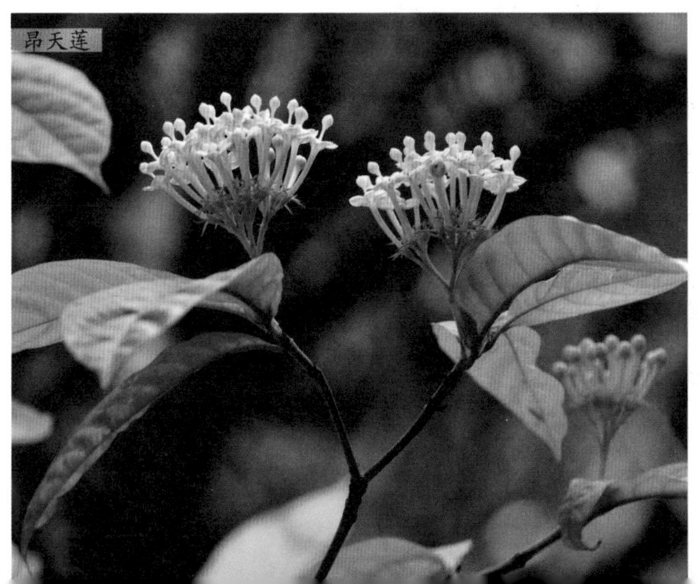
昂天莲

Bajitian 巴戟天

【别名】巴吉天、鸡肠风、兔儿肠。
【来源】茜草科植物巴戟天 *Morinda officinalis* 的根。

【快速识别】巴戟天：藤状灌木。根肉质肥厚，圆柱形，不规则地断续膨大，呈念珠状。茎有细纵条棱。叶对生；叶片长椭圆形，先端急尖，基部钝或圆形，全缘，稀疏短粗毛；托叶膜质，鞘状。花序头状，生于小枝的顶端或排成伞形花序；花冠白色，肉质。核果近球形，熟时红色。花期 4~7 月，果期 6~11 月。生于山谷溪边、山地疏林下或栽培。分布于福建、江西、广东、海南、广西等地。

【采制】全年均可采挖，洗净，除去须根，晒至六七成干，轻轻捶扁，晒干。

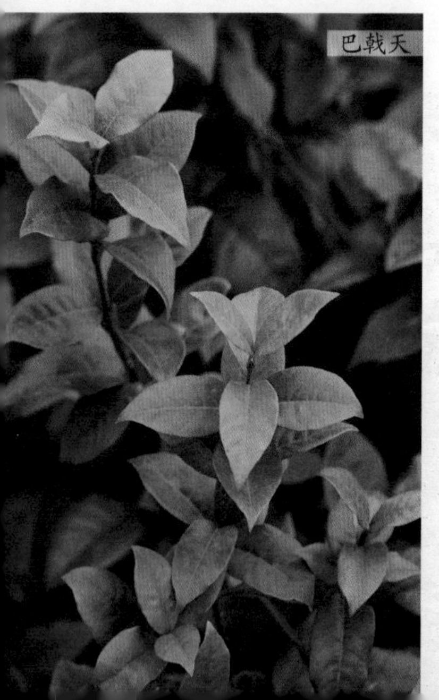
巴戟天

【功效主治】补肾阳，强筋骨，祛风湿。主治阳痿遗精，宫冷不孕，月经不调，少腹冷痛，风湿痹痛，筋骨痿软，脚气。

【用法用量】煎汤，6~15g；或入丸、散；亦可浸酒；或熬膏。

【使用注意】阴虚火旺及有湿热之证者禁服。

Bajiaogen 芭蕉根

【别名】芭蕉头。
【来源】芭蕉科植物芭蕉 *Musa basjoo* 的根茎。

【快速识别】芭蕉：丛生草本。叶柄粗壮；叶片长圆形，先端钝，基部圆形或不对称，叶面鲜绿色，有光泽。花序顶生，下垂；苞片红褐色或紫色；雄花生于花序上部，雌花生于花序下部；雌花在每一苞片内 10~16 朵，2 列。浆果三棱状，长圆形，近无柄，肉质，内具多数种子。花期 8~9 月。秦岭淮河以南可以露地栽培，栽培于庭园及农舍附近。

【采制】全年均可采挖，晒干或鲜用。

【功效主治】清热解毒，止渴，利尿。主治热病，烦闷，消渴，痈肿疔毒，丹毒，崩漏，淋浊，水肿，脚气。

【用法用量】煎汤，15~30g，鲜品 30~60g；或捣汁。外用，适量，捣敷；或捣汁涂；或煎水含漱。

【使用注意】阳虚脾弱无实热者忌用。

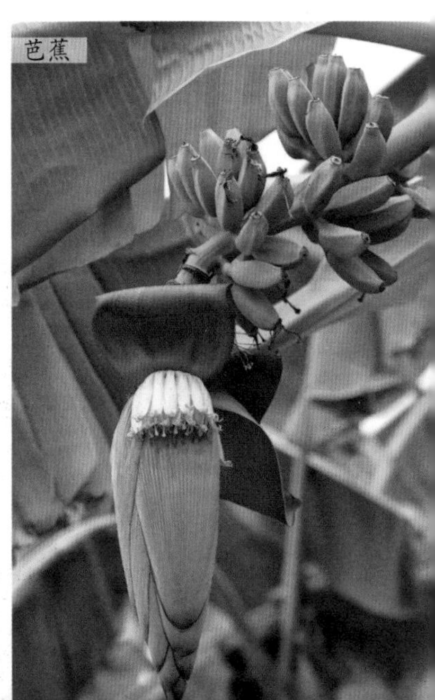
芭蕉

Bajiaofenggen 八角枫根

【别名】白龙须、白金条、白筋条。
【来源】八角枫科植物八角枫 *Alangium chinense* 和瓜木 *A. platanifolium* 的根、须根及根皮。

【快速识别】八角枫：乔木或灌木。小枝略呈“之”字形，幼枝紫绿色。叶互生，纸质，近圆形或椭圆形、卵形，顶端锐尖或钝尖，基部阔楔形或截形，两侧不对称，叶下面脉腋有丛状毛，基出脉掌状。聚伞花序腋生；花冠圆筒形；花瓣线形，初白色，后变黄色。核果卵圆形，熟时黑色先端有宿存的萼齿和花盘。花期 5~10 月，果期 7~10 月。生于海拔 1800m 以下的山地或疏林中。分布于华东、中南、西北及西南等地。

【采制】全年均可采，挖取根或须根，洗净，晒干。

【功效主治】祛风除湿，舒筋活络，散瘀止痛。主治风湿痹痛，四肢麻木，跌打损伤。

【用法用量】煎汤，须根 1~3g，根 3~6g；或浸酒。外用，适量，捣敷；或煎汤洗。

【使用注意】有小毒，内服不宜过量。小儿及年老体弱者禁服。

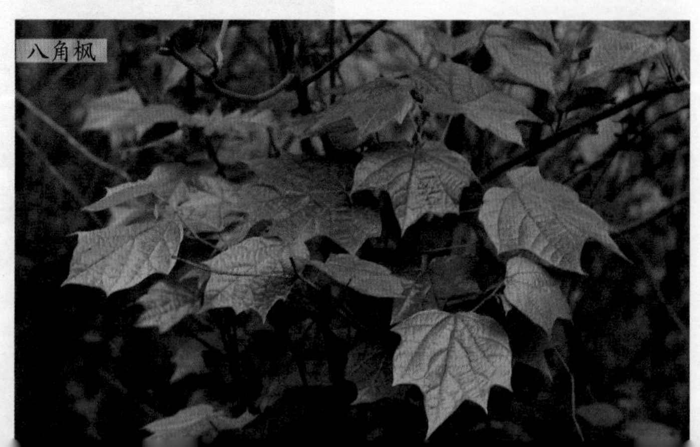
八角枫

Baqia

菝葜

【别名】金刚根、金刚头、冷饭巴。
【来源】百合科植物菝葜 *Smilax china* 的根茎。

【快速识别】菝葜：攀缘灌木。根茎粗厚，坚硬，为不规则的块根；茎疏生刺。叶互生；叶具狭鞘，几乎都有卷须；叶片薄革质或坚纸质，卵圆形或圆形、椭圆形，基部宽楔形至心形，下面淡绿色，较少苍白色。伞形花序生于叶尚幼嫩的小枝上，具十几朵或更多的花，常呈球形；花绿黄色，单性雌雄异株。浆果，熟时红色，有粉霜。花期 2~5 月，果期 9~11 月。生于海拔 2000m 以下的林下灌木丛中、路旁、河谷或山坡上。分布于华东、中南、西南等地。

【采制】2 月或 8 月采挖根茎，除去泥土及须根，切片晒干。

【功效主治】祛风利湿，解毒消痈。主治风湿痹痛，淋浊，带下，泄泻，痢疾，痈肿疮毒，顽癣，烧烫伤。

【用法用量】煎汤，10~30g；或浸酒；或入丸、散。

【使用注意】忌醋、茶。

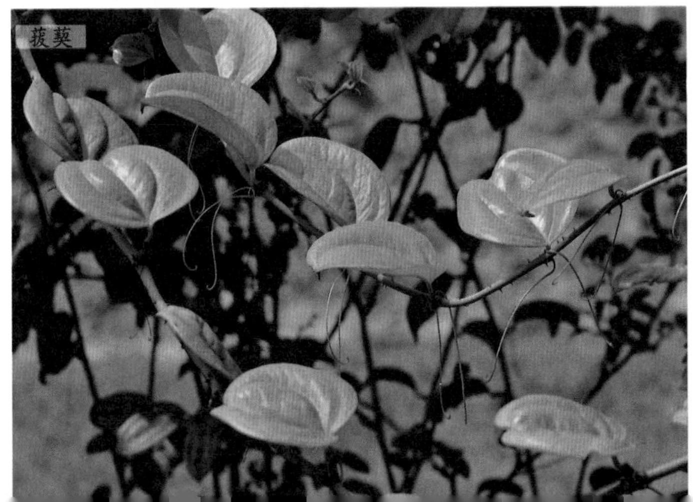

Baifuzi 白附子

【别名】野半夏、野慈菇、鸡心白附。
【来源】天南星科植物独角莲 *Typhonium giganteum* 的块茎。

【快速识别】独角莲：草本。地下块茎，卵形至卵状椭圆形，外被暗褐色小鳞片。叶柄密生紫色条斑；叶片三角状卵形、戟状箭形或卵状宽椭圆形，先端渐尖。花梗自块茎抽出，绿色间有紫红色斑块；佛焰苞紫红色，肉穗花序；雄花金黄色；中性花线形，下垂，淡黄色；雌花棕红色。浆果红色。花期6~8月，果期7~10月。生于阴湿的林下、山涧、水沟及庄稼地。分布于北纬42°以南的广大地区。

【采制】秋季采挖，除去须根和外皮，晒干。

【功效主治】祛风痰，定惊搐，解毒散结，止痛。主治中风痰壅，口眼㖞斜，语言謇涩，惊风癫痫，破伤风，痰厥头痛，偏正头痛，瘰疬痰核，毒蛇咬伤。

【用法用量】煎汤，3~6g；研末服0.5~1g，宜炮制后用。外用，适量，捣烂敷；或研末调敷。

【使用注意】有毒。血虚生风、内热生惊者及孕妇禁服。

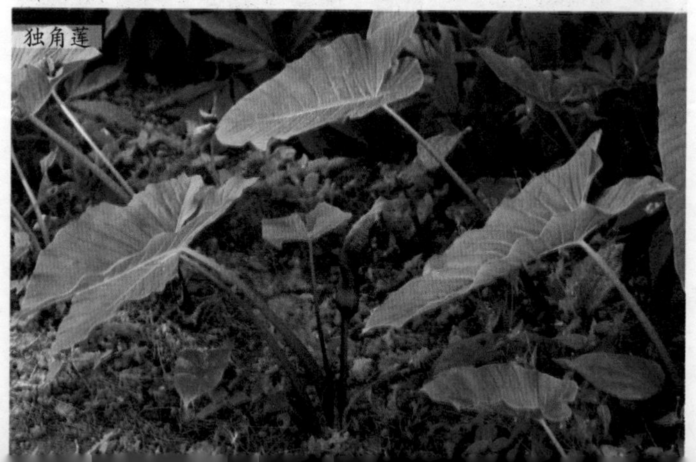
独角莲

Baiji
白及

【别名】甘根、连及草、冰球子。
【来源】兰科植物白及 *Bletilla striata* 的块茎。

【快速识别】白及：草本。根茎（或称假鳞茎）三角状扁球形或不规则菱形，肉质肥厚，常数个相连。茎直立。叶片披针形或宽披针形，先端渐尖，基部下延成长鞘状，全缘。总状花序顶生，花紫色或淡红色；萼片和花瓣近等长；唇瓣倒卵形，白色或具紫纹。蒴果圆柱形，两端稍尖，具 6 纵肋。花期 4~5 月，果期 7~9 月。生于荒野、山谷较潮湿处。分布于华东及陕西、甘肃、湖北、湖南、广东、广西、四川和贵州等地。

【采制】夏、秋二季采挖，除去须根，洗净，置沸水中煮或蒸至无白心，晒至半干，除去外皮，晒干。

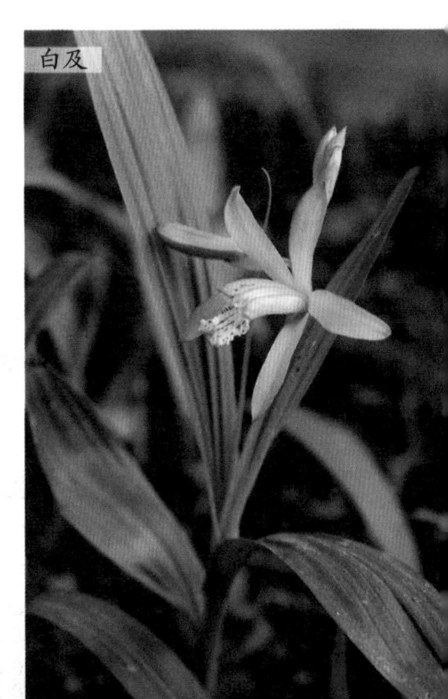
白及

【功效主治】收敛止血，消肿生肌。主治咯血，吐血，外伤出血，疮疡肿毒，皮肤皲裂。

【用法用量】煎汤，3~10g；研末，每次 1.5~3g。外用，适量，研末撒；或调涂。

【使用注意】外感及内热壅盛者禁服。不宜与川乌、制川乌、草乌、制草乌、附子同用。

Bailian
白蔹

【别名】鹅抱蛋、见肿消、野红薯。
【来源】葡萄科植物白蔹 *Ampelopsis japonica* 的块根。

【快速识别】白蔹：木质藤本。块根粗壮，肉质，卵形、长圆形或长纺锤形，深棕褐色，数个相聚。茎多分枝，幼枝光滑，有细条纹；卷须与叶对生。掌状复叶互生；小叶 3~5，羽状分裂或羽状缺刻，裂片卵形至椭圆状卵形或卵状披针形，先端渐尖，基部楔形，边缘有深锯齿或缺刻。聚伞花序小，与叶对生；花小，黄绿色；花瓣 5。浆果球形，白色或蓝色，有针孔状凹点。花期 5~6 月，果期 9~10 月。生于山地、荒坡及灌木丛中。分布于华中及辽宁、吉林、河北、山西、陕西、江苏、浙江、江西、广东、广西、四川。

【采制】春、秋二季采挖，除去泥沙和细根，切成纵瓣或斜片，晒干。

【功效主治】清热解毒，消痈散结，敛疮生肌。主治痈疽发背，疔疮，瘰疬，烧烫伤。

【用法用量】煎汤，5~10g。外用，适量，煎汤洗；或研成极细粉敷患处。

【使用注意】脾胃虚寒及无实火者禁服；孕妇慎服。不宜与川乌、制川乌、草乌、制草乌、附子同用。

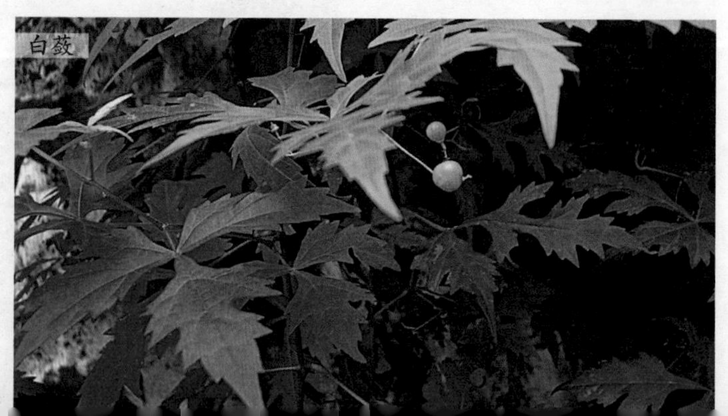
白蔹

Baimaogen

白茅根

【别名】茅根、茅草根、甜草根。
【来源】禾本科植物白茅 *Imperata cylindrica* 的根茎。

【快速识别】白茅：草本。根茎白色，匍匐横走，密被鳞片。秆丛生，直立，圆柱形，杆节无毛。叶线形或线状披针形；根出叶长几与植株相等；茎生叶较短，叶鞘褐色，无毛，或上部及边缘和鞘口具纤毛，具短叶舌。圆锥花序稠密、粗壮，顶生，圆筒状；小穗披针形或长圆形，成对排列在花序轴上；花两性，每小穗具1花，基部被白色丝状柔毛。颖果椭圆形，暗褐色，果序被白色长柔毛。花期5~6月，果期6~7月。生于路旁向阳干草地或山坡上。分布于东北、华北、华东、华中、华南、西南及陕西、甘肃等地。

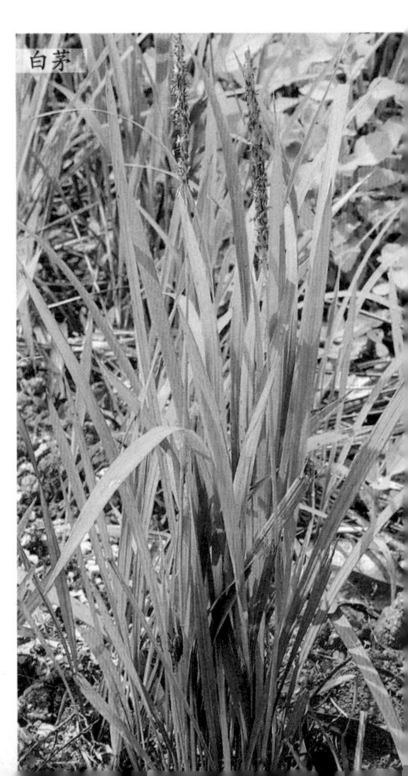
白茅

【采制】春、秋二季采挖，洗净，晒干，除去须根和膜质叶鞘，捆成小把。

【功效主治】凉血止血，清热利尿。主治血热吐血，衄血，尿血，热病烦渴，湿热黄疸，水肿尿少，热淋涩痛。

【用法用量】煎汤，10~30g，鲜品30~60g；或捣汁。外用，适量，鲜品捣汁涂。

【使用注意】脾胃虚寒、溲多不渴者禁服。

Baiqian
白前

【别名】嗽药、毛白前、竹叶白前。
【来源】萝藦科植物柳叶白前 *Cynanchum stauntonii* 或芫花叶白前 *C. glaucescens* 的根茎和根。

【快速识别】柳叶白前：半灌木，无毛。根茎横生或斜生，须根纤细。茎圆柱形，表面灰绿色，有细棱。叶对生，纸质，披针形或线状披针形，先端渐尖，基部渐窄，全缘。伞形聚伞花序腋生，有花 3~8 朵；花冠辐射状，5 深裂，裂片线形，紫红色，内被长柔毛；副花冠裂片盾状，肥厚，较花药为短。蓇葖果单生，窄长披针形。花期 5~8 月，果期 9~10 月。生于溪滩、水旁，以至半浸于水中。分布于江苏、安徽、浙江、江西、福建、湖北、湖南、广东、广西及贵州等地。

【采制】秋季采挖，洗净，晒干。

【功效主治】降气，消痰，止咳。主治肺气壅实，咳嗽痰多，胸满喘急。

【用法用量】煎汤，3~10g；或入丸、散。

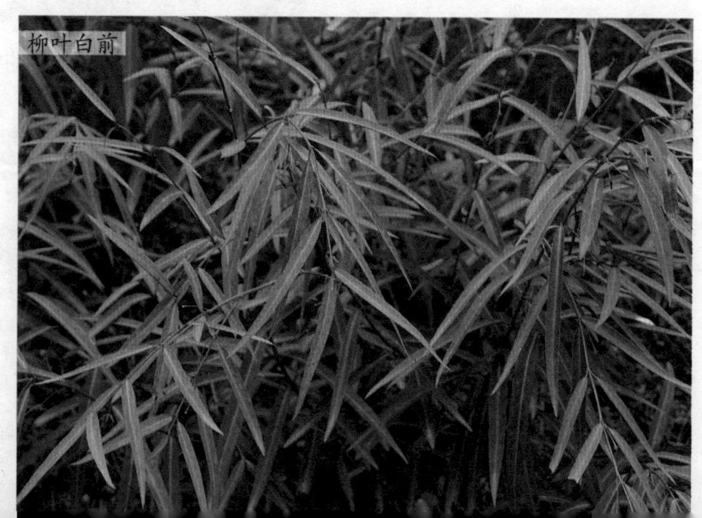

柳叶白前

Baishao

白芍

【别名】白芍药、金芍药。
【来源】毛茛科植物芍药 *Paeonia lactiflora* *Paeonia lactiflora* 的根。

【快速识别】芍药：草本，无毛。根肥大，纺锤形或圆柱形，黑褐色。茎直立，上部分枝。叶互生；茎下部叶为二回三出复叶，上部叶为三出复叶；小叶狭卵形、椭圆形或披针形，先端渐尖，基部楔形或偏斜，边缘具白色软骨质细齿，两面无毛，近革质。花两性，数朵生茎顶和叶腋；花瓣 9~13，倒卵形，白色，有时基部具深紫色斑块或粉红色，栽培品花瓣各色并具重瓣。蓇葖果卵形或卵圆形，先端具喙。花期 5~6 月，果期 6~8 月。生于山坡草地和林下。分布于东北、华北及陕西、甘肃，各地多有栽培。

【采制】夏、秋二季采挖，洗净，除去头尾和细根，置沸水中煮后除去外皮或去皮后再煮，晒干。

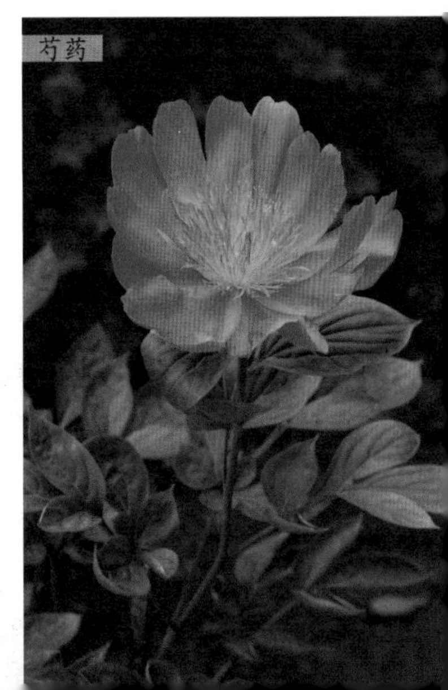
芍药

【功效主治】养血调经，敛阴止汗，柔肝止痛，平抑肝阳。主治血虚萎黄，月经不调，自汗，盗汗，胁痛，腹痛，四肢挛痛，头痛眩晕。

【用法用量】煎汤，5~12g；或入丸、散；大剂量可用 15~30g。平肝阳宜生用，养肝柔肝宜炒用。

【使用注意】虚寒之证不宜单独应用，不宜与藜芦同用。

Baishouwu 白首乌

【别名】隔山消、隔山撬、白木香。
【来源】萝藦科植物牛皮消 *Cynanchum auriculatum* 和白首乌 *C. bungei* 的块根。

【快速识别】牛皮消：蔓性半灌木。具乳汁。根肥厚，类圆柱形。茎被微柔毛。叶对生；叶片心形至卵状心形，先端短渐尖，基部心形，全缘，被微毛。聚伞花序伞房状，腋生；总花梗上着花约30朵；花萼近5全裂，反折；花冠辐状，5深裂，裂片反折，白色；副花冠浅杯状，裂片椭圆形。蓇葖果双生，披针形。种子卵状椭圆形，种毛白色绢质。花期6~9月，果期7~11月。生于海拔3500m以下的山坡岩石缝中、灌丛中或路旁、墙边、河流及水沟边潮湿地。分布于华东、中南、西南及河北、陕西、甘肃等地。

【采制】春初或秋季采挖块根，洗净泥土，除去残茎和须根，晒干，或趁鲜切片晒干。鲜品随采随用。

【功效主治】补肝肾，强筋骨，益精血，健脾消食，解毒疗疮。主治腰膝酸痛，阳痿遗精，头晕耳鸣，心悸失眠，食欲不振，小儿疳积，产后乳汁稀少，疮痈肿痛，毒蛇咬伤。

【用法用量】煎汤，6~15g，鲜品加倍；研末，每次1~3g；或浸酒。外用，适量，鲜品捣敷。

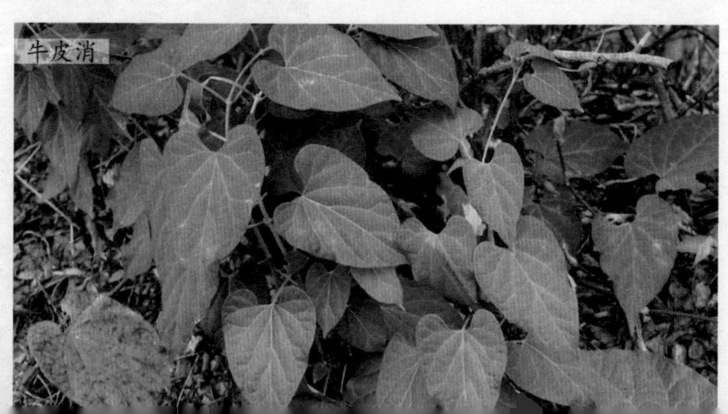
牛皮消

Baitouweng 白头翁

【别名】野丈人、胡王使者、白头公。
【来源】毛茛科植物白头翁 *Pulsatilla chinensis* 的根。

【快速识别】白头翁：草本。根状茎粗。基生叶 4~5，3 全裂；叶柄被密长柔毛；叶片轮廓宽卵形，下密被长柔毛，3 全裂，末回裂片卵形。花葶 1~2，苞片 3，基部合生，裂片条形，外被长柔毛；花两性，单朵；萼片 6，2 轮，狭卵形或长圆状卵形，蓝紫色，外被柔毛。瘦果被长柔毛，顶部有羽毛状宿存花柱。花期 4~5 月，果期 6~7 月。生于平原或低山山坡草地，林缘或干旱多石的坡地。分布于东北、华北及陕西、甘肃、山东、江苏、安徽、河南、湖北、四川等地。

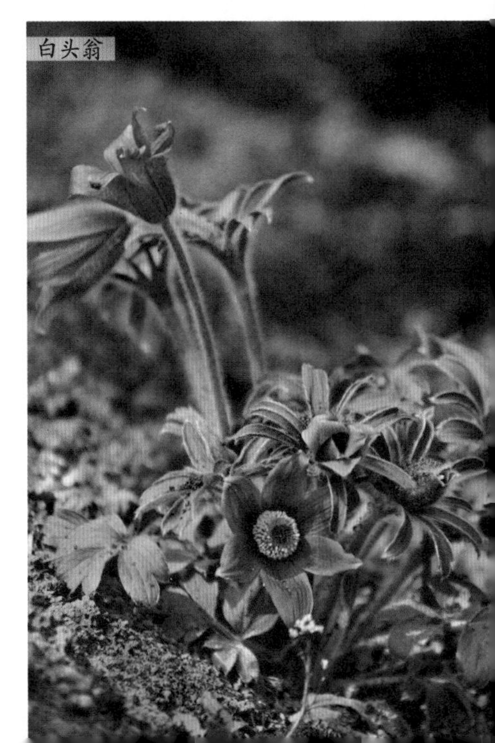
白头翁

【采制】春、秋二季采挖，除去泥沙，干燥。

【功效主治】清热解毒，凉血止痢。主治热毒血痢，阴痒带下。

【用法用量】煎汤，15~30g；或入丸、散。外用，适量，煎水洗；或捣敷。

【使用注意】虚寒泻痢者慎服。

Baiwei 白薇

【别名】白龙须、龙胆白薇、老君须。
【来源】萝摩科植物白薇 *Cynanchum atratum* 或蔓生白薇 *C. versicolor* 的根和根茎。

【快速识别】白薇：草本。全株被绒毛，具白色乳汁。根茎短。茎直立，绿色，圆柱形。叶对生；叶片卵形或卵状长圆形，先端短渐尖，基部圆形，全缘。花多数，密集成伞形聚伞花序；花深紫色，花冠幅状，5深裂，副花冠5裂，裂片盾状。蓇葖果单生。种子卵圆形，有狭翼及白色种毛。花期5~7月，果期8~10月。生于山坡或树林边缘。分布于东北、西南、华中及河北、山西、陕西、山东、江苏、福建等地。

【采制】春、秋二季采挖，洗净，干燥。

【功效主治】清热凉血，利尿通淋，解毒疗疮。主治温邪伤营发热，阴虚发热，骨蒸劳热，产后血虚发热，热淋，血淋，痈疽肿毒。

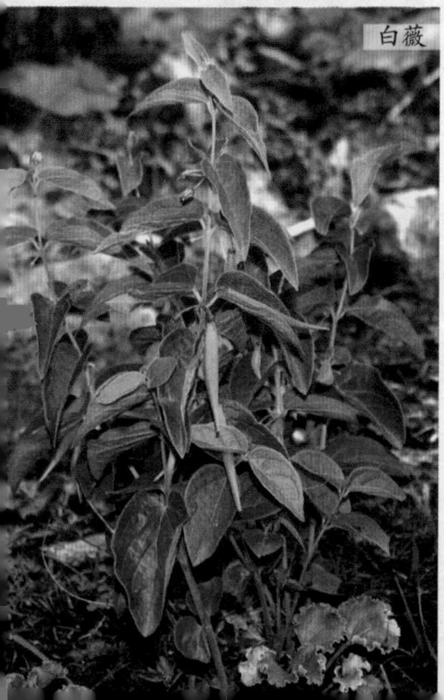

白薇

【用法用量】煎汤，3~15g；或入丸、散。外用，适量，研末贴；或用鲜品捣烂敷。

【使用注意】血分无热、中寒便滑、阳气外越者慎服。

Baiyaozi

白药子

【别名】白药、白药根、山乌龟。
【来源】防己科植物金线吊乌龟 *Stephania cepharantha* 的块根。

【快速识别】金线吊乌龟：藤本。块根肥厚，椭圆形或不规则块状。叶互生；叶柄盾状着生；叶片圆三角形或扁圆形；先端钝圆，基部微凹或平截，全缘或微呈波状，上面绿色，下面粉白色，纸质。花小，单性，雌雄异株；雌雄花序均为头状聚伞花序，腋生，花序梗顶端有盘状花托。核果紫红色，球形。花期 6~7 月，果期 8~9 月。生于肥沃湿润的草丛、山坡路旁阴处或灌木丛中，亦生于石灰质石山上。分布于华东、华中、华南及西南等地。

【采制】全年或秋末冬初采挖，除去须根、泥土，洗净，切片，晒干。

【功效主治】清热解毒，祛风止痛，凉血止血。主治咽喉肿痛，热毒痈肿，风湿痹痛，腹痛，泻痢，吐血，衄血，外伤出血。

【用法用量】煎汤，9~15g；或入丸、散。外用，适量，捣敷；或研末敷。

【使用注意】有小毒。脾虚及泄泻者禁服。

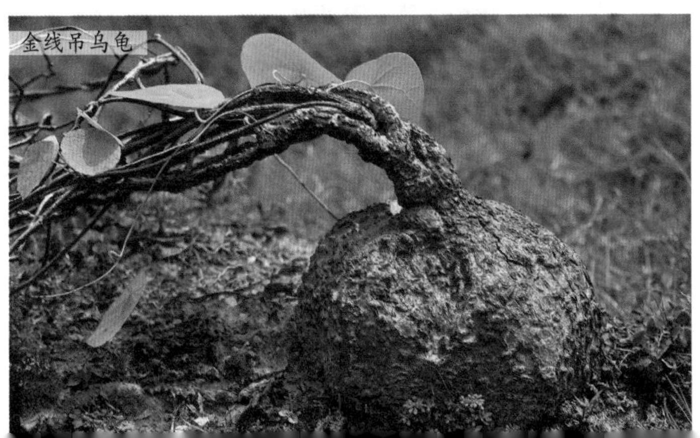
金线吊乌龟

Baizhi
白芷

【别名】芷、苻蓠、香白芷。
【来源】伞形科植物白芷 *Angelica dahurica* 或杭白芷 *A. dahurica* var. *formosana* 的干燥根。

【快速识别】白芷：高大草本。根圆锥形，表面灰黄色至黄棕色，有浓烈气味。茎中空，常带紫色。基生叶一回羽状分裂，有长柄，叶柄下部管状抱茎或具边缘膜质的叶鞘；茎上部叶二至三回羽状分裂，叶柄长，下部为囊状膨大的叶鞘，常带紫色。花序下方的叶简化成无叶的、显著膨大的囊状叶鞘。复伞形花序顶生或腋生。花白色。果实长圆形至卵圆形，黄棕色，有时带紫色。花期 7~8 月，果期 8~9 月。现多栽培。栽培于河北、河南等北方地区。

【采制】夏、秋间叶黄时采挖，除去须根和泥沙，晒干或低温干燥。

【功效主治】解表散寒，祛风止痛，宣通鼻窍，燥湿止带，消肿排脓。主治感冒头痛，眉棱骨痛，鼻塞流涕，鼻鼽，鼻渊，牙痛，带下，疮疡肿痛。

【用法用量】煎汤，3~10g；或入丸、散。外用，适量，研末撒；或调敷。

【使用注意】血虚有热、阴虚阳亢头痛者禁服。

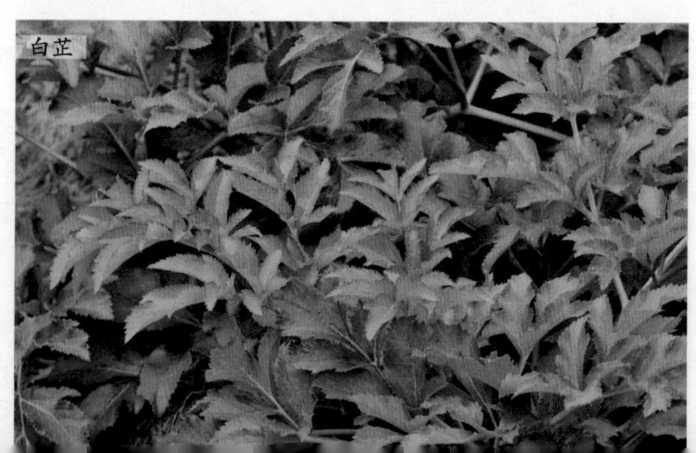
白芷

Baizhu 白术

【别名】山蓟、山精、山姜。
【来源】菊科植物白术 *Atractylodes macrocephala* 的根茎。

【快速识别】白术：草本。根茎肥厚，块状。茎上部分枝，茎下部叶有长柄，叶片3裂或羽状5深裂，裂片卵状披针形至披针形，先端长渐尖，基部渐狭，边缘有长或短针刺状缘毛或贴伏的细刺齿；茎上部叶柄渐短，狭披针形。头状花序顶生，基部苞片叶状，羽状裂片刺状；总苞片5~8层。花多数，全为管状花，花冠紫红色。瘦果长圆状椭圆形，密被黄白色绒毛。花期9~10月，果期10~12月。各地多有栽培，以浙江栽培的数量最大。

【采制】冬季下部叶枯黄、上部叶变脆时采挖，除去泥沙，烘干或晒干，再除去须根。

【功效主治】健脾益气，燥湿利水，止汗，安胎。主治脾虚食少，腹胀泄泻，痰饮眩悸，水肿，自汗，胎动不安。

【用法用量】煎汤，3~15g；或入丸、散；或熬膏。

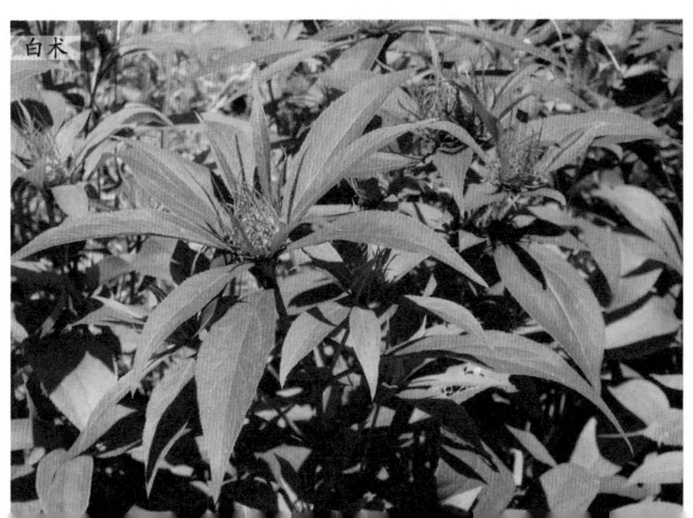
白术

Baibu 百部

【别名】玉箫、野天门冬、九丛根。
【来源】百部科植物直立百部 *Stemona sessilifolia* 蔓生百部 *S. japonica* 或对叶百部 *S. tuberosa* 的块根。

【快速识别】对叶百部：攀缘草本。块根肉质，纺锤形或圆柱形。茎缠绕。叶对生；叶片广卵形，基部浅心形，全缘或微波状。花序柄腋生，与叶柄分离或偶尔贴生于叶柄基部。花单生或 2~3 朵成总状花序，黄绿色带紫色条纹，花药附属物呈钻状或披针形。蒴果倒卵形而扁。花期 5~6 月。生于向阳的灌木林下。分布于华南、西南及湖北、湖南等地。

【采制】春、秋二季采挖，除去须根，洗净，置沸水中略烫或蒸至无白心，取出，晒干。

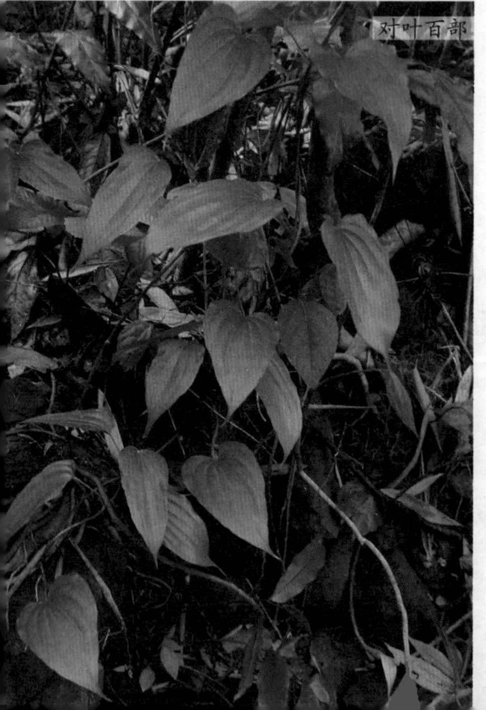
对叶百部

【功效主治】润肺下气止咳，杀虫灭虱。主治新久咳嗽，肺痨咳嗽，顿咳；外用于头虱，体虱，蛲虫病，阴痒。蜜百部润肺止咳，用于阴虚劳嗽。

【用法用量】煎汤，3~10g。外用，适量，煎水洗；或研末外敷；或浸酒涂擦。

Baihe 百合

【别名】重迈、百合蒜、蒜脑薯。
【来源】百合科植物卷丹 *Lilium lancifolium*、百合 *L. brownii* var. *viridulum* 或细叶百合 *L. pumilum* 的肉质鳞叶。

【快速识别】百合：草本。茎上有紫色条纹；鳞茎球形，鳞茎瓣广展，无节，白色。叶散生，具短柄；上部叶常小于中部叶，叶片倒披针形至倒卵形，先端急尖，基部斜窄，全缘。花 1~4 朵，喇叭形，有香味；花多为白色，背面带紫褐色，无斑点，先端弯而不卷。蒴果长圆形，有棱。花、果期 6~9 月。生于 900m 以下的山坡阜丛、石缝中或村舍附近。分布于河北、山西、陕西、安徽、浙江、江西、河南、湖北、湖南等地。

【采制】秋季采挖，洗净，剥取鳞叶，置沸水中略烫，干燥。

【功效主治】养阴润肺，清心安神。主治阴虚燥咳，劳嗽咯血，虚烦惊悸，失眠多梦，精神恍惚。

【用法用量】煎汤，6~12g；或入丸、散；亦可蒸食、煮粥。外用，适量，捣敷。

【使用注意】风寒咳嗽及中寒便溏者禁服。

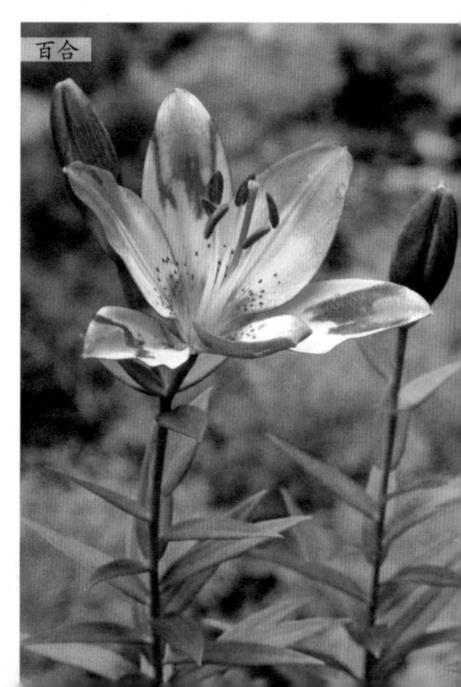
百合

Baigenmiao
稗根苗

【别名】水高梁、扁扁草。
【来源】禾本科植物稗 *Echinochloa crusgalli* 的根和苗叶。

【快速识别】稗：草本。秆基部倾斜或膝曲，光滑无毛。叶鞘疏松裹茎，平滑无毛；无叶舌；叶片扁平，线形，无毛，边缘粗糙。圆锥花序直立，近尖塔形，主轴较粗壮，有角棱而粗糙；小穗与分枝及小枝均有硬刺疣毛。花、果期夏秋季。生于沼泽地、沟边及水稻田中。分布几遍全国。

【采制】夏季采收，鲜用或晒干。

【功效主治】止血生肌。主治金疮，外伤出血。

【用法用量】外用，适量，捣敷或研末撒。

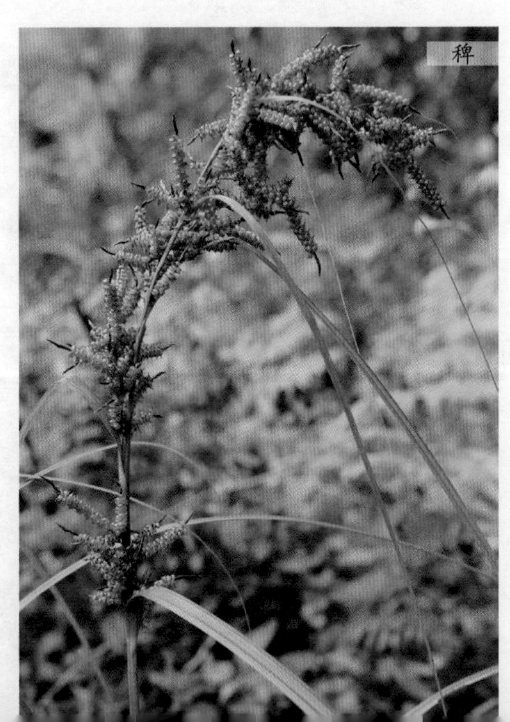

稗

Banlangen

板蓝根

【别名】靛青根、蓝靛根。
【来源】十字花科植物菘蓝 *Isatis indigotica* 的根。

【**快速识别**】菘蓝：草本。光滑无毛，常被粉霜。根肥厚，近圆锥形，表面土黄色，具短横纹及少数须根。基生叶莲座状，叶片长圆形至宽倒披针形，全缘或稍具浅波齿，有圆形叶耳或不明显；茎顶部叶宽条形，全缘，无柄。总状花序顶生或腋生，在枝顶组成圆锥状；萼片4，绿色；花瓣4，黄色。短角果近长圆形，扁平，无毛，边缘具膜质翅。花期4~5月，果期5~6月。原产于我国，现各地均有栽培。

【**采制**】秋季采挖，除去泥沙，晒干。

【**功效主治**】清热解毒，凉血利咽。主治瘟疫时毒，发热咽痛，温毒发斑，痄腮，烂喉丹痧，大头瘟，丹毒，痈肿。

【**用法用量**】煎服，9~30g，大剂量可用60~120g；或入丸、散。外用，适量，煎汤熏洗。

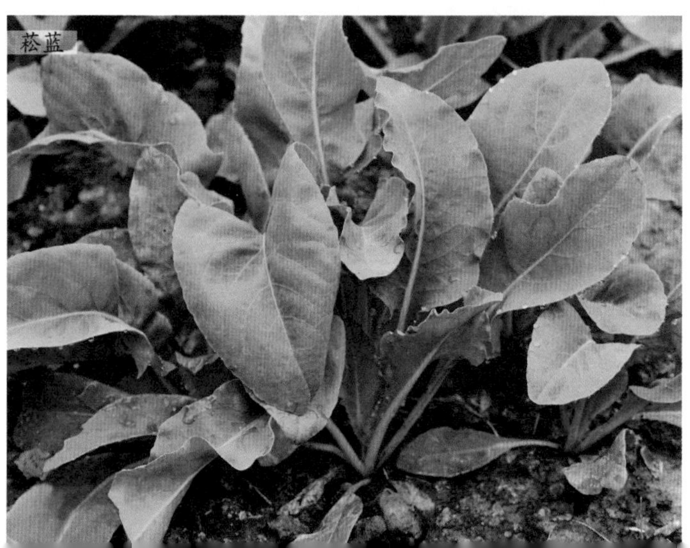
菘蓝

Banxia 半夏

【别名】水玉、麻芋果、地巴豆。
【来源】天南星科植物半夏 *Pinellia ternata* 的块茎。

【快速识别】半夏：草本。块茎球形。叶 2~5，幼时单叶，卵状心形至戟形，2~3 年后为三出复叶；叶柄近基部内侧和复叶基部生有珠芽；叶片卵圆形至窄披针形，中间小叶较大，两侧小叶较小，先端锐尖，两面光滑全缘。佛焰苞卷合成弧曲形管状，绿色，上部内面常为深紫红色；肉穗花序顶生；雌花序轴与佛焰苞贴生，绿色；附属器长鞭状。浆果卵圆形，绿白色。花期 5~7 月，果期 8 月。生于山坡、溪边阴湿的草丛中或林下。分布于我国大部分地区。

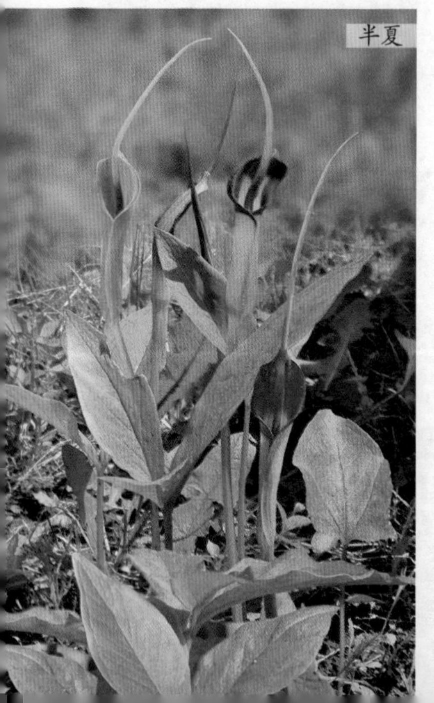
半夏

【采制】夏、秋二季采挖，洗净，除去外皮和须根，晒干。

【功效主治】燥湿化痰，降逆止呕，消痞散结。主治湿痰寒痰，咳喘痰多，痰饮眩悸，风痰眩晕，痰厥头痛，呕吐反胃，胸脘痞闷，梅核气；外治痈肿痰核。

【用法用量】一般炮制后使用。煎汤，3~9g；或入丸、散。外用，适量，生品研末，水调敷，或用酒、醋调敷。

【使用注意】有毒。不宜与川乌、制川乌、草乌、制草乌、附子同用；生品内服宜慎。

Beidougen 北豆根

【别名】蝙蝠葛根、马串铃、苦豆根。
【来源】防己科植物蝙蝠葛 *Menispermum dauricum* 的根茎。

【快速识别】蝙蝠葛：缠绕藤本。根茎细长、横走，黄棕色或黑褐色，有分枝。小枝绿色，有细纵纹。叶互生；圆肾形或卵圆形，边缘 3~9 浅裂，裂片近三角形，先端尖，基部心形或截形，上面绿色，下面苍白色；叶柄盾状着生。腋生短圆锥花序；花小，黄绿色；单性异株。核果扁球形，熟时黑紫色。花期 5~6 月，果期 7~9 月。生于山坡林缘、灌丛中、田边、路旁及石砾滩地，或攀缘于岩石上。分布于东北、华北、华东及陕西。

【采制】春、秋二季采挖，除去须根和泥沙，干燥。

【功效主治】清热解毒，祛风止痛。主治咽喉肿痛，热毒泻痢，风湿痹痛。

【用法用量】煎服，3~9g。治咽喉肿痛宜含于口中缓缓咽下。外用，适量，研末调敷；或煎水泡洗。

【使用注意】有小毒。脾虚便溏者禁服。剂量不宜过大。

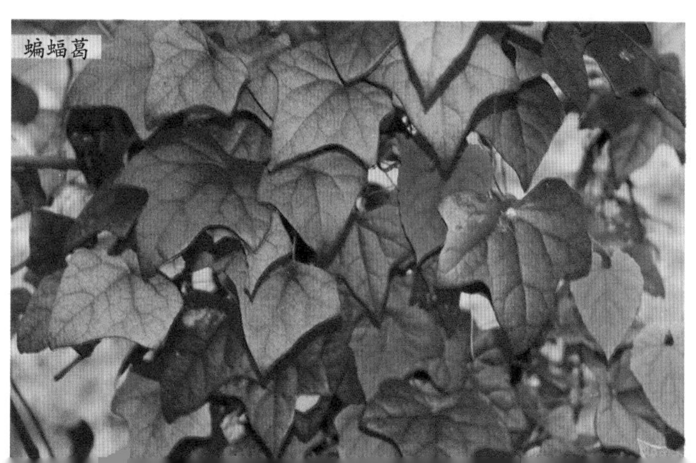
蝙蝠葛

Beishashen 北沙参

【别名】真北沙参、银条参、辽沙参。
【来源】伞形科植物珊瑚菜 *Glehnia littoralis* 的根。

【快速识别】珊瑚菜：草本。全株被白色柔毛。主根细长，圆柱形，很少有分枝。茎露于地上部分较短，地下部分伸长。基生叶质厚，有长柄，叶柄基部宽鞘状，边缘膜质；叶片轮廓呈圆卵形至三角状卵形，三出式分裂或三出式二回羽状分裂，末回裂片倒卵形至卵圆形，边缘有缺刻状锯齿；茎生叶叶柄基部渐膨大成鞘状。复伞形花序顶生，密被灰褐色长柔毛；小伞形花序有花 15~20；花瓣白色。双悬果圆球形或椭圆形，密被棕色长柔毛及绒毛，果棱有木栓质翅。花期 5~7 月，果期 6~8 月。生于海岸沙地、沙滩，或栽培于肥沃疏松的砂质土壤。分布于辽宁、河北、山东、江苏、浙江、福建、台湾、广东等地。

【采制】夏、秋二季采挖，除去须根，洗净，稍晾，置沸水中烫后，除去外皮，干燥。或洗净直接干燥。

【功效主治】养阴清肺，益胃生津。主治肺热燥咳，劳嗽痰血，胃阴不足，热病津伤，咽干口渴。

【用法用量】煎汤，5~12g ；或入丸、散、膏剂。

【使用注意】不宜与藜芦同用。风寒作嗽及肺胃虚寒者禁服。

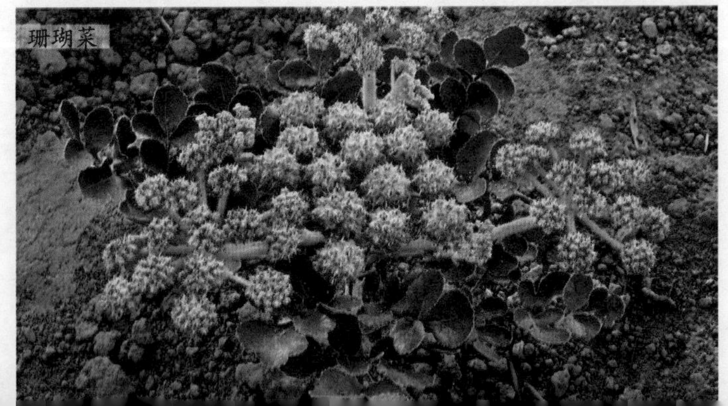
珊瑚菜

Binhaiqianhu 滨海前胡

【别名】防葵。
【来源】伞形科植物滨海前胡 *Peucedanum japonicum* 的根。

【快速识别】滨海前胡：粗壮草本。稍直立，常呈蜿蜒状。茎圆柱形，曲折，多分枝，有突起的粗条纹，光滑无毛。基生叶具长柄，具抱茎的宽阔叶鞘；叶片质厚，轮廓为宽卵状三角形，一至二回三出式分裂，第一回羽片卵状圆形或三角状圆形，下部的一对羽片有柄，中间羽片 3 浅裂或深裂，基部心形；第二回羽片的侧裂片卵形，中间裂片倒卵状楔形，均无柄，有 3~5 粗大钝锯齿，两面均光滑无毛，粉绿色。伞形花序顶生或侧生，分枝；花序梗粗壮；中央伞形花序伞辐 15~30；小伞形花序有花 20 以上；花瓣紫色或白色。分生果长圆状卵形，背部扁压，有短硬毛。花期 6~7 月，果期 8~9 月。生于滨海滩地或近海山地。分布于山东、江苏、浙江、福建及台湾等地。

【采制】夏季采挖，除去茎叶，洗净，晒干。

【功效主治】清热止咳，利尿解毒。主治肺热咳嗽，湿热淋痛，疮痈红肿。

【用法用量】煎汤，6~15g。外用，适量，煎水洗。

【使用注意】有小毒，内服不宜超量。

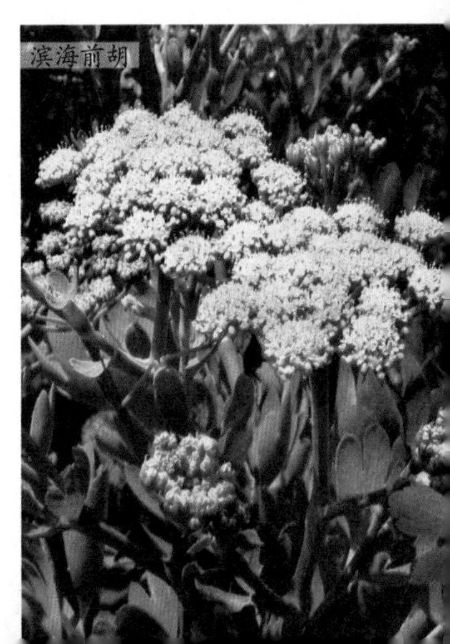
滨海前胡

Cangzhu 苍术

【别名】山精、赤术、仙术。
【来源】菊科植物茅苍术 *Atractylodes lancea*、北苍术 *A. chinensis* 的根茎。

【快速识别】茅苍术：草本。根状茎横走，结节状。茎直立。叶互生，革质；叶片卵状披针形至椭圆形，先端渐尖，基部渐狭，边缘有刺状锯齿或重刺齿。头状花序生于茎枝先端，总苞圆柱形，5~8 层；花多数，两性花或单性花多异株；花冠筒状，白色或稍带红色。瘦果倒卵圆形，被稠密的黄白色柔毛。花期 8~10 月，果期 9~12 月。生于山坡灌丛、草丛中。分布于东北、华北、华东、华中及四川等地。各地多有栽培。

【采制】春、秋二季采挖，除去泥沙，晒干，撞去须根。

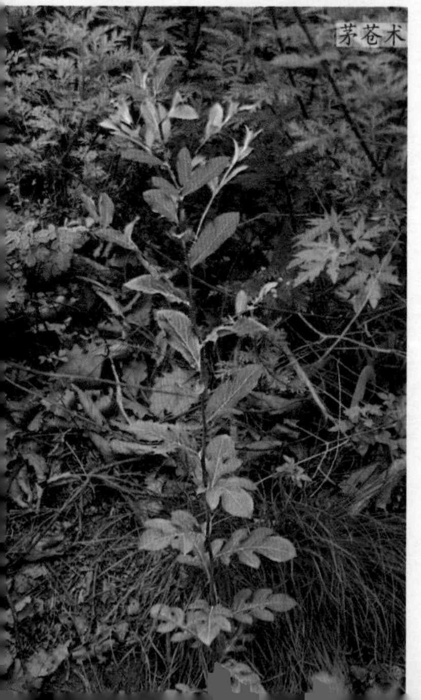
茅苍术

【功效主治】燥湿健脾，祛风散寒，明目。主治湿阻中焦，脘腹胀满，泄泻，水肿，脚气痿躄，风湿痹痛，风寒感冒，夜盲，眼目昏涩。

【用法用量】煎汤，3~9g；或入丸、散。

【使用注意】阴虚内热、气虚多汗者禁服。

Chaihu 柴胡

【别名】地薰、山菜、茹草。
【来源】伞形科植物柴胡 *Bupleurum chinense* 或狭叶柴胡 *B. scorzonerifolium* 的根。按性状不同，分别习称“北柴胡”和“南柴胡”。

【快速识别】柴胡：草本。主根较粗大，坚硬。茎单一或数茎丛生，上部多回分枝，微作“之”字形曲折。叶互生；基生叶倒披针形或狭椭圆形，先端渐尖，基部收缩成柄；茎生叶长圆状披针形，先端渐尖或急尖，有短芒尖头，基部收缩成叶鞘抱茎，上面鲜绿色，下面淡绿色，常有白霜。复伞形花序多分枝，顶生或侧生，形成疏松的圆锥状；伞辐 3~8，不等长。小伞形花序有花 5~10；花瓣鲜黄色。双悬果广椭圆形，棕色，两侧略扁，棱狭翼状，淡棕色。花期 7~9 月，果期 9~11 月。生于向阳旱荒山坡、路边、林缘灌丛或草丛中。分布于东北、华北、西北、华东和华中等地。

【采制】春、秋二季采挖，除去茎叶和泥沙，干燥。

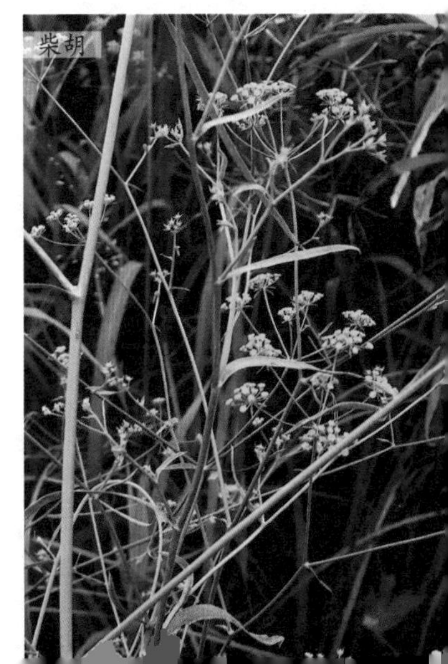
柴胡

【功效主治】疏散退热，疏肝解郁，升举阳气。主治感冒发热，寒热往来，胸胁胀痛，月经不调，子宫脱垂，脱肛。

【用法用量】煎汤，3~10g；或入丸、散。外用，适量，煎水洗；或研末调敷。解热生用，用量宜大；疏肝醋炒，宜用中量；升阳生用，宜用小量。

【使用注意】真阴亏损，肝阳上升者忌服。

Changbaisongmu 长白楤木

【别名】牛尾大活、东北土当归、香秸颗。
【来源】五加科植物东北土当归 *Aralia continentalis* 的根及根茎。

【快速识别】东北土当归：草本。叶互生；二至三回羽状复叶；叶柄疏生灰色细毛；托叶与叶柄合生，卵形或狭卵形，上部有不整齐裂齿；羽片有小叶 3~7，叶片顶生者倒卵形或椭圆状倒卵形，先端短渐尖，基部圆形至心形，侧生者长圆形、椭圆形至卵形，先端突渐尖，基部歪斜，两面有灰色细硬毛，边缘有不整齐的锯齿。伞形花序集成大形圆锥花序；伞形花序有花多数。花瓣 5，三角状卵形；花柱先端 5 裂。核果浆果状，紫黑色，有 5 棱，花柱宿存。花期 7~8 月，果期 8~9 月。生于海拔 700~3200m 的针阔混交林或灌木丛中及林缘。分布于东北、华北及陕西、河南、四川、西藏等地。

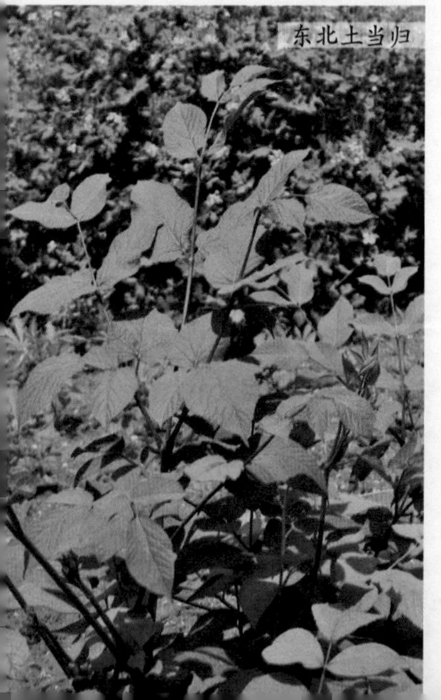
东北土当归

【采制】秋后挖根，或剥取根皮，鲜用或晒干。

【功效主治】祛风除湿，活血，解毒。主治风寒湿痹，腰膝酸痛，头痛，齿痛，跌打伤痛，痈肿。

【用法用量】煎汤，3~10g；或泡酒。外用，适量，煎水洗；或捣敷。

Changchunweimao
常春卫矛

【来源】卫矛科植物常春卫矛 *Euonymus hederaceus* 的根、树皮或叶。

【快速识别】常春卫矛：攀缘灌木，小枝有气生根。叶对生；叶薄革质，卵形或稍窄，先端极短渐尖或钝，基部近圆形或阔楔形。聚伞花序短而腋生，有 3~7 花；花白绿色，4 数，花盘肥厚，花丝明显。蒴果少数，腋生，紫红色，圆形。种子有红色假种皮。生于疏林及山坡上。分布于福建、台湾、湖南、广东、广西、贵州、云南等地。

【采制】全年均可采，切片，或剥皮晒干。

【功效主治】补肝肾，强筋骨，活血调经。主治肾虚腰痛，久泻，风湿痹痛，月经不调，跌打损伤。

【用法用量】煎汤，15~30g；或浸酒。

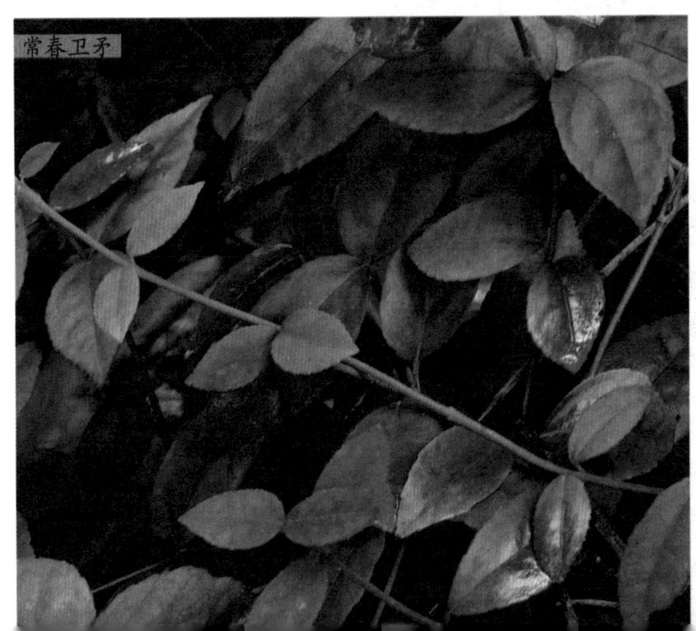
常春卫矛

Changshan 常山

【别名】互草、翻胃木、摆子药。
【来源】虎耳草科植物常山 *Dichroa febrifuga* 的根。

【快速识别】常山：灌木。小枝绿色，常带紫色，无毛或稀被微柔毛。叶对生。叶形变化大，通常椭圆形、长圆形、倒卵状椭圆形，稀为披针形，先端渐尖，基部楔形，边缘有密的锯齿或细锯齿，无毛或仅叶脉被皱卷短柔毛。伞房状圆锥花序，顶生；花蓝色或白色；花萼倒圆锥状，花瓣近肉质，花时反卷。浆果蓝色，有多数种子。花期6~7月，果期8~10月。生于海拔500~1200m的林缘、沟边、湿润的山地。分布于陕西、江西、福建、台湾、湖北、海南、广西、四川、云南、贵州、西藏等地。

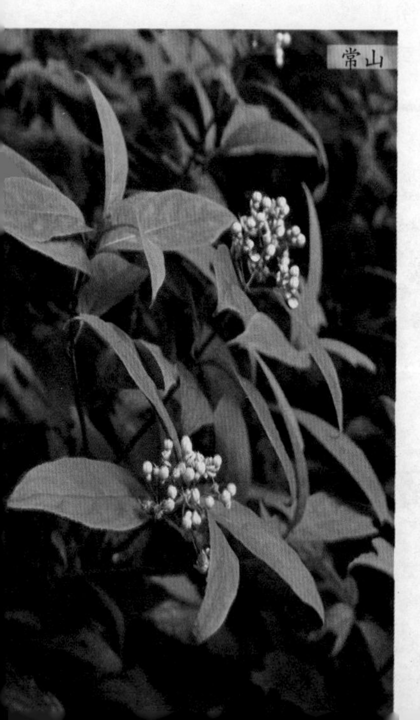
常山

【采制】秋季采挖，除去须根，洗净，晒干。

【功效主治】涌吐痰涎，截疟。主治痰饮停聚，胸膈痞塞，疟疾。

【用法用量】煎汤5~10g；或入丸、散。涌吐可生用，截疟宜酒炒用。

【使用注意】有毒。正气不足，久病体弱者及孕妇慎服；本品有催吐副作用，用量不宜过大。

Chenggoufeng
秤钩风

【别名】追骨风、华防己、穿山藤。
【来源】防己科植物秤钩风 *Diploclisia affinis* 的根或茎。

【快速识别】秤钩风：木质藤本。嫩枝草黄色，有直线纹，老枝红褐色，散生纵裂的皮孔；腋芽 2 个，叠生。叶柄与叶片等长或较长；叶三角状扁圆形或菱状扁圆形，宽度稍大于长度，先端短尖或钝，基部近截平至浅心形，边缘有波状圆齿，掌状脉 5 条。聚伞花序腋生，有花 3~10 余朵；花单性异株；雄花萼片 6，椭圆形；花瓣 6，卵状菱形，短于萼片。核果红色，阔倒卵形。常生于林缘。分布于江西、浙江、湖北、湖南、福建、广东、广西、贵州、云南等地。
【采制】四季均可采，以秋季采者为佳。挖取根部及割取老茎，除去泥土，砍成小段，晒干。民间亦有采鲜根或鲜茎叶用者。
【功效主治】祛风除湿，活血止痛，利尿解毒。主治风湿痹痛，跌扑损伤，小便淋涩，毒蛇咬伤。
【用法用量】煎汤，9~15g。外用，适量，鲜品捣敷。

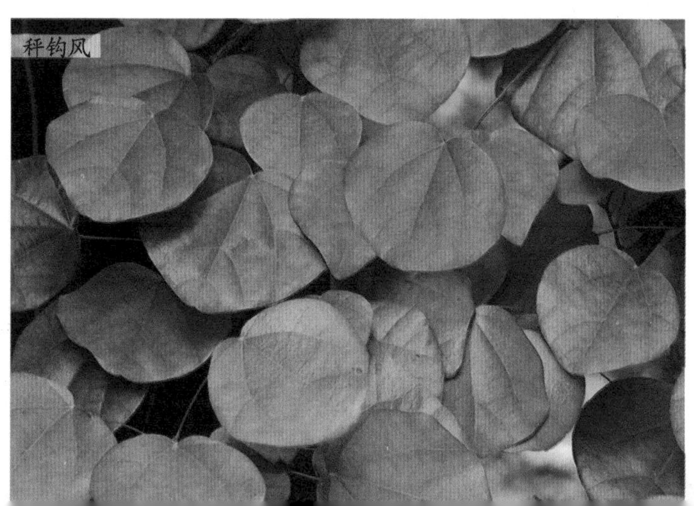
秤钩风

Chuanshanlong 穿山龙

【别名】穿龙骨、狗山药、竹根薯。
【来源】薯蓣科植物穿龙薯蓣 *Dioscorea nipponica* 的根茎。

【快速识别】穿龙薯蓣：缠绕藤本。根茎横生，圆柱形，木质，多分枝，栓皮层显著剥离。茎左旋，圆柱形。单叶互生；叶片掌状心形，变化较大，茎基部叶边缘作不等大的三角状浅裂、中裂或深裂，先端叶片小，近于全缘，叶表面黄绿色，有光泽，叶背无毛或被疏毛。花单性，雌雄异株。穗状花序，花被 6 裂。蒴果成熟后枯黄色，三棱形，先端凹入，基部近圆形，每棱翅状，大小不一。花期 6~8 月，果期 8~10 月。生长于海拔 300~2000m 的山坡、林边、河谷两侧或灌木丛中，山脊路旁、沟边也有。分布于东北、华北、西北（除新疆）、华中、华东、西南等地。
【采制】春、秋二季采挖，洗净，除去须根和外皮，晒干。
【功效主治】祛风除湿，舒筋通络，活血止痛，止咳平喘。主治风湿痹痛，关节肿胀，疼痛麻木，跌扑损伤，闪腰岔气，咳嗽气喘。
【用法用量】煎汤，干品 9~15g，鲜品 30~45g；或浸酒。外用，适量，鲜品捣敷。

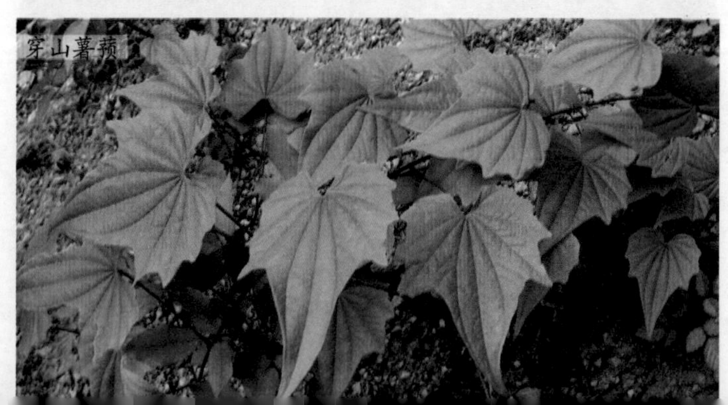
穿山薯蓣

Chuanposhi

穿破石

【别名】地棉根、黄蛇、铁篱根。
【来源】桑科植物构棘 *Cudrania cochinchinensis*、柘树 *C.tricuspidata* 的根。

【快速识别】构棘：直立或攀缘状灌木。枝灰褐色，无毛，皮孔散生，具直立或略弯的棘刺，粗壮。单叶互生；叶片革质，倒卵状椭圆形、椭圆形或长椭圆形，先端渐尖，基部楔形，全缘，两面无毛；侧脉7~10对。花单性，雌雄异株；球状花序单个或成对腋生。聚花果球形，肉质，熟时橙红色，被毛；瘦果包裹在肉质的花被和苞片中。花期4~5月，果期9~10月。生于山坡、溪边灌丛中或山谷、林缘等处。分布于华中、华东、华南、西南等地。

【采制】全年均可采，挖出根部，除去泥土、须根，晒干；或切片晒干。亦可鲜用。

【功效主治】祛风通络，清热除湿，解毒消肿。主治风湿痹痛，跌打损伤，黄疸，腮腺炎，肺结核，胃及十二指肠溃疡，淋浊，臌胀，闭经，劳伤咯血，疔疮痈肿。

【用法用量】煎汤，9~30g，鲜者可用至120g；或浸酒。外用，适量，捣敷。

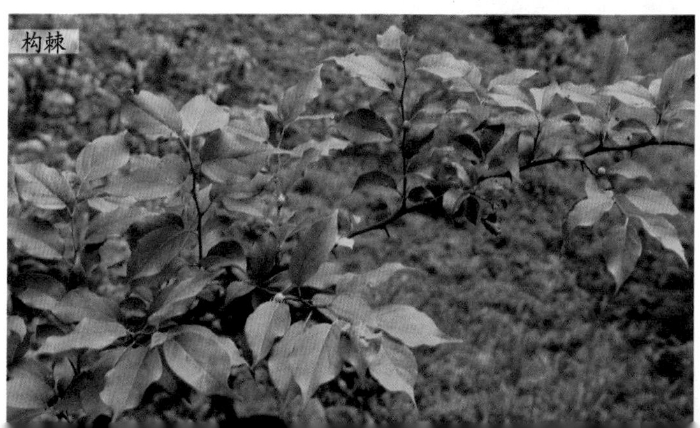
构棘

Chuanbeimu
川贝母

【别名】黄虻、勤母、药实。
【来源】百合科植物川贝母 *Fritillaria cirrhosa*、暗紫贝母 *F. unibracteata*、甘肃贝母 *F. przewalskii*、梭砂贝母 *F. delavayi*、太白贝母 *F. taipaiensis* 或瓦布贝母 *F. unibracteata* var. *Wabuensis* 的干燥鳞茎。按性状不同分别习称“松贝”“青贝”“炉贝”和“栽培品”。

【快速识别】暗紫贝母：草本。鳞茎球形或圆锥形，由 2 枚鳞片组成。茎直立，单一，无毛。叶在下面的 1~2 对为对生，上面的 1~2 枚散生或对生，无柄，条形或条状披针形，先端急尖，不卷曲。花单生茎顶，深紫色，有黄褐色小方格；叶状苞片 1，先端不卷曲；花被片 6。蒴果长圆形，具 6 棱，棱下的翅很窄。花期 6 月，果期 8 月。生于海拔 3200~4500m 的草地上。分布于四川、青海等地。

【采制】夏、秋二季或积雪融化后采挖，除去须根、粗皮及泥沙，晒干或低温干燥。

【功效主治】清热润肺，化痰止咳，散结消痈。主治肺热燥咳，干咳少痰，阴虚劳嗽，痰中带血，瘰疬，乳痈，肺痈。

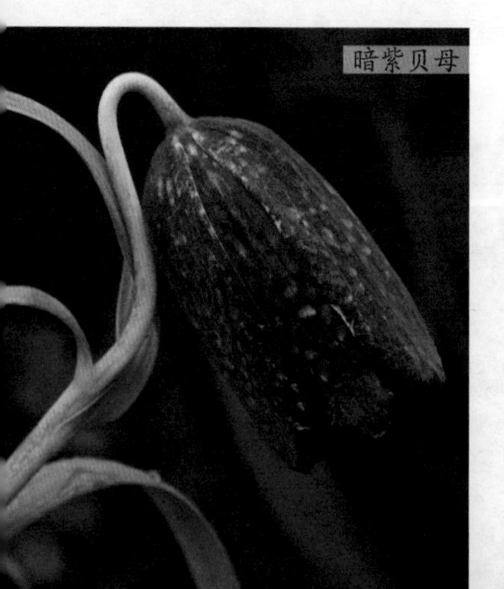
暗紫贝母

【用法用量】煎汤，3~10g；研末冲服，每次 1~2g；或入丸、散。外用，适量，研末撒；或调敷。

【使用注意】不宜与川乌、制川乌、草乌、制草乌、附子同用。

Chuanmuxiang 川木香

【别名】木香。
【来源】菊科植物川木香 *Vladimiria souliei* 或灰毛川木香 *V. souliei* var.*cinerea* 的根。

【快速识别】川木香: 草本。主根圆柱形，外皮褐色，少有分枝。几无茎。叶基生，呈莲座状平铺地面；叶柄被白色茸毛；叶片卵形、长圆状披针形或椭圆形，羽状中裂或浅裂，少有不分裂，裂片 5~7 对，卵状披针形，边缘有锯齿，基部有小裂片。两面被糙伏毛，下面疏生蛛丝毛和腺点。头状花序 6~8 集生于茎基顶端的莲座状叶丛中。总苞宽钟形，6 层，全部苞片质地坚硬，先端尾状渐尖成针刺状；花筒状，花冠紫红色。瘦果圆柱状，有宿存冠毛；冠毛刚毛状，向上渐细，淡棕黄色。花、果期 7~10 月。生于海拔 3700~3800m 的高山草地。分布于四川、西藏等地。
【采制】秋季采挖，除去须根、泥沙及根头上的胶状物，干燥。
【功效主治】行气止痛。主治胸胁、脘腹胀痛，肠鸣腹泻，里急后重。
【用法用量】煎汤，1.5~9g，宜后下；研末，0.5~0.9g。

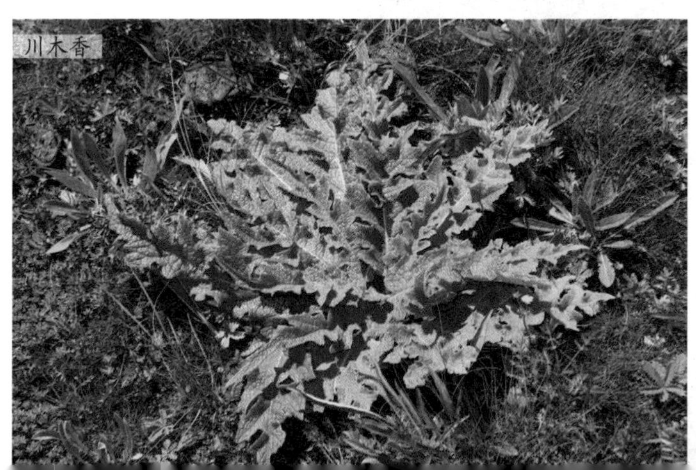
川木香

Chuanniuxi 川牛膝

【别名】牛膝、家牛膝、龙牛膝。
【来源】苋科植物川牛膝 *Cyathula officinalis* 的根。

【快速识别】川牛膝：草本。主根圆柱状。茎略四棱，多分枝。疏生长糙毛。叶对生；叶片椭圆形或狭椭圆形，先端渐尖或尾尖，基部楔形或宽楔形，全缘，上面贴生长糙毛，下面毛较密。复聚伞花序密集成花球团，多数，淡绿色，干时近白色，在枝端花序轴上交互对生；聚伞花序两性，两性花在中央，不育花在两侧；不育花的花被片变成具钩的坚硬芒刺；两性花，花被片披针形。胞果椭圆形或倒卵形，淡黄色，包裹在宿存花被内。花期 6~7 月，果期 8~9 月。生于海拔 500m 以上的地区。分布于西南等地。

【采制】秋、冬二季采挖，除去芦头、须根及泥沙，烘或晒至半干，堆放回润，再烘干或晒干。

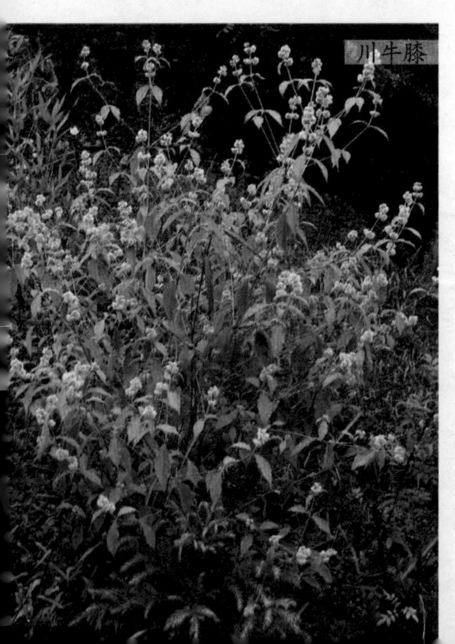
川牛膝

【功效主治】逐瘀通经，通利关节，利尿通淋。主治经闭癥瘕，胞衣不下，跌扑损伤，风湿痹痛，足痿筋挛，尿血血淋。

【用法用量】煎汤，5~10g；或入丸、散；或泡酒。

【使用注意】孕妇及月经过多者禁服。

Chuanshegan 川射干

【别名】鸢根、土知母、冷水丹。
【来源】鸢尾科植物鸢尾 *Iris tectorum* 的根茎。

【快速识别】鸢尾：草本。根茎较短，肥厚，常呈蛇头状，环纹较密。叶基生；叶片剑形，先端渐尖，基部鞘状，套叠排成 2 列，有数条不明显的纵脉。花茎与叶近等长，中下部有 1~2 片茎生叶，顶端有 1~2 个分枝；苞片 2~3；花蓝紫色，花被裂片 6，2 轮排列，外花被片中脉上有不规则的鸡冠状附属物，表面不整齐。蒴果，椭圆状至倒卵状，有 6 条明显的肋。花期 4~5 月，果期 6~7 月。生于林缘、水边湿地及向阳坡地。分布于西南、华东、华中及山西、陕西、甘肃等地。

【采制】全年均可采挖，除去须根及泥沙，干燥。

【功效主治】清热解毒，祛痰，利咽。主治热毒火郁结，咽喉肿痛，痰涎壅盛，咳嗽气喘。

【用法用量】煎汤，6~10g；磨汁或研末。外用，适量，捣敷。

【使用注意】体虚便溏者及孕妇忌服。

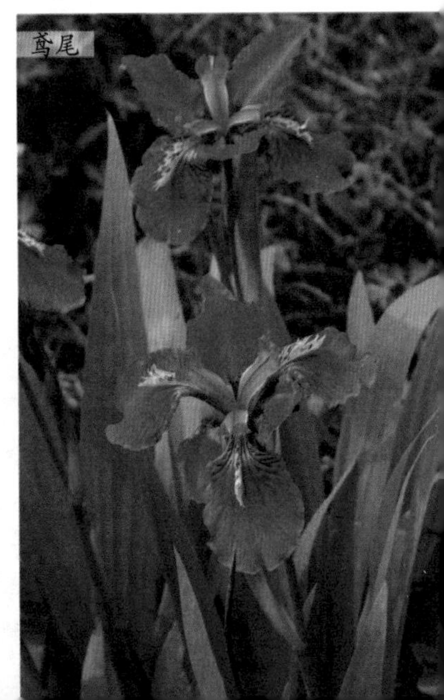
鸢尾

Chuanwu
川乌

【别名】乌喙、毒公、鸡毒。
【来源】毛茛科植物乌头 *Aconitum carmichaelii* 的母根。

【快速识别】乌头：草本。块根倒圆锥形，外皮黑褐色。茎直立。叶互生；茎下部叶在开花时枯萎，中部叶有长柄；叶片五角形，基部浅心形，3裂达基部，先端急尖或短渐尖，间或全缘；侧全裂片不等2深裂，裂片边缘有粗齿或缺刻革质或纸质。总状花序顶生；小苞片生花梗中下部；花两性；萼片5，花瓣状，蓝紫色，上萼片高盔形。蓇葖果。花期8~9月，果期9~10月。生于山地草坡或灌木丛中。分布于全国大部分地区。

【采制】6月下旬至8月上旬采挖，除去地上部分茎叶、子根、须根及泥沙，晒干。

【功效主治】祛风除湿，温经止痛。主治风寒湿痹，关节疼痛，心腹冷痛，寒疝作痛；还用于麻醉止痛。

【用法用量】内服须炮制后用。煎汤，3~9g；或研末，1~2g；或入丸、散。入汤剂应先煎1~2小时，以减低其毒性。外用，适量，研末撒；或调敷。

【使用注意】有大毒。生品内服宜慎；孕妇禁用；不宜与半夏、瓜蒌、瓜蒌子、瓜蒌皮、天花粉、川贝母、浙贝母、平贝母、伊贝母、湖北贝母、白蔹、白及同用。

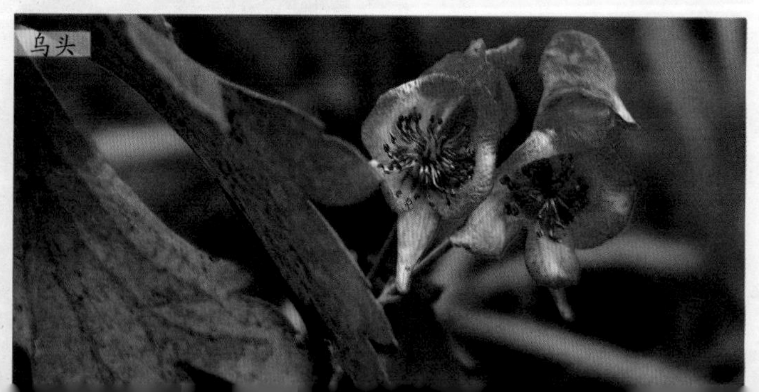
乌头

Chuanxiong
川芎

【别名】山鞠穷、芎䓖、京芎。
【来源】伞形科植物川芎 *Ligusticum chuanxiong* 的根茎。

【快速识别】川芎：草本。全株有浓烈香气。根茎不规则结节状拳形团块。茎直立，圆柱形，中空，表面有纵直沟纹，茎下部的节膨大成盘状（俗称苓子），中部以上的节不膨大。茎下部叶具柄，基部扩大成鞘；叶片卵状三角形，三至四回三出式羽状全裂，羽片4~5对，卵状披针形，末回裂片线状披针形至长卵形。复伞形花序顶生或侧生；小伞形花序小总苞片线形；花瓣白色，内曲。幼果两侧扁压。花期7~8月，幼果期9~10月。栽培于四川、云南、贵州、广西、湖北、江西、浙江、甘肃等地。

【采制】夏季当茎上的节盘显著突出，并略带紫色时采挖，除去泥沙，晒后烘干，再去须根。

【功效主治】活血行气，祛风止痛。主治胸痹心痛，胸胁刺痛，跌扑肿痛，月经不调，经闭痛经，癥瘕腹痛，头痛，风湿痹痛。

【用法用量】煎汤，3~10g；研末，每次1~1.5g；或入丸、散。外用，适量，研末撒；或煎汤漱口。

【使用注意】阴虚火旺，月经过多及出血性疾病者慎用。

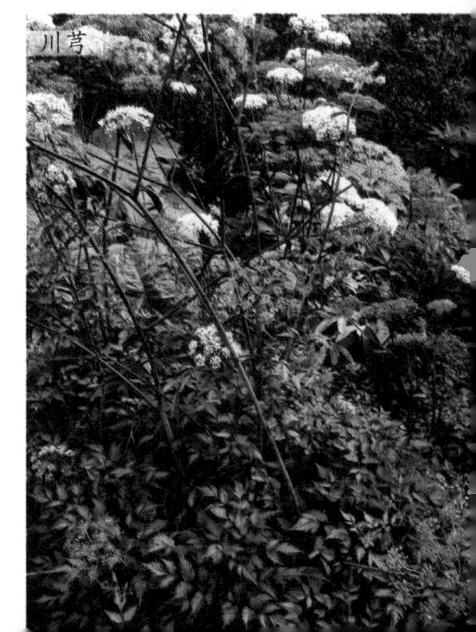
川芎

Chonglou 重楼

【别名】蚤休、草河车、灯台七。
【来源】百合科植物云南重楼 *Paris polyphylla* var. *yunnanensis* 或七叶一枝花 *P. polyphylla* var. *chinensis* 的干燥根茎。

【快速识别】云南重楼：草本。根茎肥厚，结节明显。茎直立，圆柱形。常带紫红色或青紫色，基部有1~3片膜质叶鞘包茎。叶6~10片轮生茎顶，叶片披针形、卵状长圆形至倒卵形。花柄出自轮生叶中央，通常比叶长，顶生一花；花两性；外轮花被片叶状，绿色，披针形或长卵形；内轮花被片黄色，线形而略呈披针状，长为外轮的1/2至近等长。蒴果球形，成熟时瓣裂。花期6~7月，果期9~10月。生于海拔200m左右的高山山沟林下，或阳坡杂木林下。分布于福建、湖北、湖南、广西、四川、贵州、云南。

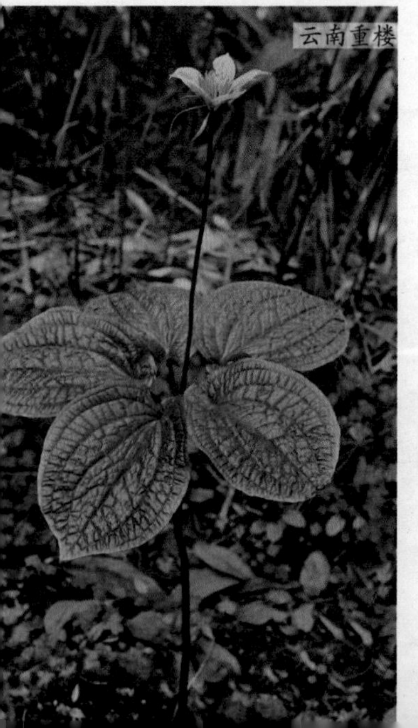
云南重楼

【采制】秋季采挖，除去须根，洗净，晒干。

【功效主治】清热解毒，消肿止痛，凉肝定惊。主治疔疮痈肿，咽喉肿痛，蛇虫咬伤，跌打伤痛，肝热抽搐。

【用法用量】煎汤，3~10g；研末，每次1~3g。外用，适量，磨汁涂布、研末调敷；或鲜品捣敷。

【使用注意】有小毒。虚寒证、阴证外疡者及孕妇禁服。

Ciwujia 刺五加

【别名】刺拐棒、老虎镣子、坎拐棒子。
【来源】五加科植物刺五加 *Acanthopanax senticosus* 的根和根茎或茎。

【快速识别】刺五加：灌木。茎通常密生细长倒刺。掌状复叶，互生；叶柄有细刺；小叶 5，小叶柄被褐色毛；叶片椭圆状倒卵形至长圆形，先端渐尖或突尖，基部楔形，上面暗绿色，下面淡绿色，沿脉上密生淡褐色毛，边缘具重锯齿或锯齿。伞形花序顶生，单个或 2~6 聚生成稀疏的圆锥花序；萼筒绿色，萼齿 5；花瓣 5，卵形，黄色带紫。核果浆果状，紫黑色，近球形，花柱宿存。花期 6~7 月，果期 7~9 月。生于海拔 500~2000m 的落叶阔叶林、针阔混交林的林下或林缘。分布于东北及河北、山西等地。

【采制】春、秋二季采收，洗净，干燥。

【功效主治】益气健脾，补肾安神。主治脾肺气虚，体虚乏力，食欲不振，肺肾两虚，久咳虚喘，肾虚腰膝酸痛，心脾不足，失眠多梦。

【用法用量】煎汤，6~27g；或入丸、散；泡酒。外用，适量，研末调敷；或鲜品捣敷。

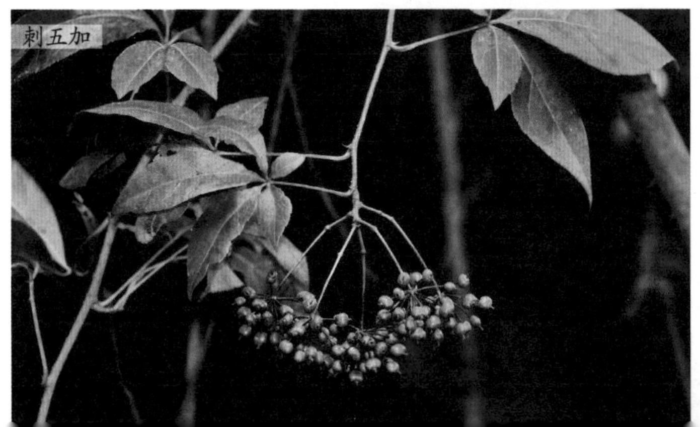
刺五加

Congbai 葱白

【别名】葱茎白、葱白头。
【来源】百合科植物葱 *Allium fistulosum* 的鳞茎。

【快速识别】葱：草本。通常簇生，折断后有辛味之黏液。须根丛生，白色。鳞茎圆柱形，先端稍肥大，鳞叶成层，白色，上具白色纵纹。叶基生；叶片圆柱形，中空，先端尖，绿色，具纵纹；叶鞘浅绿色。花葶约与叶等长；总苞白色，2 裂，伞形花序球形。多花，密集；花被钟状，白色，花被片 6，狭卵形，先端渐尖，具反折的小尖头。蒴果三棱形。花期 7~9 月，果期 8~10 月。全国各地均有栽培。

【采制】夏、秋二季采挖，除去须根、叶及外膜，鲜用。

【功效主治】发表，通阳，解毒，杀虫。主治感冒风寒，阴寒腹痛，二便不通，痢疾，疮痈肿痛，虫积腹痛。

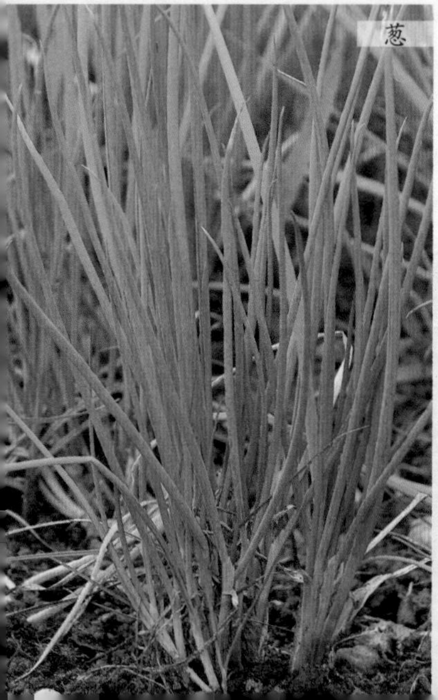

葱

【用法用量】煎汤，9~15g；或酒煎。煮粥食，每次可用鲜品 15~30g。外用，适量，捣敷，炒熨，煎水洗，蜂蜜或醋调敷。

【使用注意】表虚多汗者慎服。

Cuyexuangouzi

粗叶悬钩子

【别名】大叶蛇泡竻、老虎泡、虎掌竻。

【来源】蔷薇科植物粗叶悬钩子 *Rubus alceaefolius* 的根、叶。

【快速识别】粗叶悬钩子：攀缘灌木。枝密生黄色绒毛，叶柄及花序有小钩刺。单叶，叶近圆形或宽卵形，3~7 裂，上面有粗毛和囊泡状小凸起，下面密生灰色或浅黄色绵毛和长柔毛，叶脉锈色。顶生或腋生圆锥花序或总状花序，有时腋生头状花束，总花梗、花梗和花萼被淡黄色绒毛；花白色；苞片大，似托叶。聚合果球形，红色。花期 7~9 月，果期 10~11 月。生于海拔 500~2000m 的向阳山坡，山谷杂木林内或沼泽灌丛中以及路旁岩石间。分布于华南、西南及湖南等地。

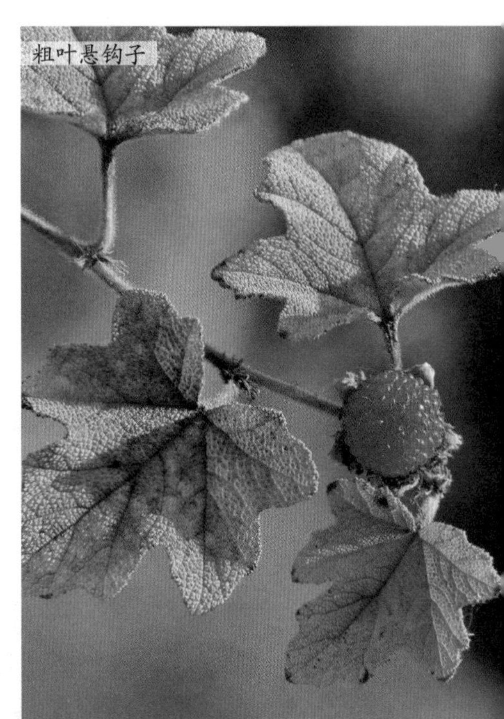
粗叶悬钩子

【采制】全年可采收，洗净，晒干。

【功效主治】清热利湿，止血，散瘀。主治肝炎，痢疾，肠炎，乳腺炎，口腔炎，行军性血红蛋白尿症，外伤出血，肝脾肿大，跌打损伤，风湿骨痛。

【用法用量】煎汤，15~30g。外用，适量，研末撒；或煎水含漱。

Dahuang 大黄

【别名】将军、蜀大黄、牛舌大黄。
【来源】蓼科植物掌叶大黄 *Rheum palmatum*、唐古特大黄 *R. tanguticum* 或药用大黄 *R. officinale* 的干燥根和根茎。

【快速识别】掌叶大黄：草本。根茎粗壮。茎直立，中空。叶片宽心形或近圆形，长宽近相等，顶端窄渐尖或窄急尖，基部近心形，通常掌状半 5 裂，每裂片常再羽状分裂，上面疏生乳头状小突起，下面有柔毛；茎生叶较小，有短柄；托叶鞘大。花序大圆锥状，顶生。花紫红色或带红紫色；花被片 6。瘦果有 3 棱，沿棱生翅，暗褐色。花期 6~7 月，果期 7~8 月。生于山地林缘或草坡，野生或栽培。分布于陕西、甘肃、青海、四川、云南及西藏等地。
【采制】秋末茎叶枯萎或次春发芽前采挖，除去细根，刮去外皮，切瓣或段，绳穿成串干燥或直接干燥。
【功效主治】泻下攻积，清热泻火，凉血解毒，逐瘀通经，利湿退黄。主治实热积滞便秘，血热吐衄，目赤咽肿，痈肿疔疮，肠痈腹痛，瘀血经闭，产后瘀阻，跌打损伤，湿热痢疾。
【用法用量】煎汤，3~15g；生用泻下作用较强，泻下通便，宜后下，不可久煎；研末，0.5~2g；或入丸、散。外用，适量，研末调敷；或煎水洗、涂。煎液亦可作灌肠用。
【使用注意】孕妇，月经期及哺乳期者均慎服。

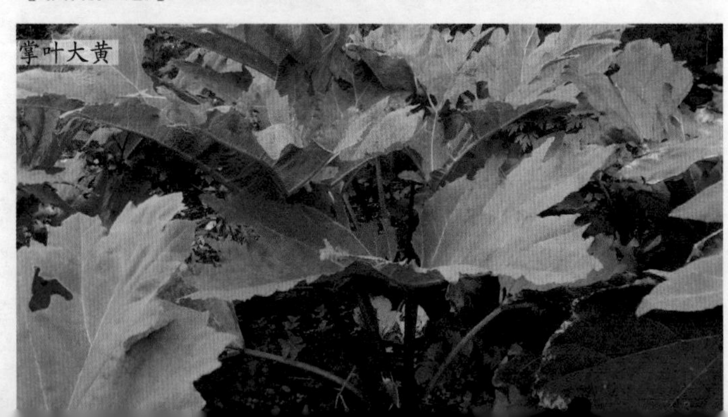
掌叶大黄

Dajinxianglu

大金香炉

【别名】天红地白、打破碗花树、猪姑稔。
【来源】野牡丹科植物展毛野牡丹 *Melastoma normale* 的根或叶。

【快速识别】 展毛野牡丹：灌木。茎钝四棱形或近圆柱形，分枝多，地上部分密被平展的长粗毛或糙伏毛。叶对生；叶片坚纸质，卵形至椭圆形或椭圆状披针形，先端渐尖，基部圆形或近心形，两面被毛，全缘。伞房花序生于分枝顶端，具花3~10朵，花瓣紫红色，倒卵形，仅具缘毛。蒴果坛状球形，先端平截，宿存萼与果贴生，密被鳞片状糙伏毛。花期春至夏初，果期秋季。生于海拔150~2800m的开朗山坡灌草丛中或疏林下，为酸性土常见植物。分布于西南、华南及福建、台湾、西藏等地。

【采制】 根全年均可采挖，洗净，切片，晒干。叶于6~7月采收，鲜用或晒干。

【功效主治】 行气利湿，化瘀止血，解毒。主治脘腹胀痛，肠炎，痢疾，肝炎，淋浊，咯血，吐血，衄血，便血，月经过多，痛经，带下、疝气痛，血栓性脉管炎，疮疡溃烂，带状疱疹。

【用法用量】 煎汤，9~15g；或浸酒。外用，适量，捣敷、绞汁涂；或研末敷。

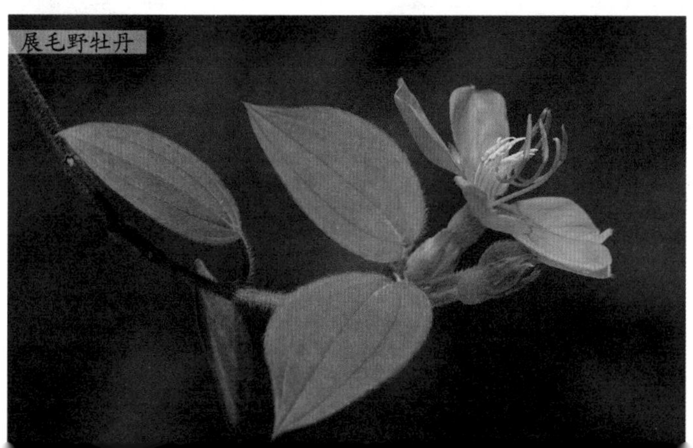
展毛野牡丹

大毛桐子根

Damaotongzigen

【别名】姜桐子树根、圆鞋、粗糠根。
【来源】大戟科植物毛桐 *Mallotus barbatus* 的根。

【快速识别】毛桐：灌木或小乔木。幼枝、叶柄和花序均密被棕黄色星状绵毛。叶互生；幼叶红色，质厚，绒状；叶片纸质，卵状三角形或卵状菱形；先端渐尖，基部圆形，盾状着生，边缘具疏细齿，不分裂或 3 浅裂，绿色。总状花序腋生或顶生；花单性异株；无花瓣；雄花序较长，常分枝，苞片线形，雄花 5~8 朵簇生于苞腋中。雌花单生于苞腋内。蒴果扁球形，被软刺和星状绒毛，排列稀疏。花期 4~6 月，果期 7~10 月。生于山地、坡地的疏林中或灌丛中。分布于华南、西南及湖北、湖南等地。

【采制】全年均可采挖，洗净，切片，晒干。

【功效主治】清热，利湿。主治肺热吐血，湿热泄泻，淋证，带下。

【用法用量】煎汤，15~30g。

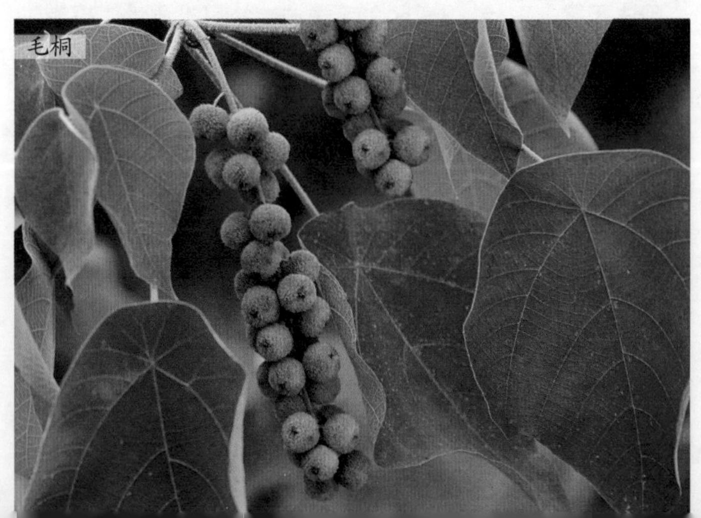
毛桐

Daqinggen 大青根

【别名】臭根、路边青、大叶地骨皮。
【来源】马鞭草科植物大青 *Clerodendrum cyrtophyllum* 的根。

【快速识别】大青：灌木或小乔木。幼枝黄褐色，被短柔毛，髓坚实，白色。单叶对生；叶片纸质，长圆状披针形、长圆形、卵状椭圆形或椭圆形，先端渐尖或急尖，基部近圆形或宽楔形，全缘。伞房状聚伞花序顶生或腋生，具线形苞片；花萼杯状，先端5裂，粉红色；花冠白色，花冠管细长，先端5裂。果实球形或倒卵形，绿色，成熟时蓝紫色，宿萼红色；花、果期6月至翌年2月。生于海拔1700m以下的平原、路旁、丘陵、山地林下或溪谷旁。分布于华东、华南、西南及湖南、湖北等地。

【采制】夏、秋二季采挖，洗净，切片晒干。

【功效主治】清熟，凉血，解毒。主治流行性乙型脑炎，流行性脑脊髓膜炎，感冒高热，腮腺炎，血热发斑，麻疹肺炎，黄疸型肝炎，热泻热痢，风湿热痹，头痛，咽喉肿痛，风火牙痛，睾丸炎。

【用法用量】煎汤，10~15g，鲜品30~60g。

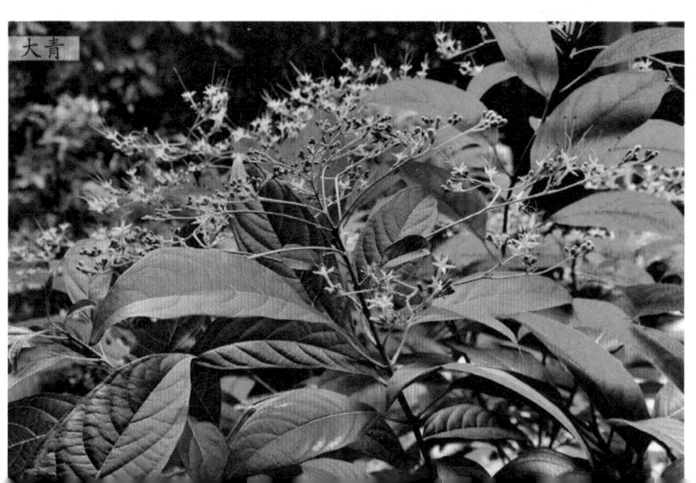
大青

Dashanzhima 大山芝麻

【别名】山油麻、假芝麻。
【来源】梧桐科植物剑叶山芝麻 *Helicteres lanceolata* 的根。

【快速识别】剑叶山芝麻：灌木。小枝密被黄褐色星状短柔毛。叶互生；叶柄密被星状柔毛；叶片披针形或长圆状披针形，先端急尖或渐尖，基部钝，两面均被黄褐色星状短柔毛，尤以下面为密，全缘或近先端有数个小锯齿。花簇生或排成长1~2cm的聚伞花序，腋生；花细小；萼筒状，5浅裂，被茸毛；花瓣5，红紫色。蒴果圆筒状，先端具喙，密被长绒毛。花期7~11月。生于山坡草地上或灌丛中。分布于海南、广东、广西、云南等地。

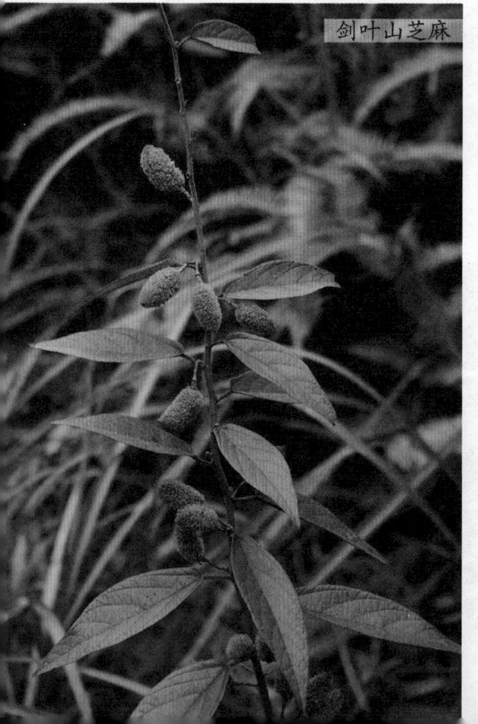
剑叶山芝麻

【采制】冬季采挖根部，洗净泥沙，切片，晒干。

【功效主治】清热解毒。主治感冒发热，咳嗽，麻疹，痢疾，疟疾。

【用法用量】煎汤，6~15g。

Dasuan

大蒜

【别名】胡蒜、独头蒜、独蒜。
【来源】百合科植物大蒜 *Allium sativum* 的鳞茎。

【快速识别】大蒜：草本，具强烈蒜臭气。鳞茎球状至扁球状，常由多数肉质、瓣状的小鳞茎紧密排列而成，外面被数层白色至紫色的膜质外皮。叶基生；叶片，宽条形至条状披针形，扁平，先端长渐尖，基部鞘状。花葶实心，圆柱状，中部以下被叶鞘；总苞具长喙；伞形花序密具珠芽，间有数花；小苞片大，卵形，膜质，具短尖；花常为淡红色。花期 7 月。全国各地均有栽培。

【采制】夏季叶枯时采挖，除去须根和泥沙，通风晾晒至外皮干燥。

【功效主治】解毒消肿，杀虫，止痢。主治痈肿疮疡，疥癣，肺痨，顿咳，泄泻，痢疾。

【用法用量】煎汤，9~15g。生或煮、煨服食，或捣烂为丸。煮食、煨食，宜较大量；生食，宜较小量。外用，适量，捣敷；或作栓剂；或取汁涂；或切片灸。

【使用注意】阴虚火旺，肝热目疾，口齿、喉舌诸患及时行病后者均禁服生品，慎服熟品。敷脐、作栓剂或灌肠均不宜于孕妇。外用对局部有强烈的刺激性，不可久敷。

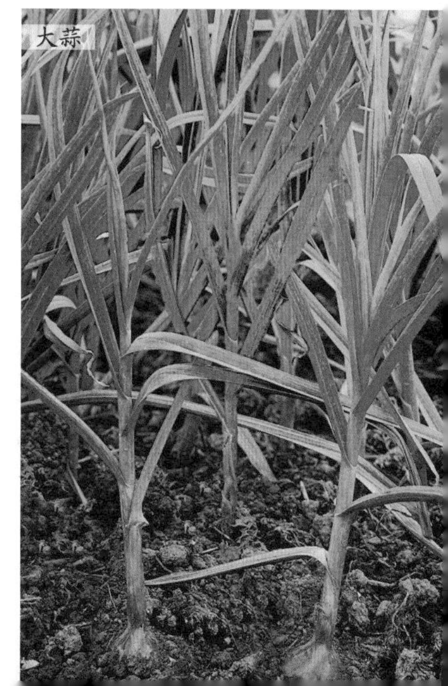
大蒜

Danshen 丹参

【别名】赤参、山参、红根。
【来源】唇形科植物丹参 *Salvia miltiorrhiza* 的干燥根和根茎。

【快速识别】丹参：草本。根肥厚，肉质，朱红色。全株密被淡黄色柔毛及腺毛。茎四棱形，具槽。叶对生，奇数羽状复叶；小叶通常 5，卵圆形至宽卵圆形，先端急尖或渐尖，基部斜圆形或宽楔形，边缘具圆锯齿，两面密被白色柔毛。轮伞花序组成顶生或腋生的总状花序；苞片披针形，上面无毛，下面略被毛；花萼近钟状，紫色；花冠二唇形，蓝紫色，上唇直立，呈镰刀状，先端微裂，下唇较上唇短，先端 3 裂。小坚果长圆形，熟时棕色或黑色，包于宿萼中。花期 5~9 月，果期 8~10 月。生于海拔 120~1300m 的山坡、林下草地或沟边。分布于东北、华北、西北、华东、华南等地。

【采制】春、秋二季采挖，除去泥沙，干燥。

【功效主治】活血祛瘀，通经止痛，清心除烦，凉血消痈。主治胸痹心痛，脘腹胁痛，癥瘕积聚，热痹疼痛，心烦不眠，月经不调，痛经经闭，疮疡肿痛。

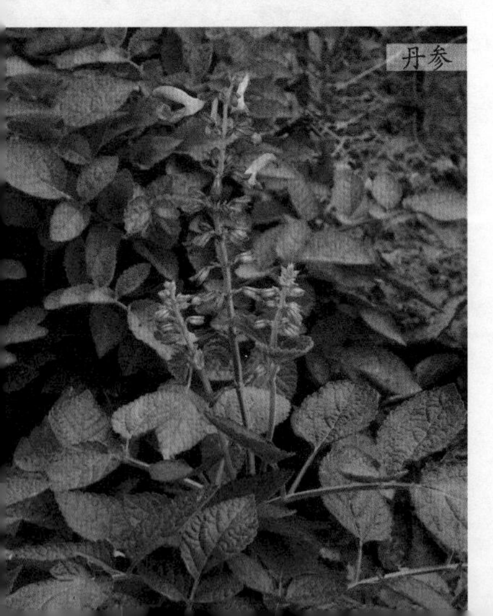
丹参

【用法用量】煎汤，10~15g，大剂量可用至 30g。

【使用注意】妇女月经过多及无瘀血者禁服；孕妇慎服；反藜芦。

Danggui

当归

【别名】干归、马尾当归、秦归。
【来源】伞形科植物当归 *Angelica sinensis* 的根。

【快速识别】当归：草本。根圆柱状，分枝，须根肉质，黄棕色，有浓郁香气。茎直立，绿色或带紫色，有纵深沟纹，光滑无毛。叶三出式二至三回羽状分裂；叶柄基部膨大成管状的薄膜质鞘；基生叶及茎下部叶轮廓为卵形，小叶3对，末回裂片。卵形或卵状披针形，2~3浅裂，边缘有缺刻状锯齿，齿端有尖头。叶下面及边缘被稀疏白色细毛；茎上部叶简化成囊状鞘和羽状分裂的叶片。复伞形花序顶生，伞幅9~30；花白色。果实椭圆形至卵形，背棱线形，隆起，侧棱成宽而薄的翅，翅边缘淡紫色。花期6~7月，果期7~9月。栽培于陕西、甘肃、湖北、四川、云南、贵州等地。

【采制】秋末采挖，除去须根和泥沙，待水分稍蒸发后，捆成小把，上棚，用烟火慢慢熏干。

【功效主治】补血活血，调经止痛，润肠通便。主治血虚萎黄，眩晕心悸，月经不调，经闭痛经，虚寒腹痛，风湿痹痛，跌扑损伤，痈疽疮疡，肠燥便秘。

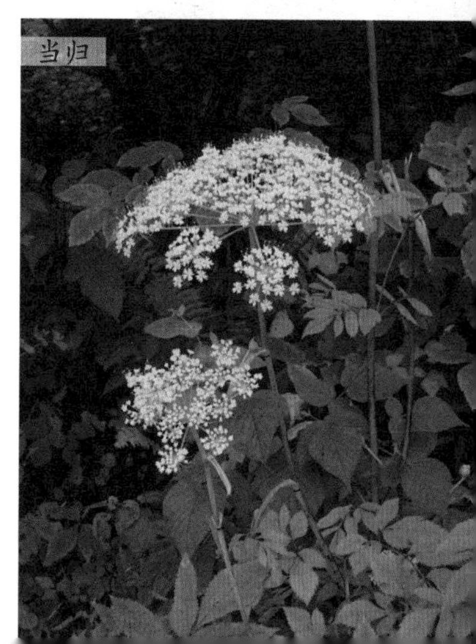
当归

【用法用量】煎汤，6~12g；或入丸、散；或浸酒；或熬膏。补血用当归身，破血用当归尾，和血用全当归，止血用当归炭，酒制当归能活血通经。

【使用注意】热盛出血者禁服。

Dangshen
党参

【别名】上党人参、防风党参、狮头参。
【来源】桔梗科植物党参 *Codonopsis pilosula*、素花党参 *C. pilosula* var. *modesta* 或川党参 *C. tangshen* 的根。

【快速识别】党参：草本。根长圆柱形，顶端有一膨大的根头，具多数瘤状的茎痕，外皮乳黄色至淡灰棕色，有纵横皱纹。茎缠绕，长而多分枝，下部疏被白色粗糙硬毛；上部光滑或近光滑。叶对生、互生或假轮生；叶片卵形或广卵形，先端钝或尖，基部截形或浅心形，全缘或微波状，上面绿色，下面粉绿色，均有毛。花单生；花萼绿色，裂片5，长圆状披针形；花冠阔钟形，淡黄绿色，有淡紫堇色斑点，先端5裂。蒴果圆锥形，有宿存萼。花期8~9月，果期9~10月。生于山地灌木丛中及林缘。分布于东北、华北、西北及河南、四川、云南、西藏等地。

【采制】秋季采挖，洗净，晒干。

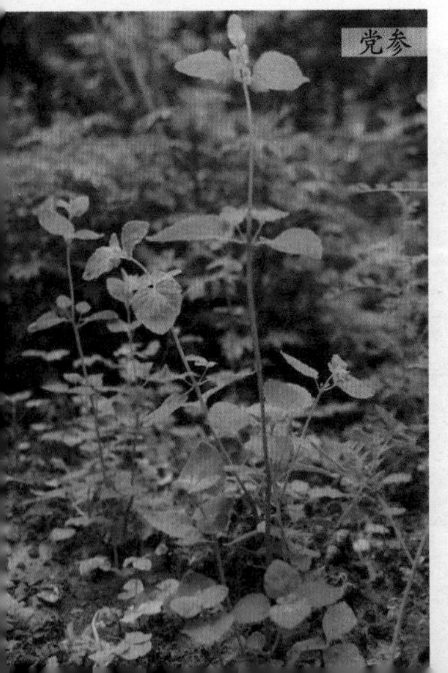
党参

【功效主治】健脾益肺，养血生津。主治脾肺气虚，食少倦怠，咳嗽虚喘，气血不足，面色萎黄，心悸气短，津伤口渴，内热消渴。

【用法用量】煎汤，6~15g；或熬膏；或入丸、散。生津养血宜生用；补脾益肺宜炙用。

【使用注意】实证、热证者禁服；正虚邪实证者，不宜单独应用；不宜与藜芦同用。

Daochusan

倒触伞

【别名】蔷薇莓、空筒泡、三月泡。
【来源】蔷薇科植物空心泡 *Rubus rosaefolius* 的根或嫩枝叶。

【快速识别】空心泡：灌木。小枝直立或倾斜，常有浅黄色腺点，具扁平皮刺，嫩枝密被白茸毛。奇数羽状复叶，互生；小托叶 2；小叶 5~7，长圆状披针形，先端渐尖，基部圆形，边缘有重锯齿，两面疏生茸毛。花 1~2 朵，顶生或腋生；萼 5 裂，萼片先端长尾尖；花瓣 5，白色，长于萼片。聚合果球形或卵形，成熟后红色。花期 3~5 月，果期 6~7 月。生于海拔 2000m 的山地杂木林内阴处、草坡或高山腐殖质土壤上。分布于华南、西南及安徽、浙江、江西、福建、台湾、湖南等地。

【采制】夏季采嫩枝、叶，鲜用或晒干；秋、冬季挖根，洗净，晒干。

【功效主治】清热，止咳，收敛止血，解毒，接骨。主治肺热咳嗽，小儿百日咳，咯血，小儿惊风，月经不调，痢疾，跌打损伤，外伤出血，烧烫伤。

【用法用量】煎汤，9~15g；或浸酒。外用，适量，鲜用捣敷；或煎水洗。

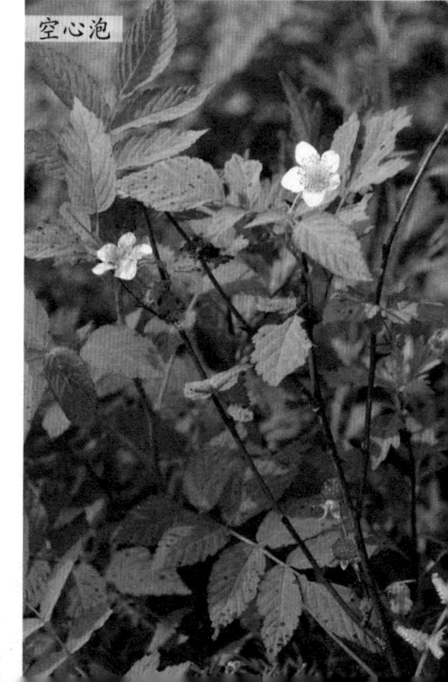
空心泡

Dican
地蚕

【别名】土虫草、白虫草、土石蚕。
【来源】唇形科植物地蚕 *Stachys geobombycis* 的根茎或全草。

【快速识别】地蚕：草本。根茎横走，肉质、肥大。茎具四槽，在棱及节上疏被倒向疏柔毛状刚毛。叶柄密被疏柔毛状刚毛；叶片长圆状卵圆形，边缘有整齐的粗大圆齿状锯齿，上面散布疏柔毛状刚毛，下面沿主脉上密被柔毛状刚毛。轮伞花序腋生，4~6 花，组成穗状花序；萼筒齿 5；花冠淡紫至紫蓝色，亦有淡红色，冠檐二唇形，上唇直伸，长圆状卵圆形，下唇水平开展，轮廓卵圆形，3 裂。小坚果黑色。花期 4~5 月。生于荒地、田地及草丛湿地上。分布于浙江、江西、福建、湖南、广东、广西等地。

【采制】秋季采收根茎，洗净，鲜用或蒸熟晒干备用。

【功效主治】益肾润肺，补血消疳。主治肺痨咳嗽，吐血，盗汗，肺虚气喘，血虚体弱，小儿疳积。

【用法用量】煎汤，9~15g。外用，适量，研末调敷。

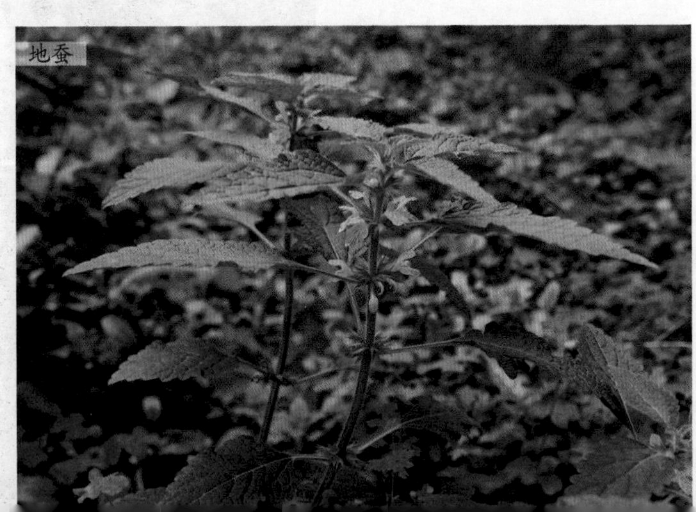
地蚕

Diyu

地榆

【别名】白地榆、西地榆、野升麻。
【来源】蔷薇科植物地榆 *Sanguisorba officinalis* 或长叶地榆 *S. officinalis* var. *longifolia* 的根。后者习称“绵地榆”。

【快速识别】地榆：草本。根纺锤形，棕褐色或紫褐色，有纵皱纹及横裂纹。茎直立，有棱，无毛或基部有稀疏腺毛。基生叶为羽状复叶；托叶膜质，褐色；小叶片卵形或长圆形，先端圆钝，基部心形至浅心形，边缘有多数粗大、圆钝的锯齿，两面无毛。穗状花序椭圆形、圆柱形或卵球形，直立；萼片 4，先端常具短尖头，紫红色。瘦果倒卵状长圆形或近圆形，外面有 4 棱。花期 7~10 月，果期 9~11 月。生于海拔 30~3000m 的草原、草甸、山坡草地、灌丛中或疏林下。分布于全国大部分地区。

【采制】春季将发芽时或秋季植株枯萎后采挖，除去须根，洗净，干燥，或趁鲜切片，干燥。

【功效主治】凉血止血，解毒敛疮。主治便血，痔血，血痢，崩漏，水火烫伤，痈肿疮毒。

【用法用量】煎汤，6~15g，鲜品 30~120g；或入丸、散；亦可绞汁内服。外用，适量，煎水或捣汁外涂；也可研末外掺或捣烂外敷。

【使用注意】脾胃虚寒，中气下陷，冷痢泄泻，崩漏带下，血虚有瘀者均应慎服。

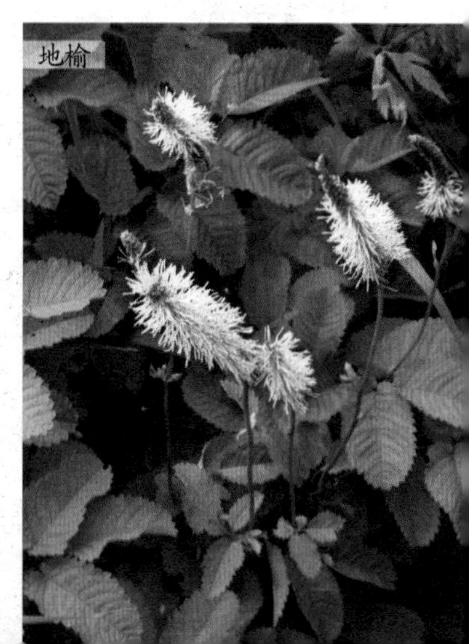
地榆

Diulebang 丢了棒

【别名】追风根、赶风柴、大叶大青。
【来源】大戟科植物白桐树 *Claoxylon indicum* 的根、叶。

【**快速识别**】白桐树：灌木或小乔木。小枝密被白色短柔毛或绒毛，有明显皮孔。叶互生；叶柄顶端有 2 枚小腺体；叶片纸质，阔卵形至卵状长圆形，先端钝或急尖，基部楔形或圆形或略偏斜，边缘常有不规则齿缺，绿色，两面均被疏毛。总状花序腋生，花序枝及花柄密被绒毛；花小，单性异株，绿白色，无花瓣。蒴果三角状扁球形，熟时 3 裂，红色，密被茸毛。花期 5~8 月。生于山坡疏林或密林中，或旷野灌丛中。分布于华南、云南等地。

【**采制**】秋季采收，洗净，晒干。

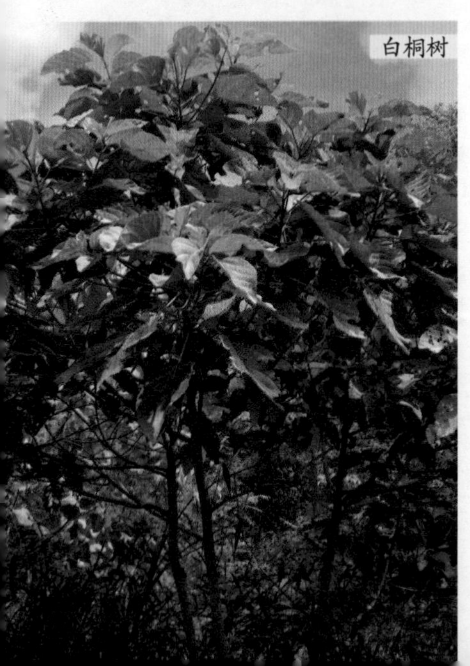
白桐树

【**功效主治**】祛风除湿，散瘀止痛。主治风湿痹痛，跌打肿痛，脚气水肿，烧烫伤及外伤出血。

【**用法用量**】煎汤或浸酒，9~18g，鲜品 15~30g。外用，适量，煎水洗；或研粉撒；或捣敷。

【**使用注意**】有小毒。体弱者、孕妇忌用。

Duhuo
独活

【别名】胡王使者、长生草、肉独活。
【来源】伞形科植物重齿毛当归 *Angelica pubescens* f. *biserrata* 的根。

【快速识别】重齿毛当归：高大草本。根类圆柱形，棕褐色，有特殊香气。茎中空，常带紫色，光滑或稍有浅纵沟纹，上部有短糙毛。叶二回三出式羽状全裂，宽卵形；茎生叶叶柄较长，基部膨大成长管状、半抱茎的厚膜质叶鞘，开展；叶末回裂片膜质，卵圆形至长椭圆形，先端渐尖，基部楔形，边缘有不整齐的尖锯齿或重锯齿；托叶简化成囊状膨大的叶鞘。复伞形花序顶生或侧生，花序梗密被短糙毛；花白色。果实椭圆形，侧翅与果体等宽或略狭，背棱线形，隆起。花期 8~9 月，果期 9~10 月。生于阴湿山坡、林下草丛中或稀疏灌丛间。分布于安徽、浙江、江西、湖北、四川、陕西等地。
【采制】春初苗刚发芽或秋末茎叶枯萎时采挖，除去须根和泥沙，烘至半干，堆置 2~3 天，发软后再烘至全干。
【功效主治】祛风除湿，通痹止痛。主治风寒湿痹，腰膝疼痛，少阴伏风头痛，风寒挟湿头痛。
【用法用量】煎汤，3~10g；或浸酒；或入丸、散。外用，适量，煎汤洗。
【使用注意】阴虚血燥者慎服。

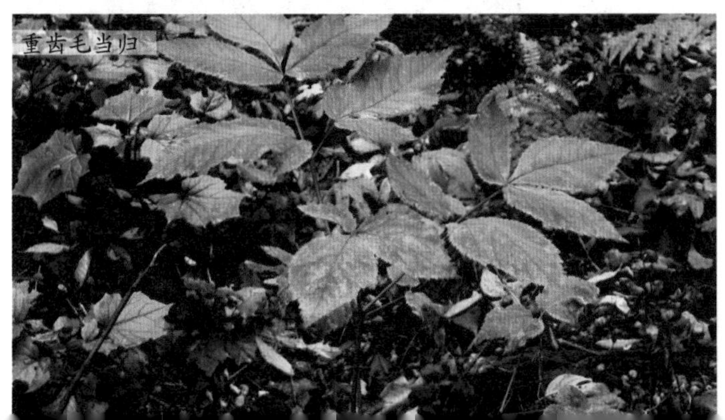
重齿毛当归

Dujingshan 杜茎山

【别名】土恒山、踏天桥、白茅茶。
【来源】紫金牛科植物杜茎山 *Maesa japonica.* 的根或茎叶。

【快速识别】杜茎山：灌木。直立，有时外倾或攀缘；小枝具细条纹，疏生皮孔。叶互生；叶片革质，有时较薄，椭圆形至披针状椭圆形，或倒卵形至长圆状倒卵形；叶片长为宽的2~3倍，先端渐尖、急尖或钝，有时尾状渐尖，基部楔形、钝或圆形，几全缘或中部以上具疏锯齿，或除基部外均具疏细齿；两面无毛；叶面脉平整，不深凹。总状花序或圆锥花序，单1或2~3个腋生，仅近基部具少数分枝；花白色，长钟形。果球形，肉质，具脉状腺条纹，花萼、花柱宿存果实顶部。花期1~3月，果期10月或翌年5月。生于海拔300~2000m的山坡或石灰山灌丛或疏林下。分布于西南、华南及福建、台湾等地。

【采制】全年均可采，洗净，切段晒干或鲜用。

【功效主治】祛风邪，解疫毒，消肿胀。主治热性传染病，寒热发作不定，身疼，烦躁，口渴，水肿，外伤出血。

【用法用量】煎汤，15~30g。外用，适量，煎水洗；或捣敷。

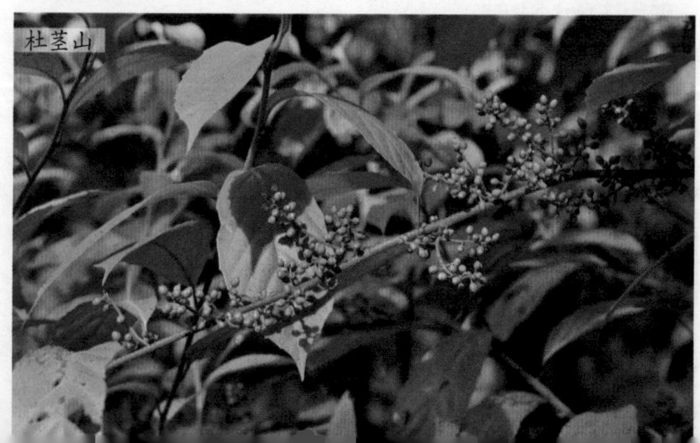
杜茎山

Ezhu

莪术

【别名】蒁药、羌七、广术。
【来源】为姜科植物莪术 *Curcuma phaeocaulis*、广西莪术 *C. kwangsiensis* 或温郁金 *C. wenyujin* 的根茎。后者习称“温莪术”。

【快速识别】广西莪术：草本。主根茎卵圆形，侧根茎指状，断面白色或微黄色。须根末端常膨大成纺锤形块根，断面白色。叶基生，叶柄、叶鞘被短柔毛；叶 2~5 片，直立，叶较狭，长椭圆形，两面密被粗柔毛，有的类型沿中脉两侧有紫晕。穗状花序从根茎中抽出，圆柱形。花序下的苞片阔卵形，淡绿色，上部的苞片长圆形，淡红色；花萼白色；花冠粉红色；侧生退化雄蕊花瓣状，淡黄色，唇瓣近圆形，淡黄色，先端3浅圆裂。花期 5~7 月。栽培或野生于山坡草丛及灌木丛中。分布于广西、云南等地。

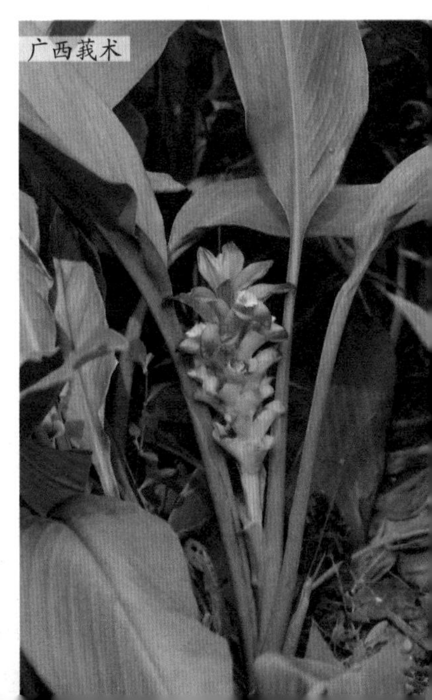
广西莪术

【采制】冬季茎叶枯萎后采挖，洗净，蒸或煮至透心，晒干或低温干燥后除去须根和杂质。

【功效主治】行气破血，消积止痛。主治癥瘕痞块，瘀血经闭，胸痹心痛，食积胀痛。

【用法用量】煎汤，3~10g；或入丸、散。外用，适量，煎汤洗；或研末调敷。行气止痛多生用，破血祛瘀宜醋炒。

【使用注意】月经过多者及孕妇禁服。

Ebaochun 鄂报春

【来源】报春花科植物鄂报春 *Primula obconica* 的根。

【快速识别】鄂报春：草本。全株被多细胞柔毛。叶柄被白色或褐色柔毛；叶片卵圆形、椭圆形或长圆形，先端钝圆，基部心形或圆形，边缘全缘或有圆形波状缺刻或锯齿，叶下面网脉不隆起。花葶柔弱；伞形花序通常1轮，花朵每轮多数；苞片绿色，线形；花萼钟状漏斗形，5浅裂，外被短柔毛；花冠高脚碟状，淡紫色或淡红色；蒴果球形，包藏于萼筒中。花期3~6月，果期4~7月。生于海拔500~2200m的林下、水沟边和湿润岩石上。分布于华南、西南及江西、湖北、湖南、西藏等地。

【采制】秋季或初春采挖，除去地上部分，洗净，晒干。

【功效主治】解酒毒，止腹痛。主治嗜酒无度，酒毒伤脾，腹痛便泄。

【用法用量】煎汤，9~15g。

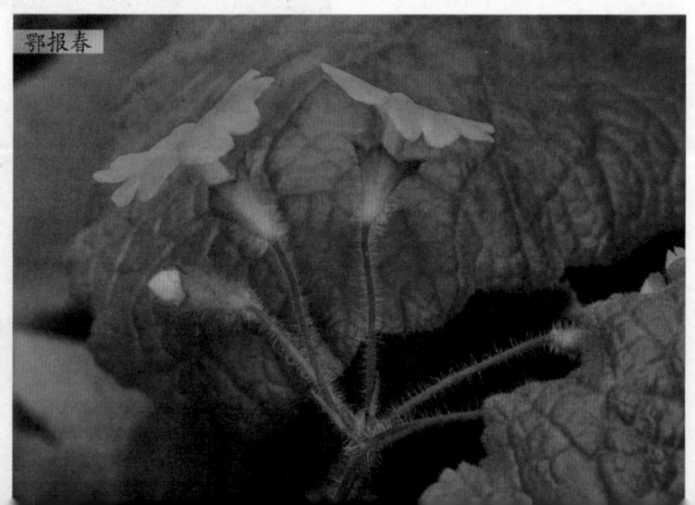
鄂报春

Fangfeng

防风

【别名】铜芸、百韭、屏风。
【来源】伞形科植物防风 *Saposhnikovia divaricata* 的根。

【快速识别】防风：草本。根粗壮，长圆柱形，有分枝，淡黄棕色，根头处密生纤维状叶柄残基及明显的环纹。茎单生，二歧分枝，有细棱。基生叶丛生，叶柄扁长，基部成鞘，稍抱茎；叶片卵形或长圆形，二至三回羽状分裂；顶生叶简化，有宽叶鞘。复伞形花序；花小，白色。双悬果狭圆形或椭圆形。花期8~9月，果期9~10月。生于草原、丘陵和多砾石山坡上。分布于东北、华北及陕西、甘肃、宁夏、山东等地。

【采制】春、秋二季采挖未抽花茎植株的根，除去须根和泥沙，晒干。

【功效主治】祛风解表，胜湿止痛，止痉。主治感冒头痛，风湿痹痛，风疹瘙痒，破伤风。

【用法用量】煎汤，5~10g；或入丸、散。外用，适量，煎水熏洗。一般生用，止泻炒用，止血炒炭用。

【使用注意】血虚发痉及阴虚火旺者慎服。

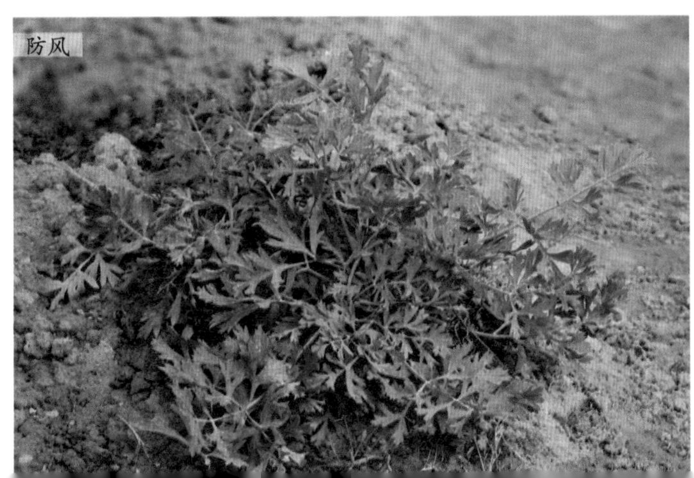
防风

Fangji
防己

【别名】汉防已、山乌龟、石蟾蜍。
【来源】防己科植物粉防己 *Stephania tetrandra* 的根。

【快速识别】粉防己：藤本。块根圆柱状，肉质。茎枝纤细，有直条纹，叶互生；叶柄盾状着生，叶片三角状宽卵形或阔三角形，先端钝，具小突尖，基部平截或略呈心形，全缘，上面绿色，下面灰绿色或粉白色，两面均被短柔毛。花小，单性，雌雄异株；雌雄花序同型，头状花序。雄花萼片绿色；花瓣 4，绿色，肉质；雌花花被辐射对称，萼片 4，花瓣 4。核果球形，红色。花期 5~6 月，果期 7~9 月。生于山野丘陵地、草丛或矮林边缘。分布于华南及安徽、浙江、江西、福建、台湾、湖北、湖南等地。

【采制】秋季采挖，洗净，除去粗皮，晒至半干，切段，干燥。

【功效主治】祛风止痛，利水消肿。主治风湿痹痛，水肿脚气，小便不利，湿疹疮毒。

【用法用量】煎汤，6~10g；或入丸、散。

【使用注意】食欲不振及阴虚无湿者禁服。

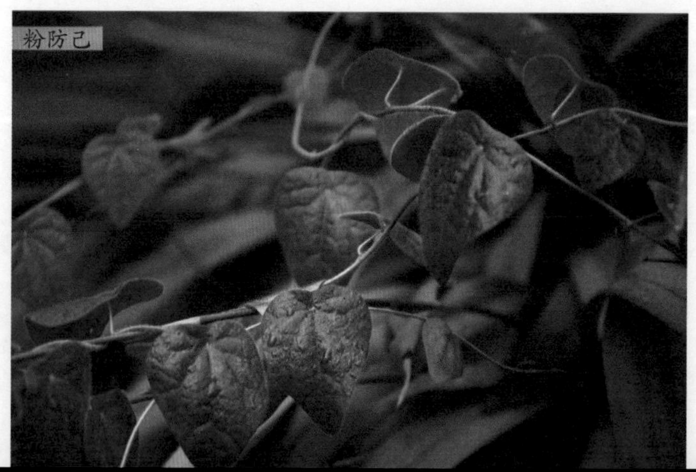
粉防己

Feilongzhangxue
飞龙掌血

【别名】黄椒、飞见血、三百棒。
【来源】芸香科植物飞龙掌血 *Toddalia asiatica* 的干燥根或根皮。

【快速识别】飞龙掌血：蔓生藤本。枝具向下弯曲的皮刺；老枝褐色，幼枝淡绿色或黄绿色，常被褐锈色短柔毛和白色圆形皮孔。三出复叶互生；小叶片革质，倒卵形或长圆形，先端急尖或微尖，基部楔形，边缘有细钝锯齿。花单性，白色至淡黄色；雄花排成腋生圆锥状聚伞花序；雌花稍大，被毛。核果近球形，橙黄色至朱红色。种子肾形，黑色，有光泽。花期10~12月，果期12月至翌年2月。生于山林、路旁、灌丛或疏林中。分布于西南、华东、中南、华南及陕西等地。

【采制】全年均可采收，挖根，洗净，鲜用或切段晒干。

【功效主治】祛风止痛，散瘀止血，解毒消肿。主治风湿痹痛，腰痛，胃痛，痛经，经闭，跌打损伤，劳伤吐血，衄血，瘀滞崩漏，疮痈肿毒。

【用法用量】煎汤，9~15g；或浸酒；或入散剂。外用，适量，鲜品捣敷；干品研末撒或调敷。

【使用注意】有小毒。孕妇禁服。

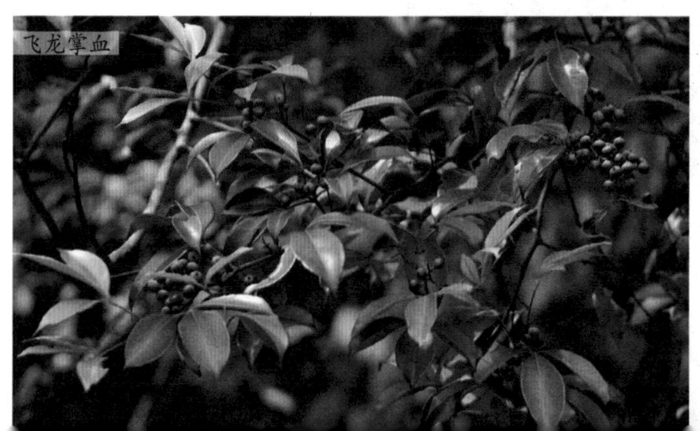
飞龙掌血

Gancao 甘草

【别名】美草、蜜甘、甜草。
【来源】豆科植物甘草 *Glycyrrhiza uralensis*、胀果甘草 *G. inflata* 或光果甘草 *G. glabra* 的根和根茎。

【快速识别】甘草：草本。根及根茎粗壮，皮红棕色。茎直立，带木质，有白色短毛和刺毛状腺体。奇数羽状复叶；小叶，卵形或宽卵形，先端急尖或钝，基部圆，两面均被短毛和腺体；托叶阔披针形，被白色纤毛。总状花序腋生；花冠蓝紫色，蝶形。荚果条形，镰刀状或环状弯曲。花期 7~8 月，果期 8~9 月。生于向阳干燥的钙质草原、河岸沙质土等地。分布于东北、华北、西北等地。

【采制】春、秋二季采挖，除去须根，晒干。

【功效主治】补脾益气，清热解毒，祛痰止咳，缓急止痛，调和诸药。主治脾胃虚弱，倦怠乏力，心悸气短，咳嗽痰多，脘腹、四肢挛急疼痛，痈肿疮毒，缓解药物毒性、烈性。

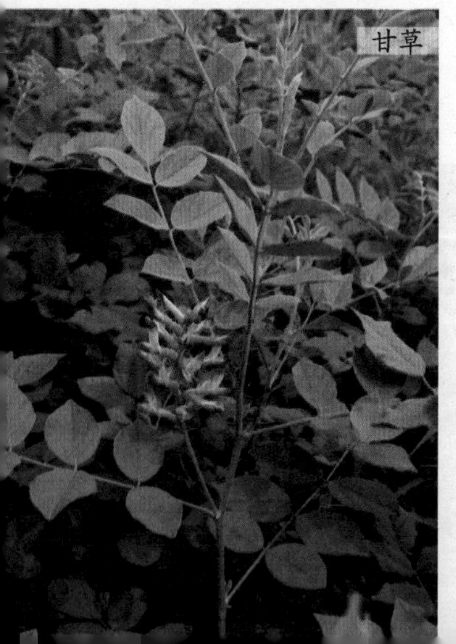
甘草

【用法用量】煎汤，2~10g，调和诸药用量宜小，作为主药可用 10g 左右；用于中毒抢救，可用 30~60g。凡入补益药中宜炙用，入清泻药中宜生用。外用，适量，煎水洗、渍；或研末敷。

【使用注意】湿浊中阻而脘腹胀满、呕吐及水肿者禁服。不宜与海藻、京大戟、红大戟、甘遂、芫花同用。

Gansui

甘遂

【别名】甘藁、九头狮子草、头痛花。
【来源】大戟科植物甘遂 *Euphorbia kansui* 的块根。

【快速识别】甘遂：草本。全株含白色乳汁。根圆柱状，末端呈念珠状膨大。茎常从基部分枝，下部带紫红色。叶互生；无柄；叶片线状披针形及狭披针形，先端钝，基部楔形，全缘。杯状聚伞花序顶生，基部轮生叶长圆形或狭卵形；苞叶1对，三角状卵形；总苞杯状，雄花多数，明显伸出总苞外，雌花1，位于雄花中央。蒴果近球形，灰褐色。花期4~6月，果期6~8月。多生于草坡、农田地埂、路旁等处。分布于河北、山西、陕西、甘肃、河南、四川等地。

【采制】春季开花前或秋末茎叶枯萎后采挖，撞去外皮，晒干。

【功效主治】泻水逐饮，消肿散结。主治水肿胀满，胸腹积水，痰饮积聚，气逆咳喘，二便不利，风痰癫痫，痈肿疮毒。

【用法用量】炮制后多入丸、散用，0.5~1.5g。外用，适量，生用，研末调敷。

【使用注意】有毒。气虚阴亏、脾胃虚弱患者及孕妇禁服；不宜与甘草同用。

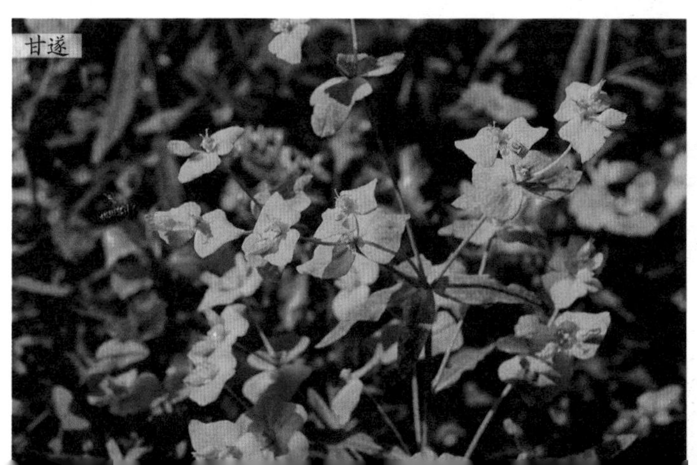
甘遂

Gaoliangjiang 高良姜

【别名】蛮姜、小良姜、海良姜。
【来源】姜科植物高良姜 *Alpinia officinarum* 的根茎。

【快速识别】高良姜：草本。根茎圆柱形，横生、棕红色，具节，节上有环形膜质鳞片，节上生根。茎丛生，直立。叶片线状披针形，先端渐尖或尾尖，基部渐窄，全缘；叶鞘开放、抱茎，具膜质边缘；叶舌膜质，不开裂。总状花序顶生，花萼筒状，花冠管漏斗状，花冠裂片3，长圆形，唇瓣卵形，白色而有红色条纹。蒴果球形被绒毛，熟时橙红色。花期4~9月，果期8~11月。生于荒坡灌丛或疏林中，或栽培。分布于华南及云南、台湾等地。

【采制】夏末秋初采挖，除去须根和残留的鳞片，洗净，切段，晒干。

高良姜

【功效主治】温胃止呕，散寒止痛。主治脘腹冷痛，胃寒呕吐，嗳气吞酸。

【用法用量】煎汤，3~6g；或入丸、散。

【使用注意】阴虚有热者禁服。

Gaoben 藁本

【别名】鬼卿、地新、蔚香。
【来源】伞形科植物藁本 *Ligusticum sinense* 和辽藁本 *L. jeholense* 的根茎和根。

【快速识别】藁本：草本。根茎发达，具膨大的结节。茎直立，圆柱形，中空，具条纹。基生叶具长柄；叶片轮廓宽三角形，二回三出式羽状全裂，第一回羽片轮廓长圆状卵形，下部羽片具柄，基部略膨大；小羽片卵形，边缘齿状浅裂，顶生小羽片先端渐尖至尾状；茎中部叶较大，上部叶简化；叶非纸质。复伞形花序顶生或侧生；总苞片 6~10；伞辐 14~30，四棱形；花瓣白色。分生果熟时长圆状卵形。花期 7~9 月，果期 9~10 月。生于海拔 1000~2700m 的林下、沟边草丛中及湿润的水滩边。分布于陕西、浙江、江西、河南、湖南、湖北、四川等地。

【采制】秋季茎叶枯萎或次春出苗时采挖，除去泥沙，晒干或烘干。

【功效主治】祛风，除湿，散寒，止痛。主治风寒感冒，巅顶疼痛，风湿痹痛。

【用法用量】煎汤，3~10g；或入丸、散。外用，适量，煎水洗；或研末调涂。

【使用注意】阴血虚及热证头痛者禁服。

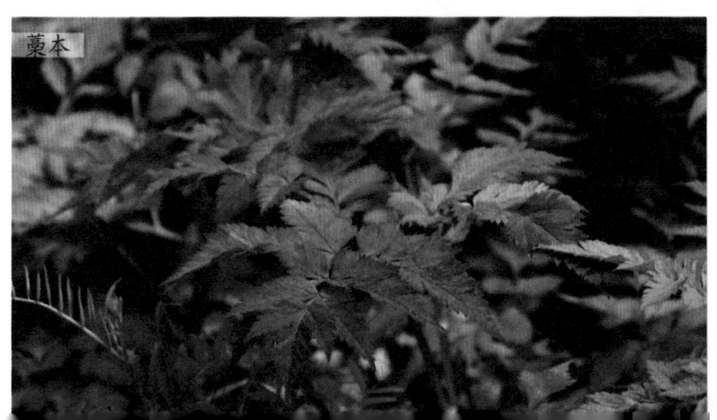
藁本

Gangxiangteng 杠香藤

【别名】倒挂金钩、小金杠藤、桶交藤。
【来源】大戟科植物石岩枫 *Mallotus repandus* var. *chrysocarpus* 的根、茎、叶。

【快速识别】石岩枫：灌木或乔木，有时藤本状。枝柔弱，红褐色，小枝密被锈色星状绒毛。单叶互生；叶柄密被黄色星状绒毛；叶片膜质、卵形、长圆形或菱状卵形，先端渐尖或急尖，基部圆或截平或稍呈心形，全缘或波状。花单性异株；雄花序总状或圆锥状，密被锈色星状毛；雄花萼片3~4裂，卵状长圆形，密被锈色绒毛；雌花序总状；雌花萼片3~5裂。蒴果球形，常3个分果爿，被锈色星状短绒毛；花期4~6月，果期7~9月。生于路旁、河边及灌丛中。分布于除东北以外全国大部分地区。

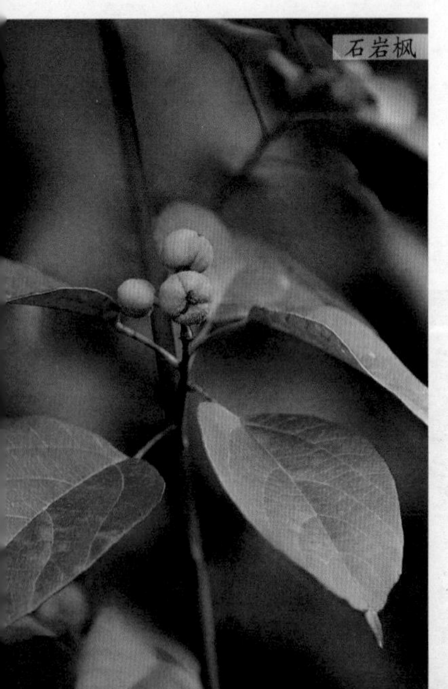
石岩枫

【采制】根、茎全年均可采，洗净，切片，晒干。夏、秋季采叶，鲜用或晒干。

【功效主治】祛风除湿，活血通络，解毒消肿，驱虫止痒。主治风湿痹证，腰腿疼痛，口眼歪斜，跌打损伤，痈肿疮疡，绦虫病，湿疹，顽癣，蛇犬咬伤。

【用法用量】煎汤，9~30g。外用，适量，干叶研末，调敷；或鲜叶捣敷。

Gegen 葛根

【别名】甘葛、黄葛根、粉葛。
【来源】豆科植物野葛 *Pueraria lobata* 的干燥根。习称“野葛”。

【快速识别】野葛：藤本。全株被黄褐色粗毛。有粗厚的块状根。茎基部粗壮，上部多分枝。三出复叶；顶生小叶长，菱状圆形；侧生小叶较小，斜卵形，两边不等，背面苍白色，有粉霜。总状花序腋生或顶生，花冠蓝紫色或紫色，蝶形；萼钟状，被黄褐色柔毛。荚果线形，密被黄褐色长硬毛。花期9~10月，果期11~12月。生于山坡、路边草丛中及较阴湿的地方。除新疆、西藏外，全国各地均有分布。

【采制】秋、冬二季采挖，趁鲜切成厚片或小块，干燥。

【功效主治】解肌退热，生津止渴，透疹，升阳止泻，通经活络，解酒毒。主治外感发热头痛，项背强痛，口渴，消渴，麻疹不透，热痢，泄泻，眩晕头痛，中风偏瘫，胸痹心痛，酒毒伤中。

【用法用量】煎汤，10~15g；或捣汁。外用，适量，捣敷。解表，透疹，生津宜生用。止泻多煨用。

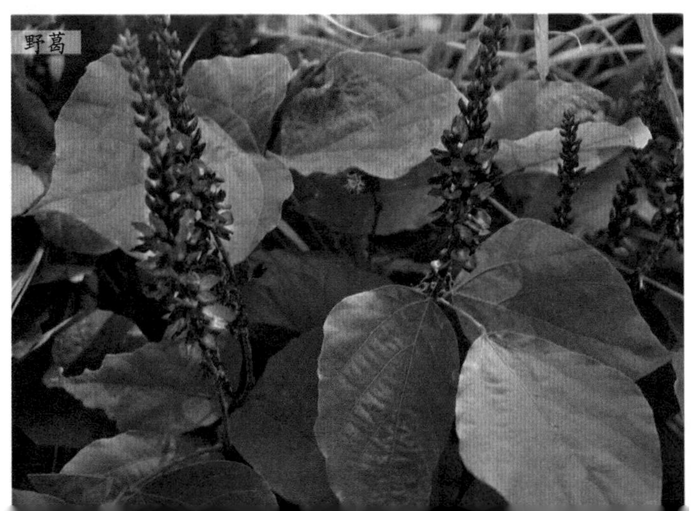
野葛

Gouji
狗脊

【别名】金毛狗脊、金毛狮子、黄狗头。
【来源】蚌壳蕨科植物金毛狗脊 *Cibotium barometz* 的根茎。

【快速识别】金毛狗脊：大型土生蕨类。根茎横卧，粗壮，密生金黄色节状长毛，有光泽，形如金毛狗头。叶丛生；叶片革质或厚纸质，宽卵形，三回羽状深裂，羽片10~15对，互生，有柄，狭长圆形；二回羽片18~24对，互生，有短柄，线状披针形；末回裂片23~25对互生，狭长圆形或略呈镰刀形，边缘有钝齿。孢子囊群位于裂片下部边缘，生于小脉顶端。生于山脚沟边及林下阴湿处酸性土上。分布于华南、西南及浙江、江西、福建、台湾、湖南等地。

【采制】秋、冬二季采挖，除去泥沙，干燥；或去硬根、叶柄及金黄色绒毛，切厚片，干燥，为“生狗脊片”；蒸后晒至六七成干，切厚片，干燥，为“熟狗脊片”。

【功效主治】祛风湿，补肝肾，强腰膝。主治风湿痹痛，腰膝酸软，下肢无力。

【用法用量】煎汤，10~15g；或浸酒。外用，适量，鲜品捣烂敷。

【使用注意】肾虚有热，小便不利，或短涩黄赤，口苦舌干者，均禁服。

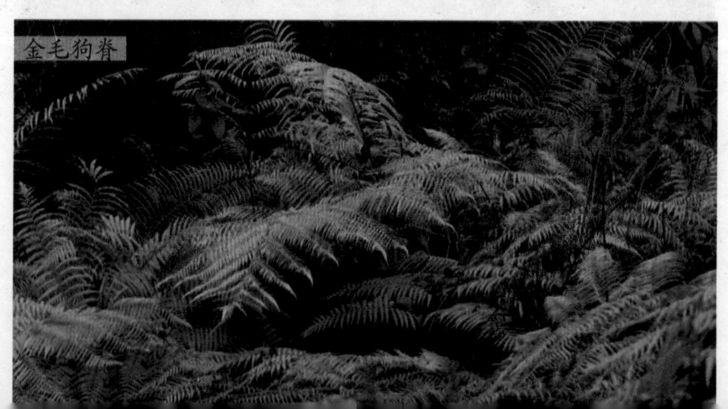
金毛狗脊

Gugouteng 古钩藤

【别名】白马连鞍、牛角藤、白浆藤。
【来源】萝藦科植物古钩藤 *Cryptolepis buchananii* 的根。

【快速识别】古钩藤：木质藤本。全株具乳汁。茎皮红褐色，有斑点，小枝无毛。叶对生；叶片纸质，长圆形或椭圆形，先端圆形具小尖头，基部阔楔形，表面绿色，背面苍白色；侧脉近水平横出，每边约30条。聚伞花序腋生，比叶为短。花蕾长圆形，先端尾状渐尖，旋转；花冠黄白色，裂片披针形，向右覆盖。蓇葖果2，叉开成直线，外果皮具纵条纹。种子卵圆形，先端具白色绢质种毛。花期3~8月，果期6~12月。生于海拔500~1500m的山地疏林中或密林中。分布于华南、西南等地。

【采制】夏、秋二季采挖，洗净，切片，晒干或鲜用。

【功效主治】舒筋活络，消肿解毒，利尿。主治跌打骨折，痈疮，疥癣，腰痛，腹痛，水肿。

【用法用量】研末，0.3g；或浸酒。外用，鲜品适量，捣敷；或干品研末敷。

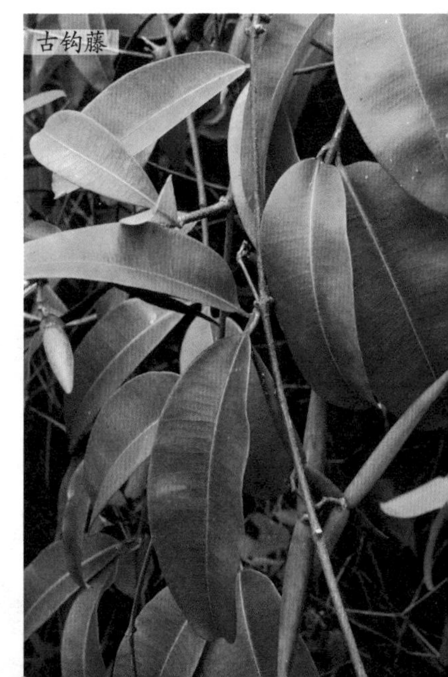
古钩藤

Guyangteng
古羊藤

【别名】毛青才、南苦参、奶藤。
【来源】萝藦科植物马莲鞍 *Streptocaulon griffithii* 的根。

【快速识别】马莲鞍：木质藤本。根圆柱状，弯曲，根皮暗棕色，有瘤状突起和纵皱纹。具乳汁，茎褐色，有皮孔；枝条、叶、花梗、果实均密被棕黄色绒毛。叶对生，厚纸质；叶片倒卵形至阔椭圆形，中部以上较宽，先端急尖或钝，基部浅心形；侧脉羽状平行。聚伞花序腋生，三歧，阔圆锥状；花小，花冠外面黄绿色，内面黄红色；副花冠裂片丝状。蓇葖果双生，张开成直线，圆柱状；种子先端具白色绢质种毛。花期 6~10 月，果期 8 月至翌年 3 月。生于山野坡地、山谷疏林中或路旁灌木丛中。分布于广西、贵州和云南。

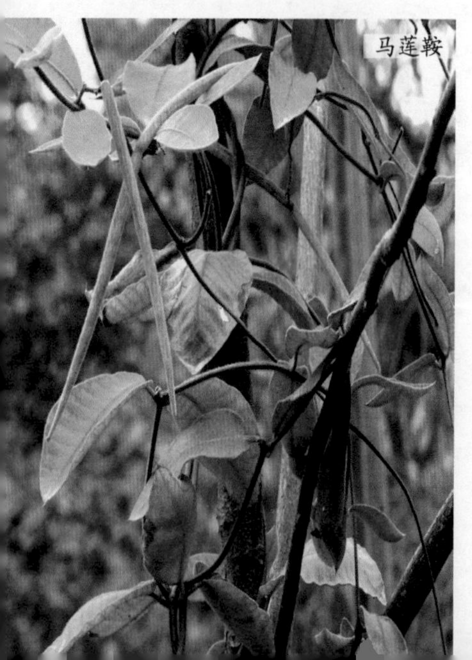
马莲鞍

【采制】全年均可采，洗净，切片，晒干或鲜用。

【功效主治】清热解毒，散瘀止痛。主治感冒发热，泻痢，胃痛，腹痛，跌打瘀痛，毒蛇咬伤。

【用法用量】煎汤，3~6g；或研末 1.5~3 g。外用，鲜品适量，捣敷。

【使用注意】体弱虚寒者禁服。

Gusuibu
骨碎补

【别名】猴姜、石毛姜、过山龙。
【来源】水龙骨科植物槲蕨 *Drynaria fortunei* 的根茎。

【快速识别】槲蕨：根状茎横生，粗状肉质，密被钻状披针形鳞片，有绿毛。叶二型；槲叶状的营养叶灰棕色，卵形，无柄，干膜质，基部心形，背面有疏短毛，边缘有粗浅裂；孢子叶高大，纸质，绿色，无毛，长椭圆形，向基部变狭而成波状，下延成有翅膀的短柄，中部以上深羽裂；裂片7~13对，略斜上，短尖头，边缘有不明显的疏钝齿；网状脉，两面均明显，孢子囊群圆形，沿中脉两侧各排成2~3行。附生于海拔200~1800m的林中岩石或树上。分布于西南及浙江、江西、福建、湖北、湖南、广东、广西等地。

【采制】全年均可采挖，除去泥沙，干燥，或再燎去茸毛（鳞片）。

【功效主治】补肾强骨，疗伤止痛。外用消风祛斑。主治肾虚腰痛，跌扑闪挫，筋骨折伤，筋骨痿软，耳鸣耳聋，牙齿松动；外治斑秃，白癜风。

【用法用量】煎汤，10~20g；或入丸、散。外用，适量，捣烂敷；或晒干研末敷；也可浸酒搽。

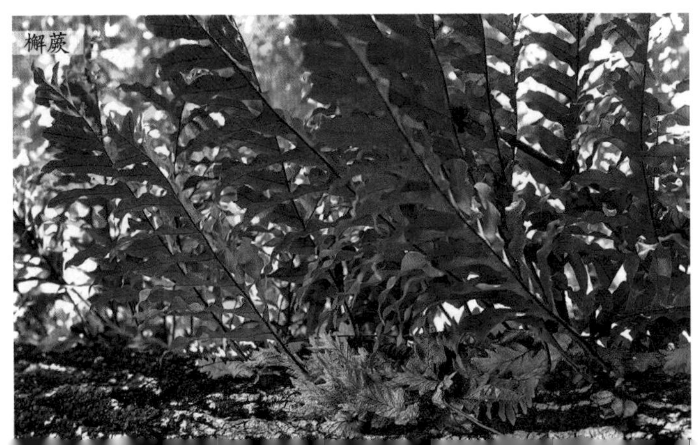
槲蕨

Guanzhong
贯 众

【别名】绵马贯众、贯节、管仲。
【来源】鳞毛蕨科植物粗茎鳞毛蕨 *Dryopteris crassirhizoma* 的根茎和叶柄残基。

【快速识别】 粗茎鳞毛蕨：草本。根茎粗壮，斜生，有较多坚硬的叶柄残基及黑色细根，密被棕褐色、长披针形的大鳞片。叶簇生于根茎顶端；叶柄基部以上直达叶轴密生棕色条形至钻形狭鳞片，叶片草质，倒披针形，二回羽状全裂或深裂，裂片密接，长圆形，圆头或圆截头，近全缘或先端有钝锯齿；上面深绿色，下面淡绿色。孢子叶与营养叶同形。孢子囊群着生于叶中部以上的羽片上，生于叶背小脉中部以下。生于山地林下。分布于东北、华北等地。

【采制】 秋季采挖，削去叶柄，须根，除去泥沙，晒干。

【功效主治】 清热解毒，凉血止血，杀虫。主治风热感冒，湿热斑疹，吐血，咯血，衄血，便血，崩漏，血痢，带下，钩虫、蛔虫、绦虫等肠寄生虫病。

【用法用量】 煎汤，5~15g；或入丸、散。外用，适量，研末调涂。解毒，杀虫宜用生；止血宜炒炭用。

【使用注意】 有小毒。脾胃虚寒、阴虚内热者及孕妇慎服。

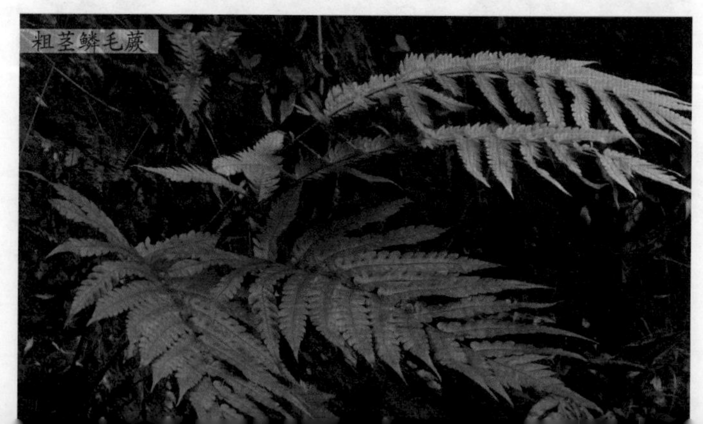
粗茎鳞毛蕨

Guangximeidengmu

广西美登木

【来源】卫矛科植物广西美登木 *Maytenus guangxiensis* 的根、茎、叶。

【**快速识别**】广西美登木：灌木。小枝具刺。叶互生；叶柄紫红色；叶片厚纸质，卵形或长椭圆形，先端急尖或钝，基部常宽圆或近圆形，边缘上下波曲。聚伞花序二至四回分枝，有花7~25朵；花小，两性，白色；花瓣5。蒴果，熟时紫棕色，侧卵状。种子棕红色。花期9~10月，果熟期10~11月。分布于广西等地。

【**采制**】春、夏二季采叶，鲜用或晒干。夏、秋季采茎，鲜用或切段晒干。秋后采根，鲜用或切片晒干。

【**功效主治**】祛风止痛，解毒抗癌。主治风湿痹痛，癌肿，疮疖。

【**用法用量**】煎汤，15~30g；或入丸、散。外用，适量，鲜叶捣烂敷。

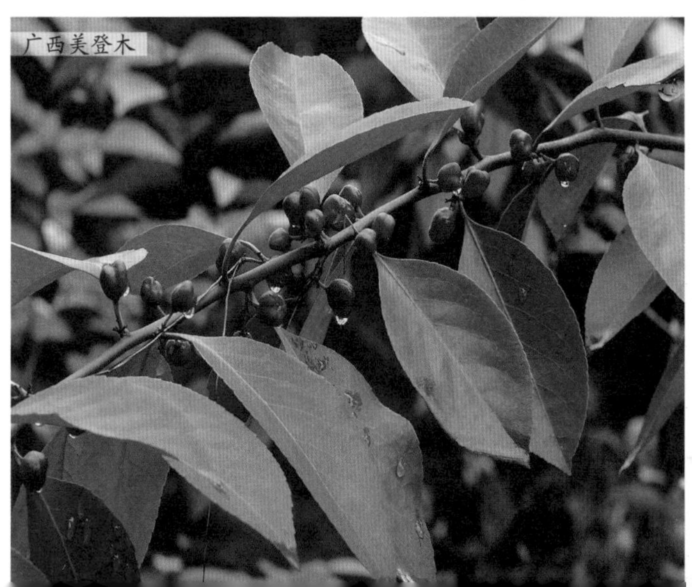

广西美登木

Haiyu 海芋

【别名】隔河仙、野芋、姑婆芋。
【来源】天南星科植物海芋 *Alocasia macrorrhiza* 的根茎或茎。

【快速识别】海芋：大型草本。茎粗壮。叶多数；叶柄粗壮，长1m以上，下部粗大，抱茎；叶片阔卵形，先端短尖，基部广心状箭头形，侧脉9~12对，粗而明显，绿色。佛焰苞粉绿色，苞片舟状，绿黄色，先端锐尖；肉穗花序短于佛焰苞；雌花序位于下部；中性花序位于雌花序之上；雄花序位于中性花序之上；最上端的附属器圆锥状，有网状槽纹。浆果红色。种子1~2颗。花期春季至秋季。生于海拔1700m以下的山野间。分布于华南、西南及福建、台湾、湖南等地。

【采制】全年均可采收，削去外皮，切片，清水浸漂5~7天，并多次换水，取出鲜用或晒干。加工时防中毒。

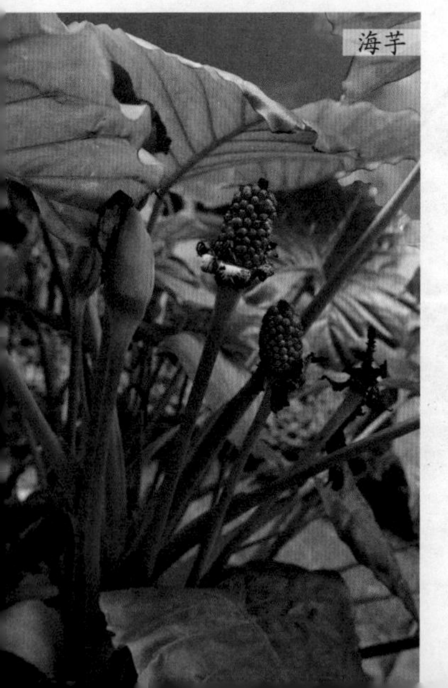
海芋

【功效主治】清热解毒，行气止痛，散结消肿。主治感冒，腹痛，肺结核，风湿骨痛，疔疮，痈疽肿毒，瘰疬，附骨疽，斑秃，疥癣，虫蛇咬伤。

【用法用量】煎汤，3~9g，鲜品15~30g（需切片与大米同炒至米焦后加水煮至米烂，去渣用，或久煎2小时后用）。外用，适量，捣敷（不可敷于健康皮肤）；或焙贴；或煨热擦。

【使用注意】本品有毒，不宜生食。

Heshouwu 何首乌

【别名】首乌、夜交藤根、铁称陀。
【来源】蓼科植物何首乌 *Polygonum multiflorum* 的块根。

【快速识别】何首乌：多年生缠绕藤本。根细长，末端成肥大的块根，红褐色至暗褐色。茎中空。叶互生；托叶鞘膜质，褐色；叶片狭卵形或心形，先端渐尖，基部心形或箭形，全缘或微带波状，上面深绿色，下面浅绿色无毛。圆锥花序。花小，花被绿白色，瘦果椭圆形，有 3 棱，黑色光亮，外包宿存具明显 3 翅的花被。花期 8~10 月，果期 9~11 月。生于草坡、路边、山坡石隙及灌木丛中。分布于华东、中南、西南及河北、山西、陕西、甘肃、台湾等地。

【采制】秋、冬二季叶枯萎时采挖，削去两端，洗净，个大的切成块，干燥。

【功效主治】解毒，消痈，截疟，润肠通便。主治疮痈，瘰疬，风疹瘙痒，久疟体虚，肠燥便秘。

【用法用量】煎汤，3~6g；或熬膏、浸酒；或入丸、散。外用，适量，煎水洗；或研末撒；或调涂。养血滋阴，宜用制何首乌；润肠通便，祛风，截疟，解毒，宜用生何首乌。

【使用注意】大便溏泄及有湿痰者慎服。忌铁器。

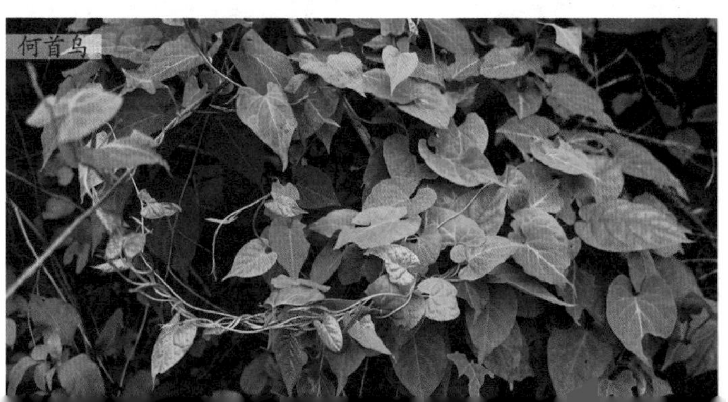
何首乌

Hongjingtian 红景天

【别名】狮子七、土三七。
【来源】景天科植物大花红景天 *Rhodiola crenulata* 的根及根茎。

【快速识别】大花红景天：草本。地上根颈短，残存花枝茎少数，黑色。不育枝直立，先端密着叶，叶宽倒卵形，较短。花茎多，直立或扇状排列，稻秆色至红色。叶有短假柄，椭圆状长圆形至几为圆形，先端钝或有短尖，全缘或波状或有圆齿。花序伞房状，多花，有苞片；花大形，有长梗，雌雄异株；雄花萼片 5；花瓣 5，红色，倒披针形，先端钝；雄蕊 10，与花瓣同长，鳞片 5；雌花蓇葖 5，直立，花枝短，干后红色。花期 6~7 月，果期 7~8 月。生于海拔 2800~5600 米的山坡草地、灌丛中、石缝中。分布于西藏、云南、四川等地。

【采制】秋季花茎凋枯后采挖，除去粗皮，洗净，晒干。

【功效主治】益气活血，通脉平喘。主治气虚血瘀，胸痹心痛，中风偏瘫，倦怠气喘。

【用法用量】煎汤，3~6g。

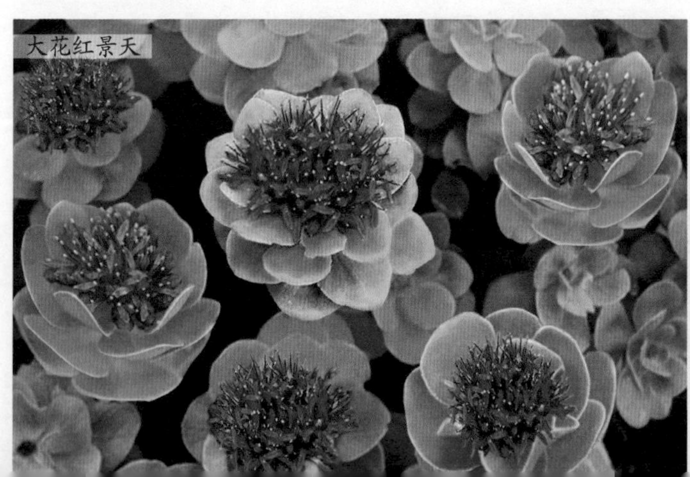
大花红景天

Hongmuxiang

红木香

【别名】紫金皮、小血藤、小钻。
【来源】五味子科植物长梗南五味子 *Kadsura longipedunculata* 的根或根皮。

【快速识别】长梗南五味子：藤本。小枝褐色或紫褐色，皮孔明显。叶片长圆状披针形、倒卵状披针形或窄椭圆形，革质；先端渐尖或尖，基部楔形，边缘有疏齿或有时下半部全缘；上面深绿色而有光泽，下面淡绿色。花单生叶腋；雌雄异株；花梗细长，花下垂；花被淡黄色或白色；雄蕊群球形；雌蕊群椭圆形，柱头圆盘状。聚合果球形，熟时红色或暗蓝色。种子肾形，淡灰褐色，有光泽。花期5~7月，果期9~12月。生于海拔1000~1200m的山坡、山谷及溪边阔叶林中。分布于长江流域以南各地。

【采制】立冬前后采挖，去净残茎、细根及泥土，晒干。或剥取根皮，晒干。

【功效主治】理气止痛，祛风通络，活血消肿。主治胃痛，腹痛，风湿痹痛，痛经，月经不调，产后腹痛，咽喉肿痛，痔疮，无名肿毒，跌打损伤。

【用法用量】煎汤，9~15g；或研末，1~1.5g。外用，适量，煎汤洗；或研粉调敷。

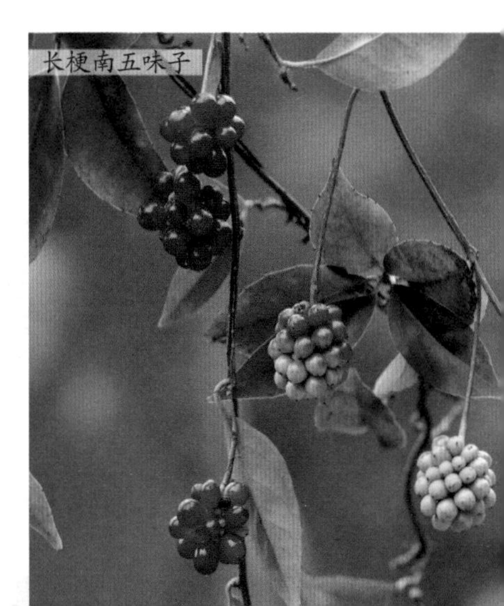
长梗南五味子

Hongqi 红芪

【别名】纳洼善马、岩黄芪、黑芪。
【来源】豆科植物多序岩黄耆 *Hedysarum polybotrys* 的根。

【快速识别】多序岩黄耆：草本。主根粗长，圆柱形，外皮红棕色。叶互生；叶柄长；托叶披针形，基部连合；奇数羽状复叶；小叶叶片长圆状卵形，先端近平截或微凹，基部宽楔形，全缘。总状花序腋生，花多数；花萼斜钟形；蝶形花冠，淡黄色。荚果扁平，串珠状，有3~5节，边缘具窄翅。花期6~8月，果期7~9月。生于海拔2600m以下的山坡石缝或灌木丛中。分布于内蒙古、宁夏、甘肃及四川等地。

【采制】春、秋二季采挖，除去根头和须根，晒干。

【功效主治】补气升阳，固表止汗，利水消肿。生津养血，行滞通痹，托毒排脓，敛疮生肌。主治气虚乏力，食少便溏，中气下陷，久泻脱肛，便血崩漏，表虚自汗，气虚水肿，内热消渴，血虚萎黄，半身不遂，痹痛麻木，痈疽难溃，久溃不敛。

【用法用量】煎汤，9~30g。益气补中蜜炙用。

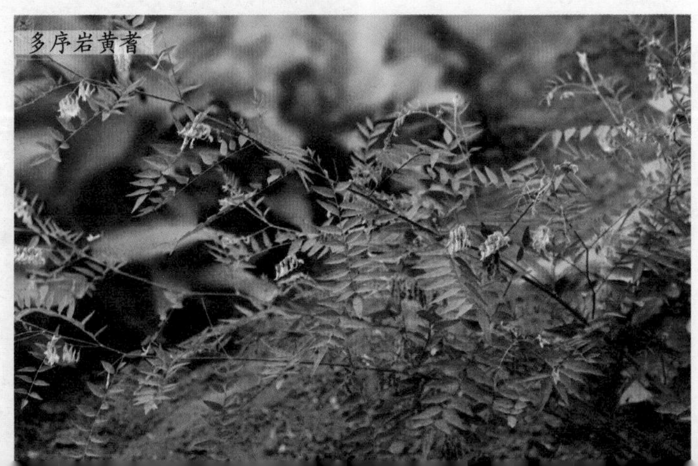
多序岩黄耆

Hongshengma
红升麻

【别名】小升麻、虎麻、水三七。
【来源】虎耳草科植物落新妇 *Astilbe chinensis*、大落新妇 *A. grandis* 的根茎。

【快速识别】落新妇：草本。根茎横走，粗大呈块状，须根多数，暗褐色。基生叶为二至三回三出羽状复叶，顶生小叶片菱状椭圆形，侧生小叶片卵形至长椭圆状卵形或倒卵形，先端通常短渐尖至急尖，基部圆形、宽楔形或两侧不对称，边缘有尖锐的重锯齿，两面均被刚毛；茎生叶 2~3，较小。圆锥状花序对茎生叶而生出；花密集，花瓣 5，窄线状，淡紫色或紫红色。蒴果成熟时橘黄色。种子多数。花期 8~9 月。生于海拔 400~3600m 的山坡林下阴湿地或林缘路旁草丛中。分布于全国大部分地区。

【采制】夏、秋二季采挖，除去杂质，洗净，鲜用或晒干。

【功效主治】活血止痛，祛风除湿，强筋健骨，解毒。主治跌打损伤，风湿痹痛，劳倦乏力，毒蛇咬伤。

【用法用量】煎汤，9~15g，鲜者加倍；或鲜品捣汁兑酒。外用，适量，捣敷。

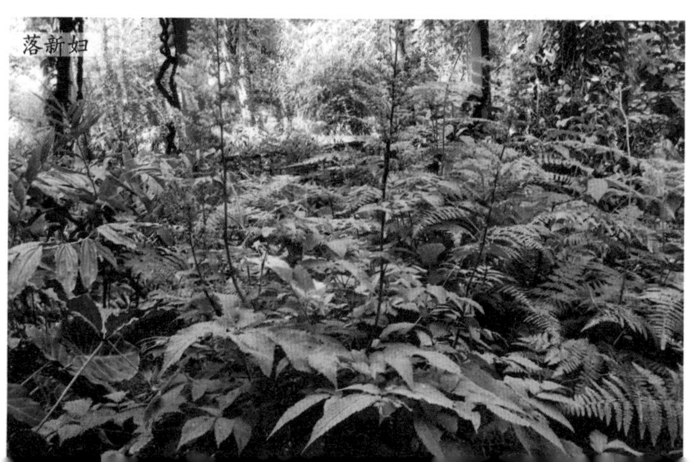
落新妇

Huzhang 虎杖

【别名】苦杖、黄药子、阴阳莲。
【来源】蓼科植物虎杖 *Polygonum cuspidatum* 的根茎和根。

【快速识别】虎杖：草本。根状茎粗壮，横走。茎直立，丛生，中空，散生紫红色斑点。叶互生；托叶鞘膜质，褐色，早落；叶片宽卵形或卵状椭圆形，先端急尖，基部圆形或楔形，全缘。花单性，雌雄异株，成腋生的圆锥花序；花被片淡绿色；雄花雄蕊 8；雌花花被片外面 3 片背部具翅，果时增大，翅扩展下延，花柱 3。瘦果椭圆形，有 3 棱，黑褐色。花期 6~8 月，果期 9~10 月。生于山谷溪边。分布于华东、华中、华南、西南及河北、陕西、甘肃等地。

【采制】春、秋二季采挖，除去须根，洗净，趁鲜切短段或厚片，晒干。

【功效主治】利湿退黄，清热解毒，散瘀止痛，止咳化痰。主治湿热黄疸，淋浊，带下，风湿痹痛，痈肿疮毒，水火烫伤，经闭，癥瘕，跌打损伤，肺热咳嗽。

【用法用量】煎汤，9~15g；或浸酒；或入丸、散。外用，适量，研末调敷；或煎浓汁湿敷；或熬膏涂擦。

【使用注意】孕妇禁服。

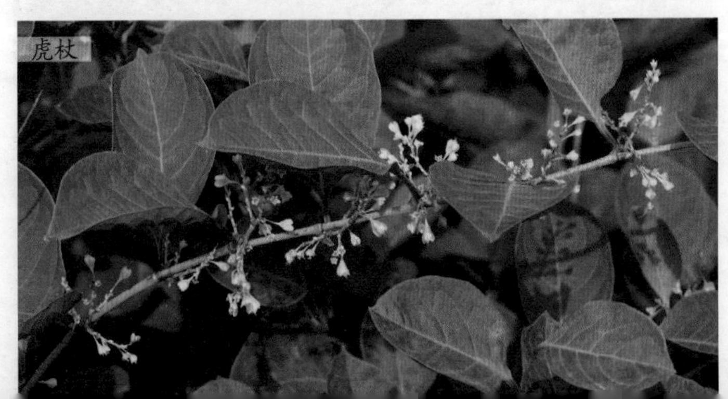
虎杖

Huanghuadaoshuilian 黄花倒水莲

【别名】黄花参、黄花远志、倒吊黄。
【来源】远志科植物黄花倒水莲 *Polygala fallax* 的根或茎、叶。

【快速识别】黄花倒水莲：灌木或小乔木。根粗壮，多分枝，表皮淡黄色，肉质；茎灰色，有浅褐色斑点；枝圆柱形，灰绿色，密被长而平展的短柔毛。单叶互生；叶柄上面具槽；叶膜质，披针形至椭圆状披针形，先端渐尖，基部楔形至钝圆，全缘，上面深绿色，下面淡绿色，两面均被短柔毛；主脉在上表面凹陷，在背面隆起。花两性，总状花序顶生或腋生，直立，花后延长，下垂；花瓣3枚，纯黄色，侧生花瓣长圆形，龙骨瓣盔状，鸡冠状附属物具柄，流苏状。蒴果阔倒心形至圆形，绿黄色，具半同心圆状凸起的棱。花期5~8月，果期8~12月。生于海拔360~1650m的山谷林下、水旁阴湿处。分布于华南、西南及江西、福建、湖南等地。

【采制】茎、叶春、夏二季采收，切段晒干。根秋、冬二季采挖，切片晒干。

【功效主治】补虚健脾，散瘀通络。主治劳倦乏力，子宫脱垂，小儿疳积，脾虚水肿，带下清稀，风湿痹痛，腰痛，月经不调，痛经，跌打损伤。

【用法用量】煎汤，15~30g。外用，适量，捣敷。

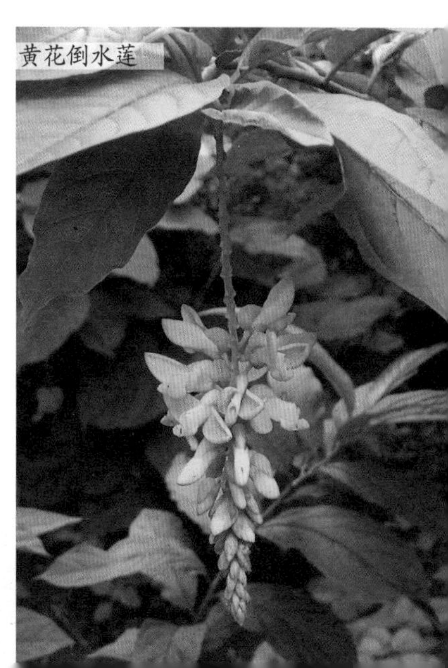
黄花倒水莲

Huangjing 黄精

【别名】菟竹、鹿竹、野生姜。
【来源】百合科植物滇黄精 *Polygonatum kingianum*、黄精 *P. sibiricum* 或多花黄精 *P. cyrtonema* 的根茎。按形状不同习称“大黄精”“鸡头黄精”“姜形黄精”。

【快速识别】多花黄精：草本。根状茎肥厚，通常连珠状或结节成块，少有近圆柱形。通常具10~15枚叶。叶互生，椭圆形、卵状披针形至矩圆状披针形，少有稍作镰状弯曲，先端尖至渐尖。花序通常有花2~7朵，伞形；花被黄绿色。浆果黑色，具3~9颗种子。花期5~6月，果期8~10月。生于山林、灌丛、沟谷旁的阴湿肥沃土壤中，或人工栽培。分布于中南及江苏、安徽、浙江、江西、福建、四川、贵州、广东、广西等地。

【采制】春、秋二季采挖，除去须根，洗净，置沸水中略烫或蒸至透心，干燥。

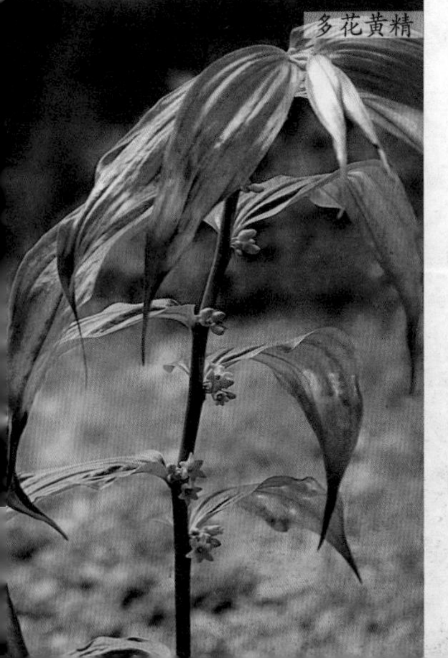
多花黄精

【功效主治】补气养阴，健脾，润肺，益肾。主治脾胃气虚，体倦乏力，胃阴不足，口干食少，肺虚燥咳，劳嗽咯血，精血不足，腰膝酸软，须发早白，内热消渴。

【用法用量】煎汤，10~15g，鲜品30~60g；或入丸、散，熬膏。外用，适量，煎汤洗；熬膏涂；或浸酒搽。

【使用注意】中寒泄泻、痰湿痞满气滞者禁服。

Huanglian

黄连

【别名】王连、支连。
【来源】毛茛科植物黄连 *Coptis chinensis*、三角叶黄连 *C. deltoidea* 或云南黄连 *C. teeta* 的根茎。以上三种分别习称“味连”“雅连”“云连”。

【快速识别】三角叶黄连：根茎黄色，不分枝或少分枝，节间明显，密生多数细根，匍匐茎横走。叶片卵形，3 全裂，中央裂片三角状卵形，羽状深裂，深裂片多少彼此密接，花瓣近披针形，雄蕊短，仅为花瓣的 1/2 左右。栽培于四川峨眉及洪雅一带海拔 1600~2200m 的山地林下。分布于云南、西藏。

【采制】秋季采挖，除去须根和泥沙，干燥，撞去残留须根。

【功效主治】清热燥湿，泻火解毒。主治湿热痞满，呕吐吞酸，泻痢，黄疸，高热神昏，心火亢盛，心烦不寐，心悸不宁；血热吐衄，目赤，牙痛，消渴，痈肿疔疮。外治湿疹，湿疮，耳道流脓。

【用法用量】煎汤，1.5~3g；研末，每次 0.3~0.6g；或入丸、散。外用，适量，研末调敷；或煎水洗；或熬膏涂；或浸汁用。

【使用注意】胃虚呕恶、脾虚泄泻、五更肾泻者，均应慎服。

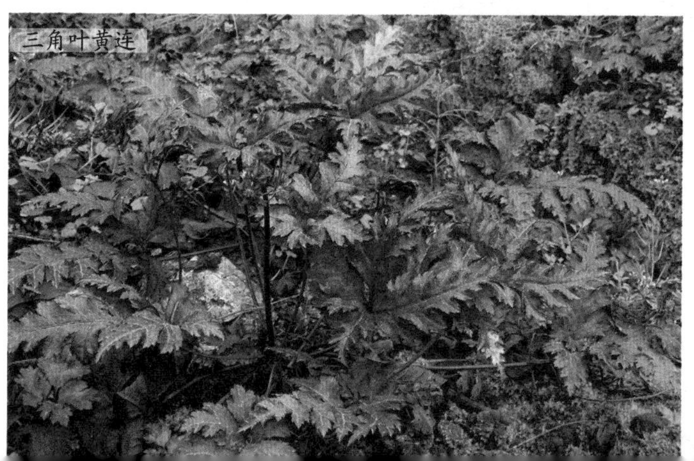
三角叶黄连

Huangniumu 黄牛木

【别名】雀笼木、黄芽木。
【来源】藤黄科植物黄牛木 *Cratoxylum cochinchinense* 的根、树皮或茎叶。

【快速识别】黄牛木：灌木或小乔木。树干下部有簇生的长枝刺。枝条对生，幼枝略扁，无毛，淡红色。单叶对生；叶无毛，椭圆形或长圆形，先端渐尖或急尖，基部楔形，边缘全缘，上面绿色，下面粉绿色。聚伞花序顶生及腋生；花瓣粉红、深红至红黄色，基部无鳞片，雄蕊束大都粗短。蒴果椭圆形，棕色，有宿存花萼。花期 4~5 月，果期 6 月以后。生于热带阳坡的次生林或灌丛中。分布于广东、海南、广西、云南等地。

【采制】根、树皮，全年均可采，洗净，切碎，鲜用或晒干；叶，春、夏二季采集，鲜用或晾干。

【功效主治】清热解毒，化湿消滞，祛瘀消肿。主治感冒，中暑发热，泄泻，黄疸，跌打损伤，痈肿疮疖。嫩叶作清凉饮料，能解暑热烦渴。

【用法用量】根、树皮煎汤，9~15g，鲜品 15 ~30g；鲜叶适量，泡茶；或煎汁含咽。

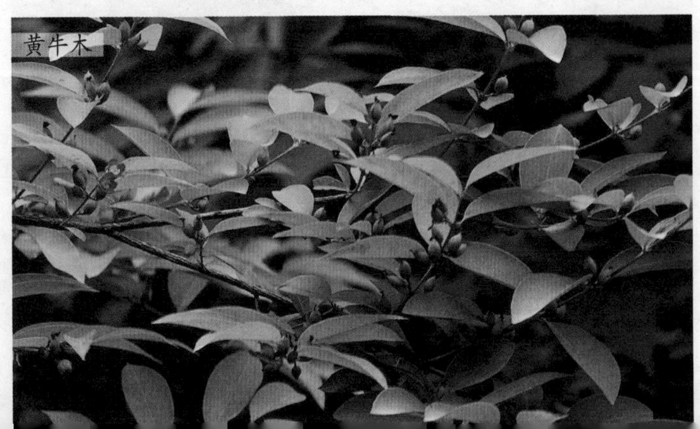
黄牛木

Huangqi 黄芪

【别名】黄耆、王孙、独根。
【来源】豆科植物蒙古黄芪 *Astragalus membranaceus* var. *mongholicus* 或膜荚黄芪 *A. membranaceus* 的根。

【快速识别】膜荚黄芪：草本。根直而长，圆柱形，稍带木质，根表面淡棕黄色至深棕色；茎直立，上部有分枝，被长柔毛。羽状复叶；叶柄基部有披针形托叶；小叶片卵状披针形或椭圆形，先端稍钝，有短尖，基部楔形，全缘，两面有白色长柔毛。总状花序腋生，花萼筒状；花冠淡黄色，蝶形，较小。荚果卵状长圆形，先端有喙，被白色或黑色短毛。种子 5~6 颗，肾形，黑色。花期 6~7 月，果期 8~9 月。生于向阳山坡或灌丛边缘，或见于河边沙地。分布于东北、华北、西北及山东、四川、西藏等地。

【采制】春、秋二季采挖，除去须根和根头，晒干。

【功效主治】补气升阳，固表止汗，利水消肿，生津养血，行滞通痹，托毒排脓，敛疮生肌。主治气虚乏力，食少便溏，中气下陷，久泻脱肛，便血崩漏，表虚自汗，气虚水肿，内热消渴，血虚萎黄，半身不遂，痹痛麻木，痈疽难溃，久溃不敛。

【用法用量】煎汤，10~15g，大剂量可用 30~60g；或入丸、散、膏剂。

【使用注意】表实邪盛、气滞湿阻、食积停滞、痈疽初起或溃后热毒尚盛，以及阴虚阳亢者慎服。

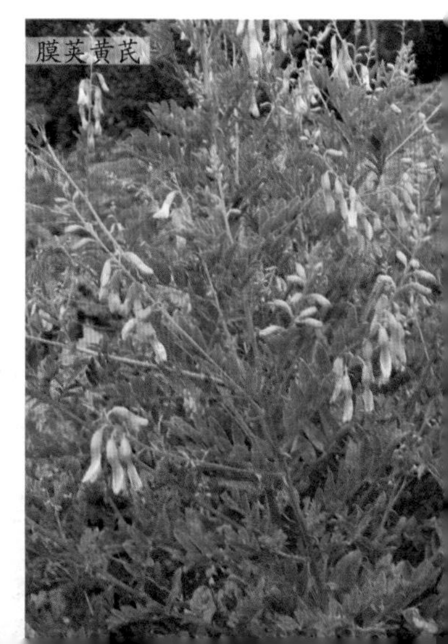
膜荚黄芪

Huangqin 黄芩

【别名】腐肠、虹胜、黄金条根。
【来源】唇形科植物黄芩 *Scutellaria baicalensis* 的根。

【快速识别】黄芩：草本。根茎肥厚，肉质，伸长而分枝。茎钝四棱形，具细条纹，绿色或常带紫色；自基部分枝多而细。叶交互对生；叶柄短，叶片披针形至线状披针形，先端钝，基部近圆形，全缘，上面深绿色，下面淡绿色。总状花序顶生或腋生，偏向一侧；苞片叶状，花萼二唇形。花冠二唇形，蓝紫色或紫红色。小坚果卵球形，黑褐色，有瘤。花期6~9月，果期8~10月。生于海拔60~2000m的向阳干燥山坡、荒地上。分布于东北、华北、甘肃、河南、陕西、山东、四川等地。
【采制】春、秋二季采挖，除去须根和泥沙，晒后撞去粗皮，晒干。
【功效主治】清热燥湿，泻火解毒，止血，安胎。主治湿温、暑湿，胸闷呕恶，湿热痞满，泻痢，黄疸，肺热咳嗽，高热烦渴。
【用法用量】煎汤，3~10g；或入丸、散。外用，适量，煎水洗；或研末调敷。清热泻火，解毒宜生用。
【使用注意】脾胃虚寒、少食便溏者禁服。

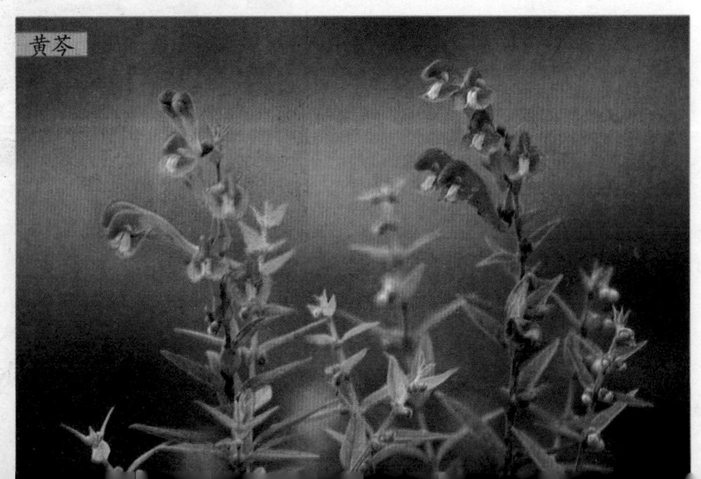
黄芩

Huangyaozi

黄药子

【别名】金线吊葫芦、铁秤砣、黄独根。
【来源】薯蓣科植物黄独 *Dioscorea bulbifera* 的干燥块茎。

【快速识别】黄独：缠绕草质藤本。块茎卵圆形至长圆形，棕褐色，表面密生多数细长须根。茎圆柱形，左旋。单叶互生；叶片宽卵状心形或卵状心形，先端尾状渐尖，全缘或微波状；叶腋内有大小不等的紫褐色的球形或卵圆形珠芽（零余子），外有圆形斑点。花单性，雌雄异株；雄花序穗状下垂，常数个丛生于叶腋；雄花单生，密集，花被新鲜时紫色；雌花序与雄花序相似。蒴果，反折下垂，三棱状长圆形；熟时淡黄色，表面密生紫色小斑点。花期 7~10 月，果期 8~11 月。生于海拔 2000m 以下的河谷边、山谷阴沟或杂木林缘。分布于华东、中南、西南及陕西等地。

【采制】栽种 2~3 年后在冬季采挖，洗净，剪须根，切片，晒干或炕干，或鲜用。

【功效主治】散结消瘿，清热解毒，凉血止血。主治瘿瘤，喉痹，痈肿疮毒，毒蛇咬伤，肿瘤，吐血，衄血，咯血，百日咳，肺热咳喘。

【用法用量】煎汤 3~9g；或浸酒；研末 1~2g。外用，适量，鲜品捣敷；或研末调敷；或磨汁涂。

【使用注意】有小毒。

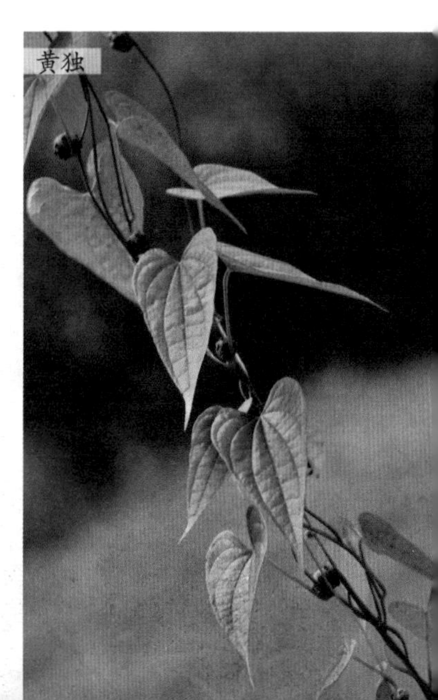
黄独

Huangteng 黄藤

【别名】黄连藤、天仙藤、大黄藤。
【来源】防己科植物黄藤 *Fibraurea recisa* 的干燥藤茎。

【快速识别】黄藤：木质大藤本。茎粗壮，常扭曲，灰棕色，具深沟状裂纹。叶片革质，长圆状卵形或长圆状椭圆形，有时阔卵形，先端急尖或短渐尖，基部圆或钝，两面均有光泽、无毛。圆锥花序生于无叶的老枝或老茎上；花单性异株，雄花序阔大，花被片8~12，自外向内渐大。核果长圆状椭圆形，黄色。花期春末夏初，果期秋冬季。生于山谷密林中或石壁上。分布于广东、广西、云南等地。

【采制】根、茎全年均可采，切片，晒干；叶春、夏季采，晒干。

【功效主治】清热解毒，利湿。主治急性扁桃体炎，咽喉炎，上呼吸道感染，结膜炎，黄疸，胃肠炎，痢疾，小儿消化不良，食物中毒，输卵管炎，急、慢性子宫内膜炎，急性盆腔炎，阴道炎，疮疖，烧烫伤。

【用法用量】煎汤，10~30g。外用，适量，煎水洗患处。

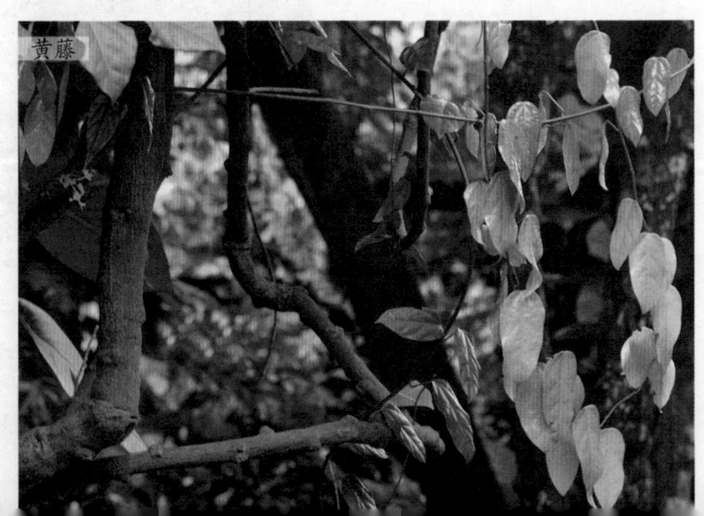
黄藤

Jiji
及己

【别名】四叶细辛、四大金刚、老君须。
【来源】金粟兰科植物及己 *Chloranthus serratus* 的根。

【快速识别】及己：草本。根茎横生，粗短，有多数土黄色须根。茎直立，单生或数个丛生，具明显的节，无毛，下部节上对生 2 片鳞状叶。叶对生，4~6 片生于茎上部；叶椭圆形、倒卵形或卵状披针形，先端渐窄成长尖，基部楔形，边缘具锐而密的锯齿，两面无毛。穗状花序顶生，单一或分枝；花白色。核果近球形，绿色。花期 4~5 月，果期 6~8 月。生长于山地林下阴湿处和山谷溪边草丛中。分布于华东、华中、华南、四川等地。

【采制】春季开花前采挖，去掉茎苗、泥沙，阴干。

【功效主治】活血散瘀，祛风止痛，解毒杀虫。主治跌打损伤，骨折，经闭，风湿痹痛，疔疮疖肿，疥癣，皮肤瘙痒，毒蛇咬伤。

【用法用量】煎汤，1.5~3g；或泡酒；或入丸、散。外用，适量，捣敷；或煎水熏洗。

【使用注意】有毒，内服宜慎，孕妇禁服。

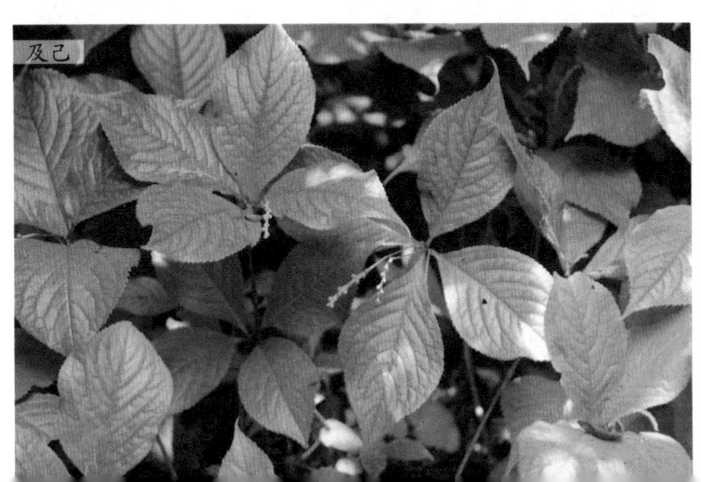
及己

荠苨
Jini

【别名】甜桔梗、土桔梗、空沙参。
【来源】桔梗科植物荠苨 *Adenophora trachelioides*、薄叶荠苨 *A. remotiflora* 的根。

【快速识别】荠苨：草本。全株无毛。茎单生，常多少之字形曲折，具白色乳汁。基生叶心脏肾形，宽超过长；茎生叶，叶柄较长；叶片心形或在茎上部的叶基部近于平截形，通常叶基部不向叶柄下延成翅，先端钝至短渐尖，边缘为单锯齿或重锯齿。圆锥花序；花冠钟状，蓝色、蓝紫色或白色，5裂。蒴果卵状圆锥形。花期7~9月。生于山坡草地或林缘。分布于辽宁、河北、山东、江苏、安徽、浙江等地。

【采制】春季采挖，除去茎叶。洗净，晒干。

【功效主治】润燥化痰，清热解毒。主治肺燥咳嗽，咽喉肿痛，消渴，疔痛疮毒，药物中毒。

【用法用量】煎汤，5~10g。外用，适量，捣烂敷。

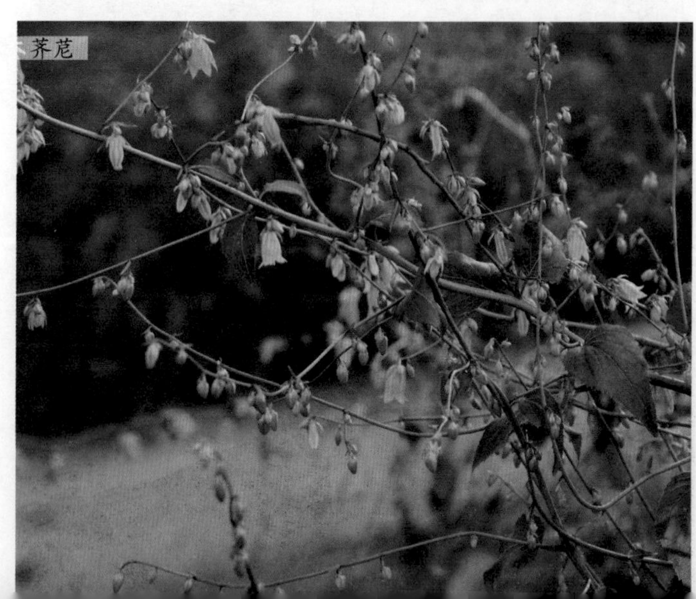
荠苨

Jiaciteng 假刺藤

【别名】乌肺叶。
【来源】紫金牛科植物瘤皮孔酸藤子 *Embelia scandens* 的根或叶。

【快速识别】瘤皮孔酸藤子：攀缘灌木。小枝密布瘤状皮孔。叶互生；叶柄两侧微具狭翅；叶片坚纸质至革质，长椭圆形或椭圆形，先端钝，稀急尖，基部圆形或楔形，全缘或上半部具不明显的疏锯齿。总状花序，腋生；雌雄异花。花瓣白色或淡绿色，分离。果球形，红色，花萼、花柱宿存。花期11月至翌年1月，果期3~5月。生于海拔200~850m的山坡林下或疏灌丛中。分布于广东、海南、广西、云南等地。

【采制】根全年均可采挖，洗净，切片，晒干。叶亦可鲜用。

【功效主治】舒筋活络，敛肺止咳。主治痹证筋挛骨痛，肺痨咳嗽。

【用法用量】煎汤，2~12g。

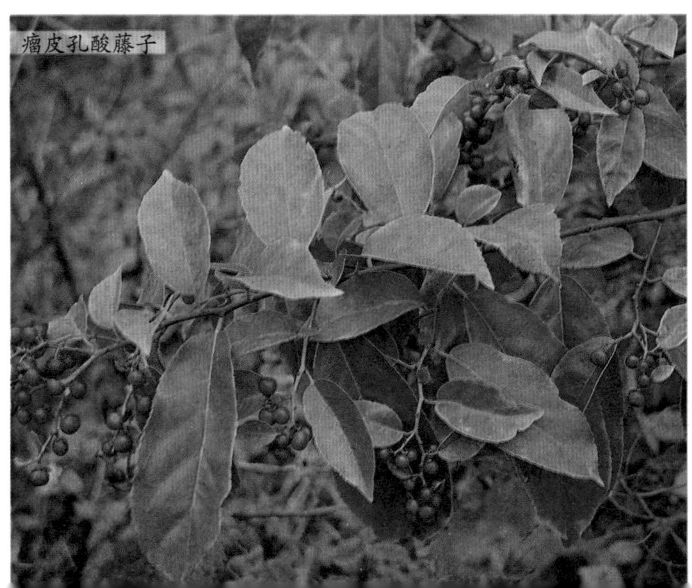

Jiamudou
假木豆

【别名】或打、野蚂蝗、白毛千斤拔。
【来源】豆科植物假木豆 *Dendrolobium triangulare* 的根或叶。

【快速识别】假木豆：灌木。嫩枝三棱形，密被柔毛。三出复叶，顶生小叶较大，倒卵状长圆形或椭圆形，先端急尖，基部钝，上面无毛，下面被短柔毛，在中脉和侧脉上毛更密，侧脉较密，每边 10~17 条，平行；侧生小叶略小。伞形花序腋生，有花约 20 朵；花白色或淡黄色；有香气。荚果密被绢状柔毛，有 3~4 节。花期 7~9 月，果期 10~11 月。生于荒地或山坡灌木林边。分布于华南、西南及福建、台湾等地。

【采制】全年均可采收，鲜用或晒干。

【功效主治】清热凉血，舒筋活络，健脾利湿。主治咽喉肿痛，内伤吐血，跌打损伤，骨折，风湿骨痛，瘫痪，泄泻，小儿疳积。

【用法用量】煎汤，10~15g。外用，适量，捣烂，加酒糟炒热敷。

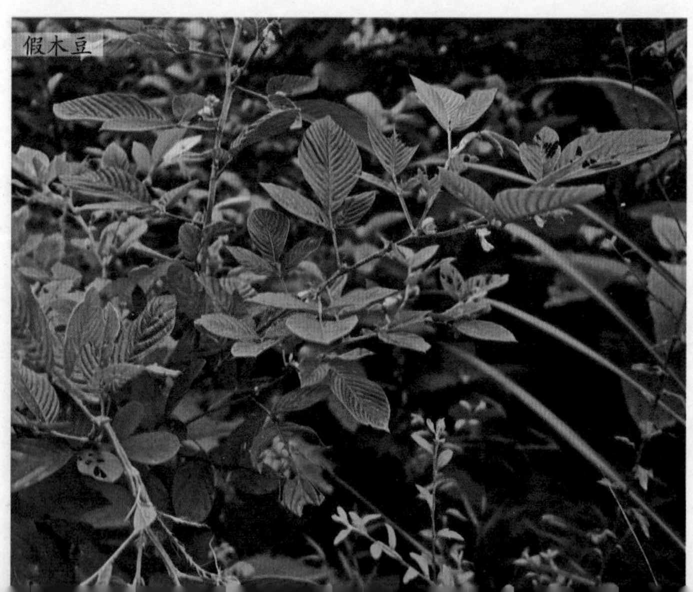
假木豆

Jiegeng
桔梗

【别名】白药、利如、梗草。
【来源】桔梗科植物桔梗 *Platycodon grandiflorum* 的根。

【快速识别】桔梗：草本。主根长纺锤形，少分枝。茎无毛，通常不分枝或上部稍分枝。叶轮生、对生或互生；无柄或有极短的柄；叶片卵形至披针形，先端尖，基部楔形，边缘有尖锯齿，下面被白粉。花 1 朵至数朵单生茎顶或集成疏总状花序；花萼钟状；花冠阔钟状，蓝色或蓝紫色。蒴果倒卵圆形，熟时顶部 5 瓣裂。花期 7~9 月，果期 8~10 月。生于山地草坡、林缘或有栽培。分布于全国各地区。

【采制】春、秋二季采挖，洗净，除去须根，趁鲜剥去外皮或不去外皮，干燥。

【功效主治】宣肺，利咽，祛痰，排脓。主治咳嗽痰多，胸闷不畅，咽痛音哑，肺痈吐脓。

【用法用量】煎汤，3~10g；或入丸、散。外用，适量，烧灰研末敷。

【使用注意】阴虚久咳及咯血者禁服；胃溃疡者慎服。

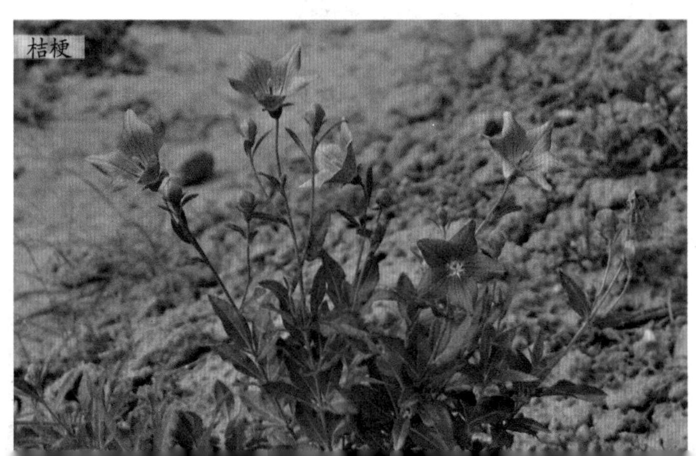
桔梗

Jianghuang
姜黄

【别名】宝鼎香、黄姜、毛姜黄。
【来源】姜科植物姜黄 *Curcuma longa* 的根茎。

【快速识别】姜黄：草本。根茎发达，成丛，分枝呈椭圆形或圆柱状，橙黄色，极香；根粗壮，末端膨大成块根。叶基生，5~7 片；叶片长圆形或窄椭圆形，先端渐尖，基部楔形，下延至叶柄，上面黄绿色，下面浅绿色，无毛。花葶由叶鞘中抽出；穗状花序圆柱状；上部无花的苞片粉红色或淡红紫色；花萼筒绿白色，具 3 齿；花冠管漏斗形，淡黄色。花期 8 月。多为栽培。分布于江西、福建、台湾、广东、广西、四川、云南等地。

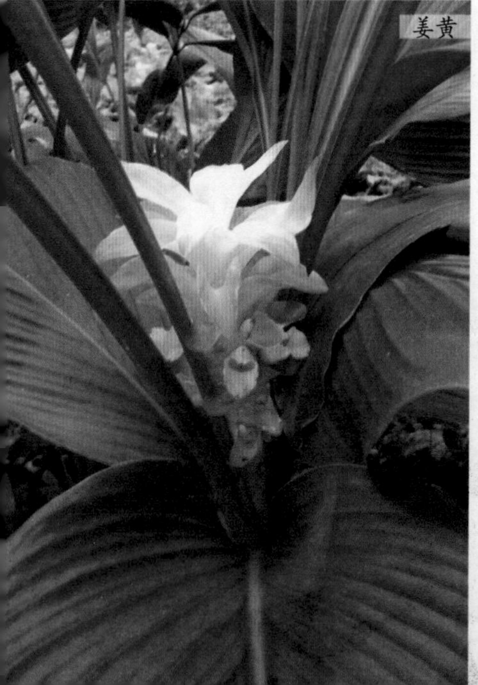
姜黄

【采制】冬季茎叶枯萎时采挖，洗净，煮或蒸至透心，晒干，除去须根。

【功效主治】破血行气，通经止痛。主治胸胁刺痛，胸痹心痛，痛经经闭，癥瘕，风湿肩臂疼痛，跌扑肿痛。

【用法用量】煎汤，3~10g；或入丸、散。外用，适量，研末调敷。

【使用注意】血虚、无气滞血瘀者及孕妇慎服。

Jinguolan

金果榄

【别名】铜秤锤、金银袋、金狮藤。
【来源】防己科植物青牛胆 *Tinospora sagittata* 或金果榄 *T. capillipes* 的块根。

【快速识别】青牛胆：革质藤本。具连珠状块根，膨大部分常为不规则球形，黄色。枝纤细，圆柱形，有纵条纹。叶纸质至薄革质，披针形、长圆状披针形或卵状披针形，长约为宽的 2~3 倍；先端渐尖或急尖，基部箭形或戟形，叶下面无毛或被短柔毛。花单性异株，黄白色，组成总状花序或圆锥花序，腋生，疏散；雄花序常几个簇生，雌花序常单生。核果近球形，熟时红色，秋季成熟。生于山谷溪边疏林下或石缝间。分布于陕西、江西、湖北、湖南、广东、广西、四川、贵州等地。

【采制】秋、冬二季采挖，除去须根，洗净，晒干。

【功效主治】清热解毒，利咽，止痛。主治咽喉肿痛，痈疽疔毒，泄泻，痢疾，脘腹疼痛。

【用法用量】煎汤，3~9g；研末，每次 1~2g。外用，适量，捣敷；或研末吹喉。

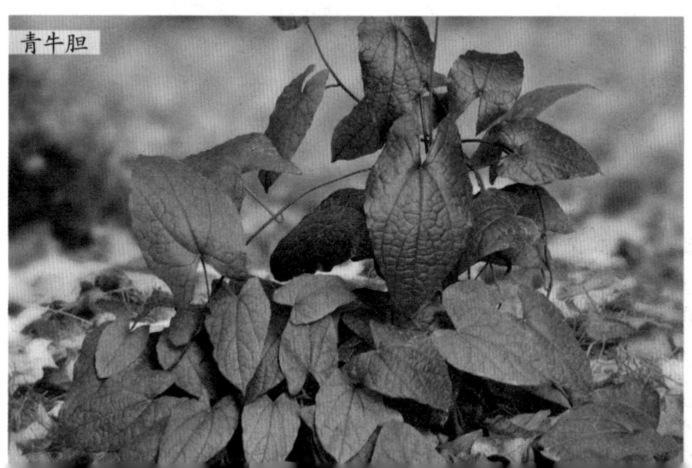
青牛胆

Jinlümei
金缕梅

【别名】木里香、牛踏果。
【来源】金缕梅科植物金缕梅 *Hamamelis mollis* 的根。

【快速识别】金缕梅：灌木或小乔木；嫩枝有星状毛。叶互生；叶柄被绒毛；叶片纸质，宽倒卵圆形，先端短急尖，基部不等侧心形，边缘有波状齿，上面淡绿色，有短毛，下面密生灰色星状绒毛，侧脉 6~8 对。短穗状花序腋生，具数朵花；花两性；萼筒短，宿存，被星状毛；花瓣黄白色，带状。蒴果卵圆形，密被黄褐色星状毛。花期 5 月，果熟期 10 月。常生于山坡杂木林、灌丛中、溪谷边及林缘。分布于安徽、浙江、江西、湖北、湖南、广西、四川等地。

【采制】秋季采挖，洗净，晒干。

【功效主治】益气。主治劳伤乏力。

【用法用量】煎汤，15~30g，鲜品 60~90g。

【使用注意】服药时忌酸、辣、芥菜、萝卜等。

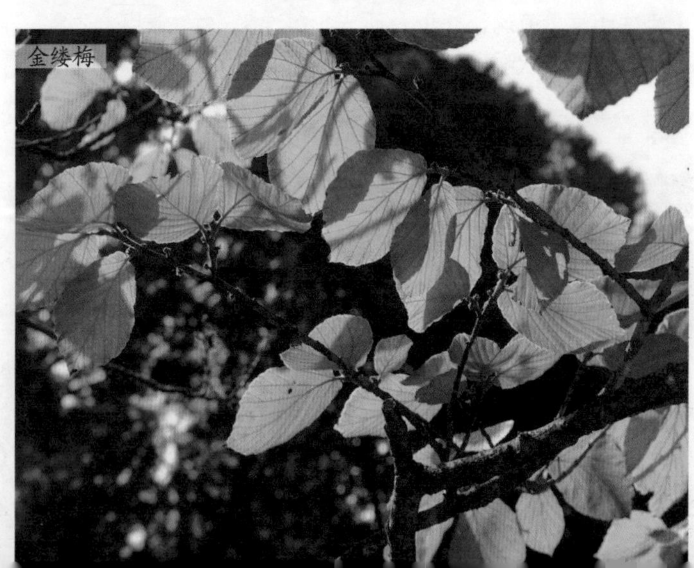
金缕梅

Jinqiaomai
金荞麦

【别名】赤地利、赤薜荔、金锁银开。
【来源】蓼科植物金荞麦 *Fagopyrum dibotrys* 的根茎。

【快速识别】金荞麦：草本。根状茎木质化，黑褐色。茎直立，多分枝，具棱槽，淡绿微带红色，全株微被白色柔毛。单叶互生；叶片为戟状三角形，先端长渐尖或尾尖状，基部心状戟形，全缘成微波状，茎、枝上部具叶。托叶鞘抱茎，膜质，褐色，顶端截形。秋季开白色小花，顶生或腋生，稍有分枝的聚伞花序。瘦果宽卵形，具3锐棱，红棕色。花期7~8月，果期10月。生于路边、沟旁较阴湿地。分布于华东、华中、华南、西南和陕西等地。

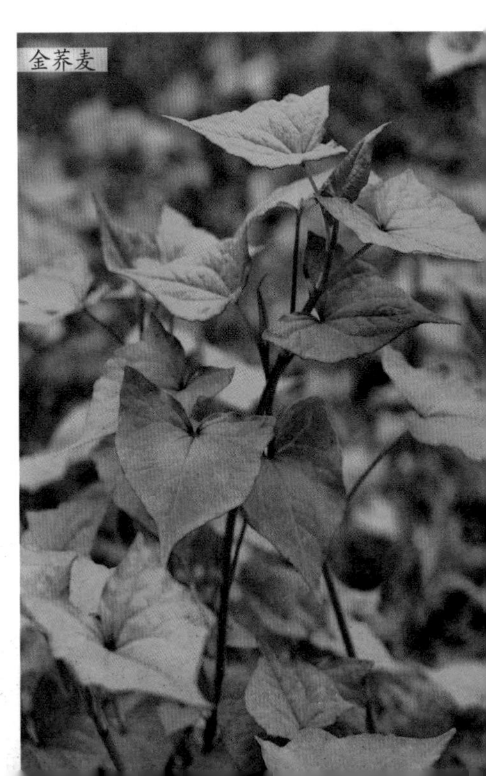

【采制】冬季采挖，除去茎和须根，洗净，晒干。

【功效主治】清热解毒，排脓祛瘀。主治肺痈吐脓，肺热喘咳，乳蛾肿痛。

【用法用量】煎汤，15~30g；或研末。外用，适量，捣汁；或磨汁涂敷。

Jingdaji 京大戟

【别名】紫大戟、下马仙、大戟。
【来源】大戟科植物大戟 *Euphorbia pekinensis* 的根。

【快速识别】大戟：草本。全株含白色乳汁。根圆锥形，有侧根。茎自上部分枝，表面被白色短柔毛。单叶互生；叶片狭长圆状披针形，具明显中脉。杯状聚伞花序顶生或腋生，顶生者通常 5 枝，排列成复伞形；基部有叶片状苞片 5；每枝再作 2 至数回分枝，分枝处着生近圆形的苞叶 2，对生；腋生者伞梗单生；苞叶卵状长圆形，杯状聚伞花序的总苞钟形或陀螺形，4~5 裂，腺体 4~5，长圆形，肉质肥厚。雌雄花无花被，雄花多数，雌花 1。蒴果三棱状球形，密被刺疣。花期 6~9 月，果期 7~10 月。生于山坡、路旁、荒地、草丛、林缘及疏林下。分布于全国除新疆、台湾、云南、西藏外各地。

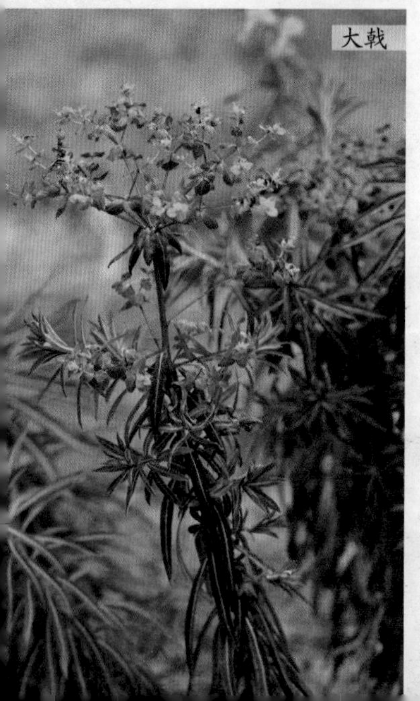
大戟

【采制】秋、冬二季采挖，洗净，晒干。

【功效主治】泻水逐饮，消肿散结。主治水肿胀满，胸腹积水，痰饮积聚，气逆咳喘，二便不利，痈肿疮毒，瘰疬痰核。

【用法用量】煎汤，0.5~3g；或入丸、散。外用，适量，研末；或熬膏敷；或煎水熏洗。

【使用注意】有毒。孕妇禁服。不宜与甘草同用。

Jingtiansanqi
景天三七

【别名】费菜、土三七、见血散。
【来源】景天科植物费菜 *Sedum aizoon*、堪察加景天 *S. kamtschaticus* 的根或全草。

【快速识别】费菜：草本，全株无毛。根状茎粗短。茎直立，圆柱形，粗壮，不分枝。叶互生；狭披针形、椭圆状披针形至卵状倒披针形，近革质，叶先端渐尖，基部楔形，边缘有不整齐的锯齿。聚伞花序顶生，花枝平展，多花，花下有苞叶；花瓣黄色。蓇葖果，黄色或红棕色，呈星芒状排列。花期6~7月，果期8~9月。生于温暖向阳的山坡岩石上或草地。分布于东北、华东、华中及山西、陕西、宁夏、甘肃、青海、四川等地。
【采制】春、秋二季采挖根部，洗净晒干。全草随用随采，或秋季采后晒干。
【功效主治】散瘀，止血，宁心安神，解毒。主治吐血，衄血，咯血，便血，尿血，崩漏，紫斑，外伤出血，跌打损伤，心悸，失眠，疮疖痈肿，烫火伤，毒虫螫伤。
【用法用量】煎汤，15~30g；或鲜品绞汁，30~60g。外用，适量，鲜品捣敷；或研末撒敷。
【使用注意】脾胃虚寒者禁服。

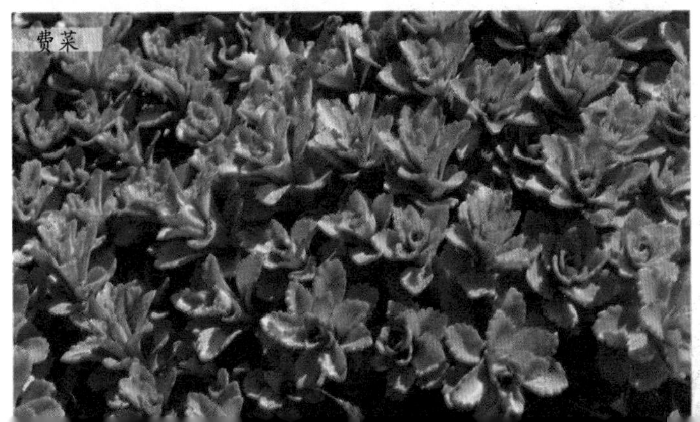
费菜

Juyebaji
橘叶巴戟

【别名】橘叶鸡眼藤、水冬瓜、椿根。
【来源】茜草科植物海巴戟 *Morinda citrifolia* 的根。

【快速识别】海巴戟：灌木至小乔木，除叶片下面的脉腋有束毛外，全部无毛。茎直，小枝粗壮，钝四棱柱形。叶对生；托叶膜质；叶片长圆状椭圆形或广椭圆形，先端急尖或短渐尖，基部阔楔形，膜质。头状花序常与叶对生，球形，稀长椭圆形，多花；萼筒先端截平；花冠白色，漏斗形。聚合果长卵形或球形，熟时白色或黄色。花、果期1~7月。生于海岸地。分布于台湾、海南（西沙群岛）等地。

【采制】秋季挖根，洗净，晒干。

【功效主治】清热解毒。主治痢疾，肺结核。

【用法用量】煎汤，15~30g。

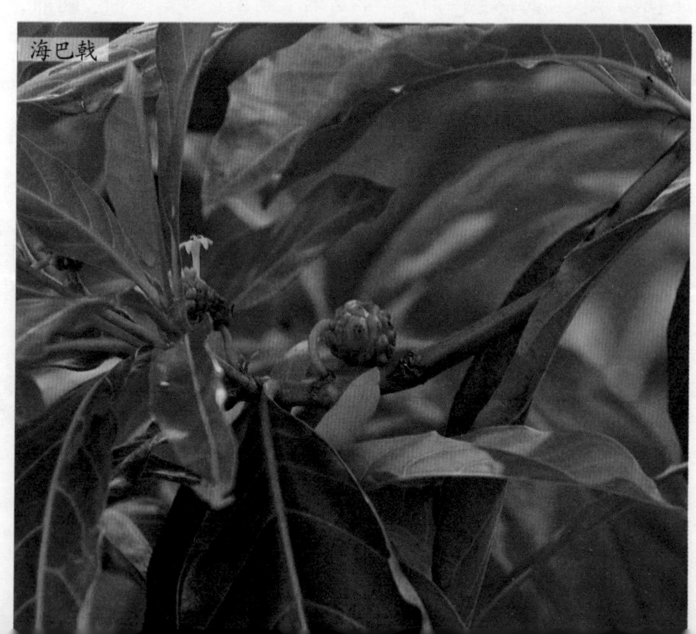
海巴戟

Keaihua
可爱花

【别名】对节菜、牛七。
【来源】爵床科植物喜花草 *Eranthemum pulchellum* 的根、叶。

【快速识别】喜花草：灌木。枝四棱形，无毛或近无毛。叶对生；叶柄短；叶片卵形至椭圆形，先端长渐尖，基部圆或宽楔形并下延，边缘有不明显的钝齿；侧脉每边约10条，两面均凸起，叶两面无毛。穗状花序顶生或腋生；苞片小，叶状，白绿色，无缘毛。花冠蓝色，花冠管细长。蒴果棒状。花期春季。生于海拔190~800m的山坡、林下或灌丛中。分布于广东、海南、广西、贵州、云南。

【采制】夏、秋二季采收，洗净，晒干或鲜用。

【功效主治】散瘀消肿。主治跌打肿痛。

【用法用量】煎汤，6~15g。外用，适量，捣敷；或煎汤洗。

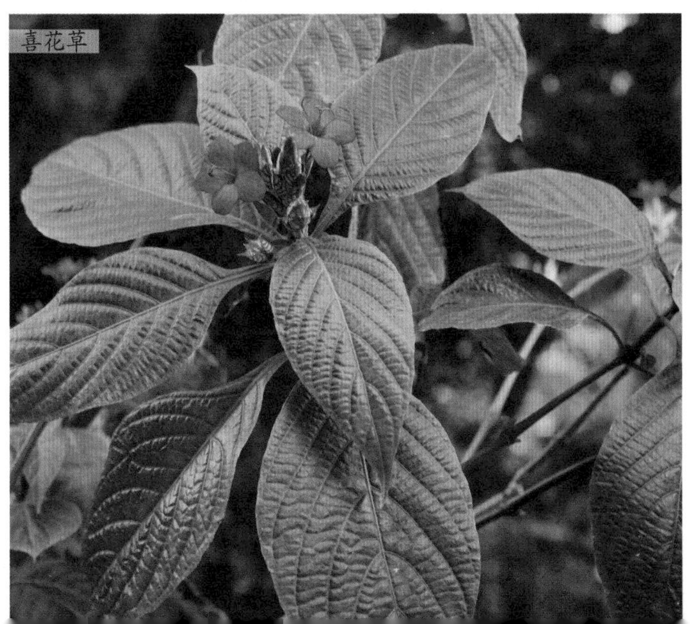
喜花草

Kushen 苦参

【别名】苦骨、凤凰爪、野槐根。
【来源】豆科植物苦参 *Sophora flavescens* 的根。

【快速识别】苦参：草本或亚灌木。根圆柱状，外皮黄白色。茎直立，多分枝，具纵沟。羽状复叶，互生；小叶 6~12 对，纸质，形状多变，叶片披针形至线状披针形，先端渐尖，基部圆，有短柄，全缘，背面密生平贴柔毛；托叶线形。总状花序顶生，疏散；苞片线形；萼钟状，扁平；花冠蝶形，淡黄白色；荚果线形，呈不明显串珠状。花期 5~7 月，果期 7~9 月。生于沙地、向阳山坡草丛中及溪沟边。分布于全国各地。

【采制】春、秋二季采挖，除去根头和小支根，洗净，干燥，或趁鲜切片，干燥。

【功效主治】清热燥湿，杀虫，利尿。主治热痢，便血，黄疸尿闭，赤白带下，阴肿阴痒，湿疹，湿疮，皮肤瘙痒，疥癣麻风。外治滴虫性阴道炎。

【用法用量】煎汤，3~10g；或入丸、散。外用，适量，煎水熏洗；或研末敷；或浸酒搽。

【使用注意】脾胃虚寒者禁服。不宜与藜芦同用。

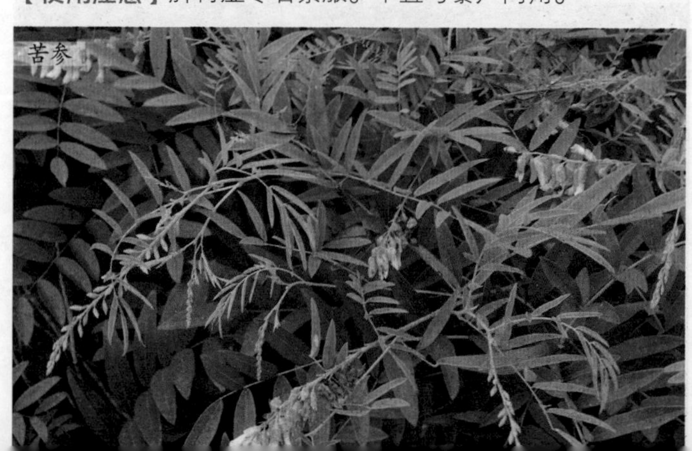
苦参

Langdu

狼毒

【别名】白狼毒、黄皮狼毒、猫眼睛。
【来源】大戟科植物月腺大戟 *Euphorbia ebracteolata* 或狼毒大戟 *E. fischeriana* 的根。

【快速识别】狼毒大戟：草本。植物体具白色乳汁。根肉质，长圆锥形，外皮红褐色或褐色。茎直立，单一不分枝。叶互生；近无柄；茎中部以上的叶 3~5 枚轮生；茎生叶长圆形，总苞叶同茎生叶。总花序多歧聚伞花序，顶生，通常具 5 伞梗，每伞梗又生出 3 小梗或再 3、4 小伞梗；杯状总苞具白柔毛。总苞内有多数雄花；雌花 1 朵生于总苞中央。蒴果卵球状，被白色长柔毛。花期 5~6 月，果期 6~7 月。生于草甸、向阳丘陵地。分布于东北、华北、河南、山东等地。

【采制】春、秋二季采挖，洗净，切片，晒干。

【功效主治】散结，杀虫。主治淋巴结结核，皮癣；灭蛆。

【用法用量】煎汤，炮制后用 1~2.4g；或入丸、散。外用，适量，研粉或制成软膏，搽、敷。

【使用注意】本品有毒，孕妇禁服。不宜与密陀僧同用。

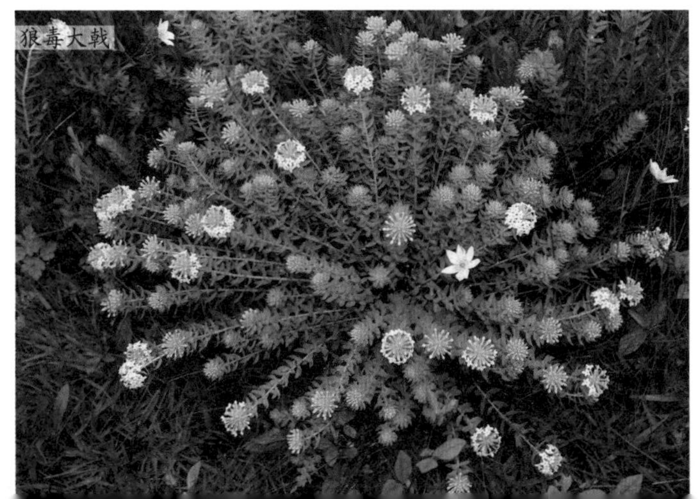
狼毒大戟

Liaogewanggen
了哥王根

【别名】毒除根、地棉根、地谷根。
【来源】瑞香科植物了哥王 *Wikstroemia indica* 的根或根皮。

【快速识别】了哥王：小灌木。全株平滑无毛。茎直立，多分枝，幼枝红褐色。叶对生，几无柄；叶片倒卵形至长椭圆形，先端钝或短尖，全缘，基部楔形，侧脉多数，极纤细。花黄绿色，数花簇生于枝顶，花两性，花被管状，先端 4 裂。核果卵形或椭圆形，熟时鲜红色。花、果期夏、秋季。生于山坡灌木丛中、路旁和村边。分布于浙江、江西、福建、台湾、湖南、广东、广西、贵州、云南等地。
【采制】秋季至春初采根，洗净切片，或剥取内皮，晒干备用。
【功效主治】清热解毒，散结逐瘀，利水杀虫。主治肺炎，支气管炎，腮腺炎，咽喉炎，淋巴结炎，乳腺炎，痈疽肿毒，风湿性关节炎，水肿臌胀，麻风，闭经，跌打损伤。
【用法用量】煎汤（宜久煎 4 小时以上），10~15g。外用，适量，捣敷；或研末调敷。
【使用注意】本品有毒，孕妇及体质虚寒者禁服。

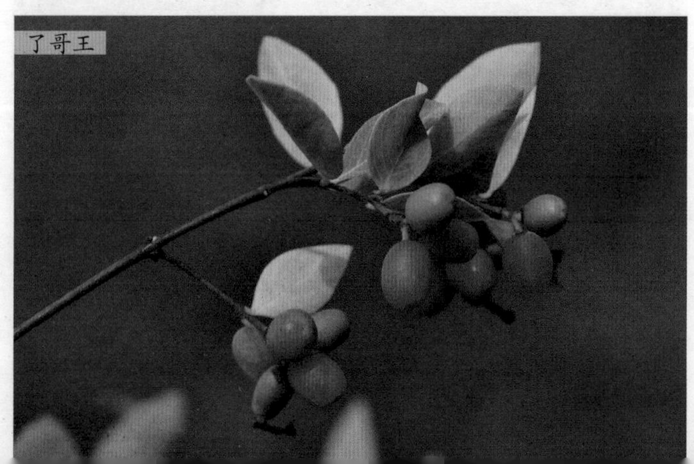
了哥王

Lilu
藜芦

【别名】葱苒、山葱、毒药草。
【来源】百合科植物藜芦 *Veratrum nigrum*、牯岭藜芦 *V. schindlei*、毛穗藜芦 *V. maackii* 、兴安藜芦 *V. dahuricum* 及毛叶藜芦 *V. grandiflorum* 的干燥根及根茎。

【快速识别】藜芦：草本。植株粗壮。叶互生；无叶柄或茎上部叶具短柄；叶片薄革质，椭圆形、宽卵状椭圆形或卵状披针形，先端锐尖或渐尖，两面无毛。圆锥花序，侧生总状花序常具雄花，顶生总状花序常较侧生花序长 2 倍以上，几乎全部为两性花，总轴和枝轴密被白色绵状毛；花被片 6，黑紫色。蒴果卵圆形，具三钝棱。花、果期 7~9 月。生于海拔 1200~3000m 的山坡林下或草丛中。分布于东北、华北、西南及陕西、甘肃、山东、河南、湖北等地。

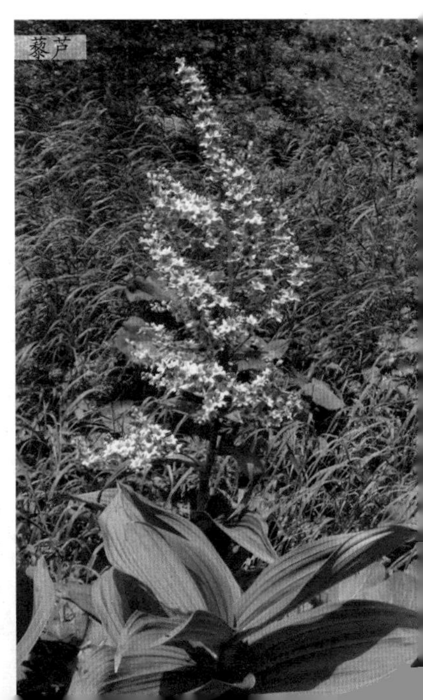
藜芦

【采制】5~6 月未抽花葶前采挖，除去叶，晒干或烘干。

【功效主治】涌吐风痰，杀虫。主治中风痰壅，癫痫，疟疾，疥癣，恶疮。

【用法用量】入丸、散，0.3~0.6g。外用，适量，研末，油或水调涂。

【使用注意】有毒。体虚气弱患者及孕妇禁服。反细辛、芍药、人参、沙参、丹参、玄参、苦参。

Liangmianzhen 两面针

【别名】入地金牛、花椒刺、叶下穿针。
【来源】芸香科植物两面针 *Zanthoxylum nitidum* 的根。

【快速识别】两面针：木质藤本。幼枝、叶轴背面和小叶两面中脉上都有钩状皮刺。奇数羽状复叶互生；小叶 3~11，卵形至卵状长圆形，先端钝或短尾状，基部圆形或宽楔形，近全缘或有疏离的圆锯齿，无毛，革质而有光泽。伞房状圆锥花序腋生；雌雄异花，花瓣淡黄绿色。蓇葖果成熟时紫红色。花期 3~4 月，果期 9~10 月。多生于低丘陵坡地灌木丛中、路旁等向阳地。分布于浙江、福建、台湾、湖南、广东、海南、广西、四川、云南。

【采制】全年均可采挖，洗净，切片或段，晒干。

【功效主治】活血化瘀，行气止痛，祛风通络，解毒消肿。主治跌扑损伤，胃痛，牙痛，风湿痹痛，毒蛇咬伤。外治烧烫伤。

【用法用量】煎汤，5~10g。外用，适量，研末调敷；或煎水洗患处。

【使用注意】有小毒。孕妇忌服。

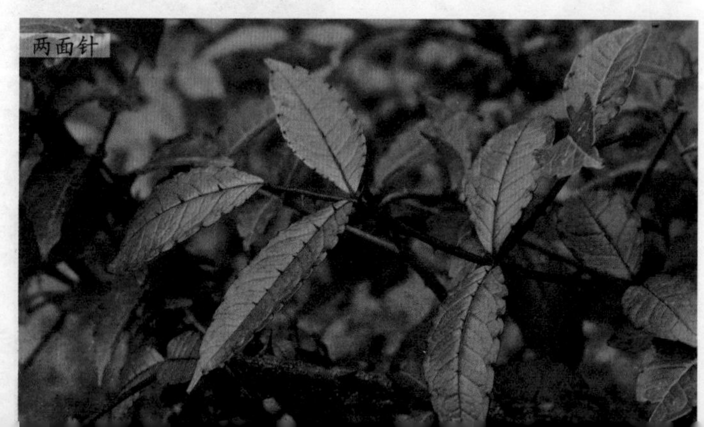
两面针

Longdan
龙胆

【别名】地胆草、四叶胆、山龙胆。
【来源】龙胆科植物条叶龙胆 *Gentiana manshurica*、龙胆 *G. scabra*、三花龙胆 *G. triflora* 或坚龙胆草 *G. rigescens* 的干燥根和根茎。前三种习称“龙胆”，后一种习称“坚龙胆”。

【快速识别】龙胆：草本。根茎短，丛生细长的根。花枝单生，直立。叶对生；下部叶成鳞片状，中部和上部叶近革质，叶片卵形或卵状披针形，先端急尖或长渐尖，基部心形或圆形，边缘粗糙，密生细乳突。花多数，簇生；花萼绿色，裂片常外反或开展；花冠筒状钟形，蓝紫色，有时喉部具多数黄绿色斑点，花冠先端5裂，褶三角形。蒴果内藏，长圆形。花期8~9月，果期9~10月。生于海拔200~1700m的山坡草地、路边、河滩灌丛中以及林下草甸。分布于东北、华北、西北、华中、华东、华南等地。
【采制】春、秋二季采挖，洗净，干燥。
【功效主治】清热燥湿，泻肝胆火。主治湿热黄疸，阴肿阴痒，带下，湿疹瘙痒，肝火目赤，耳鸣耳聋，胁痛口苦，惊风抽搐。
【用法用量】煎汤3~6g；或入丸、散。外用，适量，煎水洗；或研末调搽。

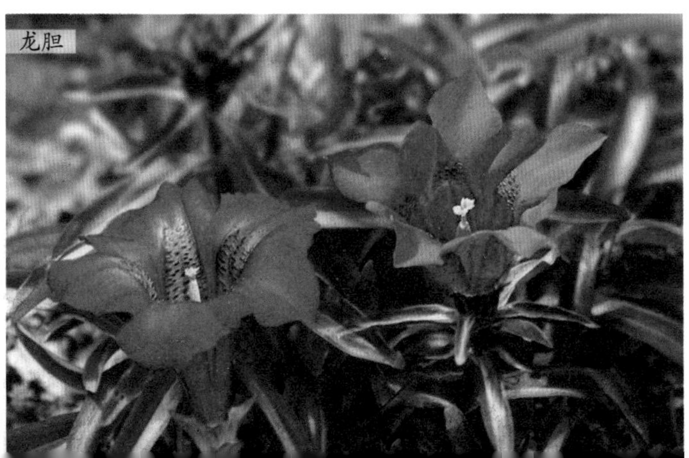
龙胆

Loulu 漏芦

【别名】鬼油麻、大头翁、龙葱根。
【来源】菊科植物祁州漏芦 *Rhaponticum uniflorum* 的根。

【快速识别】祁州漏芦：草本。根状茎粗厚，主根圆柱形。茎直立，不分枝，簇生或单生，有条纹，具白色绵毛或短毛。基生叶及下部茎叶全为椭圆形，羽状全裂呈琴形，裂片常再羽状深裂或深裂，两面均被蛛丝状毛或粗糙毛茸；中部及上部叶较小，有短柄或无柄。头状花序，单生茎顶；总苞片多层；花冠紫红色。瘦果，倒圆锥形，棕褐色，具四棱；冠毛刚毛糙毛状。花期5~7月，果期6~8月。生于海拔390~2700m的山坡丘陵地、松林下或桦木林下。分布于东北及河北、山西、陕西、甘肃、青海、山东、河南、四川等地。

【采制】春、秋二季采挖，除去须根和泥沙，晒干。

【功效主治】清热解毒，消痈，下乳，舒筋通脉。主治乳痈肿痛，痈疽发背，瘰疬疮毒，乳汁不通，湿痹拘挛。

【用法用量】煎汤，5~15g。外用，适量，研末醋调敷；或鲜品捣敷。

【使用注意】疮疡阴证者及孕妇禁服。

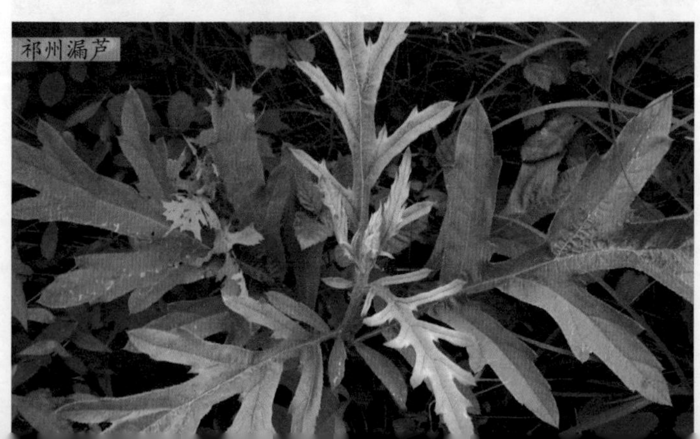
祁州漏芦

Lugen
芦根

【别名】芦茅根、苇根、芦头。
【来源】禾本科植物芦苇 *Phragmites australis* 的根茎。

【快速识别】芦苇：高大草本。地下茎粗壮，横走，节间中空，节上有芽。茎直立，中空。叶2列，互生；叶鞘圆筒状，叶舌有毛；叶片扁平，边缘粗糙。穗状花序排列成大型圆锥花序，顶生，微下垂，下部梗腋间具白色柔毛；小穗通常有4~7花。颖果椭圆形至长圆形，与内稃分离。花、果期7~10月。生于河流、池沼岸边浅水中。全国大部分地区都有分布。

【采制】全年均可采挖，除去芽、须根及膜状叶，鲜用或晒干。

【功效主治】清热泻火，生津止渴，除烦，止呕，利尿。主治热病烦渴，肺热咳嗽，肺痈吐脓，胃热呕哕，热淋涩痛。

【用法用量】煎汤，15~30g，鲜品60~120g；或鲜品捣汁。外用，适量，煎汤洗。

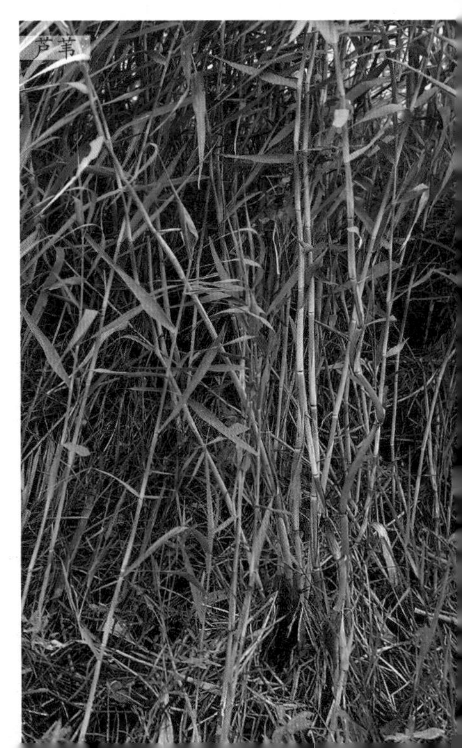
芦苇

Ludoulegen
露兜簕根

【别名】勒角藤、茄骨、露兜竻藤。
【来源】露兜树科植物露兜树 *Pandanus tectorius* 的根。

【快速识别】露兜树：常绿分枝灌木或小乔木，常具气生根。叶簇生于枝顶，革质，带状，顶端渐狭成一长尾尖，边缘和背面中脉上有锐刺。雄花序由数个穗状花序组成；佛焰苞长披针形，近白色，先端尾尖；雄花芳香；雌花序头状，单生于枝顶，圆球形；佛焰苞多数，乳白色，边缘具疏密相间的细锯齿。聚花果大，头状，向下悬垂，由 40~80 个核果束组成，成熟时橘红色。花期 8 月，果期 9~10 月。喜生于村旁、路边、山谷、溪边及滨海地区。分布于福建、台湾、广东、海南、广西、贵州、云南等地。

【采制】全年均可采挖，洗净，切片，晒干。

【功效主治】发汗解表，清热利湿，行气止痛。主治感冒，高热，肝炎，肝硬化腹水，肾炎水肿，小便淋痛，结膜炎，风湿痹痛，疝气，跌打损伤。

【用法用量】煎汤，15~30g；或烧存性研末。

【使用注意】孕妇禁服。

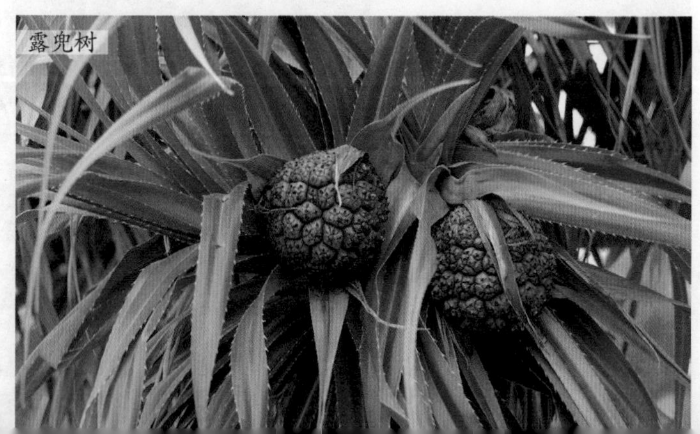
露兜树

Luyao 鹿药

【别名】九层楼、盘龙七、偏头七。
【来源】百合科植物鹿药 *Smilacina japonica* 及管花鹿药 *S. henryi* 的根及根茎。

【快速识别】管花鹿药：草本。茎中部以上具短硬毛或微硬毛。叶互生，具短柄或几无柄；叶片椭圆形、卵形或长圆形，先端渐尖或具短尖，两面具伏毛或近无毛。花多少偏于轴的一侧，通常排成总状花序，花淡黄色或带紫褐色，花被高脚碟状，裂片6，开展。浆果球形，熟时红色。花期5~6月，果期8~10月。生于海拔1300~4000m的林下、灌丛下、水旁湿地或林缘。分布于西南及山西、陕西、甘肃、河南、湖北、湖南等地。

【采制】春、秋二季采挖，洗净，鲜用或晒干。

【功效主治】补肾壮阳，活血祛瘀，祛风止痛。主治肾虚阳痿，月经不调，偏、正头痛，风湿痹痛，痈肿疮毒，跌打损伤。

【用法用量】煎汤，6~15g；或浸酒。外用，适量，捣敷；或加热熨。

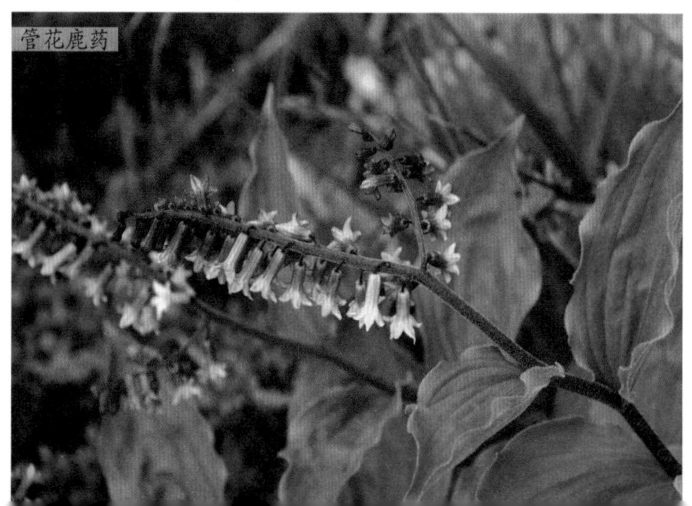
管花鹿药

Luofumu 萝芙木

【别名】山辣椒、万药归宗、红果木。
【来源】夹竹桃科植物萝芙木 *Rauvolfia verticillata* 的根。

【快速识别】萝芙木：灌木。全株平滑无毛。小枝淡灰褐色，疏生圆点状皮孔；叶通常3~4片轮生，稀对生；叶片质薄而柔，长椭圆状披针形，先端渐尖或急尖，基部楔形或渐尖，全缘或略带波状，上面绿色，下面淡绿色；聚伞花序呈三叉状分歧，生于上部的小枝腋间；花小白色，呈高脚碟状，上部5裂，冠管细长。核果，卵圆形至椭圆形，熟后紫黑色。花期5~7月，果期4月至翌年春季。生于低山区丘陵地或溪边的灌木丛及小树林中。分布于台湾、广东、海南、广西、贵州、云南等地。

【采制】定植2~3年便可采挖，10月份采收。

【功效主治】清热，降压，宁神。主治感冒发热，头痛身疼，咽喉肿痛，高血压，眩晕，失眠。

【用法用量】煎汤，10~30g。外用，鲜品适量，捣敷。

【使用注意】有胃病及气血虚寒者慎服。

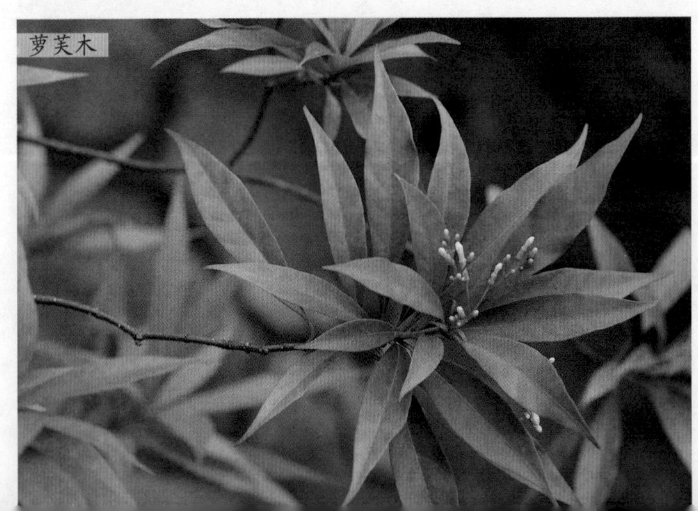
萝芙木

Luomo 萝藦

【别名】雀瓢、羊角菜、奶浆藤。
【来源】萝藦科植物萝藦 *Metaplexis japonica* 的全草或根。

【快速识别】萝藦：草质藤本。全株具乳汁；茎下部木质化，上部较柔韧，有纵条纹。叶对生，膜质；柄长叶片卵状心形，先端短渐尖，基部心形，叶耳圆，上面绿色，下面粉绿色。总状式聚伞花序腋生或腋外生；花蕾圆锥状，顶端尖；花冠白色，有淡紫红色斑纹；花冠裂片，内面被柔毛。蓇葖果叉生，纺锤形，平滑无毛，先端渐尖，基部膨大。种子扁平，褐色，先端具白色绢质种毛。花期 7~8 月，果期 9~12 月。生于林边荒地、河边、路旁灌木丛中。分布于东北、华北、华东及陕西、甘肃、河南、湖北、湖南、贵州等地。

【采制】7~8 月采收全草，鲜用或晒干。块根夏、秋季采挖，洗净，晒干。

【功效主治】补精益气，通乳，解毒。主治虚损劳伤，阳痿，遗精，带下，乳汁不足，丹毒，瘰疬，疔疮，蛇虫咬伤。

【用法用量】煎汤，15~60g。外用，鲜品适量，捣敷。

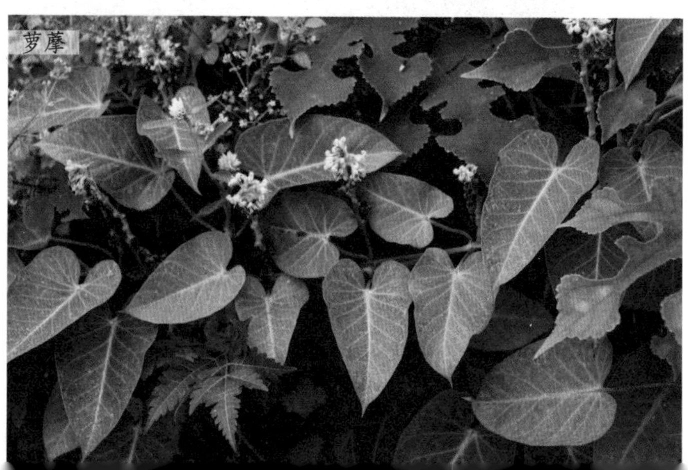
萝藦

Majiazigen 马甲子根

【别名】笻子、鸟刺仔、仙姑簕。
【来源】鼠李科植物马甲子 *Paliurus ramosissimus* 的根。

【快速识别】马甲子：灌木。小枝褐色，被短柔毛。叶互生；叶柄被毛，基部有 2 个紫红色针刺；叶片纸质，宽卵形、卵状椭圆形或圆形，先端钝或圆，基部宽楔形或近圆形，稍偏斜，边缘具细锯齿。叶下面无毛或沿脉被柔毛。花两性，聚伞花序腋生，被黄色绒毛，花小，黄绿色；萼片 5，三角形；花瓣 5，匙形，短于萼片。核果杯状，被黄褐色或棕褐色绒毛，周围具木栓质 3 浅裂的窄翅。花期 5~8 月，果期 9~10 月。生于海拔 2000m 以下的山地或旷野，野生或栽培。分布于西南、华东及江西、台湾、湖北、湖南、广东、广西等地。

【采制】全年可采根，晒干。

【功效主治】祛风散瘀，解毒消肿。主治风湿痹痛，跌打损伤，咽喉肿痛，痈疽。

【用法用量】煎汤，15~30g。外用，适量，捣敷。

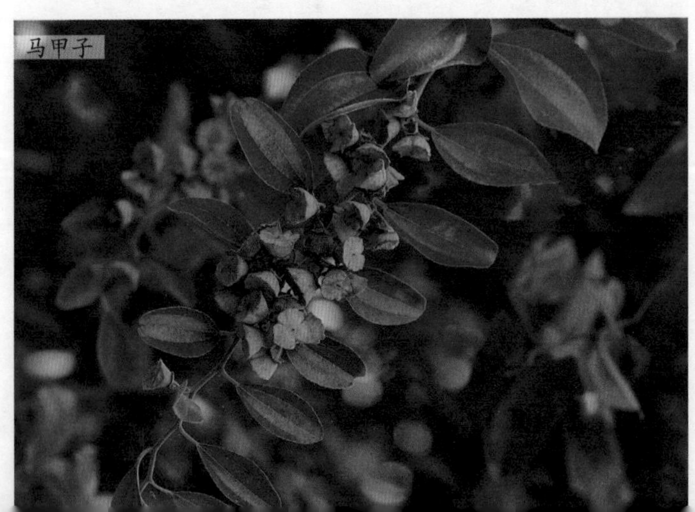
马甲子

Mahuanggen 麻黄根

【别名】狗骨根、卑相根、龙沙根。
【来源】麻黄科植物草麻黄 *Ephedra sinica* 或中麻黄 *E. intermedia* 的根和根茎。

【快速识别】草麻黄：草本状灌木。木质茎短，常似根茎，匍匐地上或横卧土中；小枝直伸或微曲，绿色，长圆柱形，节明显。鳞叶膜质鞘状，下部约 1/2 合生，上部 2 裂，裂片锐三角形，先端急尖，常向外反曲。通常雌雄异株；雄球花多成复穗状；雌球花单生，成熟时苞片增大，肉质，红色，成浆果状。花期 5~6 月，种子成熟期 7~8 月。生丁山坡、平原、干燥荒地、河床、干草原、河滩附近及固定沙丘，常成片从生。分布于华北及吉林、辽宁、陕西、新疆、河南等地。
【采制】秋末采挖，除去残茎、须根和泥沙，干燥。
【功效主治】固表止汗。主治自汗，盗汗。
【用法用量】煎汤，3~10g；或入丸、散。外用，适量，研粉扑。
【使用注意】有表邪者禁服。

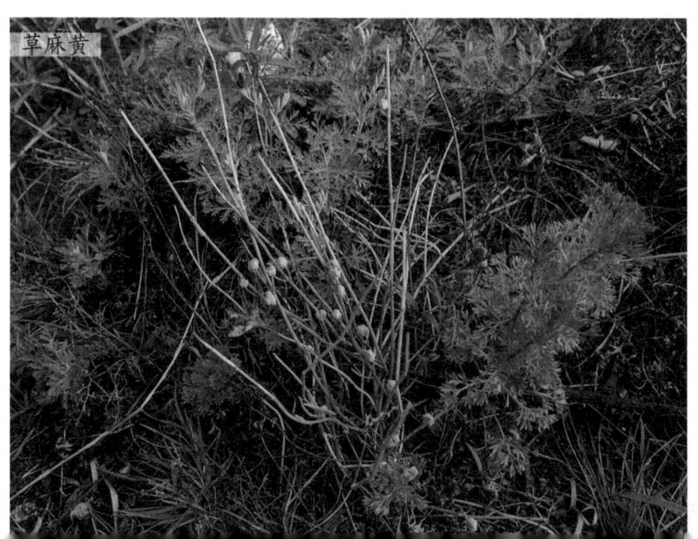
草麻黄

Maidong
麦冬

【别名】麦门冬、不死药、禹余粮。
【来源】百合科植物麦冬 *Ophiopogon japonicus* 的干燥块根。

【快速识别】麦冬：草本。须根中部或先端常膨大形成肉质纺锤形、小块根。叶丛生；叶柄鞘状，边缘有薄膜；叶片窄长线形，禾叶状，叶先端急尖或渐尖，基部绿白色并稍扩大。花葶较叶为短，总状花序穗状，顶生，花小，淡紫色，略下垂，花被片6，不展开，披针形。浆果球形，暗蓝色。花期5~8月，果期7~9月。生于海拔2000m以下的山坡阴湿处、林下或溪旁，或栽培。分布于华东、华中、西南及河北、陕西等地，浙江、四川、广西大量栽培。

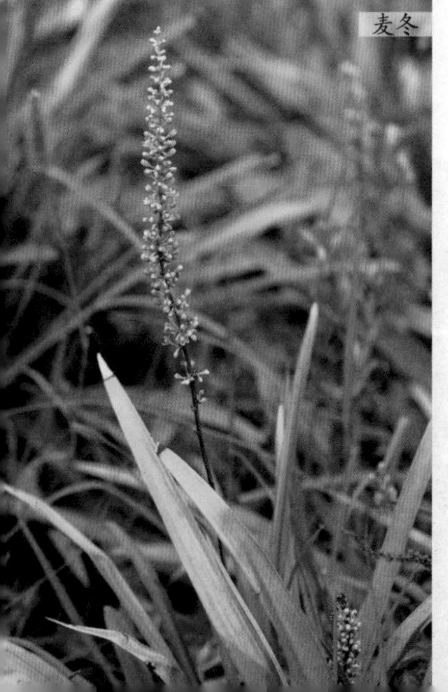
麦冬

【采制】夏季采挖，洗净，反复暴晒、堆置，至七八成干，除去须根，干燥。

【功效主治】养阴生津，润肺清心。主治肺燥干咳，阴虚劳嗽，喉痹咽痛，津伤口渴，内热消渴，心烦失眠，肠燥便秘。

【用法用量】煎汤，6~15g；或入丸、散、膏。外用，适量，研末调敷；煎汤涂；或鲜品捣汁搽。

【使用注意】虚寒泄泻、湿浊中阻、风寒或寒痰咳喘者均禁服。

Maodongqing
毛冬青

【别名】猫秋子草、乌尾丁、细叶冬青。
【来源】冬青科植物毛冬青 *Ilex pubescens* 的根。

【快速识别】毛冬青：灌木或小乔木。小枝灰褐色，有棱，密被粗毛。叶互生；叶柄密被短毛；叶片纸质或膜质，两面被长硬毛，卵形或椭圆形，先端短渐尖或急尖，基部宽楔形或圆钝，边缘有稀疏的小尖齿或近全缘。花序簇生叶腋，密被长硬毛，雄花序每枝有 1 或 3 花，花粉红色；雌花序簇生，每个分枝具单花，花瓣长椭圆形。果实球形，红色，宿存花柱。花期 4~5 月，果期 7~8 月。常生于海拔 180~500m 的山坡灌丛中和荒山草丛中。除四川、湖北外，广布于长江以南各地。

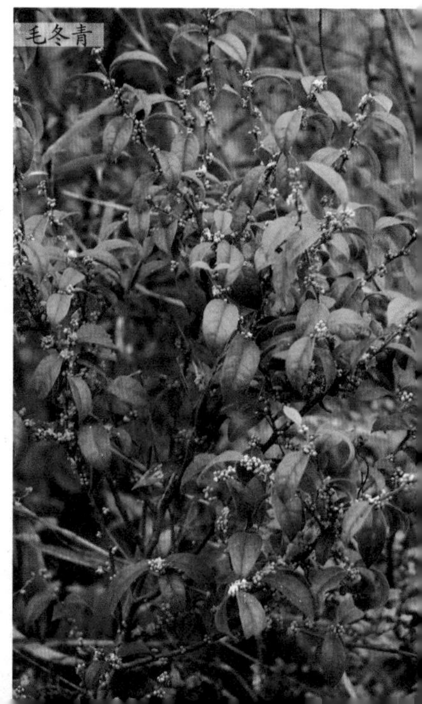
毛冬青

【采制】夏、秋二季采收，洗净，切片，晒干。

【功效主治】清热解毒，活血通络。主治风热感冒，肺热喘咳，咽痛，乳蛾，牙龈肿痛，胸痹心痛，中风偏瘫，血栓闭塞性脉管炎，丹毒，烧烫伤，痈疽，中心性视网膜炎。

【用法用量】煎汤，10~30g。外用，适量，煎汁涂；或浸泡。

【使用注意】本品活血力强，孕妇、出血性疾病及月经过多者慎服。

Mingdangshen
明党参

【别名】土人参、粉沙参、山萝卜。
【来源】伞形科植物明党参 *Changium smyrnioides* 的根。

【快速识别】明党参：草本。全株被白霜，无毛。主根纺锤形或长索形，表面淡黄色或黄褐色，断面白色。茎直立，圆柱形，表面具细纵条纹，上部分枝，灰绿色。基生叶有长柄；叶片三出式的二至三回羽状全裂，复伞形花序顶生或侧生；伞辐 4~10；小伞花序有花 8~20，花蕾时略呈淡紫红色，开放后呈白色。双悬果卵圆形至卵状长圆形。花期 4~5 月，果期 5~6 月。生于山地稀疏灌林下土壤肥厚处或山坡岩石缝隙中。分布于华东、华中等地。

【采制】4~5 月采挖，除去须根，洗净，置沸水中煮至无白心，取出，刮去外皮，漂洗，干燥。

【功效主治】润肺化痰，养阴和胃，平肝，解毒。主治肺热咳嗽，呕吐反胃，食少口干，目赤眩晕，疔毒疮疡。

【用法用量】煎汤，6~12g；或熬膏。

【使用注意】脾虚泄泻、梦遗滑精者以及孕妇禁服。

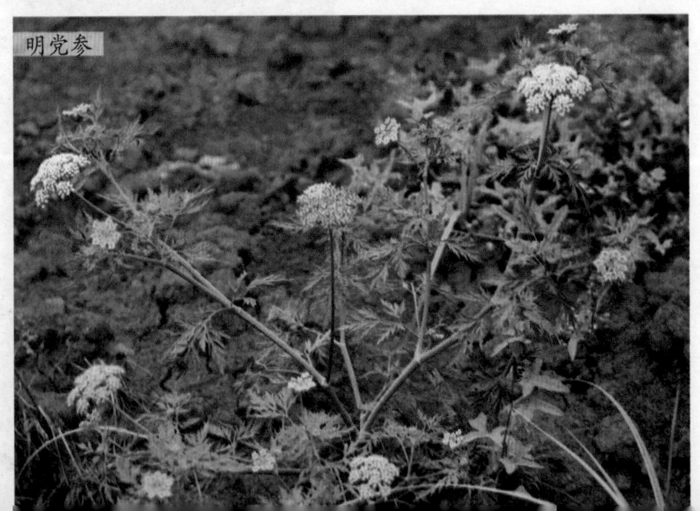
明党参

Mufangji 木防己

【别名】土木香、青藤根、千斤坠。
【来源】防己科植物木防己 *Cocculus orbiculatus* 和毛木防己 *C. orbiculatus* var. *mollis* 的根。

【快速识别】木防己：木质藤本。嫩枝密被柔毛，老枝近于无毛，表面具直线纹。单叶互生；叶柄被白色柔毛；叶片纸质至近革质，形状变异极大，线状披针形至阔卵状近圆形、狭椭圆形至近圆形、倒披针形至倒心形，有时卵状心形，边全缘或3裂，有时掌状5裂，两面被密柔毛至疏柔毛，或近无毛。聚伞花序单生或做圆锥花序式排列，腋生或顶生；花单性，雌雄异株；雄花淡黄色；雌花萼片和花瓣与雄花相似。核果近球形，成熟时紫红色或蓝黑色。花期5~8月，果期8~10月。生于山坡、灌丛、林缘、路边或疏林中。分布于我国大部分地区，尤以长江流域及其以南各地常见。

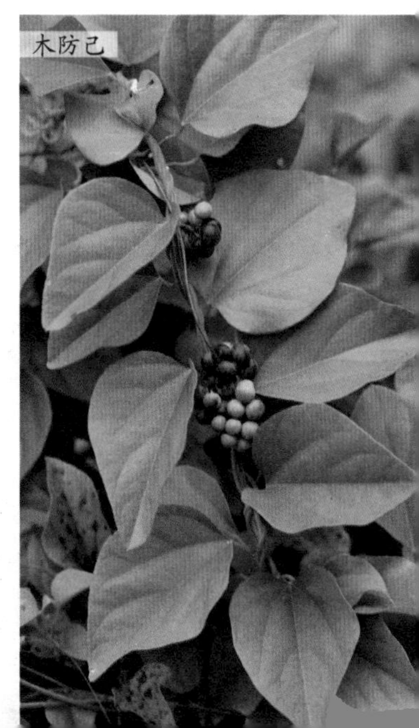
木防己

【采制】春、秋二季采挖，秋季采收者质量较好，挖取根部，除去茎、叶、芦头，洗净，晒干。

【功效主治】祛风除湿，通经活络，解毒消肿。主治风湿痹痛，水肿，小便淋痛，闭经，跌打损伤，咽喉肿痛，疮疡肿毒，湿疹，毒蛇咬伤。

【用法用量】煎汤，5~10g。外用，适量，煎水熏洗；或捣敷；或磨浓汁涂敷。

Nanbanlangen

南板蓝根

【别名】土板蓝根、蓝靛根、板蓝根。
【来源】爵床科植物马蓝 *Baphicacanthus cusia* 的根茎和根。

【快速识别】马蓝：草本。根茎粗壮，断面呈蓝色。地上茎基部稍木质化，略带方形，稍分枝，节膨大，幼时被褐色微毛。叶对生；叶片倒卵状椭圆形或卵状椭圆形；先端急尖，微钝头，基部渐狭细，边缘有浅锯齿或波状齿或全缘，两面无毛，疏生的穗状花序顶生或腋生；花萼裂片条形；花冠漏斗状，淡紫色，5裂。蒴果为稍狭的匙形。花期6~10月，果期7~11月。生于山地、林缘潮湿的地方。分布于华东、华中、华南、西南等地。

【采制】夏、秋二季采挖，除去地上茎，洗净，晒干。

【功效主治】清热解毒，凉血消斑。主治温疫时毒，发热咽痛，温毒发斑，丹毒。

【用法用量】煎汤，9~30g，大剂量可用60~120g；或入丸、散。外用，适量，捣敷；或煎汤熏洗。

【使用注意】脾胃虚寒、无实火热毒者慎服。

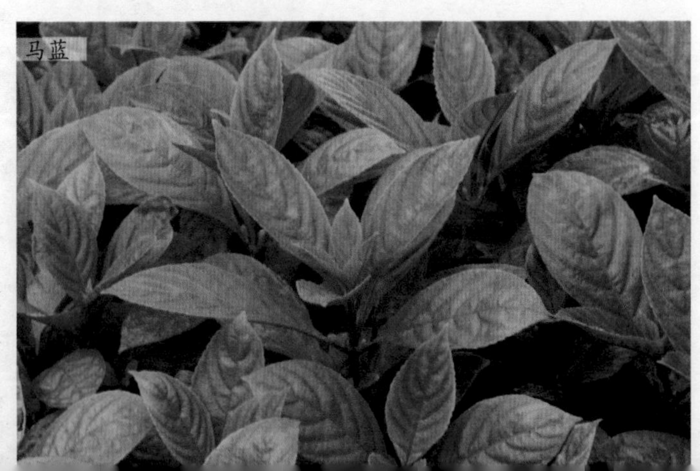
马蓝

Niaobuqi 鸟不企

【别名】刺老苞植、大鹰不扑、美冬竹。
【来源】五加科植物黄毛楤木 *Aralia decaisneana* 的根。

【**快速识别**】黄毛楤木：灌木。有刺和黄褐色绒毛。叶大，二回羽状复叶，叶轴和羽片轴基部有1对小叶，每羽片有小叶7~11片，革质；小叶片卵形至长圆状卵形，先端渐尖，基部圆形至近心形，边缘具细锯齿，两面密被黄褐色绒毛。花由多数伞形花序组成的大型顶生圆锥花序，密被黄色绒毛；伞形花序有花30~50朵；花淡绿白色。核果球形，浆果状，有5棱。花期8~9月，果期10~11月。生于海拔400~1200m的杂木林中。分布于江西、福建、台湾、广东、广西、贵州、云南等地。

【**采制**】秋后采收，洗净鲜用或切片晒干。

【**功效主治**】祛风除湿，活血通经，解毒消肿。主治风热感冒头痛，咳嗽，风湿痹痛，腰腿酸痛，湿热黄疸，水肿，淋浊，带下，闭经，产后风痛，跌打肿痛，胃脘痛，咽喉肿痛，牙龈肿痛。

【**用法用量**】煎汤，6~15g；或泡酒。外用，适量，捣敷。

【使用注意】孕妇禁服。

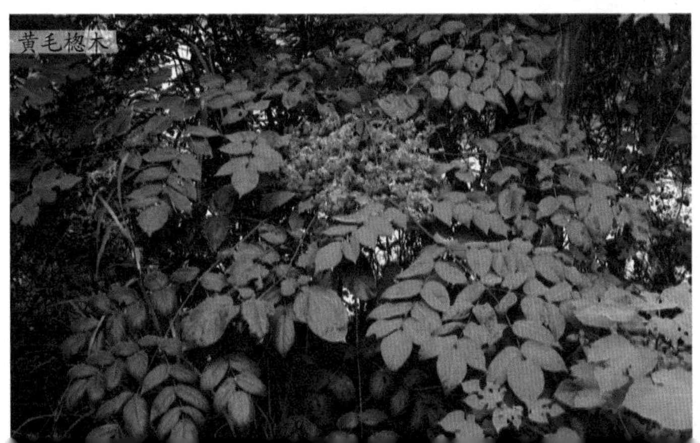
黄毛楤木

Niudali 牛大力

【别名】扒山虎、地藕、血风藤。
【来源】豆科植物美丽崖豆藤 *Millettia speciosa* 的根。

【快速识别】美丽崖豆藤：藤本。幼枝被褐色绒毛，渐变无毛。奇数羽状复叶，互生。托叶披针形，宿存；小叶 3~6 对，基部有针状托叶 1 对，宿存；叶片长椭圆形或长椭圆状披针形，先端钝短尖，基部钝圆，上面光亮，下面被柔毛或无毛。总状花序通常腋生，有时成为顶生具叶的圆锥花序；花萼筒形；花大，花冠白色、米黄色至淡红色，蝶形。荚果线状长椭圆形，扁平，密被绒毛，果瓣硬木质，开裂后扭曲。花期 7~10 月，果期 10~12 月。生于海拔 1500m 以下的山谷、路旁、灌木丛中。分布于福建、湖南、广东、海南、广西、贵州等地。
【采制】夏、秋二季采挖，洗净，晒干。

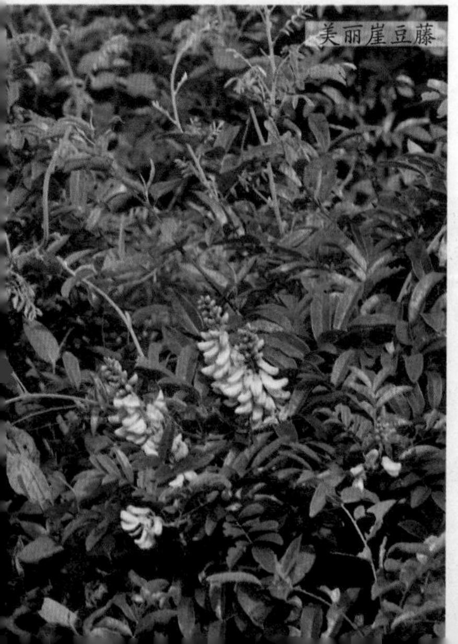
美丽崖豆藤

【功效主治】补肺滋肾，舒筋活络。主治肺虚咳嗽、咯血，肾虚腰膝酸痛，遗精，带下，风湿痹痛，跌打损伤。
【用法用量】煎汤，9~30g；或浸酒。

Niunaishu

牛奶树

【别名】乳汁麻木、猪奶树、大牛奶。
【来源】桑科植物对叶榕 *Ficus hispida* 的根、皮或茎叶。

【快速识别】对叶榕：灌木或小乔木。全株具乳汁；幼枝被刚毛，中空。单叶对生；叶柄被短粗毛；叶片革质或纸质，卵状长椭圆形或倒卵状长圆形，先端短尖或尾尖，基部圆形或楔形，全缘或有不规则细锯齿，两面被短刚毛。隐头花序，花序托（榕果）成对腋生或簇生于树干和无叶的枝上，倒卵形、陀螺形或近梨形，成熟后黄色，具柄，密生短硬毛，顶端略有脐状突起。花期 6~7 月。生于旷地、山谷和低海拔的疏林中或溪边潮湿处。分布于华南及贵州、云南等地。

【采制】全年均可采收，鲜用或晒干。

【功效主治】疏风解热，消积化痰，健脾除湿，行气散瘀。主治感冒发热，结膜炎，支气管炎，消化不良，痢疾，脾虚带下，乳汁不下，跌打肿痛，风湿痹痛。

【用法用量】煎汤，15~30g。外用，适量，捣敷；或煎水洗。

【使用注意】用于缺乳时，忌与萝卜、酸等同食。

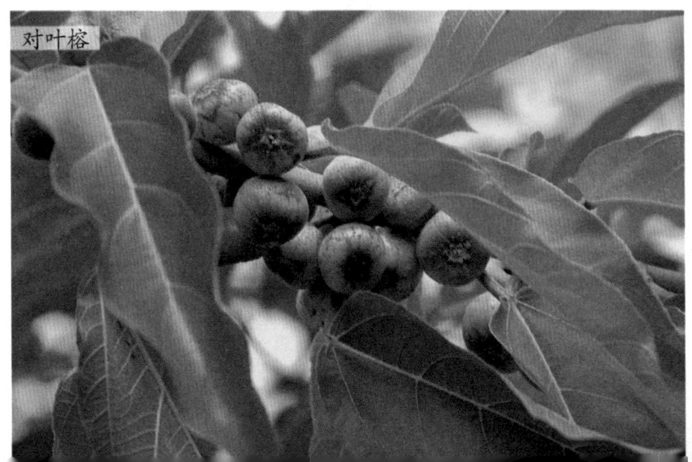
对叶榕

Niuxi
牛膝

【别名】牛茎、铁平膝、怀牛膝。
【来源】苋科植物牛膝 *Achyranthes bidentata* 的根。

【快速识别】牛膝：草本。根圆柱形，土黄色。茎有棱角或四方形，绿色或带紫色，有白色贴生或开展柔毛，或近无毛。单叶对生；叶片膜质，椭圆形或椭圆状披针形，先端渐尖，基部宽楔形，全缘，两面被柔毛。穗状花序顶生及腋生，小苞片刺状，基部有 2 卵形膜质小裂片；花被片披针形，光亮；果实长圆形，黄褐色，光滑。花期 7~9 月，果期 9~10 月。生于屋旁、林缘、山坡草丛中。分布于除东北以外的全国广大地区。

【采制】冬季茎叶枯萎时采挖，除去须根和泥沙，晒干。

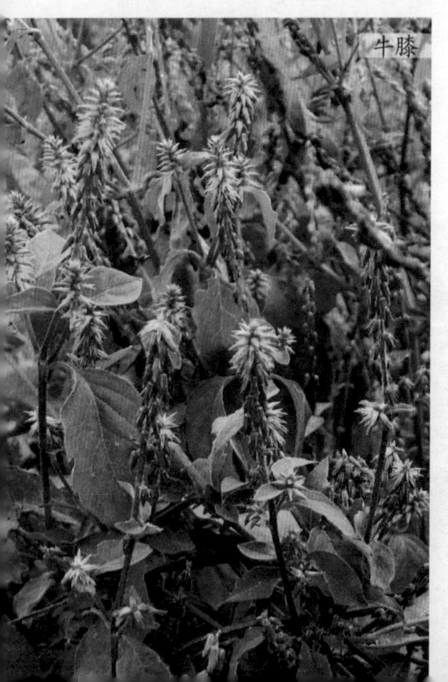
牛膝

【功效主治】逐瘀通经，补肝肾，强筋骨，利尿通淋，引血下行。主治经闭痛经，腰膝酸痛，筋骨无力，淋证，水肿，头痛，眩晕，牙痛，口疮，吐血，衄血。

【用法用量】煎汤，5~15g；或浸酒；或入丸、散。外用，适量，捣敷；或捣汁滴鼻；或研末撒入牙缝。

【使用注意】凡中气下陷、脾虚泄泻、下元不固、梦遗滑精、月经过多者及孕妇均禁服。

Nuodaogen 糯稻根

【别名】稻根须、糯谷根、糯稻草根。
【来源】禾本科植物稻 *Oryza sativa* 的根及根茎。

【快速识别】稻：草本。秆直立，圆柱状。叶鞘与节间等长，下部者长过节间；叶舌膜质而较硬，狭长披针形，基部两侧下延与叶鞘边缘相结合；叶片扁平披针形，幼时具明显叶耳；叶粗糙，无毛。圆锥花序疏松，成熟期向下弯垂；颖片常粗糙；小穗长圆形，通常带褐紫色；退化外稃锥刺状，能育外稃具5脉，被细毛，有芒或无芒；内稃3脉，被细毛。颖果平滑；粒饱满，稍圆，色较白。花、果期7~8月。我国南部和北方各地均有栽培。

【采制】夏、秋二季糯稻收割后，挖取根茎及须根，除去残茎，洗净，晒干。

【功效主治】养阴除热，止汗。主治阴虚发热，自汗，盗汗，口渴咽干，肝炎，丝虫病。

【用法用量】煎汤，15~30g，大剂量可用60~120g。

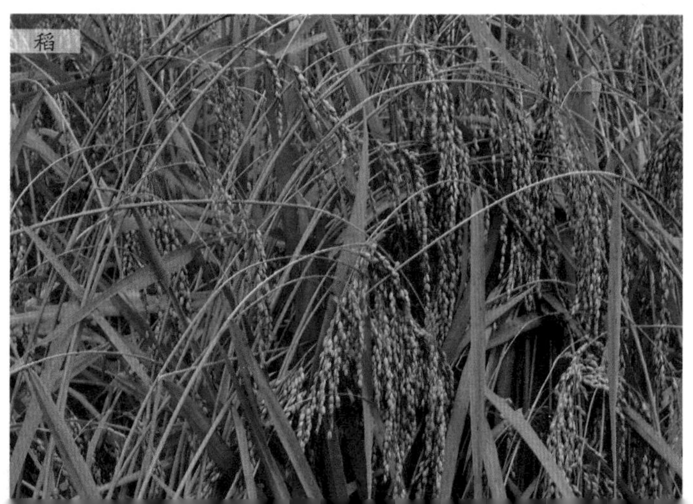
稻

藕节 Oujie

【别名】光藕节、藕节巴。
【来源】睡莲科植物莲 *Nelumbo nucifera* 的根茎节部。

【快速识别】莲：水生草本。根茎横生，肥厚，节间膨大，内有多数纵行通气孔洞，节间缢缩，上生黑色鳞叶，下生须状不定根。节上生叶，露出水面；叶柄着生于叶背中央，粗壮，圆柱形，多刺；叶片圆形，全缘或稍呈波状，上面粉绿色，下面叶脉从中央射出。花单生于花梗顶端，芳香，红色、粉红色或白色。花后结“莲蓬”，倒锥形，有小孔 20~30 个，每孔内含果实 1 枚；坚果椭圆形或卵形。果皮革质，坚硬，熟时黑褐色。种子卵形或椭圆形，种皮红色或白色。花期 6~8 月，果期 8~10 月。生于水泽、池塘、湖沼或水田内。广布于南北各地。

【采制】秋、冬二季采挖根茎（藕），切取节部，洗净，晒干，除去须根。

【功效主治】收敛止血，化瘀。主治吐血，咯血，衄血，尿血，崩漏。

【用法用量】煎汤，10~30g；鲜用捣汁，可用 60g 左右取汁冲服；或入散剂。

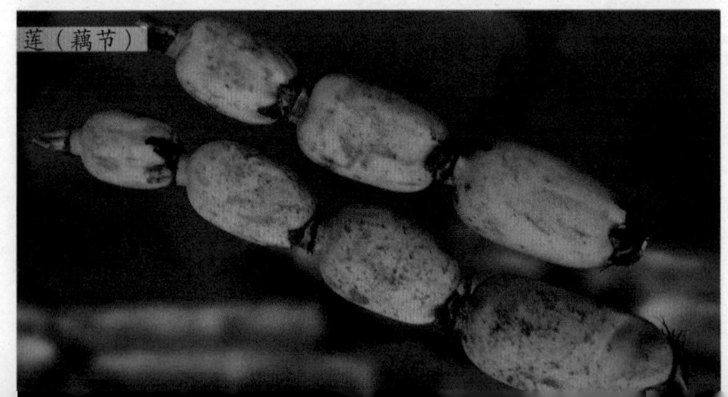
莲（藕节）

Pingbeimu

平贝母

【别名】坪贝、贝母、平贝。
【来源】百合科植物平贝母 *Fritillaria ussuriensis* 的鳞茎。

【快速识别】平贝母：草本。鳞茎由 2 枚肥厚的鳞瓣组成，周围还有少数小鳞茎。茎基部以上具叶，叶轮生或对生，中部以上兼有少数散生；叶条形，先端不卷曲或稍卷曲。花 1~3 朵，顶生，俯垂，紫色而具黄色小方格；顶端的花具 4~6 枚叶状苞片，苞片先端极卷曲；花被钟状。蒴果宽倒卵形，具圆棱。花期 5~6 月。生于林中肥沃土壤上。分布于我国东北地区。

【采制】春季采挖，除去外皮、须根及泥沙，晒干或低温干燥。

【功效主治】清热润肺，化痰止咳。主治肺热燥咳，干咳少痰，阴虚劳嗽，咳痰带血。

【用法用量】煎汤，3~9g；研粉冲服，每次 1~2g。

【使用注意】不宜与川乌、制川乌、草乌、制草乌、附子同用。

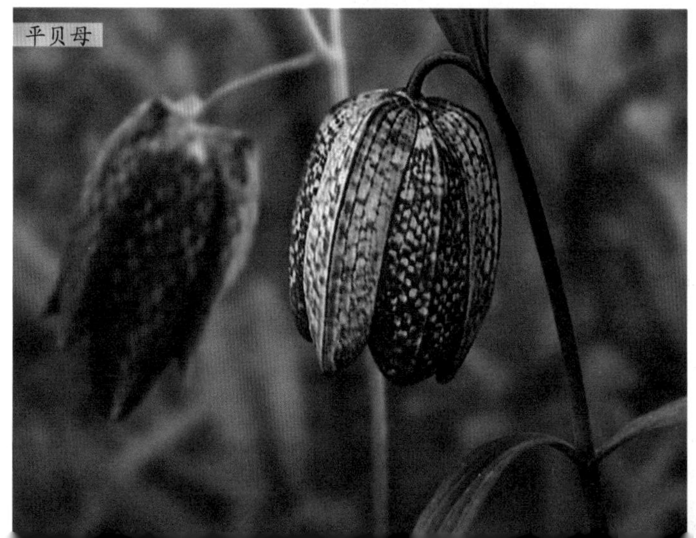
平贝母

Qianjinba 千斤拔

【别名】金鸡落地、大力黄、千金坠。
【来源】豆科植物千斤拔 *Flemingia philippinensis* 的根。

【快速识别】千斤拔：半灌木。幼枝三棱柱状，披短柔毛。叶互生；三出复叶，托叶线状披针形，小叶长椭圆形或卵状披针形，上面有疏短柔毛，下面密生柔毛，侧生小叶基部斜。总状花序腋生，花密集；花冠紫色，蝶形。荚果长圆形，有黄色短柔毛。花期 10~11 月。生于山坡草丛中。分布于华南、西南及福建、台湾、湖北、湖南等地。

【采制】秋后采挖，洗净，切段，晒干。

【功效主治】祛风除湿，强筋壮骨，活血解毒。主治风湿痹痛，腰肌劳损，四肢痿软，跌打损伤，咽喉肿痛。

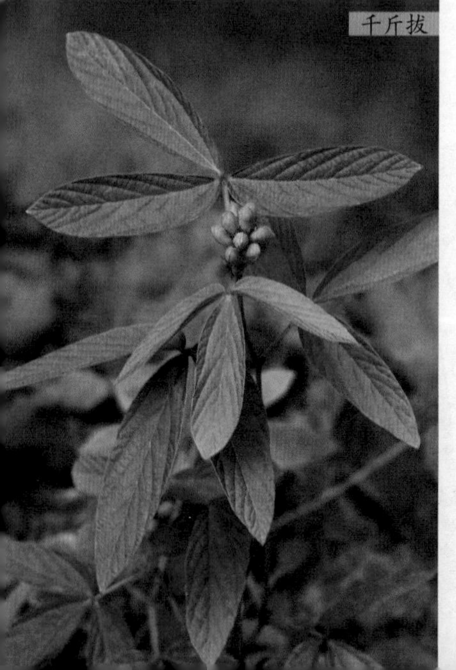
千斤拔

【用法用量】煎汤，15~30g。外用，适量，磨汁涂；或研末调敷。

Qiannianjian 千年健

【别名】一包针、千颗针、丝棱线。
【来源】天南星科植物千年健 *Homalomena occulta* 的根茎。

【快速识别】千年健：草本。根茎匍匐，细长。根肉质，密被淡褐色短绒毛，须根纤维状。常具直立地上茎。叶柄较长，下部具鞘；叶片膜质至纸质，箭状心形至心形，先端骤狭渐尖。花序生鳞叶之腋，花序柄短于叶柄；佛焰苞绿白色，长圆形至椭圆形，花前席卷成纺锤形，盛花时上部略展开成短舟状；肉穗花序。浆果。花期7~9月。生于海拔80~1100m的沟谷密林下、竹林和山坡灌丛中。分布于广东、海南、广西、云南等地。

【采制】春、秋二季采挖，洗净，除去外皮，晒干。

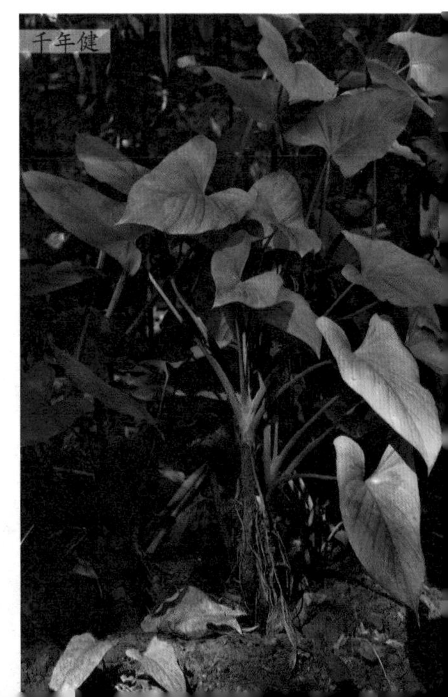
千年健

【功效主治】祛风湿，壮筋骨。主治风寒湿痹，腰膝冷痛，拘挛麻木，筋骨痿软。

【用法用量】煎汤，5~10g；或浸酒。外用，适量，研末，调敷。

Qianhu
前胡

【别名】野芹菜、坡地石防风、岩川芎。
【来源】伞形科植物白花前胡 *Peucedanum praeruptorum* 的根。

【快速识别】白花前胡：草本。根圆锥形，有少数侧根。茎直立，圆形，上部分枝被短柔毛。基生叶有长柄，基部扩大成鞘状，抱茎；叶片宽三角状卵形，三出或二至三回羽状分裂，第一回羽片有长柄；末回裂片菱状倒卵形，边缘具粗或圆锯齿。茎生叶和基生叶相似，较小；茎上部叶无柄，叶片三出分裂，中间一枚基部下延。复伞形花序顶生或侧生，伞辐 6~18，不等长；小伞形花序有花 15~20；小总苞片 8~12，卵状披针形，先端不呈尾尖状或 3 裂，比花柄稍长。花瓣白色。果实卵圆形，棕色。花期 7~9 月，果期 10~11 月。生于海拔 250~2000m 的山坡林缘、路旁或半阴性的山坡草丛中。分布于华东、华中、华南、西南及甘肃等地。

【采制】冬季至次春茎叶枯萎或未抽花茎时采挖，除去须根，洗净，晒干或低温干燥。

【功效主治】降气化痰，散风清热。主治痰热喘满，咳痰黄稠，风热咳嗽痰多。

【用法用量】煎汤，3~10g；或入丸、散。

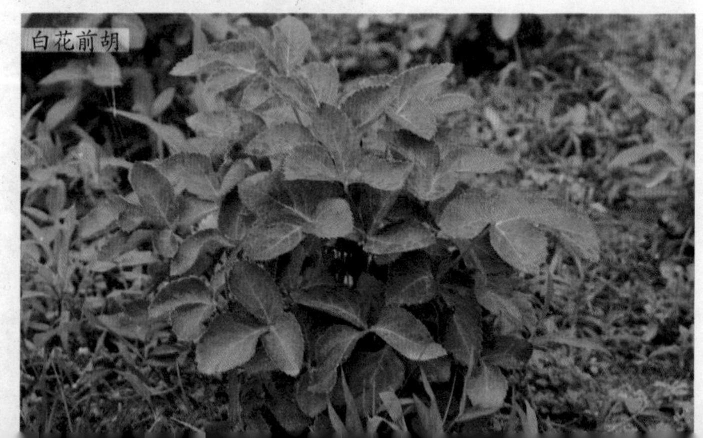
白花前胡

Qiancao 茜草

【别名】地苏木、沙茜秧根、土丹参。
【来源】茜草科植物茜草 *Rubia cordifolia* 的根和根茎。

【快速识别】茜草：攀缘草本。根数条至数十条丛生，外皮紫红色或橙红色。茎四棱形，棱上生多数倒生的小刺。叶四片轮生，具长柄；叶片披针形或长圆状披针形，先端渐尖，有时钝尖，基部心形，两面粗糙，下面沿中脉及叶柄均有倒刺，全缘。聚伞花序圆锥状，腋生及顶生；花小，黄白色，花冠5裂。浆果球形，成熟时橙黄色。花期6~9月，果期8~10月。生于山坡路旁、沟沿、田边、灌丛及林缘。分布于全国大部分地区。

【采制】春、秋二季采挖，除去泥沙，干燥。

【功效主治】凉血，祛瘀，止血，通经。主治吐血，衄血，崩漏，外伤出血，瘀阻经闭，关节痹痛，跌扑肿痛。

【用法用量】煎汤，10~15g；或入丸、散；或浸酒。

【使用注意】脾胃虚寒及无瘀滞者慎服。

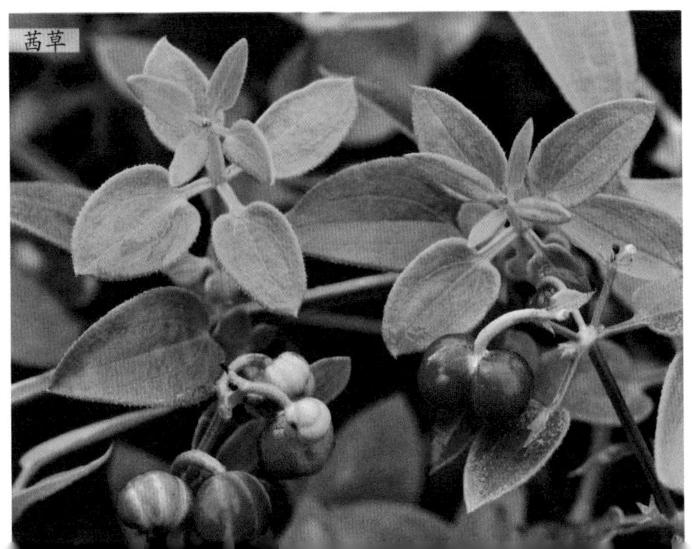
茜草

Qianghuo 羌活

【别名】退风使者、黑药、胡王使者。
【来源】伞形科植物羌活 *Notopterygium incisum* 或宽叶羌活 *N. franchetii* 的根茎和根。

【快速识别】羌活：草本。根茎粗壮，圆柱形或不规则块状，顶端有枯萎叶鞘，有特殊香气。茎直立，圆柱形，中空，表面淡紫色，有纵直细条纹。基生叶及茎下部叶有长柄，叶柄由基部向两侧扩展成膜质叶鞘，抱茎；叶片为三出三回羽状复叶，末回裂片卵状披针形至长圆卵形，边缘缺刻状浅裂至羽状深裂；茎上部叶简化，无柄，叶鞘膜质，长而抱茎。复伞形花序顶生或腋生；伞辐 7~39；小伞形花序的小总苞片线形；花多数；花瓣白色。分果长圆形，主棱均扩展为翅。花期 7~9 月，果期 8~10 月。生于海拔 2000~4200m 的林缘、灌丛下、沟谷草丛中。分布于陕西、甘肃、青海、四川、西藏等地。

【采制】春、秋二季采挖，除去须根及泥沙，晒干。

【功效主治】解表散寒，祛风除湿，止痛。主治风寒感冒，头痛项强，风湿痹痛，肩背酸痛。

【用法用量】煎汤，3~10g；或入丸、散。

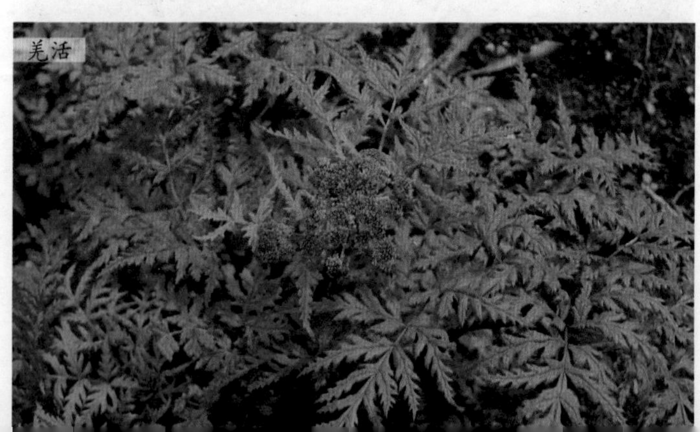
羌活

Qinjiao 秦艽

【别名】秦爪、鸡腿艽、曲双。

【来源】龙胆科植物秦艽 *Gentiana macrophylla*、麻花秦艽 *G. straminea*、粗茎秦艽 *G. crassicaulis* 或小秦艽 *G. dahurica* 的根。前三种按性状不同分别习称“秦艽”和“麻花艽”，后一种习称“小秦艽”。

【快速识别】秦艽：草本。全株光滑无毛。须根多条，扭结成一个圆柱形的根。根茎部有许多纤维状残存叶基。茎直立或斜生，圆柱形。基生叶多丛生，叶宽，卵状椭圆形或狭椭圆形，先端尖，全缘；茎生叶对生，较小，基部连合。花多集成顶生及茎上部腋生的轮伞花序；花冠壶状，深蓝紫色，先端5裂。蒴果长圆形或椭圆形，无柄。花期7~9月，果期8~10月。生于海拔400~2400m的山区草地、溪旁两侧、路边坡地、灌丛中。分布于东北、华北、西北及四川。

【采制】春、秋二季采挖，除去泥沙；秦艽和麻花艽晒软，堆置“发汗”至表面呈红黄色或灰黄色时，摊开晒干，或不经“发汗”直接晒干；小秦艽趁鲜时搓去黑皮，晒干。

【功效主治】祛风湿，清湿热，止痹痛，退虚热。主治风湿痹痛，中风半身不遂，筋脉拘挛，骨节酸痛，湿热黄疸，骨蒸潮热。

【用法用量】煎汤，3~10g；或浸酒；或入丸、散。外用，适量，研末撒。

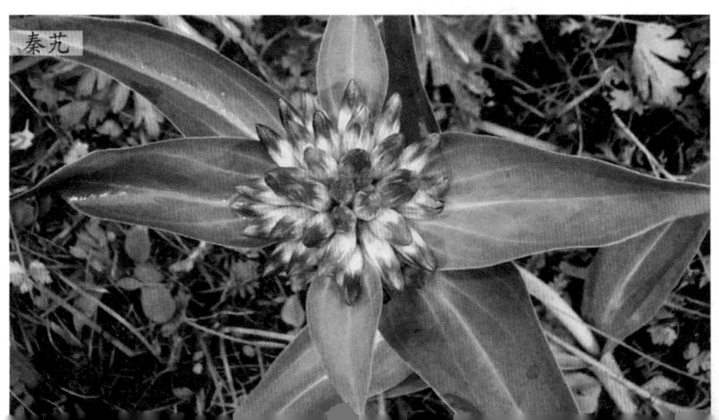
秦艽

Qinyerong 琴叶榕

【别名】山甘草、山沉香、过山香。
【来源】桑科植物琴叶榕 *Ficus pandurata* 的根、叶。

【快速识别】琴叶榕：小灌木。小枝嫩叶被白柔毛。叶互生；叶柄被粗伏毛；叶片纸质，提琴形或倒卵形，先端急尖，基部圆形或宽楔形，上面无毛，下面浅绿，有短毛。隐头花序（榕果）单生于叶腋或已落叶的叶腋，卵圆形，鲜红色，先端有脐状突起，基部圆形或收缩成短柄。花期 6~11 月。生于山地疏林、灌木丛或村落路旁。分布于华南及浙江、江西、福建、云南等地。

【采制】根，全年可采，秋季为佳；叶，夏、秋二季采。鲜用或晒干。

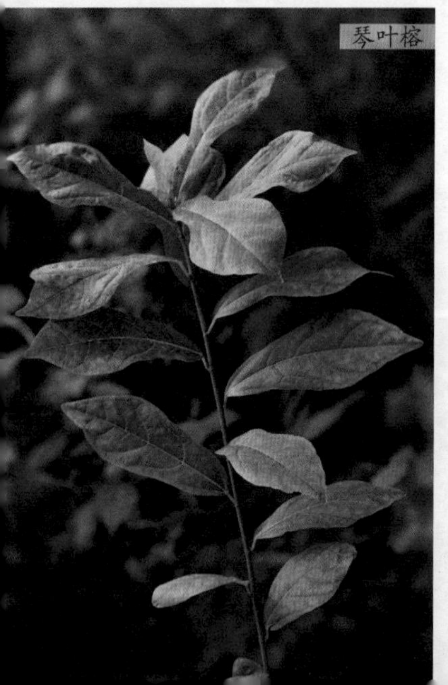
琴叶榕

【功效主治】祛风除湿，解毒消肿，活血通经。主治风湿痹痛，黄疸，疟疾，百日咳，乳汁不通，乳痈，痛经，闭经，痈疖肿痛，跌打损伤，毒蛇咬伤。

【用法用量】煎汤，30~60g。外用，适量，捣敷。

Qingmuxiang 青木香

【别名】马兜铃根、青藤香、野木香根。
【来源】马兜铃科植物马兜铃 *Aristolochia debilis* 和北马兜铃 *A. contorta* 的根。

【快速识别】马兜铃：草质藤本。根圆柱形。茎柔弱。叶互生；叶柄柔弱；叶片卵状三角形、长圆状卵形或戟形，长为宽的 1~2 倍，先端钝圆或短渐尖，基部心形，两侧裂片圆形。花单生或 2 朵聚生于叶腋；花被基部膨大呈球形，向上收狭成一长管，管口扩大成漏斗状，黄绿色，口部有紫斑；檐部一侧极短，另一侧渐延伸成舌片；舌片卵状披针形，顶端钝。蒴果近球形，先端圆形而微凹，具 6 棱。花期 7~8 月，果期 9~10 月。生于山谷、沟边阴湿处或山坡灌丛中。分布于山东、河南及长江流域以南各地。

【采制】10~11 月茎叶枯萎时挖取根部，除去须根、泥土，晒干。

【功效主治】行气止痛，解毒消肿，平肝降压。主治胸胁脘腹疼痛，疝气痛，肠炎，下痢腹痛，咳嗽痰喘，蛇虫咬伤，痈肿疔疮，湿疹，皮肤瘙痒，高血压病。

【用法用量】煎汤，3~9g；研末，1.5~2g，每日 2~3 次。外用，适量，研末调敷；或磨汁涂。

【使用注意】有小毒。脾胃虚寒者慎服。

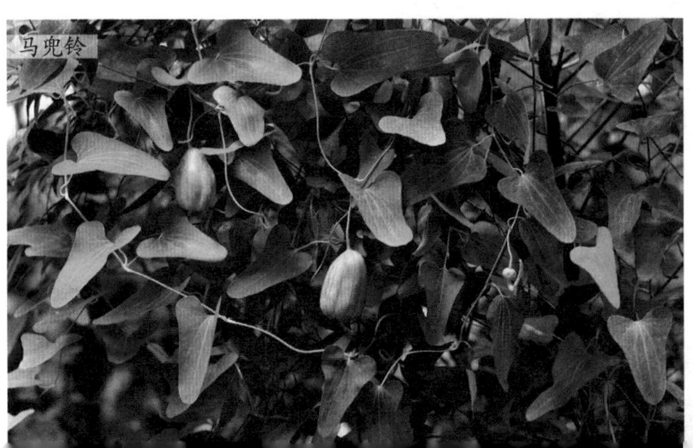
马兜铃

Quanshen 拳参

【别名】紫参、牡蒙童肠。
【来源】蓼科植物拳参 *Polygonum bistorta* 的根茎。

【快速识别】拳参：草本。根茎肥厚，弯曲，外皮紫棕色。茎直立，单一，无毛。基生叶有长柄；叶片宽披针形或狭卵形；先端渐尖，基部圆钝或截形，有时心形，沿叶柄下延成翅状，边缘外卷；茎生叶互生，向上柄渐短至抱茎，托叶筒状，膜质。总状花序呈穗状顶生，圆柱形，直立或稍弯；小花密集，花淡红色或白色。瘦果三棱状椭圆形，红棕色，光亮，包于宿存花被内。花期6~9月，果期9~11月。生于山野草丛中或林下阴湿处。分布于西北、华北、华中、华东及辽宁等地。
【采制】春初发芽时或秋季茎叶将枯萎时采挖，除去泥沙，晒干，去须根。

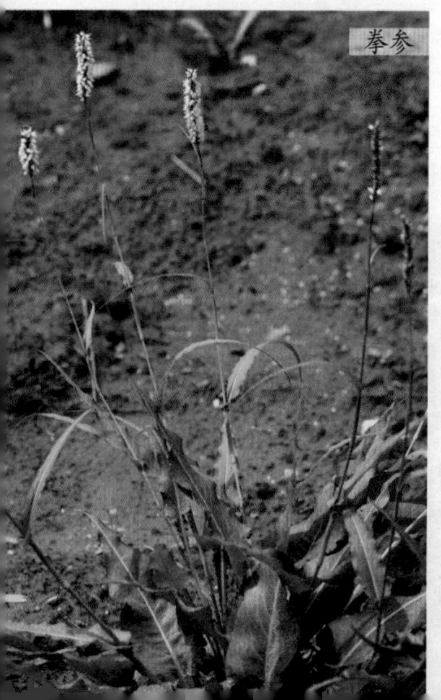
拳参

【功效主治】清热解毒，消肿，止血。主治赤痢热泻，肺热咳嗽，痈肿瘰疬，口舌生疮，血热吐衄，痔疮出血，蛇虫咬伤。
【用法用量】煎汤，3~12g；或入丸、散。外用，适量，捣敷；或煎水含漱、熏洗。
【使用注意】无实火热毒者不宜使用。阴疽患者禁服。

Quemeiteng 雀梅藤

【别名】刺杨梅、酸梅簕、瘤毒藤。
【来源】鼠李科植物雀梅藤 *Sageretia thea* 的根。

【快速识别】雀梅藤：藤状或直立灌木。小枝具刺，灰色或灰褐色，被短柔毛。叶对生或互生；叶柄被短柔毛；叶片纸质，椭圆形、长圆形或卵状椭圆形，先端锐尖，基部圆形或近心形，边缘具细锯齿，上面绿色，无毛，下面浅绿色，无毛或沿脉被柔毛。花两性，黄色，芳香，穗状或圆锥状花序；花序轴被绒毛或密短柔毛。核果近球形，熟时紫黑色。花期 9~10 月，果期翌年 4~5 月。生于海拔 2100m 以下的丘陵、山地林下或灌丛中。分布于西南华东及台湾、湖北、湖南、广东、广西等地。

【采制】秋后采根，洗净鲜用或切片晒干。

【功效主治】降气，化痰，祛风利湿。主治咳嗽，哮喘，胃痛，鹤膝风，水肿。

【用法用量】煎汤，9~15g；或浸酒。外用，适量，捣敷。

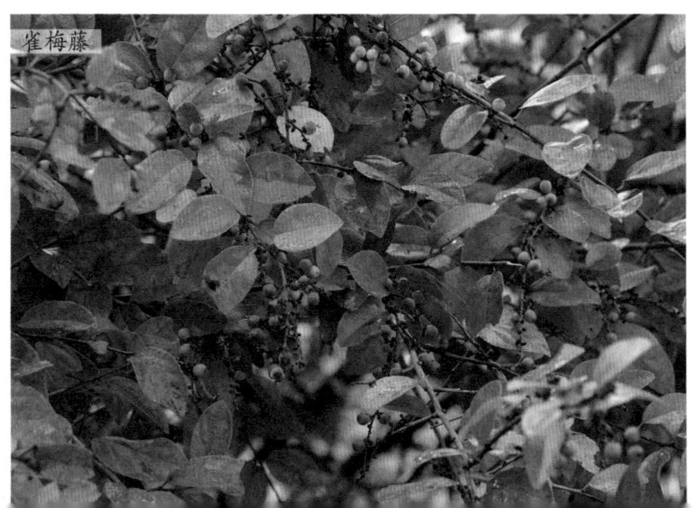
雀梅藤

Renshen
人参

【别名】黄参、玉精、血参。
【来源】五加科植物人参 *Panax ginseng* 的根及根茎。

【快速识别】人参：草本。根肥大，肉质，纺锤形，末端多分歧，外皮淡黄色。叶为掌状复叶，具长柄；轮生叶的数目依生长年限而不同；小叶椭圆形至长椭圆形，上面脉上疏生刚毛，下面无毛；下方 2 片小叶较小，边缘具细锯齿。伞形花序单一顶生，花多集成圆球形；花小；花瓣淡黄绿色。果实为核果状浆果，扁球形。花期 5~6 月，果期 6~9 月。生于山坡密林中，野生于东北及河北等地，多为栽培。

【采制】多于秋季采挖，洗净经晒干或烘干。

【功效主治】大补元气，复脉固脱，补脾益肺，生津养血，安神益智。主治体虚欲脱，肢冷脉微，脾虚食少，肺虚喘咳，津伤口渴，内热消渴，气血亏虚，久病虚羸，惊悸失眠。

【用法用量】煎汤，3~10g，大剂量 10~30g，宜另煎兑入；或研末，每次 2g；或熬膏；或泡酒；或入丸、散。

【使用注意】实证、热证及湿热内盛正气不虚者禁服。不宜与茶同服。不宜与藜芦、五灵脂同用。

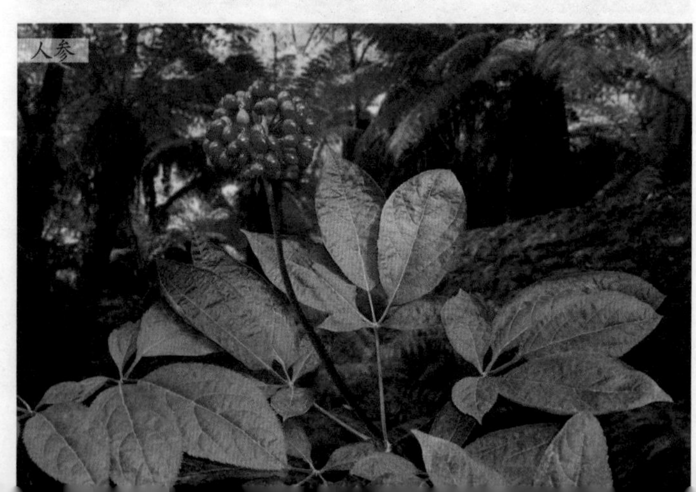
人参

Rongxu 榕须

【别名】半天吊、榕根须、榕树吊须。
【来源】桑科植物榕树 *Ficus microcarpa* 的气生根。

【快速识别】榕树：大乔木。老枝上有气生根（榕须），下垂，深褐色。单叶互生；托叶披针形；叶片薄革质，椭圆形、卵状椭圆形或倒卵形，先端钝尖，基部楔形。隐头花序（榕果）单生或成对腋生或着生于已落枝叶腋，扁球形，黄色或微红色，基部苞片阔卵形，宿存；瘦果小，卵形。花、果期4~11月。生于海拔400~800m的林缘或旷野，野生或植为行道树。分布于浙江、江西、福建、台湾、广东、海南、广西、贵州、云南等地。

【采制】全年均可采，割下气生根，扎成小把，鲜用或晒干。

【功效主治】散风热，祛风湿，活血止痛。主治流感，百日咳，麻疹不透，扁桃体炎，结膜炎，风湿骨痛，痧气腹痛，久痢，胃痛，带下，湿疹，阴痒，跌打损伤。

【用法用量】煎汤，9~15g；或浸酒。外用，适量，捣碎酒炒敷；或煎水洗。

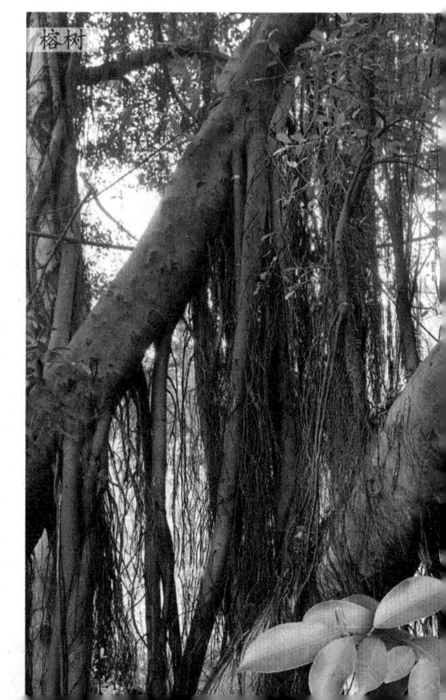
榕树

Sankezhen
三棵针

【别名】铜针刺。
【来源】小檗科植物拟蠔猪刺 *Berberis soulieana*、小黄连刺 *B. wilsonae*、细叶小檗 *B. poiretii* 或匙叶小檗 *B. vernae* 等同属数种植物的根。

【快速识别】拟蠔猪刺：灌木。茎直立，多分枝，幼枝淡黄色，具少数疣点，刺坚硬，三分叉。叶革质，坚硬，长圆状披针形，稀长圆状倒卵形，先端急尖，基部急狭呈极短的柄，上面绿色，有光泽，下面黄绿色，边缘有5~18个刺齿。花7~20朵簇生；萼片6；花黄色。浆果椭圆形，熟时红色，被白粉。花期3~4月，果期8~10月。生于海拔600~2000m的山坡、路旁及林缘。分布于陕西、甘肃、湖北、四川等地。

【采制】春、秋二季采挖，除去泥沙和须根，晒干或切片晒干。

【功效主治】清热燥湿，泻火解毒。主治湿热泻痢，黄疸，湿疹，咽痛目赤，聤耳流脓，痈肿疮毒。

【用法用量】煎汤，9~15g；或泡酒。外用，适量，研末调敷。

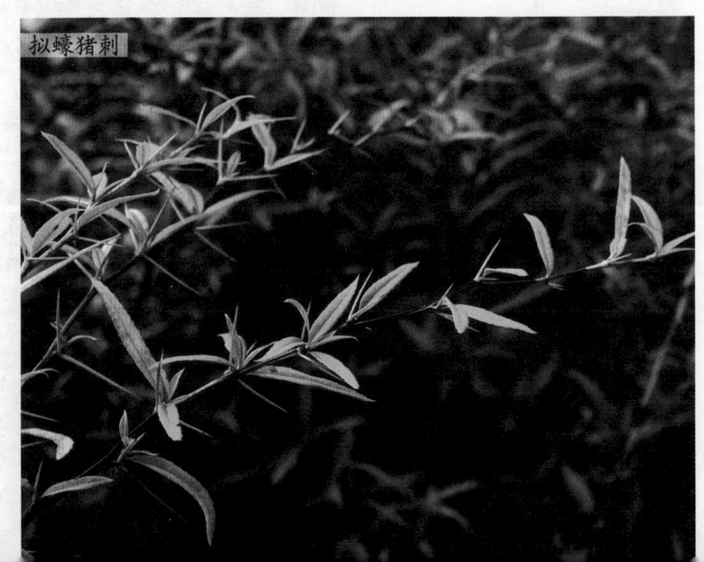
拟蠔猪刺

Sanleng
三棱

【别名】京三棱、红蒲根、光三棱。
【来源】黑三棱科植物黑三棱 *Sparganium stoloniferum* 的块茎。

【快速识别】黑三棱：草本。根茎横走，块茎粗而短，茎直立，圆柱形，光滑。叶丛生；叶片线形，先端渐尖，基部抱茎，下面具1条纵棱。花茎由叶丛中抽出；花单性，雌雄同株，圆锥花序开展，具3~7个侧枝；雄花序位于雌花序上部；雄花花被片膜质，倒披针形；雌花柱头分叉或否。聚花果，核果倒卵状圆锥形，先端有锐尖头，具棱，褐色，花被宿存。花期6~7月，果期7~8月。生于池沼或水沟等处。分布于东北、华北、华东、西南及陕西、宁夏、甘肃、河南、湖北、湖南等地。

【采制】冬季至次年春季采挖，洗净，削去外皮，晒干。

【功效主治】破血行气，消积止痛。主治癥瘕痞块，痛经，瘀血经闭，胸痹心痛，食积胀痛。

【用法用量】煎汤，5~10g；或入丸、散。

【使用注意】气虚体弱、血枯经闭、月经过多者及孕妇禁服；不宜与芒硝、玄明粉同用。

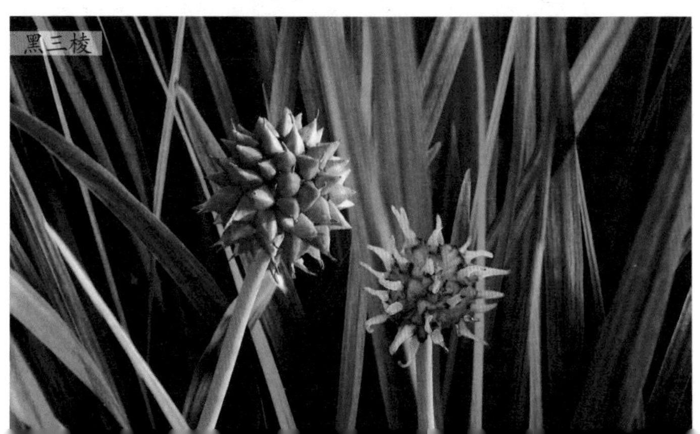
黑三棱

Sanqi
三七

【别名】田七、滇三七、金不换。
【来源】五加科植物三七 *Panax notoginseng* 的根及根茎。

【快速识别】三七：草本。主根粗壮，肉质，纺锤形、倒圆锥形或圆柱形，分枝具疣状突起。茎单一，直立。掌状复叶，3~6 片轮生茎顶；小叶 5~17，膜质，长圆形至倒卵状长圆形，基部一对较小，先端渐尖，基部近圆形，多不对称，叶缘有细密锯齿，齿端具小刚毛，两面沿脉疏生刚毛。伞形花序单生；花小，黄绿色，极多数。核果状浆果，近肾形，鲜红色。花期 6~8 月，果期 8~10 月。生于山坡丛林下。分布于江西、湖北、两广、四川、云南等地，多为栽培。

【采制】秋季花开前采挖，洗净，分开主根、支根及根茎，干燥。

【功效主治】散瘀止血，消肿定痛。主治咯血，吐血，衄血，便血，崩漏，外伤出血，胸腹刺痛，跌扑肿痛。

【用法用量】煎汤，3~9g；研末，1~3g；或入丸、散。外用，适量，磨汁涂；或研末调敷。

【使用注意】孕妇慎服。

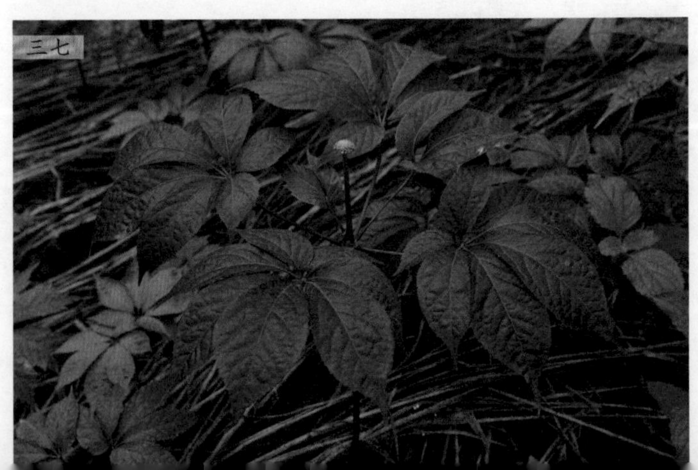
三七

Shancigu 山慈菇

【别名】毛慈姑、泥冰子、算盘七。
【来源】兰科植物杜鹃兰 *Cremastra appendiculata*、独蒜兰 *Pleione bulbocodioides* 或云南独蒜兰 *P. yunnanensis* 的假鳞茎。前者习称“毛慈菇”，后二者习称“冰球子”。

【快速识别】独蒜兰：草本。假鳞茎狭卵形或长颈瓶状，顶生1枚叶，叶落后有1杯状齿环。叶和花同时出现，叶椭圆状披针形，先端稍钝或渐尖，基部收狭成柄抱花葶。花葶顶生1朵花；花苞片长圆形，近急尖；花淡紫色或粉红色；唇瓣上有深色斑，唇瓣轮廓为倒卵形或宽倒卵形，不明显3裂，边缘具不整齐的锯齿，内面有3~5条波状或近直立的褶片，蒴果。花期4~5月，果期7月。生于海拔630~3000m的林下或沟谷旁有泥土的石壁上。分布于华东、中南、西南及陕西、甘肃等地。

【采制】夏、秋二季采挖，除去地上部分及泥沙，分开大小置沸水锅中蒸煮至透心，干燥。

【功效主治】清热解毒，化痰散结。主治痈肿疔毒，瘰疬痰核，蛇虫咬伤，癥瘕痞块。

【用法用量】煎汤，3~9g；或磨汁；或入丸、散。外用，适量，磨汁涂，或研末调敷。

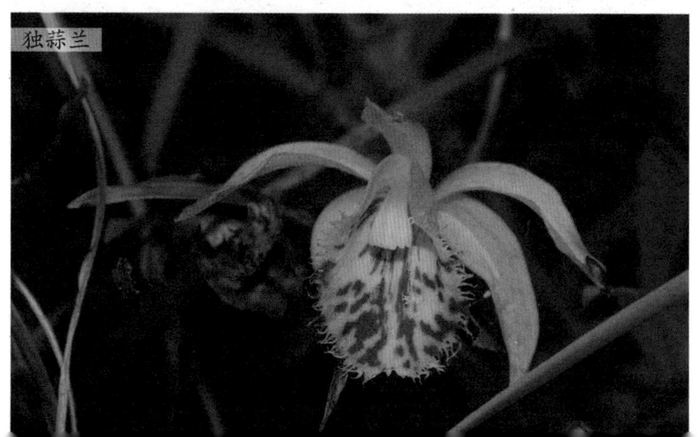
独蒜兰

Shandougen 山豆根

【别名】苦豆根、广豆根、岩黄连。
【来源】豆科植物越南槐 *Sophora tonkinensis* 的干燥根和根茎。

【快速识别】越南槐：小灌木。根圆柱状，根皮黄褐色。茎分枝少，密被短柔毛。奇数羽状复叶，互生；小叶片椭圆或长圆状卵形，顶端小叶较大，先端急尖或短尖，基部圆形，上被短柔毛，下被灰棕色短柔毛。总状花序顶生，密被短毛；花萼阔钟状；花冠黄白色。荚果长，密被长柔毛，串珠状，稍扭曲。花期 5~6 月，果期 7~8 月。生于石山脚下或岩缝中。分布于江西、广东、广西、贵州、云南等地。

【采制】秋季采挖，除去杂质，洗净，干燥。

【功效主治】清热解毒，消肿利咽。主治火毒蕴结，乳蛾喉痹，咽喉肿痛，齿龈肿痛，口舌生疮。

【用法用量】煎汤，3~6g；或磨汁；或研末；或入丸、散。外用，适量，含漱；或捣敷。

【使用注意】有毒。脾胃虚寒泄泻者禁服。

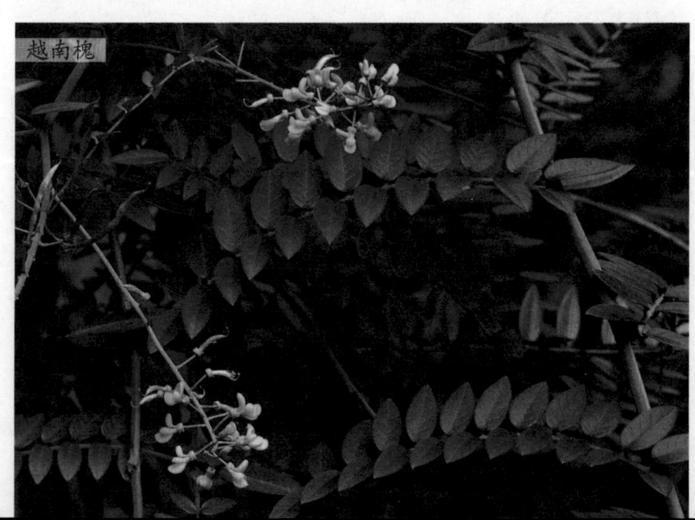
越南槐

Shanhuaishu

山槐树

【来源】豆科植物单叶拿身草 *Desmodium zonatum* 的根。

【快速识别】单叶拿身草：小灌木。茎单一或分枝，幼时被黄色开展小钩状毛和散生贴伏毛，后渐变无毛。单叶互生；叶柄被开展小钩状毛和散生贴伏毛；小叶纸质，卵形、卵状椭圆形或披针形，大小变化很大，先端渐尖或急尖，基部宽楔形至圆形，上面无毛或沿脉上散生小钩状毛，下面密被黄褐色柔毛，全缘，侧脉每边 7~10 条；小托叶钻形。总状花序顶生；总花梗密被开展小钩状毛和疏生直长毛；花通常 2~3 朵簇生于每节上；花萼密被黄色开展钩状毛；花冠白色或粉红色，蝶形。荚果线形，有荚节 6~8，荚节扁平，密被黄色小钩状毛。花期 7~8 月，果期 8~10 月。生于山地、林边。分布于华南、西南等地。

【采制】夏、秋二季采收，切段晒干。

【功效主治】清热消滞。主治胃脘痛，小儿疳积。

【用法用量】煎汤，9~15g。

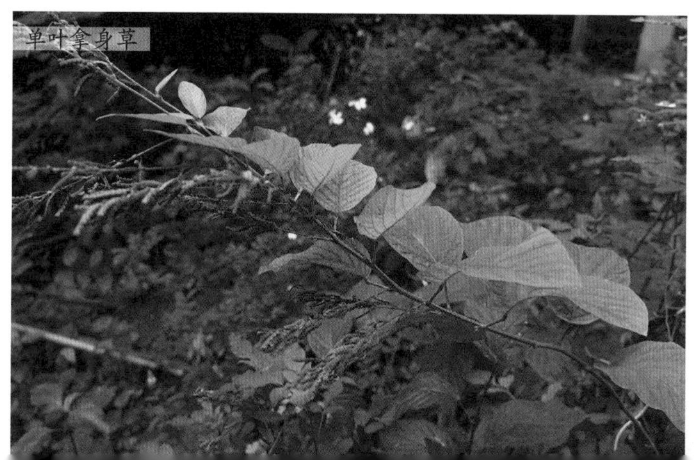

单叶拿身草

Shannai

山柰

【别名】三柰子、山辣、沙姜。
【来源】姜科植物山柰 *Kaempferia galanga* 的干燥根茎。

【快速识别】山柰：草本。根茎块状，单个或数个相连，绿白色，芳香。叶通常 2 片贴地生长，近无柄；叶片近圆形或宽卵形，先端急尖或近钝形，基部宽楔形或圆形。上面绿色，有时叶缘及先端紫色。穗状花序自叶鞘中抽出，花晨开午谢；苞片披针形；花白色，有香味，花萼与苞片等长；花冠裂片窄披针形，唇瓣白色，基部具紫斑。蒴果。花期 8~9 月。生于山坡、林下、草丛中。分布于福建、台湾、广东、海南、广西、云南等地。

【采制】冬季采挖，洗净，除去须根，切片，晒干。

【功效主治】行气温中，消食，止痛。主治胸膈胀满，脘腹冷痛，饮食不消。

【用法用量】煎汤，6~9g；或入丸、散。外用，适量，捣敷；或研末调敷，或搐鼻。

【使用注意】阴虚血亏及胃有郁火者禁服。

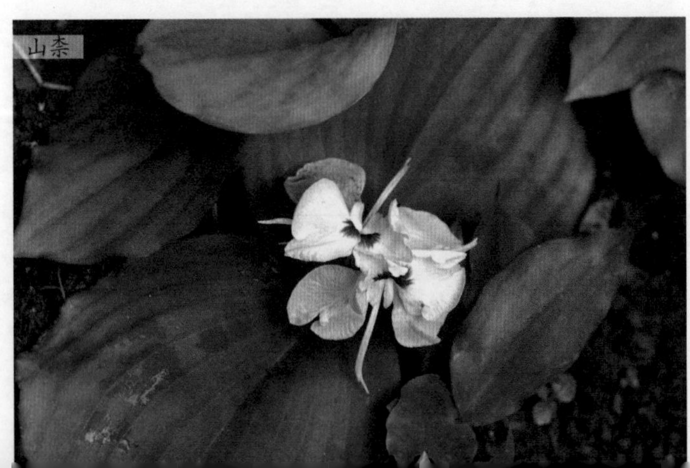
山柰

Shanwujiugen 山乌桕根

【别名】山柳、山柳乌桕、红心乌桕。
【来源】大戟科植物山乌桕 *Sapium discolor* 的根及根皮。

【快速识别】山乌桕：落叶乔木或灌木。小枝灰褐色，有点状皮孔。叶互生；叶柄顶端有腺体 2；叶片纸质，椭圆状卵形，全缘，下面粉绿色。穗状花序顶生；单性，雌雄同序，无花瓣及花盘；雄花花萼杯状，先端不整齐齿状裂，雄蕊 2，极少 3；雌花生在花序的近基部，萼片 3 裂，三角形。蒴果球形，黑色。花期 4~6 月，果期 6~12 月。生于平原、丘陵、山地的疏林或灌丛中。分布于华南、西南及浙江、江西、福建、台湾、湖南等地。

【采制】秋后采挖，洗净，晒干或鲜用。

【功效主治】利水通便，消肿散瘀，解蛇虫毒。主治二便不通，水肿，腹水，白浊，疮痈，湿疹，跌打损伤，毒蛇咬伤。

【用法用量】煎汤，3~9g；或捣汁。外用，适量，捣敷；或煎汤洗。

【使用注意】有小毒。孕妇和体弱者忌服。

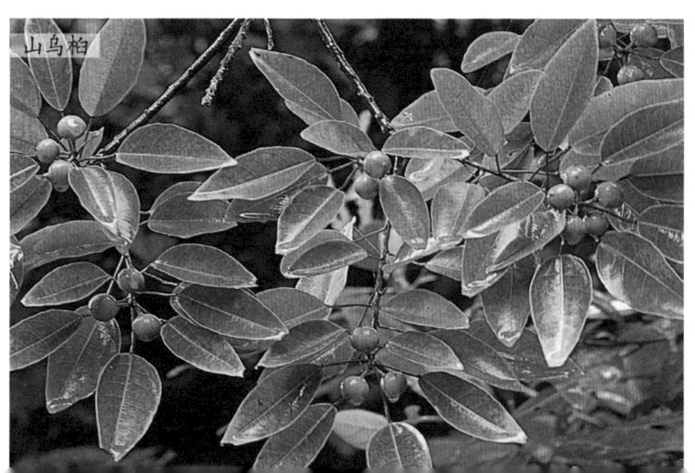
山乌桕

Shanxiaoju 山小橘

【别名】野沙柑、山金橘、山油柑。
【来源】芸香科植物山小橘 *Glycosmis pentaphylla* 的根和叶。

【快速识别】山小橘：灌木或小乔木。嫩枝常被褐锈色绒毛且呈压扁状。叶互生，有单叶和羽状复叶两种；单叶生于短柄上；奇数羽状复叶具小叶 3 或 5；小叶片纸质，长圆形，先端渐尖或急尖而钝头，基部狭楔形，缘或为不规则的微波状，两面无毛，上面绿色，下面较淡，具透明腺点。圆锥花序腋生，稀顶生，多花。花瓣 5，白色或淡黄色。浆果近球形，淡红色或朱红色，熟时半透明，味甜可食。花期 6~9 月，果期 10~11 月。生于低丘陵的灌丛或疏林中。分布于福建、台湾、广东、海南、广西、贵州、云南等地。

【采制】根全年均可采，洗净，切片晒干；叶鲜用。

【功效主治】祛风解表，化痰止咳，理气消积，散瘀消肿。主治感冒咳嗽，食滞纳呆，食积腹痛，疝气痛，跌打肿痛。

【用法用量】煎汤，9~15g。外用，适量，煎水洗；或鲜叶捣敷。

【使用注意】孕妇忌服。

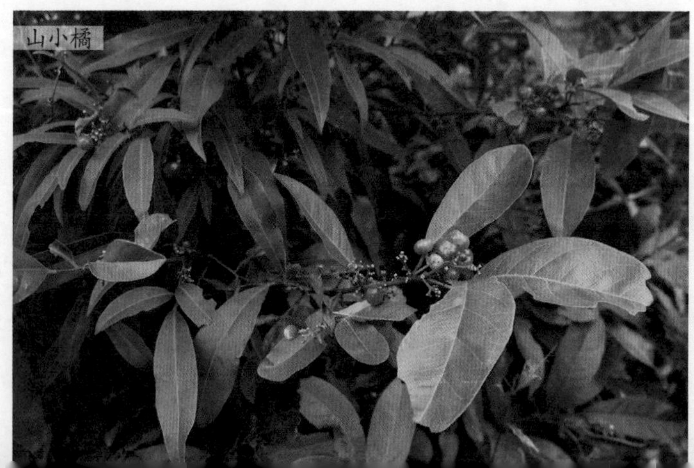
山小橘

Shanyao
山药

【别名】薯蓣、怀山药、山板薯。
【来源】薯蓣科植物薯蓣 *Dioscorea opposita* 的根茎。

【快速识别】薯蓣：藤本。块茎长圆柱形，断面干时白色。茎常带紫红色，右旋，无毛。单叶，茎下部互生，中部以上对生；叶片变异大，卵状三角形至宽卵状戟形，先端渐尖，基部深心形、宽心形或戟形至近截形，边缘常 3 裂。叶腋内有珠芽（零余子）。雌雄异株。雄花序穗状，近直立，2~8 个腋生；花序轴“之”字形；苞片和花被片有紫褐色斑点。雌花序穗状，1~3 个腋生。蒴果不反折，三棱状扁圆形，外被白粉。花期 6~9 月，果期 7~11 月。生于山坡、山谷林下、溪边、路旁的灌木丛或杂草丛中，各地均有栽培。分布于华北、西北、华东、华中及广西、贵州、四川等地。

【采制】冬季茎叶枯萎后采挖，切去根头，洗净，除去外皮和须根，干燥，或趁鲜切厚片，干燥。

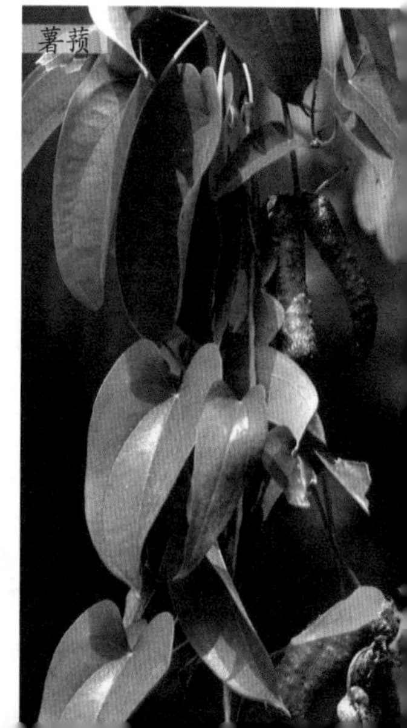
薯蓣

【功效主治】补脾养胃，生津益肺，补肾涩精。主治脾虚食少，久泻不止，肺虚喘咳，肾虚遗精，带下，尿频，虚热消渴。炒山药补脾健胃，主治脾虚食少，泄泻便溏，白带过多。

【用法用量】煎汤，15~30g，大剂量 60~250g；或入丸、散。外用，适量，捣敷。补阴宜生用，健脾止泻宜炒黄用。

【使用注意】湿盛中满或有实邪、积滞者禁服。

Shanglu 商陆

【别名】章柳根、水萝卜、见肿消。
【来源】商陆科植物商陆 *Phytolacca acinosa* 或垂序商陆 *P. americana* 的根。

【快速识别】垂序商陆：草本。全株无毛。根粗壮，圆锥形，肉质。茎紫红色，棱角较为明显。单叶互生；叶片卵状椭圆形或卵状披针形，先端急尖或渐尖，基部楔形，全缘。总状花序顶生或侧生，多花；花被片 5，白色，微带红晕；雄蕊、心皮及花柱通常均为 10。果序下垂。浆果，扁圆状，有宿萼，熟时呈深红紫色或黑色。花期 7~8 月，果期 8~10 月。生于林下、路边及宅旁阴湿处。分布于华东、华中及陕西、河北、山东、广西、四川等地。

【采制】秋季至次春采挖，除去须根和泥沙。切成块或片，晒干或阴干。

【功效主治】逐水消肿，通利二便；外用解毒散结。主治水肿胀满，二便不通；外治痈肿疮毒。

【用法用量】煎汤，3~10g；或入散剂。外用，适量，捣敷。内服宜醋制或久蒸后用；外用宜生品。

【使用注意】有毒。体虚水肿者慎服，孕妇忌服。

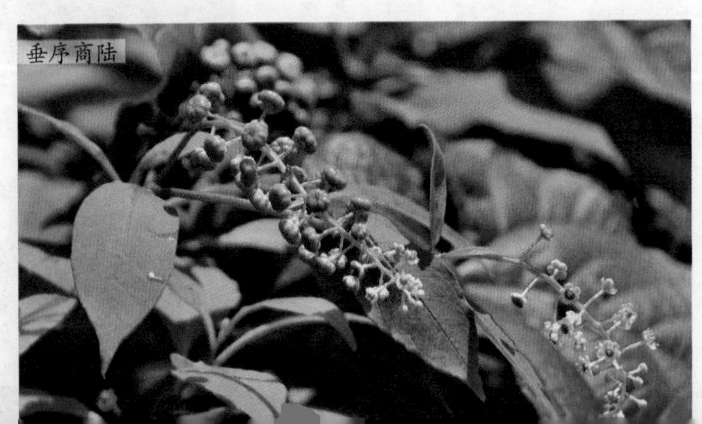
垂序商陆

Shegan
射干

【别名】乌扇、剪刀草、金绞剪。
【来源】鸢尾科植物射干 *Belamcanda chinensis* 的根茎。

【快速识别】射干：草本。根茎粗壮，黄色，呈不规则的结节状，须根多数。茎直立，实心，下部生叶。叶互生，扁平，宽剑形，对折，互相嵌叠，排成 2 列，先端渐尖，基部抱茎，全缘，绿色带白粉。聚伞花序伞房状顶生，2 叉状分枝，枝端着生数花，花梗及分枝基部均有膜质苞片；花被片 6，橘黄色，有暗红色斑点。蒴果倒卵形或长椭圆形，具 3 纵棱，成熟时室背开裂，果瓣向外弯曲。花期 6~8 月，果期 7~9 月。生于山坡、草原、田野旷地、杂木林缘，亦可栽培。分布于全国各地。

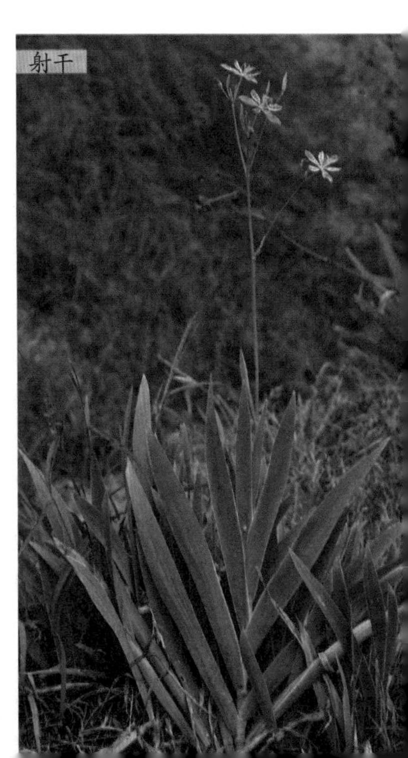
射干

【采制】春初刚发芽或秋末茎叶枯萎时采挖，除去须根和泥沙，干燥。

【功效主治】清热解毒，消痰，利咽。主治热毒痰火郁结，咽喉肿痛，痰涎壅盛，咳嗽气喘。

【用法用量】煎汤，3~10g；或入丸、散；或鲜品捣汁。外用，适量，煎水洗；或研末吹喉；或捣烂敷。

【使用注意】病无实热、脾虚便溏者及孕妇禁服。

Shengdihuang

生地黄

【别名】生地黄、鲜地黄、山菸根。
【来源】玄参科植物地黄 *Rehmannia glutinosa* 的新鲜或干燥块根。

【快速识别】地黄：草本。全株被灰白色长柔毛及腺毛。根肉质，块状，圆柱形或纺锤形。茎直立。基生叶成丛，叶片倒卵状披针形，先端钝，基部渐窄，下延成长叶柄，叶面多皱，边缘有不整齐锯齿；茎生叶较小。花茎直立，被毛，总状花序；花萼钟状，被长柔毛和白色长毛；花冠宽筒状，稍弯曲，外面暗紫色，里面杂以黄色，有明显紫纹，先端 5 浅裂。蒴果卵形或长卵形。花期 4~5 月，果期 5~6 月。生于海拔 50~1100m 的山坡及路旁荒地等处。分布于华北、华东、华中及辽宁、内蒙古、四川等地。

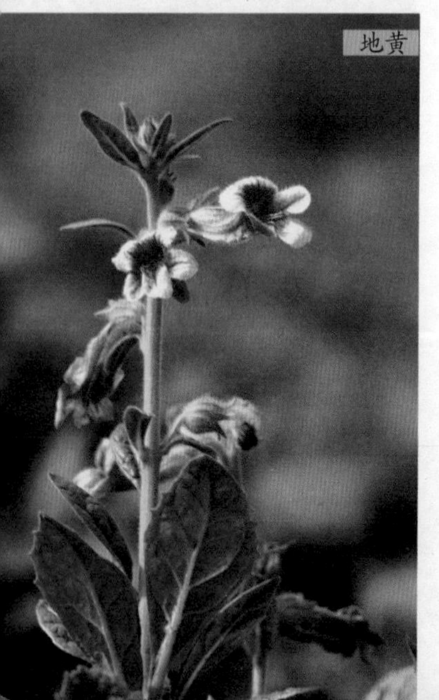
地黄

【采制】秋季采挖，除去芦头、须根及泥沙，鲜用；或将地黄缓缓烘焙至约八成干。前者习称"鲜地黄"，后者习称"生地黄"。

【功效主治】清热凉血，养阴生津。主治热入营血，温毒发斑，吐血衄血，热病伤阴，舌绛烦渴，津伤便秘，阴虚发热，骨蒸劳热，内热消渴。

【用法用量】10~15g。外用，适量，捣烂敷；或取汁涂搽。

Shengjiang
生姜

【别名】母姜、鲜生姜。
【来源】姜科植物姜 *Zingiber officinale* 的新鲜根茎。

【快速识别】姜：草本。根茎肥厚，断面黄白色，有浓厚的辛辣气味。叶互生，无柄，无毛；叶片披针形至线状披针形，先端渐尖，基部狭，叶基鞘状抱茎。花葶自根茎中抽出；穗状花序椭圆形；苞片卵形，淡绿色，顶端具小尖头；花冠黄绿色，裂片3，披针形，唇瓣的中间裂片长圆状倒卵形，较花冠裂片短，有紫色条纹和淡黄色斑点，两侧裂片卵形，黄绿色，具紫色边缘。蒴果。种子多数，黑色。花期8月。生于田地。我国中部、东南部至西南部各省广为栽培。

【采制】秋、冬二季采挖，除去须根和泥沙。

【功效主治】解表散寒，温中止呕，化痰止咳，解鱼蟹毒。主治风寒感冒，胃寒呕吐，寒痰咳嗽，鱼蟹中毒。

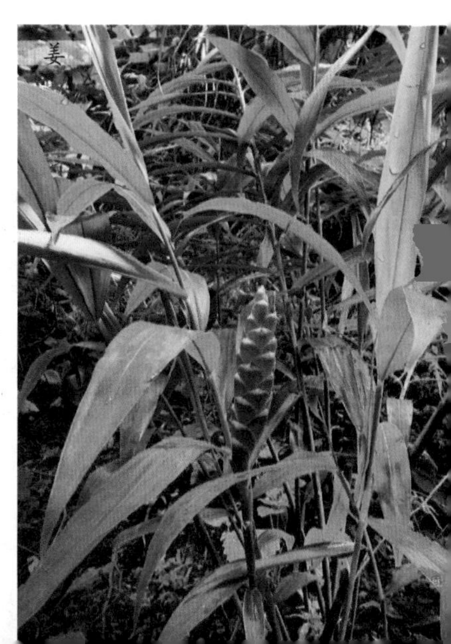
姜

【用法用量】煎汤，3~10g；或捣汁冲服。外用，适量，捣敷；或炒热熨；或绞汁调搽。

【使用注意】阴虚内热及实热证者禁服。

Shichangpu
石菖蒲

【别名】菖蒲、剑叶菖蒲、石蜈蚣。
【来源】天南星科植物石菖蒲 *Acorus tatarinowii* 的根茎。

【快速识别】石菖蒲：草本。根茎横卧，芳香，外皮黄褐色，根肉质，具多数须根，根茎上部分枝甚密，因而植株成丛生状，分枝常被纤维状宿存叶基。叶片薄，线形，基部对折，中部以上平展，先端渐狭，基部两侧膜质，叶鞘宽，上延几达叶片中部，暗绿色，无中脉，平行脉多数，稍隆起。花序柄腋生，三棱形。叶状佛焰苞为肉穗花序长的 2~5 倍；肉穗花序圆柱状，上部渐尖，直立或稍弯。花白色。幼果绿色，成熟时黄绿色或黄白色。花、果期 2~6 月。生于海拔 20~2600m 的密林下湿地或溪涧旁石上。分布于黄河流域以南各地。

【采制】秋、冬二季采挖，除去须根和泥沙，晒干。

【功效主治】开窍豁痰，醒神益智，化湿开胃。主治神昏癫痫，健忘失眠，耳鸣耳聋，脘痞不饥，噤口下痢。

【用法用量】煎汤，3~10g，鲜品加倍；或入丸、散。外用，适量，煎水洗；或研末调敷。

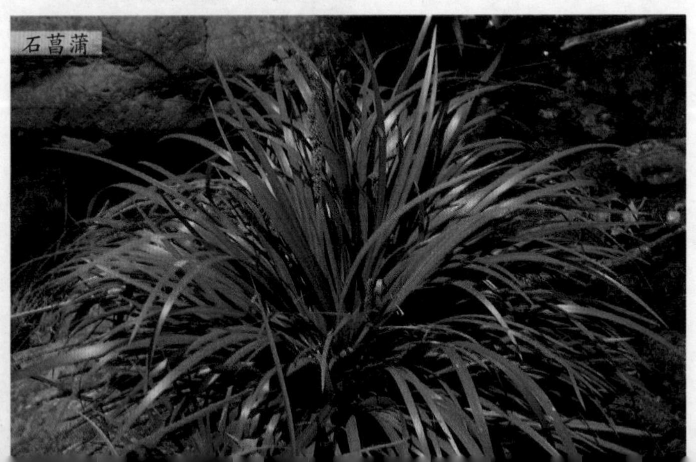
石菖蒲

Shisuan

石蒜

【别名】老鸦蒜、乌蒜、九层蒜。
【来源】石蒜科植物石蒜 *Lycoris radiata* 或中国石蒜 *L. chinensis* 的鳞茎。

【快速识别】石蒜：草本，鳞茎宽椭圆形或近球形，外皮紫褐色。秋季出叶，叶基生；叶片狭带状，先端钝，全缘；中脉明显，深绿色，被粉。花葶在叶前抽出，实心；伞形花序，有花 4~7 朵；花被裂片 6，鲜红色，狭倒披针形，广展而强度反卷，边缘皱波状；花被管绿色；雄蕊显著伸出于花被外，长约为花被的 2 倍。花期 8~10 月。生于山地阴湿处或林缘、溪边、路旁，庭园亦有栽培。分布于华东、华中、西南及陕西等地。

【采制】秋季将鳞茎挖出，鲜用或洗净晒干。

【功效主治】祛痰催吐，解毒散结。主治喉风，单双乳蛾，咽喉肿痛，痰涎壅塞，食物中毒，胸腹积水，恶疮肿毒，痰核瘰疬，痔漏，跌打损伤，风湿关节痛，顽癣，烫火伤，蛇咬伤。

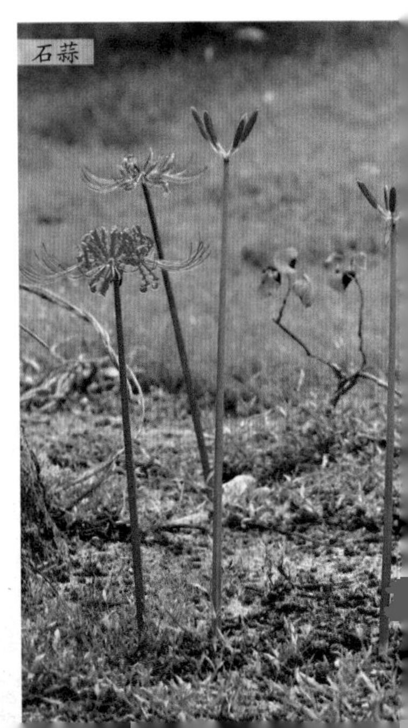
石蒜

【用法用量】煎汤，1.5~3g；或捣汁。外用，适量，捣敷；或绞汁涂；或煎水熏洗。

【使用注意】有毒。体虚无实邪者及孕妇禁服，皮肤破损者禁敷。

Shuliang 薯莨

【别名】薯良、鸡血莲、朱砂七。
【来源】薯蓣科植物薯莨 *Dioscorea cirrhosa* 的块茎。

【快速识别】薯莨：藤本。茎绿色，右旋，有分枝，下部有刺。单叶，在茎下部的互生，中部以上的对生；叶片革质或近革质，长椭圆形至卵形，或为卵状披针形至狭披针形，全缘，两面无毛。雌雄异株。花小。雄花序穗状，排列呈圆锥状花序；雌花序穗状，单生于叶腋。蒴果不反折，近三棱状扁圆形。花期 4~6 月，果期 7 月至翌年 1 月仍不脱落。生于海拔 350~1500m 的山坡、路旁、河谷边的杂木林、阔叶林中、灌丛中或林边。分布于华东、华中、华南、西南等地。

【采制】5~8 月采挖，洗净，捣碎鲜用或切片晒干。

【功效主治】活血止血，理气止痛，清热解毒。主治咯血，呕血，衄血，尿血，便血，崩漏，月经不调，痛经，经闭，产后腹痛，脘腹胀痛，痧胀腹痛，热毒血痢，水泻，关节痛，跌打肿痛，疮疖，带状疱疹，外伤出血。

【用法用量】煎汤，3~9g；绞汁；或研末。外用，适量，研末敷；或磨汁涂。

【使用注意】有小毒。孕妇慎服。

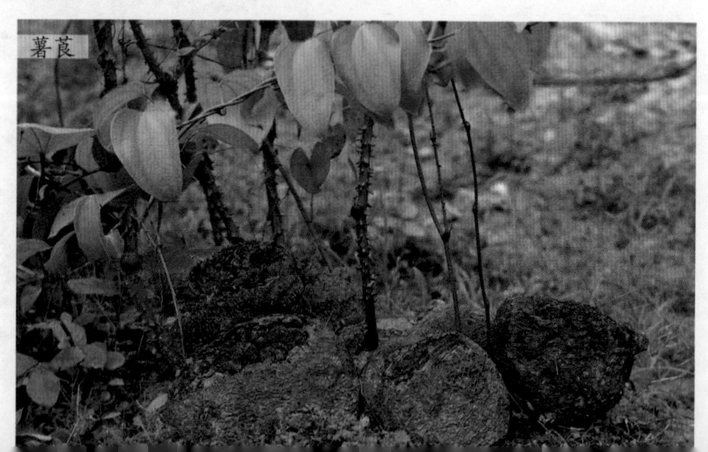
薯莨

Shuibanxia

水半夏

【别名】山慈姑、土田七。
【来源】天南星科植物鞭檐犁头尖 *Typhonium flagelliforme* 的块茎。

【快速识别】鞭檐犁头尖：草本。块茎近圆形，上部周围密生肉质根。叶 3~4，叶柄中部以下具宽鞘；叶片戟状长圆形，基部心形或下延。花序柄细；佛焰苞管部绿色，卵圆形，檐部绿色至绿白色，披针形，常伸长卷曲为长鞭状；肉穗花序；雌花序卵形；雄花序黄色；附属器淡黄绿色，具柄，下部为长圆锥形，向上为细长的线形。浆果卵圆形。花期 4~5 月，果期 6~8 月。生于山溪浅水中、水田或田边以及其他湿地。分布于广东、广西、云南等地。

【采制】11 月采收，用石灰水浸泡 24 小时，用木棍搅拌去皮后，晒干或烘干或鲜用。

【功效主治】燥湿化痰，解毒消肿，止血。主治咳嗽痰多，痈疮疖肿，无名肿毒，毒虫咬伤，外伤出血。

【用法用量】煎汤，3~9g；或入丸、散。外用，捣敷；或研末调敷。

【使用注意】有毒。阴虚燥咳者及孕妇慎用。

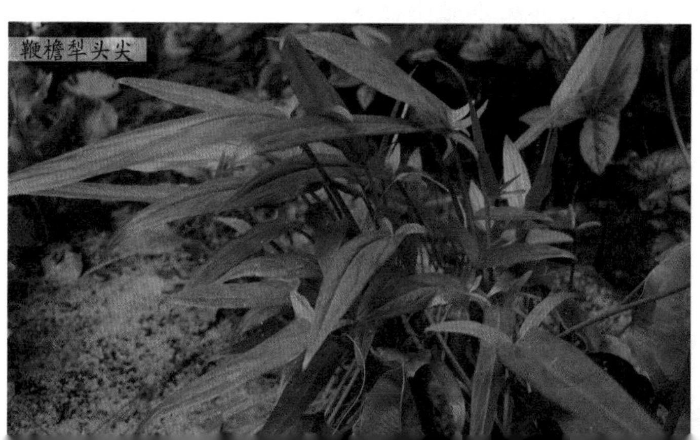
鞭檐犁头尖

Shuichangpu 水菖蒲

【别名】白昌、臭蒲、泥菖蒲。
【来源】天南星科植物菖蒲 *Acorus calamus* 的根茎。

【快速识别】菖蒲：多年生草本。根茎横走，稍扁，分枝，外皮黄褐色，芳香。肉质根多数，具毛发状须根。叶基生，基部两侧膜质，叶鞘向上渐狭；叶片剑状线形，基部宽，对折，中部以上渐狭，草质，绿色，光亮，中脉在两面均明显隆起。花序柄三棱形；叶状佛焰苞剑状线形；肉穗花序斜向上或近直立，狭锥状圆柱形。花黄绿色。浆果长圆形，红色。花期2~9月。生于海拔2600m以下的水边、沼泽湿地或湖泊浮岛上。分布于全国各地。

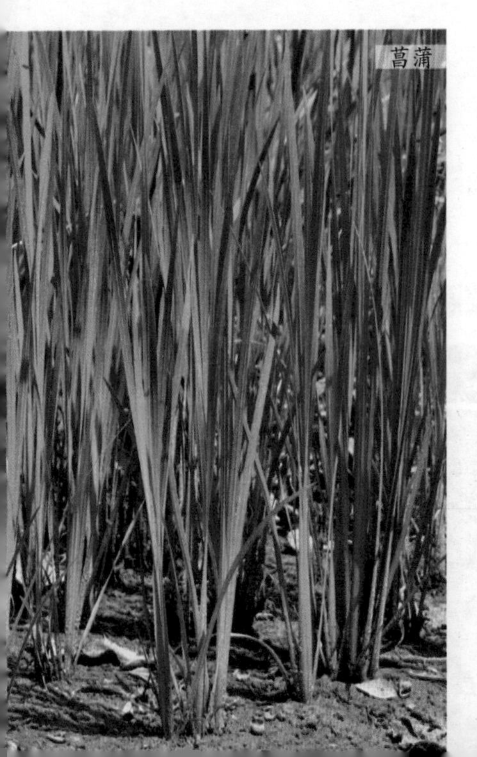
菖蒲

【采制】栽种2年后即可采收。全年均可采收，8~9月采挖者良。挖取根茎后，洗净泥沙，去除须根，晒干。

【功效主治】化痰开窍，除湿健胃，杀虫止痒。主治痰厥昏迷，中风，癫痫，惊悸健忘，耳鸣耳聋，食积腹痛，痢疾泄泻，风湿疼痛，湿疹，疥疮。

【用法用量】煎汤，3~6g；或入丸、散。外用，适量，煎水洗；或研末调敷。

Shuijinshu
水锦树

【别名】猪血木、饭汤木、双耳蛇。
【来源】茜草科植物水锦树 *Wendlandia uvariifolia* 的叶、根。

【快速识别】水锦树：灌木至乔木。小枝被锈色硬毛。叶对生；叶柄粗壮，密被锈色毛；托叶大，基部宽，中部收缩，上部扩大成肾形，宽而反折；叶片纸质，宽卵形至宽椭圆形，先端短渐尖，基部楔形，上面散生短硬毛，下面被柔毛，脉上毛很密。圆锥花序状排列的聚伞花序顶生，被绒毛；花小，白色；花冠筒状漏斗形。蒴果球形，被短柔毛。花期1~2月。生于林下或溪边。分布云南、广东、广西、海南等地。

【采制】全年可采。根洗净，切片晒干；叶晒干或鲜用。

【功效主治】祛风除湿，散瘀消肿，止血生肌。主治跌打损伤，风湿骨痛，外伤出血，疮疡溃烂久不收口。

【用法用量】煎汤，5~10g。外用，适量，鲜叶捣敷；或煎水洗。

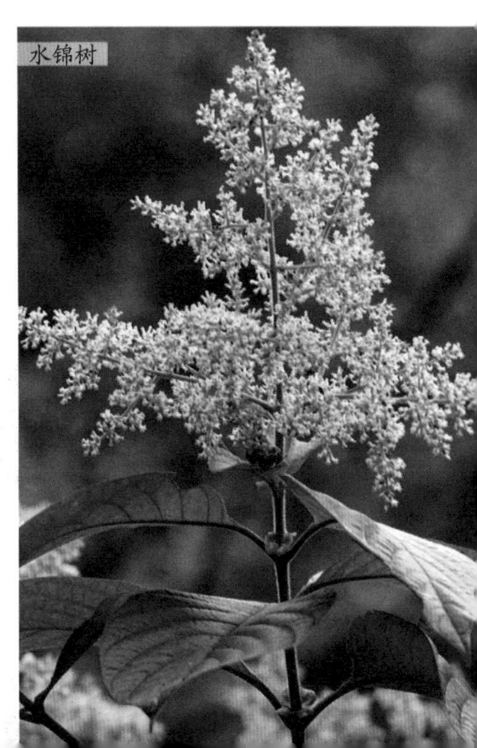
水锦树

Shuiqie 水茄

【别名】天茄子、山颠茄、金衫扣。
【来源】茄科植物水茄 *Solanum torvum* 的根及老茎。

【快速识别】水茄：灌木。小枝、叶下面、叶柄及花序柄均被尘土色星状柔毛。茎直立，分枝，粗壮，枝和叶柄散生短刺。叶单生或双生；叶片卵形至椭圆形，先端尖，基部心脏形或楔形，两边不相等，全缘或浅裂。伞房花序腋外生；花萼杯状，外面被星状毛及腺毛，先端5裂；花冠辐形，白色，5裂。浆果圆球形，黄色，光滑无毛。全年均开花、结果。生长于热带地方的路旁、荒地、沟谷及村庄附近等潮湿地方。分布于台湾、广东、广西、云南等地。

【采制】全年均可采，洗净，切片，鲜用或晒干。

【功效主治】活血消肿止痛。主治胃痛，痧症，闭经，跌打瘀痛，腰肌劳损，痈肿，疔疮。

【用法用量】煎汤，9~15g。外用，适量，捣敷。

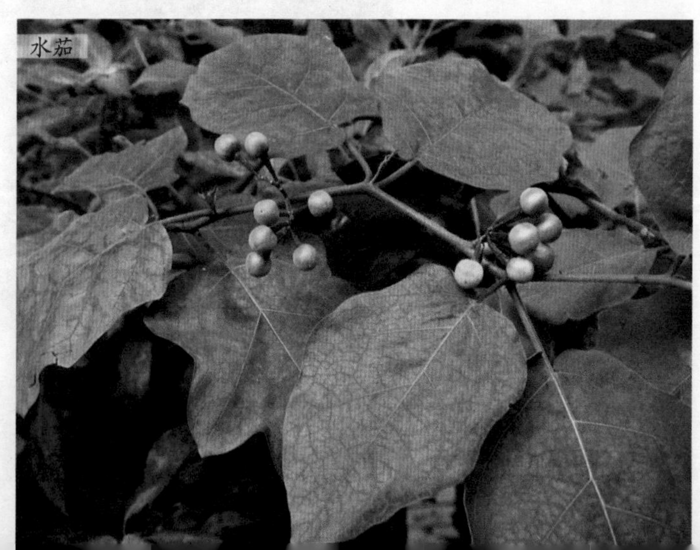
水茄

Siyeshen 四叶参

【别名】山海螺、土党参、通乳草。
【来源】桔梗科植物羊乳 *Codonopsis lanceolata* 的根。

【快速识别】羊乳：缠绕草本。全株无毛，富含白色乳汁，具特殊腥臭气味；有多数短分枝。根粗壮肥大，纺锤形或近圆锥形。主茎上叶互生，披针形或菱状狭卵形，细小；在小枝顶端的叶通常 2~4 枚簇生，近于对生或轮生状；叶片菱状卵形、狭卵形或椭圆形，通常全缘或有疏波状齿。花单生于或对生于小枝顶端；萼 5 裂，裂片卵状披针形，绿色；花冠宽钟形，5 裂，裂片先端反卷，黄绿色，内有紫褐色斑点。蒴果扁圆锥形，有宿萼。花、果期 7~8 月。生于山野沟洼潮湿地及灌木丛中。主产于东北、华北、华东、华中各地。

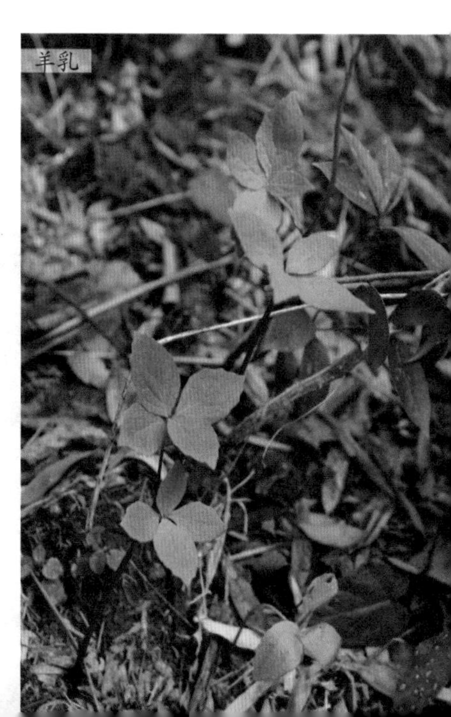
羊乳

【采制】7~8月采挖，洗净，鲜用或切片晒干。

【功效主治】益气养阴，解毒消肿，排脓，通乳。主治神疲乏力，头晕头痛，肺痈，乳痈，肠痈；疮疖肿毒，乳蛾，瘰疬，产后乳少，带下，毒蛇咬伤。

【用法用量】煎汤，15~60g，鲜品 45~120g。外用，鲜品适量，捣敷。

【使用注意】外感初期，无汗者慎用；反藜芦。

Sutiegen 苏铁根

【来源】苏铁科植物苏铁 *Cycas revoluta* 的根。

【快速识别】苏铁：木本。密被宿存的叶基和叶痕，羽状叶从茎顶部生出，基部两侧有刺，羽片达100对以上，条形，厚革质，边缘显著向下卷曲，基部狭，两侧不对称，上面中央微凹，下面中脉显著隆起。雌雄异株；雄球花圆柱形；小孢子叶长方状楔形，有急尖头，下面中肋及先端密生褐色或灰黄色长绒毛；雌株大孢子叶扁平，密生淡黄色或淡灰黄色绒毛，上部顶片宽卵形，边缘羽状分裂，其下方两侧着生近球形的胚珠。种子卵圆形，顶凹，熟时朱红色。花期6~7月，种子10月成熟。分布于福建、台湾、广东等地，各地常有栽培。

【采制】四季均可采挖，晒干备用。

【功效主治】祛风通络，活血止血。主治风湿麻木，筋骨疼痛，跌打损伤，劳伤吐血，腰痛，带下，口疮。

【用法用量】煎汤，10~15g；或研末。外用，适量，水煎含漱。

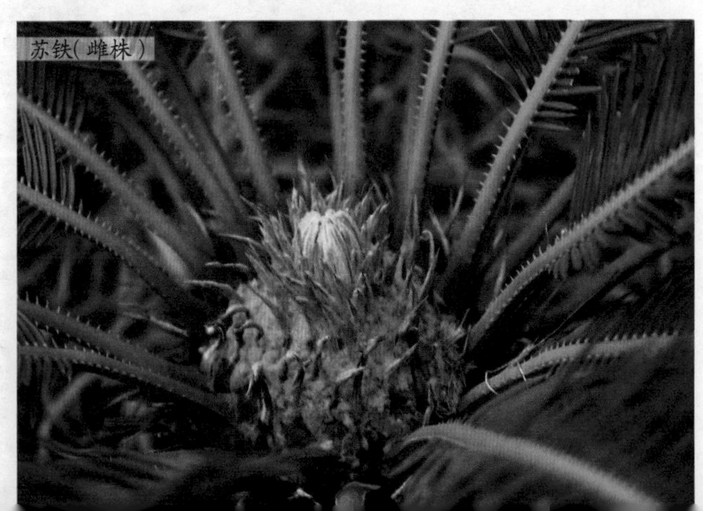
苏铁（雌株）

Suantengmu

酸藤木

【别名】白背酸藤、海底龙、入地龙。
【来源】紫金牛科植物酸藤子 *Embelia laeta* 的枝叶或根。

【快速识别】酸藤子：攀缘灌木或藤本，稀小灌木。叶互生；叶片坚纸质，倒卵形或长圆状倒卵形，先端圆形、钝或微凹，基部楔形，全缘，背面常有薄白粉，中脉隆起，侧脉不明显。总状花序，腋生或侧生，生于前年无叶枝上，有花 3~8 朵；花 4 数；花瓣白色或带黄色，分离。果球形。花期 12 月至翌年 3 月，果期 4~6 月。生于海拔 100~1800m 的草丛、灌丛或林下。分布于江西、福建、台湾、广东、海南、广西、云南等地。

【采制】全年均可采，洗净，切段，鲜用或晒干。

【功效主治】清热解毒，散瘀止血。主治咽喉红肿，齿龈出血，痢疾，泄泻，疮疖溃疡，皮肤瘙痒，痔疮肿痛，跌打损伤。

【用法用量】煎汤，9~15g。外用，适量，捣敷；或煎水洗；或含漱。

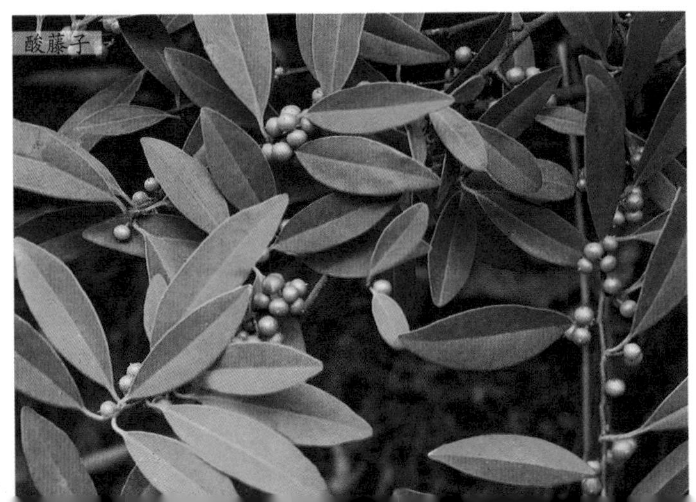
酸藤子

Taizishen 太子参

【别名】孩儿参、米参、双批七。
【来源】石竹科植物孩儿参 *Pseudostellaria heterophylla* 的块根。

【快速识别】孩儿参：草本。块根肉质，长纺锤形。茎单一，不分枝，下部带紫色，无毛。单叶对生；茎下部叶最小，倒披针形，向上渐大，茎顶叶最大，两对密接成 4 叶轮生状，长卵形或卵状披针形。花二型，近地面的花小，闭锁花，花梗紫色，萼片 4，背面紫色，边缘白色；茎顶上的花较大而开放，萼片 5，披针形，绿色；花瓣 5，白色，先端呈浅齿状 2 裂或钝。蒴果近球形。花期 4 月，果期 5~6 月。生于山坡林下和岩石缝中。分布于东北、华北、西北、华东及湖北、湖南等地。

【采制】夏季茎叶大部分枯萎时采挖，洗净，除去须根，置沸水中略烫后晒干或直接晒干。

【功效主治】益气健脾，生津润肺。主治脾虚体倦，食欲不振，病后虚弱，气阴不足，自汗口渴，肺燥干咳。

【用法用量】煎汤，10~15g。

【使用注意】凡邪实之证者禁服。

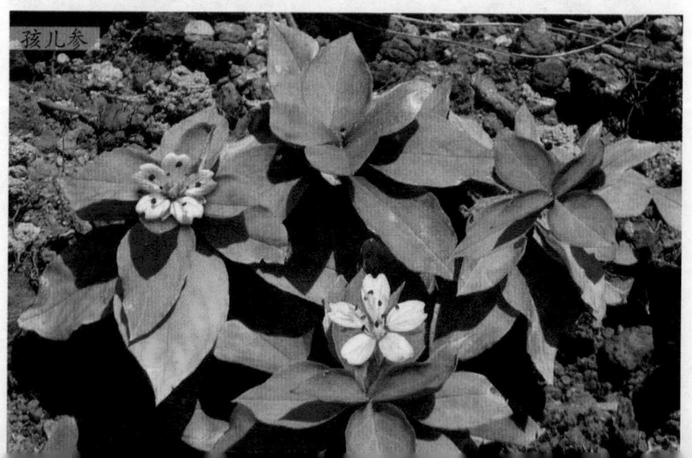
孩儿参

Tengshanglu

藤商陆

【别名】山苦瓜、牛乳薯、五爪薯。
【来源】旋花科植物七爪龙 *Ipomoea digitata* 的根或叶。

【快速识别】七爪龙：大型缠绕草本。具粗壮而稍肉质的根。茎圆柱形，有细棱。单叶互生；叶片掌状 5~7 裂，裂至中部以下，裂片披针形或椭圆形，全缘或不规则波状，先端渐尖或锐尖，具小短尖头。聚伞花序腋生，花序梗通常比叶长，具少花至多花；萼片 5，不等长；花冠淡红色或紫红色，漏斗状，花冠管圆筒状。蒴果卵球形，4 瓣裂。花、果期夏、秋季。生于海拔 280~1020m 的海滩边矮林、山地疏林或溪边灌丛中。分布于台湾、广东、海南、广西、云南等地。

【采制】全采，根挖出后，洗净，切片，晒干；叶多鲜用。

【功效主治】逐水消肿，解毒散结。主治痈肿疮毒，水肿腹胀，瘰疬。

【用法用量】煎汤，3~6g。外用，适量，捣敷。

【使用注意】有毒。孕妇及体虚者禁服。

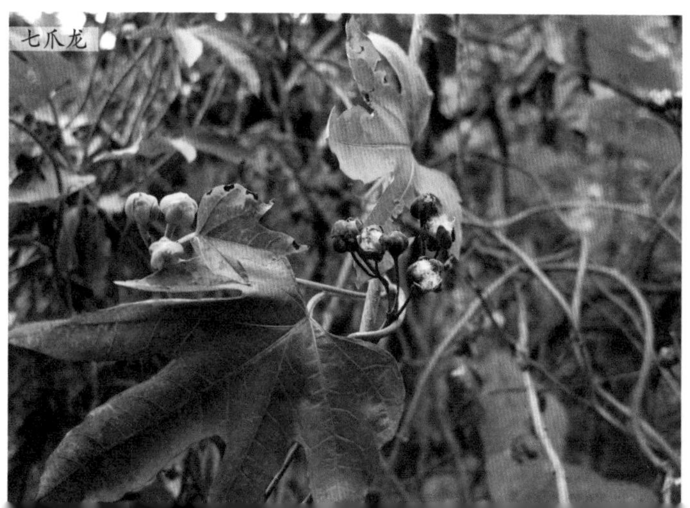
七爪龙

Tiandong
天冬

【别名】大当门根、天门冬。
【来源】百合科植物天冬 *Asparagus cochinchinensis* 的块根。

【快速识别】天冬：攀缘草本，全株无毛。块根肉质，簇生，长椭圆形或纺锤形，灰黄色。茎细，分枝具棱或狭翅；叶状枝通常每 3 枚成簇，扁平，先端锐尖。叶退化成鳞片，先端长尖，基部有木质倒生刺，在分枝上较短或不明显。花 1~3 朵簇生叶腋，淡绿色，单性，雌雄异株；雄花花丝不贴生于花被片上，浆果球形，成熟时红色。花期 5~7 月，果期 8 月。生于阴湿的山野林边、草丛或灌木丛中，也有栽培。分布于华东、中南、西南及河北、山西、陕西、甘肃等地。

【采制】秋、冬二季采挖，洗净，除去茎基和须根，置沸水中煮或蒸至透心，趁热除去外皮，洗净，干燥。

【功效主治】养阴润燥，清肺生津。主治肺燥干咳，顿咳痰黏，腰膝酸痛，骨蒸潮热，内热消渴，热病津伤，咽干口渴，肠燥便秘。

【用法用量】煎汤，6~15g；熬膏，或入丸、散。外用，适量，鲜品捣敷；或捣烂绞汁涂。

【使用注意】虚寒泄泻及风寒咳嗽者禁服。

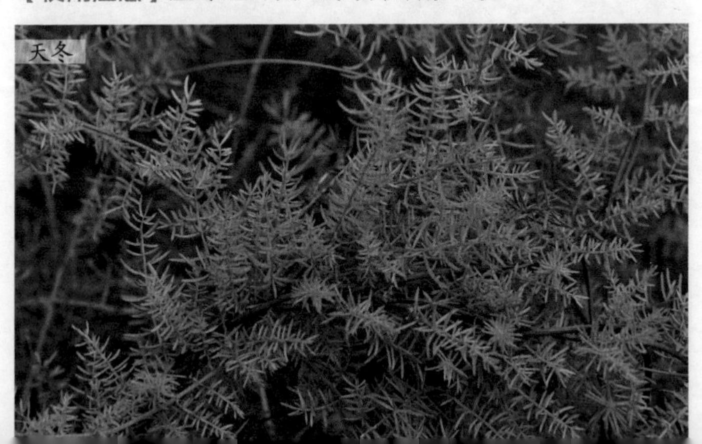
天冬

Tianhuafen

天花粉

【别名】栝楼根、栝楼粉、瑞雪。
【来源】葫芦科植物栝楼 *Trichosanthes kirilowii* 或双边栝楼 *T. rosthornii* 的根。

【快速识别】栝楼：攀缘藤本。块根圆柱状，肥厚。茎具纵棱及槽，被白色柔毛。叶互生；叶柄具纵条纹，被长柔毛；叶片纸质，近圆形或近心形，常 3~7 浅裂至中裂，先端钝，急尖，边缘常具浅裂，基部心形，表面粗糙，两面沿脉被长柔毛状硬毛。雌雄异株；花萼裂片披针形，全缘；花冠白色，裂片倒卵形；雌花单生；花萼圆筒形。果实椭圆形或圆形，成熟时黄褐色或橙黄色。花期 5~8 月，果期 8~10 月。生于海拔 200~1800m 的山坡林下、灌丛中、草地和村旁田边，广为栽培。分布于华北、华东、中南、西南及辽宁、陕西等地。

【采制】秋、冬二季采挖，洗净，除去外皮，切段或纵剖成瓣，干燥。

【功效主治】清热泻火，生津止渴，消肿排脓。主治热病烦渴，肺热燥咳，内热消渴，疮疡肿毒。

【用法用量】煎汤，9~15g；或入丸、散。外用，适量，研末撒布；或调敷。

【使用注意】脾胃虚寒、大便溏泄者慎服，孕妇慎用。不宜与川乌、制川乌、草乌、制草乌、附子同用。

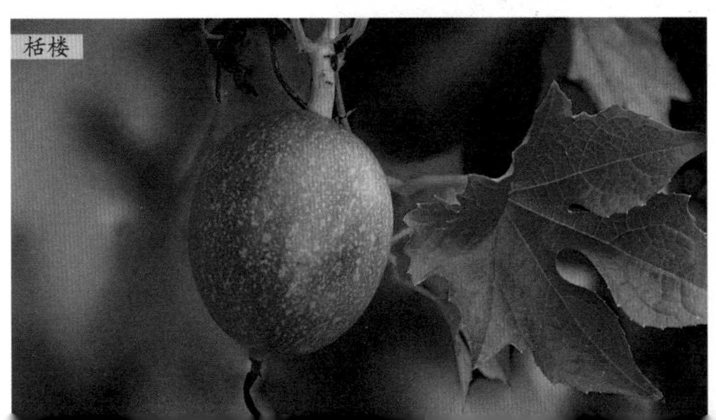
栝楼

Tiankuizi 天葵子

【别名】千年老鼠屎、地丁子、一粒金丹。
【来源】毛茛科植物天葵 *Semiaquilegia adoxoides* 的块根。

【快速识别】天葵：草本。块根棕黑色。茎直立，有分枝，被稀疏白色柔毛。基生叶为三出复叶；叶柄基部扩大呈鞘状；叶片轮廓卵圆形或肾形；小叶扇状菱形或倒卵状菱形，3 深裂，两面无毛，下面常带紫色；茎生叶较小，互生，叶柄较短。单歧或二歧聚伞花序；花两性，小；花瓣 5，匙形，白色。蓇葖果卵状长椭圆形，表面具横向脉纹。花期 3~4 月，果期 4~5 月。生于疏林下、草丛、沟边路旁或山谷地较阴处。分布于华东、华中及四川、贵州陕西、广西等地。

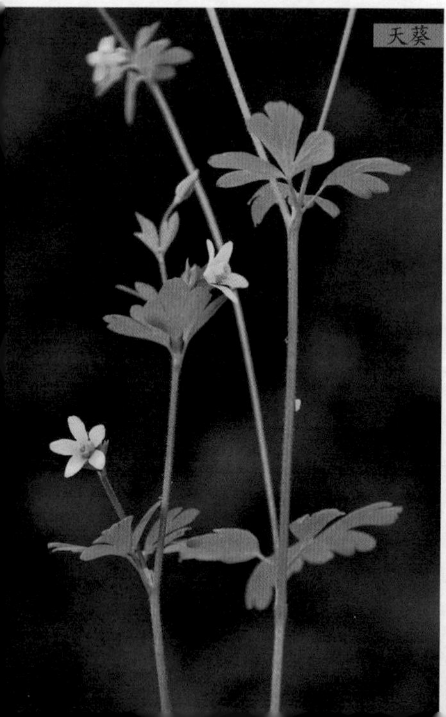

天葵

【采制】夏初采挖，洗净，干燥，除去须根。

【功效主治】清热解毒，消肿散结，利水通淋。主治小儿热惊，癫痫，痈肿，疔疮，乳痈，瘰疬，皮肤瘙痒，目赤肿痛，咽痛，蛇虫咬伤，热淋，沙淋。

【用法用量】煎汤，3~9g；或研末，1.5~3g；或浸酒。外用，适量，捣敷；或捣汁点眼。

【使用注意】有小毒。脾胃虚寒者禁服。

Tianma
天麻

【别名】赤箭、定风草、水洋芋。
【来源】兰科植物天麻 *Gastrodia elata* 的块茎。

【快速识别】天麻：寄生草本。块茎肥厚，肉质，长圆形。有不甚明显的环节。茎圆柱形，黄赤色。叶呈鳞片状，膜质，具细脉，下部短鞘状抱茎。总状花序顶生，花黄赤色或黄白色，苞片膜质，狭披针形或线状长椭圆形；花被管歪壶状，口部斜形，基部下侧稍膨大，先端5裂，裂片小，三角形；唇瓣高于花被管2/3，具3裂片，中央裂片较大。蒴果长圆形至长圆状倒卵形。花期6~7月，果期7~8月。生于海拔1200~1800m的林下阴湿、腐殖质较厚的地方。分布于吉林、辽宁、河北、陕西、甘肃、安徽、河南、湖北、四川、贵州、云南、西藏等地。现多人工栽培。

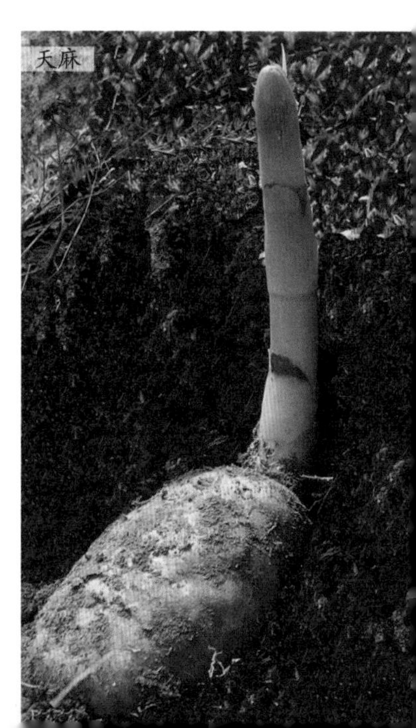
天麻

【采制】立冬后至次年清明前采挖，立即洗净，蒸透，敞开低温干燥。

【功效主治】息风止痉，平抑肝阳，祛风通络。主治急、慢惊风，小儿惊风，癫痫抽搐，破伤风，头痛眩晕，手足不遂，肢体麻木，风湿痹痛。

【用法用量】煎汤，3~10g；或入丸、散；研末吞服，每次1~1.5g。

【使用注意】气血虚甚者慎服。

Tiannanxing 天南星

【别名】半夏精、野芋头、虎膏。
【来源】 天南星科天南星 *Arisaema erubescens*、异叶天南星 *A. heterophyllum*、东北天南星 *A. amurense* 的块茎。

【快速识别】天南星：草本。块茎近圆球形，鳞叶紫红色或绿白色，间有褐色斑块。叶单一，柄很长，中部以下具叶鞘；叶片放射状分裂，裂片 7~20，披针形或长圆形，长渐尖或延长为线尾状。花序柄自叶柄中部分出，短于叶柄；佛焰苞颜色多样，绿色间有白色条纹或淡紫色至深紫色中夹杂着绿色、白色条纹；喉部扩展，边缘外卷，檐部宽大，三角状卵形至长圆卵形，先端延伸较长的线尾；肉穗花序；雌花序轴在下部，中性花序轴位于中段，雄花序轴在上部，最上端一段为棒状附属器。果序成熟时褐露，浆果红色。花期 4~6 月，果期 8~9 月。生于荒地，草坡、灌丛及林下。分布于除东北、内蒙古和新疆以外的大部分省区。

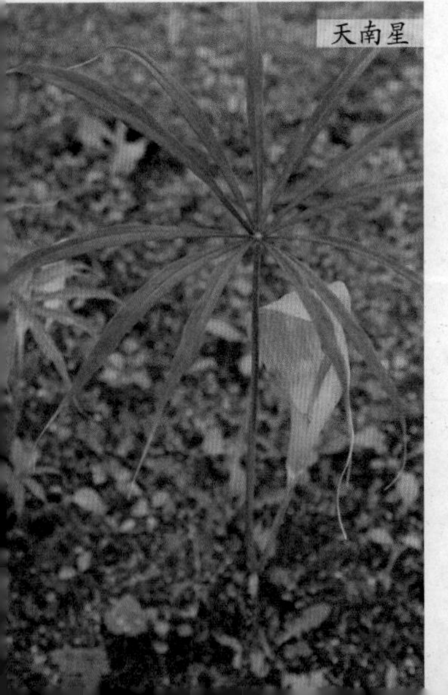
天南星

【采制】秋、冬二季茎叶枯萎时采挖，除去须根及外皮，干燥。

【功效主治】散结消肿，祛风定惊，化痰散结。主治面神经麻痹，半身不遂，小儿惊风，破伤风，癫痫。外用治痈肿，蛇虫咬伤。

【用法用量】煎汤，3~9g，一般制后用；或入丸、散。外用，生品适量，研末，以醋或酒调敷患处。

【使用注意】有毒。阴虚燥咳，热极、血虚动风者禁服，孕妇慎用。生品内服宜慎。

Tubeimu
土贝母

【别名】大贝母、地苦胆、藤贝母。
【来源】葫芦科植物土贝母 *Bolbostemma paniculatum* 的块茎。

【快速识别】土贝母：攀缘性蔓性草本。鳞茎肥厚，肉质，白色，扁球形或不规则球形，茎纤细，无毛，具棱沟。叶柄纤细；叶片卵状近圆形，掌状 5 深裂，每裂片再 3~5 浅裂；侧裂片卵状长圆形，急尖，中间裂片长圆状披针形，渐尖，基部小裂片先端各有 1 个显著突出的腺体。卷须丝状，单一或 2 歧。花雌雄异株。雌、雄花序均为疏散的圆锥状，花黄绿色；花萼花冠相似，裂片均为卵状披针形，先端具长丝状尾。果实圆柱状，成熟后由果先端开裂，果盖圆锥形。花期 6~8 月，果期 8~9 月。常生长于阴山坡，现已广泛栽培。分布于河北、山西、陕西、甘肃、山东、河南、湖北、湖南、四川等地。

【采制】秋季采挖，洗净，掰开，煮至无白心，取出，晒干。

【功效主治】解毒，散结，消肿。主治乳痈，瘰疬，痰核。

【用法用量】煎汤，5~30g；或入丸、散。外用，适量，研末调敷；或熬膏贴敷。

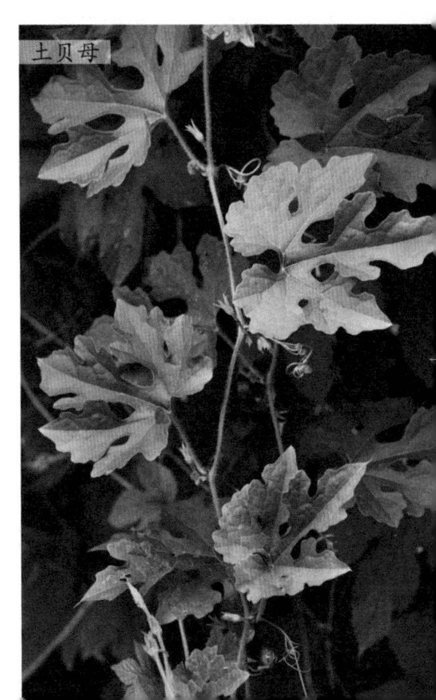
土贝母

土大黄 Tudahuang

【别名】吐血草、救命王、金不换。
【来源】蓼科植物钝叶酸模 *Rumex obtusifolius* 的根。

【快速识别】钝叶酸模：草本。根肥厚且大，黄色。茎粗壮直立。基生叶大，有长柄；托叶膜质；叶片卵形或卵状长椭圆形；茎生叶互生，卵状披针形或卵状长椭圆形，茎上部叶渐小，变为苞叶。圆锥花序，花小，紫绿色至绿色，两性，密集成轮。花被片宿存，随果增大为果被，缘有刺状齿，背中肋上有瘤状突起。瘦果卵形，具 3 棱，茶褐色。花、果期 5~7 月。生于原野山坡边。分布于江苏、安徽、浙江、江西、河南、湖南、广西、广东、四川、云南等地。

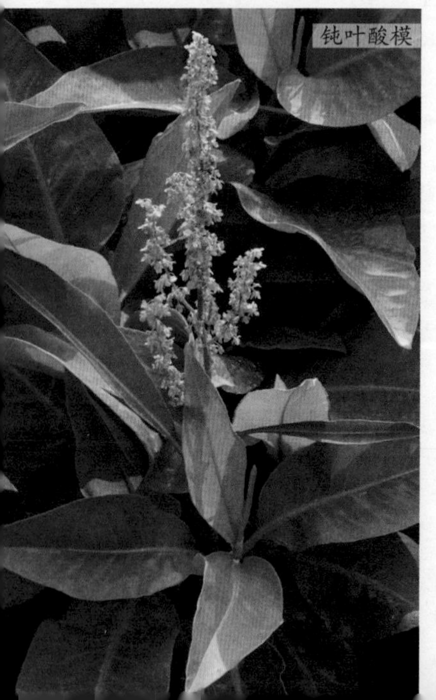
钝叶酸模

【采制】9~10 月采挖其根，除去泥土及杂质，洗净切片，晾干或鲜用。

【功效主治】清热解毒，凉血止血，祛瘀消肿，通便，杀虫。主治肺痨咯血，肺痈，吐血，瘀滞腹痛，跌打损伤，大便秘结，痄腮，痈疮肿毒，烫伤，疥癣，湿疹。

【用法用量】煎汤，10~15g。外用，适量，捣敷；或磨汁涂。

Tudangshen 土党参

【别名】土羊乳、野党参、土人参。
【来源】桔梗科植物大花金钱豹 *Campanumoea javanica* subsp. *javanica* 与金钱豹 *C. javanica* 的根。

【快速识别】大花金钱豹：缠绕藤本。根茎极短，根肥大，肉质。茎有分枝。全株光滑无毛，具白色粉霜，有白色乳汁。叶通常对生；叶柄与叶片近等长；叶片卵状心形，先端钝尖，基部心形，边缘有浅钝齿。花 1~2 朵腋生；萼 5 深裂，裂片三角状披针形；花冠钟状，较大，长 1.8~3cm，5 裂近中部，裂片卵状三角形，向外反卷，外面淡黄绿色，内面下部紫色。浆果近球形，熟时黑紫色。花期 8~9 月，果期 9~10 月。生于海拔 400~1800m 的向阳草坡或丛林中。分布于广东、广西、贵州、云南等地。

【采制】秋季采挖，洗净，晒干。

【功效主治】健脾益气，补肺止咳，下乳。主治虚劳内伤，气虚乏力，心悸，多汗，脾虚泄泻，带下，乳汁稀少，小儿疳积，遗尿，肺虚咳嗽。

【用法用量】煎汤，15~30g，干品 9~15g。外用，鲜品适量，捣烂敷。

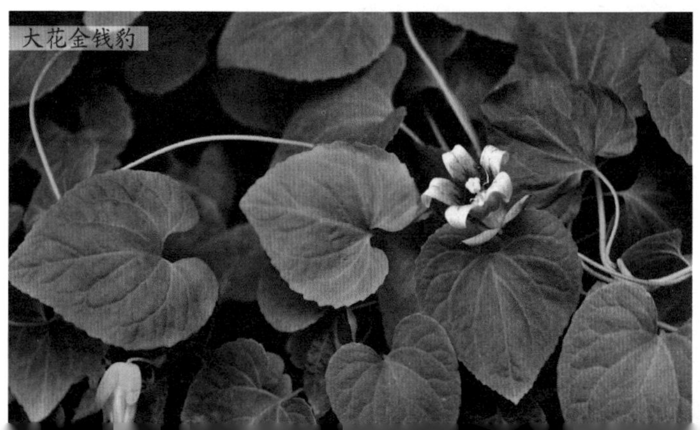
大花金钱豹

Tufuling
土茯苓

【别名】白余粮、饭团根、红土苓。
【来源】百合科植物光叶菝葜 *Smilax glabra* 的根茎。

【快速识别】光叶菝葜：攀缘灌木。茎光滑，无刺。根状茎粗厚，块状。叶互生；叶柄具狭鞘，卷须2；叶片薄革质，狭椭圆状披针形至狭卵状披针形，先端渐尖，基部圆形或钝。叶下面通常淡绿色。伞形花序单生叶腋；花序托膨大，连同多数宿存的小苞片呈莲座状，花绿白色，六棱状球形；雌雄异花。浆果，熟时黑色，具粉霜。花期5~11月，果期11月至次年4月。生于海拔1800m以下的林下、灌木丛中、河岸、山谷、林缘、疏林中。分布于甘肃、长江流域以南以及台湾、海南、云南等地。

【采制】夏、秋二季采挖，除去须根，洗净，干燥；或趁新鲜切成薄片，干燥。

【功效主治】解毒，除湿，通利关节。主治梅毒及汞中毒所致的肢体拘挛，筋骨疼痛，湿热淋浊，带下，痈肿，瘰疬，疥癣。

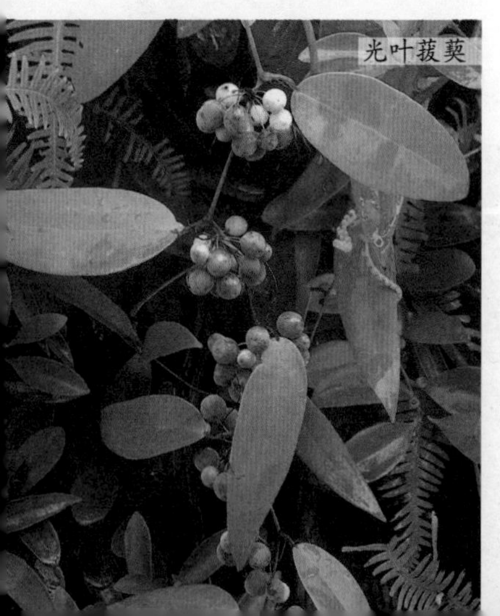
光叶菝葜

【用法用量】煎汤，15~60g。外用，适量，研末调敷。

【使用注意】肝肾阴虚者慎服。忌放铁器中煎药，服时忌茶。

Turenshen 土人参

【别名】紫人参、福参、瓦参。
【来源】马齿苋科植物土人参 *Talinum paniculatum* 的根。

【快速识别】土人参：草本，肉质，无毛。主根粗壮有分枝，外表棕褐色。茎直立，有分枝，圆柱形，基部稍木质化。叶互生；倒卵形或倒卵状长圆形，先端渐尖或钝圆，全缘，基部渐狭而成短柄。圆锥花序顶生或侧生；二歧状分枝，小枝及花梗基部均具苞片；花小，两性，淡紫红色；花瓣 5。蒴果近球形，3 瓣裂，熟时灰褐色。花期 6~7 月，果期 9~10 月。生于田野、路边、墙角石旁、山坡沟边等湿处。分布华南、西南及江苏、安徽、浙江、福建、河南等地。

【采制】8~9 月采，挖出后，洗净，除去细根，晒干或刮去表皮，蒸熟晒干。

【功效主治】补气润肺，止咳，调经。主治气虚劳倦，食少，泄泻，肺痨咯血，眩晕，潮热，盗汗，自汗，月经不调，带下，产妇乳汁不足。

【用法用量】煎汤，30~60g。外用，适量，捣敷。

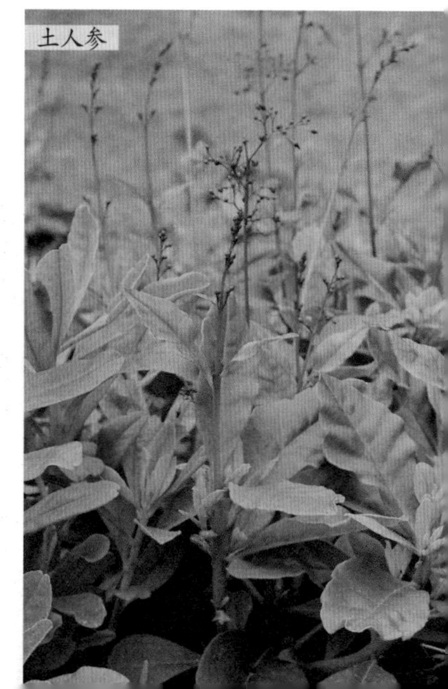
土人参

Weilingxian
威灵仙

【别名】能消、铁脚威灵仙、黑骨头。
【来源】毛茛科植物威灵仙 *Clematis chinensis*、棉团铁线莲 *C. hexapetala* 或东北铁线莲 *C. manshurica* 的根和根茎。

【快速识别】威灵仙：木质藤本。干后全株变黑色。茎近无毛。叶对生；一回羽状复叶，小叶5，有时3或7；小叶片纸质，窄卵形、卵形、卵状披针形或线状披针形，先端锐尖或渐尖，基部圆形、宽楔形或浅心形，全缘。圆锥状聚伞花序，多花，腋生或顶生；花两性，萼片4，开展，白色，花瓣无。瘦果扁，卵形，有柔毛，宿存花柱。花期6~9月，果期8~11月。生于海拔80~1500m的山坡、山谷灌木丛中、沟边路旁草丛中。分布于华东、华中、中南、华南、西南及陕西等地。

【采制】秋季采挖，除去泥沙，晒干。

【功效主治】祛风湿，通经络。主治风湿痹痛，肢体麻木，筋脉拘挛，屈伸不利。

【用法用量】煎汤，6~10g，治骨鲠咽喉可用到30g；或入丸、散；或浸酒。外用，适量，捣敷；或煎水熏洗；或作发泡剂。

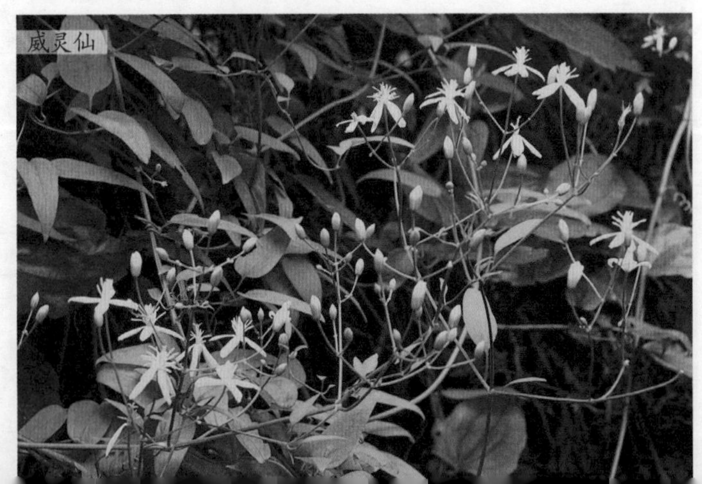
威灵仙

Wuyao 乌药

【别名】矮樟根、卿鱼姜、鸡骨香。
【来源】樟科植物乌药 *Lindera aggregata* 的块根。

【快速识别】乌药：灌木。根木质，膨大粗壮，略成连珠状。树皮灰绿色。幼枝密生锈色毛，老时几无毛。叶互生，革质；叶柄有毛；叶片椭圆形或卵形，先端长渐尖或短尾状，基部圆形或广楔形，全缘，上面有光泽，仅中脉有毛，下面生灰白色柔毛，三出脉，中脉直达叶尖。花单性，异株；伞形花序腋生；花被片 6，黄绿色。核果椭圆形或圆形，熟时紫黑色。花期 3~4 月，果期 9~10 月。生于向阳山坡灌木丛中或林缘以及山麓、旷野等地。分布于陕西、长江流域以南各省区等地。

【采制】全年均可采挖，除去细根，洗净，趁鲜切片，晒干，或直接晒干。

【功效主治】行气止痛，温肾散寒。主治寒凝气滞，胸腹胀痛，气逆喘急，膀胱虚冷，遗尿尿频，疝气疼痛，经寒腹痛。

【用法用量】煎汤，5~10g；或入丸、散。外用，适量，研末调敷。

【使用注意】气虚及内热证患者禁服；孕妇及体虚者慎服。

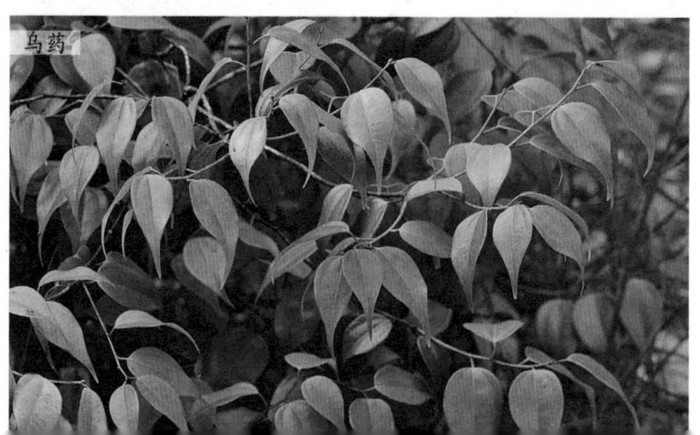
乌药

Wuzhimaotao 五指毛桃

【别名】五爪龙、牛奶木、五指牛奶。
【来源】桑科植物粗叶榕 *Ficus hirta* 的根或枝条。

【快速识别】粗叶榕：灌木或小乔木，全株有乳汁。单叶互生；叶片多型，卵状椭圆形、长圆状披针形或倒卵状披针形，先端短尖或渐尖，基部狭，边缘具锯齿，叶表面粗糙。隐头花序成对腋生或生于已落叶枝的叶腋，球形或椭圆球形，幼时顶部有苞片形成的脐状突起，基生苞片卵状披针形，红色，被长硬毛。瘦果表面有小瘤体。花、果期 3~11 月。生于海拔 500~1000m 的旷地、水边、山地林缘、灌丛或疏林中。分布于华南、西南及浙江、江西、福建、湖南等地。

【采制】全年均可采收，鲜用或切段、切片晒干。

【功效主治】祛风除湿，祛瘀消肿。主治风湿痿痹，腰腿痛，痢疾，水肿，带下，瘰疬，跌打损伤，经闭，乳少。

【用法用量】煎汤，30~60g；或浸酒。外用，适量，煎水洗；或研末调敷。

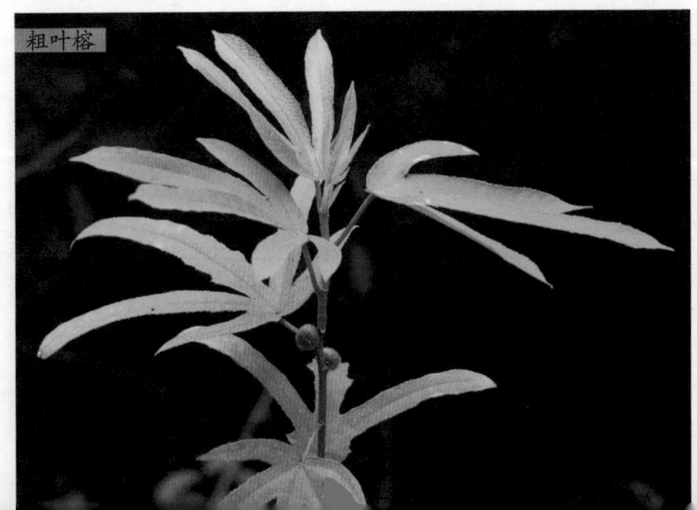
粗叶榕

Xiyangshen 西洋参

【别名】西洋人参、洋参、花旗参。
【来源】五加科植物西洋参 *Panax quinquefolium* 的根。

【快速识别】西洋参：草本。根肉质，纺锤形，时有分枝。茎圆柱形，具纵条纹。掌状复叶，通常 3~4 枚轮生茎顶；叶柄压扁状；小叶通常 5；小叶片倒卵形、宽卵形或阔椭圆形，先端急，尾尖，基部下延楔形，边缘具粗锯齿，上面叶脉有稀疏细刚毛。伞形花序单一顶生，有 20~80 多朵小花集成圆球形；萼钟状，绿色，5 齿裂；花冠绿白色，5 瓣，长圆形。核果状浆果，扁球形，多数，集成头状，鲜红色。花期 5~6 月，果期 6~9 月。我国东北及北京、西安、江西等地有栽培。
【采制】均系栽培品，秋季采挖，洗净，晒干或低温干燥。
【功效主治】补气养阴，清热生津。主治气虚阴亏，虚热烦倦，咳喘痰血，内热消渴，口燥咽干。
【用法用量】煎汤（另煎汁和服），3~6g；或入丸、散。
【使用注意】不宜与藜芦同用。

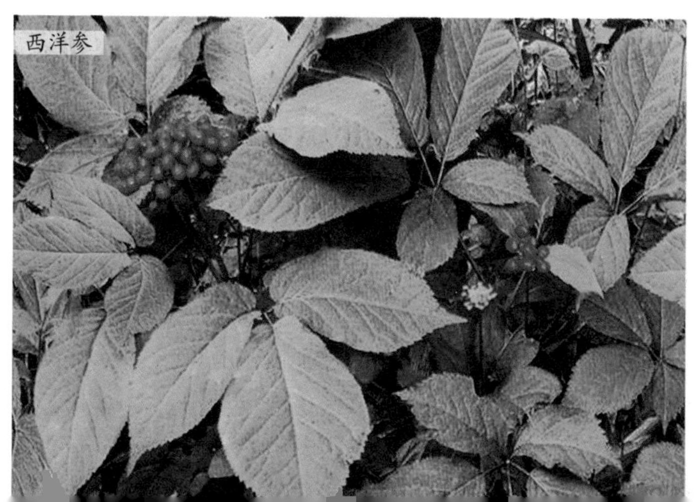
西洋参

Xiyeteng
锡叶藤

【别名】涩沙藤、水车藤、擦锡藤。
【来源】五桠果科植物锡叶藤 *Tetracera asiatica* 和毛果锡叶藤 *T. scandens* 的根或茎叶。

【快速识别】锡叶藤：木质藤本，多分枝。枝条粗糙，嫩枝被毛，老枝秃净。单叶互生；叶柄有较多刚伏毛；叶革质，极粗糙，长圆形、椭圆形或长圆状倒卵形，先端钝或稍尖，基部宽楔形或近圆形，常不等侧，两面初时被刚毛不久脱落。圆锥花序顶生或生于枝顶叶腋内，苞片1个；花多数；萼片5，离生，无毛；花瓣3，卵圆形，白色。蓇葖果成熟时黄红色，有残存花柱。花期5~6月，果期7~10月。生于低海拔的荒山、疏林地和灌丛中。分布广东、海南、广西、云南等地。

【采制】全年均可采收，洗净切段，晒干。

【功效主治】收涩固脱，消肿止痛。主治久泻久痢，便血，脱肛，遗精，带下，子宫脱垂，跌打肿痛。

【用法用量】煎汤，茎、叶9~30g，大剂量可用至60g，根15~30g。外用，适量，鲜叶、茎藤，煎水洗；或鲜叶捣敷。

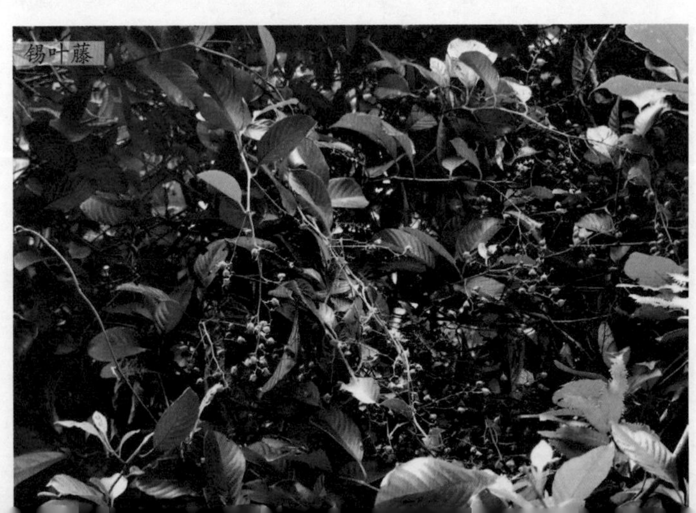
锡叶藤

Xianmao
仙茅

【别名】独茅根、黄毛参、仙茅参。
【来源】石蒜科植物仙茅 *Curculigo orchioides* 的根茎。

【快速识别】仙茅：草本。根茎近圆柱状直生，褐色；须根常丛生，肉质，具环状横纹。叶基生；叶片线形、线状披针形或披针形，先端长渐尖，基部下延成柄。花茎甚短，大部分隐藏于鞘状叶柄基部之内；苞片披针形，膜质，具缘毛；总状花序伞房状，4~6朵花；花黄色，下部花筒线形，上部6裂，裂片披针形。浆果近纺锤状，先端有长喙。花、果期4~9月。生于海拔1600m以下的林下草地或荒坡上。分布于华南、西南及江苏、浙江、江西、福建、台湾、湖南等地。

【采制】秋、冬二季采挖，除去根头和须根，洗净，干燥。

【功效主治】补肾阳，强筋骨，祛寒湿。主治阳痿精冷，筋骨痿软，腰膝冷痛，阳虚冷泻。

【用法用量】煎汤，3~10g；或入丸、散；或浸酒。外用，适量，捣敷。

【使用注意】有毒。阴虚火旺者禁服。

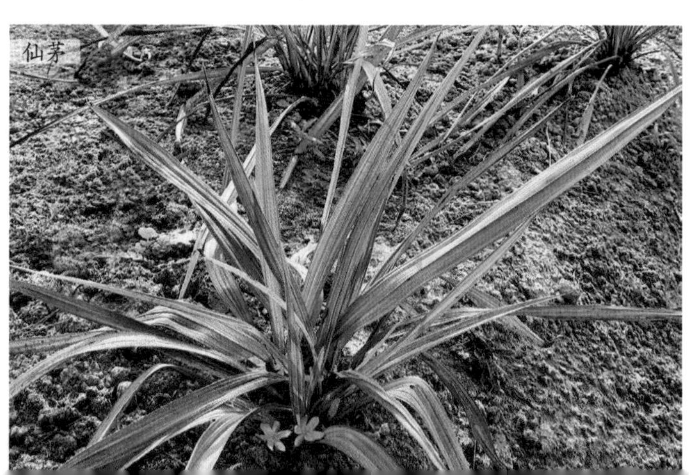
仙茅

Xiangfu 香附

【别名】雀头香、莎草根、雷公头。
【来源】莎草科植物莎草 *Cyperus rotundus* 的根茎。

【快速识别】莎草：草本。茎直立，三棱形；根状茎匍匐延长，部分膨大呈纺锤形，有时数个相连。叶丛生于茎基部，叶鞘闭合包于茎上；叶片线形，先端尖，全缘，具平行脉，主脉于背面隆起。花序复穗状，3~6 个在茎顶排成伞状，每个花序具 3~10 个小穗，线形。小坚果长圆状倒卵形，三棱状。花期 5~8 月，果期 7~11 月。生于山坡草地、耕地、路旁水边潮湿处。分布于华东、华南、华中、西南及辽宁、河北、山西、陕西、甘肃等地。

【采制】秋季采挖，燎去毛须，置沸水中略煮或蒸透后晒干，或燎后直接晒干。

【功效主治】疏肝解郁，理气宽中，调经止痛。主治肝郁气滞，胸胁胀痛，疝气疼痛，乳房胀痛，脾胃气滞，脘腹痞闷，胀满疼痛，月经不调，经闭痛经。

【用法用量】煎汤，5~10g；或入丸、散。外用，适量，研末撒，调敷。

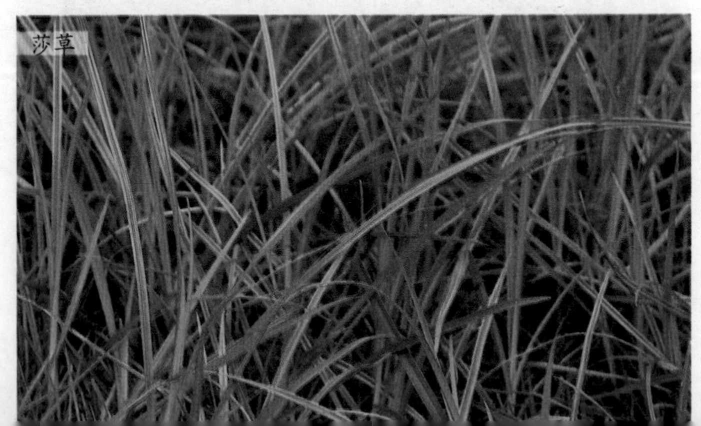
莎草

Xiangjiaomu
香胶木

【别名】茶胶树、牛耳胶、毛樟。
【来源】樟科植物毛黄肉楠 *Actinodaphne pilosa* 的根、树皮和叶。

【快速识别】毛黄肉楠：小乔木或灌木。树皮灰色或灰白色。小枝粗壮，幼时密被锈色绒毛；顶芽大，卵圆形，鳞片外面被锈色绒毛。叶互生，革质，常3~5片近轮生；叶柄有绒毛，叶片倒卵形或椭圆形，先端急渐尖，基部急尖，新叶两面有红棕色绒毛，老叶上面光亮，下面有锈色绒毛，中脉及侧脉上面稍凸起，下面明显凸起。花单性，雌雄异株；圆锥形花序腋生；花序被绒毛；花小。果球形，果托盘状。花期8~12月，果期翌年2~3月。生于海拔500m以下的旷野丛林或混交林中。分布于华南及云南等地。

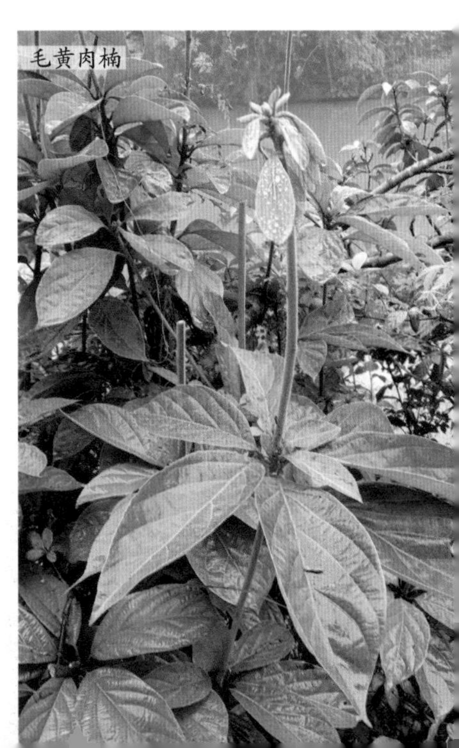
毛黄肉楠

【采制】春、夏二季采收。根、树皮和叶除去杂质，晒干。

【功效主治】活血止痛，解毒消肿。主治跌打伤痛，坐骨神经痛，胃痛，疮疖肿毒。

【用法用量】煎汤，15~30g；或浸酒饮。外用，适量，捣敷。

薤 白

Xiebai

【别名】薤根、小独蒜、藠子。
【来源】百合科植物小根蒜 *Allium macrostemon* 或薤 *A. chinense* 的鳞茎。

【快速识别】薤：草本。鳞茎数枚聚生，狭卵状；鳞茎外皮白色或带红色，膜质，不破裂。叶基生，2~5 枚，为 3~5 棱的圆柱状，中空，近与花葶长。花葶侧生，圆柱状，总苞膜质，2 裂宿存，伞形花序半球形，松散，花梗为花被的 2~4 倍长，具苞片；花淡紫色至蓝紫色，花被片 6，宽椭圆形至近圆形，钝头；花柱伸出花被。花、果期 10~11 月。我国长江流域和南部各省区广泛栽培，鳞茎多供食用，也有野生者。

【采制】夏、秋二季采挖，洗净，除去须根，蒸透或置沸水中烫透，晒干。

【功效主治】通阳散结，行气导滞。主治胸痹心痛，脘腹痞满胀痛，泻痢后重。

【用法用量】煎汤，5~10g，鲜品 30~60g；或入丸、散；亦可煮粥食。外用，适量，捣敷；或捣汁涂。

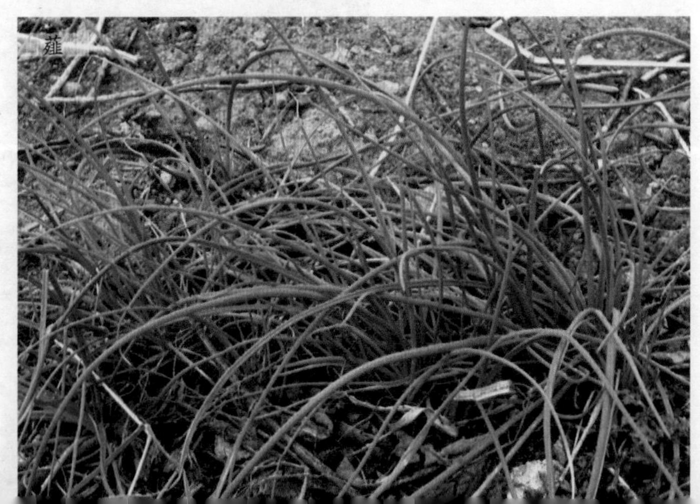
薤

Xuancaogen
萱草根

【别名】黄花菜根、天鹅孵蛋、绿葱根。
【来源】百合科植物萱草 *Hemerocallis fulva*、北黄花菜 *H. lilioasphodelus*、黄花菜 *H. citrina*、小黄花菜 *H. minor* 的干燥根。

【快速识别】萱草：草本，具短的根茎和肉质、肥大的纺锤状块根。叶基生，排成两列；叶片条形，下面呈龙骨状突起。花葶粗壮；蝎尾状聚伞花序复组成圆锥状，具花 6~12 朵或更多；苞片卵状披针形；花橘红色至橘黄色，无香味；花被下部合生成花被管；外轮花被裂片 3，具平行脉；内轮裂片 3，具分枝的脉，中部具褐红色的形色带，边缘波状皱褶，盛开时裂片反曲。蒴果长圆形。花、果期为 5~7 月。全国各地栽培，秦岭以南各地有野生。

【采制】夏、秋二季采挖，除去残茎、须根，洗净泥土，晒干。

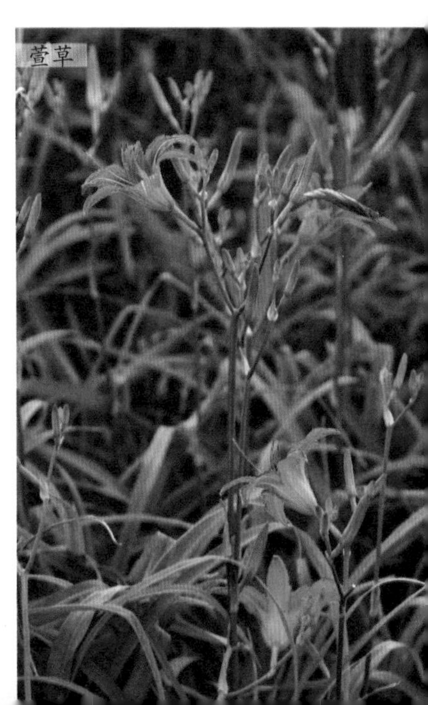
萱草

【功效主治】清热利湿，凉血止血，解毒消肿。主治黄疸，水肿，淋浊，带下，衄血，便血，崩漏，瘰疬，乳痈，乳汁不通。

【用法用量】煎汤，6~9g。外用，适量，捣敷。

【使用注意】本品有毒，内服宜慎。不宜久服、过量，以免中毒。

Xuanshen
玄参

【别名】重台、元参、山当归。
【来源】玄参科植物玄参 *Scrophularia ningpoensis* 的根。

【快速识别】玄参：草本。根肥大，近圆柱形，下部常分枝。茎直立，四棱形，光滑或有腺状柔毛。下部叶对生，上部叶有时互生，均具柄；叶片卵形或卵状椭圆形，先端渐尖，基部圆形或近截形，边缘具细锯齿。聚伞花序圆锥形；花序轴和花梗均被腺毛；萼5裂，裂片卵圆形；花冠暗紫色，管部斜壶状，先端5裂，不等大。蒴果卵圆形，先端短尖，深绿色或暗绿色，萼宿存。花期7~8月，果期8~9月。生于坡林下。分布于华北、华东、华中、华南、西南等地。南方各地均有栽培。

【采制】冬季茎叶枯萎时采挖，除去根茎、幼芽、须根及泥沙，晒或烘至半干，堆放3~6天，反复数次至干燥。

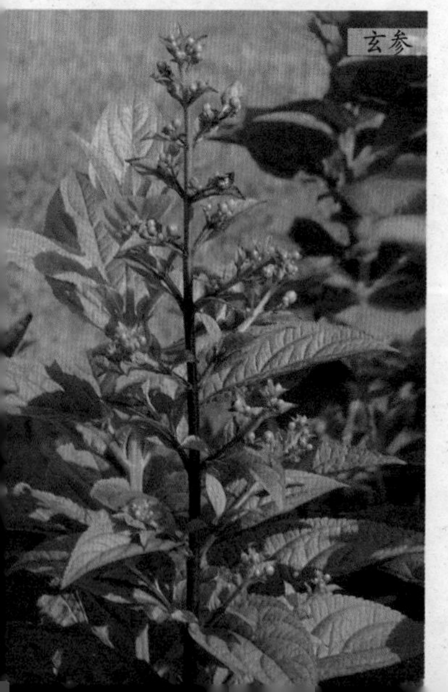
玄参

【功效主治】清热凉血，滋阴降火，解毒散结。主治热入营血，温毒发斑，热病伤阴，舌绛烦渴，津伤便秘，骨蒸劳嗽，目赤，咽痛，白喉，瘰疬，痈肿疮毒。

【用法用量】煎汤，9~15g；或入丸、散。外用，适量，捣敷；或研末调敷。

【使用注意】脾虚便溏或有湿者禁服。不宜与藜芦同用。

Xuchangqing
徐长卿

【别名】石下长卿、料叼竹、牙蛀消。
【来源】萝藦科植物徐长卿 *Cynanchum paniculatum* 的根和根茎。

【快速识别】徐长卿：直立草本。根须状，形如马尾，具特殊香气。茎细而刚直，不分枝，无毛或被微毛。叶对生，无柄；叶片披针形至线形，先端渐尖，基部渐窄，叶缘稍反卷，有睫毛，上面深绿色，下面淡绿色；主脉突起。圆锥聚伞花序，生于近顶端叶腋，有花 10 余朵；花萼 5 深裂，卵状披针形；花冠黄绿色，5 深裂；副花冠 5，黄色，肉质，肾形。蓇葖果呈角状，表面淡褐色。花期 5~7 月，果期 9~12 月。生于阳坡草丛中。分布于华北、华东、华中、西南及辽宁、陕西、甘肃等地。

【采制】秋季采挖，除去杂质，阴干。

【功效主治】祛风，化湿，止痛，止痒。主治风湿痹痛，胃痛胀满，牙痛，腰痛，跌扑伤痛，风疹，湿疹。

【用法用量】煎汤，3~12g，后下；研末，1~3g；或入丸剂；或浸酒。

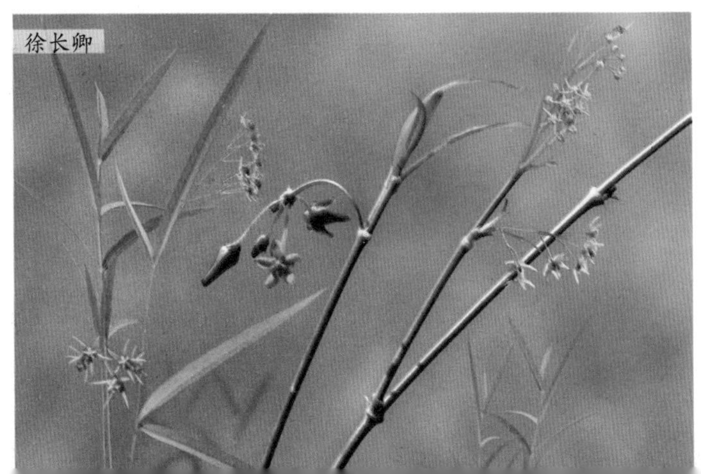
徐长卿

Xuduan
续断

【别名】接骨、鼓锤草、川断。
【来源】川续断科植物川续断 *Dipsacus asper* 的根。

【快速识别】川续断：草本。根一至数条，圆柱状，黄褐色，稍肉质。茎直立，具6~8棱，棱上有硬刺毛。基生叶稀疏丛生，具长柄，叶片琴状羽裂，顶端裂片大，卵形，两侧裂片3~4对，侧裂片倒卵形或匙形，上面被刺毛，下面脉上被刺毛；茎生叶在茎中下部的羽状深裂；上部叶披针形，不裂或基部3裂。头状花序球形，总苞片5~7片，被硬毛；花冠淡黄白色。瘦果长倒卵柱状，仅先端露于小总苞之外。花期8~9月，果期9~10月。生于土壤肥沃、潮湿的山坡、草地。分布于西南及江西、湖北、湖南、广西等地。

【采制】秋季采挖，除去根和须根，用微火烘至半干，堆置“发汗”至内部变绿色时，再烘干。

【功效主治】补肝肾，强筋骨，续折伤，止崩漏。主治肝肾不足，腰膝酸软，风湿痹痛，跌扑损伤，筋伤骨折，崩漏，胎漏。

【用法用量】煎汤，6~15g；或入丸、散。外用，鲜品适量，捣敷。

【使用注意】不宜与雷丸同用。

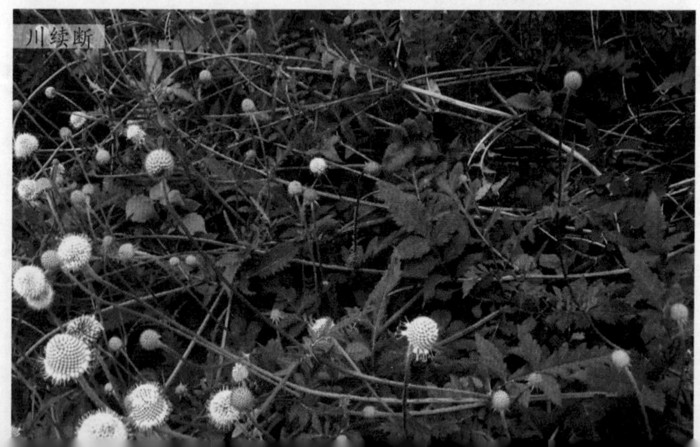
川续断

Yangti 羊蹄

【别名】土大黄、牛蹄、牛舌头。
【来源】蓼科植物羊蹄 *Rumex japonicus*、尼泊尔酸模 *R. nepalensis* 的根。

【快速识别】羊蹄：草本。根粗大，断面黄色。茎直立，通常不分枝。单叶互生，具柄；叶片长圆形至长圆状披针形，基生叶较大，先端急尖，基部圆形至微心形，边缘微波状皱褶。托叶鞘膜质，易破裂。总状花序顶生；花两性，多花胎生。花被片 6，淡绿色，外轮 3 片展开，内轮 3 片成果被；果被广卵形。瘦果宽卵形，有 3 锐棱，两端尖，黑褐色，光亮。花期 4 月，果期 5 月。生于山野、路旁、湿地。分布于东北、华北、华东、华南、陕西、四川、贵州各地。

【采制】栽种 2 年后，秋季当地上叶变黄时，挖出根部，洗净鲜用或切片晒干。

【功效主治】清热通便，凉血止血，杀生止痒。主治大便秘结，吐血衄血，肠风便血，痔血，崩漏，疥癣，白秃，痈疮肿毒，跌打损伤。

【用法用量】煎汤，9~15g；捣汁；或熬膏。外用，适量，捣敷；或磨汁涂；或煎水洗。

【使用注意】脾胃虚寒者禁服。

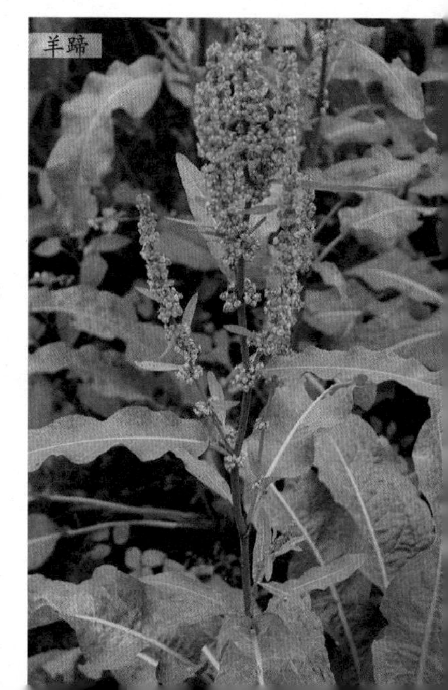
羊蹄

Yanhusuo 延胡索

【别名】玄胡索、元胡索、元胡。
【来源】罂粟科植物延胡索 *Corydalis yanhusuo* 的块茎。

【快速识别】延胡索：草本，全株无毛。块茎圆球形，质黄。茎直立，常分枝，近基部具鳞片1枚，鳞片和下部茎生叶常具腋生块茎。叶二回三出或近三回三出，小叶三裂或三深裂，具全缘的披针形裂片；总状花序顶生，疏生花5~15朵；花冠紫红色，花瓣4，上花瓣与距常上弯。蒴果条形。栽培品常只开花，果早落。花期3~4月，果期4~5月。生于山地林下，或为栽培。分布于陕西、江苏、安徽、浙江、河南、湖北等地。

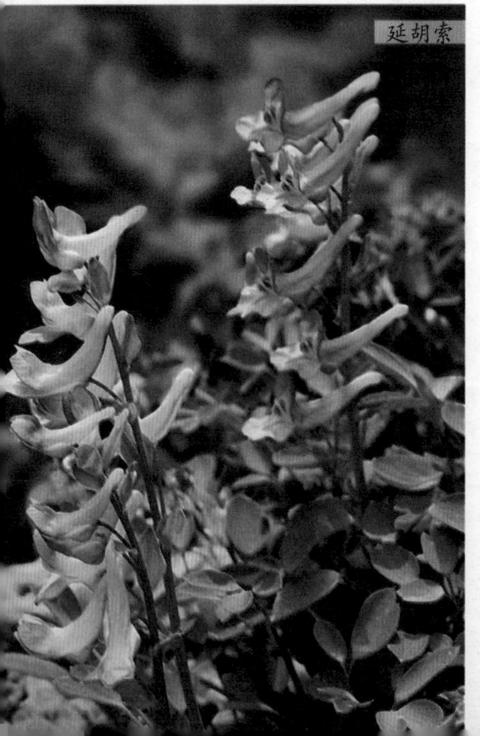
延胡索

【采制】夏初茎叶枯萎时采挖，除去须根，洗净，置沸水中煮至恰无白心时，取出，晒干。

【功效主治】活血散瘀，行气止痛。主治胸痹心痛，脘腹疼痛，腰痛，疝气痛，经闭，痛经，产后瘀滞腹痛，跌扑损伤。

【用法用量】煎汤，3~10g；研末服，1.5~3g；或入丸、散。

【使用注意】孕妇禁服。

Yanshanjiang

艳山姜

【别名】玉桃、土砂仁、草豆蔻。
【来源】姜科植物艳山姜 *Alpinia zerumbet* 的根茎和果实。

【快速识别】艳山姜：草本。叶大，互生；叶片披针形，先端渐尖而有一旋卷的小尖头，基部渐狭，两面均无毛。圆锥花序呈总状花序式，下垂，花序轴紫红色，密被绒毛，每一分枝上有花1~2朵；小苞片白色，先端粉红色，蕾时包裹住花；花萼近钟形，白色，先端粉红色；花冠裂片长圆形，后方的1枚较大，乳白色，先端粉红色；唇瓣匙状宽卵形，先端皱波状，黄色而有紫红色纹彩。蒴果卵圆形，具显露的纵向条纹，熟时朱红色；种子有棱角。花期4~6月，果期7~10月。生于田头、地边、路旁及沟边草丛中。分布于我国东南部至西南部各地。

【采制】根茎全年均可采，鲜用或切片晒干。果实将熟时采收，烘干。

【功效主治】温中燥湿，行气止痛，截疟。主治心腹冷痛，胸腹胀满，消化不良，呕吐腹泻，疟疾。

【用法用量】煎汤，种子或根茎 3~9g；种子研末，每次1.5g。外用，适量，鲜根茎捣敷。

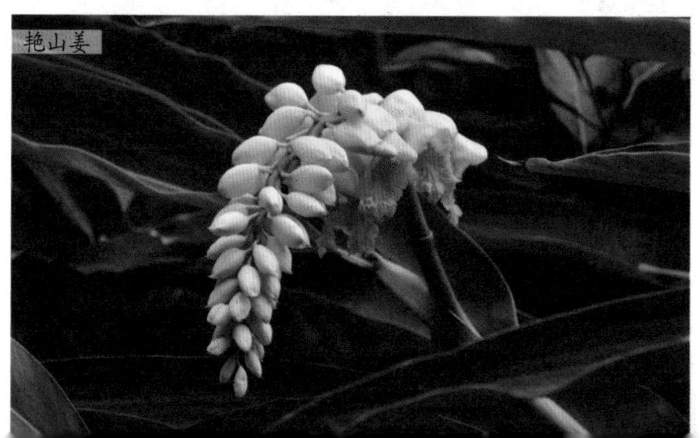

艳山姜

野茶辣
Yechala

【别名】鱼胆木、石岩青、野胡椒。
【来源】楝科植物灰毛浆果楝 *Cipadessa cinerascens* 的根、树皮或叶。

【快速识别】灰毛浆果楝：灌木或小乔木。小枝被绒毛。奇数羽状复叶互生；小叶对生或近对生，纸质，卵形至卵状长圆形，先端渐尖或突尖，基部偏斜，全缘或有齿，两面被紧贴的灰黄色柔毛，下面尤密。花两性。圆锥花序腋生，被柔毛；花瓣白色至淡黄色。核果球形，熟时深红色至紫黑色。花期4~11月，果期4~12月。生于2400m以下的河岸、路边等地的疏林、季雨林、常绿阔叶林中。分布于广西、四川、贵州、云南等地。

【采制】根、叶全年均可采，洗净，鲜用或晒干。

【功效主治】祛风化湿，行气止痛。主治感冒发热，疟疾，痢疾，脘腹绞痛，风湿痹痛，跌打损伤，烫伤，皮炎，外伤出血。

【用法用量】煎汤，9~15g，鲜品30g。外用，适量，煎水洗；或捣烂敷。

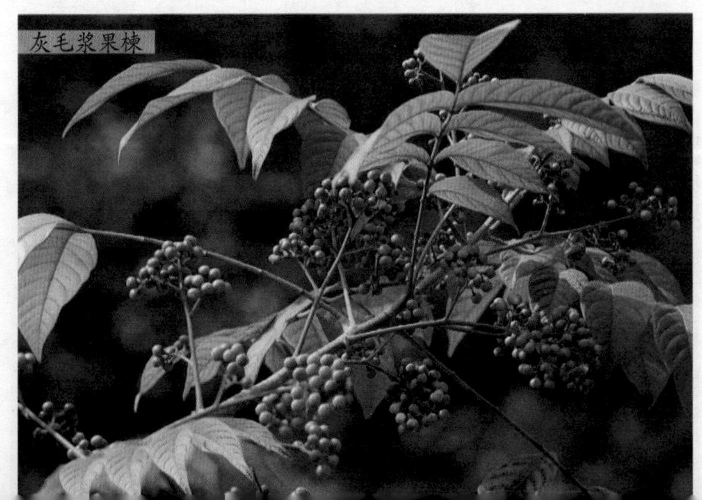
灰毛浆果楝

Yibeimu

伊贝母

【别名】贝母、伊贝、生贝。
【来源】百合科植物新疆贝母 *Fritillaria walujewii* 或伊犁贝母 *F. pallidiflora* 的鳞茎。

【快速识别】伊犁贝母：草本。鳞茎由 2 枚鳞片组成，鳞片上端延伸为长的膜质物，鳞茎皮较厚。叶通常散生，有时近对生或近轮生；叶片从下向上由狭卵形至披针形。花 1~4 朵，淡黄色，内有暗红色斑点，每花有 1~3 枚叶状苞片，先端不卷曲；花被片 6，匙状长圆形，外三片明显宽于内三片，蜜腺窝在背面明显突出。蒴果棱上有宽翅。花期 5 月。生于海拔 1300~1780m 的林下或草坡上。分布于新疆。

【采制】5~7 月采挖，除去泥沙，晒干，再去须根和外皮。

【功效主治】清热润肺，化痰止咳。主治肺热燥咳，干咳少痰，阴虚劳嗽，咳痰带血。

【用法用量】煎汤，3~9g。

【使用注意】不宜与川乌、制川乌、草乌、制草乌、附子同用。

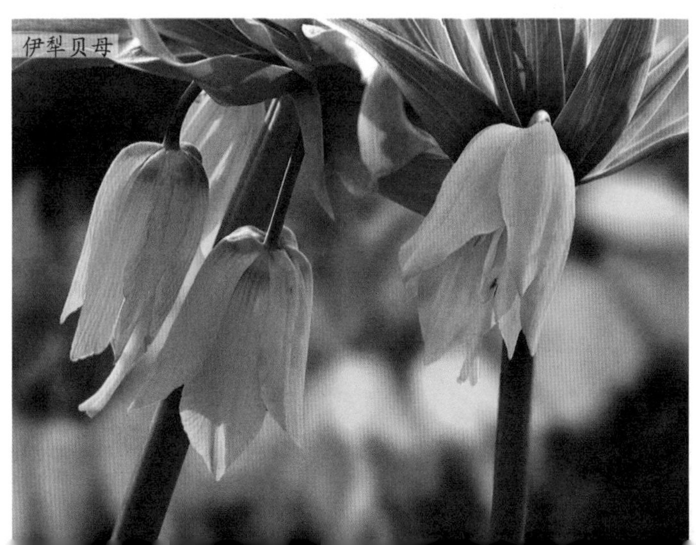
伊犁贝母

鹰不扑
Yingbupu

【别名】鸟不宿、百鸟不落、雷公刺。
【来源】五加科植物虎刺楤木 *Aralia armata* 的根、根皮和枝叶。

【**快速识别**】虎刺楤木：多刺灌木。刺短，基部宽扁，先端通常弯曲。叶互生；托叶和叶柄基部合生，先端截形或斜形；叶为三回羽状复叶；叶轴和羽片轴疏生细刺，每羽片有小叶5~9，叶轴各节有1对小叶，小叶片卵状长圆形至卵形，先端渐尖，基部圆形或心形，两面疏生小刺，下面密生短柔毛，边缘有不整齐的锯齿。花序顶生，由多数伞形花序组成的大形圆锥花序，疏生钩曲短刺；小苞片线形；花白色，花瓣5。核果球形，黑色，具宿存花柱。花期8~9月，果期9~11月。生于海拔210~1400m的常绿阔叶疏林或山坡灌丛中。分布于华南、西南及江西等地。
【**采制**】春、夏二季采收枝叶，秋后采收根或根皮，鲜用或切段晒干。
【**功效主治**】散瘀，祛风，利湿，解毒。主治跌打损伤，风湿痹痛，湿热黄疸，淋浊，水肿，痢疾，带下，胃脘痛，头痛。
【**用法用量**】煎汤，9~15g；或泡酒。外用，适量，捣敷；或捣烂拌酒炒热敷；或煎汤熏洗。

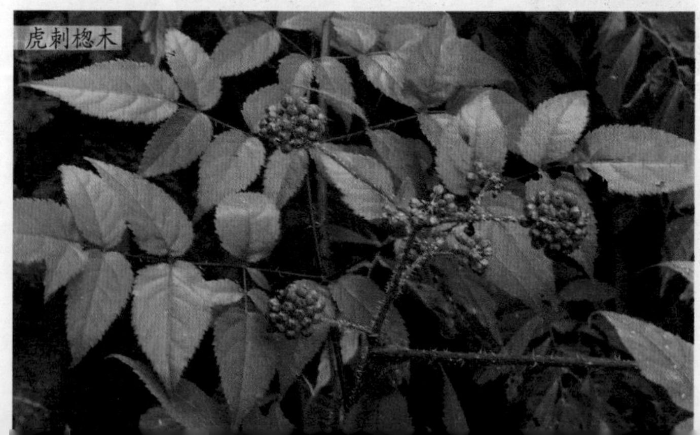
虎刺楤木

鱼尾葵根

Yuweikuigen

【别名】棕木。
【来源】棕榈科植物鱼尾葵 *Caryota ochlandra* 的根。

【快速识别】鱼尾葵：乔木状。茎无吸根，单生。叶大而粗壮，羽片每边 18~20 片，下垂，中部的较长；裂片质厚而硬，顶端 1 片扇形，有不规则的齿缺，侧面的菱形而似鱼尾，内侧边缘有粗齿的部分超过全长之半，外侧边缘延伸成一长尾尖。佛焰苞和花序无鳞秕；肉穗花序分枝悬垂，花 3 朵聚生，雌花介于 2 雄花间；雄花花瓣黄色，革质而硬；雌花较小。果球形，熟时淡红色。花期 5~7 月，果期 8~11 月。生于海拔 450~700m 的山坡或沟谷林中。分布于福建、广东、海南、广西、云南等地。

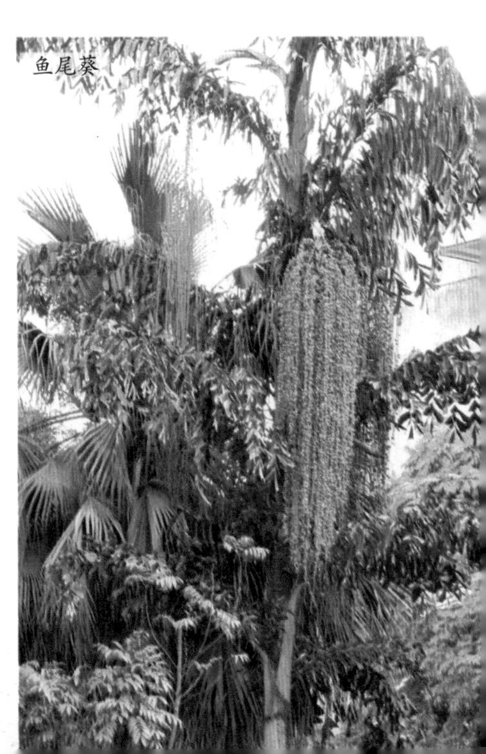
鱼尾葵

【采制】全年均可采收，洗净，晒干。

【功效主治】强筋壮骨。主治肝肾亏虚，筋骨痿软。

【用法用量】煎汤，10~15g。

Yujin 郁金

【别名】马蒁、五帝足、黄郁。
【来源】姜科植物温郁金 *Curcuma wenyujin*、姜黄 *Curcuma longa*、广西莪术 *Curcuma kwangsiensis* 或蓬莪术 *Curcuma phaeocaulis* 的块根。前两者分别习称“温郁金”和“黄丝郁金”，其余按性状不同习称“桂郁金”或“绿丝郁金”。

【快速识别】温郁金：草本。主根茎陀螺状，侧根茎指状，内面柠檬色。须根细长，末端常膨大成纺锤形块根，内面白色。叶片 2 列，叶柄短；叶片宽椭圆形，先端渐尖或短尾状渐尖，基部楔形，下延至叶柄，下面无毛。穗状花序圆柱状，先叶于根茎处抽出，上部无花的苞片蔷薇红色，中下部有花的苞片绿白色；花萼筒白色；花冠管漏斗状，白色。花期 4~6 月。生于土质肥沃、湿润的向阳山坡或田地，多系栽培。分布于四川省。

【采制】冬季茎叶枯萎后采挖，除去泥沙和细根，蒸或煮至透心，干燥。

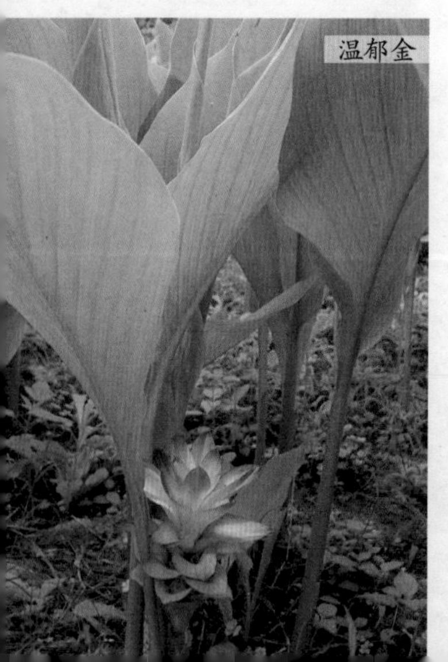
温郁金

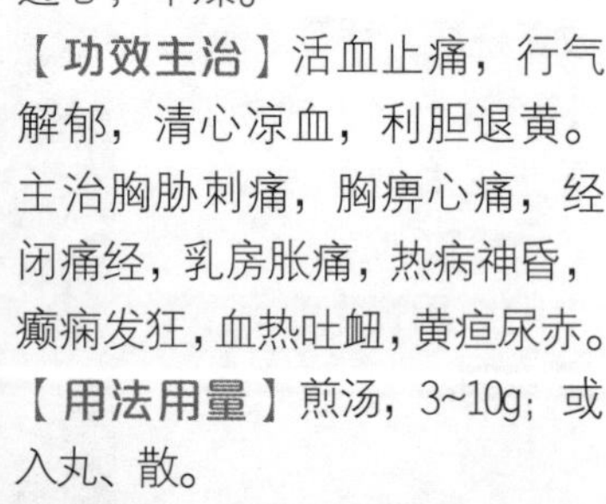

【功效主治】活血止痛，行气解郁，清心凉血，利胆退黄。主治胸胁刺痛，胸痹心痛，经闭痛经，乳房胀痛，热病神昏，癫痫发狂，血热吐衄，黄疸尿赤。

【用法用量】煎汤，3~10g；或入丸、散。

【使用注意】阴虚失血及无气滞血瘀者禁服，孕妇慎服。不宜与丁香、母丁香同用。

Yuzhu 玉竹

【别名】玉术、山玉竹、竹七根。
【来源】百合科植物玉竹 *Polygonatum odoratum* 的根茎。

【快速识别】玉竹：草本。根茎横走，肉质，黄白色，密生多数须根。茎单一。叶互生，无柄；叶片椭圆形至卵状长圆形，先端尖，基部楔形，上面绿色，下面灰白色。花腋生，通常1~3朵簇生，无苞片或有线状披针形苞片；花被筒状，黄绿色至白色。浆果球形，熟时蓝黑色。花期4~6月，果期7~9月。生于林下及山坡阴湿处。分布于东北、华北、西北、华东及湖北、湖南、广东等地。

【采制】秋季采挖，除去须根，洗净，晒至柔软后，反复揉搓，晾晒至无硬心，晒干；或蒸透后，揉至半透明，晒干。

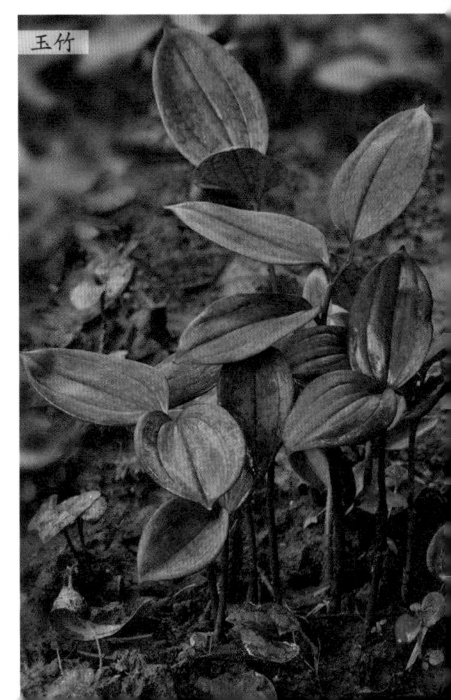
玉竹

【功效主治】养阴润燥，生津止渴。主治肺胃阴伤，燥热咳嗽，咽干口渴，内热消渴。

【用法用量】煎汤，6~12g；熬膏、浸酒；或入丸、散。外用，适量，鲜品捣敷；或熬膏涂。阴虚有热者宜生用，热不甚者宜制用。

【使用注意】痰湿气滞者禁服，脾虚便溏者慎服。

Yuanzhi 远志

【别名】细草、小鸡腿、小草根。
【来源】远志科植物远志 *Polygala tenuifolia* 或卵叶远志 *P. sibirica* 的根。

【快速识别】远志：草本。根圆柱形。茎直立或斜生，基部丛生。单叶互生；叶片线形，先端尖，基部渐狭，全缘，中脉在上面下陷，下面隆起，无毛或稍被柔毛。总状花序；萼片 5，其中 2 枚呈花瓣状，绿白色；花瓣 3，淡紫色，其中 1 枚较大，呈龙骨瓣状，先端着生流苏状附属物。蒴果扁平，绿色，成熟时边缘开裂。种子卵形，棕黑色，密被白色绒毛。花期5~7月，果期6~8月。生于向阳山坡或路旁。分布于东北、华北、西北及山东、江苏、安徽、江西等地。

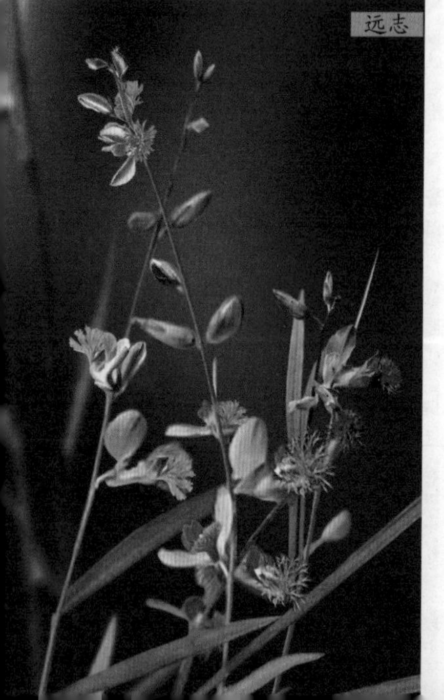
远志

【采制】春、秋二季采挖，除去须根和泥沙，晒干。

【功效主治】安神益智，交通心肾，祛痰消肿。主治心肾不交引起的失眠多梦、健忘惊悸、神志恍惚，咳痰不爽，疮疡肿毒，乳房肿痛。

【用法用量】煎汤，3~10g；浸酒；或入丸、散。外用，适量，研末酒调敷。

【使用注意】阴虚火旺、脾胃虚弱者以及孕妇慎服。用量不宜过大，以免引起呕恶。

Zexie 泽泻

【别名】水泻、芒芋、泽芝。
【来源】泽泻科植物泽泻 *Alisma orientalis* 的块茎。

【快速识别】泽泻：沼生草本。地下有块茎，球形，外皮褐色。叶根生；叶柄基部扩延成叶鞘状；叶片宽椭圆形至卵形；先端急尖或短尖，基部广楔形、圆形或稍心形，全缘，两面光滑。花茎由叶丛中抽出，花序通常有3~5轮分枝，分枝下有披针形或线形苞片，轮生的分枝常再分枝，组成圆锥状复伞形花序。萼片绿色或稍带紫色，宿存；花瓣白色。瘦果多数，扁平，倒卵形，背部有两浅沟，褐色，花柱宿存。花期6~8月，果期7~9月。生于沼泽边缘或栽培。分布于东北、华东、西南及河北、新疆、河南等地。

【采制】冬季茎叶开始枯萎时采挖，洗净，干燥，除去须根和粗皮。

【功效主治】利水渗湿，泻热，化浊降脂。主治小便不利，水肿胀满，泄泻尿少，痰饮眩晕，热淋涩痛，高脂血症。

【用法用量】煎汤，6~12g；或入丸、散。

【使用注意】肾虚精滑无湿热者禁服。

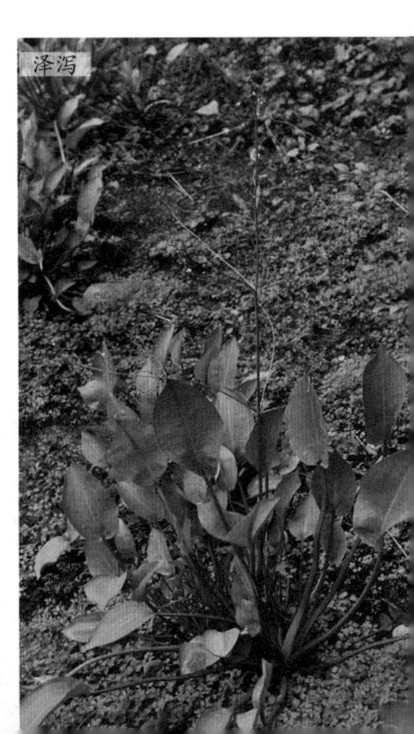
泽泻

Zhangliutou
樟柳头

【别名】白石笋、观音姜、老妈妈拐棍。
【来源】姜科植物闭鞘姜 *Costus speciosus* 的根茎。

【快速识别】闭鞘姜：高大草本。茎基部近木质。叶片长圆形或披针形，先端渐尖或尾尖，基部近圆形，全缘，平行羽状脉由中央斜出，下面密被绢毛；叶鞘封闭。穗状花序顶生；苞片卵形，红色，每1苞片内有花1朵；花萼革质，红色；花冠管白色或红色；唇瓣喇叭形，白色；雄蕊花瓣状，白色，基部橙黄色。蒴果稍木质，红色。种子黑色，光亮。花期7~9月，果期9~11月。生于海拔45~1700m的疏林下、山谷阴湿地、路边草丛、荒坡、水沟边。分布于台湾、广东、海南、广西、云南等地。

【采制】秋季采挖，去净茎叶、须根，晒干或鲜用，或切片晒干。

【功效主治】利水消肿，清热解毒。主治水肿臌胀，淋证，白浊，痈肿恶疮。

【用法用量】煎汤，3~6g。外用，适量，煎水洗；或鲜品捣敷；或捣汁滴耳。

【使用注意】有毒。孕妇及脾胃虚弱者禁服，不宜过量及服用鲜品。

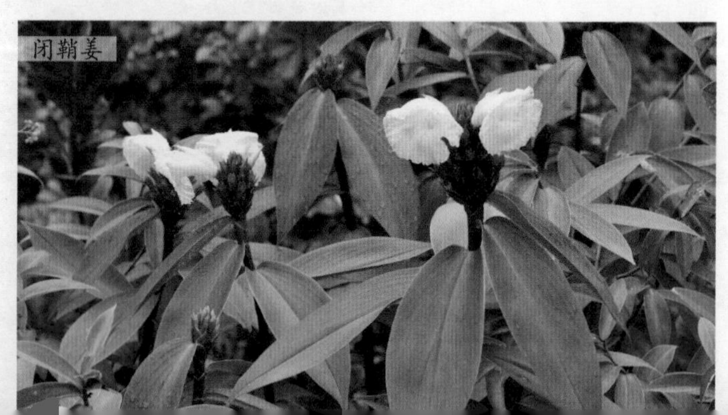
闭鞘姜

Zhebeimu

浙贝母

【别名】土贝母、浙贝、大贝母。
【来源】百合科植物浙贝母 *Fritillaria thunbergii* 的鳞茎。

【快速识别】浙贝母：草本。鳞茎扁球形，由2枚白色肥厚的鳞叶对合组成。叶在茎最下面的对生或散生，渐向上常兼有散生、对生和轮生的；叶片近条形至披针形，先端不卷曲或稍弯曲。花1~6朵，淡黄色，有时稍带淡紫色，顶端的花具3~4枚叶状苞片，其余具2枚苞片；苞片先端卷曲；花钟状，俯垂。内面具紫色方格斑纹，蒴果卵圆形，6棱，棱上有翅。花期3~4月，果期5月。生于海拔较低的山丘荫蔽处或竹林下。分布于江苏、安徽、浙江、湖南。浙江宁波地区有大量栽培。

【采制】初夏植株枯萎时采挖，洗净。取鳞茎，大小分开，洗净，除去芯芽，趁鲜切成厚片，洗净，干燥，习称“浙贝片”。

【功效主治】清热化痰止咳，解毒散结消痈。主治风热咳嗽，痰火咳嗽，肺痈，乳痈，瘰疬，疮毒。

【用法用量】煎汤，3~10g；或入丸、散。外用，适量，研末敷。

【使用注意】寒痰、湿痰及脾胃虚寒者慎服。不宜与川乌、制川乌、草乌、制草乌、附子同用。

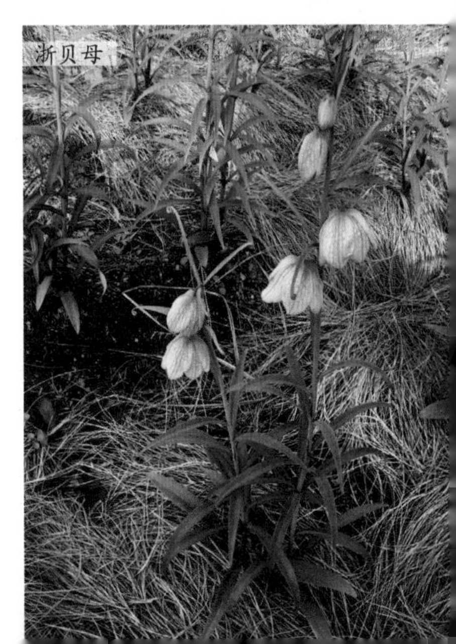
浙贝母

Zhenzhufeng 珍珠风

【别名】鱼子、漆大白、珠子树。
【来源】马鞭草科植物紫珠 *Callicarpa bodinieri* 的根、茎叶。

【快速识别】紫珠：灌木。小枝叶柄和花序均被粗糠状星状毛。单叶对生；叶片卵状长圆形至椭圆形，先端长渐尖至短尖，基部楔形，边缘具细锯齿，表面有短柔毛，背面密被星状毛，两面均密生暗红色或红色细粒状腺点。聚伞花序 4~5 次分歧，苞片线形，细小；花萼 4 裂，萼齿钝三角形；花冠先端 4 裂，紫红色。果球形，熟时紫红色。花期 6~7 月，果期 8~11 月。生于海拔 200~2300m 的林下、灌丛中或林缘。分布于西南、华东、华中、华南等地。

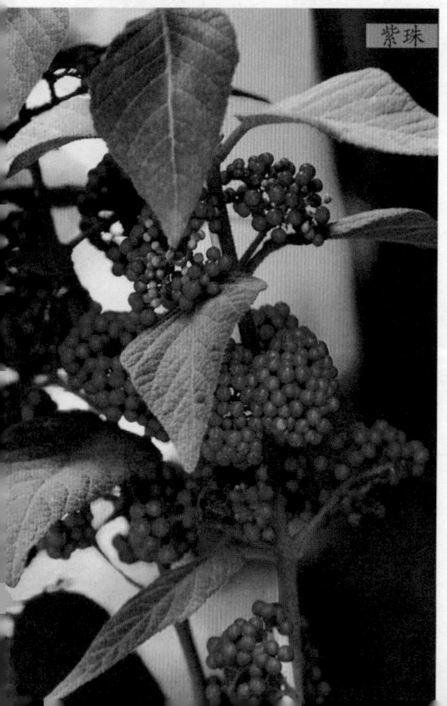
紫珠

【采制】夏、秋二季采收，切片晒干或烘干。

【功效主治】散瘀止血，祛风除湿，解毒消肿。主治血瘀痛经，衄血，咯血，吐血，崩漏，尿血，风湿痹痛，跌打瘀肿，外伤出血，烫伤，丹毒。

【用法用量】煎汤，10~15g；或浸酒。外用，适量，捣敷；或研末撒；或调敷。

Zhimu
知母

【别名】昌支、蒜辫子草、地参。
【来源】百合科植物知母 *Anemarrhena asphodeloides* 的根茎。

【快速识别】知母：草本。全株无毛。根茎横生，粗壮，密被许多黄褐色纤维状残叶基，下面生有多数肉质须根。叶基生，线形，质稍硬，叶基部扩大包着根茎。花葶直立，不分枝，下部具披针形退化叶，上部疏生鳞片状小苞片；花 2~6 朵成一簇，总状花序；花黄白色，干后略带紫色。蒴果卵圆形，成熟时开裂为 3 裂片。种子长卵形，黑色。花期 5~8 月，果期 7~9 月。生于向阳干燥山坡、丘陵草丛中或草原地带，常成群生长。分布于东北、华北、西北及山东、江苏等地。

【采制】春、秋二季采挖，除去须根和泥沙，晒干，习称"毛知母"；或除去外皮，晒干，习称"知母肉"。

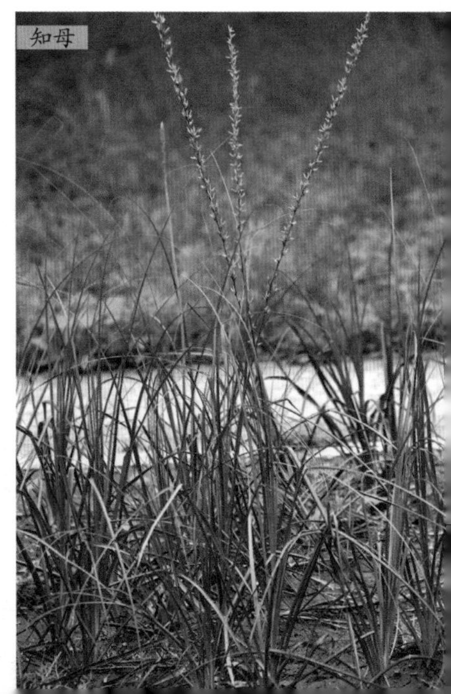
知母

【功效主治】清热泻火，滋阴润燥，止渴除烦。主治温热病，高热烦渴，咳嗽气喘，燥咳，便秘，骨蒸潮热，虚烦不眠，消渴淋浊。

【用法用量】煎汤，6~12g，或入丸、散。清热泻火，滋阴润燥宜生用；入肾降火滋阴宜盐水炒。

【使用注意】脾胃虚寒、大便溏泻者禁服。

Zhongpingshugen 中平树根

【别名】血桐、糠皮树、赖麻。
【来源】大戟科植物中平树 *Macaranga denticulata* 的根。

【快速识别】中平树：乔木。小枝密被锈色绒毛及腺点。叶互生；叶柄密被锈色卷曲绒毛及腺点；叶三角状卵形或宽卵形，先端尾状渐尖，基部圆或截平，叶柄着生处距叶片基部较近，边缘有波状具腺体的裂齿，下面密被锈色绒毛及红色颗粒状腺点。圆锥形花序腋生或侧生，密被锈色绒毛，有颗粒状腺点，花单性异株；无花瓣；雄花萼片 2~4，圆卵形；雌花花萼杯状。蒴果倒心状球形，近光滑，基部托以宿萼。种子球形。花期 3~5 月。生于海拔 900~1300m 的山坡灌丛及常绿阔叶林中。分布于广东、湖南、广西、贵州、云南、西藏等地。

【采制】全年均可采挖，洗净，切片，晒干即可。

【功效主治】清热利湿，退黄。主治黄疸性肝炎，胃脘疼痛。

【用法用量】煎汤，10~15g。

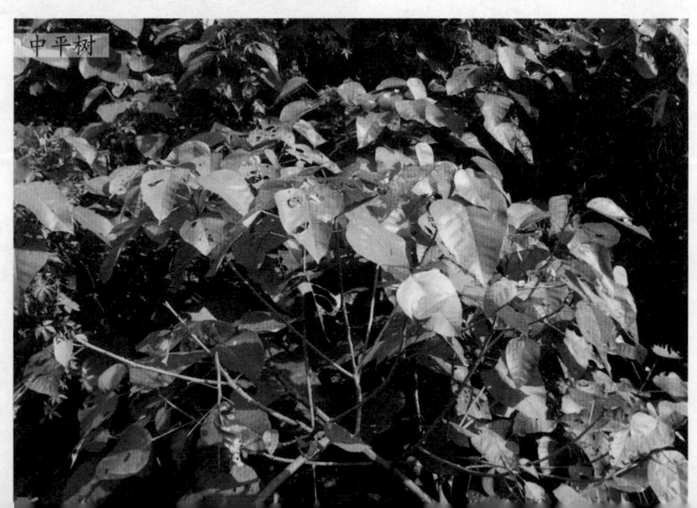
中平树

Zhumagen

苎麻根

【别名】苎根、野苎根、苎麻茹。
【来源】荨麻科植物苎麻 *Boehmeria nivea* 的根和根茎。

【快速识别】苎麻：半灌木。茎直立，圆柱形，密生粗长毛。叶互生；托叶2，分离，早落；叶片宽卵形或卵形，先端渐尖，基部宽楔形或截形，边缘密生齿牙，上面绿色，粗糙，并散生疏毛，下面密生交织的白色柔毛，基出脉3条。花单性，雌雄通常同株；花序呈圆锥状，腋生；雄花序通常位于雌花序之下；雄花小，黄白色；雌花淡绿色，花被管状，宿存。瘦果小，椭圆形，密生短毛，为宿存花被包裹。花期9月，果期10月。在我国河南、山东及陕西以南各地广为栽培，也有野生。

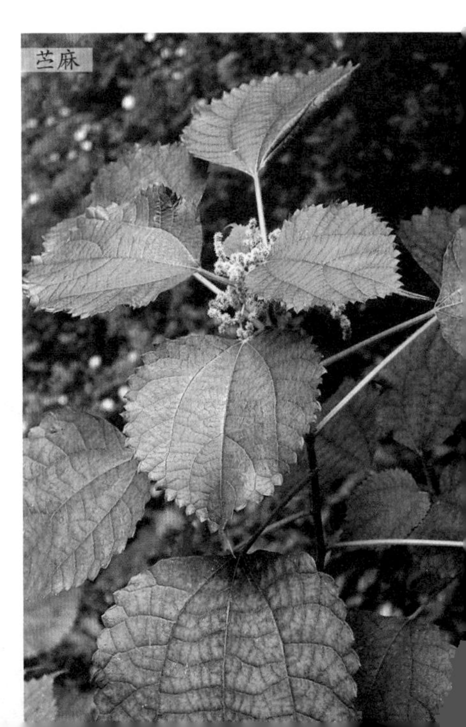
苎麻

【采制】冬、春二季采挖，除去地上茎和泥土，晒干。

【功效主治】凉血止血，清热安胎，利尿，解毒。主治血热妄行所致的咯血、吐血、衄血、血淋、便血、崩漏、紫癜，胎动不安，胎漏下血，小便淋沥，痈疮肿毒，虫蛇咬伤。

【用法】煎汤，5~30g；或捣汁。外用，适量，鲜品捣敷；或煎汤熏洗。

【使用注意】无实热者慎服。

Ziwan 紫菀

【别名】紫蒨、返魂草根、关公须。
【来源】菊科植物紫菀 *Aster tataricus* 的根和根茎。

【快速识别】紫菀：草本。茎直立，有疏糙毛。根茎短，密生多数须根。基生叶花期枯萎、脱落，长圆状或椭圆状匙形，基部下延；茎生叶互生，无柄；叶片长椭圆形或披针形。头状花序，排列成复伞房状；总苞半球形，3 层。外层渐短，紫红色；花序边缘为舌状花，雌性，蓝紫色；中央有多数筒状花，两性，黄色。瘦果倒卵状长圆形，扁平，紫褐色，冠毛灰白色或带红色。花期 7~9 月，果期 9~10 月。生于低山阴坡湿地、山顶、低山草地及沼泽地。分布于东北、华北及陕西、甘肃、安徽、河南等地。

【采制】春、秋二季采挖，除去有节的根茎（习称“母根”）和泥沙，编成辫状晒干，或直接晒干。

【功效主治】润肺下气，消痰止咳。主治痰多喘咳，新久咳嗽，劳嗽咯血。

【用法用量】煎汤，4.5~10g；或入丸、散。润肺宜蜜炙用。

【使用注意】有实热者慎服。

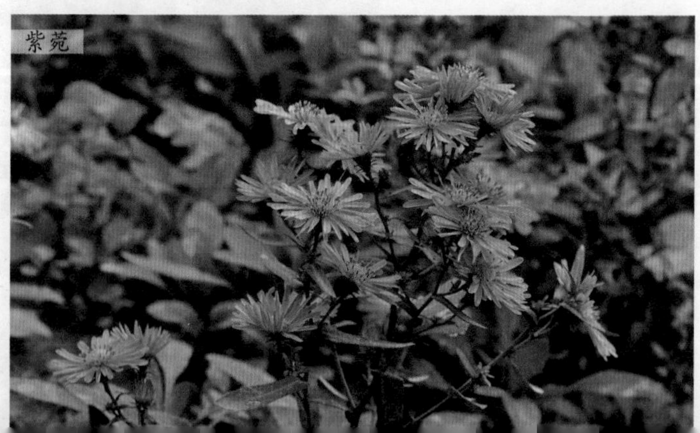
紫菀

走马胎

Zoumatai

【别名】大发药、走马风、山猪药。
【来源】紫金牛科植物走马胎 *Ardisia gigantifolia* 的根及根茎。

【快速识别】走马胎：大灌木。具粗厚的匍匐根茎；茎粗壮，通常无分枝，幼嫩部分被微柔毛。叶通常簇生于茎顶端；叶柄具波状狭翅；叶片膜质，椭圆形至倒卵状披针形，先端钝急尖或近渐尖，基部楔形，下延至叶柄，边缘具密啮蚀状细齿，齿具小尖头。由多个亚伞形花序组成的大型金字塔状或总状圆锥花序；萼片狭三角状卵形或披针形；花瓣白色或粉红色，卵形。果球形，红色，具纵肋，多少具腺点。花期 2~6 月，果期 3~12 月。生于海拔 1300m 以下的山林下阴湿处。分布于华南、西南及江西、福建等地。

【采制】秋季采挖，洗净，鲜用或切片晒干。

【功效主治】祛风湿，活血止痛，化毒生肌。主治风湿痹痛，产后血瘀，痈疽溃疡，跌打肿痛。

【用法用量】煎汤，9~15g，鲜品 30~60g；或浸酒。外用，适量，研末调敷。

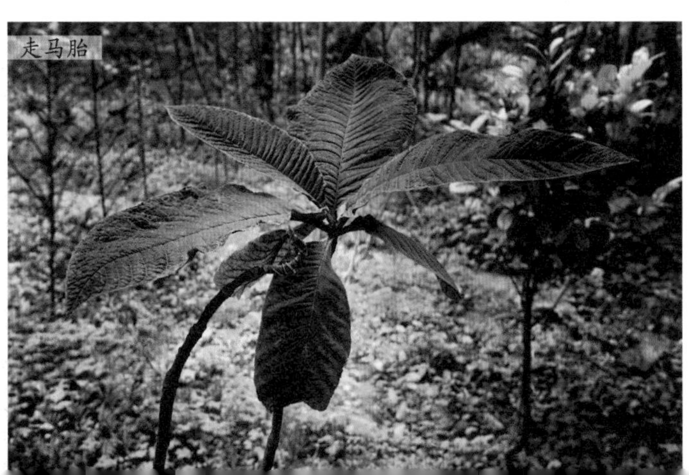
走马胎

Badou 巴豆

【别名】巴菽、药子仁、毒鱼子。
【来源】大戟科植物巴豆 *Croton tiglium* 的成熟果实。

【快速识别】巴豆：灌木或小乔木。幼枝绿色，被稀疏星状毛。单叶互生；卵形至长圆状卵形，先端渐尖或长渐尖，基部圆形或阔楔形，近叶柄处有 2 枚杯状腺体，叶缘有疏浅锯齿，齿尖常具小腺体。总状花序顶生，上部着生雄花，下部着生雌花，也有全为雄花而无雌花的；苞片钻状；雄花绿色，较小；花瓣 5；雌花无花瓣。蒴果倒卵形至长圆形，有 3 钝角，近无毛或被稀疏星状毛。种子 3 颗，淡黄褐色。花期 3~10 月，果期 7~11 月。生于山野、丘陵地、房屋附近，常见栽培。分布于西南及福建、湖北、湖南、广东、广西等地。

【采制】秋季果实成熟时采收，堆置 2~3 天，摊开，干燥。

【功效主治】外用蚀疮。主治恶疮疥癣，疣痣。

【用法用量】外用，适量，研末涂患处；或捣烂以纱布包擦患处。

【使用注意】有大毒。无寒实积滞、体虚者及孕妇禁用；不宜与牵牛子同用。

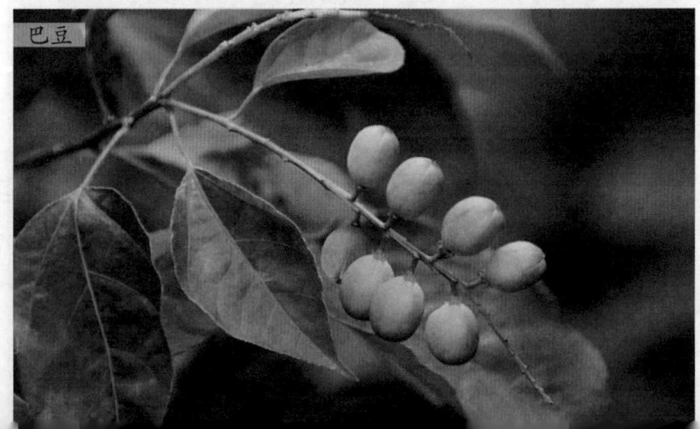
巴豆

Bajiaohuixiang 八角茴香

【别名】大茴香、八角、大料。
【来源】木兰科植物八角茴香 *Illicium verum* 的成熟果实。

【快速识别】八角茴香：常绿乔木。树皮灰色至红褐色，有不规则裂纹。单叶互生或 3~6 簇生于枝顶；叶片革质，长椭圆形或椭圆状披针形，先端渐尖或急尖，基部楔形，全缘，上面深绿色，有光泽和油点，下面浅绿色。花两性，单生于叶腋，花被片数轮，覆瓦状排列，内轮粉红色。聚合果，多由 8 个蓇葖果放射状排列成八角形，红褐色，木质；蓇葖果先端钝尖或钝，成熟时开裂。种子 1，扁卵形，亮棕色。花期春、秋二季，果期秋季至翌年春季。生于气候温暖、潮湿、土壤疏松的山地，野生或栽培，栽培品种甚多。分布于福建、台湾、广西、广东、贵州、云南等地。

【采制】秋、冬二季果实由绿变黄时采摘，置沸水中略烫后干燥或直接干燥。

【功效主治】温阳散寒，理气止痛。主治寒疝腹痛，肾虚腰痛，胃寒呕吐，脘腹冷痛。

【用法用量】煎汤，3~6g；或入丸、散。外用，适量，研末调敷。

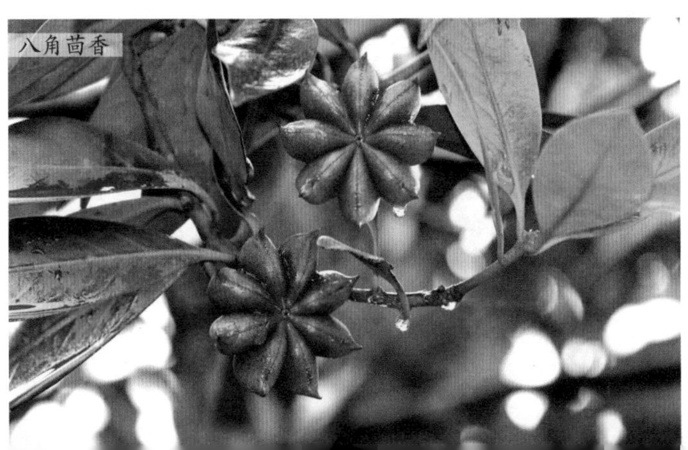
八角茴香

白扁豆
Baibiandou

【别名】沿篱豆、羊眼豆、藤豆。
【来源】豆科植物扁豆 *Dolichos lablab* 的成熟种子。

【快速识别】扁豆：草质藤本。茎淡紫色或淡绿色，无毛或疏被柔毛。三出复叶；顶生小叶宽三角状卵形，全缘，两面均被短柔毛，基出 3 主脉，侧脉羽状；侧生小叶斜卵形，两边不均等。总状花序腋生，直立；花萼宽钟状，先端 5 齿；花冠蝶形，白色或淡紫色。荚果镰形或倒卵状长椭圆形，扁平，顶上具一向下弯曲的喙，边缘粗糙。种子 2~5 颗，扁椭圆形，白色、红褐色或近黑色。花期 6~8 月，果期 9 月。全国各地均有栽培。

【采制】秋、冬二季采收成熟果实，晒干，取出种子，再晒干。

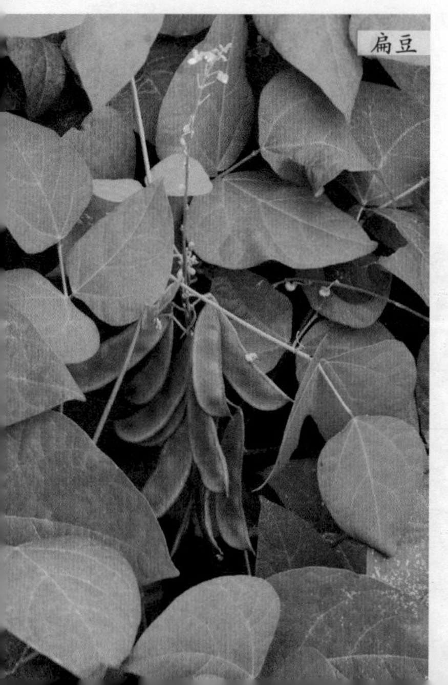
扁豆

【功效主治】健脾化湿，和中消暑。主治脾胃虚弱，食欲不振，大便溏泄，白带过多，暑湿吐泻，胸闷腹胀。炒白扁豆健脾化湿，主治脾虚泄泻，白带过多。

【用法用量】煎汤，9~15g；或生品捣研绞汁；或入丸、散。外用，适量，捣敷。

【使用注意】不宜多食，以免壅气伤脾。

白果
Baiguo

【别名】鸭脚子、灵眼、佛指甲。
【来源】银杏科植物银杏 *Ginkgo biloba* 的成熟种子。

【快速识别】银杏：落叶乔木。枝有长枝与短枝。叶在长枝上螺旋状散生，在短枝上3~8簇生；叶片扇形，淡绿色，无毛，有多数二叉状并列的细脉，上缘浅波状，有时中央浅裂或深裂。雌雄异株；球花生于短枝顶端的鳞片状叶的腋内；雄球花成柔荑花序状，下垂；雌球花有长梗，梗端常分二叉，每叉顶生一盘状珠座。种子核果状，椭圆形至近球形。外种皮肉质，有白粉，熟时淡黄色或橙黄色；中种皮骨质，白色；内种皮膜质。花期3~4月，种子成熟期9~10月。生于海拔500~1000m的酸性土壤、排水良好地带的天然林中。现全国大部分地区都有栽培。

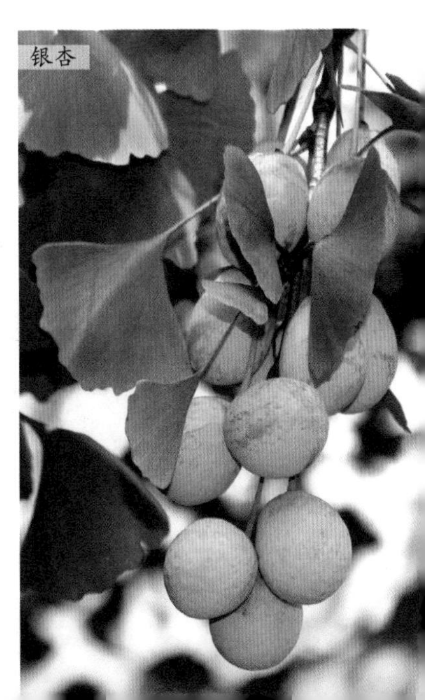
银杏

【采制】秋季种子成熟时采收，除去肉质外种皮，洗净，稍蒸或略煮后，烘干。

【功效主治】敛肺定喘，止带缩尿。主治痰多喘咳，带下白浊，遗尿，尿频。

【用法用量】煎汤，3~10g；或捣汁。外用，适量，捣敷；或切片涂。

【使用注意】有实邪者禁服。生食有毒，服食过量可致中毒，小儿误服中毒尤为常见。

Biba 荜茇

【别名】荜勃、椹圣、鼠尾。
【来源】胡椒科植物荜茇 *Piper longum* 的近成熟或成熟果穗。

【**快速识别**】荜茇：草质藤本。根状茎直立，多分枝。茎下部匍匐，枝横卧，质柔软，有纵棱和沟槽，幼时被粉状短柔毛。叶互生；下部的叶卵圆形，向上的叶渐成为卵状长圆形，下面脉上被短柔毛。花单性异株，无花被；穗状花序与叶对生。浆果下部与花序轴合生，先端有脐状凸起。花期春季，果期7~10月。生于海拔约600m的疏林中。分布于云南东南至西南部，福建、广东和广西有栽培。

【**采制**】果穗由绿变黑时采收，除去杂质，晒干。

【**功效主治**】温中散寒，下气止痛。主治脘腹冷痛，呕吐，泄泻，寒凝气滞，胸痹心痛，头痛，牙痛。

【**用法用量**】煎汤，1~3g；或入丸、散。外用，适量，研末塞龋齿孔中，或浸酒搽患处。

【**使用注意**】阴虚火旺者禁服。

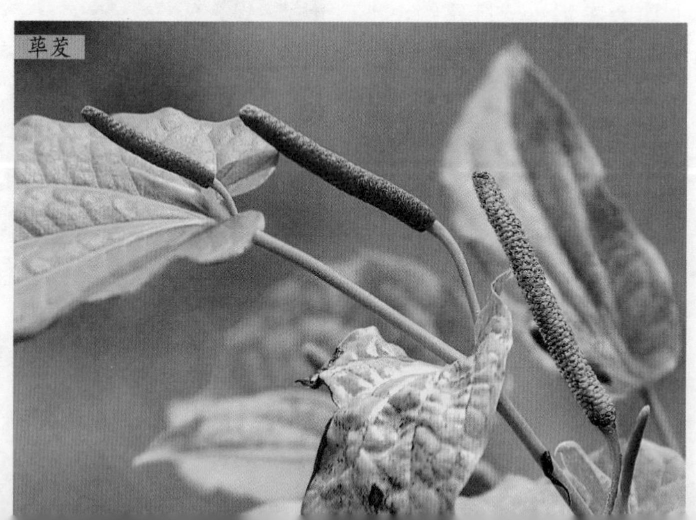
荜茇

Bichengqie
荜澄茄

【别名】澄茄子、山胡椒、木姜子。
【来源】樟科植物山鸡椒 *Litsea cubeba* 的成熟果实。

【快速识别】山鸡椒：灌木或小乔木。叶和果实有芳香气。幼树树皮黄绿色，光滑，老树树皮灰褐色。叶互生；叶片披针形或长椭圆形，先端渐尖，基部楔形，全缘，上面深绿色，下面苍白绿色，两面均无毛。花先叶开放，雌雄异株；伞形花序单生或簇生，总苞片4，小花淡黄色；花被裂片6。浆果状核果近球形，无毛，幼时绿色，成熟时黑色。花期2~4月，果期6~8月。生于向阳山坡、丘陵、林缘灌丛或疏林中。分布于西南、华南及安徽、江苏、浙江、江西、福建、台湾等地。

【采制】秋季果实成熟时采收，除去杂质，晒干。

【功效主治】温中散寒，行气止痛。主治胃寒呕逆，脘腹冷痛，寒疝腹痛，寒湿郁滞，小便浑浊。

【用法用量】煎汤，3~10g；研末，1~2g。外用，适量，研末撒；或调敷。

【使用注意】实热及阴虚火旺者忌用。

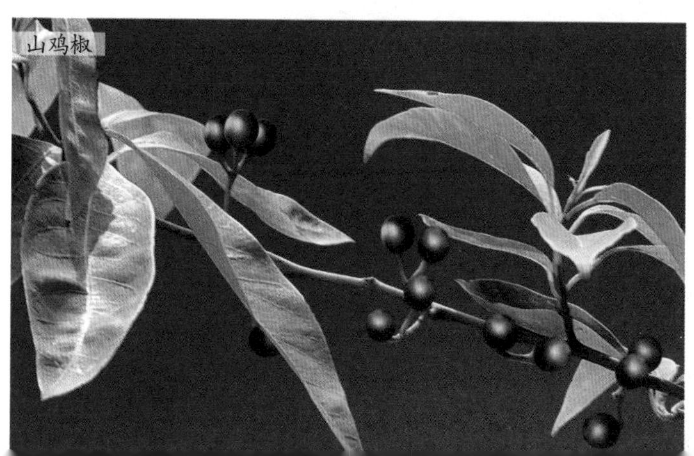
山鸡椒

Bimazi 蓖麻子

【别名】蓖麻仁、大麻子、红大麻子。
【来源】大戟科植物蓖麻 *Ricinus communis* 的成熟种子。

【快速识别】蓖麻：草本或灌木或小乔木。幼嫩部分被白粉，绿色或稍呈紫色，无毛。单叶互生，具长柄；叶片盾状圆形，掌状分裂至叶片的一半以下，裂片5~11，卵状披针形至长圆形，先端渐尖，边缘有锯齿，主脉掌状。圆锥花序与叶对生及顶生，下部生雄花，上部生雌花；花单性同株，无花瓣。雄、雌花萼3~5裂。蒴果球形，有软刺，成熟时开裂。种子长圆形，光滑有斑纹。花期5~8月，果期7~10月。全国各地均有栽培。

【采制】秋季采摘成熟果实，晒干，除去果壳，收集种子。

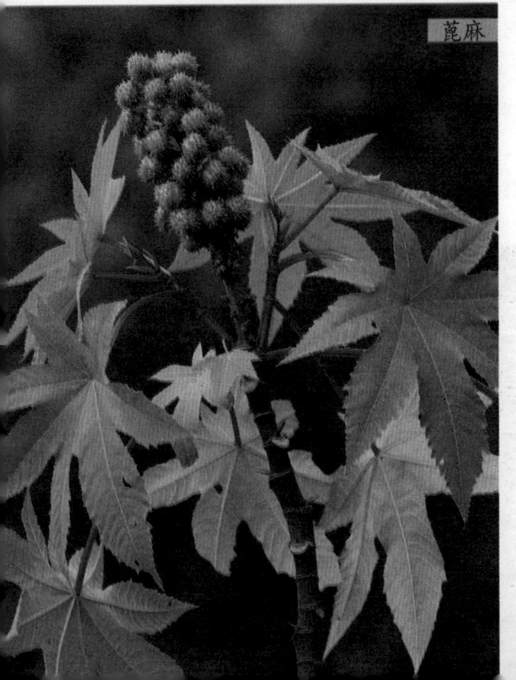
蓖麻

【功效主治】消肿拔毒，泻下通滞。主治大便燥结，痈疽肿毒，喉痹，瘰疬。

【用法用量】内服，入丸剂，1~5g；或生研；或炒食。外用，适量，捣敷或调敷。

【使用注意】有毒。孕妇及便滑者禁服。本品内服外用均可能引起中毒，重者可危及生命。

Binglang
槟榔

【别名】洗瘴丹、大腹槟榔、槟榔子。
【来源】棕榈科植物槟榔 *Areca catechu* 的成熟种子。

【快速识别】槟榔：乔木。不分枝，叶脱落后形成明显的环纹。羽状复叶，丛生于茎顶端，光滑，叶轴三棱形；小叶片披针状线形或线形，基部较狭，顶端小叶愈合，有不规则分裂。花序着生于最下一叶的基部，有佛焰苞状大苞片，长倒卵形，光滑，花序多分枝；花单性同株；雄花小，多数；雌花较大而少。坚果卵圆形或长圆形，花萼和花瓣宿存，熟时红色。每年开花 2 次，花期 3~8 月，冬花不结果，果期 12 月至翌年 6 月。我国福建、台湾、广东、海南、广西、云南等地有栽培。原产马来西亚。

【采制】春末至秋初采收成熟果实，用水煮后，干燥，除去果皮，取出种子，干燥。

【功效主治】杀虫，消积，行气，利水，截疟。主治绦虫病，蛔虫病，姜片虫病，虫积腹痛，积滞泻痢，里急后重，水肿脚气，疟疾。

【用法用量】内服，煎汤，6~15g；单用杀虫，可用至 60~120g；或入丸、散。

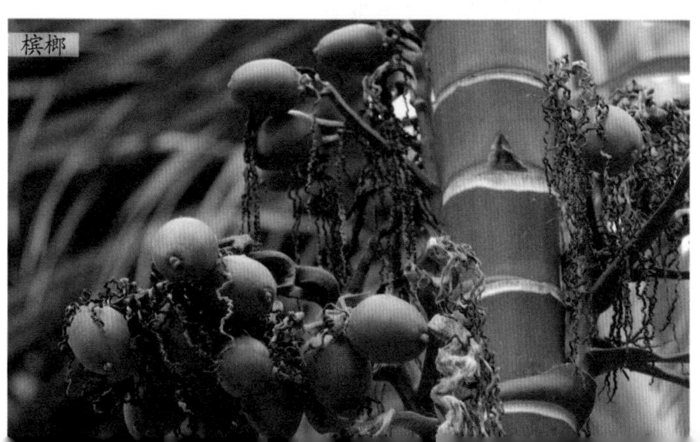
槟榔

Boluomi
波罗蜜

【别名】婆那娑、牛肚子果、树波萝。
【来源】桑科植物木波罗 *Artocarpus heterophyllus* 的果实。

【快速识别】木波罗：常绿乔木。全株有乳汁。有时有板状根。单叶，螺旋状排列；叶片厚革质，倒卵状椭圆形或倒卵形，上面光亮，下面略粗糙。花单性；雄花序顶生或腋生，圆柱形，幼时包藏于托叶内；雌花序圆柱形或长圆形，生于树干或主枝上的球形花托内。聚合果长圆形、椭圆形或倒卵形，黄绿色，表面有六角形的瘤状突起，果柄粗壮；瘦果长圆形。花期春、夏季，果期夏、秋季。生于热带地区。福建、台湾、广东、海南、广西、云南等地有栽培。

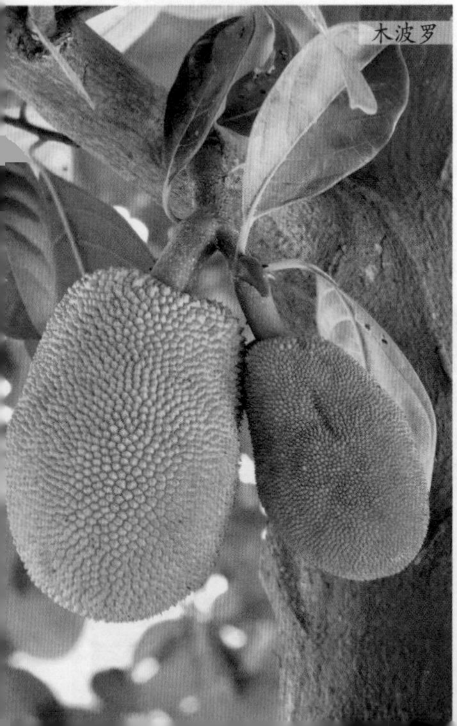

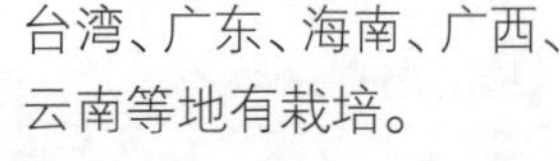

木波罗

【采制】一般 6~8 年结果。果熟期采摘，早熟种为 5~6 月，迟熟种为 8~9 月；也可采未成熟的果实。多鲜用。

【功效主治】生津除烦，解酒醒脾。

【用法用量】多用鲜品生食，50~100g。

Baiziren 柏子仁

【别名】柏实、柏仁、侧柏子。
【来源】柏科植物侧柏 *Platycladus orientalis* 的成熟种仁。

【快速识别】侧柏：乔木。树皮薄，浅灰褐色，纵裂成条片。小枝扁平、直展，排成一平面。叶鳞形，交互对生。花雌雄同株；雌球花单生于短枝顶端；雄球花黄色，卵圆形。球果当年成熟，卵圆形，熟前肉质，蓝绿色，被白粉；熟后木质，张开，红褐色；种鳞 4 对，扁平，背部近先端有反曲的尖头。种子卵圆形或长卵形。花期 3~4 月，球果 9~10 月成熟。生于湿润肥沃地，石灰岩山地也有生长。分布于全国大部分地区。

【采制】秋、冬二季采收成熟种子，晒干，除去种皮，收集种仁。

【功效主治】养心安神，润肠通便，止汗。主治阴血不足，虚烦失眠，心悸怔忡，肠燥便秘，阴虚盗汗。

【用法用量】煎汤，10~15g，便溏者制霜用；或入丸、散。外用，适量，研末调敷；或鲜品捣敷。

【使用注意】便溏及痰多者慎服。

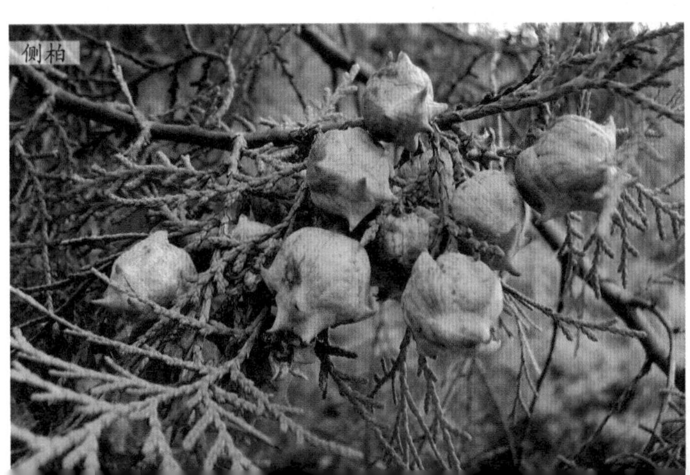
侧柏

Buguzhi
补骨脂

【别名】胡韭子、破故纸、吉固子。
【来源】豆科植物补骨脂 *Psoralea corylifolia* 的成熟果实。

【快速识别】补骨脂：草本。枝具纵棱；全株被白色柔毛和黑褐色腺点。单叶互生，有时枝端侧生有小叶；叶柄被白色绒毛；托叶成对，三角状披针形，膜质；叶片阔卵形，边缘具粗锯齿，两面均具显著黑色腺点。花多数密集成穗状的总状花序，腋生；花冠蝶形，淡紫色或黄色。荚果椭圆形，不开裂，果皮黑色。种子 1 颗，有香气。花期 7~8 月。果期 9~10 月。栽培或野生。分布于西南及山西、陕西、安徽、浙江、江西、河南、湖北、广东等地。

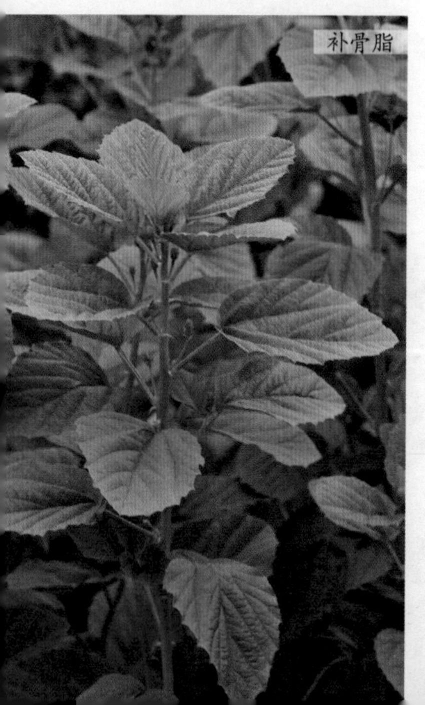
补骨脂

【采制】秋季果实成熟时采收果序，晒干，搓出果实，除去杂质。

【功效主治】温肾助阳，纳气平喘，温脾止泻；外用消风祛斑。主治肾阳不足，阳痿遗精，遗尿尿频，腰膝冷痛，肾虚作喘，五更泄泻；外用治白癜风，斑秃。

【用法用量】煎汤，6~15g；或入丸、散。外用，适量，酒浸涂患处。

【使用注意】阴虚内热者禁服。

Caodoukou

草豆蔻

【别名】豆蔻、漏蔻、草蔻。
【来源】姜科植物草豆蔻 *Alpinia katsumadai* 的近成熟种子。

【**快速识别**】草豆蔻：草本。叶片狭椭圆形或线状披针形，先端渐尖，基部渐狭，有缘毛，两面无毛或仅在下面被极疏的粗毛；叶舌卵形，外被粗毛。总状花序顶生，直立，花序轴密被粗毛；花萼钟状，白色，外被毛；花冠白色，唇瓣三角状卵形，具自中央向边缘放射的彩色条纹。蒴果近圆形，外被粗毛，熟时黄色。花期4~6月，果期6~8月。生于山地、疏林、沟谷、河边及林缘湿处。分布于广东、海南、广西等地。
【**采制**】夏、秋二季采收，晒至九成干，或用水略烫，晒至半干，除去果皮，取出种子团，晒干。
【**功效主治**】燥湿行气，温中止呕。主治寒湿内阻，脘腹胀满冷痛，嗳气呕逆，不思饮食。
【**用法用量**】煎汤，3~6g，宜后下；或入丸、散。
【**使用注意**】阴虚血少、津液不足者禁服；无寒湿者慎服。

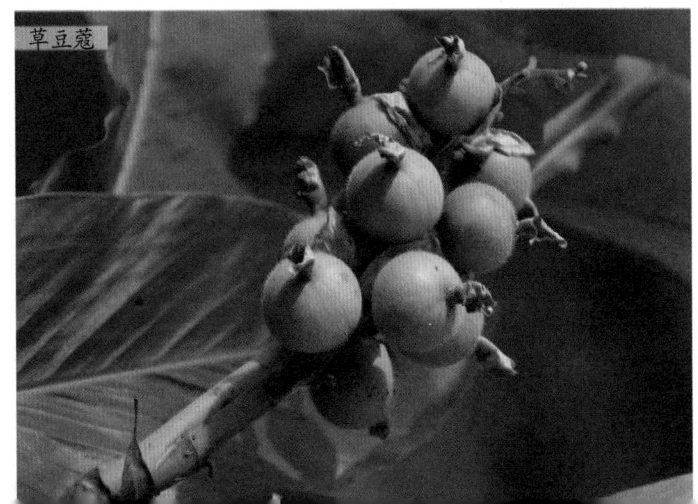
草豆蔻

Caoguo 草果

【别名】草果仁、草果子、老蔻。
【来源】姜科植物草果 *Amomum tsao-ko* 的成熟果实。

【快速识别】草果：草本。全株有辛辣气味。茎基部膨大；叶2列；叶舌带紫色，膜质，被疏柔毛；叶鞘具条纹；叶片长圆状披针形至卵形，全缘，两面无毛。花葶从茎基部抽出，苞片淡红色，外面疏被短柔毛；花浅橙色；花萼3齿裂；花冠管被短柔毛；唇瓣长圆状倒卵形，边缘多皱，中脉两侧各有一条红色条纹。蒴果成熟时暗紫色，近球形，干时变橄榄形，黑褐色。种子多数。花期4~5月，果期8~9月。生于沟边林下。分布于广西和云南南部地区。

【采制】秋季果实成熟时采收，除去杂质，晒干或低温干燥。

【功效主治】燥湿温中，截疟除痰。主治寒湿内阻，脘腹胀痛，痞满呕吐，疟疾寒热，瘟疫发热。

【用法用量】煎汤，3~6g；或入丸、散。

【使用注意】阴虚血少者禁服。

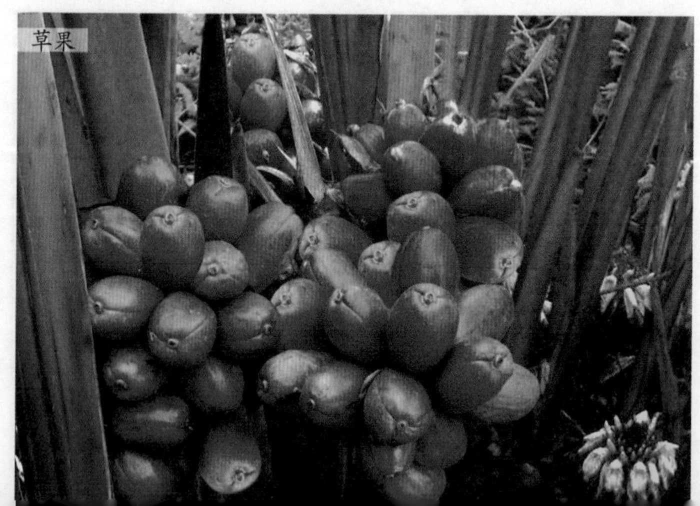
草果

Cangerzi

苍耳子

【别名】羊负来、苍耳实、饿虱子。
【来源】菊科植物苍耳 *Xanthium sibiricum* 的成熟带总苞的果实。

【快速识别】苍耳：草本。茎直立不分枝或少有分枝，下部圆柱形，上部有纵沟，被灰白色糙伏毛。叶互生；叶片三角状卵形或心形，近全缘，基出三脉，上面绿色，下面苍白色、被粗糙或短白伏毛。头状花序聚生，单性同株；雄花序球形，小花管状；雌花序卵形，小花 2 朵，无花冠，花柱线形，突出在总苞外。成熟的瘦果总苞变坚硬，卵形或椭圆形，绿色，淡黄色或红褐色，外面疏生具钩的总苞刺。瘦果 2，倒卵形。花期 7~8 月，果期 9~10 月。生于平原、丘陵、低山、荒野、路边、沟旁、田边、草地、村旁等处。分布于全国各地。

【采制】秋季果实成熟时采收，干燥，除去梗、叶等杂质。

【功效主治】散风寒，通鼻窍，祛风湿。主治风寒头痛，鼻塞流涕，鼻鼽，鼻渊，风疹瘙痒，湿痹拘挛。

【用法用量】煎汤，3~10g；或入丸、散。外用，适量，捣敷；或煎水洗。

【使用注意】本品有毒，剂量过大可致中毒。

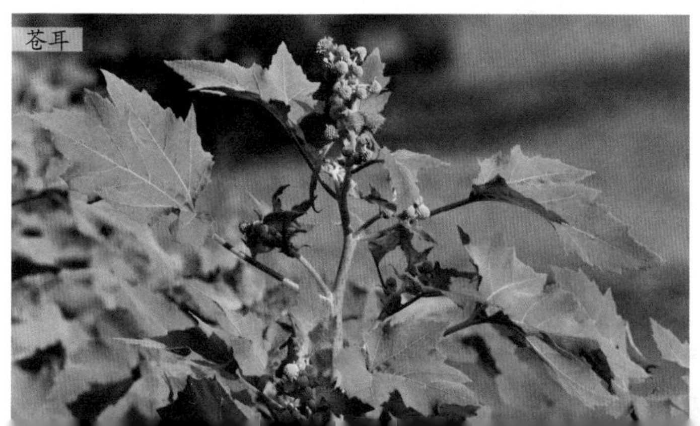
苍耳

Cheqianzi 车前子

【别名】虾蟆衣子、猪耳朵穗子、凤眼前仁。
【来源】车前科植物车前 *Plantago asiatica* 或平车前 *P. depressa* 的成熟种子。

【快速识别】车前：多年生草本，连花茎可高达 50cm。具须根。基生叶；具长柄；几与叶片等长或长于叶片，基部扩大；叶片卵形或椭圆形，全缘或呈不规则的波状浅齿，通常有 5~7 条弧形脉。穗状花序细圆柱形；花冠小，白色。蒴果卵状圆锥形。种子近椭圆形，黑褐色。花期 6~9 月，果期 10 月。生于山野、路旁、花圃或菜园、河边湿地。分布于全国各地。
【采制】夏、秋二季种子成熟时采收果穗，晒干，搓出种子，除去杂质。

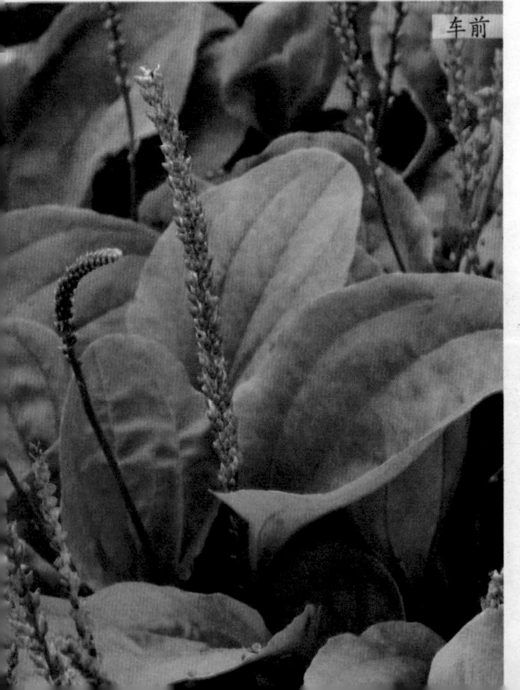
车前

【功效主治】清热利尿通淋，渗湿止泻，明目，祛痰。主治热淋涩痛，水肿胀满，暑湿泄泻，目赤肿痛，痰热咳嗽。
【用法用量】煎汤，5~15g，包煎；或入丸、散。外用，适量，水煎洗；或研末调敷。
【使用注意】阳气下陷、肾虚遗精及内无湿热者禁服。

Chenpi 陈皮

【别名】橘皮、贵老、广橘皮。
【来源】芸香科植物橘 *Citrus reticulata* 及其栽培变种的成熟果皮。

【快速识别】 橘：小乔木或灌木。枝细，多有刺。叶互生；叶柄有窄翼，顶端有关节；叶片披针形或椭圆形，全缘或为波状，具不明显的钝锯齿，有半透明油点。花单生或数朵丛生于枝端或叶腋；花瓣 5，白色或带淡红色，开时向上反卷。柑果近圆形或扁圆形。种子卵圆形，白色，一端尖。花期 3~4 月，果期 10~12 月。栽培于丘陵、低山地带、江河湖泊沿岸或平原。在华南、西南、华东、中南等地均有栽培。

【采制】 采摘成熟果实，剥取果皮，晒干或低温干燥。药材分为“陈皮”和“广陈皮”。

【功效主治】 理气健脾，燥湿化痰。主治脘腹胀满，食少吐泻，咳嗽痰多。

【用法用量】 煎汤，3~10g；或入丸、散。

【使用注意】 气虚证、阴虚燥咳、吐血证及舌赤少津、内有实热者慎服。

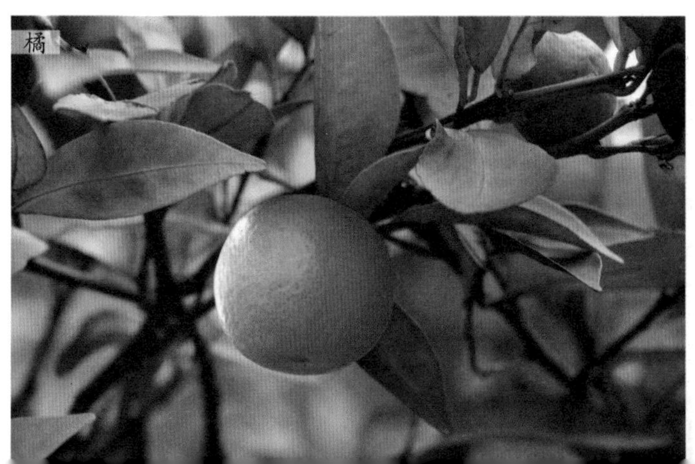
橘

Chixiaodou 赤小豆

【别名】小豆、红豆、朱赤豆。
【来源】豆科植物赤小豆 *Vigna umbellata* 或赤豆 *V. angularis* 的成熟种子。

【快速识别】赤小豆：半攀缘草本。茎密被倒毛。三出复叶；托叶披针形或卵状披针形；小叶3枚，披针形、长圆状披针形，全缘或具3浅裂，纸质。总状花序腋生，小花多枚；花冠蝶形，黄色，旗瓣肾形，顶面中央微凹，翼瓣斜卵形，龙骨瓣狭长，有角状突起。荚果线状扁圆柱形。种子暗紫色，长圆形，两端圆，有直而凹陷的种脐。花期5~8月，果期8~9月。南方各地普遍栽培。

【采制】秋季果实成熟而未开裂时拔取全株，晒干，打下种子，除去杂质，再晒干。

【功效主治】利水消肿，解毒排脓。主治水肿胀满，脚气浮肿，黄疸尿赤，风湿热痹，痈肿疮毒，肠痈腹痛。

【用法用量】煎汤，10~30g；或入散剂。外用，适量，生研调敷；或煎汤洗。

【使用注意】阴虚津伤者慎用，过剂可渗利伤津。

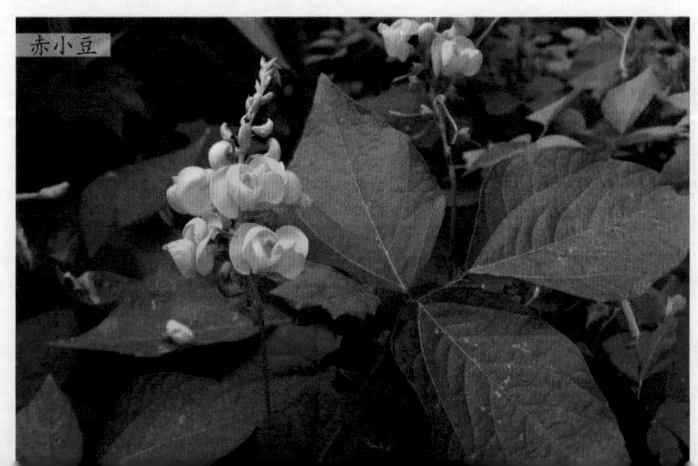
赤小豆

Chongweizi
茺蔚子

【别名】益母子、冲玉子、小胡麻。
【来源】唇形科植物益母草 *Leonurus japonicus* 的成熟果实。

【快速识别】益母草：草本。茎直立，四棱形，被微毛。叶对生。叶形多种；基生叶具长柄，叶片略呈圆形，5~9浅裂，基部心形；茎中部叶有短柄，3全裂，裂片近披针形，先端渐尖，边缘疏生锯齿或近全缘；最上部叶不分裂，线形，近无柄。轮伞花序腋生；小苞片针刺状；花萼钟形，先端5齿裂，具刺尖，宿存；花冠唇形，淡红色或紫红色。小坚果褐色，三棱形。花期6~9月，果期7~10月。生于田埂、路旁等向阳地带，生长地可达海拔3000m以上。分布于全国各地。

【采制】夏、秋二季在全株花谢、果实成熟时割取全株，晒干，打下果实，除去叶片、杂质。

【功效主治】活血调经，清肝明目。主治月经不调，经闭痛经，目赤翳障，头晕胀痛。

【用法用量】煎汤，6~9g；或入丸、散；或捣绞取汁。

【使用注意】瞳孔散大者及孕妇禁用。

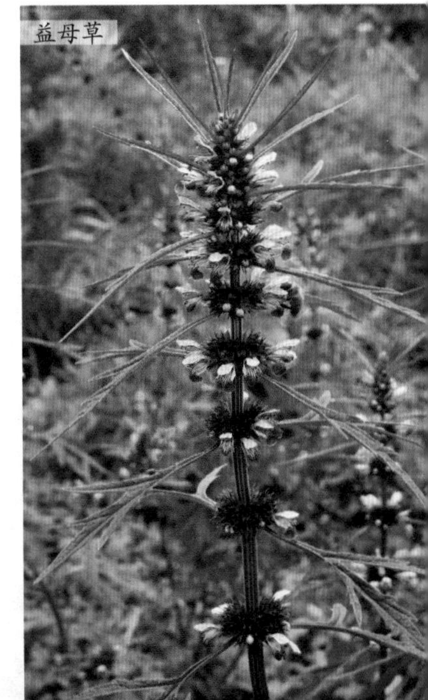
益母草

Chushizi 楮实子

【别名】楮桃、角树子、构泡。
【来源】桑科植物构树 *Broussonetia papyrifera* 的成熟果实。

【快速识别】构树：乔木。有乳汁。小枝粗壮，密生绒毛。单叶互生，密被柔毛；叶片膜质或纸质，阔卵形至长圆状卵形，边缘有细锯齿或粗锯齿。花单性，雌雄异株；雄花序为柔荑花序；雌花序为头状花序。聚花果肉质，呈球形，成熟时橙红色。花期 4~7 月，果期 7~9 月。生于山坡林缘或村寨道旁。分布于华东、华南、西南等地。

【采制】秋季果实成熟时采收，洗净，晒干，除去灰白色膜状宿萼和杂质。

【功效主治】补肾清肝，明目，利尿。主治肝肾不足，腰膝酸软，虚劳骨蒸，头晕目昏，目生翳膜，水肿胀满。

【用法用量】煎汤，6~10g；或入丸、散。外用，适量，捣敷。

【使用注意】脾胃虚寒、大便溏泻者慎服。

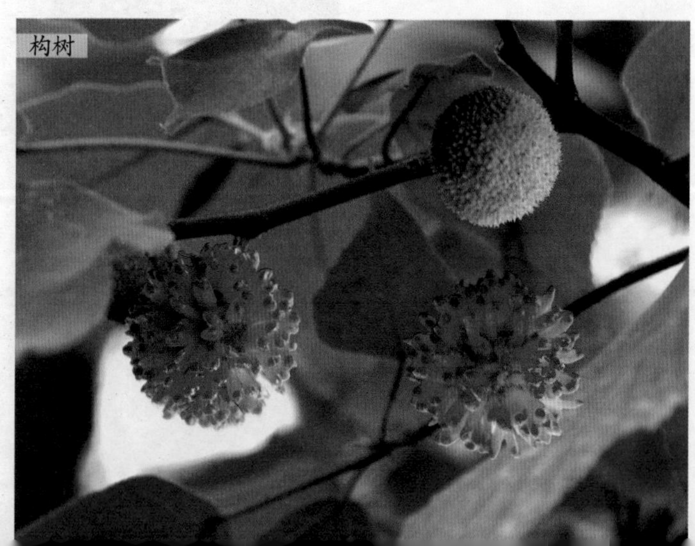
构树

Chuanlianzi 川楝子

【别名】楝实、金铃子、石茱萸。
【来源】楝科植物川楝 *Melia toosendan* 的成熟果实。

【快速识别】川楝：乔木。树皮灰褐色；幼嫩部分密被星状鳞片。二至三回奇数羽状复叶；小叶卵形或窄卵形，全缘或少有疏锯齿。圆锥花序腋生；花萼灰绿色，萼片 5~6；花瓣 5~6，淡紫色。核果大，椭圆形成近球形，黄色或栗棕色，内果皮为坚硬木质，有棱，6~8 室。种子长椭圆形，扁平。花期 3~4 月，果期 9~11 月。生于海拔 500~2100m 的杂木林和疏林内或平坝、丘陵地带湿润处，常栽培于村旁附近或公路边。分布于甘肃、河南、湖北、湖南、广西、四川、贵州、云南等地。

【采制】冬季果实成熟时采收，除去杂质，干燥。

【功效主治】疏肝泄热，行气止痛，杀虫。主治肝郁化火，胸胁、脘腹胀痛，疝气疼痛，虫积腹痛。

【用法用量】煎汤，3~10g；或入丸、散。外用，适量，研末调涂。行气止痛炒用，杀虫生用。

【使用注意】有小毒。脾胃虚寒者禁服。内服不宜用量过大及久服，以免引起毒副作用。

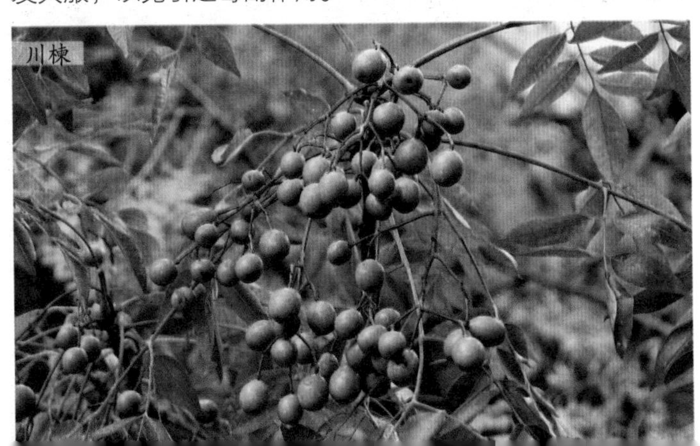
川楝

Cimeiguo 刺玫果

【别名】刺莓果、刺木果。
【来源】蔷薇科植物山刺玫 *Rosa davurica*、光叶山刺玫 *R. davurica.* var. *glabra* 的果实。

【快速识别】山刺玫：直立灌木。枝无毛，小枝及叶柄基部有成对的黄色皮刺，刺弯曲，基部大。羽状复叶。叶柄和叶轴有柔毛、腺毛和稀疏皮刺；托叶大部贴生于叶柄；小叶片长圆形或宽披针形，先端急尖或圆钝，基部宽楔形，边缘近中部以上有锐锯齿，上面无毛，下面灰绿色，有白霜、柔毛或腺点。花单生或数朵簇生；花瓣粉红色。果球形或卵球形，红色。萼片宿存，直立。花期 6~7 月，果期 8~9 月。生于海拔 430~2500m 的山坡阳处或杂木林边、丘陵草地。分布于东北、华北等地。

【采制】8~9 月果实近成熟时摘下，晒干，除去宿存萼片；或将新鲜果实切成两半，除去果核，晒干。

【功效主治】健脾消食，活血调经，敛肺止咳。主治消化不良，食欲不振，脘腹胀痛，腹泻，月经不调，痛经，动脉粥样硬化，肺结核咳嗽。

【用法用量】煎汤，6~10g。

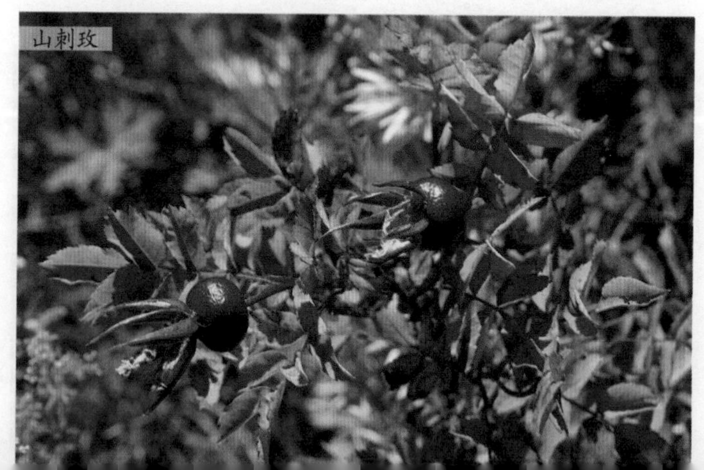
山刺玫

Congzi
葱子

【别名】葱实。
【来源】百合科植物葱 *Allium fistulosum* 的成熟种子。

【快速识别】见“葱白”（第 42 页）项下。

【采制】夏、秋二季采收果实，晒干，搓取种子，去除杂质。

【功效主治】温肾，明目，解毒。主治肾虚阳毒，遗精，目眩，视物昏暗，疮痈。

【用法用量】煎汤，6~12g；或入丸、散；或煮粥。外用，适量，熬膏敷贴；或煎水洗。

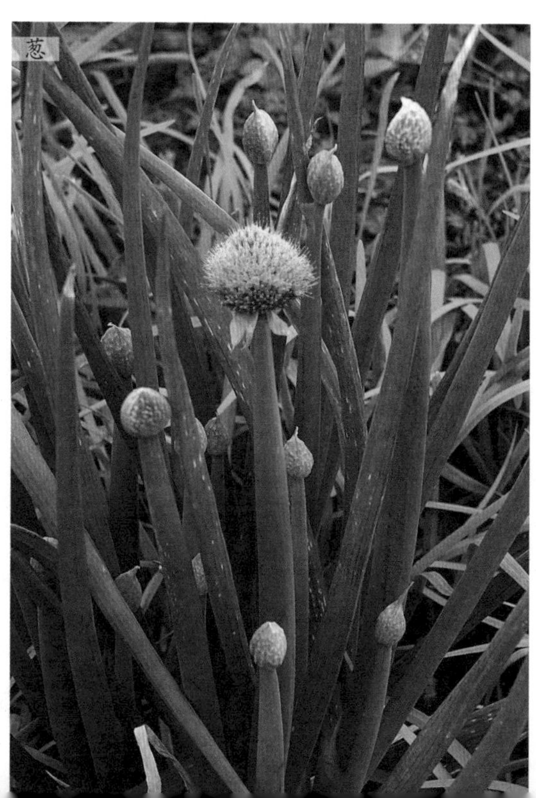

Dafengzi 大风子

【别名】大枫子、麻风子、驱虫大风子。
【来源】大风子科植物泰国大风子 *Hydnocarpus anthelmintica*、海南大风子 *H. hainanensis* 的成熟种子。

【快速识别】海南大风子：乔木。叶互生；纸质或薄革质，长椭圆形，先端急短尖而钝头，基部楔形，全缘或具不规则的浅波状锯齿。总状花序腋生；雄花密集，萼片 4，椭圆形，花瓣 4，肾状卵形，边缘有缘毛，雌花花被与雄花的相似而略大，花柱缺，柱头 3 裂。浆果球形，密被褐色柔毛，果皮革质。种子约 20 颗，略呈三角状卵形。花期 4~9 月，果期 5~10 月。生于山地疏林的半阴处及石灰岩山地林中。分布于海南、广西等地。

【采制】10~12 月，当树上部分果实的果皮裂开时，即可全部采收，摊放至果肉软化，去皮，将种子洗净，晒干。

【功效主治】祛风燥湿，攻毒杀虫。主治麻风，杨梅疮，疥癣，酒皶鼻，痤疮。

【用法用量】入丸、散，一次量 0.3~1g。外用，适量，捣敷；或煅存性，研末调敷。

【使用注意】本品性毒烈，一般只作外用。

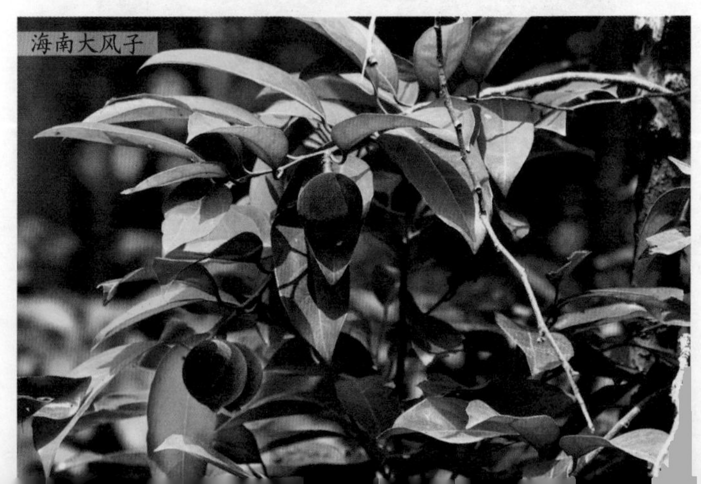
海南大风子

大枣 Dazao

【别名】木蜜、干枣、红枣。
【来源】鼠李科植物枣 *Ziziphus jujuba* 的成熟果实。

【快速识别】枣：落叶灌木或小乔木。有长枝、短枝和新枝，长枝平滑，幼枝纤细略呈“之”形弯曲，紫红色或灰褐色，具2个托叶刺，长刺粗直，短刺下弯；短枝短粗，长圆状，自老枝发出；当年生新枝绿色，下垂，单生或2~7个簇生于短枝上。单叶互生，纸质；叶片卵形、卵状椭圆形，先端钝圆或圆形，具小尖头，边缘具细锯齿；基生三出脉。聚伞花序；花黄绿色，萼5裂；花瓣5，倒卵圆形。核果长圆形或长卵圆形，成熟时红色，后变红紫色，中果皮肉质、厚，味甜，核两端锐尖。花期5~7月，果期8~9月。生于海拔1700m以下的山区、丘陵或平原，全国各地广为栽培，栽培品种甚多。

【采制】秋季果实成熟时采收，晒干。

【功效主治】补中益气，养血安神。主治脾虚食少，乏力便溏，妇人脏躁。

【用法用量】煎汤，6~15g。

【使用注意】凡湿盛、痰凝、食滞、虫积及齿病者，慎服或禁服。

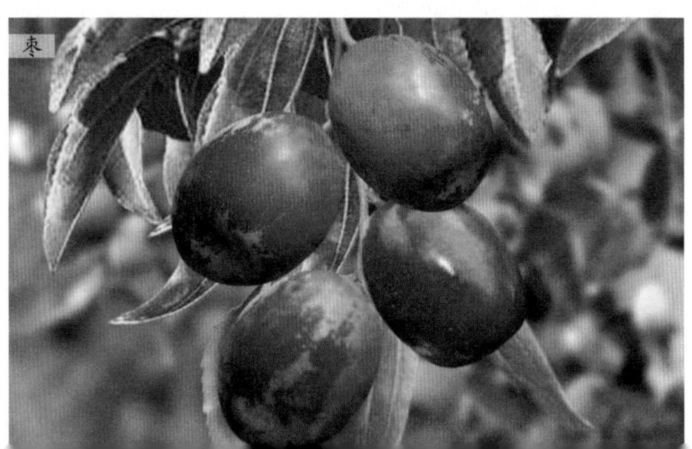
枣

Dazaojiao 大皂角

【别名】鸡栖子、大皂荚、长皂角。
【来源】豆科植物皂荚 *Gleditsia sinensis* 的成熟果实。

【快速识别】皂荚：乔木。枝灰色至深褐色；刺粗壮，通常分枝，圆柱形。一回偶数羽状复叶；小叶 6~14 片，长卵形、长椭圆形至卵状披针形，边缘有细锯齿，无毛。花杂性，排成腋生的总状花序；花瓣 4，白色。荚果条形，黑棕色，被白色粉霜。花期 4~5 月，果期 9~10 月。生于路边、沟旁、住宅附近。分布于东北、华北、华东、华南以及四川、贵州等地。

【采制】秋季果实成熟时采摘，晒干。

【功效主治】祛痰开窍，散结消肿。主治中风口噤，昏迷不醒，癫痫痰盛，关窍不通，喉痹痰阻，顽痰喘咳，咳痰不爽，大便燥结；外治痈肿。

【用法用量】1~3g，多入丸、散。外用，适量，研末搐鼻；或煎水洗；或研末掺；或调敷；或熬膏涂；或烧烟熏。

【使用注意】有小毒。体虚、咯血、吐血者及孕妇禁服。

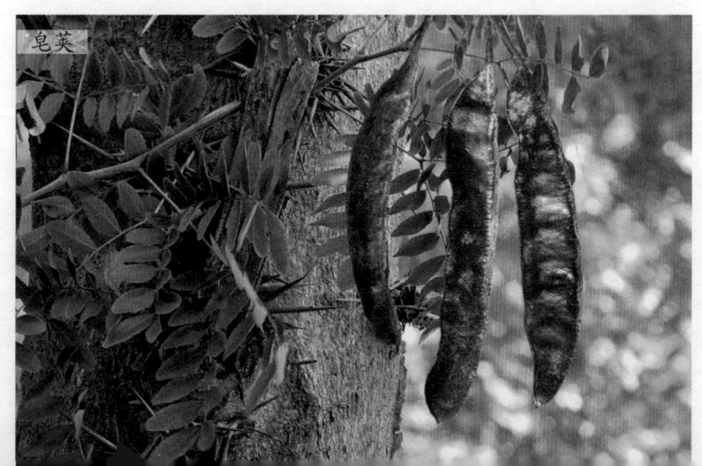
皂荚

Daodou

刀 豆

【别名】挟剑豆、刀鞘豆、马刀豆。
【来源】豆科植物刀豆 *Canavalia gladiata* 的成熟种子。

【快速识别】刀豆：缠绕草质藤本。茎无毛。羽状三出复叶，顶生小叶宽卵形，先端渐尖或急尖，基部阔楔形，侧生小叶偏斜，基部圆形；托叶细小。总状花序腋生，花疏，有短梗；苞片卵形，早落；花萼钟状，二唇形；花冠蝶形，淡红色或淡紫色。荚果大而扁，被伏生短细毛，边缘有隆脊，先端弯曲成钩状；种子 10~14 颗，扁平而光滑，种皮粉红色或红色。花期 6~7 月，果期 8~10 月。北京地区及长江以南地区有栽培。原产于美洲热带地区。

【采制】秋季采收成熟果实，剥取种子，晒干。

【功效主治】温中，下气，止呃。主治虚寒呃逆，呕吐。

【用法用量】煎汤，6~15g；或烧存性研末。

【使用注意】胃热者禁服。

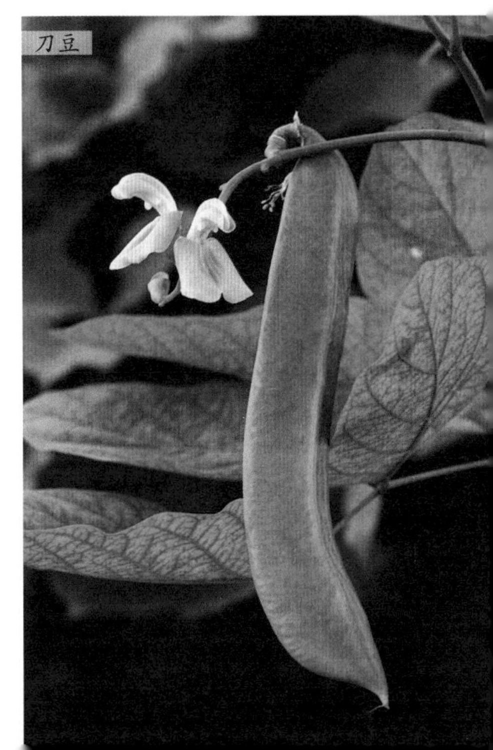

刀豆

Difuzi 地肤子

【别名】地葵、益明、落帚子。
【来源】藜科植物地肤 *Kochia scoparia* 的成熟果实。

【快速识别】地肤：草本。茎多分枝，生短柔毛。叶互生；无柄；叶片狭披针形或线状披针形，全缘，上面绿色无毛，下面淡绿色，无毛或有短柔毛；有3条主脉；茎上部叶较小，有一中脉。花单个或2个生于叶腋，集成稀疏的穗状花序；花小，黄绿色。胞果扁球形。种子扁球形，黑褐色。花期6~9月，果期8~10月。生于荒野、田边、路旁，栽培于庭园。几遍布全国。

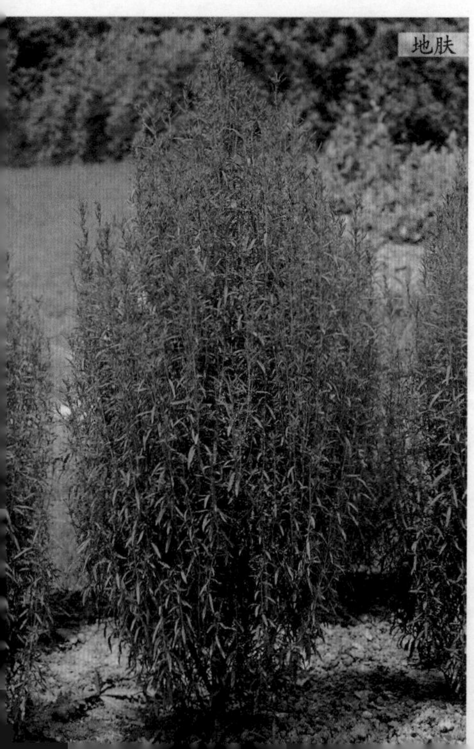
地肤

【采制】秋季果实成熟时采收植株，晒干，打下果实，除去杂质。

【功效主治】清热利湿，祛风止痒。主治小便涩痛，阴痒带下，风疹，湿疹，皮肤瘙痒。

【用法用量】煎汤，6~15g；或入丸、散。外用，适量，煎水洗。

【使用注意】内无湿热、小便过多者忌服。

Dingxiang
丁香

【别名】丁子香、公丁香、支解香。
【来源】桃金娘科植物丁香 *Eugenia caryophyllata* 的干燥花蕾。

【快速识别】丁香：常绿乔木。叶对生。叶柄明显；叶片长方卵形或长方倒卵形，先端渐尖或急尖，基部狭窄常下展成柄，全缘。花芳香，组成顶生聚伞圆锥花序；花萼肥厚，绿色后变紫色，长管状，先端 4 裂，裂片三角形；花冠白色，稍带淡紫，短管状，4 裂。浆果红棕色，长方椭圆形，先端宿存萼片。喜热带海岛性气候。我国广东、海南、广西、云南等地有栽培。原产于马来群岛及非洲。

【采制】定植后 5~6 年，当花蕾由绿色转红时采摘，晒干。

【功效主治】温中降逆，补肾助阳。主治脾胃虚寒，呃逆呕吐，食少吐泻，心腹冷痛，肾虚阳痿。

【用法用量】煎汤，1~5g；或入丸、散。外用，适量，研末敷贴。

【使用注意】热病及阴虚内热者禁服。不宜与郁金同用。

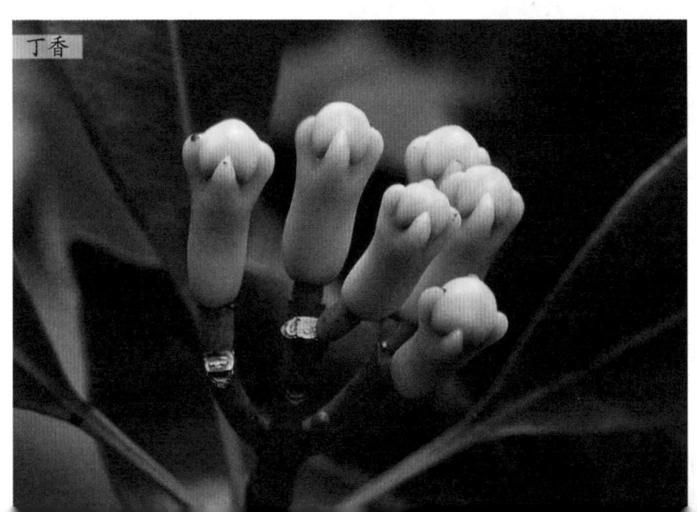
丁香

Dongguapi 冬瓜皮

【别名】白瓜皮、白东瓜皮。
【来源】葫芦科植物冬瓜 *Benincasa hispida* 的干燥外层果皮。

【**快速识别**】冬瓜：一年生蔓生或架生草本。茎被黄褐色硬毛及长柔毛，有棱沟。单叶互生；叶柄粗壮，被黄褐色硬毛及长柔毛；叶片肾状近圆形，5~7 浅裂或有时中裂，裂片宽卵形，先端急尖，边缘有小齿，基部深心形，两面均被粗毛，叶脉网状，在叶背面稍隆起，密被毛。卷须生于叶腋，2~3 歧，被粗硬毛和长柔毛。花单性，雌雄同株；花单生于叶腋；花冠黄色。雄花有雄蕊 3；雌花子房长，密被黄褐色长硬毛，柱头 3。瓠果大型，肉质，长圆柱状或近球形，表面有硬毛和蜡质白粉。花期 5~6 月，果期 6~8 月。全国各地均有栽培。

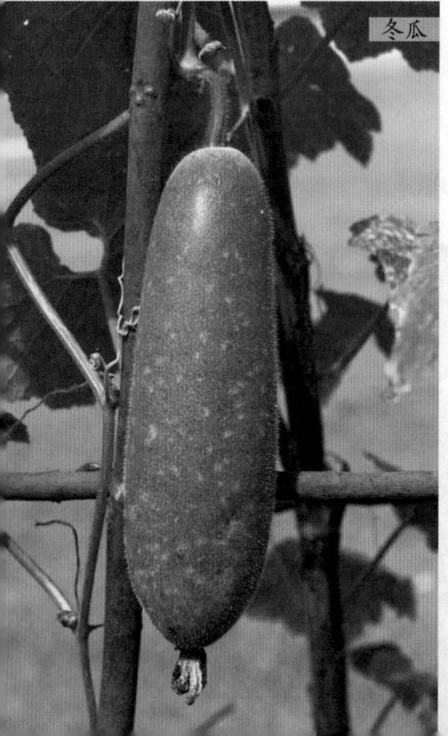
冬瓜

【**采制**】食用冬瓜时，洗净，削取外层果皮，晒干。

【**功效主治**】利尿消肿。主治水肿胀满，小便不利，暑热口渴，小便短赤。

【**用法用量**】煎汤，9~30g。外用，适量，煎水洗。

【**使用注意**】因营养不良而致虚肿者慎用。

Dongkuiguo
冬葵果

【别名】冬葵子、葵子、葵菜子。
【来源】锦葵科植物冬葵 *Malva verticillata* 的成熟果实。

【快速识别】冬葵：草本。茎被星状长柔毛。叶互生；叶柄上面槽内被绒毛；托叶卵状披针形，被星状柔毛；叶片肾形至圆形，常为掌状 5~7 裂，裂片短，三角形，具钝尖头，边缘有钝齿，两面被极疏糙状毛或几无毛。花 3 至数朵簇生于叶腋间；总苞的小苞片 3 枚，线状披针形，被纤毛；萼杯状，5 裂，被疏星状长硬毛；花冠淡白色至淡红色，花瓣 5，先端凹入，具爪。果扁圆形，分果爿 10~11，背面平滑，两侧具网纹。种子肾形，紫褐色。花期 3~11 月。生于平原、山野等处。我国各地均有分布。

【采制】夏、秋二季果实成熟时采收，除去杂质，阴干。

【功效主治】清热利尿，消肿。主治尿闭，水肿，口渴，尿路感染。

【用法用量】煎汤，3~15g；或入散剂。

【使用注意】脾虚肠滑者禁服；孕妇慎服。

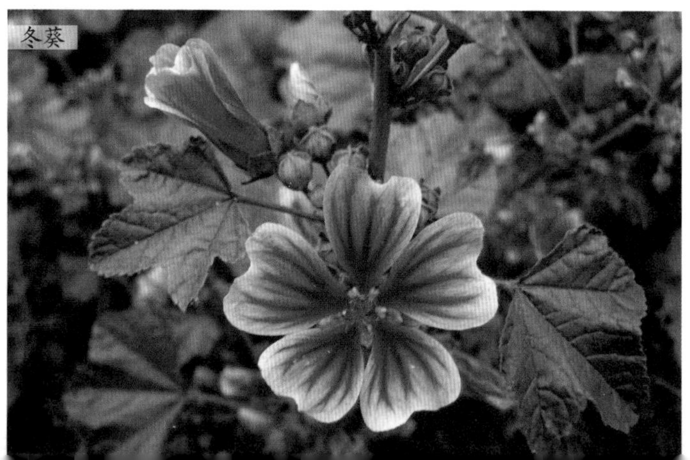
冬葵

Fanlizhi
番荔枝

【别名】佛头果、释迦果、洋菠萝。
【来源】番荔枝科植物番荔枝 *Annona squamosa* 的果实。

【快速识别】番荔枝：落叶小乔木。多分枝，树皮薄，灰白色。叶互生，排成两列，椭圆状披针形或长圆形，先端急尖或钝，基部阔楔形或圆形，下面苍白绿色。花单生或2~4朵聚生于枝顶或与叶对生，青黄色，下垂；萼片3，被毛；花瓣6，2轮，外轮花瓣狭而厚，肉质，内轮花瓣鳞片状。果实由多数易于分开的心皮相连成聚合浆果，呈圆球形或心状圆锥形，黄绿色，被白色粉霜。花期5~6月，果期6~11月。现全球热带地区均有栽培。我国浙江、福建、台湾、广东、广西、云南等地有栽培。

【采制】夏、秋二季采收，鲜用或晒干。

【功效主治】补脾胃，清热解毒，杀虫。主治恶疮肿痛，肠寄生虫病。

【用法用量】煎汤，10~30g；也可作水果食用。外用，适量，捣敷。

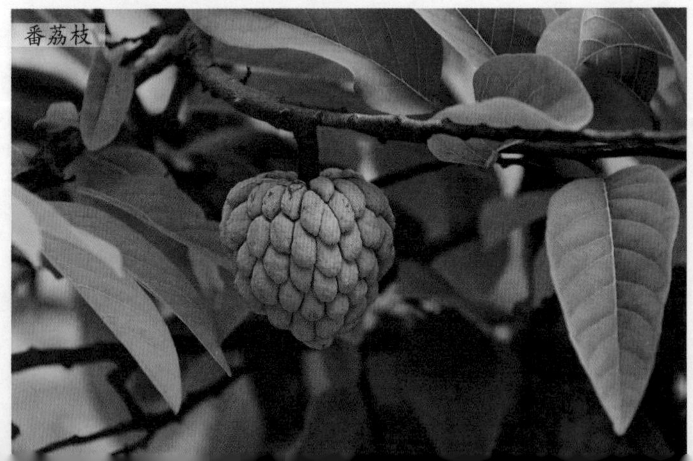
番荔枝

Fanmugua 番木瓜

【别名】石瓜、乳瓜、土木瓜。
【来源】番木瓜科植物番木瓜 *Carica papaya* 的果实。

【快速识别】番木瓜：软木质小乔木。茎一般不分枝，具粗大的叶痕。叶大，近圆形，常 5~9 深裂，裂片再为羽状分裂；叶柄中空，较长。花乳黄色，单性异株或为杂性，雄花序为下垂圆锥花序，雌花序及杂性花序为聚伞花序；雄花萼绿色，花冠管细管状，裂片 5；雌花萼片绿色，花瓣乳黄色或黄白色；两性花有雄蕊 5，着生于近子房基部的极短的花冠管上，或有雄蕊 10，在较长的花冠管上排成 2 轮。浆果长圆形，成熟时橙黄色，果肉厚，味香甜。种子多数，黑色。花期全年。生于村边、宅旁。现福建、台湾、广东、海南、广西、云南等地有栽培。

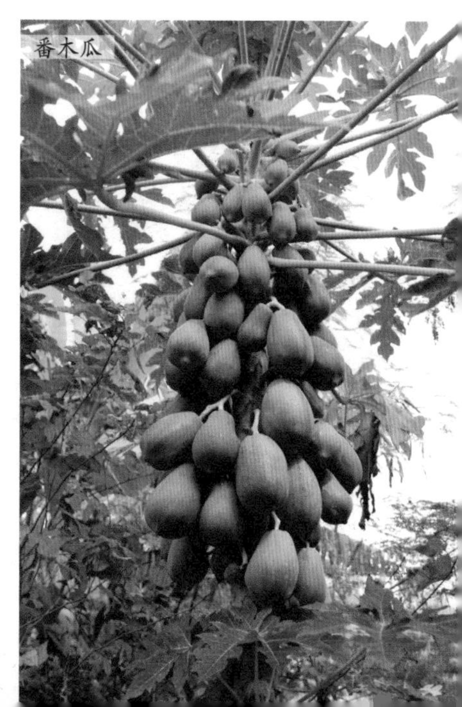
番木瓜

【采制】夏、秋二季采收成熟果实，鲜用或切片晒干。

【功效主治】消食下乳，除湿通络，解毒驱虫。主治消化不良，胃、十二指肠溃疡疼痛，乳汁稀少，风湿痹痛，肢体麻木，湿疹，烂疮，肠道寄生虫病。

【用法用量】煎汤，9~15g；或鲜品适量生食。外用，取汁涂；或研末撒。

Fanshiliugan 番石榴干

【来源】桃金娘科植物番石榴 *Psidium guajava* 的幼果。

【快速识别】番石榴：乔木。树皮平滑，灰色，片状剥落，嫩枝有棱，被毛。叶对生；叶片革质，长圆形至椭圆形，全缘，上面稍粗糙，下面有毛。花单生或 2~3 朵排成聚伞花序；花瓣 4~5，白色。浆果球形，卵圆形或梨形，先端有宿存萼片；种子多数。花期 5~8 月，果期 8~11 月。生于荒地或低丘陵上。我国华南各地均有栽培，常见有逸为野生者。分布于福建、台湾、广东、海南、广西、四川、云南等地。原产于南美洲。

【采制】夏、秋二季采收幼果，晒干。

【功效主治】收敛止泻，止血。主治泻痢无度，崩漏。

【用法用量】煎汤，9~15g；或烧灰，开水送下。

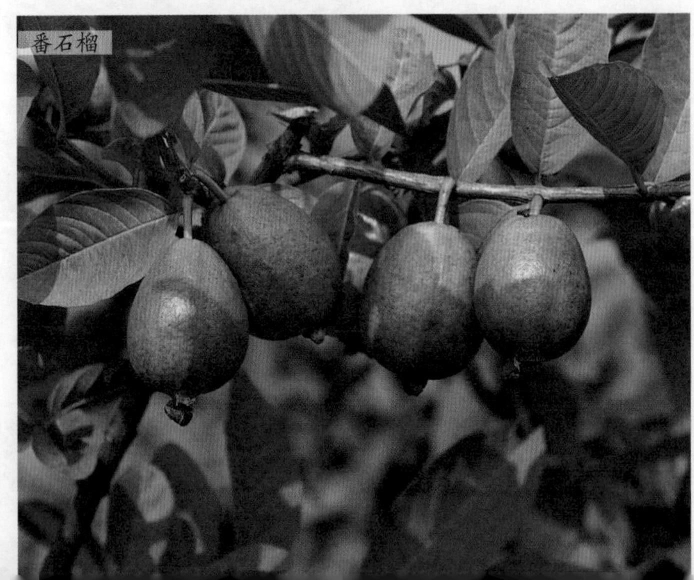
番石榴

Fengyanguo

凤眼果

【别名】罗晃子、苹婆果、红皮果。
【来源】梧桐科植物苹婆 *Sterculia nobilis* 的种子。

【快速识别】苹婆：乔木。树皮黑褐色，小枝幼时略被星状毛。叶互生；叶片薄革质，长圆形或椭圆形，两面均无毛。圆锥花序顶生或腋生；花单性，萼初时乳白色，后转为淡红色，钟状；无花冠；雄花较多；雌花较少，略大。蓇葖果鲜红色，厚革质，长圆状卵形，先端有喙。种子椭圆形或长圆形，黑褐色。花期4~5月，但少数植株在10~11月常可第2次开花。生于山坡林内或灌丛中，亦有栽培。分布于福建、台湾、广东、海南、广西、云南等地。

【采制】果实成熟时采收，剥取种子晒干备用。

【功效主治】和胃消食，解毒杀血。主治翻胃吐食，虫积腹痛，疝痛，小儿烂头疡。

【用法用量】煎汤，6~8枚；或研末为散。外用，适量，煅存性，研末调搽。

【使用注意】脾虚便泄者禁服。

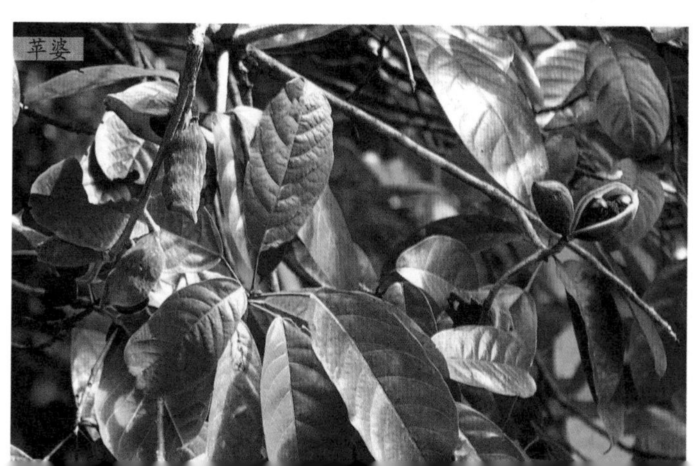
苹婆

Feizi
榧子

【别名】榧实、香榧、野杉子。
【来源】红豆杉科植物榧 *Torreya grandis* 的成熟种子。

【快速识别】榧：乔木。树皮淡灰黄色、深灰色或灰褐色，不规则纵裂。叶条形，上面光绿色，中脉不明显，有2条稍明显的纵槽，下面淡绿色，气孔带与中脉带近等宽，绿色边带与气孔带等宽或稍宽。花雌雄异株，雄球花单生叶腋，雌球花成对生于叶腋。种子椭圆形、卵圆形、倒卵形或长椭圆形，熟时假种皮淡紫褐色，有白粉，先端有小凸尖头。花期4月，种子翌年10月成熟。生于温暖湿润的森林中。分布于江苏、浙江、福建、安徽、四川、江西、湖南、贵州等地。

【采制】秋季种子成熟时采收，除去肉质假种皮，洗净，晒干。

【功效主治】杀虫消积，润肺止咳，润燥通便。主治钩虫病，蛔虫病，绦虫病，虫积腹痛，小儿疳积，肺燥咳嗽，大便秘结。

【用法用量】煎汤，15~50g，连壳生用，打碎入煎；或10~40枚，炒熟去壳，取种仁嚼服；或入丸、散。

【使用注意】脾虚泄泻及肠滑大便不实者慎服。

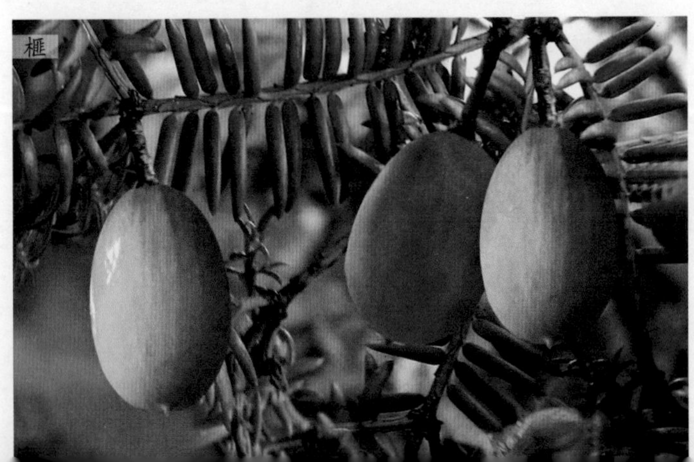
榧

Foshou 佛手

【别名】佛手香橼、五指柑、福寿柑。
【来源】芸香科植物佛手 *Citrus medica* var. *sarcodactylis* 的果实。

【快速识别】佛手：小乔木或灌木。老枝灰绿色，幼枝略带紫红色，有短而硬的刺。单叶互生；叶片革质，长椭圆形或倒卵状长圆形，边缘有浅波状钝锯齿。花单生，簇生或为总状花序；花瓣 5，内面白色，外面紫色。柑果卵形或长圆形，先端分裂如拳状，或张开似指尖，表面橙黄色，粗糙，果肉淡黄色。种子卵形。花期 4~5 月，果期 10~12 月。生于热带、亚热带。华南、西南及浙江、江西、福建等地有栽培。

【采制】秋季果实尚未变黄或变黄时采收，纵切成薄片，晒干或低温干燥。

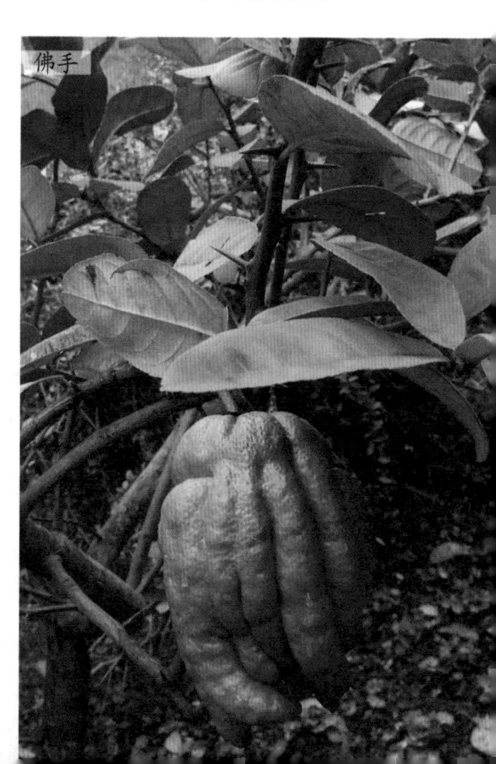
佛手

【功效主治】疏肝理气，和胃止痛，燥湿化痰。主治肝胃气滞，胸胁胀痛，胃脘痞满，食少呕吐，咳嗽痰多。

【用法用量】煎汤，3~10g；或泡茶饮。

【使用注意】阴虚有火、无气滞者慎服。

Fupenzi 覆盆子

【别名】乌藨子、小托盘、山泡。
【来源】蔷薇科植物华东覆盆子 *Rubus chingii* 的果实。

【快速识别】华东覆盆子：灌木。幼枝绿色，有白粉，有少数倒刺。单叶互生；托叶线状披针形；叶片近圆形，掌状5深裂，中裂片菱状卵形，基部近心形，边缘有重锯齿，两面脉上有白色短柔毛；基生五出脉。花两性；花瓣白色；聚合果球形，红色，下垂；小核果密生灰白色柔毛。花期3~4月，果期5~8月。生于低海拔至中海拔地区，在山坡、路边阳处或阴处灌木丛中常见。分布于江苏、安徽、浙江、江西、福建、广西等地。

【采制】夏初果实由绿变绿黄时采收，除去梗、叶，置沸水中略烫或略蒸，取出，干燥。

【功效主治】益肾固精缩尿，养肝明目。主治遗精滑精，遗尿尿频，阳痿早泄，目暗昏花。

【用法用量】煎汤，5~10g；或入丸、散，亦可浸酒；或熬膏。

【使用注意】阴虚火旺、小便短赤者禁服。

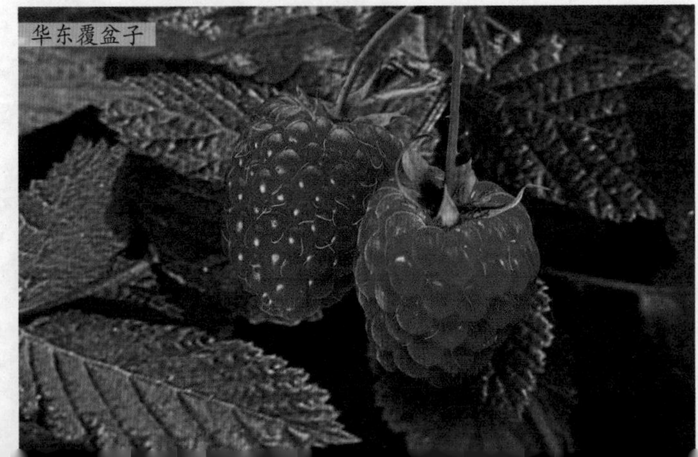
华东覆盆子

Gualou 瓜蒌

【别名】栝楼、泽姑、大肚瓜。
【来源】葫芦科植物栝楼 *Trichosanthes kirilowii* 或双边栝楼 *T. rosthornii* 的成熟果实。

【快速识别】见“天花粉”（第169页）项下。

【采制】秋季果实成熟时，连果梗剪下，置通风处阴干。

【功效主治】清热涤痰，宽胸散结，润燥滑肠。主治肺热咳嗽，痰浊黄稠，胸痹心痛，结胸痞满，乳痈，肺痈，肠痈，大便秘结。

【用法用量】煎汤，9~20g；或入丸、散。外用，适量，捣敷。

【使用注意】脾胃虚寒、便溏及寒痰、湿痰者慎服。不宜与川乌、制川乌、草乌、制草乌、附子同用。

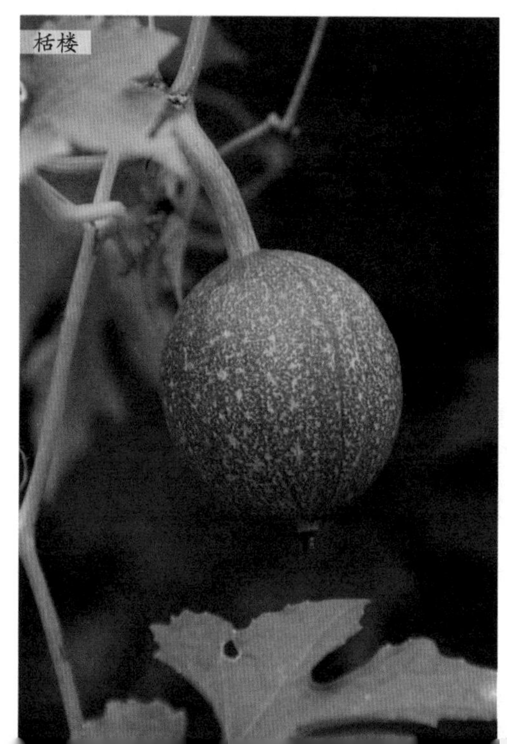
栝楼

Gouqizi
枸杞子

【别名】枸杞红实、枸杞豆、地骨子。
【来源】茄科植物宁夏枸杞 *Lycium barbarum* 的成熟果实。

【快速识别】宁夏枸杞：灌木或经栽培后而成大灌木。主茎数条，粗壮；小枝有纵棱纹；果枝细长，外皮淡灰黄色，无毛。叶互生或数片簇生于短枝上；叶柄短；叶片披针形或长圆状披针形，先端尖，基部楔形或狭楔形而下延成叶柄，全缘。花腋生，常单1或2~6朵簇生在短枝上；花萼钟状；花冠漏斗状，粉红色或淡紫红色，具暗紫色脉纹。浆果卵圆形，椭圆形或阔卵形，红色或橘红色，果皮肉质。种子多数。近圆肾形而扁平，棕黄色。花期5~10月，果期6~11月。生于沟岸及山坡或灌溉地埂和水渠边等处，野生和栽培均有。分布于华北、西北等地，其他地区也有栽培。

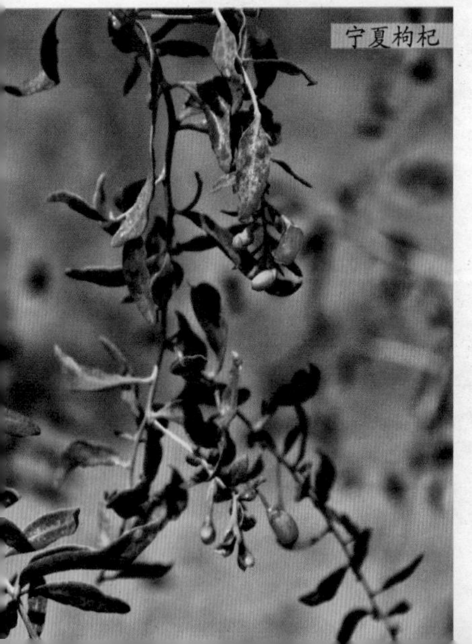
宁夏枸杞

【采制】夏、秋二季果实呈红色时采收，热风烘干，除去果梗，或晾至皮皱后，晒干，除去果梗。

【功效主治】滋补肝肾，益精明目。主治虚劳精亏，腰膝酸痛，眩晕耳鸣，阳痿遗精，内热消渴，血虚萎黄，目昏不明。

【用法用量】煎汤，5~15g；或入丸、散、膏、酒剂。

【使用注意】脾虚便溏者慎服。

Haihongdou

海红豆

【别名】红豆、相思子、孔雀豆。
【来源】豆科植物海红豆 *Adenanthera pavonina* var. *microsperma* 的种子。

【快速识别】海红豆：落叶乔木。嫩枝微被柔毛。二回羽状复叶；羽片 3~5 对，小叶 4~7 对，互生，长圆形或卵形，两端圆钝，两面均被微柔毛。总状花序单生于叶腋或在枝顶排成圆锥花序，被短柔毛；花小，白色或淡黄色，有香味，具短梗；花萼与花梗同被金黄色柔毛；花瓣 5 片，披针形，基部稍合生。荚果狭长圆形，盘旋，开裂后果瓣旋卷；种子近圆形至椭圆形，鲜红色，有光泽。花期 4~7 月，果期 7~10 月。多生于山沟、溪边、林中或栽培于庭园。分布于福建、台湾、广东、海南、广西、贵州、云南等地。

【采制】秋季果熟时采摘果实，打下种子，晒干。

【功效主治】疏风清热，燥湿止痒，润肤养颜。主治面部黑斑，痤疮，酒皶鼻，头面游风，花斑癣。

【用法用量】外用，适量，研末涂。

【使用注意】本品有毒，一般不作内服。

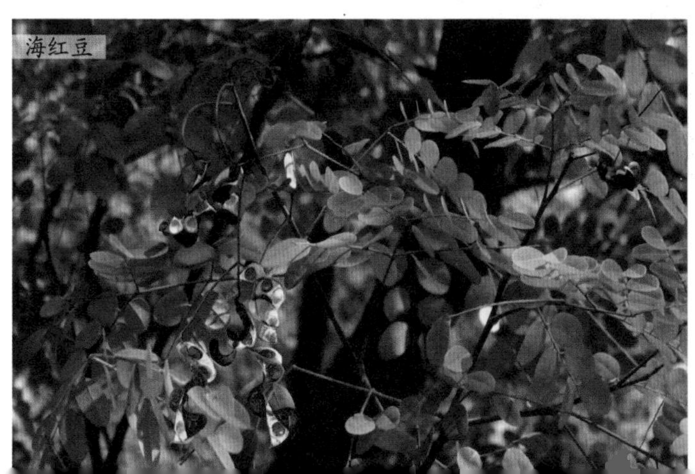
海红豆

Hezi
诃子

【别名】诃黎勒、诃梨、随风子。
【来源】使君子科植物诃子 *Terminalia chebula* 或绒毛诃子 *T. chebula* var. *tomentella* 的成熟果实。

【快速识别】诃子：乔木。枝近无毛，皮孔细长，白色或淡黄色，幼枝黄褐色，被绒毛。叶互生或近对生；叶柄粗壮，有腺体；叶片卵形或椭圆形，全缘或微波状，两面无毛，密被细瘤点。穗状花序腋生或顶生，有时又组成圆锥花序；花两性；花萼管杯状，淡绿带黄色，内面被黄棕色的柔毛；花瓣缺。核果，卵形或椭圆形，青色，粗糙，成熟时变黑褐色，通常有5条钝棱。花期5月，果期7~9月。生于海拔800~1800m的疏林中。分布于云南西部和西南部，广东、广西有栽培。

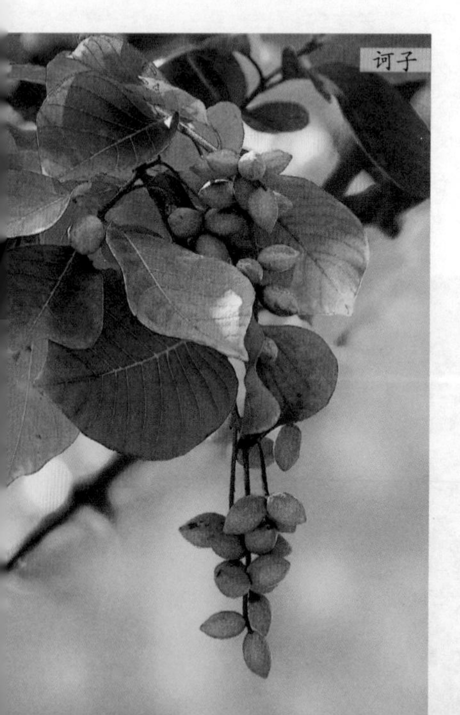
诃子

【采制】秋、冬二季果实成熟时采收，除去杂质，晒干。

【功效主治】涩肠止泻，敛肺止咳，降火利咽。主治久泻久痢，便血脱肛，肺虚喘咳，久嗽不止，咽痛音哑。

【用法用量】煎汤，3~6g；或入丸、散。敛肺清火宜生用，涩肠止泻宜煨用。

【使用注意】外邪未解、内有湿热积滞者慎服。

Hetaoren
核桃仁

【别名】虾蟆、胡桃肉、胡桃仁。
【来源】胡桃科植物胡桃 *Juglans regia* 的成熟种子。

【**快速识别**】胡桃：乔木。树皮灰白色，幼时平滑，老时浅纵裂，小枝被短腺毛，具明显的叶痕和皮孔。奇数羽状复叶，互生，小叶 5~9 枚，有时 13 枚，椭圆状卵形至长椭圆形，全缘，表面深绿色，有光泽，背面淡绿色。花单性，雌雄同株，雄柔荑花序腋生；雌花序穗状。果实近球形，核果状，外果皮绿色，由总苞片及花被发育而成，表面有斑点。花期 5~6 月，果期 9~10 月。生于山地及丘陵地带。我国南北各地均有栽培。

【**采制**】秋季果实成熟时采收，除去肉质果皮，晒干，再除去核壳和木质隔膜。

【**功效主治**】补肾，温肺，润肠。主治肾阳不足，腰膝酸软，阳痿遗精，虚寒喘嗽，肠燥便秘。

【**用法用量**】煎汤，9~15g；单味嚼服，10~30g；或入丸、散。外用，适量，研末调敷。

【**使用注意**】痰火积热、阴虚火旺，以及大便溏泄者禁服；不可与浓茶同服。

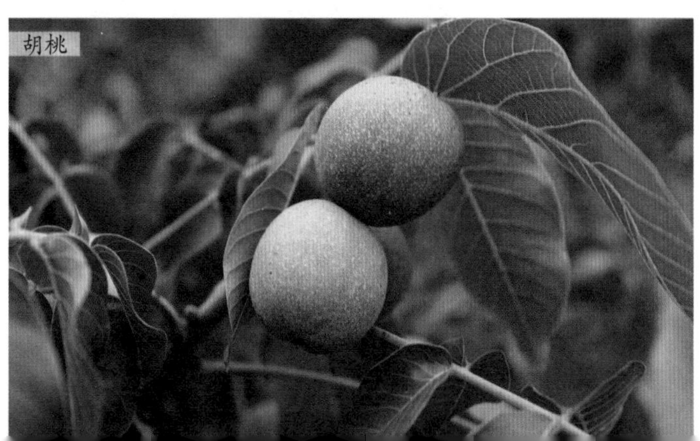
胡桃

Heshi 鹤虱

【别名】鹄虱、鬼虱、北鹤虱。
【来源】菊科植物天名精 *Carpesium abrotanoides* 的成熟果实。

【快速识别】天名精：草本。茎直立，上部多分枝，密生短柔毛。叶互生；下部叶片宽椭圆形或长圆形，边缘有不规则的锯齿或全缘，上面有贴生短毛，下面有短柔毛和腺点，上部叶片渐小，长圆形，无柄。头状花序多数，沿茎枝腋生，有短梗或近无梗，平立或梢下垂；总苞钟状球形，总苞片 3 层；花黄色，外围的雌花花冠丝状，中央的两性花花冠筒状。瘦果条形，具细纵条，先端有短喙，有腺点，无冠毛。花期 6~8 月，果期 9~10 月。生于山坡、路旁或草坪上。广布于我国各地。

【采制】秋季果实成熟时采收，晒干，除去杂质。

【功效主治】杀虫消积。主治蛔虫病，蛲虫病，绦虫病，虫积腹痛，小儿疳积。

【用法用量】多入丸，散；煎汤，5~10g。

【使用注意】有小毒。孕妇慎服。

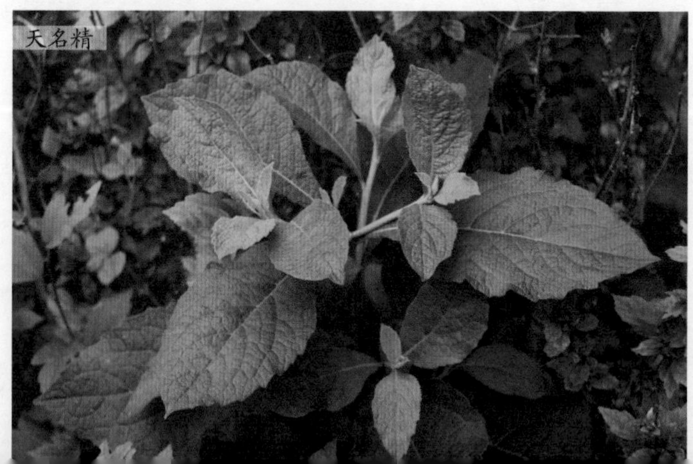
天名精

Heizhima 黑芝麻

【别名】胡麻、巨胜、狗虱。
【来源】脂麻科植物脂麻 *Sesamum indicum* 的成熟种子。

【快速识别】脂麻：草本。茎直立，四棱形，具短柔毛。叶对生，或上部者互生；叶片卵形，长圆形或披针形，全缘，有锯齿或下部叶 3 浅裂，两面无毛或稍被白色柔毛。花单生，或 2~3 朵生于叶腋；花萼稍合生，绿色；花冠筒状，唇形，白色，有紫色或黄色彩晕。蒴果椭圆形，多 4 棱或 6、8 棱，纵裂，初期绿色，成熟后黑褐色，具短柔毛。种子多数，卵形，两侧扁平，黑色，白色或淡黄色。花期 5~9 月，果期 7~9 月。常栽培于气温较高，气候干燥的夏季，生长于排水良好的沙壤土或壤土地区。我国除西藏高原外，各地区均有栽培。

【采制】秋季果实成熟时采割植株，晒干，打下种子，除去杂质，再晒干。

【功效主治】补肝肾，益精血，润肠燥。主治精血亏虚，头晕眼花，耳鸣耳聋，须发早白，病后脱发，肠燥便秘。

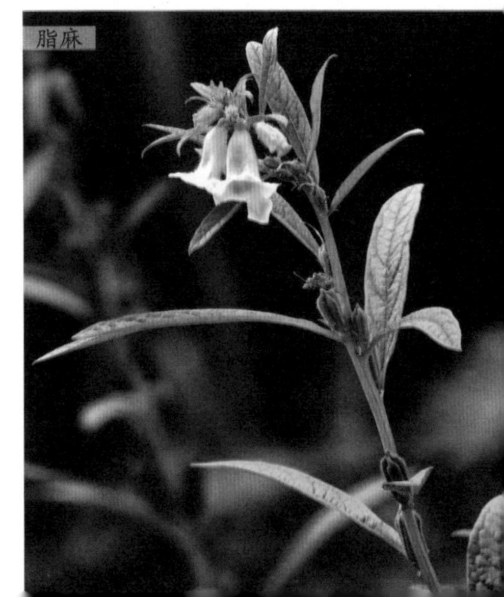
脂麻

【用法用量】煎汤，9~15g；或入丸，散。外用，适量，煎水洗浴；或捣敷。

【使用注意】便溏者禁服。

Hongdoukou 红豆蔻

【别名】红蔻、良姜子、红扣。
【来源】姜科植物大高良姜 *Alpinia galanga* 的成熟果实。

【**快速识别**】大高良姜：草本。根茎粗壮，棕红色并略有辛辣味。叶 2 列，无叶柄或极短；叶片长圆形或宽披针形，边缘钝；叶舌先端钝。圆锥花序顶生；花绿白色；花冠管裂片 3，长圆形，唇瓣倒卵形至长圆形，有红色条纹。蒴果长圆形，中部稍收缩，熟时橙红色。种子多角形，棕黑色。花期 6~7 月，果期 7~10 月。生于山坡、旷野的草地或灌丛中。分布于广东、海南、广西、云南。

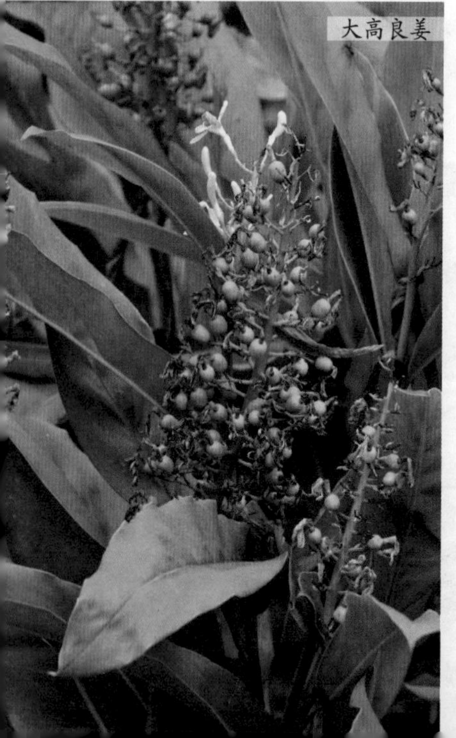
大高良姜

【**采制**】秋季果实变红时采收，除去杂质，阴干。

【**功效主治**】散寒燥湿，醒脾消食。主治脘腹冷痛，食积胀满，呕吐泄泻，饮酒过多。

【**用法用量**】煎汤，3~6g；或研末。外用，适量，研末搐鼻；或调搽。

【**使用注意**】阴虚有热者禁服。

Hulu
壶卢

【别名】甜瓠、腰舟、葫芦瓜。
【来源】葫芦科植物葫芦 *Lagenaria siceraria*、瓠瓜 *L. siceraria* var. *depressa* 的成熟果实。

【快速识别】葫芦：攀缘草本。茎、枝具沟纹，被黏质长柔毛，老后渐脱落。叶柄纤细，被毛；顶端有2腺体；叶片卵状心形或肾状卵形，先端锐尖，边缘有不规则的齿，基部心形，两面均被微柔毛。卷须纤细，初时有微柔毛，上部分2歧。花雌雄同株，雌、雄花均单生；雄花花梗、花萼、花冠均被微柔毛，花冠白色；雌花似雄花。果实初为绿色，后变白色至带黄色，果形变形较大，有哑铃状、扁球形、棒状或杓状，成熟后果皮变木质。种子白色。花期7~8月，果期8~9月。在全国各地广泛栽培。

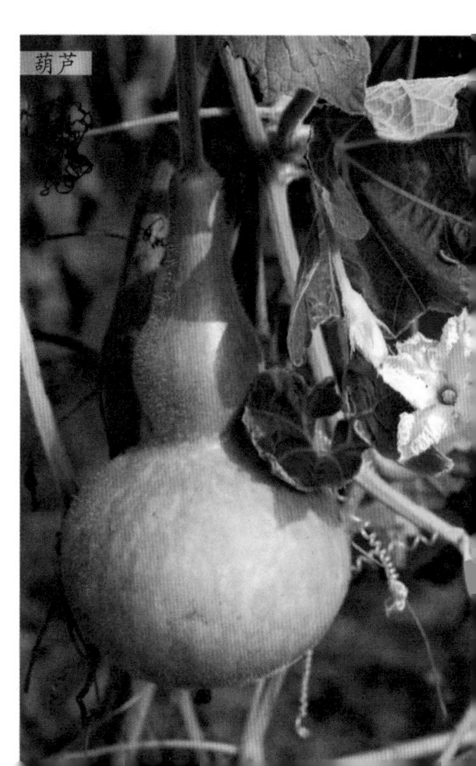
葫芦

【采制】秋季采摘已成熟但外皮尚未木质化的果实，去皮用。

【功效主治】利水，消肿，通淋，散结。主治水肿，腹水，黄疸，淋病，痈肿。

【用法用量】煎汤，9~30g；或煅存性研末。

【使用注意】脾胃虚寒者禁服。

胡芦巴
Huluba

【别名】苦豆、胡巴、芦巴子。
【来源】豆科植物胡卢巴 *Trigonella foenum-graecum* 的成熟种子。

【快速识别】胡卢巴：草本。全株有香气。茎、枝被疏毛。三出复叶，互生；小叶3，顶生小叶片倒卵形或倒披针形，上部边缘有锯齿，先端钝圆，两面均被疏柔毛，侧生小叶略小；托叶与叶柄连合，宽三角形，全缘，有毛。花1~2朵腋生；萼筒状；花冠蝶形，黄白色或淡黄色，基部稍带紫堇色。荚果线状圆筒形，直或稍呈镰状弯曲，先端具长喙，表面有纵长网纹。种子近椭圆形，稍扁，黄褐色。花期4~7月，果期7~9月。多为栽培或野生，分布于东北、西南及河北、陕西、甘肃、新疆、山东、江苏、安徽、河南、湖北、广西。

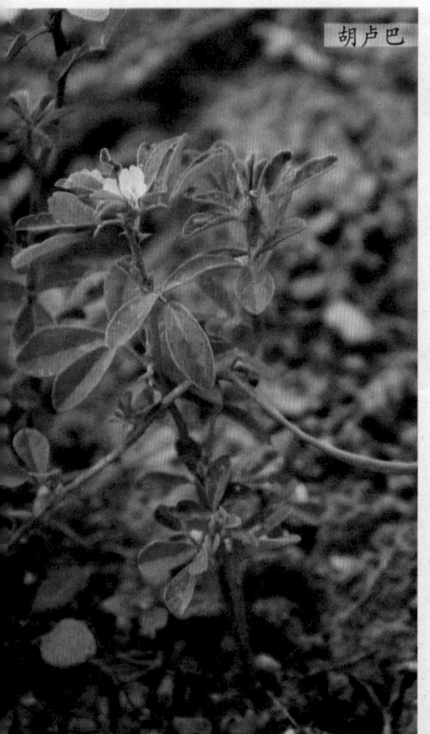
胡卢巴

【采制】夏季果实成熟时采割植株，晒干，打下种子，除去杂质。

【功效主治】温肾助阳，祛寒止痛。主治肾阳不足，下元虚冷，小腹冷痛，寒疝腹痛，寒湿脚气。

【用法用量】煎汤，3~10g；或入丸、散。

【使用注意】阴虚火旺或有湿热者慎服。

Hujiao 胡椒

【别名】昧履支、浮椒、玉椒。
【来源】胡椒科植物胡椒 *Piper nigrum* 的近成熟或成熟果实。

【快速识别】胡椒：攀缘状藤本。节显著膨大，常生须根。叶互生；叶片厚革质，阔卵形或卵状长圆形，先端短尖，基部圆，常稍偏斜。花通常单性，雌雄同株，少有杂性，无花被；穗状花序与叶对生，比叶短或近等长；总花梗与叶柄近等长。浆果球形，成熟时红色，未成熟时干后变黑色。花期6~10月。原产于东南亚。我国福建、台湾、广东、海南、广西、云南等地有栽培。

【采制】秋末至次春果实呈暗绿色时采收，晒干，为黑胡椒；果实变红时采收，用水浸渍数日，擦去果肉，晒干，为白胡椒。

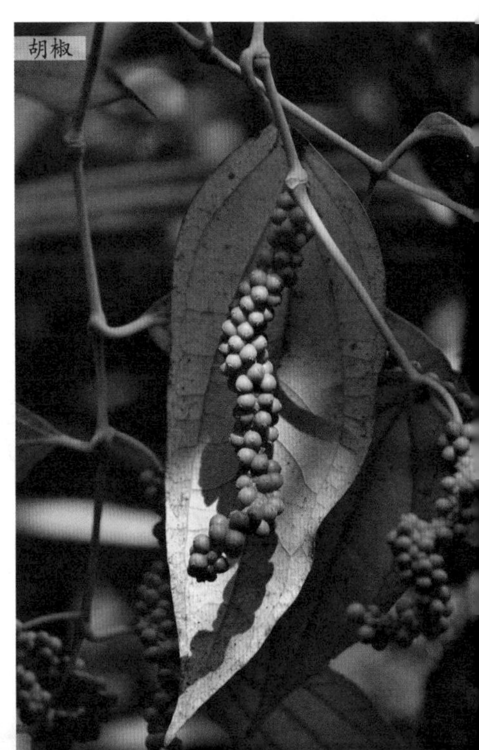
胡椒

【功效主治】温中散寒，下气，消痰。主治胃寒呕吐，腹痛泄泻，食欲不振，癫痫痰多。

【用法用量】煎汤，1~3g；或入丸，散。外用，适量，研末调敷，或置膏药内外贴。

【使用注意】热病及阴虚有火者禁服；孕妇慎服。

Huajiao
花椒

【别名】大椒、蜀椒、巴椒。
【来源】芸香科植物青椒 *Zanthoxylum schinifolium* 或花椒 *Z. bungeanum* 的成熟果皮。

【快速识别】花椒：落叶灌木或小乔木。具香气。茎干有增大的皮刺，当年生枝具短柔毛。奇数羽状复叶互生；叶柄两侧常有一对扁平基部特宽的皮刺；小叶无柄；叶片 5~11，卵形或卵状长圆形，边缘具钝锯齿或为波状圆锯齿，下面中脉有斜向上生的小皮刺，基部两侧被一簇锈褐色长柔毛，纸质。聚伞圆锥花序顶生；花单性，花被片 4~8，狭三角形或披针形。蓇葖果球形，红色或紫红色，密生粗大而凸出的腺点。种子卵圆形有光泽。花期 4~6 月，果期 9~10 月。喜生于阳光充足、温暖肥沃处，也有栽培。分布于中南、西南及辽宁、河北、陕西、甘肃、山东、江苏、安徽、浙江、江西等地。

【采制】秋季采收成熟果实，晒干，除去种子和杂质。

【功效主治】温中止痛，杀虫止痒。主治脘腹冷痛，呕吐泄泻，虫积腹痛；外治湿疹，阴痒。

【用法用量】煎汤，3~6g；或入丸、散。外用，适量，煎水洗；或含漱；或研末调敷。

【使用注意】阴虚火旺者禁服；孕妇慎服。

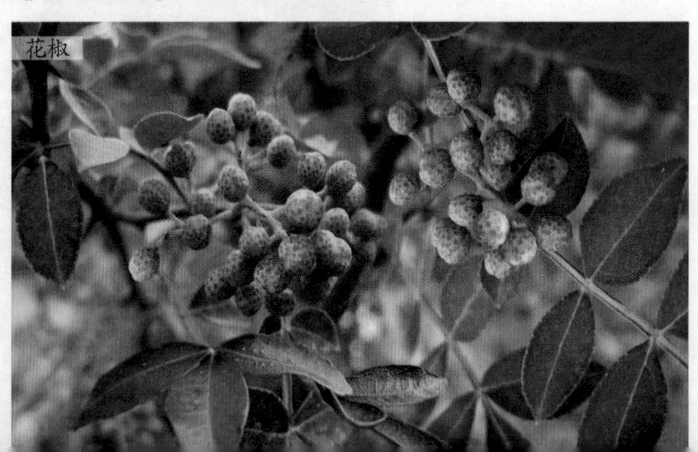
花椒

Huajuhong

化橘红

【别名】化州橘红、柚皮橘红、兴化红。
【来源】芸香科植物化州柚 *Citrus grandis* 或柚 *C. grandis* 的未成熟或近成熟的外层果皮。前者习称“毛橘红”，后者习称“光七爪”“光五爪”。

【快速识别】化州柚：常绿乔木。小枝扁，幼枝及新叶被短柔毛，有刺或有时无刺。单生复叶，互生；叶柄有倒心形宽叶翼；叶片长椭圆形或阔卵形，先端钝圆或微凹，基部圆钝，边缘浅波状或有钝锯齿，有半透明油腺点。花单生或为总状花序，腋生，白色；花萼杯状；花瓣长圆形，肥厚。柑果梨形、倒卵形或扁圆形，柠檬黄色。果枝、果柄及未成熟果实上被短柔毛。种子扁圆形或扁楔形，白色或带黄色。花期4~5月，果期10~11月。栽培于广东化州、廉江、遂溪、徐闻，广西南宁及博白等地。

【采制】夏季果实未成熟时采收，置沸水中略烫后，将果皮割成5或7瓣，除去果瓤和部分中果皮，压制成形，干燥。

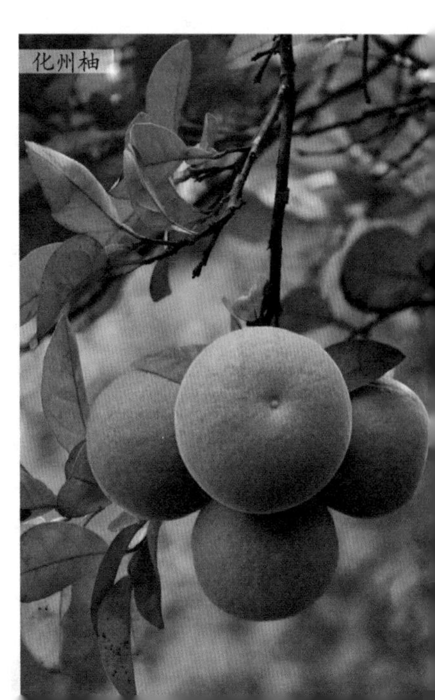
化州柚

【功效主治】理气宽中，燥湿化痰。主治咳嗽痰多，食积伤酒，呕恶痞闷。

【用法用量】煎汤，3~6g；或入丸、散。

【使用注意】气虚、阴虚及燥咳痰少者禁服。

Huaijiao 槐角

【别名】槐实、槐荚、天豆。
【来源】豆科植物槐 *Sophora japonica* 的成熟果实。

【快速识别】槐：乔木。树皮灰棕色，具不规则纵裂，内皮鲜黄色，具臭味；嫩枝暗绿褐色，近光滑或有短细毛，皮孔明显。奇数羽状复叶，互生，叶轴有毛，基部膨大；小叶卵状长圆形，密生白色短柔毛；全缘。托叶镰刀状，早落。圆锥花序顶生，萼钟状，花冠蝶形，乳白色。荚果肉质，串珠状，黄绿色，无毛，不开裂。种子1~6颗，肾形，深棕色。花期7~8月，果期10~11月。栽培于屋边、路边。全国各地普遍栽培。

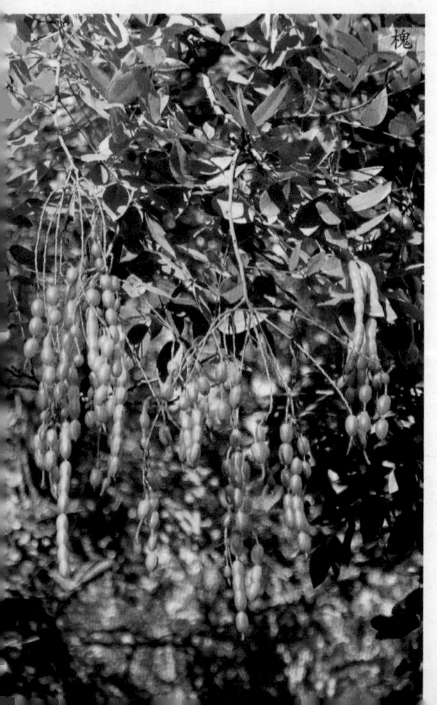
槐

【采制】冬季采收，除去杂质，干燥。

【功效主治】清热泻火，凉血止血。主治肠热便血，痔肿出血，肝热头痛，眩晕目赤。

【用法用量】煎汤，5~15g；或入丸、散；或嫩角捣汁。外用，适量，水煎洗；研末掺或油调敷。

【使用注意】脾胃虚寒、食少便溏者及孕妇慎服。

黄花夹竹桃

Huanghuajiazhutao

【别名】柳木子、铁石榴、大飞酸子。
【来源】夹竹桃科植物黄花夹竹桃 *Thevetia peruviana* 的果仁。

【快速识别】黄花夹竹桃：常绿小乔木。全株光滑无毛。有乳液。树皮棕褐色，皮孔明显；小枝下垂，灰绿色。叶互生，无柄；叶片革质，线形或线状披针形，两端长尖，光亮；中脉明显。聚伞花序顶生，有总柄，通常 6 花成簇，黄色，芳香；萼片绿色，三角形；花冠漏斗形，花冠裂片 5，向左覆盖，比花冠筒长。核果扁三角球形，内果皮木质，生时绿色而亮，干时黑色。花期 6~12 月，果期 8 月至翌年春节。多培植于路边或庭园。我国福建、台湾、广东、海南、广西、云南等地有栽培。原产于美洲热带地区。

【采制】秋季果实成熟时采收，剥取种仁，晒干。

【功效主治】强心，利尿消肿。主治各种心脏病引起的心力衰竭，阵发性室上性心动过速，阵发性心房颤动。

【用法用量】用提取物制成片剂口服；或制成注射液静脉注射。

【使用注意】有大毒。本品生药不可内服，误食可中毒致死。

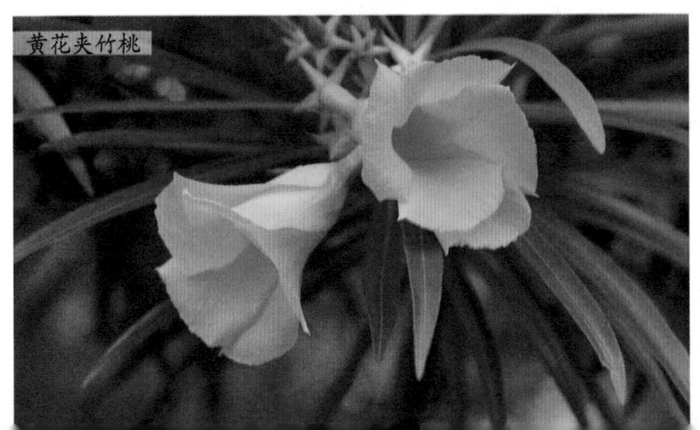
黄花夹竹桃

黄荆子

Huangjingzi

【别名】布荆子、黄金子。
【来源】马鞭草科植物黄荆 *Vitex negundo* 的成熟果实。

【快速识别】黄荆：灌木。小枝四棱形，与叶及花序通常被灰白色短柔毛。掌状复叶，小叶 5，稀为 3，长圆状披针形至披针形，全缘或有少数粗锯齿，表面绿色，背面密生灰白色绒毛。聚伞花序排列成圆锥花序式，顶生；花萼钟状，先端 5 齿裂，外面被灰白色绒毛；花冠淡紫色，外有微柔毛，二唇形。核果褐色，近球形，等于或稍短于宿萼。花期 4~6 月，果期 7~10 月。生于山坡、路旁或灌丛中。分布于长江以南各地。

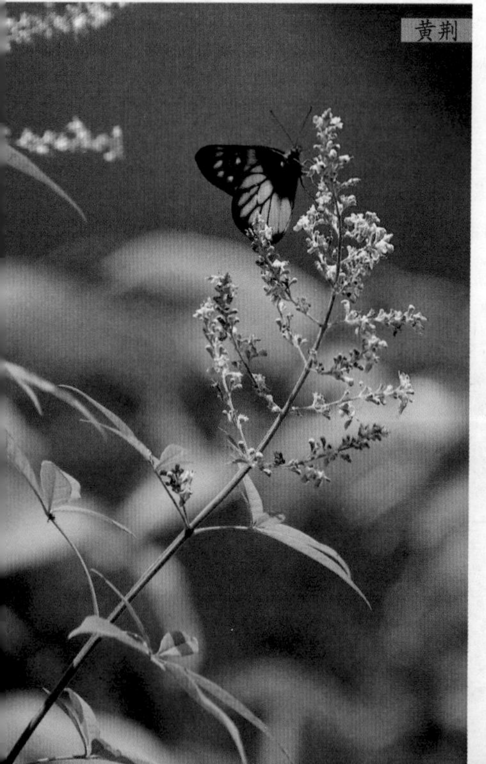
黄荆

【采制】8~9 月采摘果实，晾晒干燥。

【功效主治】祛风解表，止咳平喘，理气消食止痛。主治伤风感冒，咳嗽，哮喘，胃痛吞酸，消化不良，食积泻痢，胆囊炎，胆结石，疝气。

【用法用量】煎汤，5~10g；或入丸、散。

【使用注意】凡湿热燥渴无气滞者忌用。

黄皮果 Huangpiguo

【别名】黄皮子、黄弹、金弹子。
【来源】芸香科植物黄皮 *Clausena lansium* 的成熟果实。

【快速识别】黄皮：常绿灌木或小乔木。幼枝、花轴、叶轴、叶柄及嫩叶下面脉上均有集生成簇的丛状短毛及长毛，有香味。奇数羽状复叶互生；小叶片 5~13，顶端 1 枚最大，卵形或椭圆状披针形，先端锐尖或短渐尖，基部宽楔形，不对称，边缘浅波状或具浅钝齿。聚伞状圆锥花序顶生或腋生；花瓣 5，白色。浆果球形、扁圆形，淡黄色至暗黄色，密被毛。种子绿色。花期 4~5 月，果期 7~9 月。多为栽培。分布于西南及福建、台湾、广东、海南、广西等地。

【采制】7~9 月果实成熟时采摘，鲜用、直接晒干或用食盐腌后晒干。

【功效主治】行气，消食，化痰。主治食积胀满，脘腹疼痛，疝痛，痰饮咳喘。

【用法用量】煎汤，15~30g。

【使用注意】多食动火，发疮疖。

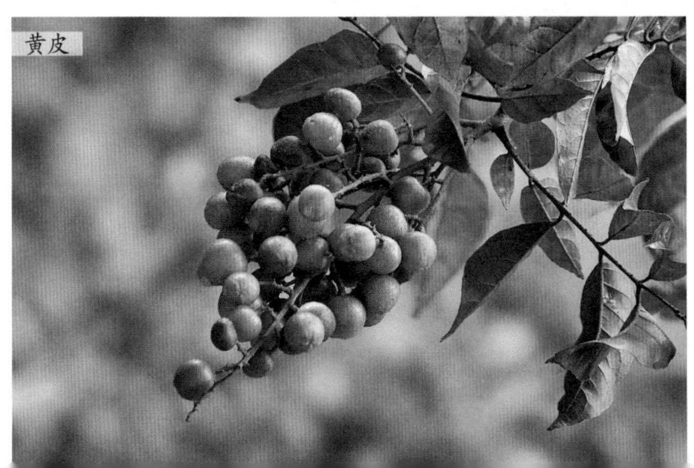
黄皮

Huomaren 火麻仁

【别名】麻子仁、大麻仁、黄麻仁。
【来源】桑科植物大麻 *Cannabis sativa* 的成熟果实。

【快速识别】大麻：草本。茎直立，表面有纵沟，密被短柔毛。掌状叶互生或下部对生，全裂，裂片 3~11 枚，披针形至条状披针形，两端渐尖，边缘具粗锯齿，上面深绿色，有粗毛，下面密被灰白色毡毛；叶柄被短绵毛；托叶小，离生，披针形。花单性，雌雄异株；雄花序为疏散的圆锥花序，顶生或腋生；雄花花被片 5，花药大；雌花簇生于叶腋，绿黄色。瘦果卵圆形，质硬，灰褐色，为宿存的黄褐色苞片所包裹。花期 5~6 月，果期 7~8 月。我国各地均有栽培，也有半野生。分布于东北、华北、华东、中南、华南等地。

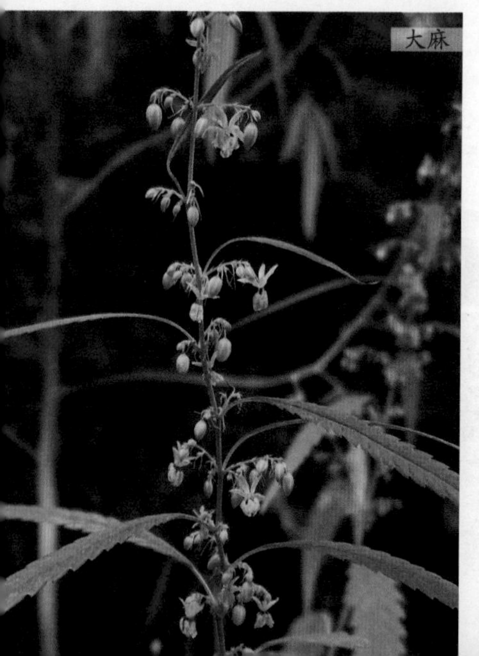
大麻

【采制】秋季果实成熟时采收，除去杂质，晒干。

【功效主治】润肠通便。主治血虚津亏，肠燥便秘。

【用法用量】煎汤，10~15g；或入丸、散。外用，适量，捣敷；或煎水洗。

【使用注意】脾肾不足之便溏、阳痿、遗精、带下者慎服。

蒺藜 Jili

【别名】茨、刺蒺藜、三角刺。
【来源】蒺藜科植物蒺藜 *Tribulus terrestris* 的成熟果实。

【**快速识别**】蒺藜：草本。茎通常由基部分枝，平卧地面，具棱条；全株被绢丝状柔毛。托叶披针形，形小而尖，叶为偶数羽状复叶，对生，一长一短；小叶对生，长圆形，表面无毛或仅沿中脉有丝状毛，背面被以白色伏生的丝状毛。花淡黄色，整齐，单生于短叶的叶腋；萼 5，卵状披针形；花瓣 5，倒卵形。果实五角形或球形，由 5 个呈星状排列的果瓣组成，每个果瓣具长短棘刺各 1 对，背面有短硬毛及瘤状突起。花期 5~8 月，果期 6~9 月。生于荒丘、田边及田间。分布于全国各地。

【**采制**】秋季果实成熟时采割植株，晒干，打下果实，除去杂质。

【**功效主治**】平肝解郁，活血祛风，明目，止痒。主治头痛眩晕，胸胁胀痛，乳闭乳痈，目赤翳障，风疹瘙痒。

【**用法用量**】煎汤，6~9g；或入丸、散。外用，适量，水煎洗；或研末调敷。

【**使用注意**】有小毒。血虚气弱者及孕妇慎服。

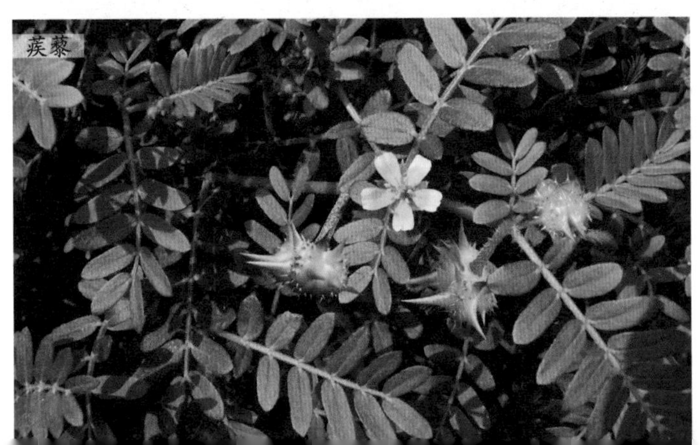
蒺藜

Jixingzi
急性子

【别名】金凤花子、凤仙子。
【来源】凤仙花科植物凤仙花 *Impatiens balsamina* 的干燥成熟种子。

【快速识别】凤仙花：草本。茎肉质，直立，粗壮。叶互生，两侧有数个腺体；叶片披针形，先端长渐尖，基部渐狭，边缘有锐锯齿。花梗短，单生或数枚簇生叶腋，密生短柔毛；花大，通常粉红色或杂色，单瓣或重瓣；翼瓣宽大，有短柄；唇瓣舟形，被疏短柔毛，基部突然延长成细而内弯的距。蒴果纺锤形，熟时一触即裂，密生茸毛。种子多数，球形，黑色。中国南北各地均有栽培。

【采制】夏、秋二季果实即将成熟时采收，晒干，除去果皮和杂质。

【功效主治】破血，软坚，消积。主治癥瘕痞块，经闭，噎膈。

【用法用量】煎汤，3~4.5g。外用，适量，研末或熬膏敷贴。

【使用注意】有小毒。内无瘀积者及孕妇禁用。

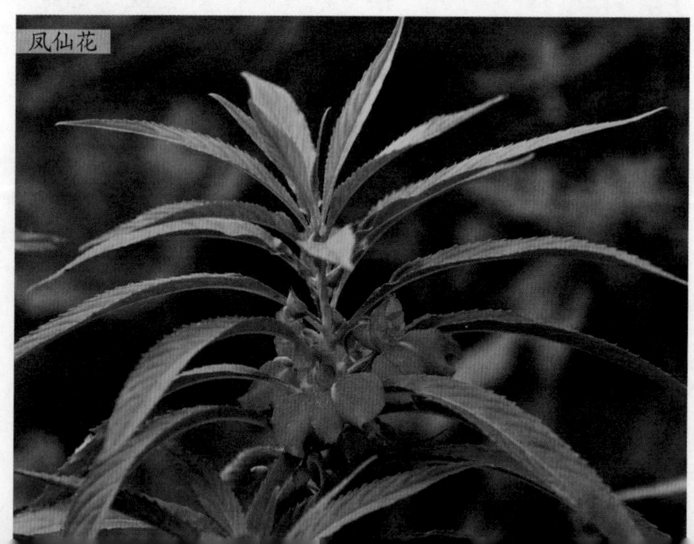
凤仙花

Jialianqiao 假连翘

【别名】番仔刺、篱笆树、花墙刺。
【来源】马鞭草科植物假连翘 *Duranta repens* 的果实。

【快速识别】假连翘：灌木。枝条常下垂，嫩枝有毛。叶对生，稀为轮生；叶柄有柔毛；叶片纸质，卵状椭圆形、倒卵形或卵状披针形，基部楔形，叶缘中部以上有锯齿，先端短尖或钝，有柔毛。总状花序顶生或腋生，常排成圆锥状；花萼管状，有毛；花冠蓝色或淡蓝紫色，内外有毛。核果球形，熟时红黄色，有光泽，完全包于扩大的宿萼内。花、果期 5~10 月。我国南方常见栽培或逸为野生。

【采制】夏、秋二季采收，鲜用或晒干。

【功效主治】截疟，活血止痛。主治疟疾，跌打伤痛。

【用法用量】煎汤，14~20 粒；或研末。

【使用注意】有小毒。孕妇忌用。

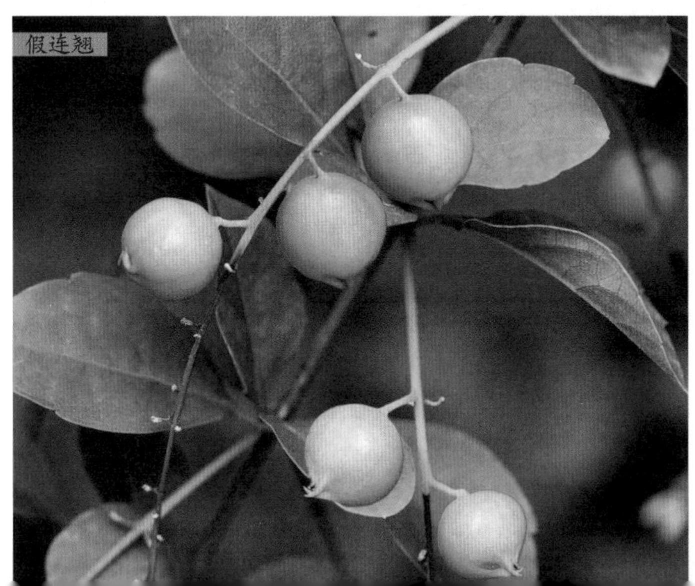

假连翘

Jiangdou
豇豆

【别名】羊角、豆角、角豆。
【来源】豆科植物豇豆 *Vigna unguiculata* 的种子。

【快速识别】豇豆：一年生缠绕草本。茎无毛或近无毛。三出复叶，互生；顶生小叶片菱状卵形，先端急尖，基部近圆形或宽楔形，侧生小叶稍小，斜卵形；托叶菱形，着生处下延成一短距。总状花序腋生，萼钟状，无毛；花冠蝶形，淡紫色或带黄白色。荚果条形，下垂，稍肉质而柔软。种子多颗，肾形或球形，褐色。花期 6~9 月，果期 8~10 月。全国各地均有栽培。

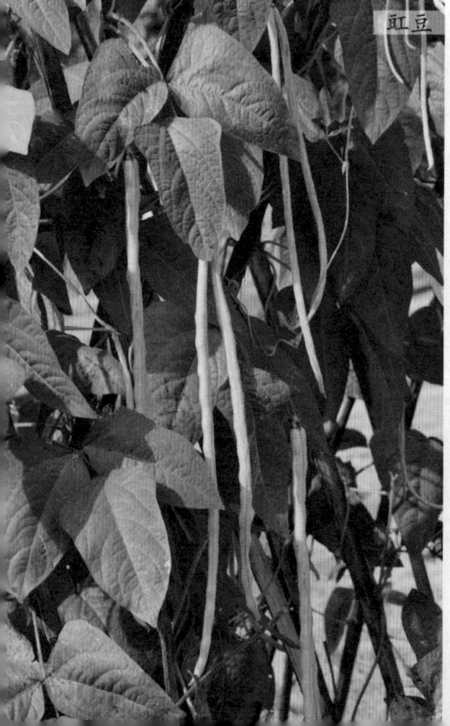

【采制】秋季果实成熟后采收，晒干，打下种子。

【功效主治】健脾利湿，补肾涩精。主治脾胃虚弱，泄泻痢疾，吐逆，肾虚腰痛，遗精，消渴，带下，白浊，小便频数。

【用法用量】煎汤，30~60g；或煮食；或研末，6~9g。外用，适量，捣敷。

【使用注意】气滞便结者禁用。

Jiezi

芥子

【别名】芥菜子、青菜子、黄芥子。
【来源】十字花科植物白芥 *Sinapis alba* 或芥菜 *Brassica juncea* 的成熟种子。前者习称“白芥子”，后者习称“黄芥子”。

【**快速识别**】芥菜：草本。有时幼茎及叶具刺毛，带粉霜，有辣味；茎直立。基生叶宽卵形至倒卵形，具2~3对裂片，或不裂，边缘均有缺刻或牙齿，具小裂片；茎下部叶边缘有缺刻或牙齿，有时具圆钝锯齿；茎上部叶窄披针状，边缘具不明显疏齿或全缘。总状花序顶生；花黄色；花瓣倒卵形。长角果线形，果瓣具1突出中脉。种子球形，紫褐色。花期3~5月，果期5~6月。全国各地均有栽培。

【**采制**】夏末秋初果实成熟时采割植株，晒干，打下种子，除去杂质。

【**功效主治**】温肺豁痰利气，散结通络止痛。主治寒痰咳嗽，胸胁胀痛，痰滞经络，关节麻木、疼痛，痰湿流注，阴疽肿毒。

【**用法用量**】煎汤，3~9g；或入丸、散。外用，适量，研末调敷。

【**使用注意**】肺虚咳嗽、阴虚火旺者禁服。内服过量可致呕吐。外敷一般不超过15分钟，时间过长，易起疱化脓。

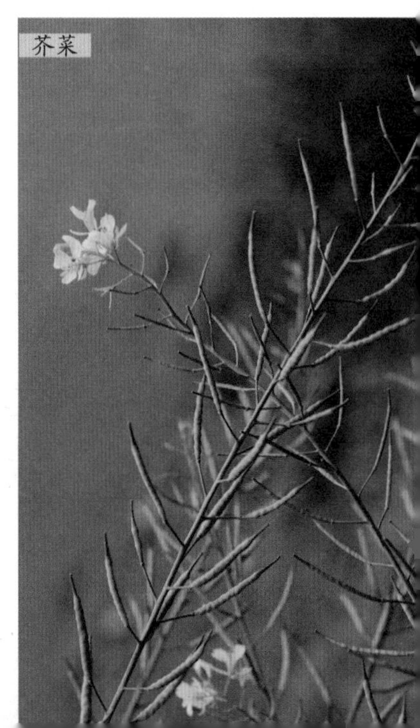
芥菜

Jindenglong 锦灯笼

【别名】挂金灯、酸浆实、王母珠。
【来源】茄科植物酸浆 *Physalis alkekengi* 的宿萼或带果实的宿萼。

【快速识别】酸浆：草本，基部常匍匐生根。茎基部略带木质。叶互生；叶片长卵形至阔卵形，全缘而波状或有粗牙齿，两面具柔毛，沿叶脉亦有短硬毛。花单生于叶腋，花萼阔钟状，密生柔毛，萼齿三角形，花后萼筒膨大，变为橙红或深红色，呈灯笼状包被浆果；花冠辐状，白色。浆果球状，橙红色，柔软多汁。种子肾形，淡黄色。花期5~9月，果期6~10月。生于空旷地或山坡。分布于西南及陕西、甘肃、河南、湖北、湖南等地。

【采制】秋季果实成熟，宿萼呈红色或橙红色时采收，干燥。

【功效主治】清热解毒，利咽化痰，利尿通淋。主治咽痛音哑，痰热咳嗽，小便不利，热淋涩痛；外治天疱疮，湿疹。

【用法用量】煎汤，4.5~9g。外用，适量，捣敷；或煎水洗。

【使用注意】脾胃虚寒者及孕妇慎服。

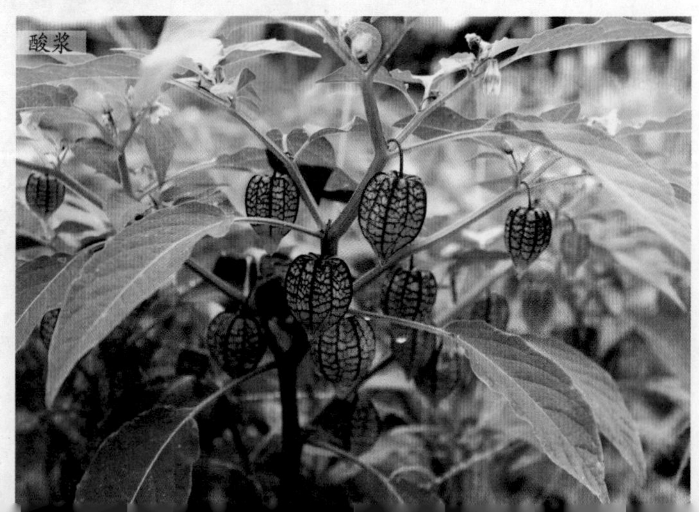
酸浆

Jinyingzi 金樱子

【别名】刺榆子、刺梨子、刺橄榄。
【来源】蔷薇科植物金樱子 *Rosa laevigata* 的成熟果实。

【快速识别】金樱子：攀缘灌木。茎有钩状皮刺和刺毛。羽状复叶，叶柄和叶轴具小皮刺和刺毛。小叶革质，通常3，椭圆状卵形或披针状卵形，边缘具细齿状锯齿，有光泽。花单生于侧枝顶端；萼片卵状披针形，常有刺毛和腺毛；花瓣5，白色。果实倒卵形，紫褐色，外面密被刺毛，萼片宿存。花期4~6月，果期7~11月。生于海拔100~1600m的向阳的山野、田边、溪畔灌木丛中。分布于华北、华东、华中、中南、华南、西南及海南等地。

【采制】10~11月果实成熟变红时采收，干燥，除去毛刺。

【功效主治】固精缩尿，固崩止带，涩肠止泻。主治遗精滑精，遗尿尿频，崩漏带下，久泻久痢。

【用法用量】煎汤，9~15g；或入丸、散；或熬膏。

【使用注意】有实火、邪热者慎服。

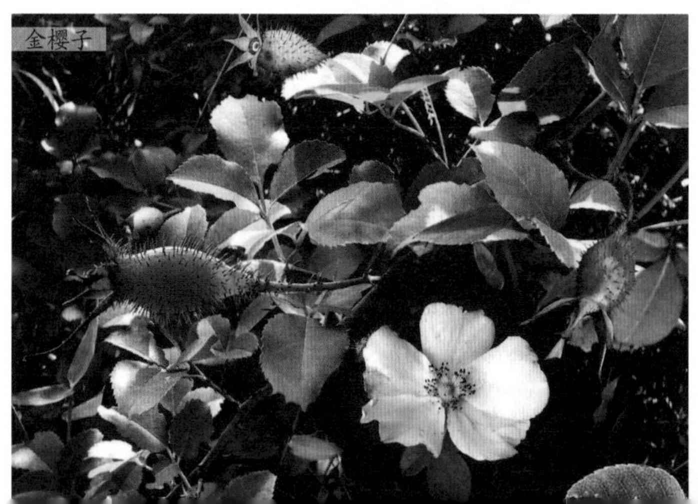
金樱子

Jiucaizi
韭菜子

【别名】韭子、韭菜仁。
【来源】百合科植物韭 *Allium tuberosum* 的成熟种子。

【**快速识别**】韭：草本。具特殊强烈气味。根茎横卧，鳞茎狭圆锥形，簇生；鳞茎外皮黄褐色，网状纤维质。叶基生，条形，扁平。总苞 2 裂，比花序短，宿存；伞形花序簇生状或球状，多花；花梗为花被的 2~4 倍长；具苞片；花白色或微带红色；花丝基部合生并与花被贴生；子房外壁具细的疣状突起。蒴果具倒心形的果瓣。花、果期 7~9 月。全国广泛栽培。

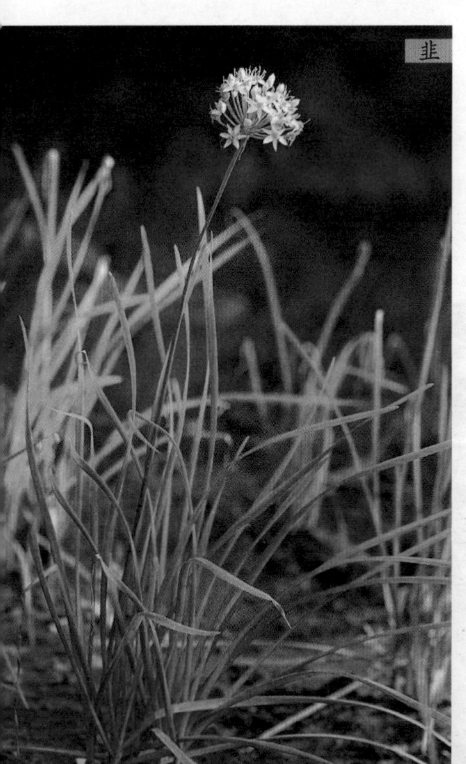
韭

【**采制**】秋季果实成熟时采收果序，晒干，搓出种子，除去杂质。

【**功效主治**】温补肝肾，壮阳固精。主治肝肾亏虚，腰膝酸痛，阳痿遗精，遗尿尿频，白浊带下。

【**用法用量**】煎汤，6~12g；或入丸、散。

【**使用注意**】阴虚火旺者禁服。

Juemingzi

决明子

【别名】草决明、羊角、假绿豆。
【来源】豆科植物决明 *Cassia obtusifolia* 或小决明 *C. tora* 的成熟种子。

【**快速识别**】决明：半灌木状草本。上部分枝多。叶互生，羽状复叶；小叶 3 对，叶片倒卵形或倒卵状长圆形，下面及边缘有柔毛，最下 1 对小叶间有 1 条形腺体，或下面 2 对小叶间各有一腺体。花成对腋生，最上部的聚生；花冠黄色。荚果细长，近四棱形。种子菱柱形或菱形略扁，淡褐色，光亮。花期 6~8 月，果期 8~10 月。生于丘陵、路边、荒山、山坡疏林下。我国南北各省均有栽培或野生。

【**功效主治**】清热明目，润肠通便。主治目赤涩痛，羞明多泪，头痛眩晕，目暗不明，大便秘结。

【**用法用量**】煎汤，6~15g，大量可用至 30g；或研末；或泡茶饮。外用，适量，研末调敷。

【**使用注意**】脾胃虚寒及便溏者慎服。

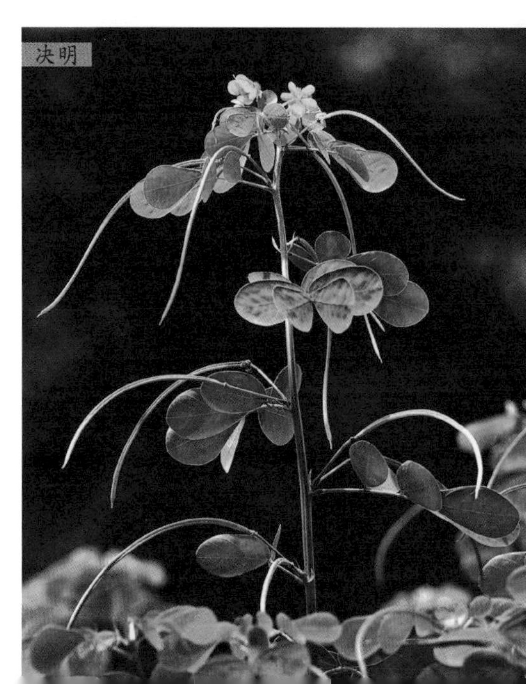
决明

Kugua 苦瓜

【别名】锦荔枝、癞葡萄、癞瓜。
【来源】葫芦科植物苦瓜 *Momordica charantia* 的果实。

【快速识别】苦瓜：攀缘草本。多分枝，茎枝被细柔毛。卷须不分枝，被微柔毛。叶柄初时被白色柔毛；叶片轮廓为卵状肾形或近圆形，膜质，脉上被明显的微柔毛，5~7 深裂，裂片卵状长圆形，边缘具粗锯齿或者不规则的小裂片，叶脉掌状。花雌雄同株；雄花单生，花冠黄色；雌花单生，柱头3枚。果实为长椭圆形、卵形或两端狭窄，全体具钝圆不整齐的瘤状突起，成熟时橘黄色。种子椭圆形扁平，包于红色肉质的假种皮内。花期 6~7 月，果期 9~10 月。广泛栽培于世界热带到温带地区。我国南北均普遍栽培。

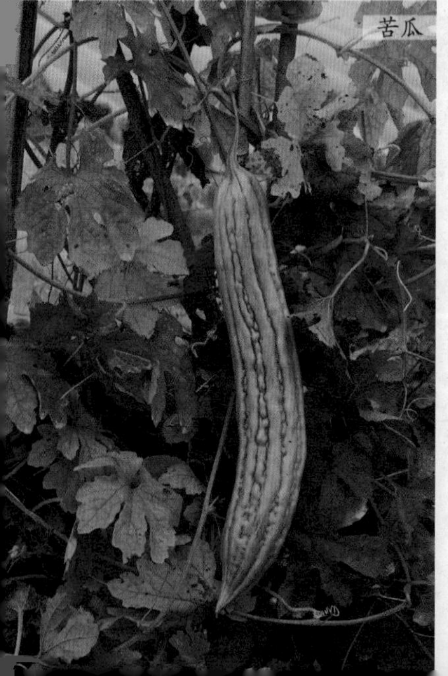
苦瓜

【采制】秋季采收果实，切片晒干或鲜用。

【功效主治】祛暑涤热，明目，解毒。主治暑热烦渴，消渴，赤眼疼痛，痢疾，疮痈肿毒。

【用法用量】煎汤，6~15g，鲜品 30~60g；或煅存性研末。外用，适量，鲜品捣敷；或取汁涂。

【使用注意】脾胃虚寒者慎服。

Kulianzi
苦楝子

【别名】土楝实、苦心子、楝枣子。
【来源】楝科植物楝 *Melia azedarach* 的果实。

【**快速识别**】楝：乔木。树皮暗褐色，纵裂，老枝紫色，有多数细小皮孔。二至三回奇数羽状复叶，互生；小叶卵形至椭圆形，先端长尖，基部宽楔形或圆形，边缘有钝尖锯齿，圆锥花序腋生或顶生；花淡紫色；花萼5裂，裂片披针形；花瓣5，平展或反曲，倒披针形。核果圆卵形或近球形，淡黄色。花期4~5月，果熟期10~11月。生于旷野或路旁，常栽培于房前屋后。分布北至河北，南至广西、云南，西至四川等地。

【**采制**】秋、冬二季果实成熟呈黄色时采收，或收集落下的果实，晒干、阴干或烘干。

【**功效主治**】行气止痛，杀虫。主治脘腹、胁肋疼痛，疝痛，虫积腹痛，头癣，冻疮。

【**用法用量**】煎汤，3~10g。外用，适量，研末调涂。行气止痛炒用，杀虫生用。

【**使用注意**】有小毒。脾胃虚寒者禁服。不宜过量及长期服用。内服量过大，有毒副反应。

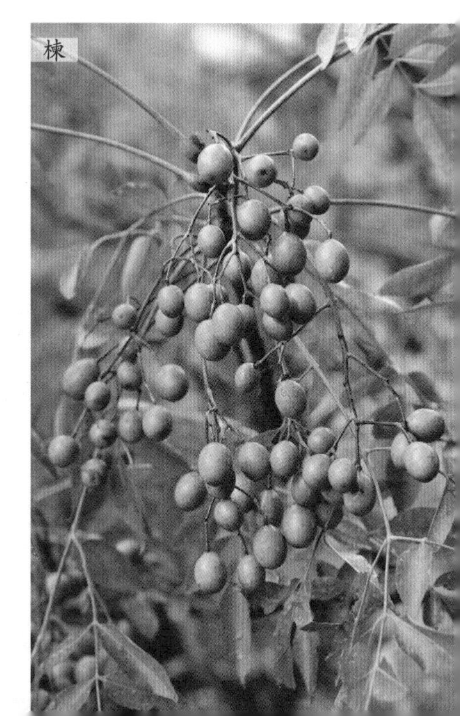
楝

Kuxingren 苦杏仁

【别名】杏核仁、木落子、杏仁。
【来源】蔷薇科植物山杏 *Prunus armeniaca* var. *ansu*、西伯利亚杏 *P. sibirica*、东北杏 *P. mandshurica* 或杏 *P. armeniaca* 的成熟种子。

【快速识别】山杏：小乔木；树皮暗红棕色，纵裂。单叶互生；叶片圆卵形或宽卵形。春季先叶开花，花常 2 朵簇生，淡红色，着生较密，稍似总状；花瓣 5，白色或浅粉红色。核果近球形，红色；核卵球形，表面粗糙而有网纹，腹棱常锐利。种子心状卵形，浅红色。花期 3~4 月，果期 6~7 月。主产于我国北部地区，栽培或野生，尤其在河北、山西等地普遍野生，山东、江苏等地也产。

【采制】夏季采收成熟果实，除去果肉和核壳，取出种子，晒干。

【功效主治】降气止咳平喘，润肠通便。主治咳嗽气喘，胸满痰多，肠燥便秘。

【用法用量】煎汤，3~10g；或入丸、散。杏仁用时须打碎，杏仁霜入煎剂须布包。外用，适量，捣敷。

【使用注意】阴虚咳嗽及大便溏泻者禁服；婴儿慎服。杏仁有小毒，不宜过量服用。

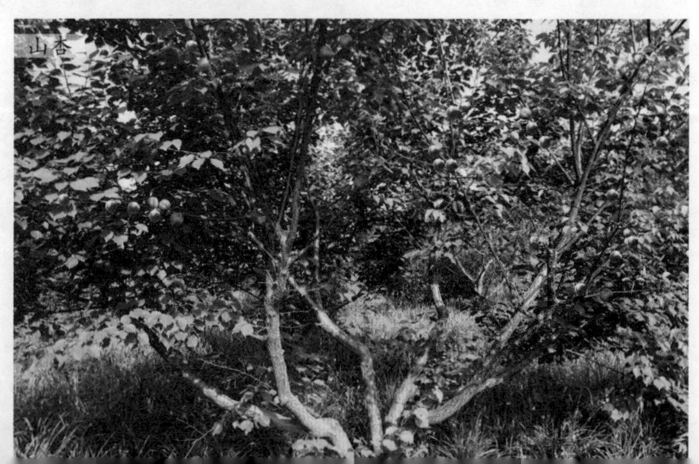
山杏

Laifuzi 莱菔子

【别名】萝卜子、芦菔子。
【来源】十字花科植物萝卜 *Raphanus sativus* 的成熟种子。

【快速识别】萝卜：草本。直根，肉质，长圆形、球形或圆锥形，外皮绿色、白色或红色。茎有分枝，稍具粉霜，基生叶和下部茎生叶大头羽状半裂，顶裂片卵形，有钝齿，疏生粗毛；上部叶长圆形，有锯齿或近全缘。总状花序顶生或腋生；萼片长圆形；花瓣4，白色、紫色或粉红色，倒卵形，具紫纹。长角果圆柱形，在种子间处缢缩，形成海绵质横膈，先端有喙；种子1~6颗。卵形，微扁，红棕色，并有细网纹。花期4~5月，果期5~6月。原产我国，全国各地均有栽培，且有大量的栽培品种。

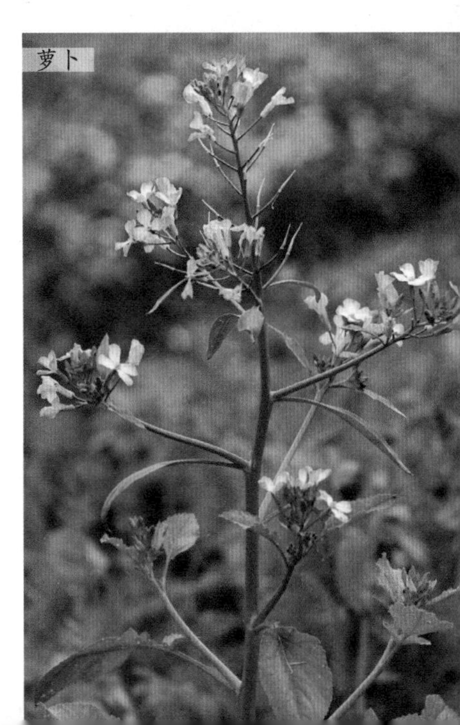
萝卜

【采制】夏季果实成熟时采割植株，晒干，搓出种子，除去杂质，再晒干。

【功效主治】消食除胀，降气化痰。主治饮食停滞，脘腹胀痛，大便秘结，积滞泻痢，痰壅喘咳。

【用法用量】煎汤，5~10g；或入丸、散；宜炒用。外用，适量，研末调敷。

【使用注意】无食积痰滞及中气虚弱者慎服。

Lizhihe
荔枝核

【别名】荔核、荔仁、枝核。
【来源】无患子科植物荔枝 *Litchi chinensis* 的成熟种子。

【快速识别】荔枝：乔木。偶数羽状复叶，互生，小叶2或3对，少4对，叶片披针形或卵状披针形，先端骤尖或尾状短渐尖，全缘，薄革质或革质。圆锥花序顶生，阔大，多分枝；花单性，雌雄同株；萼浅杯状，深5裂，被金黄色短绒毛；花瓣5，基部内侧有阔而生厚毛的鳞片。果卵圆形至近球形，成熟时通常暗红色至鲜红色。种子全部被肉质假种皮包裹。花期春季，果期夏季。分布于华南和西南等地，尤

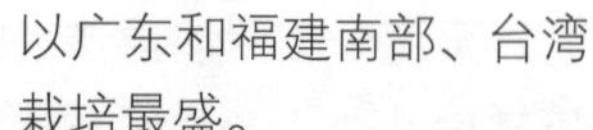

以广东和福建南部、台湾栽培最盛。

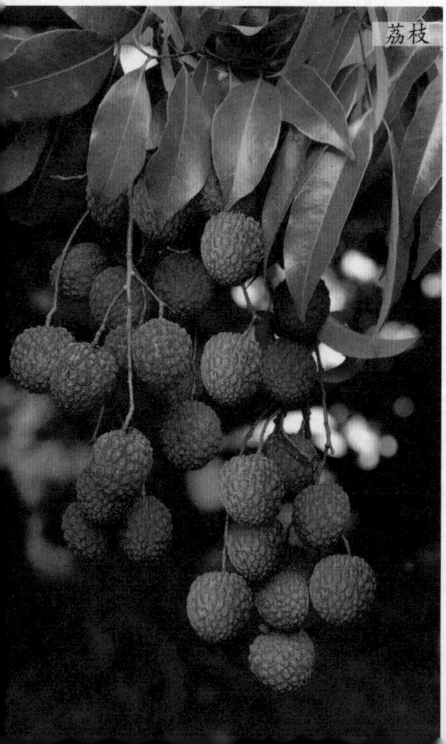

荔枝

【采制】夏季采摘成熟果实，除去果皮和肉质假种皮，洗净，晒干。

【功效主治】行气散结，祛寒止痛。主治寒疝腹痛，睾丸肿痛。

【用法用量】煎汤，6~10g；研末，1.5~3g；或入丸、散。外用，适量，研末调敷。

栗子 Lizi

【别名】板栗、栗果、大栗。
【来源】壳斗科植物栗 *Castanea mollissima* 的种仁。

【快速识别】栗：乔木。树皮暗灰色，不规则深裂，枝条上有许多黄灰色的圆形皮孔，幼枝被灰褐色绒毛。单叶互生，叶长椭圆形或长椭圆状披针形，先端渐尖或短尖，基部圆形或宽楔形，两侧不相等，叶缘有锯齿，齿端具芒状尖头。花单性，雌雄同株；雄花序穗状，雄花着生于花序上、中部；雌花常生于雄花序下部，外有壳斗状总苞。壳斗有边刺，刺密生，成熟时裂为 4 瓣；坚果深褐色，顶端被绒毛。花期 4~6 月，果期 9~10 月。常栽培于海拔 100~2500m 的低山丘陵、缓坡及河滩等地带。分布于辽宁以南各地，除青海、新疆以外，均有栽培。

【采制】总苞由青色转黄色，微裂时采收，剥出种子，晒干。

【功效主治】益气健脾，补肾强筋，活血消肿，止血。主治脾虚泄泻，反胃呕吐，腰膝酸软，筋骨折伤肿痛，瘰疬，吐血。

【用法用量】适量，生食或煮食；或炒存性研末服，30~60g。外用，适量，捣敷。

【使用注意】食积停滞、脘腹胀满痞闷者禁服。

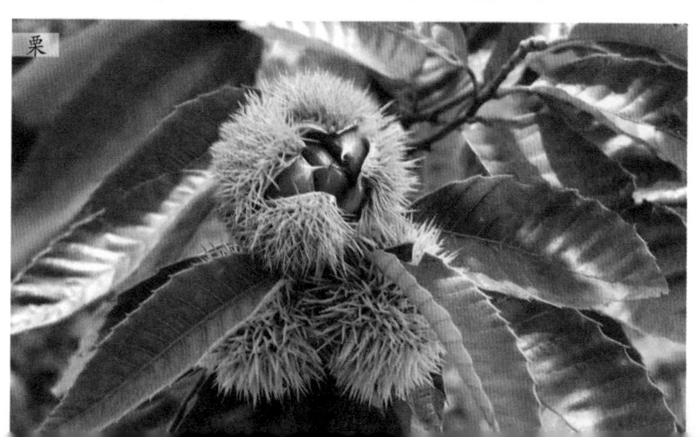

栗

Lianqiao
连翘

【别名】旱连子、大翘子、空翘。
【来源】木犀科植物连翘 *Forsythia suspensa* 的果实。

【快速识别】连翘：落叶灌木。小枝土黄色或灰褐色，略呈四棱形，疏生皮孔。叶为单叶，或3裂至3出复叶；叶片卵形、宽卵形或椭圆状卵形至椭圆形，叶缘除基部外具锐锯齿或粗锯齿。花通常单生或2至数朵着生于叶腋，先于叶开放；花冠黄色，裂片4。蒴果卵球形，先端喙状渐尖，表面疏生瘤点。花期3~4月，果期7~9月。生于山坡灌丛、疏林及草丛中。分布于河北、山西、陕西、甘肃、山东、江苏、安徽、河南、湖北、四川等地。现有栽培。

【采制】秋季果实初熟尚带绿色时采收，除去杂质，蒸熟，晒干，习称“青翘”；果实熟透时采收，晒干，除去杂质，习称“老翘”。

【功效主治】清热解毒，消肿散结，疏散风热。主治痈疽，瘰疬，乳痈，丹毒，风热感冒，温病初起，温热入营，高热烦渴，神昏发斑，热淋涩痛。

【用法用量】煎汤，6~15g；或入丸、散。

【使用注意】脾胃虚弱者慎服。

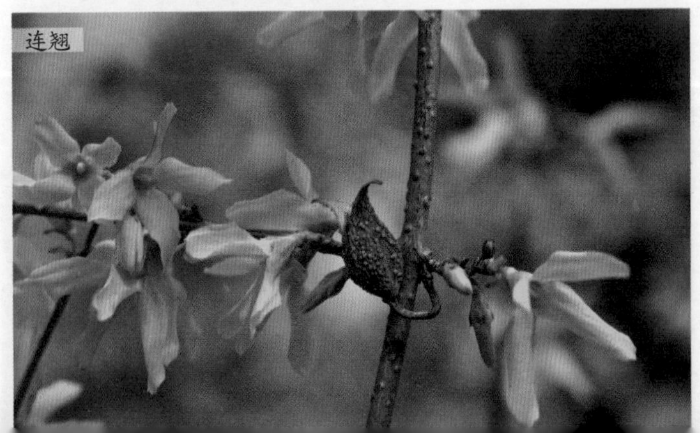
连翘

Lianzi

莲子

【别名】水芝丹、莲实、莲蓬子、莲肉。
【来源】睡莲科植物莲 *Nelumbo nucifera* 的成熟种子。

【快速识别】见“藕节”（第 128 页）项下。

【采制】秋季果实成熟时采割莲房，取出果实，除去果皮，干燥。

【功效主治】补脾止泻，止带，益肾涩精，养心安神。主治脾虚泄泻，带下，遗精，心悸失眠。

【用法用量】煎汤，6~15g；或入丸、散。

【使用注意】中满痞胀、大便燥结者禁服。

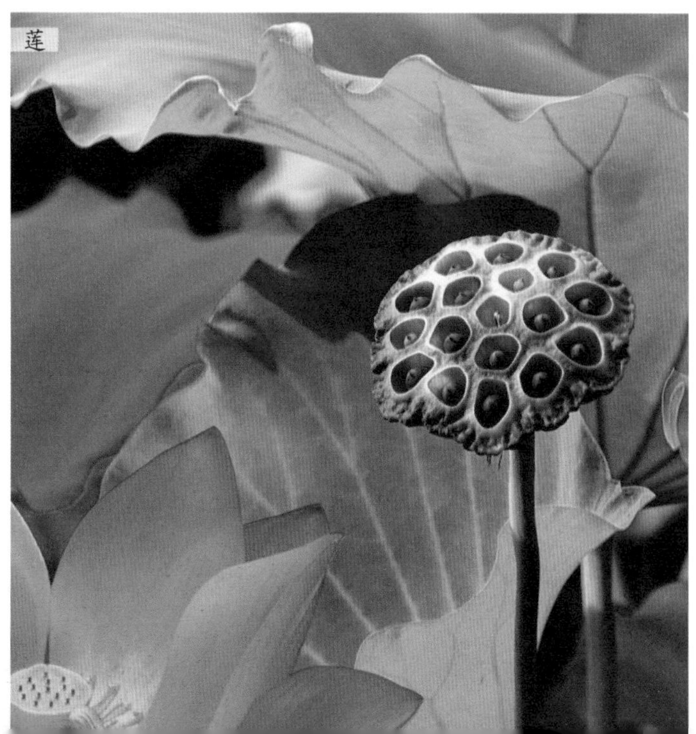
莲

Longyanrou 龙眼肉

【别名】益智、龙眼干、桂圆。
【来源】无患子科植物龙眼 *Dimocarpus longan* 的假种皮。

【快速识别】龙眼：常绿乔木。具板根，小枝被微柔毛，散生苍白色皮孔。偶数羽状复叶，互生；小叶 4~5 对；叶片薄革质，长圆状椭圆形至长圆状披针形，两侧常不对称，先端渐尖。花序大型，顶生和近枝腋生，密被星状毛；萼片、花瓣各 5，花瓣乳白色。果近球形，核果状，通常黄褐色或有时灰黄色，外面稍粗糙，或少有微凸的小瘤体。种子茶褐色，光亮，全部被肉质的假种皮包裹。花期 3~4 月，果期 7~9 月。我国西南部至东南部栽培很广，以福建、台湾最盛，广东次之，多栽培于堤岸和园圃。

【采制】夏、秋二季采收成熟果实，干燥，除去壳、核，晒至干爽不黏。

【功效主治】补益心脾，养血安神。主治气血不足，心悸怔忡，健忘失眠，血虚萎黄。

【用法用量】煎汤，9~15g，大剂量 30~60g；或熬膏；或浸酒；或入丸、散。

【使用注意】素有痰火及湿滞中满者慎服。

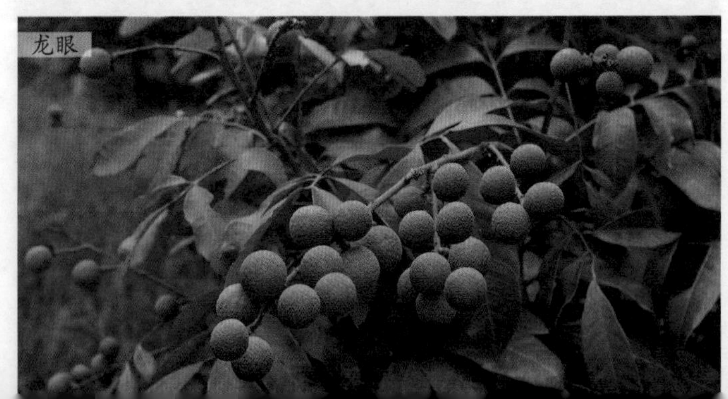
龙眼

Luli 鹿梨

【别名】山梨、树梨、酸梨。
【来源】蔷薇科植物豆梨 *Pyrus calleryana* Decne. 的果实。

【快速识别】豆梨：乔木。小枝圆柱形，幼嫩时有绒毛。单叶互生；托叶纸质，线状披针形，无毛；叶片宽卵形至卵形，先端渐尖，基部圆形至宽楔形，边缘有钝锯齿。花两性；伞房总状花序，具花 6~12 朵；苞片膜质，线状披针形；萼筒无毛；萼片 5，披针形，先端渐尖，全缘；花瓣 5，卵形，白色。梨果球形，黑褐色，有斑点，有细长果梗。花期 4 月，果期 8~9 月。生长于海拔 80~1800m 的山坡、平原或山谷杂木林中，适合生于温暖潮湿气候。分布于华东、中南等地。

【采制】8~9 月果实成熟时采摘，晒干。

【功效主治】健脾消食，涩肠止痢。主治饮食积滞，泻痢。

【用法用量】煎汤，15~30g。

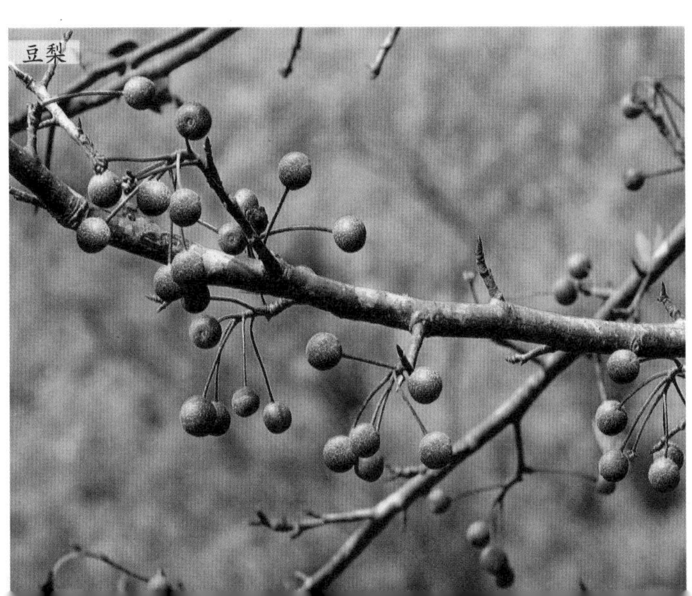

豆梨

Lulutong 路路通

【别名】枫香果、九空子、狼目。
【来源】金缕梅科植物枫香树 *Liquidambar formosana* 的成熟果序。

【快速识别】枫香树：乔木。树皮灰褐色，方块状剥落。叶互生；托叶早落；叶片心形，常 3 裂，幼时及萌发枝上的叶多为掌状 5 裂，裂片卵状三角形或卵形，边缘有细锯齿，齿尖有腺状突。花单性，雌雄同株，无花被；雄花淡黄绿色，成柔荑花序再排成总状；雌花排成圆球形的头状花序。头状果序圆球形，表面有刺，蒴果有宿存花萼和花柱，两瓣裂开，每瓣 2 浅裂。种子多数，细小，扁平。花期 3~4 月，果期 9~10 月。生于山地常绿阔叶林中。分布于秦岭及淮河以南各地。

【采制】冬季果实成熟后采收，除去杂质，干燥。

【功效主治】祛风活络，利水，通经。主治关节痹痛，麻木拘挛，水肿胀满，乳少，经闭。

【用法用量】煎服，3~10g；或煅存性研末服。外用，适量，研末敷；或烧烟嗅气。

【使用注意】孕妇慎服。

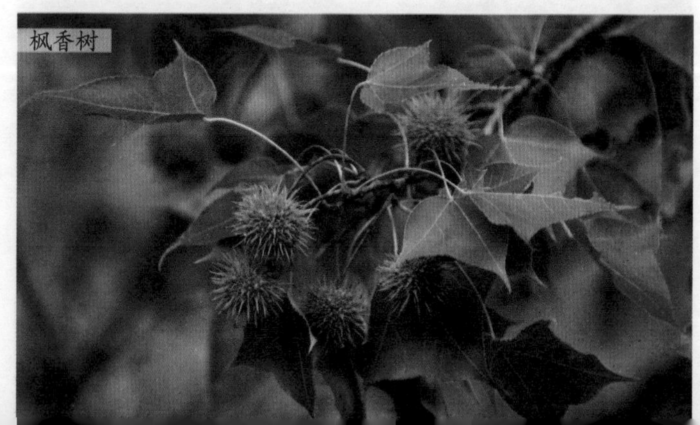
枫香树

Lüsongqiumao

吕宋楸毛

【别名】吕宋楸荚粉、加麻刺、粗糠柴毛。
【来源】大戟科植物粗糠柴 *Mallotus philippensis* 的果实的腺毛及毛茸。

【快速识别】粗糠柴：小乔木。小枝、幼叶和花序均被褐色柔毛。叶互生或近对生，叶柄密被褐色短柔毛，叶片近革质，卵形、长圆状或披针形，先端渐尖，基部钝圆，全缘或有钝齿，上面有稀疏红色腺点，下面密被红褐色星状柔毛和红色腺点。总状花序顶生或腋生；花单性同株；花小，黄绿色，无花瓣。蒴果三棱状球形，无软刺，密被鲜红色颗粒状腺点和粉末状毛，开裂为3个分果片；种子球形，黑色，平滑。花期4~5月，果期5~8月。生于平原、溪边、山谷的疏林中。分布于华南、西南等地。

【采制】采下充分成熟的果实，入布袋中，摩擦搓揉抖振，擦落毛茸，拣去果实，收集毛茸，干燥即可。

【功效主治】驱虫缓泻。主治绦虫病，蛔虫病，蛲虫病。

【用法用量】研末，1~3g，或装胶囊；或煎汤。外用，适量，煎水洗；或涂敷。

【使用注意】本品有毒，内服不宜过量。

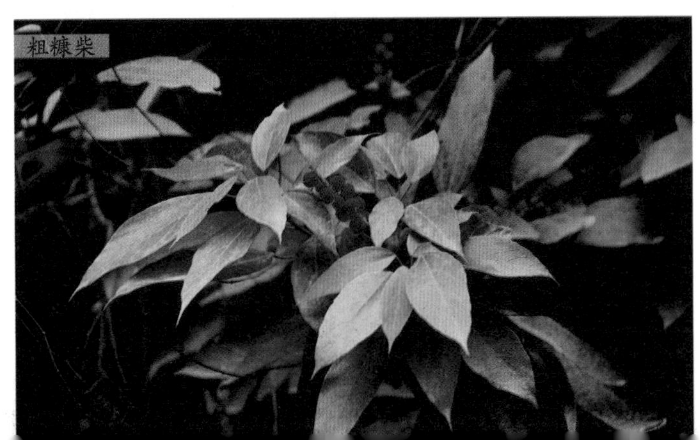
粗糠柴

Lüdou 绿豆

【别名】青小豆。
【来源】豆科植物绿豆 *Vigna radiata* 的成熟种子。

【快速识别】绿豆：直立或顶端微缠绕草本，被短褐色硬毛。三出复叶，互生；小叶片阔卵形至菱状卵形，侧生小叶偏斜，两面疏被长硬毛；托叶阔卵形，小托叶线形。总状花序腋生；花绿黄色；萼斜钟状，旗瓣肾形，翼瓣有渐窄的爪，龙骨瓣的爪截形，其中一片龙骨瓣有角。荚果圆柱形，成熟时黑色，被疏褐色长硬毛。种子绿色或暗绿色，长圆形。花期 6~7 月，果期 8 月。全国各省区多有栽培。

【采制】立秋后种子成熟时采收，拔取全株，晒干，打下种子，去除杂质。

【功效主治】清热，消暑，利水，解毒。主治暑热烦渴，感冒发热，霍乱吐泻，痰热哮喘，头痛目赤，口舌生疮，水肿尿少，疮疡痈肿，风疹丹毒，药物及食物中毒。

【用法用量】煎汤，15~30g，大剂量可用至 120g；或研末；或生研绞汁。外用，适量，研末调敷。

【使用注意】药用不可去皮。脾胃虚寒滑泄者慎服。

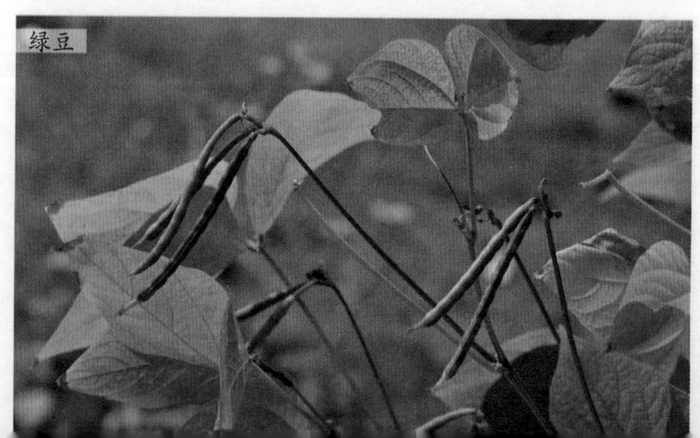
绿豆

Luohanguo

罗汉果

【别名】拉汉果、光果木鳖、金不换。
【来源】葫芦科植物罗汉果 *Siraitia grosvenorii* 的果实。

【**快速识别**】罗汉果：攀缘草本。茎有棱沟，初被黄褐色柔毛和黑色疣状腺鳞。叶片膜质，卵状心形、三角状卵形或阔卵状心形，边缘微波状，具小齿，有缘毛，初时被短毛和混生黑色疣状腺鳞。卷须稍粗壮，2 歧，在分叉点上下同时旋卷。花雌雄异株；雄花序总状；花冠黄色，被黑色腺点；雌花单生或 2~5 朵集生。果实球形或长圆形，初密被黄褐色的茸毛和黑色腺鳞，或仅在果梗着生处残存一圈茸毛。种子淡黄色，近圆形或阔卵形，扁压状。花期 2~5 月，果期 7~9 月。常生长于海拔 400~1400m 以上的山坡林下及河边湿地、灌丛中。分布于江西、湖南、广东、广西、贵州等地。

【**采制**】秋季果实由嫩绿色变深绿色时采收，晾数天后，低温干燥。

【**功效主治**】清热润肺，利咽开音，滑肠通便。主治肺热燥咳，咽痛失音，肠燥便秘。

【**用法用量**】煎汤，15~30g，或炖肉；或开水泡。

【**使用注意**】肺寒及外感咳嗽者忌用。

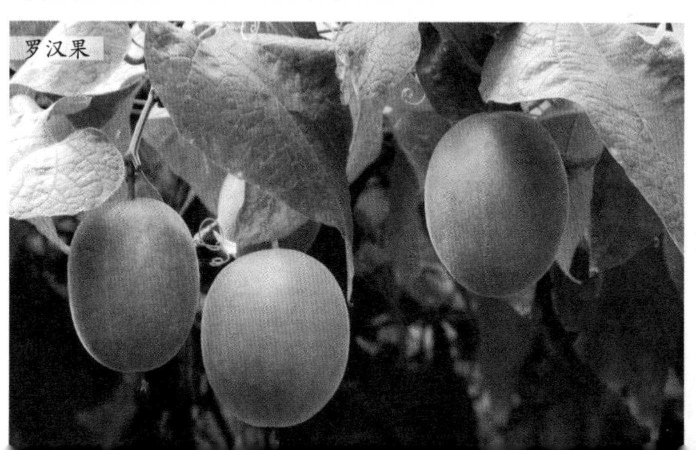
罗汉果

Malingzi
马蔺子

【别名】马楝子、马帚子、荔实。
【来源】鸢尾科植物马蔺 *Iris lactea* var. *chinensis* 的成熟种子。

【快速识别】马蔺：草本。根茎木质化，粗壮，斜升，近地面有大量呈纤维状的老叶叶鞘。须根粗长，黄白色。叶簇生，坚韧，近于直立；叶片条形，全缘，基部套褶；无中脉，具多数平行脉。花茎先端具苞片2~3片，内有2~4花；花浅蓝色、蓝色、蓝紫色，花被上有较深色的条纹。蒴果长圆柱状，有明显的6条纵棱，先端具喙。种子为不规则的多面体，黑褐色。花期5~7月，果期6~9月。生于荒地、山坡草地或灌丛中。分布于除华南以外全国大部分地区。

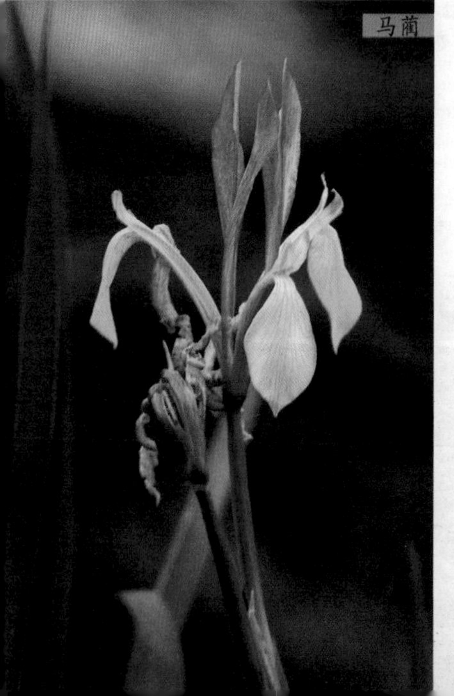
马蔺

【采制】 8~9月果熟时采收，将果实割下晒干，打下种子，除去杂质，再晒干。

【功效主治】清热利湿，解毒杀虫，止血定痛。主治黄疸，淋浊，小便不利，肠痈，虫积，疟疾，风湿痛，喉痹，牙痛，吐血，衄血，便血，崩漏，疮肿，瘰疬，疝气，痔疮，烫伤，蛇伤。

【用法用量】煎汤，3~9g；或入丸、散。外用，适量，研末调敷；或捣敷。

【使用注意】脾虚便溏者慎用。

Maqianzi

马钱子

【别名】番木鳖、苦实、马前。
【来源】马钱科植物马钱 *Strychnos nux-vomica* 的成熟种子。

【**快速识别**】马钱：乔木。树皮灰色，具皮孔。单叶对生；叶片革质，广卵形或近圆形，先端急尖或微凹，基部广楔形或圆形，全缘；叶腋有短卷须。圆锥状聚伞花序腋生，被短柔毛；总苞片及小苞片均小；花白色；花萼绿色，花冠筒状。浆果球形幼时绿色，熟时橙色，表面光滑。种子1~4颗，圆盘形，表面灰黄色，密被银色绒毛。花期春、夏季，果期8月至翌年1月。生于热带、亚热带地区的深山老林中。福建、台湾、广东、海南、广西、云南等地有栽培。

【**采制**】冬季采收成熟果实，取出种子，晒干。

【**功效主治**】通络止痛，散结消肿。主治跌打损伤，骨折肿痛，风湿顽痹，麻木瘫痪，痈疽疮毒，咽喉肿痛。

【**用法用量**】炮制后入丸、散用，每次0.2~0.6g，大剂量可用至0.9g。外用，适量，研末撒，浸水、醋磨、煎油涂敷或熬膏摊贴。内服一般从小剂量开始，逐渐加量，加至患者感觉肌肉有一次性轻微颤动为最佳有效量，此反应也表明不可再加量。

【**使用注意**】有大毒，慎用。

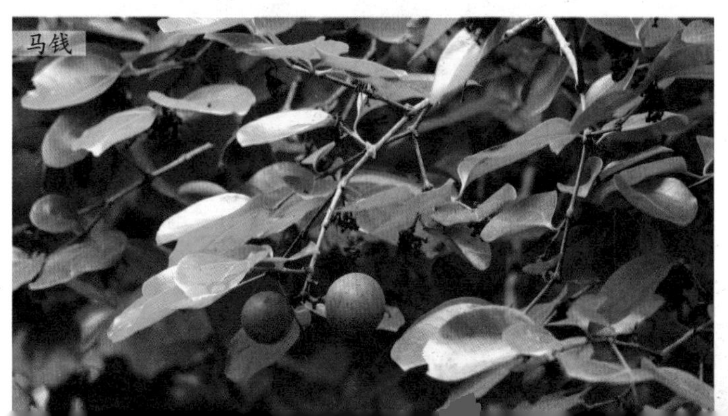
马钱

Manhutuizi 蔓胡颓子

【别名】甜棒锤、痧银藤、藤木楂。
【来源】胡颓子科植物蔓胡颓子 *Elaeagnus glabra* 和角花胡颓子 *E. gonyanthes* 的果实。

【快速识别】 蔓胡颓子：常绿蔓生或攀缘灌木。幼枝密被锈色鳞片。单叶互生；叶片革质或薄革质，卵形或卵状椭圆形，先端渐尖，基部圆形，全缘，上面绿色，光亮，下面灰绿色，被褐色鳞片。花密被银白色和散生少数褐色鳞片，常 3~7 朵密生于叶腋短小枝上成伞形总状花序；萼筒漏斗形。果实长圆形，被锈色鳞片，成熟时红色。花期 9~11 月，果期翌年 4~5 月。生于丘陵、山地的灌木丛中。分布于江苏、安徽、浙江、江西、福建、台湾、湖北、湖南、广东、广西、四川、贵州等地。

【采制】 春季果实成熟时采摘，鲜用或晒干。

【功效主治】 收敛止泻，止痢。主治肠炎，腹泻，痢疾。

【用法用量】 煎汤，9~18g。

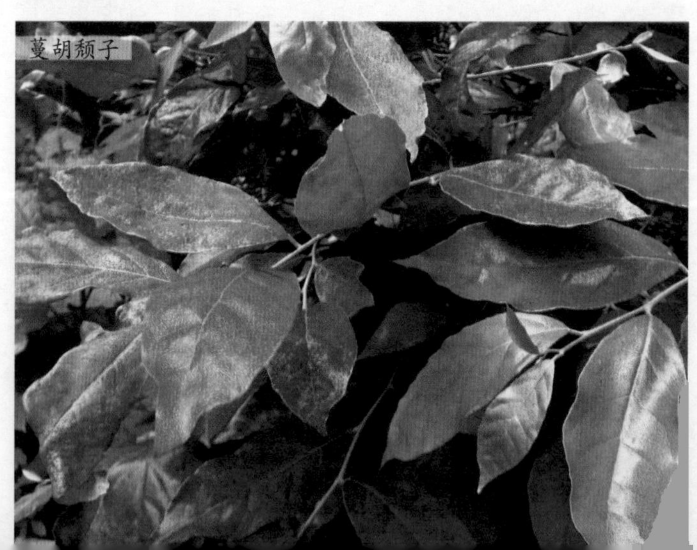
蔓胡颓子

Manjingzi 蔓荆子

【别名】蔓荆实、荆子、万荆子。
【来源】马鞭草科植物单叶蔓荆 *Vitex trifolia* var. *simplicifolia* 或蔓荆 *V. trifolia* 的成熟果实。

【快速识别】单叶蔓荆：小灌木。全株被灰白色柔毛。主茎匍匐地面，节上常生不定根。幼枝四棱形，老枝近圆形。单叶对生，具短柄；叶片倒卵形至椭圆形，先端钝圆，基部楔形，全缘，表面绿色，背面粉白色。圆锥花序顶生；花萼钟状，花冠淡紫色。核果球形，具宿萼。花期7~8月，果期8~10月。喜生于海滨沙滩地及湖畔，亦有栽培。分布于辽宁、河北、山东、江苏、安徽、浙江、江西、福建、台湾、广东等地。

【采制】秋季果实成熟时采收，除去杂质，晒干。

【功效主治】疏散风热，清利头目。主治外感风热，头昏头痛，偏头痛，牙龈肿痛，目赤肿痛多泪，目睛内痛，昏暗不明，湿痹拘挛。

【用法用量】煎汤，6~10g；或浸酒；或入丸、散。外用，适量，煎汤外洗。

【使用注意】脾胃虚寒者慎服。

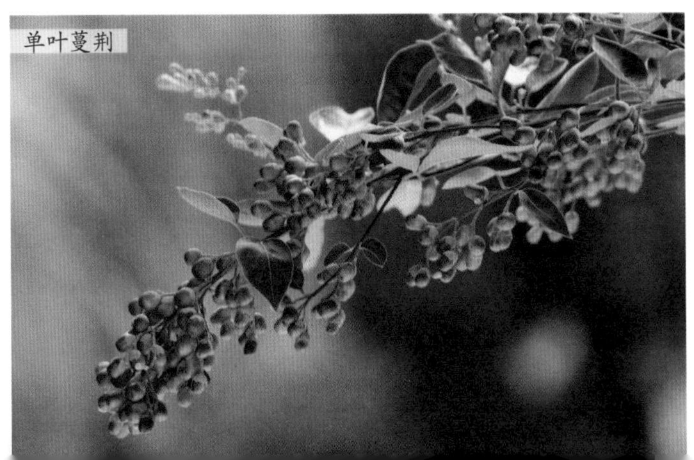
单叶蔓荆

猕猴桃

Mihoutao

【别名】藤梨、猕猴梨、甜梨。
【来源】猕猴桃科植物中华猕猴桃 *Actinidia chinensis* 的成熟果实。

【快速识别】中华猕猴桃：藤本。幼枝赤色，同叶柄密生灰棕色柔毛，老枝无毛。单叶互生；叶片纸质，圆形、卵圆形或倒卵形，边缘有刺毛状齿，上面暗绿色，仅叶脉有毛，下面灰白色，密生灰棕色星状绒毛。花单生或数朵聚生于叶腋；雌雄异株或单性花与两性花共存；花瓣5，刚开放时呈乳白色，后变黄色。浆果卵圆形或长圆形，密生棕色长毛。种子细小，黑色。花期6~7月，果熟期8~9月。生长于山地林间或灌丛中，常缠绕于他物上。分布于中南及陕西、四川、江苏、安徽、浙江、江西、福建、贵州、云南等地。

【采制】9月中下旬至10月上旬采摘成熟果实，鲜用或晒干用。

【功效主治】解热，止渴，健胃，通淋。主治烦热，消渴，肺热干咳，消化不良，湿热黄疸，石淋，痔疮。

【用法用量】内服，煎汤，30~60g；或生食；或榨汁饮。

【使用注意】脾胃虚寒者慎服。

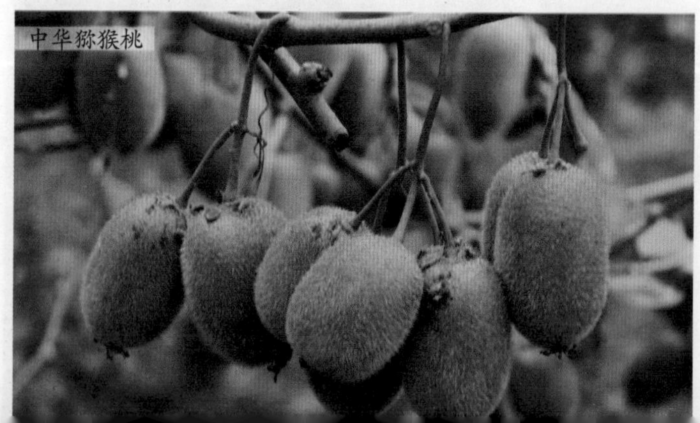
中华猕猴桃

Mudingxiang 母丁香

【别名】鸡舌香、亭炅独生、雌丁香。
【来源】桃金娘科植物丁香 *Eugenia caryophyllata* 的近成熟果实。

【快速识别】见“丁香”（第 237 页）项下。

【采制】果将熟时采摘，晒干。

【功效主治】温中降逆，补肾助阳。主治脾胃虚寒，呃逆呕吐，食少吐泻，心腹冷痛，肾虚阳痿。

【用法用量】煎汤，1~3g；或研末。外用，适量，研末调敷；或作栓剂。

【使用注意】不宜与郁金同用。热证及阴虚内热者禁服。

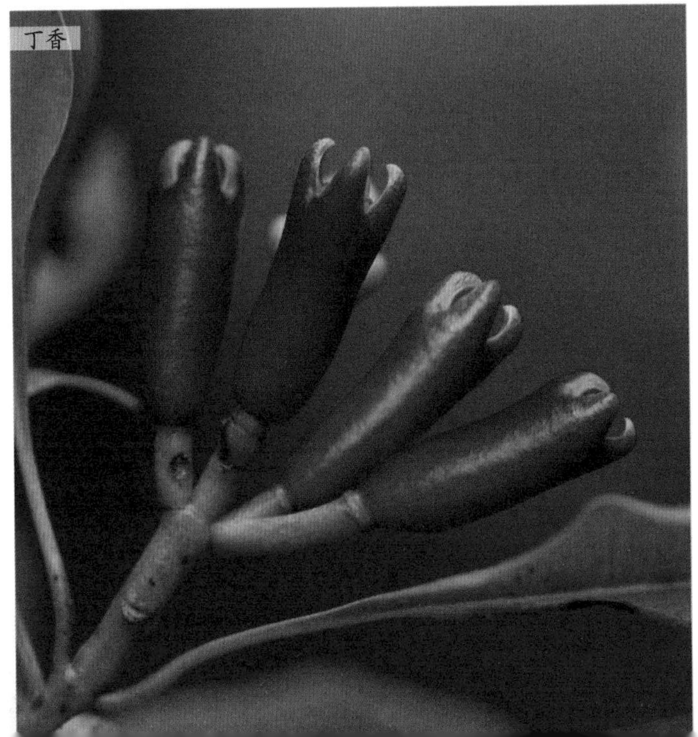
丁香

Mubiezi 木鳖子

【别名】漏苓子、地桐子、鸭屎瓜子。
【来源】葫芦科植物木鳖 *Momordica cochinchinensis* 的成熟种子。

【快速识别】木鳖：粗壮大藤本。叶柄在基部和中部有 2~4 个腺体；叶片卵状心形或宽卵状圆形，质较硬，3~5 中裂至深裂或不分裂。花雌雄异株；雄花单生于叶腋或有时 3~4 朵着生在总状花序梗轴上；花冠黄色，裂片卵状长圆形；雌花单生于叶腋，近中部生 1 兜状苞片，花冠花萼同雄花。果实卵球形，先端有 1 短喙，成熟时红色，肉质，密生刺状突起。种子多数，卵形或方形，干后黑褐色，边缘有齿，两面稍拱起，具雕纹。花期 6~8 月，果期 8~10 月。常生于海拔 450~1100m 的山沟、林缘和路旁。分布于华中、华东、中南、华南、西南等地。

【采制】冬季采收成熟果实，剖开，晒至半干，除去果肉，取出种子，干燥。

【功效主治】散结消肿，攻毒疗疮。主治疮疡肿毒，乳痈，瘰疬，痔瘘，干癣，秃疮。

【用法用量】煎汤，0.6~1.2g；多入丸、散。外用，适量，研末调醋敷、磨汁涂；或煎水熏洗。

【使用注意】有毒。孕妇及体虚者禁服。

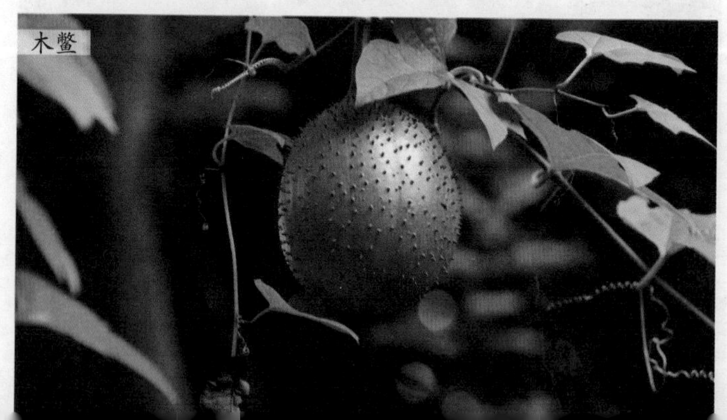
木鳖

Mudou

木豆

【别名】观音豆、树豆、三叶豆。
【来源】豆科植物木豆 *Cajanus cajan* 的种子。

【快速识别】木豆：直立矮灌木，全体灰绿色。多分枝，小枝条弱，有纵沟纹，被灰色柔毛。三出复叶，互生；托叶小；叶片卵状披针形，先端锐尖，全缘，两面均被毛。总状花序腋生；花蝶形；萼钟形，萼齿 5；花冠红黄色，旗瓣背面有紫褐色条纹。荚果条形，两侧扁压，有长喙，果瓣于种子间具凹入的斜槽纹。种子近圆形，种皮暗红色，有时有褐色斑点，种脐侧生。花、果期 3~10 月。生于海拔 300~1600m 的山坡、沙地、丛林中或林边。华南、西南及浙江、福建、台湾等地有栽培。

【采制】春、秋二季果实成熟时采收，剥取种子，晒干。

【功效主治】利湿，消肿，散瘀，止血。主治风湿痹痛，跌打损伤，衄血，便血，疮疖肿毒，产后恶露不尽，水肿，黄疸型肝炎。

【用法用量】煎汤，10~15g；或研末。外用，适量，研末调敷；或煎水洗。

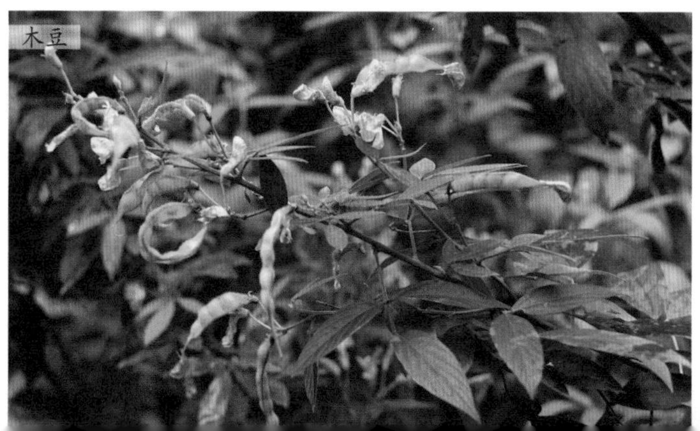
木豆

Mugua 木瓜

【别名】木瓜实、铁脚梨、秋木瓜。
【来源】蔷薇科植物贴梗海棠 *Chaenomeles speciosa* 的近成熟果实。

【快速识别】贴梗海棠：落叶灌木。枝条直立开展，有刺；小枝圆柱形，无毛，紫褐色或黑褐色，有疏生浅褐色皮孔。叶片卵形至椭圆形，基部楔形至宽楔形，边缘有尖锐锯齿，齿尖开展；托叶大形，草质，肾形或半圆形，边缘有尖锐重锯齿。花先叶开放，3~5 朵簇生；萼筒钟状；花瓣倒卵形或近圆形，猩红色，稀淡红色或白色。果实球形或卵球形，黄色或带黄绿色，有稀疏不明显斑点，味芳香。花期 3~5 月，果期 9~10 月。栽培或野生。分布于华东、华中及西南各地。

【采制】夏、秋二季果实绿黄时采收，置沸水中烫至外皮灰白色，对半纵剖，晒干。

【功效主治】舒筋活络，和胃化湿。主治湿痹拘挛，腰膝关节酸重疼痛，暑湿吐泻，转筋挛痛，脚气水肿。

【用法用量】煎汤，5~10g；或入丸、散。外用，适量，煎水熏洗。

【使用注意】不可多食，损齿及骨；忌铅、铁；由于精血虚、真阴不足致下部腰膝无力者，不宜用；伤食脾胃未虚、积滞多者，不宜用。

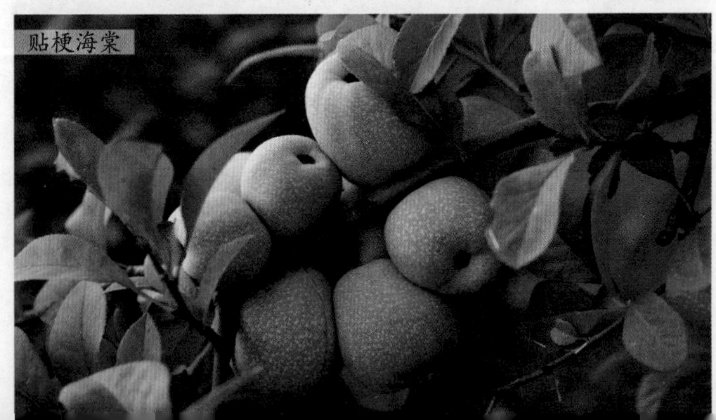
贴梗海棠

Muhudie
木蝴蝶

【别名】千张纸、玉蝴蝶、白玉纸。
【来源】紫葳科植物木蝴蝶 *Oroxylum indicum* 的成熟种子。

【快速识别】木蝴蝶：小乔木。小枝皮孔极多而突起，叶痕明显而大。叶对生；大型奇数二至四回羽状复叶，着生于茎干近顶端；小叶多数，小叶片三角状卵形，先端短渐尖，基部圆形或宽楔形而偏斜，全缘。总状聚伞花序顶生；花萼钟状，紫色，先端平截，宿存；花冠橙红色，肉质，钟形。蒴果木质，扁平，阔线形，下垂，边缘稍内弯，中间有一条微突出的背缝。种子多数，除基部外，全被白色半透明的薄翅包围。花期 7~10 月，果期 10~12 月。生长于海拔 1000m 以下的山坡、溪边、山谷或灌木丛中。分布于华南、西南及福建、台湾等地。

【采制】秋、冬二季采收成熟果实，暴晒至果实开裂，取出种子，晒干。

【功效主治】清肺利咽，疏肝和胃。主治肺热咳嗽，喉痹，音哑，肝胃气痛。

【用法用量】煎汤，6~9g；研末，1.5~3g。外用，适量，敷贴；或研末撒患处。

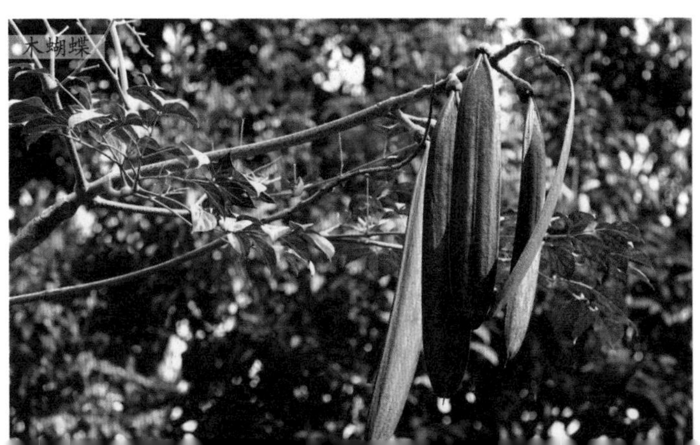
木蝴蝶

Mumantou 木馒头

【别名】牛奶子、程邦子、凉粉树果。
【来源】桑科植物薜荔 *Ficus pumila* 的果实。

【快速识别】薜荔：攀缘或匍匐灌木。叶二型；营养枝上生不定根，攀缘于墙壁或树上，叶小而薄，叶片卵状心形，膜质；繁殖枝上无不定根，叶较大；叶片厚纸质，卵状椭圆形，全缘，上面无毛，下面被黄色柔毛；基出脉3条。花序托单生于叶腋，梨形或倒卵形，顶部截平，成熟时绿带浅黄色或微红。瘦果近球形，有黏液。花期5~6月，果期9~10月。生于旷野树上或村边残墙破壁上或石灰岩山坡上。分布于华东、中南、西南等地。

【采制】秋季采收将熟的果实，剪去果柄，投入沸水中浸1分钟，晒干或鲜用。

【功效主治】补肾固精，清热利湿，活血通经，催乳，解毒消肿。主治肾虚遗精，阳痿，小便淋浊，久痢，痔血，肠风下血，久痢脱肛，闭经，疝气，乳汁不下，咽喉痛，痄腮，痈肿，疥癣。

【用法用量】煎汤，6~15g；或入丸、散。外用，适量，煎水洗。

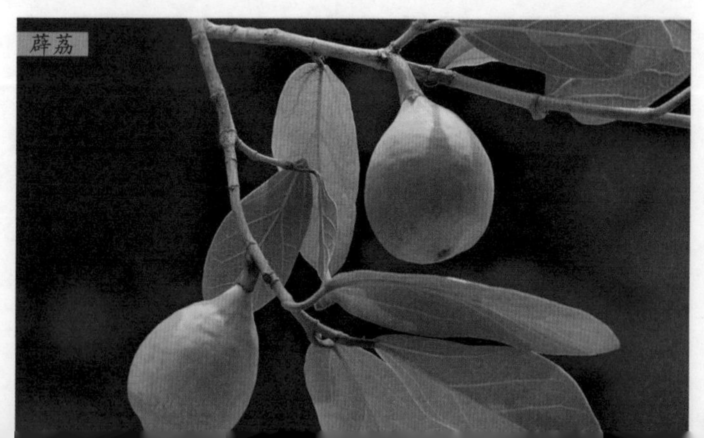

薜荔

Nanguazi 南瓜子

【别名】南瓜仁、白瓜子、金瓜米。
【来源】葫芦科植物南瓜 *Cucurbita moschata* 的种子。

【快速识别】南瓜：草本。常节部生根，密被白色刚毛。单叶互生；叶柄粗壮，被刚毛；叶片宽卵形或卵圆形，有5角或5浅裂，先端尖，基部深心形，两面均被刚毛和茸毛，边缘有小而密的细齿。卷须稍粗壮，被毛。花单性，雌雄同株；雄花单生，花萼筒钟形，被柔毛，花冠黄色，钟状；雌花单生，果梗粗壮，有棱槽，瓜蒂扩大成喇叭状。瓠果形状多样，外面常有纵沟。种子多数，长卵形或长圆形，灰白色。花期6~7月，果期8~9月。全国各地普遍栽培。

【采制】夏、秋二季食用南瓜时，收集成熟种子，除去瓤膜，洗净，晒干。

【功效主治】杀虫，下乳，利水消肿。主治绦虫病，蛔虫病，血吸虫病，钩虫病，蛲虫病，产后缺乳，产后手足浮肿，百日咳，痔疮。

【用法用量】煎汤，30~60g；或研末；或制成乳剂。外用，适量，煎水熏洗。

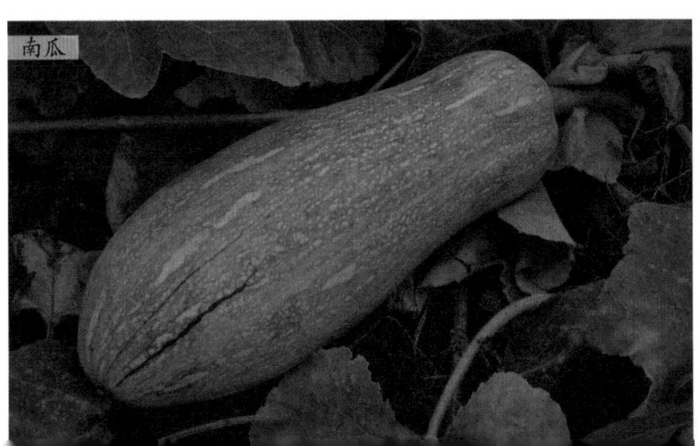
南瓜

Nanheshi
南鹤虱

【别名】野胡萝卜子、窃衣子、鹤虱。
【来源】伞形科植物野胡萝卜 *Daucus carota* 的成熟果实。

【快速识别】野胡萝卜：草本。全株被白色粗硬毛。根细圆锥形，肉质，黄白色。基生叶薄膜质，长圆形，二至三回羽状全裂，末回裂片线形或披针形，先端尖，有小尖头，光滑或有糙硬毛；茎生叶近无柄，有叶鞘，末回裂片小而细长。复伞形花序顶生，有糙硬毛；总苞片多数，叶状，羽状分裂，裂片线形；伞辐多数，结果时外缘的伞辐向内弯曲；花通常白色，有时带淡红色。双悬果长卵形，具棱，棱上有翅，棱上有短钩刺或白色刺毛。花期 5~7 月，果期 6~8 月。生于山坡路旁、旷野或田间。分布于江苏、安徽、浙江、江西、湖北、四川、贵州等地。

【采制】秋季果实成熟时割取果枝，晒干，打下果实，除去杂质。

【功效主治】杀虫消积。主治蛔虫病，蛲虫病，绦虫病，虫积腹痛，小儿疳积。

【用法用量】煎汤，6~9g；或入丸、散。外用，适量，煎水熏洗。

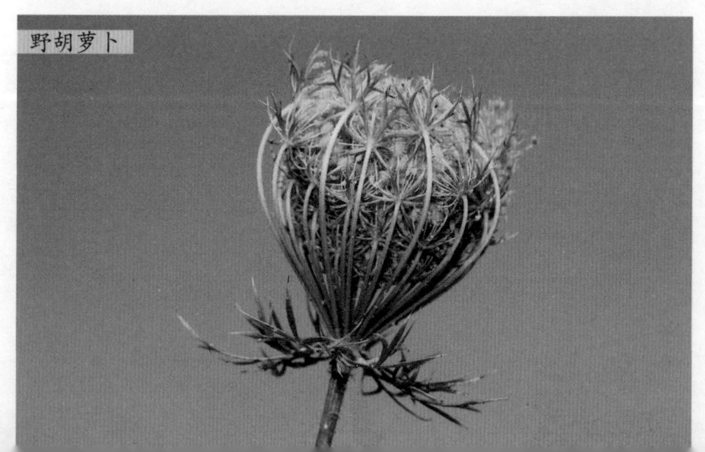
野胡萝卜

Nansuanzao 南酸枣

【别名】五眼果、山枣、鼻涕果。
【来源】为漆树科植物南酸枣 *Choerospondias axillaris* 的果实（鲜）或果核。

【快速识别】南酸枣：乔木。树皮灰褐色，纵裂呈片状剥落，小枝暗紫褐色，具皮孔。奇数羽状复叶互生；小叶 7~15 枚，对生，膜质至纸质，卵状椭圆形或长椭圆形，先端尾状长渐尖，基部偏斜。花杂性，雄花和假两性花淡紫红色，排列成顶生或腋生的聚伞状圆锥花序；雌花单生于上部叶腋内；萼片、花瓣各 5。核果椭圆形或倒卵形，成熟时黄色，中果皮肉质浆状，果核先端具 5 小孔。花期 4 月，果期 8~10 月。生于海拔 300~2000m 的山坡、丘陵或沟谷林中，喜光，速生，适应性强。分布于华南、西南及安徽、浙江、江西等地。

【采制】9~10 月果熟时收，鲜用，或取果核晒干。

【功效主治】行气活血，养心安神，消积，解毒。主治气滞血瘀，胸痛，心悸气短，神经衰弱，失眠，支气管炎，食滞腹满，腹泻，疝气，烫火伤。

【用法用量】煎汤，30~60g；鲜果，2~3 枚，嚼食；果核，煎汤，15~24g。外用，适量，果核煅炭研末，调敷。

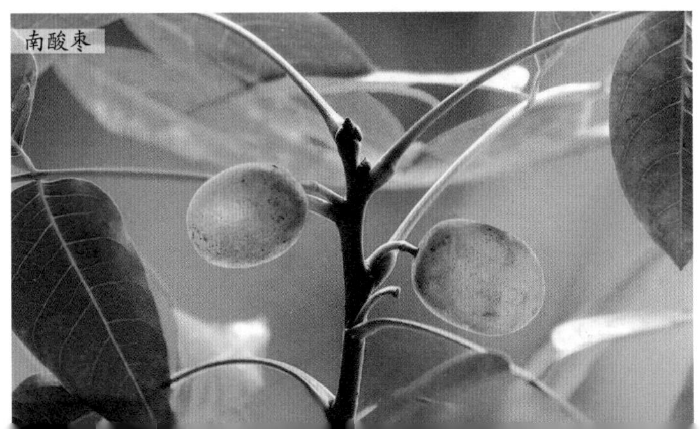
南酸枣

Nanwuweizi 南五味子

【别名】玄及、五梅子、山花椒。
【来源】木兰科植物华中五味子 *Schisandra sphenanthera* 的成熟果实。

【**快速识别**】华中五味子：藤本。老枝灰褐色，皮孔明显，小枝紫红色。叶互生，纸质；叶柄带红色；叶片倒卵形、宽卵形或倒卵状长椭圆形，先端短尖或渐尖，基部楔形或圆形，边缘有疏生波状细齿。花单性，雌雄异株，花橙黄色，单生或1~3朵簇生于叶腋。小浆果球形，成熟后鲜红色。种子肾形，种皮在脊背上有少数瘤状点。花期4~6月，果期8~9月。生于600~2400m的密林中或溪沟边。分布于华东、华中、中南、西南及山西、陕西、甘肃等地。

【**采制**】秋季果实成熟时采摘，晒干，除去果梗和杂质。

【**功效主治**】收敛固涩，益气生津，补肾宁心。主治久嗽虚喘，梦遗滑精，遗尿尿频，久泻不止，自汗盗汗，津伤口渴，内热消渴，心悸失眠。

【**用法用量**】煎汤，3~6g；研末，每次1~3g；熬膏；或入丸、散。外用，适量，研末掺；或煎水洗。敛肺止咳，用量宜小；滋补、安神、救脱等，用量宜稍大。

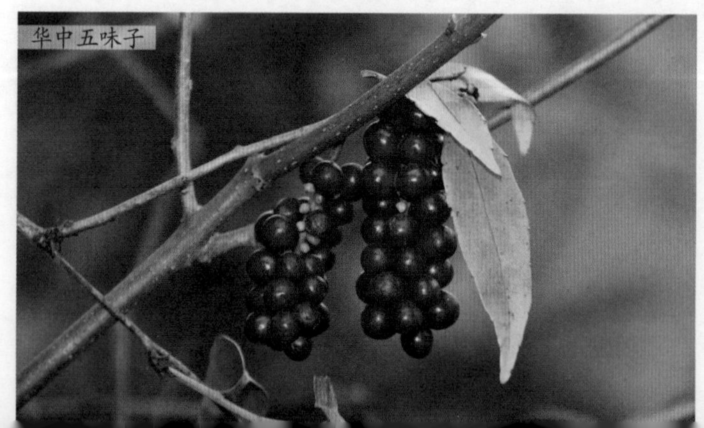
华中五味子

Ningmeng 柠檬

【别名】药果、宜母果、柠果。
【来源】芸香科植物黎檬 *Citrus limonia* 或柠檬 *C. limon* 的果实。

【快速识别】柠檬：常绿灌木，具硬刺。叶互生，叶柄短，有狭翼，顶端有节。叶片小，长圆形至椭圆状长圆形，先端短锐尖或钝，边缘有钝锯齿。花单生或簇生于叶腋；萼 5 裂，杯状；花瓣 5，条状长圆形，外面淡紫色，内面白色。柑果椭圆形，先端有不发育的乳头状突起，黄色至朱红色，味极酸。种子 3~4 颗，卵形。花期春季。原产亚洲。现我国南部多有栽培。

【采制】一年四季开花，春、夏、秋季均能结果，以春果为主。鲜用或切片晒干。

【功效主治】生津解暑，和胃安胎。主治胃热伤津，中暑烦渴，食欲不振，脘腹痞胀，肺燥咳嗽，妊娠呕吐。

【用法用量】内服适量，绞汁饮或生食。

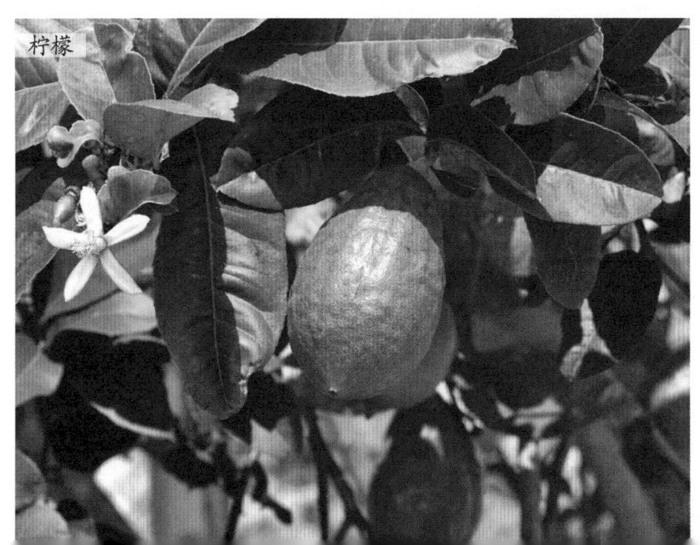
柠檬

Niubangzi 牛蒡子

【别名】恶实、鼠粘子、大力子。
【来源】菊科植物牛蒡 *Arctium lappa* 的成熟果实。

【快速识别】牛蒡：草本。茎直立，上部多分枝，带紫褐色，有纵条棱。基生叶大形，有长柄；茎生叶互生；叶片长卵形或广卵形，先端钝，具刺尖，基部常为心形，全缘或具不整齐波状微齿，上面具疏毛，下面密被灰白色短绒毛。头状花序簇生于茎顶或排列成伞房状；总苞球形，苞片多数；花小，红紫色，均为管状花，两性。瘦果长圆形或长圆状倒卵形，灰褐色，具纵棱，冠毛短刺状，淡黄棕色。花期6~8月，果期8~10月。多生于山野路旁、沟边、荒地、山坡向阳草地、林边和村镇附近。常栽培。分布于东北、西北、中南、西南、华北、华中、华东及广西等地。

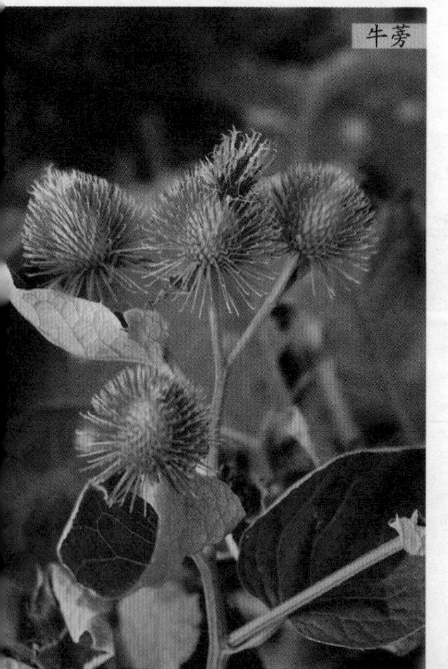
牛蒡

【采制】秋季果实成熟时采收果序，晒干，打下果实，除去杂质，再晒干。

【功效主治】疏散风热，宣肺透疹，解毒利咽。主治风热感冒，咳嗽痰多，麻疹，风疹，咽喉肿痛，痄腮，丹毒，痈肿疮毒。

【用法用量】煎汤，5~12g；或入散剂。外用，适量，煎汤含漱。

【使用注意】脾虚便溏者禁服。

牛耳枫子
Niuerfengzi

【别名】土鸦胆子、羊屎子、假鸦胆子。
【来源】虎皮楠科植物牛耳枫 *Daphniphyllum calycinum* 的果实。

【快速识别】牛耳枫：灌木。单叶互生；叶片宽椭圆形至倒卵形，全缘，边缘背卷，上面绿色，背带粉绿，有白色细小乳头状突起；侧脉明显。总状花序腋生；单性，雌雄异株；花小，无花瓣，花被萼状，宿存。核果卵圆形，被白粉，有种子 1 颗。花期 4~6 月，果期 6~10 月。生于灌丛中或小溪两岸的疏林中。分布于江西、福建、广东、广西、海南、云南等地。

【采制】秋后果实成熟时采收，晒干。

【功效主治】止痢。主治久痢。

【用法用量】煎汤，3~4.5g。

【使用注意】有毒。孕妇禁服。

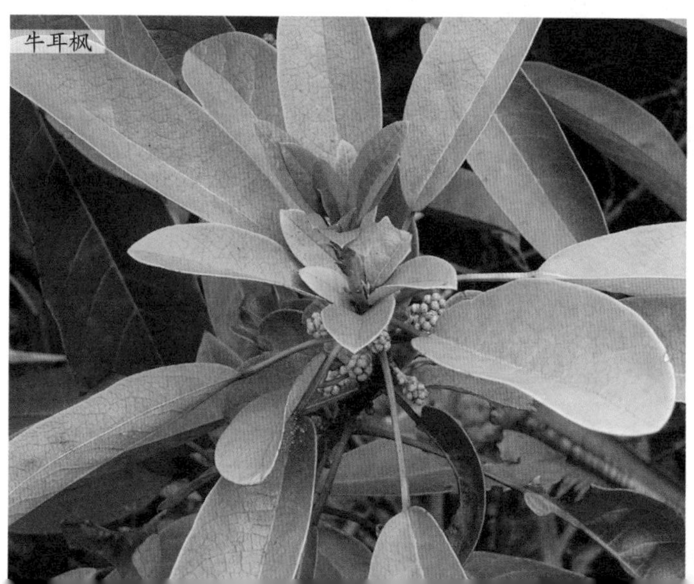
牛耳枫

Nüzhenzi
女贞子

【别名】女贞实、冬青子、鼠梓子。
【来源】木犀科植物女贞 *Ligustrum lucidum* 的成熟果实。

【快速识别】女贞：常绿灌木或乔木。树皮灰褐色，疏生圆形或长圆形皮孔。单叶对生；叶片革质，卵形、长卵形或椭圆形至宽椭圆形，先端锐尖至渐尖或钝，基部圆形，有时宽楔形或渐狭。圆锥花序顶生；花冠白色，裂片反折。果肾形或近肾形，深蓝黑色，成熟时呈红黑色，被白粉。花期5~7月，果期7月至翌年5月。生于海拔2900m以下的疏林或密林中，亦多栽培于庭院或路旁。分布于陕西、甘肃及长江以南各地。

【采制】冬季果实成熟时采收，除去枝叶，稍蒸或置沸水中略烫后，干燥；或直接干燥。

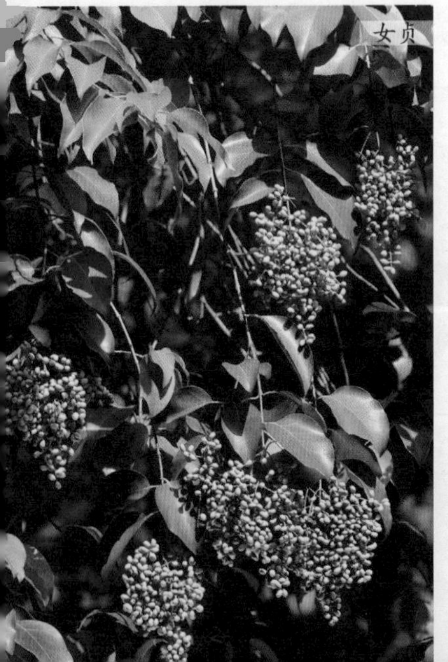
女贞

【功效主治】滋补肝肾，明目乌发。主治肝肾阴虚，眩晕耳鸣，腰膝酸软，须发早白，目暗不明，内热消渴，骨蒸潮热。

【用法用量】煎汤，6~15g；或入丸剂。外用，适量，敷膏点眼。清虚热宜生用，补肝肾宜熟用。

【使用注意】脾胃虚寒泄泻及阳虚者慎服。

Pangdahai 胖大海

【别名】安南子、大洞果、胡大海。
【来源】梧桐科植物胖大海 *Sterculia lychnophora* 的成熟种子。

【快速识别】胖大海：乔木。树皮粗糙，有细条纹。叶互生，叶片革质，长卵圆形或略呈三角状，先端钝或锐尖，基部圆形或近心形，全缘或具 3 个缺刻。圆锥花序顶生或腋生，花杂性同株；花萼钟状。蓇葖果 1~5 个，船形，成熟前开裂，内含 1 颗种子。种子椭圆形或长圆形，有时为梭形，黑褐色或黄褐色，表面疏被粗皱纹。生于热带地区。分布于越南、印度、马来西亚、泰国及印度尼西亚等国。我国广东湛江、海南、广西东兴、云南西双版纳已有引种。

【采制】 4~6 月果实开裂时采取成熟的种子，晒干。

【功效主治】清热润肺，利咽开音，润肠通便。主治肺热声哑，干咳无痰，咽喉干痛，热结便闭，头痛目赤。

【用法用量】煎汤或开水泡，2~4 枚，大剂量可用至 10 枚；入散剂，用量减半。

【使用注意】脾胃虚寒泄泻者慎服。

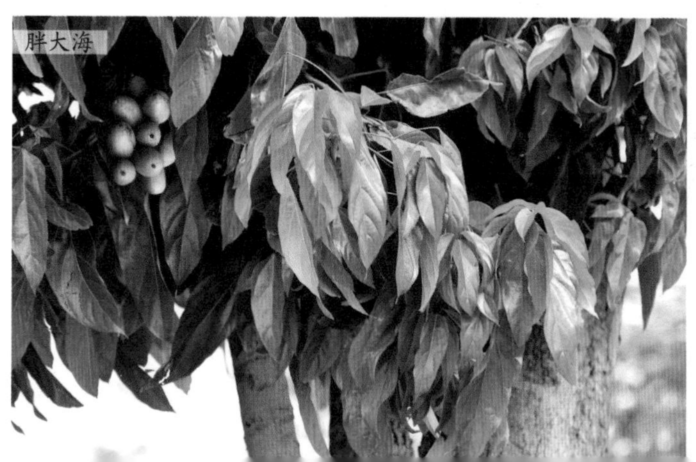
胖大海

Poluomenzaojia
婆罗门皂荚

【别名】阿勒勃、清泻山扁豆、香肠豆。

【来源】豆科植物腊肠树 *Cassia fistula* 的果实。

【快速识别】腊肠树：落叶乔木或中等小乔木。树皮粗糙，暗褐色。叶互生，叶柄基部膨大；偶数羽状复叶，小叶 3~4 对，对生；叶片阔卵形、卵形或长圆形，先端短渐尖而钝，基部楔形，全缘。总状花序；花与叶同时开放；萼片 5，长卵形，花时反折，外面密生短柔毛；花瓣黄色，5 片，倒卵形，近等大，脉明显。荚果圆柱形，黑褐色，不开裂，有 3 条槽纹。种子多数，种子之间有隔膜。花期 6~8 月，果期 10 月。我国南

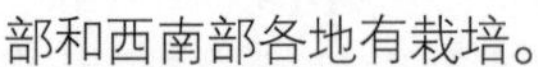

部和西南部各地有栽培。

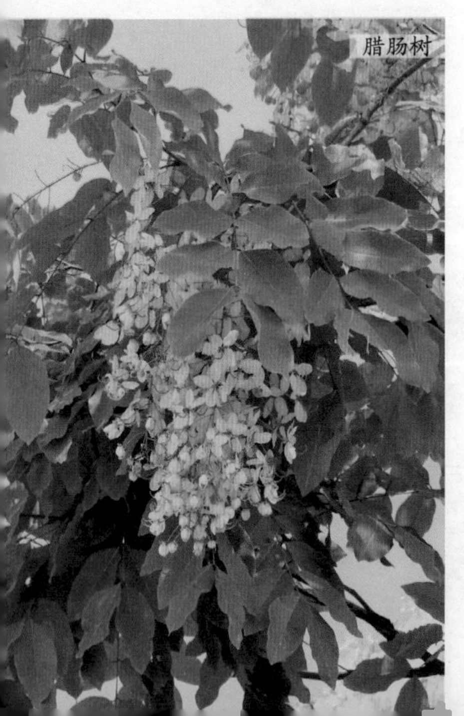

腊肠树

【采制】9~10 月果实未成熟时采收，晒干。

【功效主治】清热通便，化滞止痛。主治便秘，胃脘痛，疳积。

【用法用量】煎汤，4~8g。

【使用注意】有小毒。本品久煎则无通便作用。过量可引起呕吐。

Putaoke

蒲桃壳

【来源】桃金娘科植物蒲桃 *Syzygium jambos* 的果皮。

【快速识别】蒲桃：乔木。叶对生；叶片革质，披针形或长圆形，叶面多透明细小腺点；羽状脉，侧脉 12~16 对。聚伞花序顶生；花白色；花瓣 4，分离，阔卵形。果实球形，果皮肉质，成熟时黄色，有油腺点，种子 1~2 颗，多胚。花期 3~4 月，果期 5~6 月。生于河边及河谷湿地。分布于福建、台湾、广东、海南、广西、贵州、云南等地。

【采制】夏季果实分批成熟，采收成熟果实，除去种子，把果皮晒干或烘干。

【功效主治】暖胃健脾，补肺止嗽，破血消肿。主治胃寒呕逆，脾虚泄泻，久痢，肺虚寒嗽，疽瘤。

【用法用量】煎汤，6~15g；或浸酒。

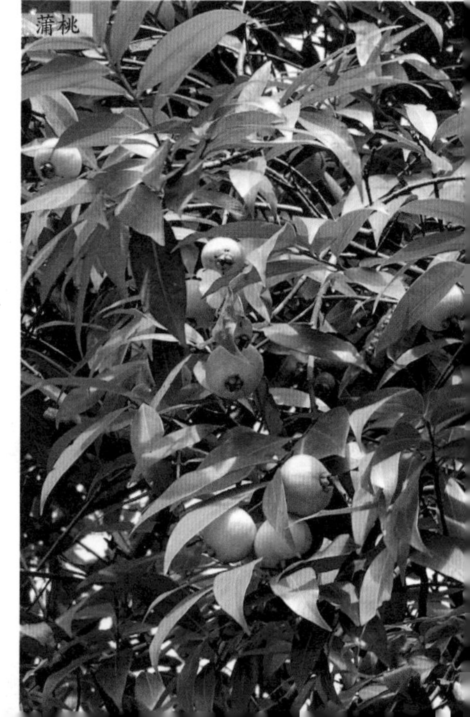
蒲桃

Qianjinzi 千金子

【别名】千两金、续随子、百药解。
【来源】大戟科植物续随子 *Euphorbia lathylris* 的成熟种子。

【快速识别】续随子：草本。全株含白汁。茎粗壮，分枝多。单叶交互对生，无柄；茎下部叶较密，由下而上叶渐增大，线状披针形至阔披针形，先端锐尖。杯状聚伞花序顶生，伞梗 2~4，基部轮生叶状苞片 2~4，每伞梗再叉状分枝；苞叶 2，三角状卵形；花单性，无花被；雄花多数和雌花 1 枚同生于萼状总苞内，雌花生于花序中央；总苞顶端 4~5 裂，腺体新月形，两端具短而钝的角。蒴果近球形。种子长圆状球形，表面有黑褐色相间的斑点。花期 4~7 月，果期 6~9 月。生于向阳山坡。野生或栽培。分布于东北、西南、华东及河北、山西、河南、湖南、广西等地。

【采制】夏、秋二季果实成熟时采收，除去杂质，干燥。

【功效主治】泻下逐水，破血消癥；外用疗癣蚀疣。主治二便不通，水肿，痰饮，积滞胀满，血瘀经闭；外治顽癣，赘疣。

【用法用量】去壳，去油用，多入丸、散，1~2g。外用，适量，捣烂敷患处；或研末醋调涂。

【使用注意】有毒。体弱便溏者及孕妇禁服。

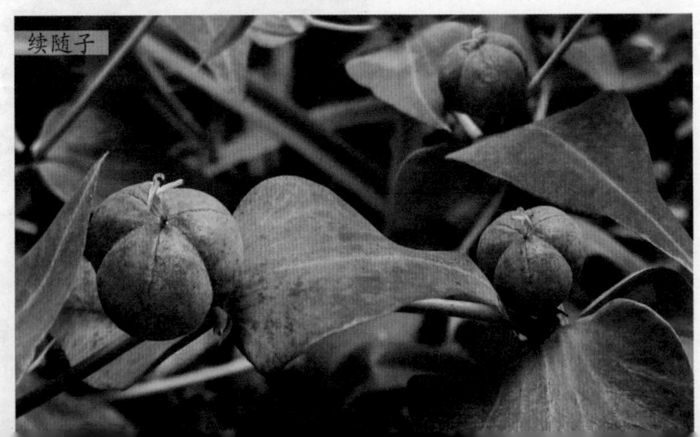
续随子

Qianniuzi

牵牛子

【别名】草金铃、黑牵牛、白牵牛。
【来源】旋花科植物裂叶牵牛 *Pharbitis nil* 或圆叶牵牛 *Pharbitis purpurea* 的成熟种子。

【快速识别】圆叶牵牛：草本。茎缠绕（左旋），被倒向的短柔毛，杂有倒向或开展的长硬毛。叶互生；叶片圆心形或宽卵状心形，通常全缘；叶面被微硬的柔毛。花腋生，单一或2~5朵成伞形聚伞花序，苞片2，萼片5，萼片卵状披针形；花冠漏斗状，蓝紫色或紫红色，花冠管色淡。蒴果近球形，3瓣裂。种子5~6颗，卵状三棱形，黑褐色或米黄色。花期7~9月，果期8~10月。生于海拔2800m以下的田边、路旁、宅旁或山谷林内，栽培或野生。我国大部分地区有分布。

【采制】秋末果实成熟、果壳未开裂时采割植株，晒干，打下种子，除去杂质。

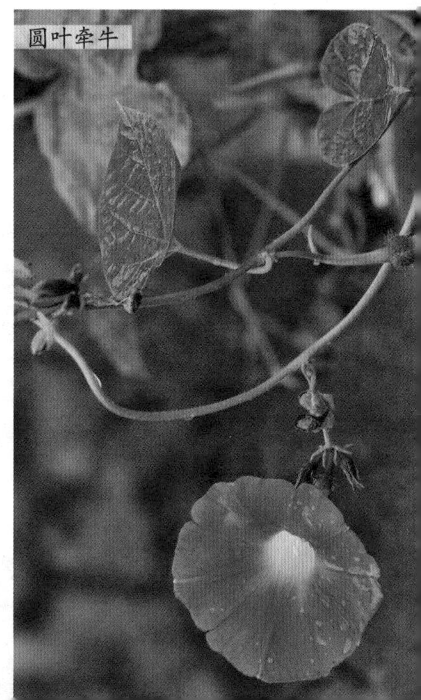
圆叶牵牛

【功效主治】泻水通便，消痰涤饮，杀虫攻积。主治水肿胀满，二便不通，痰饮积聚，气逆喘咳，虫积腹痛。

【用法用量】煎汤，3~10g；入丸、散服，每次0.3~1g，每日2~3次。炒用药性较缓。

【使用注意】有毒。孕妇禁服；体质虚弱者慎服。不宜多服、久服，以免引起中毒反应。不宜与巴豆、巴豆霜同用。

Qianshi 芡实

【别名】鸡头实、水鸡头、刺莲蓬实。
【来源】睡莲科植物芡 *Euryale ferox* 的干燥成熟种仁。

【快速识别】芡：大型水生草本。全株具尖刺。初生叶沉水，箭形或椭圆肾形，两面无刺；叶柄无刺；后生叶浮于水面，革质，椭圆肾形至圆形，上面深绿色，多皱褶，下面深紫色，有短柔毛，叶脉凸起，边缘向上折。花单生，花瓣多数，紫红色。浆果球形，海绵质，暗紫红色。种子球形，黑色。花期7~8月，果期8~9月。生于池塘、湖沼及水田中。分布于东北、华北、华东、华中、西南等地。

【采制】秋末冬初采收成熟果实，除去果皮，取出种子，洗净，再除去硬壳（外种皮），晒干。

【功效主治】益肾固精，补脾止泻，除湿止带。主治遗精滑精，遗尿尿频，脾虚久泻，白浊，带下。

【用法用量】煎汤，15~30g；或入丸、散；亦可适量煮粥食。

【使用注意】二便不利者禁服；食滞不化者慎服。

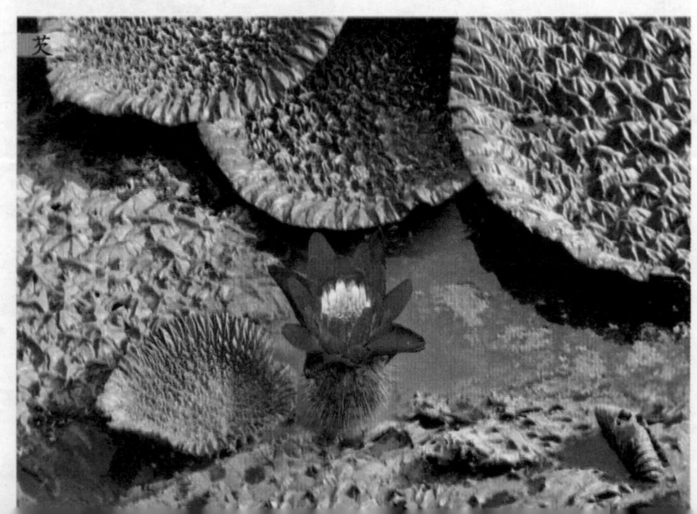
芡

Qingguo
青果

【别名】橄榄子、谏果、甘榄。
【来源】橄榄科植物橄榄 *Canarium album* 的成熟果实。

【快速识别】橄榄：乔木。有胶黏性芳香的树脂。树皮淡灰色，平滑；幼枝、叶柄及叶轴均被极短的柔毛，有皮孔。奇数羽状复叶互生；小叶 11~15，长圆状披针形，全缘，秃净。圆锥花序顶生或腋生；花瓣白色，芳香。核果卵形，初时黄绿色，后变黄白色，两端锐尖。花期 5~7 月，果期 8~10 月。生于低海拔的杂木林中，有栽培。分布于华南、西南及福建、台湾等地。

【采制】秋季果实成熟时采收，干燥。

【功效主治】清热解毒，利咽，生津。主治咽喉肿痛，咳嗽痰黏，烦热口渴，鱼蟹中毒。

【用法用量】煎汤，6~12g；或熬膏；或入丸剂。外用，适量，研末撒；或油调敷。

【使用注意】脾胃虚寒及大便秘结者慎服。

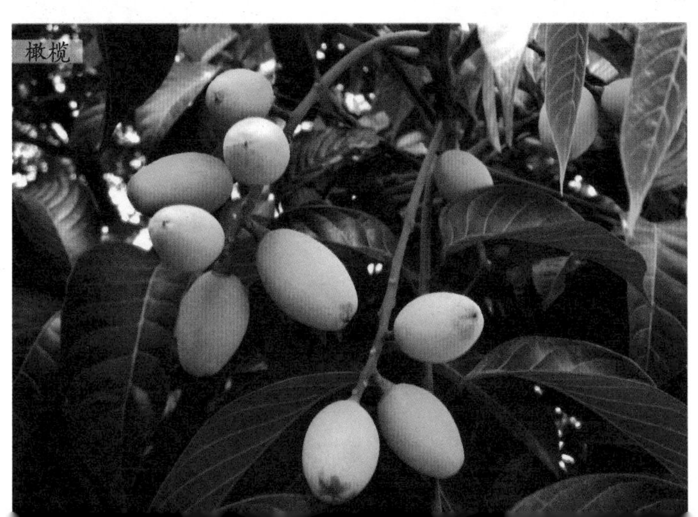
橄榄

青皮

Qingpi

【别名】青橘皮、青柑皮。
【来源】芸香科植物橘 *Citrus reticulata* 及其栽培变种的幼果或未成熟果实的果皮。

【快速识别】见“陈皮”（第 225 页）项下。

【采制】5~6 月收集自落的幼果，晒干，习称“个青皮”；7~8 月采收未成熟的果实，在果皮上纵剖成四瓣至基部，除尽瓤瓣，晒干，习称“四花青皮”。

【功效主治】疏肝破气，消积化滞。主治胸胁胀痛，疝气疼痛，乳癖，乳痈，食积气滞，脘腹胀痛。

【用法用量】煎汤，3~10g；或入丸、散。

【使用注意】气虚者慎服。

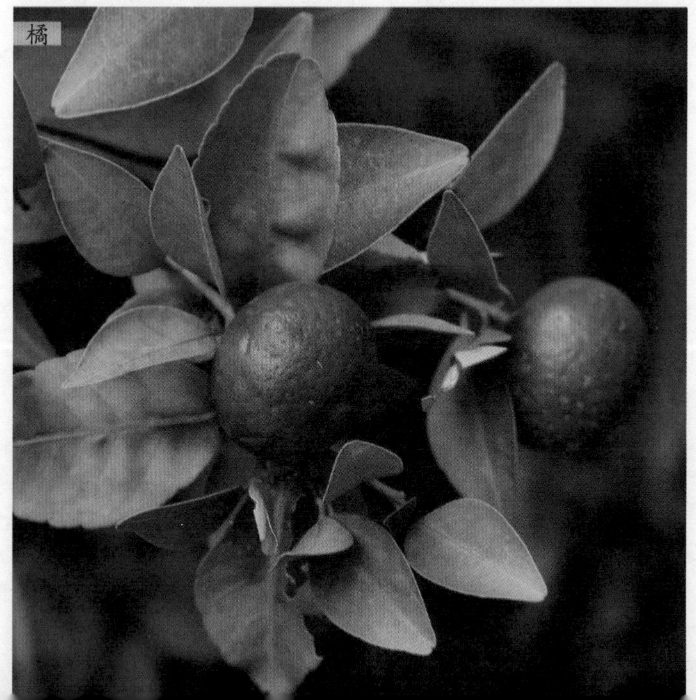

橘

Qingxiangzi

青葙子

【别名】野鸡冠花子、狗尾巴子、牛尾巴花子。
【来源】苋科植物青葙 *Celosia argentea* 的成熟种子。

【**快速识别**】青葙：草本。茎直立，通常上部分枝，绿色或红紫色，具条纹。单叶互生；叶片纸质，披针形或长圆状披针形，全缘。穗状花序单生于茎顶或分枝顶，呈圆柱形或圆锥形；花着生甚密，初为淡红色，后变为银白色。胞果卵状椭圆形，顶端有宿存花柱，包在宿存花被片内。种子扁圆形，黑色，光亮。花期 5~8 月，果期 6~10 月。生于坡地、路边、平原较干燥的向阳处。全国大部分地区均有野生或栽培。

【**采制**】秋季果实成熟时采割植株或摘取果穗，晒干，收集种子，除去杂质。

【**功效主治**】清肝泻火，明目退翳。主治肝热目赤，目生翳膜，视物昏花，肝火眩晕。

【**用法用量**】煎汤，3~15g。外用，适量，研末调敷；或捣汁灌鼻。

【**使用注意**】本品有扩散瞳孔作用，青光眼患者禁用。

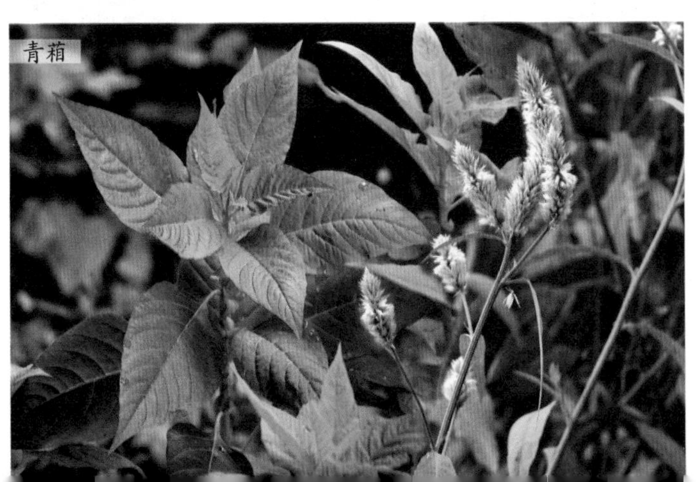
青葙

Qingmazi
苘麻子

【别名】苘实、空麻子、青麻子。
【来源】锦葵科植物苘麻 *Abutilon theophrasti* 的成熟种子。

【快速识别】苘麻：亚灌木状草本。茎枝被柔毛。叶互生；叶柄被星状细柔毛；叶片圆心形，两面均被星状柔毛，边缘具细圆锯齿。花单生于叶腋，黄色。蒴果半球形，分果爿15~20，被粗毛，顶端具长芒2。种子肾形，褐色，被星状柔毛。花期7~8月。常见于路旁、荒地和田野间。我国除青藏高原不产外，其他各地均产，东北各地也有栽培。

【采制】秋季采收成熟果实，晒干，打下种子，除去杂质。

【功效主治】清热解毒，利湿，退翳。主治赤白痢疾，淋证涩痛，痈肿疮毒，目生翳膜。

【用法用量】煎汤，6~12g；或入散剂。

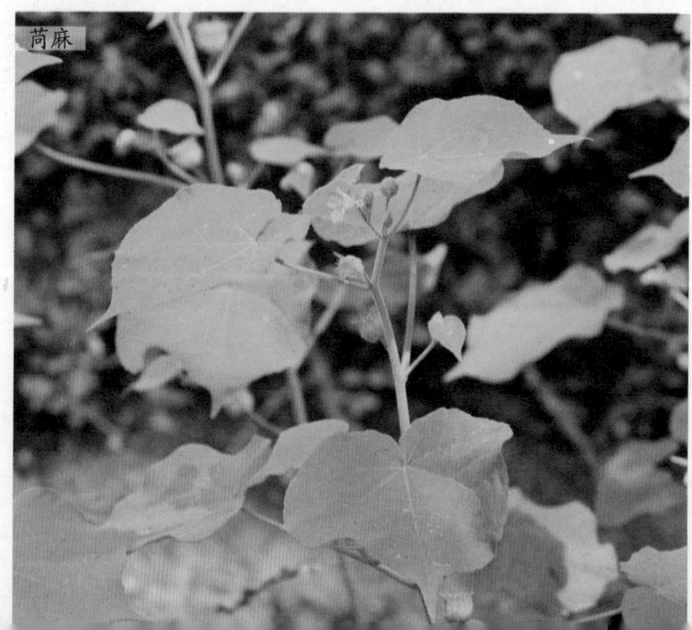
苘麻

Renmianzi

人面子

【别名】人面果、银莲果。
【来源】漆树科植物人面子 *Dracontomelon duperreanum* 的果实。

【快速识别】人面子：乔木。幼枝具条纹和白色小皮孔，被灰色绒毛。叶互生，奇数羽状复叶；叶轴和叶柄具条纹，疏被毛；小叶片长圆形，自下而上逐渐增大，全缘。圆锥花序顶生或腋生，疏被灰色微柔毛；花小，白色。核果扁球形，成熟时黄色，果核压扁，上面盾状凹入。种子3~4颗。花期春、夏季。生于海拔120~350m林中。分布于广东、海南、广西、云南等地。

【采制】秋季采收果实，晒干，或渍盐。

【功效主治】健脾，生津，醒酒，解毒。主治食欲不振，热病口渴，醉酒，咽喉肿痛，风毒疮痒。

【用法用量】生食，3~5枚；或煎汤；或果核烧炭，研末。外用，适量，捣敷。

【使用注意】外感咳嗽者禁服。

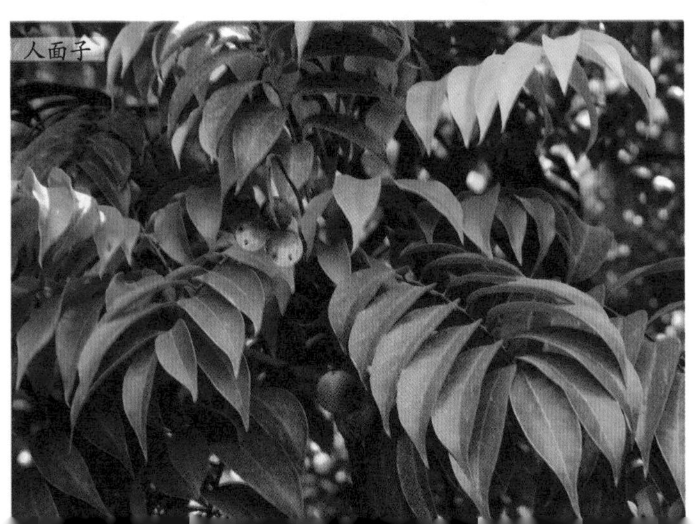
人面子

Ruiren 蕤仁

【别名】蕤核、蕤子、马茹子。
【来源】蔷薇科植物蕤核 *Prinsepia uniflora* 或齿叶扁核木 *P. uniflora* var. *serrata* 的成熟果核。

【快速识别】齿叶扁核木：灌木。茎皮红褐色或棕褐色，幼枝具较细短刺或叶腋有短刺。单叶互生，呈簇生状；不育枝上叶片卵状披针形或卵状长圆形，先端急尖或短渐尖；花枝上叶片长圆形或窄椭圆形。花单生或3朵簇生；萼筒杯状，花瓣白色。核果球形，熟时紫黑色，被蜡质白粉，萼片宿存；核扁卵形，有网状花纹。花期4~5月，果期8~9月。生于海拔800~2000m山坡、山谷以及沟边黄土丘陵地。分布于山西、陕西、甘肃、青海、四川等地。

【采制】夏、秋间采摘成熟果实，除去果肉，洗净，晒干。

【功效主治】疏风散热，养肝明目。主治目赤肿痛，睑弦赤烂，目暗羞明。

【用法用量】煎汤，3~10g。外用，适量，去油研膏点眼；或煎水洗。安神炒用。

【使用注意】目痛非关风热，而因于肝肾两虚者，不宜用。

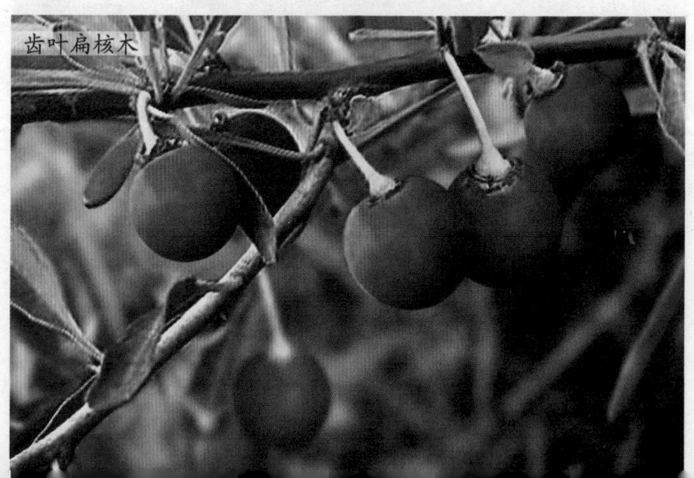
齿叶扁核木

Sangshen 桑葚

【别名】桑椹子、桑实、文武实。
【来源】桑科植物桑 *Morus alba* 的果穗。

【快速识别】桑：灌木或小乔木。树皮灰白色，有条状浅裂；根皮黄棕色或红黄色，纤维性强。单叶互生；叶片卵形或宽卵形，边缘有粗锯齿或圆齿，有时有不规则的分裂；花单性，雌雄异株；雌、雄花序均排列成穗状柔荑花序，腋生。瘦果，多数密集成一卵圆形或长圆形的聚合果，初时绿色，成熟后变肉质，黑紫色或红色，种子小。花期4~5月，果期5~6月。生于丘陵、山坡、村旁、田野等处，多为人工栽培。分布于全国各地。

【采制】4~6月果实变红时采收，晒干，或略蒸后晒干。

【功效主治】滋阴补血，生津润燥。主治肝肾阴虚，眩晕耳鸣，心悸失眠，须发早白，津伤口渴，内热消渴，肠燥便秘。

【用法用量】煎汤，10~15g；或熬膏、浸酒、生啖；或入丸、散。外用，适量，浸水洗。

【使用注意】脾胃虚寒便溏者禁服。

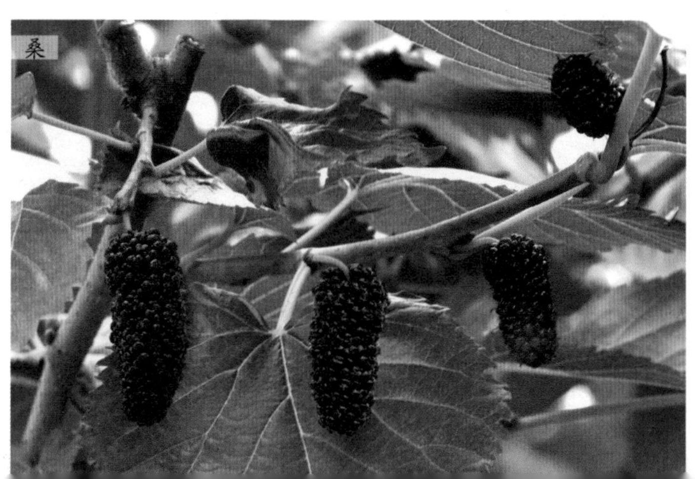
桑

Shaji 沙棘

【别名】达尔、黑刺、黄酸刺。
【来源】胡颓子科植物沙棘 *Hippophae rhamnoides* 的成熟果实。

【快速识别】沙棘：落叶灌木或乔木。棘刺较多，顶生或侧生；嫩枝褐绿色，密被银白色而带褐色鳞片或有时具白色星状毛，老枝灰黑色。单叶近对生；叶片纸质，狭披针形或长圆状披针形，两端钝形或基部近圆形；上面绿色，初被白色盾形毛或星状毛，下面银白色或淡白色，被鳞片。果实圆球形，橙黄色或橘红色。种子小，黑色或紫黑色，有光泽。花期 4~5 月，果期 9~10 月。生于海拔 800~3600m 的阳坡、沙漠地区、河谷阶地、平坦沙地和砾石质山坡。分布于华北、西北及四川等地。

【采制】秋、冬二季果实成熟或冻硬时采收，除去杂质，干燥或蒸后干燥。

【功效主治】健脾消食，止咳祛痰，活血散瘀。主治脾虚食少，食积腹痛，咳嗽痰多，胸痹心痛，瘀血经闭，跌扑瘀肿。

【用法用量】煎汤，3~9g；或入丸、散。外用，适量，捣敷；或研末撒。

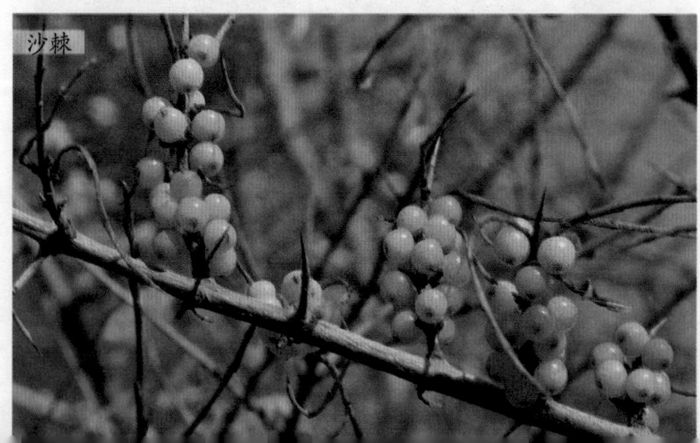
沙棘

Sharen
砂仁

【别名】缩沙蜜、缩砂仁、缩砂蔤。
【来源】姜科植物阳春砂 *Amomum villosum*、绿壳砂 *A. villosum* var. *xanthioides* 或海南砂 *A. longiligulare* 的成熟果实。

【快速识别】阳春砂：直立草本。根茎圆柱形，匍匐于地面，节上具鞘状膜质鳞片。叶无柄或近无柄；叶舌半圆形，棕红色或有时绿色；叶 2 列，叶片狭长椭圆形或披针形，全缘。花葶从根茎上抽出，被细柔毛；穗状花序椭圆形；苞片、花萼及花冠管状，白色。蒴果椭圆形，具不分枝的软刺，棕红色。种子多数，聚成一团，有浓郁的香气。花期 3~5 月，果期 7~9 月。生于气候温暖、潮湿，富含腐殖质的山沟林下阴湿处。分布于福建、广东、广西、云南等地。

【采制】夏、秋二季果实成熟时采收，晒干或低温干燥。

【功效主治】化湿开胃，温脾止泻，理气安胎。主治湿浊中阻，脘痞不饥，脾胃虚寒，呕吐泄泻，妊娠恶阻，胎动不安。

【用法用量】煎汤，3~6g，后下；或入丸、散。

【使用注意】阴虚有热者禁服。

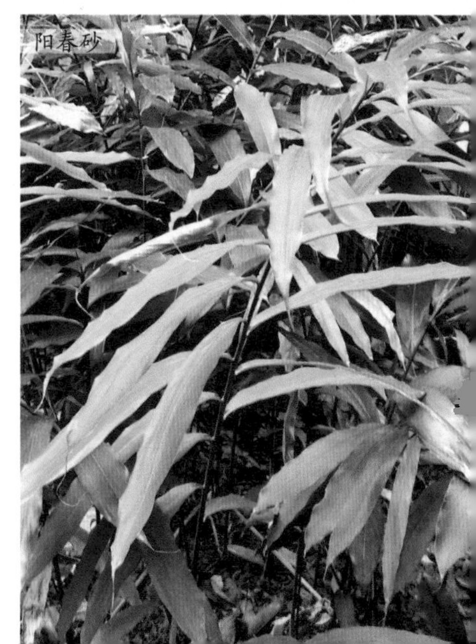
阳春砂

Shazao
沙 枣

【别名】四味果、红豆、吉格达。
【来源】胡颓子科植物沙枣 *Elaeagnus angustifolia*、东方沙枣 *E.angustifolia* var. *orientalis* 和尖果沙枣 *E. oxycarpa* 的成熟果实。

【快速识别】沙枣：落叶灌木或小乔木。常具亮棕红色硬刺，幼枝密被银白色鳞片，老枝鳞片脱落，栗褐色；皮孔明显。单叶互生，薄纸质；叶片椭圆状披针形或披针形，先端尖，基部楔形，全缘，上面幼时被具银白色鳞片，后部分脱落，下面密被白色鳞片。花 1~3 朵生于叶腋，两性，稀单性；花被筒呈钟状或漏斗状，先端 4 裂，外面银白色，里面黄色。果实椭圆形，粉红色，被银白色鳞片。花期 5~6 月，果期 9 月。生于沙漠地区，在沙地、盐渍化土地和村边、田边广泛栽培。分布于华北、西北及辽宁等地。

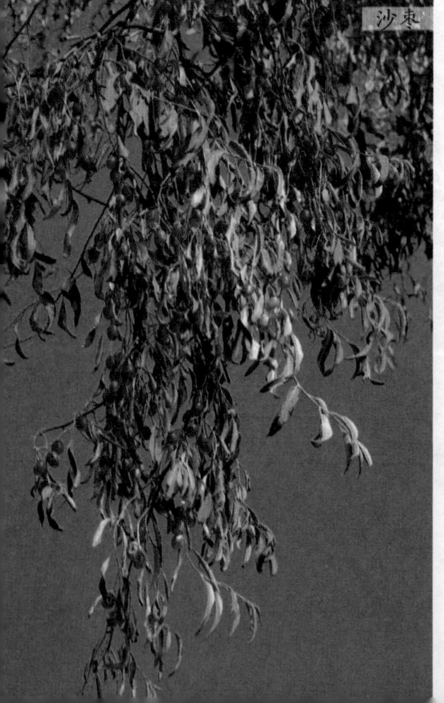
沙枣

【采制】果实成熟时分批采摘，鲜用或烘干。

【功效主治】养肝益肾，健脾调经。主治肝虚目眩，肾虚腰痛，脾虚腹泻，消化不良，带下，月经不调。

【用法用量】煎汤，15~30g。

Shanzha

山楂

【别名】棠梅、赤爪实、山里红果。
【来源】蔷薇科植物山里红 *Crataegus pinnatifida* var. *major* 或山楂 *C. pinnatifida* 的成熟果实。

【快速识别】山楂：乔木。有枝刺或无。单叶互生；叶片宽卵形或三角状卵形，基部截形至宽楔形，通常两侧各有 3~5 羽状深裂片，裂片卵状披针形或带形，先端短渐尖，边缘有尖锐稀疏不规则重锯齿。伞房花序，萼筒钟状；花冠白色。梨果近球形，深红色，有黄白色小斑点，先端留下一圆形深洼；小核 3~5，向外的一面稍具棱。花期 5~6 月，果期 8~10 月。生于海拔 100~1500m 的溪边、山谷、林缘或灌木丛中。分布于东北、华北、华东及内蒙古等地。

【采制】秋季果实成熟时采收，切片，干燥。

【功效主治】消食健胃，行气散瘀，化浊降脂。主治肉食积滞，胃脘胀满，泻痢腹痛，瘀血经闭，产后瘀阻，心腹刺痛，胸痹心痛，疝气疼痛，高脂血症。焦山楂消食导滞作用增强，用于肉食积滞，泻痢不爽。

【用法用量】煎汤，3~10g；或入丸、散。外用，适量，煎水洗；或捣敷。

【使用注意】脾胃虚弱者及孕妇慎服。

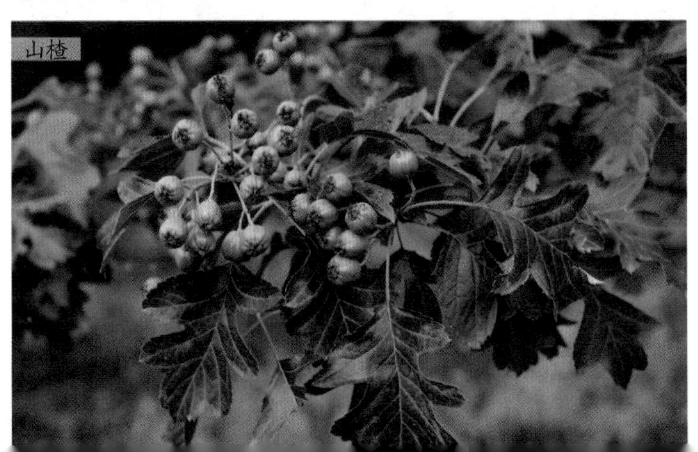
山楂

Shanzhuyu 山茱萸

【别名】蜀枣、山萸肉、肉枣。
【来源】山茱萸科植物山茱萸 *Cornus officinalis* 的成熟果肉。

【**快速识别**】山茱萸：落叶灌木或乔木。枝黑褐色。叶对生；叶片纸质，卵形至椭圆形，稀卵状披针形，先端渐尖，基部楔形，上面疏生平贴毛，下面毛较密。伞形花序先叶开花，腋生，下具 4 枚小型的苞片，苞片卵圆形，褐色；花黄色。核果椭圆形，成熟时红色。花期 3~4 月，果期 9~10 月。生于海拔 400~2100m 的林缘或林中。分布于山西、陕西、甘肃、山东、江苏、安徽、浙江、江西、河南、湖南。

【**采制**】秋末冬初果皮变红时采收果实，用文火烘或置沸水中略烫后，及时除去果核，干燥。

【**功效主治**】补益肝肾，收涩固脱。主治眩晕耳鸣，腰膝酸痛，阳痿遗精，遗尿尿频，崩漏带下，大汗虚脱，内热消渴。

【**用法用量**】煎汤，5~12g；或入丸、散。

【**使用注意**】命门火炽、素有湿热、小便淋涩者禁服。

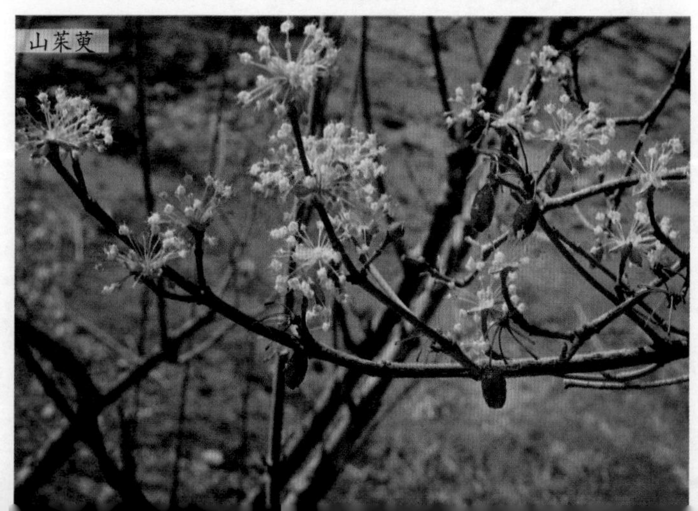
山茱萸

Shechuangzi
蛇床子

【别名】蛇米、蛇珠、双肾子。
【来源】伞形科植物蛇床 *Cnidium monnieri* 的成熟果实。

【快速识别】蛇床：草本。根细长，圆锥形。茎直立或斜上，圆柱形，多分枝，中空，表面具深纵条纹，棱上常具短毛。根生叶具短柄，上部叶几全部简化成鞘状；叶片卵形至三角状卵形，二至三回三出式羽状全裂；末回裂片线形至线状披针形，具小尖头。复伞形花序顶生或侧生；花瓣白色。分生果长圆形，横剖面近五角形，主棱 5，均扩展成翅状。花期 4~6 月，果期 5~7 月。生于低山坡、田野、路旁、沟边、河边湿地。分布遍及全国各地。

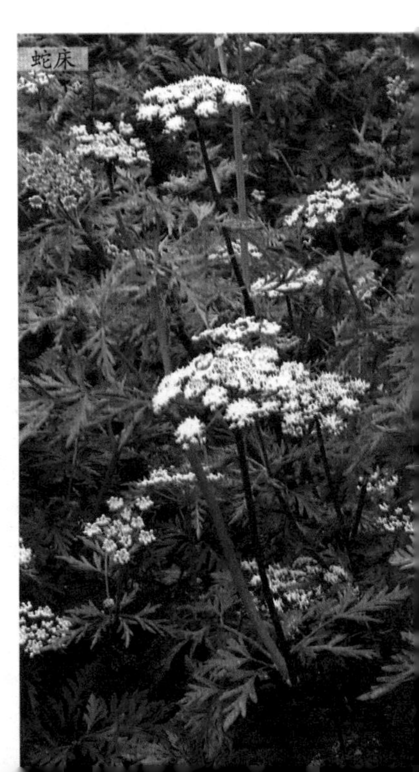
蛇床

【采制】夏、秋二季果实成熟时采收，除去杂质，晒干。

【功效主治】燥湿祛风，杀虫止痒，温肾壮阳。主治阴痒带下，湿疹瘙痒，湿痹腰痛，肾虚阳痿，宫冷不孕。

【用法用量】煎汤，3~9g；或入丸，散。外用，适量，多煎汤熏洗；或做成坐药、栓剂；或研末调敷。

【使用注意】有小毒。下焦湿热或相火易动，精关不固者禁服。

石榴皮 Shiliupi

【别名】石榴壳、酸石榴皮、酸榴皮。
【来源】石榴科植物石榴 *Punica granatum* 的果皮。

【快速识别】石榴：落叶灌木或乔木。幼枝有棱角，老枝近圆柱形。叶对生或簇生；叶柄短；叶片长圆状披针形，纸质，先端尖或微凹，基部渐狭，全缘。花 1~5 朵生枝顶；萼筒钟状，通常红色或淡黄色，裂片外面近顶端有一黄绿色腺体；花瓣 6，红色、黄色或白色，与萼片互生，倒卵形，先端圆钝。浆果近球形，淡黄褐色、淡黄绿色或带红色，果皮肥厚，先端有宿存花萼裂片。种子多数，钝角形，红色至乳白色。花期 5~6 月，果期 7~8 月。生于向阳山坡或栽培于庭园等处。我国大部分地区均有分布。

【采制】秋季果实成熟后收集果皮，晒干。

【功效主治】涩肠止泻，止血，驱虫。主治久泻，久痢，便血，脱肛，崩漏，带下，虫积腹痛。

【用法用量】煎汤，3~10g；或入丸、散。外用，适量，煎水熏洗；研末撒或调敷。

【使用注意】本品有一定毒性，用量不宜过大，以免中毒。

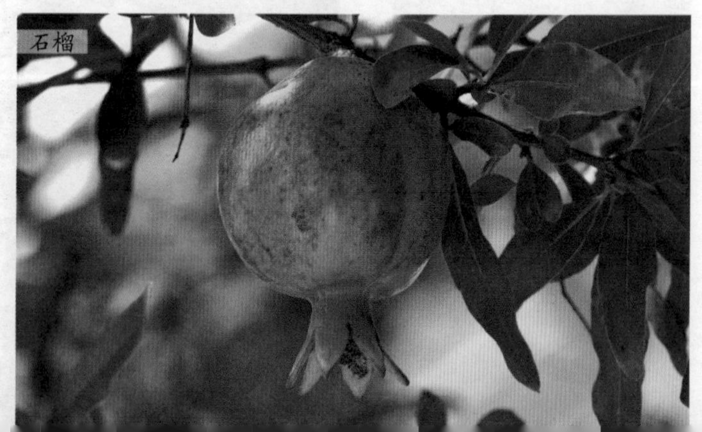
石榴

石栗子

Shilizi

【别名】海胡桃、油果、检果。
【来源】大戟科植物石栗 *Aleurites moluccana* 的成熟种子。

【快速识别】石栗：乔木。幼枝和花序均被褐色星状短柔毛。单叶互生；叶柄顶端有 2 枚小腺体；叶片卵形至阔披针形，全缘或 3~5 裂。圆锥花序顶生；花单性，白色；雌雄同株。核果肉质，近球形或阔卵形，具纵棱，有种子 1~2 颗。花期 4~7 月，果期 9~11 月。野生或栽培于村旁及疏林中。分布于福建、台湾、广东、海南、广西、云南等地。

【采制】秋季果熟时采收，取出种子，晒干。

【功效主治】活血，润肠。主治闭经，肠燥便秘。

【用法用量】煎汤，3~6g；或烧灰存性。外用，适量，捣敷。

【使用注意】有小毒。本品性滑，孕妇禁服。

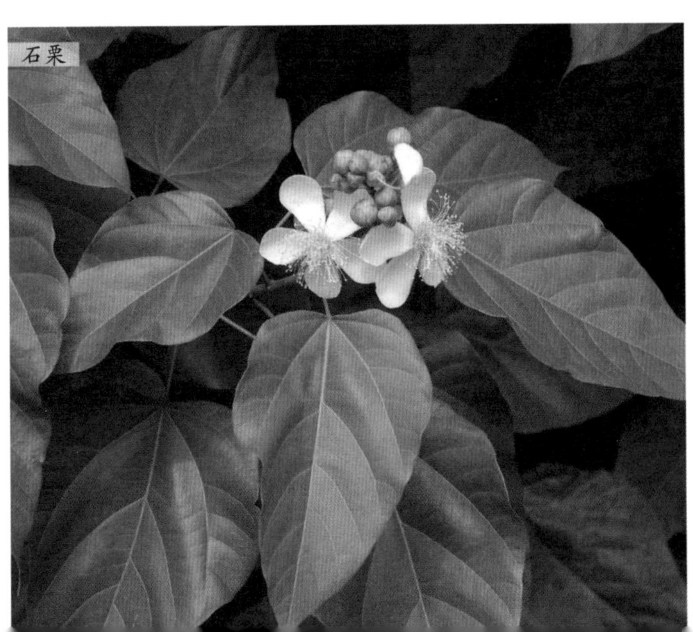
石栗

Shijunzi 使君子

【别名】留求子、五棱子、索子果。
【来源】使君子科植物使君子 *Quisqualis indica* 的成熟果实。

【快速识别】使君子：攀缘状灌木。幼枝被棕黄色短柔毛。叶对生或近对生；叶片膜质，卵形或椭圆形。顶生穗状花序组成伞房状花序；花两性；花瓣 5，先端钝圆，初为白色，后转淡红色。果卵形，短尖，无毛，具明显的锐棱角 5 条，成熟时外果皮脆薄，呈青黑色或栗色。种子白色，圆柱状纺锤形。花期 5~9 月，果期秋末。生于平地、山坡、路旁等向阳灌丛中，亦有栽培。分布于西南及江西、福建、台湾、湖南、广东、广西等地。

【采制】秋季果皮变紫黑色时采收，除去杂质，干燥。

【功效主治】杀虫消积。主治蛔虫病，蛲虫病，虫积腹痛，小儿疳积。

【用法用量】煎汤，6~15g，捣碎入煎；或入丸、散；去壳炒香嚼服，小儿每岁每日 1 粒至 1 粒半，总量不超过 20 粒。

【使用注意】服量过大或与热茶同服，可引起呃逆、眩晕、呕吐等反应。

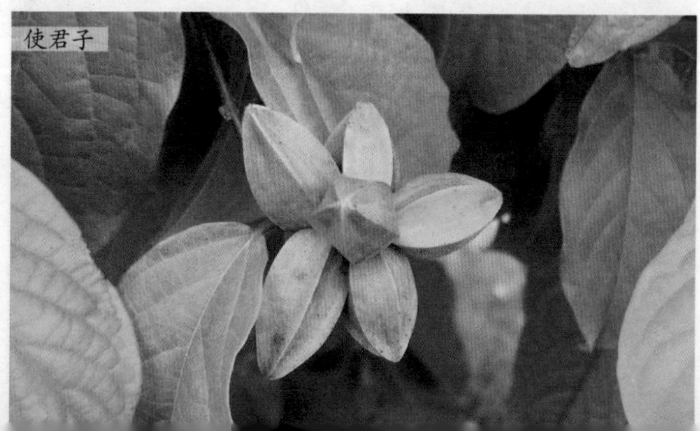
使君子

Shidi 柿蒂

【别名】柿钱、柿子把、柿萼。
【来源】柿树科植物柿 *Diospyros kaki* 的宿萼。

【快速识别】柿：乔木。树皮深灰色至灰黑色，长方块状开裂；枝有深棕色皮孔，嫩枝有柔毛。单叶互生；叶片卵状椭圆形至倒卵形或近圆形，先端渐尖或钝，基部阔楔形，全缘，沿脉密被褐色绒毛。花杂性；雄花成聚伞花序，雌花单生叶腋；花萼下部短筒状，4 裂；花冠黄白色，钟形。浆果形状多样，多为卵圆球形，橙黄色或鲜黄色，基部有宿存萼片。种子褐色，椭圆形。花期 5 月，果期 9~10 月。多为栽培种。分布于华东、中南及辽宁、河北、山西、陕西、甘肃等地。

【采制】冬季果实成熟时采摘，食用时收集，洗净，晒干。

【功效主治】降逆止呃。主治呃逆。

【用法用量】煎汤，5~10g；或入散剂。外用，适量，研末撒。

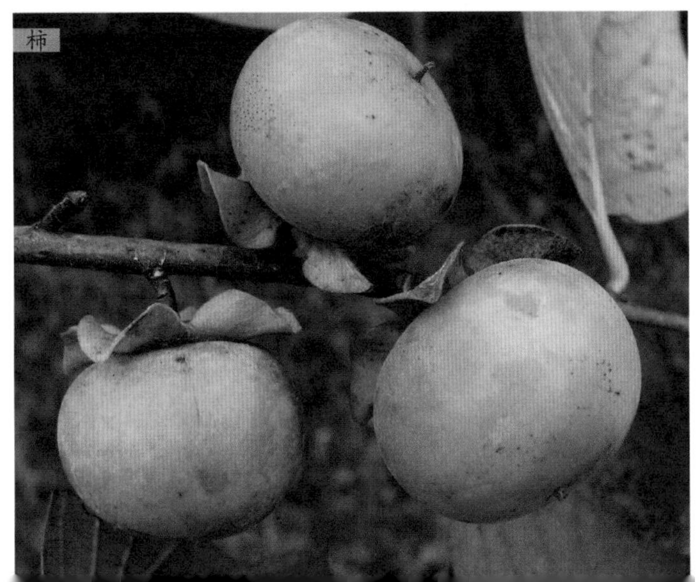
柿

Shuifeiji 水飞蓟

【别名】水飞雉、奶蓟、老鼠簕。
【来源】菊科植物水飞蓟 *Silybum marianum* 的瘦果。

【快速识别】水飞蓟：草本。茎直立，多分枝，有棱条。基生叶大，莲座状，具柄，叶片长椭圆状披针形，羽状深裂，缘齿有硬刺尖，叶面有乳白色斑纹，下面被短毛，脉上被长糙毛；茎生叶较小，基部抱茎。头状花序，顶生或腋生，弯垂；总苞宽，近球形；总苞片多层，质硬，具长刺；花托肉质，具硬托毛；花全为管状花，两性；淡紫色或萱红色。瘦果，椭圆形，棕色或深棕色，表面有纵纹，腺体突起；冠毛白色，刚毛状。花、果期 5~10 月。生于通风、凉爽、干燥和阳光充足的荒滩地、盐碱地等处。现华北、西北地区有引种栽培。

【采制】夏、秋二季采收，晒干。

【功效主治】清热利湿，疏肝利胆。主治急、慢性肝炎，肝硬化，脂肪肝，胆石症，胆管炎。

【用法用量】煎汤，6~15g；或制成冲剂、胶囊、丸剂。

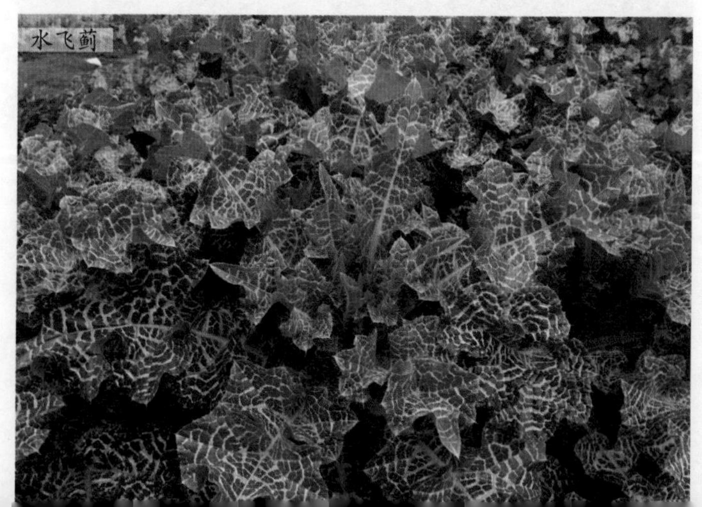
水飞蓟

Shuihonghuazi

水红花子

【别名】水荭子、河蓼子、爆花子。
【来源】蓼科植物红蓼 *Polygonum orientale* 的成熟果实。

【**快速识别**】红蓼：一年生草木。茎直立，中空，多分枝，密生长毛。叶互生；托叶鞘筒状，下部膜质，褐色，上部草质，被长毛，上部常展开成环状翅；叶片卵形或宽卵形，先端渐尖，基部近圆形，全缘，两面疏生软毛。总状花序由多数小花穗组成，顶生或腋生；苞片宽卵形；花淡红或白色；花被5深裂，裂片椭圆形。瘦果近圆形，扁平，黑色，有光泽。花期7~8月，果期8~10月。生于路旁和水边湿地。除西藏外，分布几遍全国。

【**采制**】秋季果实成熟时割取果穗，晒干，打下果实，除去杂质。

【**功效主治**】散血消癥，消积止痛，利水消肿。主治癥瘕痞块，瘿瘤，食积不消，胃脘胀痛，水肿腹水。

【**用法用量**】煎汤，3~30g；研末、熬膏或浸酒。外用，适量，熬膏；或捣烂外敷。

【**使用注意**】凡血分无瘀滞及脾胃虚寒者慎服。

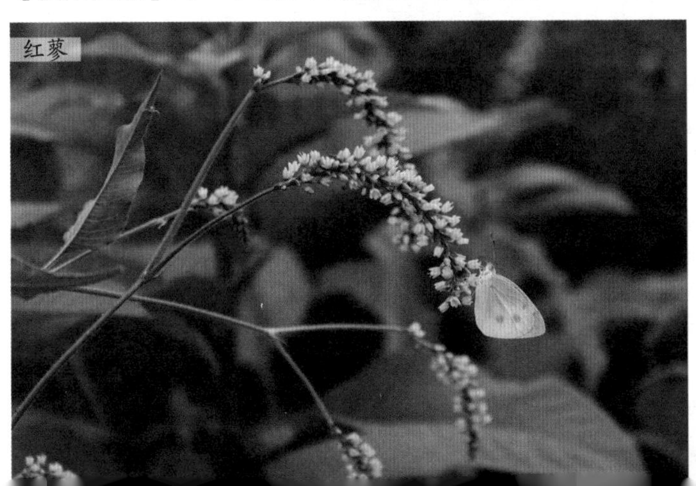
红蓼

Sigualuo

丝瓜络

【别名】丝瓜网、瓜络、天罗线。
【来源】葫芦科植物丝瓜 *Luffa cylindrica* 的成熟果实的维管束。

【快速识别】丝瓜：攀缘草本。茎枝有棱沟，被微柔毛。茎须 2~4 枝。叶互生；叶片三角形或近圆形，掌状 5~7 裂，裂片三角形，边缘有锯齿，上面有疣点，下面有短柔毛，脉掌状。花单性，雌雄同株；雄花通常 10~20 朵生于总状花序的顶端；花冠黄色；雌花单生。果实圆柱状，直或稍弯，表面平滑，有深色纵条纹，未成熟时肉质，成熟后干燥。种子黑色，卵形，边缘狭翼状。花、果期夏、秋季。我国南北各地普遍栽培。

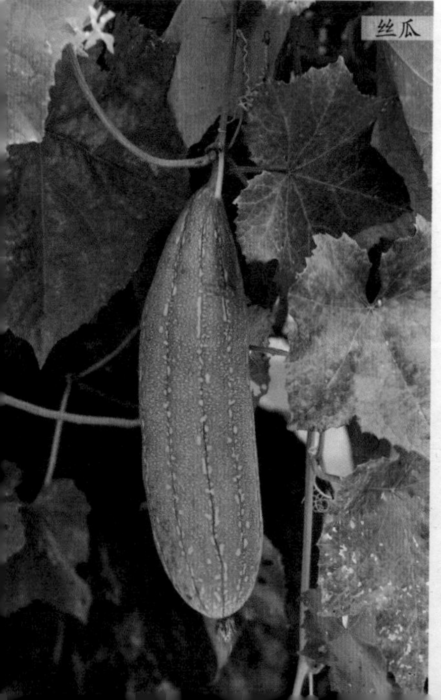
丝瓜

【采制】夏、秋二季果实成熟、果皮变黄、内部干枯时采摘，除去外皮和果肉，洗净，晒干，除去种子。

【功效主治】祛风，通络，活血，下乳。主治痹痛拘挛，胸胁胀痛，乳汁不通，乳痈肿痛。

【用法用量】煎汤，5~15g；或烧存性研末，每次 1.5~3g。外用，适量，煅存性研末调敷。

Suanzaoren 酸枣仁

【别名】枣仁、酸枣核。
【来源】鼠李科植物酸枣 *Ziziphus jujuba* var. *spinosa* 的成熟种子。

【**快速识别**】酸枣：灌木，稀为小乔木。老枝灰褐色，幼枝绿色；于分枝基部处具刺 1 对，1 枚针形直立，另 1 枚向下弯曲。单叶互生；托叶针状；叶片长圆状卵形至卵状披针形，边缘具细锯齿。花小，2~3 朵簇生于叶腋；花萼裂片卵状三角形；花瓣 5，黄绿色。核果肉质，近球形，成熟时暗红褐色，果皮薄，有酸味。花期 6~7 月，果期 9~10 月。生于向阳或干燥的山坡、山谷、丘陵、平原、路旁以及荒地。耐干旱，常形成灌木丛。分布于华北、西北及辽宁、山东、江苏、安徽、河南、湖北、四川。

【**采制**】秋末冬初采收成熟果实，除去果肉和核壳，收集种子，晒干。

【**功效主治**】养心补肝，宁心安神，敛汗，生津。主治虚烦不眠，惊悸多梦，体虚多汗，津伤口渴。

【**用法用量**】煎汤，6~15g；研末，每次 3~5g；或入丸、散。

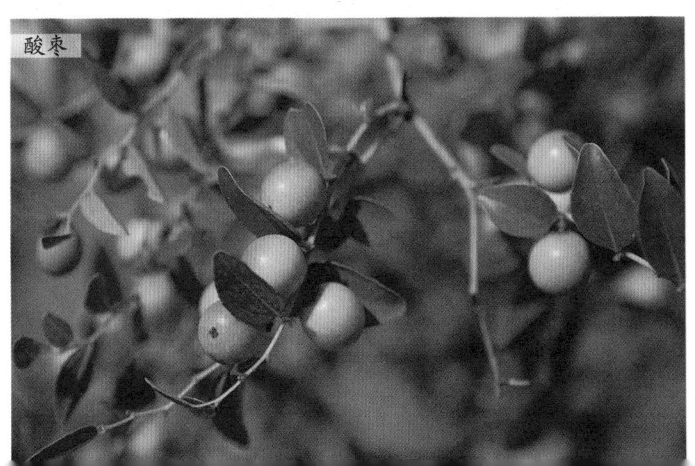
酸枣

Suanpanzi 算盘子

【别名】柿子椒、算盘珠、水金瓜。
【来源】大戟科植物算盘子 *Glochidion puberum* 的果实。

【快速识别】算盘子：灌木。小枝灰褐色，密被锈色或黄褐色短柔毛。叶互生；叶柄被柔毛；托叶三角形至狭三角形，被柔毛；叶长圆形或披针形，先端钝至急尖，常具小尖头，基部楔形至钝形。花单性同株或异株，花小，2~5 朵簇生于叶腋；无花瓣；萼片 6，2 轮。蒴果扁球形，常具 8~10 条明显纵沟，先端具宿存花柱，密被短柔毛，成熟时带红色，种子近肾形，具三棱，红褐色。花期 6~10 月，果期 8~12 月。生于山坡灌丛中。分布于长江流域以南各地。

【采制】秋季采摘，拣净杂质，晒干。

【功效主治】清热除湿，解毒利咽，行气活血。主治痢疾，泄泻，黄疸，疟疾，淋浊，带下，咽喉肿痛，牙痛，疝痛，产后腹痛。

【用法用量】煎汤，9~15g。

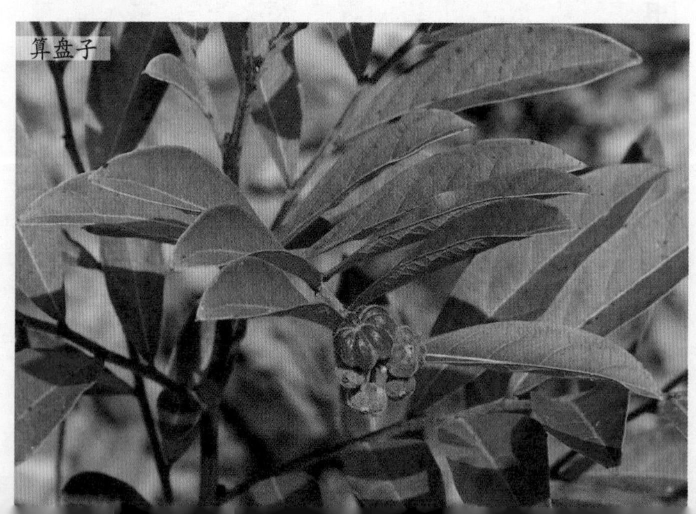
算盘子

Taojinniang
桃金娘

【别名】多奶、苏园子、稔果。
【来源】桃金娘科植物桃金娘 *Rhodomyrtus tomentosa* 的果实。

【快速识别】桃金娘：灌木。嫩枝有灰白色柔毛。叶对生；叶片革质，椭圆形或倒卵形，先端圆或钝，常微凹入，有时稍尖，基部阔楔形，全缘；离基3出脉。花单生，紫红色；萼裂片5，近圆形，宿存。浆果卵状壶形，熟时紫黑色；种子多数。花期4~5月，果期7~9月。生于丘陵坡地，为酸性土指示植物。分布于华南、西南及福建、台湾、湖南等地。

【采制】秋季果实成熟时采收，晒干。

【功效主治】养血止血，涩肠固精。主治血虚体弱，吐血，鼻衄，劳伤咯血，便血，崩漏，遗精，带下，痢疾，脱肛，烫伤，外伤出血。

【用法用量】煎汤，6~15g，鲜品15~30g；或浸酒。外用，适量，烧存性研末调敷。

【使用注意】大便秘结者禁服。

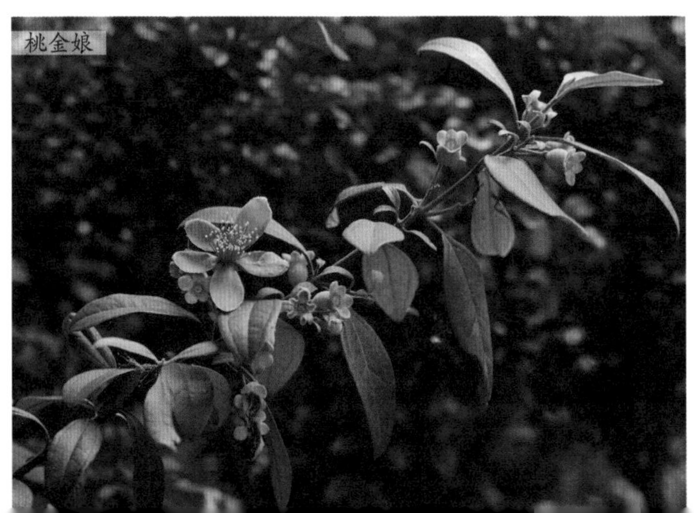
桃金娘

Taoren
桃仁

【别名】桃核人。
【来源】蔷薇科植物桃 *Prunus persica* 或山桃 *P. davidiana* 的干燥成熟种子。

【快速识别】桃：小乔木，小枝绿色或半边红褐色。叶互生，在短枝上呈簇生状；叶柄通常有1至数枚腺体；叶片椭圆状披针形至倒卵状披针形，边缘具细锯齿，两面无毛。花通常单生，先于叶开放，具短梗；萼片5，基部合生成短萼筒，外被绒毛；花瓣5，倒卵形，粉红色，罕为白色。核果近球形，表面有短绒毛，果肉白色或黄色，离核或粘核。种子1枚，扁卵状心形。花期3~4月，果熟期6~7月。原产于我国，各地普遍栽培。

【采制】果实成熟后采收，除去果肉和核壳，取出种子，晒干。

【功效主治】活血祛瘀，润肠通便，止咳平喘。主治经闭痛经，癥瘕痞块，肺痈肠痈，跌扑损伤，肠燥便秘，咳嗽气喘。

【用法用量】煎汤，6~10g，用时打碎；或入丸、散。制霜用须包煎。

【使用注意】无瘀滞者及孕妇禁服。过量服用可引起中毒。

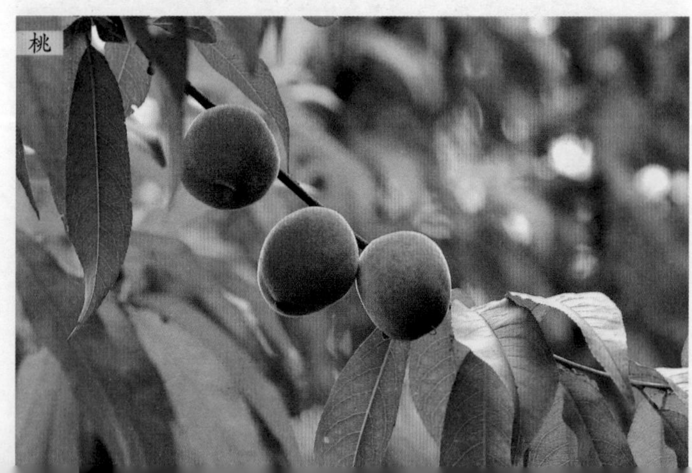
桃

Tianguadi

甜瓜蒂

【别名】瓜蒂、瓜丁、苦丁香。
【来源】葫芦科植物甜瓜 *Cucumis melo* 的果柄。

【快速识别】甜瓜：匍匐或攀缘草本。茎、枝有棱，有黄褐色或白色的糙毛和疣状突起。卷须单一，被微柔毛。叶互生；具槽沟及短刚柔毛；叶片厚纸质，近圆形或肾形，上面被白色糙硬毛，下面沿脉密被糙硬毛。花单性，雌雄同株；雄花数朵，簇生于叶腋，花冠黄色；雌花单生。果实形状、颜色变异较大，一般为球形或长椭圆形，果皮平滑，有纵沟或斑纹，果肉白色、黄色或绿色。种子污白色或黄白色，卵形或长圆形。花、果期夏季。全国各地广泛栽培。

【采制】夏季采收成熟果实，在食用时将切下的果柄收集，阴干或晒干。

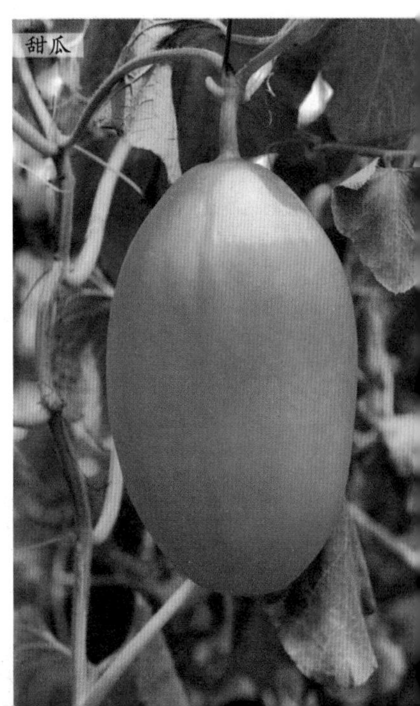
甜瓜

【功效主治】涌吐痰食，除湿退黄。主治中风，癫痫，喉痹，痰涎壅盛，呼吸不利，宿食不化，胸脘胀痛，湿热黄疸。

【用法用量】煎汤，3~6g；或入丸、散，0.3~1.5g。外用，适量，研末吹鼻。

【使用注意】体虚、失血及上部无实邪者禁服。本品有毒，不宜大量服用，过量则引起中毒反应。

Tianguazi 甜瓜子

【别名】甘瓜子、甜瓜仁、甜瓜瓣。
【来源】葫芦科植物甜瓜 *Cucumis melo* 的成熟种子。

【快速识别】见“甜瓜蒂”（第 337 页）项下。

【采制】夏、秋二季果实成熟时收集，洗净，晒干。

【功效主治】清肺，润肠，化瘀，排脓，疗伤止痛。主治肺热咳嗽，便秘，肺痈，肠痈，跌打损伤，筋骨折伤。

【用法用量】煎汤，10~15g；或研末，3~6g。

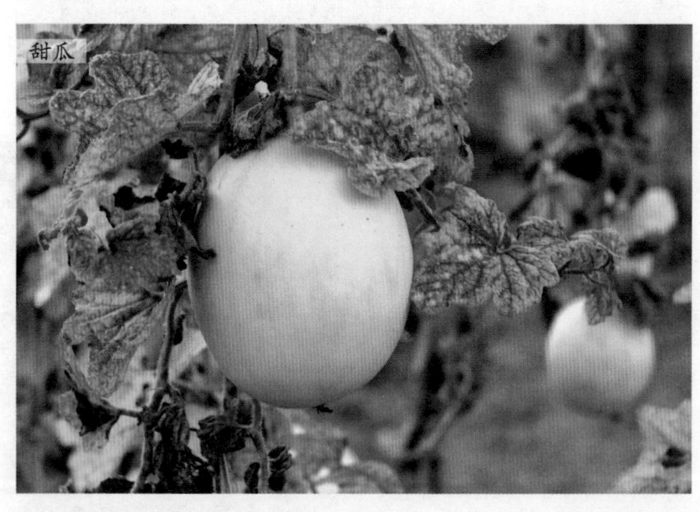
甜瓜

Tianxianzi 天仙子

【别名】莨菪子、小颠茄子、米罐子。
【来源】茄科植物莨菪 *Hyoscyamus niger* 的成熟种子。

【快速识别】莨菪：草本。全株被黏性的腺毛。根粗壮，肉质。茎生叶互生，无柄，基部半抱茎；叶片卵形至三角状卵形，先端钝或渐尖，边缘呈羽状浅裂或深裂；向顶端的叶呈浅波状。花腋生，单一；花萼筒状钟形，花后增大成坛状，有10条纵肋；花冠钟状，黄色带有紫堇色网纹。蒴果藏于宿存的萼内，长卵圆形，成熟时盖裂。种子小，近圆盘形，淡黄棕色，有多数网状凹穴。花期5月，果期6月。生于村边、山野、路旁、宅旁等处。分布于东北、华北、西北及山东、安徽、河南、四川、西藏等地。

【采制】夏、秋二季果皮变黄色时，采摘果实，暴晒，打下种子，筛去果皮、枝梗，晒干。

【功效主治】解痉止痛，平喘，安神。主治胃脘挛痛，喘咳，癫狂。

【用法用量】煎汤，0.6~1.2g；散剂，0.06~0.6g。外用，适量，研末调敷；或煎水洗；或烧烟熏。

【使用注意】本品有剧毒，内服宜慎。

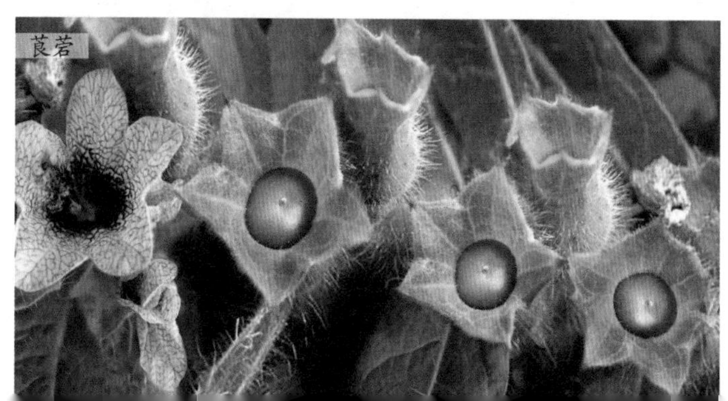
莨菪

葶苈子

Tinglizi

【别名】丁历、大適、大室。

【来源】十字花科植物播娘蒿 *Descurainia sophia* 或独行菜 *L. apetalum* 的成熟种子。前者习称“南葶苈子”，后者习称“北葶苈子”。

【快速识别】播娘蒿：草本。全株呈灰白色。茎直立。叶长圆形或长圆状披针形，二至三回羽状全裂或深裂，最终裂片条形或条状长圆形，全缘；茎下部叶有叶柄，向上叶柄逐渐缩短或近于无柄。总状花序顶生；萼片条状长圆形；花瓣黄色，匙形。长角果圆筒状，果瓣中脉明显。种子形小，多数，长圆形，稍扁，淡红褐色，表面有细网纹。花、果期为 4~7 月。生于山坡、田野和农田。分布于东北、华北、西北、华东、西南等地。

【采制】夏季果实成熟时采割植株，晒干，搓出种子，除去杂质。

【功效主治】泻肺平喘，行水消肿。主治痰涎壅肺，喘咳痰多，胸胁胀满，不得平卧，胸腹水肿，小便不利。

【用法用量】煎汤，3~9g；或入丸，散。外用，适量，煎水洗；或研末调敷。利水消肿宜生用；治痰饮喘咳宜炒用；肺虚痰阻喘咳宜蜜炙用。

【使用注意】肺虚喘咳、脾虚肿满者慎服；不宜久服。

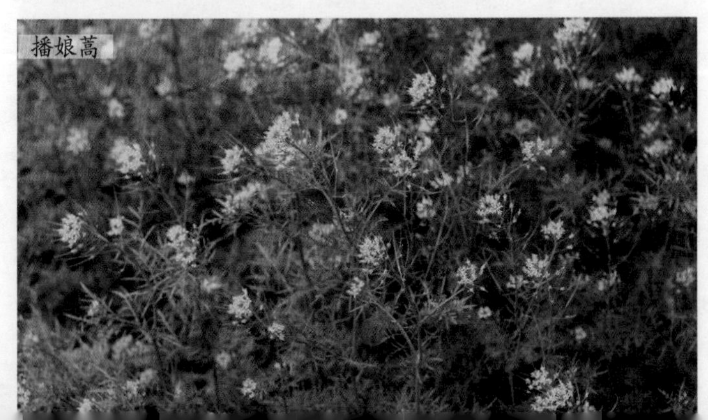

播娘蒿

Tusizi 菟丝子

【别名】菟丝实、黄藤子、黄萝子。
【来源】旋花科植物菟丝子 *Cuscuta chinensis* 或南方菟丝子 *C. australis* 的成熟种子。

【**快速识别**】南方菟丝子：寄生草本。茎缠绕，黄色，纤细，多分枝。叶稀少，鳞片状，三角状卵形。花两性，多数簇生成小伞形或小团伞花序；苞片小，鳞片状；花萼杯状；花冠白色，壶形，向外反折。蒴果近球形，稍扁，仅下半部被宿存花冠包围，成熟时不整齐地开裂；种子通常 4 颗，卵圆形，淡褐色。花、果期 6~8 月。寄生于田边、路旁的豆科、菊科蒿属、马鞭草科牡荆属等的草本或小灌木上。分布全国大部分地区。

【**采制**】秋季果实成熟时采收植株，晒干，打下种子，除去杂质。

【**功效主治**】补益肝肾，固精缩尿，安胎，明目，止泻；外用消风祛斑。主治肝肾不足，腰膝酸软，阳痿遗精，遗尿尿频，肾虚胎漏，胎动不安，目昏耳鸣，脾肾虚泻；外治白癜风。

【**用法用量**】煎汤，6~15g；或入丸、散。外用，适量，炒研调敷。

【**使用注意**】阴虚火旺、阳强不痿及大便燥结之证者禁服。

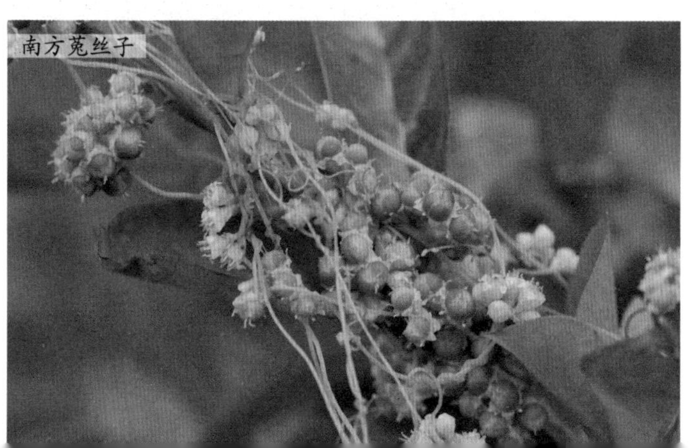
南方菟丝子

Wangbuliuxing 王不留行

【别名】奶米、麦蓝子、剪金子。
【来源】石竹科植物麦蓝菜 *Vaccaria segetalis* 的成熟种子。

【快速识别】麦蓝菜：草本。全株平滑无毛，稍有白粉。茎直立，上部呈二叉状分枝，近基部节间粗壮，节略膨大。单叶对生；无柄；叶片卵状椭圆形至卵状披针形，基部圆形或近心形，稍连合抱茎，全缘。疏生聚伞花序着生于枝顶；花梗下有鳞片状小苞片2枚；花萼圆筒状，花后增大呈5棱状球形；花瓣5，粉红色，倒卵形。蒴果包于宿存花萼内，成熟后先端呈4齿状开裂。种子暗黑色，球形，有明显的疣状突起。花期4~6月，果期5~7月。生于山坡、路旁，尤以麦田中最多。也有栽培。除华南地区外，其余各地几乎都有分布。
【采制】夏季果实成熟、果皮尚未开裂时采割植株，晒干，打下种子，除去杂质，再晒干。
【功效主治】活血通经，下乳消肿，利尿通淋。主治经闭痛经，乳汁不下，乳痈肿痛，淋证涩痛。
【用法用量】煎汤，6~10g。
【使用注意】孕妇、血虚无瘀滞者均禁服。

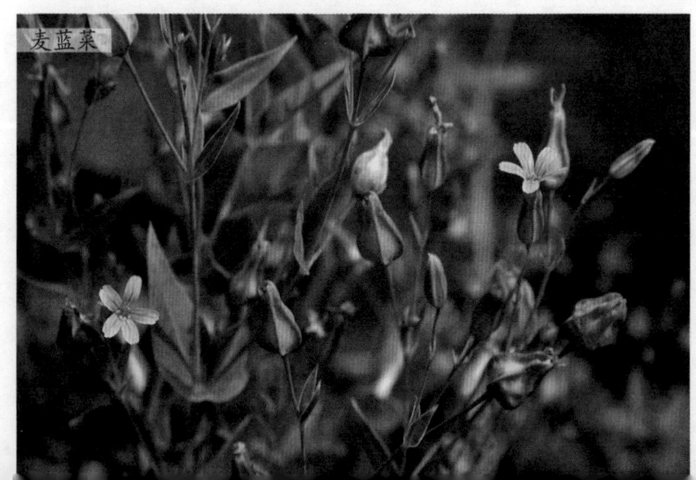
麦蓝菜

Wumei 乌梅

【别名】梅实、黑梅、熏梅。
【来源】蔷薇科植物梅 *Prunus mume* 的近成熟果实。

【**快速识别**】梅：落叶乔木。树皮灰棕色，小枝先端刺状。单叶互生；叶柄被短柔毛；托叶早落；叶片椭圆状宽卵形，春季先叶开花，花有香气，1~3 朵簇生于二年生侧枝叶腋。花梗短；花萼通常红褐色，少数绿色或绿紫色；花瓣 5，白色或淡红色，宽倒卵形；雄蕊多数。果实近球形，黄色或绿白色，被柔毛。花期冬、春季，果期 5~6 月。我国各地多有栽培，以长江流域以南各地最多。

【**采制**】夏季果实近成熟时采收，低温烘干后闷至色变黑。

【**功效主治**】敛肺，涩肠，生津，安蛔。主治肺虚久咳，久泻久痢，虚热消渴，蛔厥呕吐腹痛。

【**用法用量**】煎汤，3~10g；或入丸、散。外用，适量，烧存性研末撒；或调敷。

【**使用注意**】不宜多食久食。

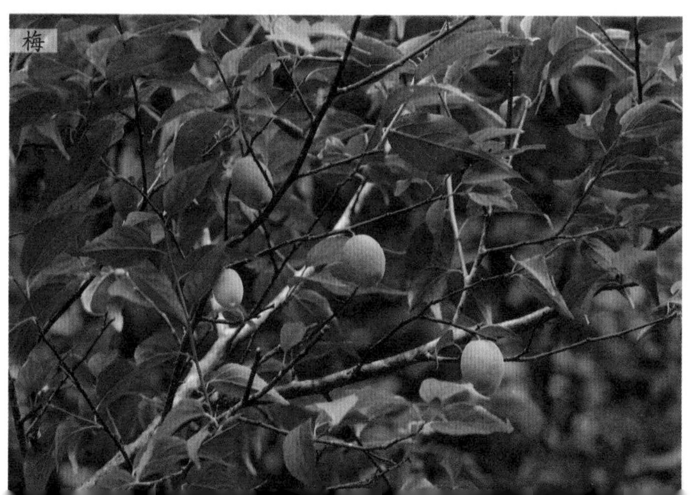
梅

Wuhuaguo 无花果

【别名】底珍、映日果、奶浆果。
【来源】桑科植物无花果 *Ficus carica* 的果实。

【快速识别】无花果：落叶灌木或小乔木。全株具乳汁；小枝表面褐色，被稀短毛。叶互生；叶柄粗壮；托叶卵状披针形，红色；叶片厚膜质，宽卵形或卵圆形，3~5 裂，裂片卵形，边缘有不规则钝齿，基部浅心形。花雌雄异株，隐头花序，花序托单生于叶腋；雄花和瘿花生于同一花序托；雌花生在另一花序托内。榕果（花序托）梨形，成熟时呈紫红色或黄绿色，肉质，顶部下陷，基部有 3 苞片。花、果期 8~11 月。现我国各地均有栽培。原产于亚洲西部及地中海地区。

【采制】7~10 月果实呈绿色时，分批采摘；或拾取落地的未成熟果实，鲜果用开水烫后，晒干或烘干。

【功效主治】清热生津，健脾开胃，解毒消肿。主治咽喉肿痛，燥咳声嘶，乳汁稀少，肠热便秘，食欲不振，消化不良，泄泻，痢疾，痈肿，癣疾。

【用法用量】煎汤，9~15g，大剂量可用 30~60g；或生食鲜果 1~2 枚。外用，适量，煎水洗；研末调敷；或吹喉。

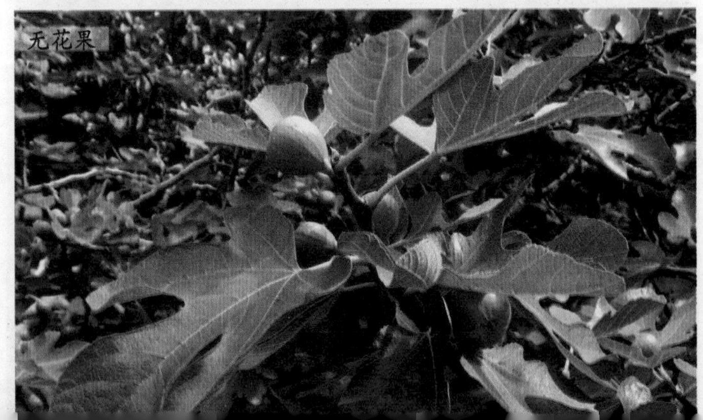
无花果

Wuhuanzi 无患子

【别名】肥珠子、圆肥皂、洗手果。
【来源】无患子科植物无患子 *Sapindus mukorossi* 的种子。

【快速识别】无患子：落叶大乔木。偶数羽状复叶，互生；叶连柄较长，叶轴上面两侧有直槽；小叶 5~8 对，通常近对生；叶片薄纸质，长椭圆状披针形或稍呈镰形，先端短尖，基部楔形。花序顶生，圆锥形；花小，辐射对称；萼片卵形或长圆状卵形；花瓣 5，披针形，有长爪，外面基部被长柔毛或近无毛；鳞片 2 个，小耳状。核果肉质，发育分果爿近球形，橙黄色，干时变黑。种子球形，黑色，坚硬。花期春季，果期夏、秋季。分布于华东、中南至西南地区。各地寺庙、庭园和村边常见栽培。

【采制】秋季采摘成熟果实，除去果肉和果皮，取种子晒干。

【功效主治】清热，祛痰，消积，杀虫。主治喉痹肿痛，肺热咳喘，音哑，食滞，疳积，蛔虫腹痛，滴虫性阴道炎，癣疾，肿毒。

【用法用量】煎汤，3~6g；或研末。外用，适量，烧灰或研末吹喉、擦牙；或煎汤洗；或熬膏涂。

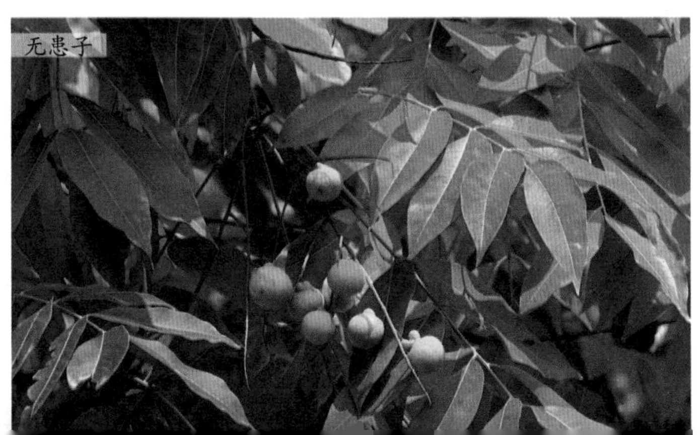
无患子

Wutongzi 梧桐子

【别名】瓢儿果、桐麻豌、红花果。
【来源】梧桐科植物梧桐 *Firmiana plantanifolia* 的成熟种子。

【**快速识别**】梧桐：乔木。树皮青绿色，平滑。单叶互生；叶片心形，掌状 3~5 裂，基部心形；基生脉 7 条。圆锥花序顶生，花单性或杂性，淡黄绿色；萼管裂片 5，向外卷曲，外面被淡黄色短柔毛，无花瓣。蓇葖果 5，纸质，有柄，在成熟前每个心皮由腹缝开裂成叶状果瓣。种子 4~5，球形，干时表面多皱纹，着生于叶状果瓣的边缘。花期 6~7 月，果熟期 10~11 月。多为人工栽培。分布于全国大部分地区。

【**采制**】秋季种子成熟时将果枝采下，打落种子，除去杂质，晒干。

【**功效主治**】顺气和胃，健脾消食，止血。主治胃脘疼痛，伤食腹泻，疝气，须发早白，小儿口疮，鼻衄。

【**用法用量**】煎汤，3~9g；或研末，2~3g。外用，适量，煅存性研末敷。

【**使用注意**】多食令人耳聋，素有耳病者不宜入口；咳嗽多痰者勿食用。

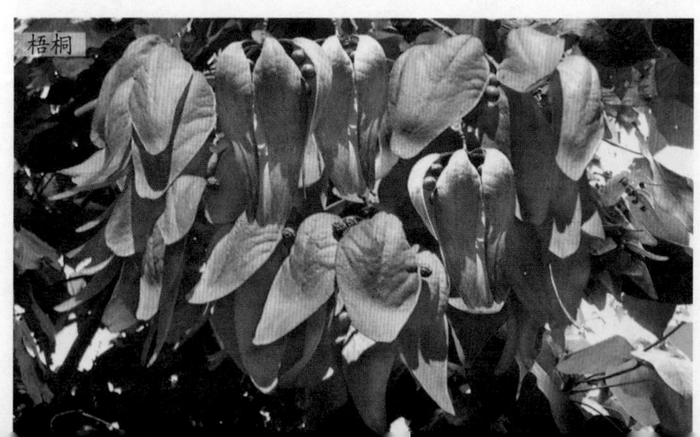
梧桐

Wuweizi 五味子

【别名】玄及、五梅子、山花椒。
【来源】木兰科植物五味子 *Schisandra chinensis* 的成熟果实。习称“北五味子”。

【快速识别】五味子：落叶本质藤本。幼枝红褐色，老枝灰褐色，稍有棱角；叶互生，膜质；叶片倒卵形或卵状椭圆形，先端急尖或渐尖，基部楔形，边缘有腺状细齿。花多为单性，雌雄异株，稀同株，花单生或丛生叶腋，乳白色或粉红色。小浆果球形，或熟时红色。种子 1~2，肾形，淡褐色有光泽。花期 5~6 月，果期 8~9 月。生于海拔 1500m 以下的向阳山坡杂林中、林缘及溪旁灌木中。分布于东北、华北及河南等地。

【采制】秋季果实成熟时采摘，晒干或蒸后晒干，除去果梗和杂质。

【功效主治】收敛固涩，益气生津，补肾宁心。主治久嗽虚喘，梦遗滑精，遗尿尿频，久泻不止，自汗盗汗，津伤口渴，内热消渴，心悸失眠。

【用法用量】煎汤，2~6g；研末，每次 1~3g；熬膏；或入丸、散。外用，适量，研末掺；或煎水洗。敛肺止咳，用量宜小；滋补、安神、救脱等，用量宜稍大。

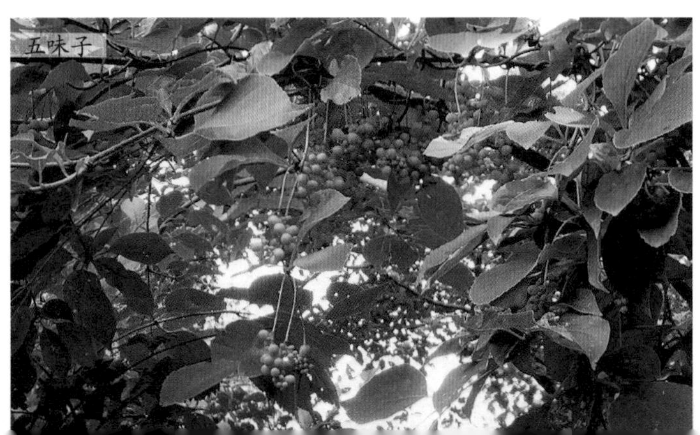
五味子

Wuzhuyu
吴茱萸

【别名】吴萸、茶辣、漆辣子。
【来源】芸香科植物吴茱萸 *Euodia rutaecarpa*、石虎*E. rutaecarpa* var. *officinalis*或疏毛吴茱萸*E. rutaecarpa* var. *bodinieri* 的近成熟果实。

【快速识别】吴茱萸：灌木或小乔木。幼枝、叶轴及花轴均被锈色绒毛。奇数羽状复叶对生；小叶椭圆形至卵形，全缘或有不明显的钝锯齿，两面均被长柔毛，厚纸质或纸质。花雌雄异株，聚伞圆锥花序，顶生；花瓣 5，白色；雌花的花瓣较雄花瓣大。果实扁球形，紫红色，表面有粗大油腺点，每分果有种子1个，黑色，有光泽。花期6~8月，果期9~10月。生长于低海拔向阳的疏林下或林缘旷地。分布于华南、西南及陕西、甘肃、安徽、浙江、福建、台湾、湖北、湖南等地。

【采制】8~11 月果实尚未开裂时，剪下果枝，晒干或低温干燥，除去枝、叶、果梗等杂质。

【功效主治】散寒止痛，降逆止呕，助阳止泻。主治厥阴头痛，寒疝腹痛，寒湿脚气，经行腹痛，脘腹胀痛，呕吐吞酸。

【用法用量】煎汤，1.5~5g；或入丸、散。外用，适量，研末调敷；或煎水洗。止呕，黄连水炒；治疝，盐水炒。

【使用注意】有小毒。不宜多服久服。

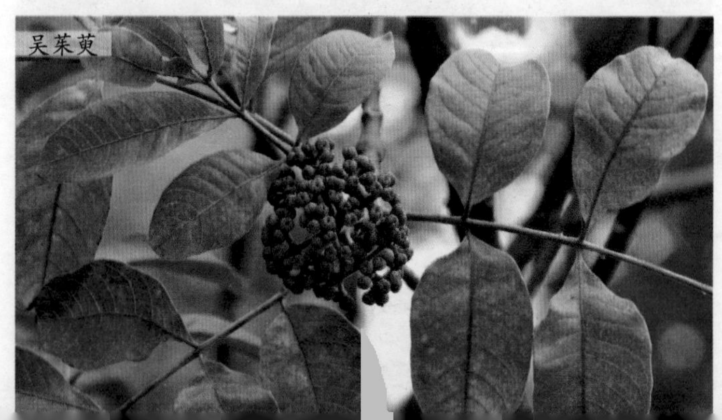
吴茱萸

Xiguapi

西瓜皮

【别名】西瓜青、西瓜翠衣、西瓜翠。
【来源】葫芦科植物西瓜 *Citrullus lanatus* 的外层果皮。

【**快速识别**】西瓜：蔓性草本。茎有明显的棱沟。卷须 2 歧，被毛。叶互生；叶片三角状卵形、广卵形，3 深裂或近 3 全裂，中间裂片较长，裂片再作不规则羽状深裂或二回羽状分裂。花雌雄同株，雄花、雌花均单生于叶腋，雄花花冠合生成漏斗状，外面被长柔毛；雌花较雄花大。瓠果近圆形或长椭圆形，表面绿色、浅绿色，具深浅相间的条纹。种子扁形，略呈卵形。花、果期夏季。全国各地均有栽培。

【**采制**】夏季收集西瓜皮，削去内层柔软部分，洗净，晒干。也有将外面青皮削去，仅取其中间部分者。

【**功效主治**】清热，解渴，利尿。主治暑热烦渴，小便短少，水肿，口舌生疮。

【**用法用量**】煎汤，9~30g；或焙干研末。外用，适量，烧存性研末撒。

【**使用注意**】中寒湿盛者禁服。

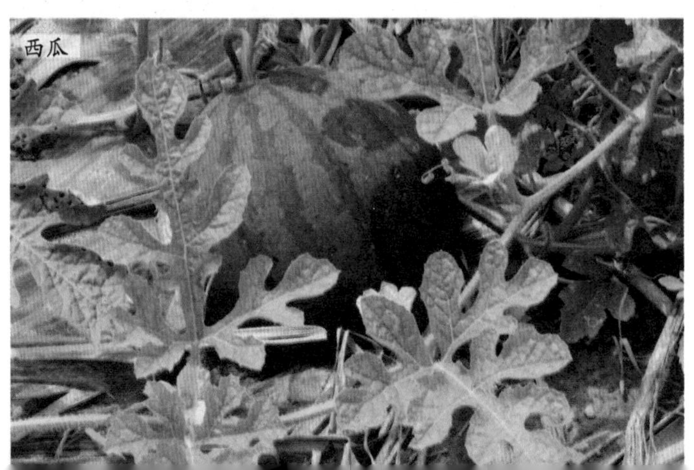
西瓜

Xishuguo
喜树果

【别名】旱莲、水桐树、水栗子。
【来源】蓝果树科植物喜树 *Camptotheca acuminata* 的成熟果实。

【快速识别】喜树：乔木。树皮灰色。叶互生，纸质，长卵形，全缘或微呈波状，上面亮绿色，下面淡绿色，疏生短柔毛，脉上较密。花单性同株，多数排成球形头状花序，雌花顶生，雄花腋生；花萼5裂，边缘有纤毛；花瓣5，淡绿色，外面密被短柔毛。瘦果窄长圆形，先端有宿存花柱，有窄翅。花期4~7月，果期10~11月。生于林缘、溪边，栽培于庭院、道旁。分布于西南及江苏、浙江、江西、福建、台湾、湖北、湖南、广东、广西等地。

【采制】10~11月成熟时采收，晒干。

【功效主治】清热解毒，散结消癥。主治食道癌，贲门癌，胃癌，肠癌，肝癌，白血病，牛皮癣，疮肿。

【用法用量】煎汤，果实3~9g；或研末吞；或制成针剂、片剂。

【使用注意】有毒。内服不宜过量。

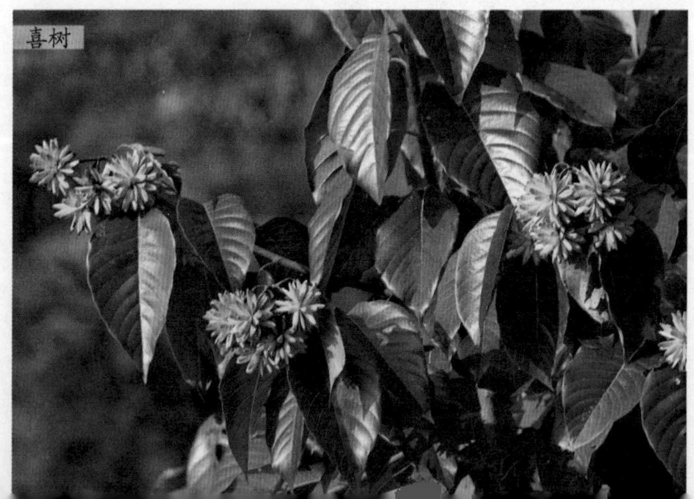
喜树

Xiakucao 夏枯草

【别名】铁色草、灯笼草、棒槌草。
【来源】唇形科植物夏枯草 *Prunella vulgaris* 的干燥果穗。

【快速识别】夏枯草：多年生草本。有匍匐地上的根状茎，在节上生须根。茎钝四棱形，具浅槽，紫红色，被稀疏的糙毛或近无毛。叶对生，具柄；叶片卵状长圆形或卵圆形，先端钝，下延至叶柄成狭翅，边缘具不明显的波状齿或几近全缘。轮伞花序密集排列成顶生假穗状花序，花期时较短，随后逐渐伸长；苞片肾形或横椭圆形，具骤尖头；花萼钟状，二唇形；花冠紫、蓝紫或红紫色。小坚果黄褐色，长圆状卵形，微具沟纹，花期4~6月，果期6~8月。生于荒地、路旁及山坡草丛中。全国大部分地区均有分布。

【采制】夏季果穗呈棕红色时采收，除去杂质，晒干。

【功效主治】清肝泻火，明目，散结消肿。主治目赤肿痛，目珠夜痛，头痛眩晕，瘰疬，瘿瘤，乳痈，乳癖，乳房胀痛。

【用法用量】煎汤，6~15g，大剂量可用至30g；或熬膏；或入丸、散。外用，适量，煎水洗；或捣敷。

【使用注意】脾胃虚弱者慎服。

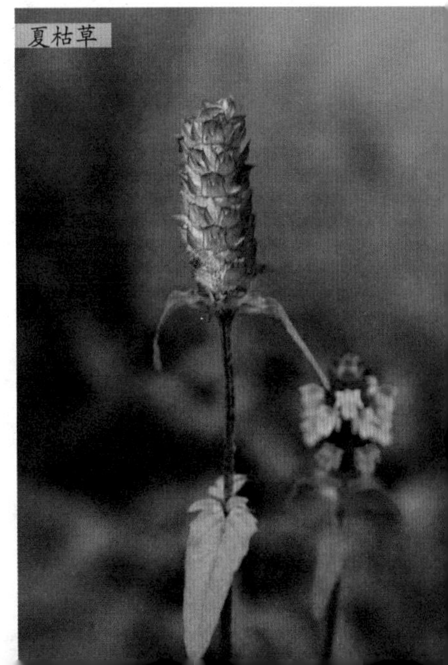
夏枯草

Xiangjiao 香蕉

【别名】蕉子、蕉果。
【来源】芭蕉科植物大蕉 *Musa sapientum* 和香蕉 *M. nana* 的果实。

【**快速识别**】香蕉：草本。植株丛生。假茎均浓绿而带黑斑，被白粉，尤以上部为多。叶柄短粗，叶翼明显，边缘褐红色或鲜红色。叶片长圆形，先端钝圆，基部近圆形，两侧对称，叶背被白粉。穗状花序下垂，花序轴密被褐色绒毛，苞片外面暗紫色，雄花苞片不脱落，每苞片内有花 2 列；花乳白色或略带浅紫色。一般的果丛有果 8~10 段；果长圆形，果棱明显，果皮青绿色，果肉甜滑，无种子，香味特浓。花、果期全年。多为栽培。原产我国南部。福建、台湾、广东、广西以及云南等地有栽培。

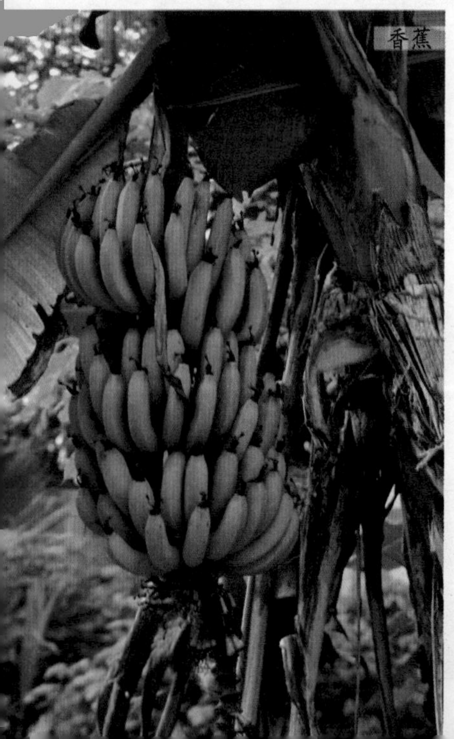
香蕉

【**采制**】果实将成熟时采收，鲜用或晒干。

【**功效主治**】清热，润肺，滑肠，解毒。主治热病烦渴，肺燥咳嗽，便秘，痔疮。

【**用法用量**】生食或炖熟，1~4 枚。

Xiangyuan 香橼

【别名】枸橼、钩缘干、香泡树。
【来源】芸香科植物枸橼 *Citrus medica* 或香圆 *C. wilsonii* 的成熟果实。

【快速识别】香圆：乔木。全株有短刺。叶互生；叶柄有倒心形宽翅，长约为叶片的 1/3~1/4；叶片革质，椭圆形或长圆形，先端短而钝或渐尖，微凹头，基部钝圆，全缘或有波状锯齿，两面有半透明油腺点。花单生或簇生，也有成总状花序，花白色。柑果长圆形、圆形或扁圆形，先端有乳头状突起，果皮通常粗糙而有皱纹或平滑，成熟时橙黄色，有香气；种子多数。花期 4~5 月，果熟期 10~11 月。在陕西、江苏、安徽、浙江、江西、湖北、四川等地有栽培。

【采制】秋季果实成熟时采收，趁鲜切片，晒干或低温干燥。香圆亦可整个或对剖两半后，晒干或低温干燥。

【功效主治】疏肝理气，宽中，化痰。主治肝胃气滞，胸胁胀痛，脘腹痞满，呕吐噫气，痰多咳嗽。

【用法用量】煎汤，3~6g；或入丸、散。

【使用注意】虚人慎服。

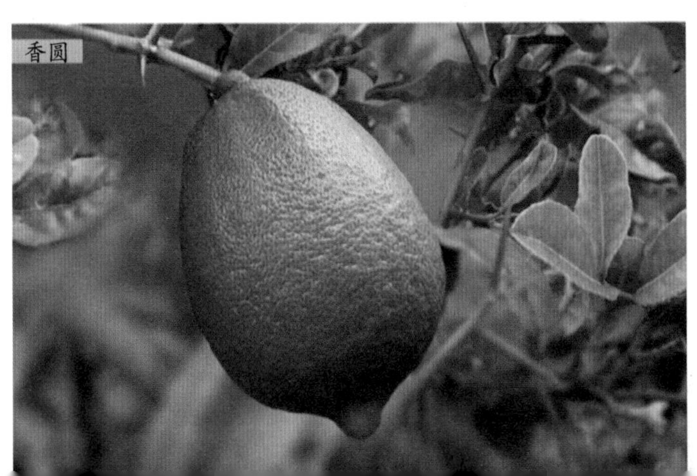
香圆

Xiaohuixiang 小茴香

【别名】茴香子、土茴香、谷茴香。
【来源】伞形科植物茴香 *Foeniculum vulgare* 的成熟果实。

【快速识别】茴香：草木。具强烈香气。茎直立，灰绿色或苍白色，上部枝表面有细纵沟纹。茎生叶互生；中部或上部叶的叶柄部分或全部成鞘状，叶鞘边缘膜质；叶片阔三角形，四至五回羽状全裂，末回裂片丝状。复伞形花序顶生或侧生；花序梗长；无总苞和小总苞；伞幅 6~30，小伞形花序有花 14~30 朵。花小；花瓣黄色，倒卵形或近倒卵形，中部以上向内卷曲。双悬果长圆形，主棱 5 条，尖锐。花期 5~6 月，果期 7~9 月。原产地中海地区。我国各地均有栽培。

【采制】秋季果实初熟时采割植株，晒干，打下果实，除去杂质。

【功效主治】散寒止痛，理气和胃。主治寒疝腹痛，睾丸偏坠，痛经，少腹冷痛，脘腹胀痛，食少吐泻。盐小茴香暖肾散寒止痛，主治寒疝腹痛，睾丸偏坠，经寒腹痛。

【用法用量】煎汤，3~6g；或入丸、散。外用，适量，研末调敷；或炒热温熨。

【使用注意】阴虚火旺者禁服。

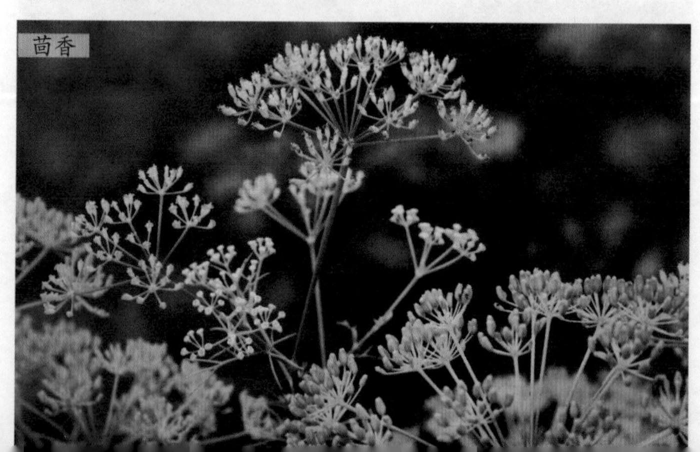
茴香

Yadanzi

鸦胆子

【别名】老鸦胆、苦参子、小苦楝。
【来源】苦木科植物鸦胆子 *Brucea javanica* 的成熟果实。

【**快速识别**】鸦胆子：灌木或小乔木，全株均被黄色柔毛，小枝具有白色皮孔。奇数羽状复叶互生；小叶对生，卵状披针形，先端渐尖，基部宽楔形，偏斜，边缘具三角形粗锯齿。聚伞状圆锥花序腋生；雄花序长过于叶，萼片 4，花瓣 4；雌花序短于叶，萼片与花瓣同雄花。核果椭圆形，紫红色转黑色，干时具凸起的网状皱纹，略偏斜，花期 4~6 月，果期 8~10 月。生于海拔 950~1000m 的石灰山疏林中。分布于华南、西南及福建、台湾等地。

【**采制**】秋季果实成熟时采收，除去杂质，晒干。

【**功效主治**】清热解毒，截疟，止痢；外用腐蚀赘疣。主治痢疾，疟疾；外治赘疣，鸡眼。

【**用法用量**】0.5~2g，用龙眼肉包裹或装入胶囊吞服，治疟疾每次 10~15 粒，治痢疾每次 10~30 粒。外用，适量，捣敷；或制成鸦胆子油局部涂敷；或煎水洗。

【**使用注意**】对胃肠道有刺激作用，脾胃虚弱呕吐者禁服。

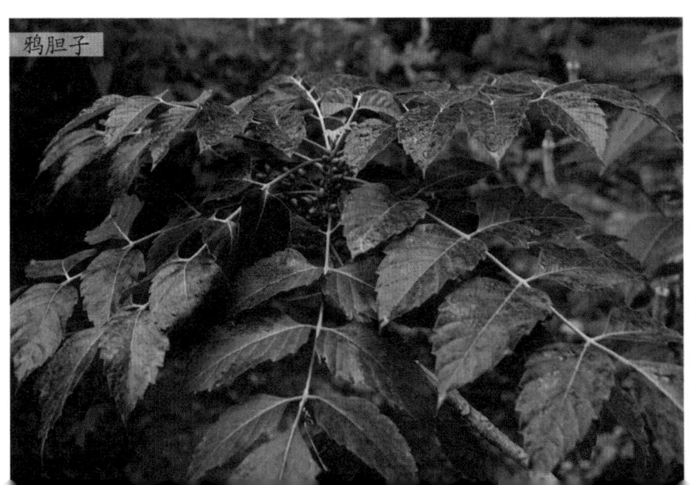

鸦胆子

亚麻子

Yamazi

【别名】胡麻子、壁虱胡麻、大胡麻。
【来源】亚麻科植物亚麻 *Linum usitatissimum* 的成熟种子。

【快速识别】亚麻：草本。全株无毛。茎圆柱形，表面具纵条纹，稍木质化。叶互生；无柄或近无柄；叶片披针形或线状披针形，先端渐尖，基部渐狭，全缘，叶脉通常三出。花多数，生于枝顶或上部叶腋，花柄细弱；花萼5，绿色，分离，卵形；花瓣5，蓝色或白色，分离，广倒卵形，边缘稍呈波状。蒴果近球形或稍扁。种子卵形，一端稍尖而微弯，表面黄褐色而有光泽。花期6~7月，果期7~9月。我国大部分地区有栽培。

【采制】秋季果实成熟时采收植株，晒干，打下种子，除去杂质，再晒干。

【功效主治】润燥通便，养血祛风。主治肠燥便秘，皮肤干燥，瘙痒，脱发。

【用法用量】煎汤，5~10g；或入丸、散。外用，适量，榨油涂。

【使用注意】大便滑泄者禁服；孕妇慎服。

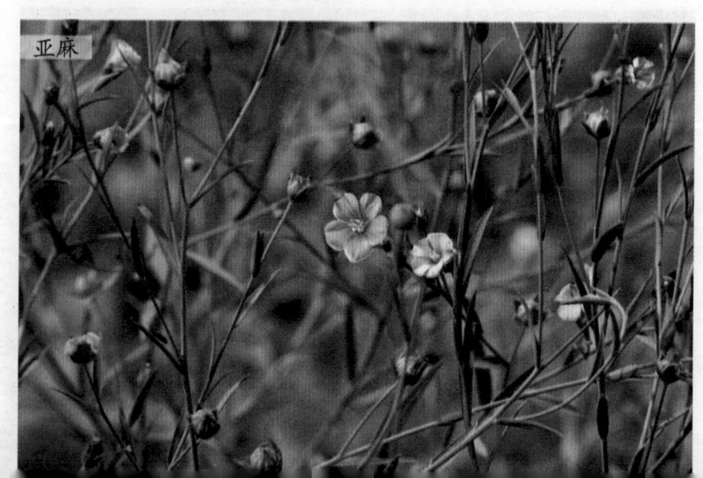
亚麻

Yanfuzi 盐肤子

【别名】木附子、假五味子、红盐果。
【来源】漆树科植物盐肤木 *Rhus chinensis* 的果实。

【快速识别】盐肤木：落叶小乔木或灌木。小枝棕褐色，被锈色柔毛，具圆形小皮孔。奇数羽状复叶互生，叶轴及叶柄常有翅；小叶 5~13，无柄，纸质，常为卵形或椭圆状卵形或长圆形，先端急尖，基部圆形，边缘具粗锯齿或圆锯。圆锥花序宽大，顶生，多分枝；雄花序较雌花序长，均密被锈色柔毛；花小，杂性，黄白色；雄花花瓣倒卵状长圆形，开花时外卷；雌花花瓣椭圆状卵形。核果球形，略压扁，被具节柔毛和腺毛，成熟时红色。花期 8~9 月，果期 10 月。生于海拔 350~2300m 的石灰山灌丛、疏林中。分布于全国各地（除新疆、青海外）。

【采制】10 月采收成熟的果实，鲜用或晒干。

【功效主治】生津润肺，降火化痰，敛汗，止痢。主治痰嗽，喉痹，黄疸，盗汗，痢疾，顽癣，痈毒，头风白屑。

【用法用量】煎汤，9~15g；或研末。外用，适量，煎水洗；或捣敷；或研末调敷。

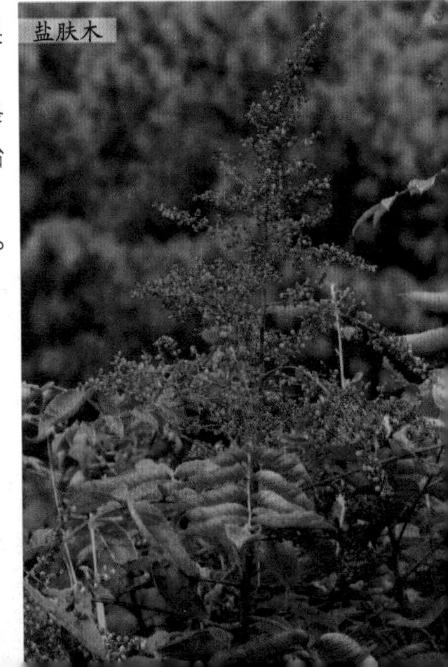
盐肤木

Yangjiaoaozi 羊角拗子

【来源】夹竹桃科植物羊角拗 *Strophanthus divaricatus* 的种子。

【快速识别】羊角拗：灌木或藤本。小枝棕褐色，密被灰白色皮孔。叶对生；叶片厚纸质，椭圆形或长圆形，全缘。花大形，黄白色，顶生或3花合生呈聚伞花序；花冠黄色，漏斗形，具副花冠。蓇葖果木质，双出扩展，长披针形，极厚，干时黑色，具纵条纹；种子纺锤形而扁，轮生白色丝状种毛。花期3~7月，果期6月至翌年2月。生于山坡或丛林中。分布于福建、广东、海南、广西、贵州、云南等地。

【采制】秋、冬二季采收成熟未开裂果实（防果裂开，种子飞走），晒裂取出种子，除去丝状白毛，晒干。

【功效主治】祛风通络，解毒杀虫。主治风湿痹痛，小儿麻痹后遗症，跌打损伤，痈肿，疥癣。

【用法用量】外用，适量，捣敷；或研末调敷。

【使用注意】本品毒性较大，一般外用，不能内服。

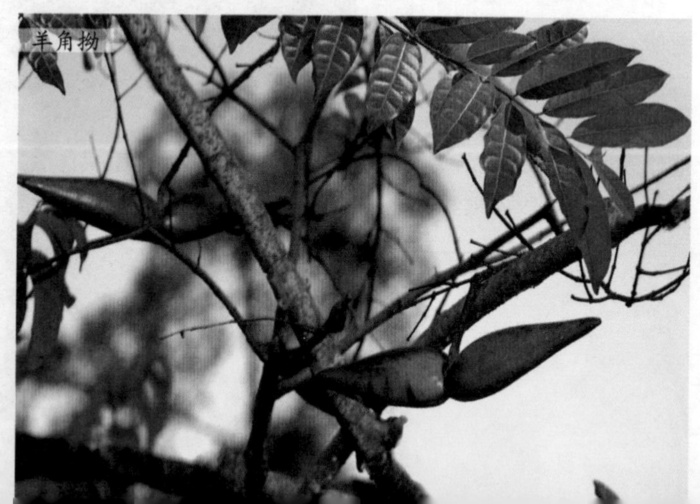
羊角拗

Yangtao

阳 桃

【别名】风鼓、杨桃、三棱子。
【来源】酢浆草科植物阳桃 *Averrhoa carambola* 的果实。

【**快速识别**】阳桃：乔木。幼枝被柔毛及小皮孔。奇数羽状复叶；总叶柄及叶轴被毛，具小叶 5~11 枚；小叶卵形至椭圆形。圆锥花序生于叶腋或老枝上；花冠近钟形，白色至淡紫色，花瓣倒卵形，旋转状排列。浆果卵状或椭圆状，淡黄绿色，光滑，具 3~5 翅状棱。花期 7~8 月，果期 8~9 月。多栽培于园林或村旁。分布于福建、台湾、广东、海南、广西、云南等地。

【**采制**】8~9 月果呈黄绿色时采摘，鲜用。

【**功效主治**】清热，生津，利尿，解毒。主治风热咳嗽，咽痛，烦渴，石淋，口糜，牙痛，疟母，酒毒。

【**用法用量**】煎汤，30~60g；鲜果生食，或捣汁饮。外用，适量，绞汁滴耳。

【**使用注意**】脾胃虚寒者忌服。

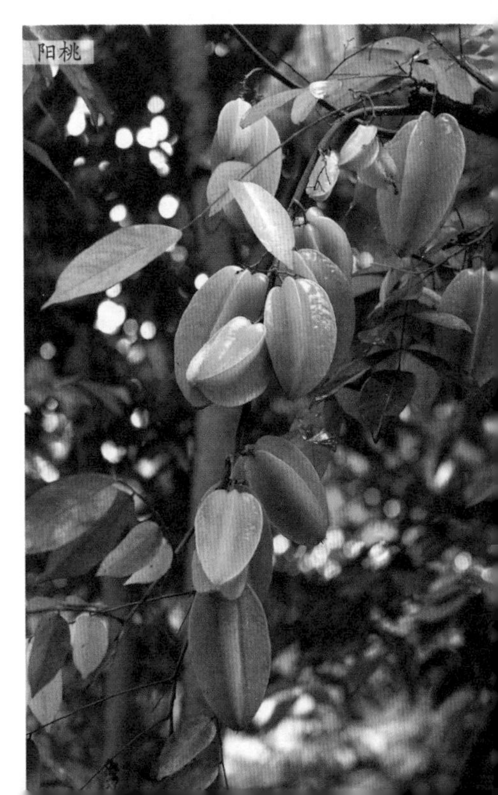
阳桃

Yiyiren 薏苡仁

【别名】薏珠子、起实、薏米。
【来源】禾本科植物薏苡 *Coix lacryma-jobi* var. *ma-yuen* 的成熟种仁。

【**快速识别**】薏苡：草本。须根较粗。秆直立。叶片线状披针形，边缘粗糙，中脉粗厚，于背面凸起；叶鞘光滑，上部者短于节间；叶舌质硬。总状花序腋生成束；雌小穗位于花序之下部，外面包以骨质念珠状的总苞，总苞约与小穗等长。颖果外包坚硬的总苞，卵形或卵状球形。花期 7~9 月，果期 9~10 月。生于屋旁、荒野、河边、溪涧或阴湿山谷中。我国大部分地区均有分布。一般为栽培品。

【**采制**】秋季果实成熟时采割植株，晒干，打下果实，再晒干，除去外壳、黄褐色种皮和杂质，收集种仁。

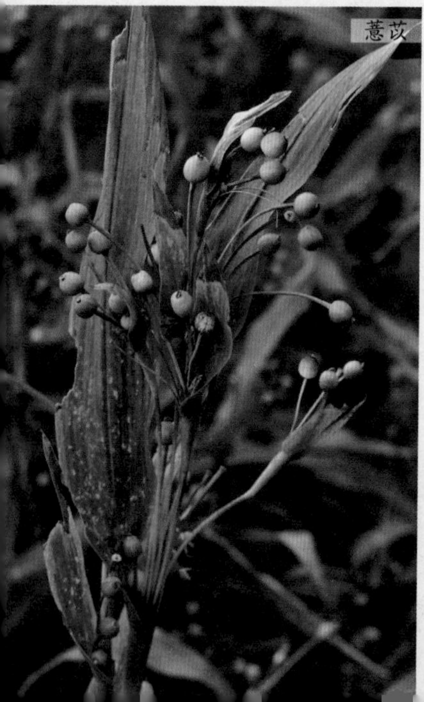

薏苡

【**功效主治**】利水渗湿，健脾止泻，除痹，排脓，解毒散结。主治水肿，脚气，小便不利，脾虚泄泻，湿痹拘挛，肺痈，肠痈，赘疣，癌肿。

【**用法用量**】煎汤，10~30g；或入丸、散；浸酒，煮粥，作羹。健脾益胃，宜炒用；利水渗湿，清热排脓，舒筋除痹，均宜生用。

【**使用注意**】本品力缓，宜多服久服。脾虚无湿、大便燥结者及孕妇慎服。

Yizhi

益智

【别名】益智子、摘芋子。
【来源】姜科植物益智 *Alpinia oxyphylla* 的成熟果实。

【快速识别】益智：丛生草本。叶柄短；叶片披针形，先端尾状渐尖，基部宽楔形；叶舌膜质，二裂，被淡棕色柔毛。总状花序顶生，在花蕾时包藏于鞘状的总苞片内；花序轴被极短的柔毛；苞片膜质，棕色；花萼管状，外被短柔毛；花冠管与萼管几等长，白色，外被短柔毛。蒴果球形或椭圆形，干时纺锤形。果皮上有明显的纵向维管束条纹，果熟时黄绿色或乳黄色。种子多数，不规则扁圆形，被淡黄色假种皮。花期 2~4 月，果期 5~8 月。生于林下阴湿处。分布于广东、海南、福建、广西、云南，亦有栽培。

【采制】夏、秋间果实由绿变红时采收，晒干或低温干燥。

【功效主治】暖肾固精缩尿，温脾止泻摄唾。主治肾虚遗尿，小便频数，遗精白浊，脾寒泄泻，腹中冷痛，口多唾涎。

【用法用量】煎汤，3~9g；或入丸、散。

【使用注意】阴虚火旺者禁服。

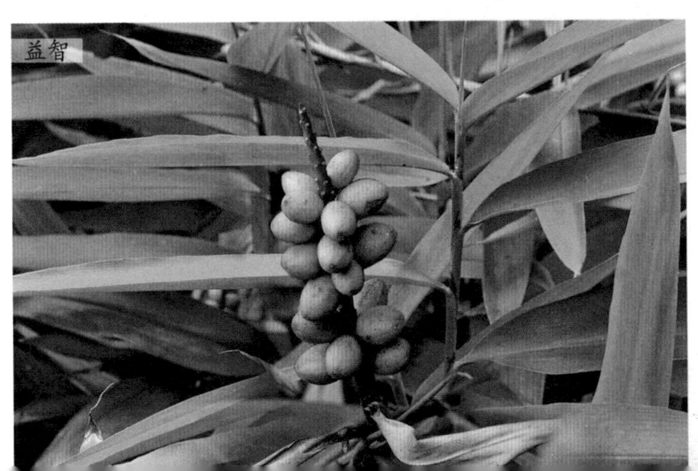
益智

Yingsuke 罂粟壳

【别名】御米壳、米囊皮、米粟皮。
【来源】罂粟科植物罂粟 *Papaver somniferum* 的成熟果壳。

【快速识别】罂粟：草本。有乳状液汁。根通常单生，垂直。茎直立，不分枝，具白粉。叶互生；叶脉明显，边缘为不整齐的波状锯齿，两面无毛，被白粉成灰绿色。花单一，顶生；萼片长椭圆形或阔卵形，绿色；花瓣时为重瓣，近圆形或近扇形，白色，粉红色，红色至紫色；无花柱。果球形或长圆状椭圆形，无毛，成熟时外皮黄褐色或淡褐色，孔裂。种子多数，细小，肾形，表面粗蜂窝状，灰褐色。花期 4~6 月，果期 6~8 月。本品为非法种植品种。现特许某些单位栽培以供药用。

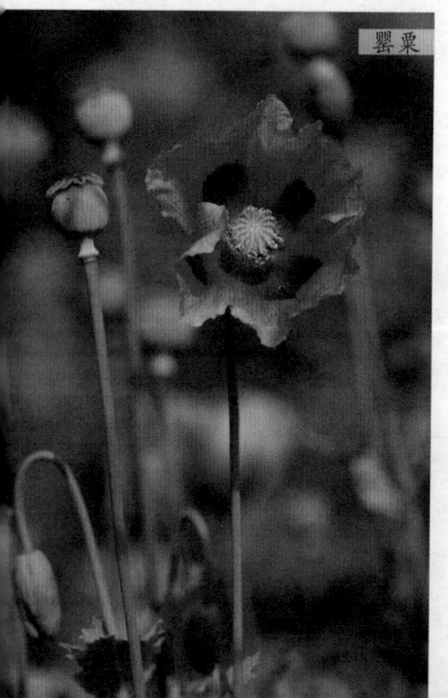
罂粟

【采制】秋季将成熟果实或已割取浆汁后的成熟果实摘下，破开，除去种子和枝梗，干燥。

【功效主治】敛肺，涩肠，止痛。主治久咳，久泻，脱肛，脘腹疼痛。

【用法用量】煎汤，3~10g；或入丸，散。止咳嗽，蜜炙用；止泻痢，醋炙用。

【使用注意】本品有毒，易成瘾，不宜常服；孕妇及儿童禁用；运动员慎用。泻痢咳嗽初起，或久痢积滞未消者慎服。

Yingtaohe 樱桃核

【别名】樱桃米。
【来源】蔷薇科植物樱桃 *Cerasus pseudocerasus* 的成熟果核。

【快速识别】樱桃：灌木或乔木。树皮灰白色，有明显皮孔；幼枝无毛或被疏柔毛。叶互生；先端有1或2个大腺体；托叶披针形，早落；叶片卵形或长圆状卵形，边有尖锐重锯齿，齿端有小腺体。花两性，花序伞房状或近伞形；萼筒钟状；萼片三角卵圆形或卵状长圆形；花瓣白色，卵圆形，先端下凹或二裂。核果近球形，红色，种子1颗，包围于黄白色木质内果皮中。花期3~4月，果期5~6月。生于海拔300~600m的山坡向阳处或沟边。分布于华东及辽宁、河北、山西、陕西、甘肃、河南、湖北、广西、四川等地。各地常有栽培。

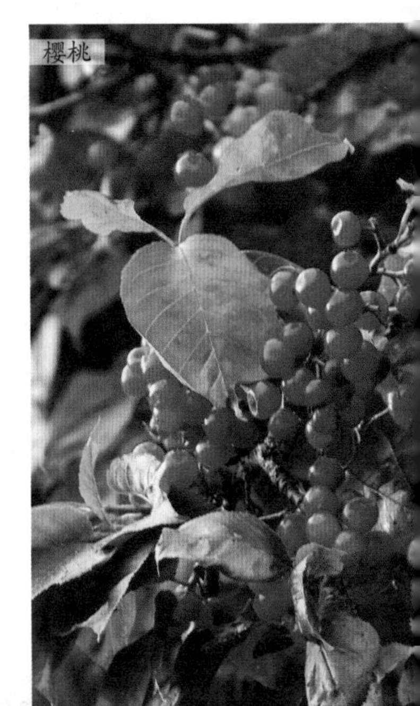
樱桃

【采制】夏季取成熟果实置于缸中，用器具揉搓，使果肉与核分离，取出核，洗净晒干。

【功效主治】发表透疹，消瘤去瘢，行气止痛。主治痘疹初期透发不畅，皮肤瘢痕，瘿瘤，疝气疼痛。

【用法用量】煎汤，5~15g。外用，适量，磨汁涂；或煎水熏洗。

【使用注意】（痘疹）阳证者忌服。樱桃核主治升发麻斑，力能助火，热性病及虚热咳嗽者忌食，在春、夏季尤为切忌。

You 柚

【别名】胡柑、臭橙、沙田柚。
【来源】芸香科植物柚 *Citrus maxima* 的果实。

【快速识别】柚：乔木。小枝扁，幼枝及新叶被短柔毛，有刺或有时无刺。单身复叶，互生；叶柄有倒心形宽叶翼；叶片长椭圆形或阔卵形，先端钝圆或微凹，基部圆钝，边缘浅波状或有钝锯齿，有半透明油腺点。花单生或为总状花序，腋生，白色；花萼杯状；花瓣长圆形，肥厚。柑果梨形、倒卵形或扁圆形，柠檬黄色。种子扁圆形或扁楔形，白色或带黄色。花期4~5月，果熟期9~11月。栽培于丘陵或低山地带。浙江、江西、福建、台湾、湖北、湖南、广东、广西、四川、贵州、云南等地均有栽培。

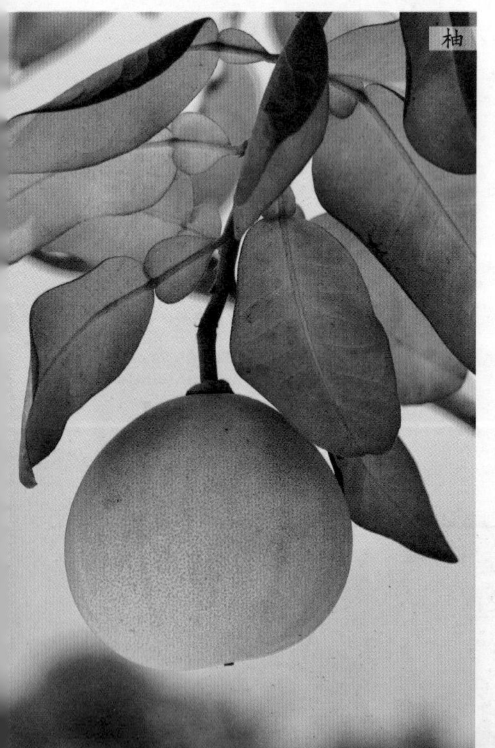
柚

【采制】10~11月，果实成熟时采收，鲜用。

【功效主治】消食，化痰，醒酒。主治饮食积滞，食欲不振，醉酒。

【用法用量】适量，生食。

Youtongzi 油桐子

【别名】油桐果、桐油树子、高桐子。
【来源】大戟科植物油桐 *Vernicia fordii* 的种子。

【快速识别】油桐：小乔木。枝粗壮，皮孔灰色。单叶互生；叶柄顶端有 2 红紫色腺体；叶片革质，卵状心形，全缘，有时 3 浅裂，幼叶被锈色短柔毛，绿色。花先叶开放，排列于枝端成短圆锥花序；单性，雌雄同株；花瓣 5，白色，基部具橙红色的斑点与条纹。核果近球形，果皮光滑。种皮木质。花期 4~5 月，果期 10 月。喜生于较低的山坡、山麓和沟旁。分布于华中、华东、中南、华南、西南及陕西、甘肃等地。

【采制】秋季果实成熟时采收，将其堆积于潮湿处，泼水，覆以干草，经 10 日左右，外壳腐烂，除去外皮，收集种子，晒干。

【功效主治】祛风痰，消肿毒，利二便。主治风痰喉痹，痰火瘰疬，食积腹胀，二便不通，丹毒，疥癣，烫伤，急性软组织炎症，寻常疣。

【用法用量】煎汤，1~2 枚；或磨水；或捣烂冲。外用，适量，研末敷；或捣敷；或磨水涂。

【使用注意】有大毒。孕妇禁服。

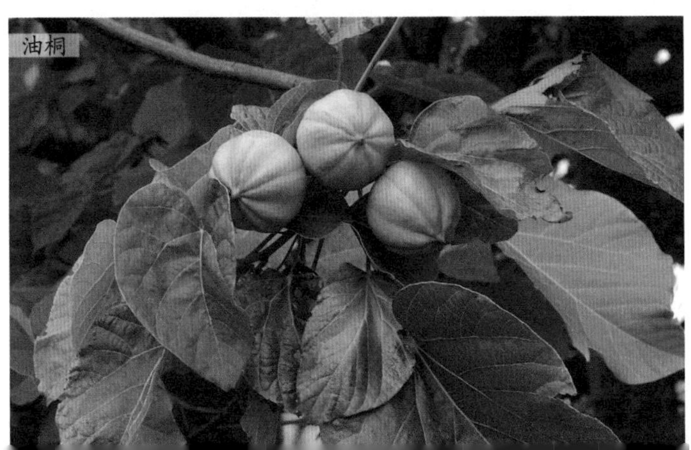
油桐

Yuganzi 余甘子

【别名】望果、油甘子、牛甘子。
【来源】大戟科植物余甘子 *Phyllanthus emblica* 的成熟果实。

【快速识别】余甘子：小乔木或灌木。树皮灰白色，薄而易脱落，露出大块赤红色内皮。叶互生，2列，密生，极似羽状复叶；近无柄；托叶线状披针形；叶片长方线形或线状长圆形。花簇生于叶腋，花小，黄色；单性同株；每花簇有1朵雌花，无花瓣；雄花花盘成6个极小的腺体；雌花花盘杯状，边缘撕裂状。果实肉质，圆而略带6棱，初为黄绿色，成熟后呈赤红色，味先酸涩而后回甜。花期4~5月，果期9~11月。生于海拔300~1200m的疏林下或山坡向阳处。分布于华南、西南及福建、台湾等地。

【采制】冬季至次春果实成熟时采收，除去杂质，干燥。

【功效主治】清热凉血，消食健胃，生津止咳。主治血热血瘀，消化不良，腹胀，咳嗽，喉痛，口干。

【用法用量】煎汤，15~30g；或鲜品取汁。

【使用注意】脾胃虚寒者慎服。

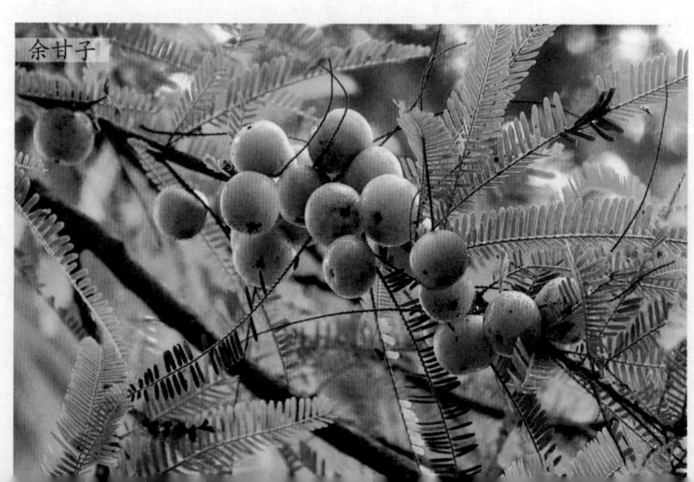
余甘子

Yuliren
郁李仁

【别名】郁子、李仁肉、小李仁。
【来源】蔷薇科植物欧李 *Prunus humilis*、郁李 *P. japonica* 或长柄扁桃 *P. pedunculata* 的成熟种子。前二种习称“小李仁”，后一种习称“大李仁”。

【快速识别】欧李：灌木。小枝灰褐色或棕褐色，被短柔毛。叶互生；叶柄无毛或被稀疏短柔毛；托叶线形，边缘有腺体；叶片倒卵状长椭圆形或倒卵状披针形，边缘有单锯齿或重锯齿。花与叶同时开放，单生或2~3朵簇生；花瓣白色或粉红色。核果成熟后近球形，红色或紫红色；核表面除背部两侧外无棱纹。花期4~5月，果期6~10月。生于海拔100~1800m的向阳山坡沙地、山地灌丛中或庭园栽培。分布于东北及河北、山东、河南等地。

【采制】夏、秋二季采收成熟果实，除去果肉和核壳，取出种子，干燥。

【功效主治】润肠通便，下气利水。主治津枯肠燥，食积气滞，腹胀便秘，水肿，脚气，小便不利。

【用法用量】煎汤，3~10g；或入丸、散。

【使用注意】孕妇慎服。

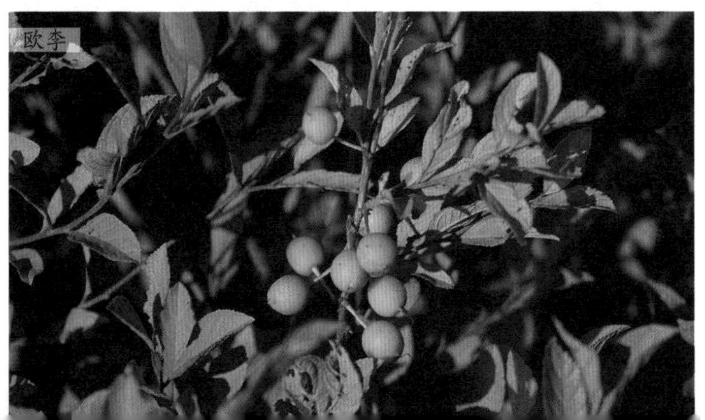
欧李

Yuzhizi 预知子

【别名】八月札、燕覆子、压惊子。
【来源】木通科植物木通 *Akebia quinata*、三叶木通 *A. trifoliata* 或白木通 *A. trifoliata* var. *austalis* 的近成熟果实。

【快速识别】三叶木通：木质缠绕藤本。幼枝灰绿色，有纵纹。叶为三出复叶；小叶卵圆形、宽卵圆形或长卵形，长宽变化很大，先端钝圆、微凹或具短尖，基部圆形或楔形，有时微呈心形，边缘浅裂或呈波状。短总状花序腋生，花单性。雌雄同株。浆果，长椭圆形，或略呈肾形，两端圆，熟后紫色。种子多数，长卵形而稍扁，黑色或黑褐色。花期 4~5 月，果熟期 8 月。生于山坡、山沟、溪旁等处的乔木与灌木林中。分布于河北、陕西、山西、甘肃、山东、河南和长江流域各地。

【采制】夏、秋二季果实绿黄时采收，晒干，或置沸水中略烫后晒干。

【功效主治】疏肝理气，活血止痛，散结，利尿。主治脘胁胀痛，经闭痛经，痰核痞块，小便不利。

【用法用量】煎汤，9~15g；大剂量可用 30~60g；或浸酒。

【使用注意】孕妇慎服。

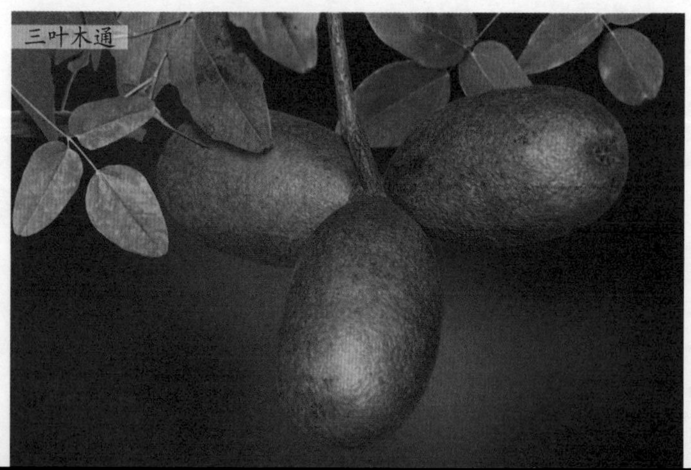
三叶木通

Yuntaizi 芸薹子

【别名】油菜籽。
【来源】十字花科植物油菜 *Brassica campestris* 的成熟种子。

【快速识别】油菜：草本。微带粉霜。茎直立，粗壮，不分枝或分枝。基生叶大头羽状分裂，顶生裂片圆形或卵形，侧生裂片5对，卵形；下部茎生叶羽状半裂，基部扩展且抱茎，两面均有硬毛，有缘毛；上部茎生叶提琴形或长圆状披针形，基部心形，抱茎，两侧有垂耳，全缘或有波状细齿。总状花序生枝顶；萼片黄带绿色；花瓣4，鲜黄色。长角果条形，先端有喙。种子球形，红褐或黑色，近球形。花期3~5月，果期4~6月。为栽培植物，喜肥沃、湿润的土地。主产区是长江流域和西北。

【采制】4~6月间，种子成熟时，将地上部分割下，晒干，打落种子，除去杂质，晒干。

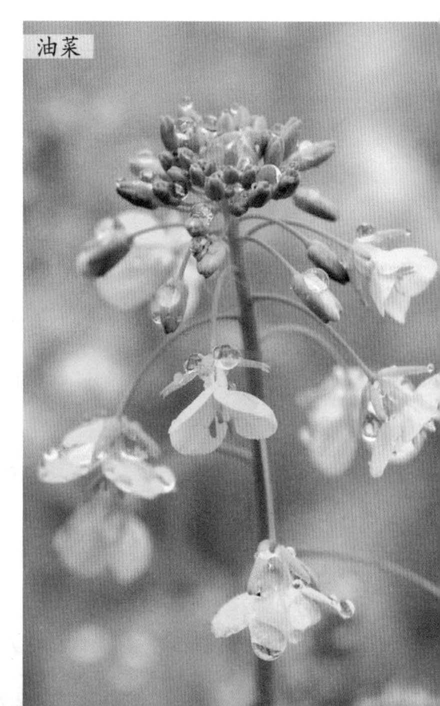
油菜

【功效主治】活血化瘀，消肿散结，润肠通便。主治产后恶露不净，瘀血腹痛，痛经，肠风下血，血痢，风湿关节肿痛，痈肿丹毒，乳痈，便秘，粘连性肠梗阻。

【用法用量】煎汤，5~10g；或入丸、散。外用，适量，研末调敷。

【使用注意】阴血虚、大便溏者禁服。

Zhijuzi
枳椇子

【别名】万寿果、鸡爪果、转钮子。
【来源】鼠李科植物北枳椇 *Hovenia dulcis*、枳椇 *H. acerba* 和毛果枳椇 *H. trichocarpa* 的成熟种子，亦有用带花序轴的果实。

【快速识别】枳椇：乔木。树皮灰褐色，浅纵裂。小枝红褐色，幼时被锈色细毛。叶互生；叶柄红褐色，具细腺点；叶片卵形或卵圆形，先端渐尖，基部圆形或心形，边缘具细尖锯齿，三出脉，淡红色。二歧式聚伞花序顶生或腋生，对称。花杂性，萼片及花瓣 5；雄花及两性花具雄蕊 5 枚。果实近球形，灰褐色，无毛；果柄肉质肥大，扭曲，红褐色，上具黄色皮孔。种子扁圆形，暗褐色。花期 5~6 月，果期 9~10 月。生于海拔 2100m 以下阳光充足的山坡、沟谷及路边，也常栽培于庭园内。分布于华北、华东、中南、西南及陕西、甘肃等地。

【采制】10~11 月果实成熟时连肉质花序轴一并摘下，晒干，取出种子。

【功效主治】解酒毒，止渴除烦，止呕，利大小便。主治醉酒，烦渴，呕吐，二便不利。

【用法用量】煎汤，6~15g；或泡酒服。

【使用注意】脾胃虚寒者禁服。

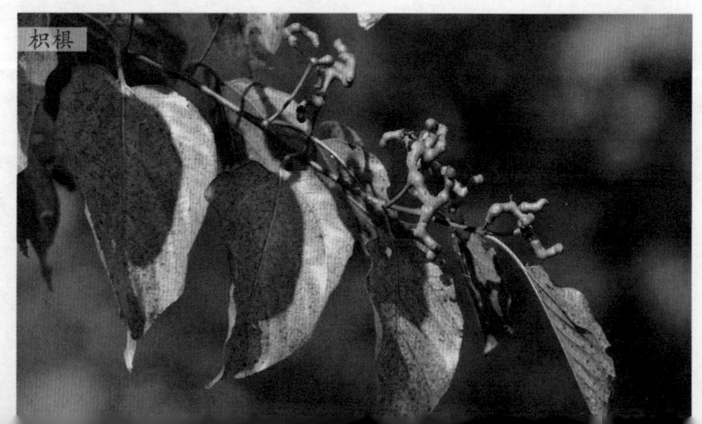
枳椇

Zhishi 枳实

【别名】鹅眼枳实。
【来源】芸香科植物酸橙 *Citrus aurantium* 及其栽培变种或甜橙 *C. sinensis* 的幼果。

【**快速识别**】甜橙：小乔木。有刺或无刺，幼枝有棱角。叶互生，单生复叶；叶片椭圆形或卵圆形，波状全缘，或有不明显的波状锯齿，有半透明油腺点。花簇生叶腋，白色，有柄；花瓣 5，舌形，向外反卷。柑果扁圆形或近球形，橙黄色或橙红色，味甜。种子楔状卵形，表面平滑。花期 4 月，果熟期 11~12 月。栽培于丘陵、低山地带和江河湖泊的沿岸。华东、华中、中南、华南、西南等地均有栽培。

【**采制**】5~6 月收集自落的果实，除去杂质，自中部横切为两半，晒干或低温干燥，较小者直接晒干或低温干燥。

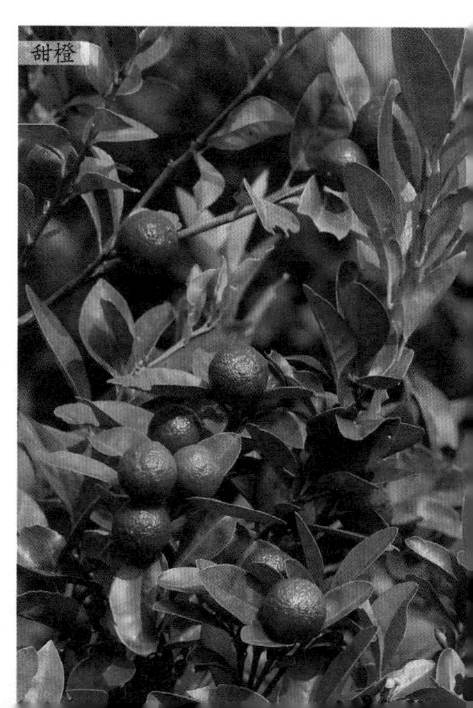
甜橙

【**功效主治**】破气消积，化痰散痞。主治积滞内停，痞满胀痛，泻痢后重，大便不通，痰滞气阻，胸痹，结胸，脏器下垂。

【**用法用量**】水煎，3~10g；或入丸、散。外用，适量，研末调涂；或炒热熨。

【**使用注意**】脾胃虚弱者及孕妇慎用。

Zhizi
栀子

【别名】越桃、山栀子、黄鸡子。
【来源】茜草科植物栀子 *Gardenia jasminoides* 的成熟果实。

【快速识别】栀子：灌木。小枝绿色。单叶对生，稀三叶轮生；托叶两片，生于叶柄内侧；叶片革质，椭圆形、阔倒披针形或倒卵形，先端急尖或渐尖，基部楔形，全缘，上面光泽。花大，极芳香，顶生或腋生；萼绿色，裂片 5~7；花冠高脚碟状，白色，后变乳黄色。果实深黄色，倒卵形或长椭圆形，有 5~9 条翅状纵棱，先端有条状宿存之萼。种子多数，鲜黄色，扁椭圆形。花期 5~7 月，果期 8~11 月。生于丘陵山地或山坡灌林中。分布于华东、华中、中南、西南等地。

【采制】果实采收后除去杂质，蒸至上气或置沸水中略烫，取出，干燥。

【功效主治】泻火除烦，清热利湿，凉血解毒；外用消肿止痛。主治热病心烦，湿热黄疸，淋证涩痛，血热吐衄，目赤肿痛，火毒疮疡；外治扭挫伤痛。

【用法用量】煎汤，5~10g；或入丸、散。外用，适量，研末掺或调敷。清热泻火多生用，止血炒焦用。

【使用注意】脾虚便溏、胃寒作痛者慎服。

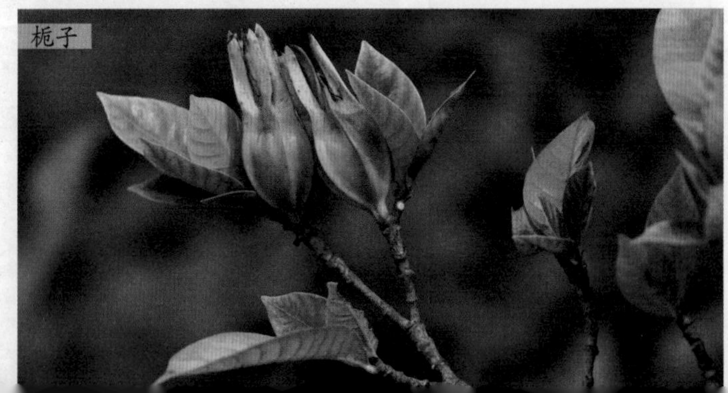
栀子

Zhitianjiao
指天椒

【别名】长柄椒。
【来源】茄科植物朝天椒 *Capsicum annuum* var. *conoides* 的果实。

【快速识别】朝天椒：一年生草本。植物体多二歧分枝。单叶互生；叶卵形，全缘，先端尖，基部渐狭；有柄。花常单生于叶腋间；萼钟状，先端5齿；花冠白色或带紫色，5裂；花柱细长，柱头略呈头状。浆果圆锥形或矩圆状圆柱形，通常直立，萼宿存。果实成熟后红色或紫色，味极辣。几全年开花结果。我国南北地区均有栽培。

【采制】全年均可采收，鲜用或晒干。

【功效主治】活血，消肿，解毒。主治疮疡，脚气，狂犬咬伤。

【用法用量】外用，适量，煎水洗；或捣敷。

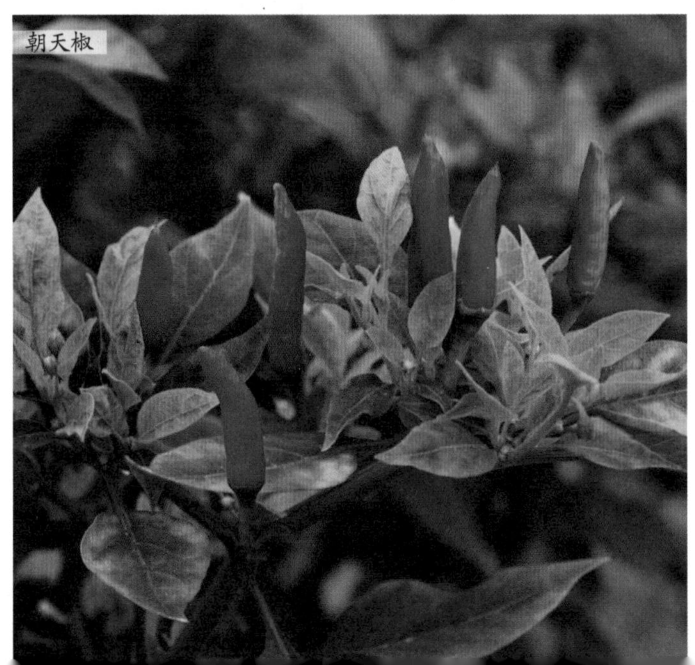
朝天椒

Zhuyejiao 竹叶椒

【别名】山椒、花胡椒、野花椒。
【来源】芸香科植物竹叶花椒 *Zanthoxylum armatum* 的果实。

【快速识别】竹叶花椒：灌木或小乔木。枝有弯曲而基部扁干的皮刺，老枝上的皮刺基部木栓化，茎干上的刺基部为扁圆形垫状。奇数羽状复叶互生；叶轴具宽翼和皮刺；小叶无柄；小叶片3~5，披针形或椭圆状披针形，边缘有细小圆齿，两面无毛而疏生透明腺点，主脉上具针刺，纸质。聚伞状圆锥花序，腋生；花被片6~8。蓇葖果红色，表面有突起的腺点。种子卵形，黑色，有光泽。花期3~5月，果期6~8月。生于海拔2300m以下的山坡疏林、灌丛中及路旁。分布于华东、中南、西南及陕西、甘肃等地。

【采制】6~8月果实成熟时采收，将果皮晒干，除去种子备用。

【功效主治】温中燥湿，散寒止痛，驱虫止痒。主治脘腹冷痛，寒湿吐泻，蛔厥腹痛，龋齿疼痛，湿疹，疥癣痒疮。

【用法用量】煎汤，6~9g；研末，1~3g。外用，适量，煎水洗；或含漱；或酒精浸泡外搽；或研粉塞入龋齿洞中；或鲜品捣敷。

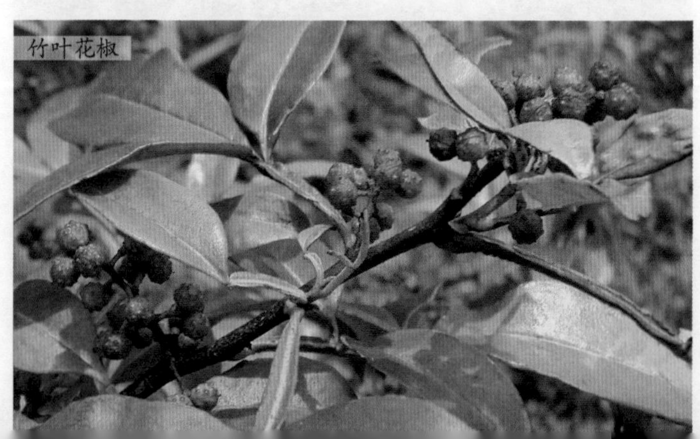
竹叶花椒

Zhenzi
榛子

【别名】槌子、山反栗。
【来源】桦木科植物榛 *Corylus heterophylla*、川榛 *C. heterophylla* var. *Sutchuenensis*、毛榛 *C. mandshurica* 的种仁。

【快速识别】川榛：灌木或小乔木。树皮灰色；枝条暗灰色，无毛，小枝黄褐色，密生短柔毛及疏生长柔毛。叶片椭圆形、宽卵形或近圆形，先端尾状；基部心形，边缘有不规则重锯齿，中部以上有浅齿，侧脉 5~7 对。雄花序单生或 2~7 排成总状，花药红色。果单生或 2~6 簇生；果苞钟形，具细条棱，外面密生短柔毛和刺毛状腺体。坚果近球形，微扁，密被细绒毛，先端密被粗毛。花期 3~4 月，果期 10 月。生于海拔 200~2500m 山地林中。分布于陕西、甘肃、山东、江苏、安徽、浙江、江西、河南、湖北、四川、贵州等地。

【采制】秋季果实成熟后及时采摘，晒干后除去总苞及果壳。

【功效主治】健脾和胃，润肺止咳。主治病后体弱，脾虚泄泻，食欲不振，咳嗽。

【用法用量】煎汤，30~60g；或研末。

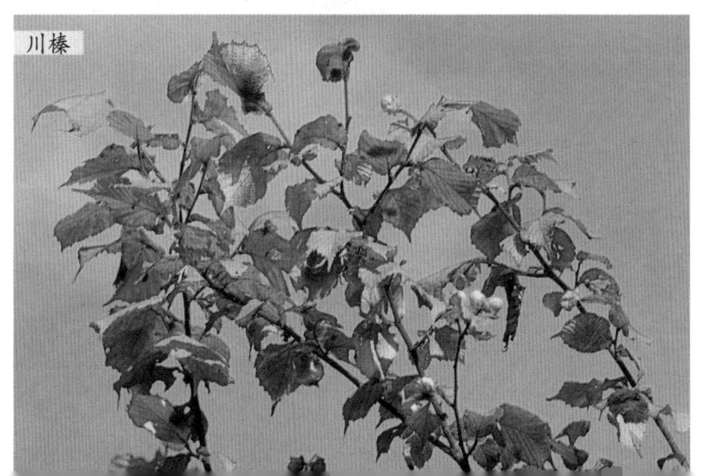
川榛

Zisuzi
紫苏子

【别名】苏子、黑苏子、铁苏子。
【来源】唇形科植物紫苏 *Perilla frutescens* 的成熟果实。

【快速识别】紫苏：草本。具有特殊芳香。茎直立，紫色、绿紫色或绿色，钝四棱形，密被长柔毛。叶对生；叶被长节毛；叶片阔卵形，卵状圆形或卵状三角形，边缘具粗锯齿，有时锯齿较深或浅裂，两面紫色或仅下面紫色，叶下面有细油腺点。轮伞花序，花冠唇形，白色或紫红色，花冠筒内有毛环，外面被柔毛。小坚果近球形，灰棕色或褐色，有网纹。花期6~8 月，果期 7~9 月。全国各地广泛栽培。

【采制】秋季果实成熟时采收，除去杂质，晒干。

【功效主治】降气化痰，止咳平喘，润肠通便。主治痰壅气逆，咳嗽气喘，肠燥便秘。

【用法用量】煎汤，5~10；或入丸，散。

【使用注意】肺虚咳喘、脾虚便溏者禁服。

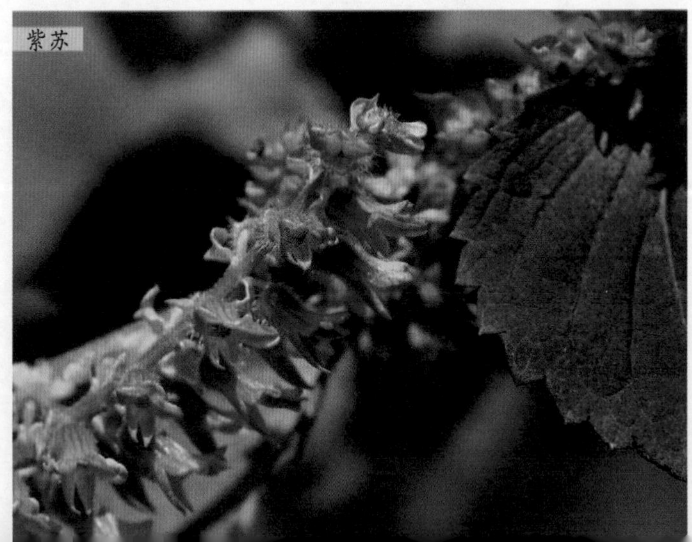
紫苏

Aidicha 矮地茶

【别名】平地木、叶下红，矮脚草。
【来源】紫金牛科植物紫金牛 *Ardisia japonica* 的全草。

【快速识别】紫金牛：亚灌木。具匍匐根茎；近蔓生，不分枝，幼时被细微柔毛。叶对生或近轮生；叶片坚纸质或近革质，椭圆形至椭圆状倒卵形，先端急尖，基部楔形，边缘具细锯齿，多少具腺点。亚伞形花序，腋生或生于近茎顶端的叶腋；花瓣粉红色或白色，具密腺点。果球形，鲜红色，多少具腺点。花期 5~6 月，果期 11~12 月。生于海拔 1200m 以下的低山林下或竹林下。分布于陕西及长江流域以南各地。

【采制】栽后 3~4 年在 8~9 月采收。挖后洗净晒干即成。

【功效主治】化痰止咳，利湿，活血。主治新久咳嗽，痰中带血，黄疸，水肿，淋证，带下，经闭痛经，风湿痹痛，跌打损伤，睾丸肿痛。

【用法用量】煎汤，6~15g；或鲜品捣汁服。外用，适量，捣烂敷；或煎水洗。

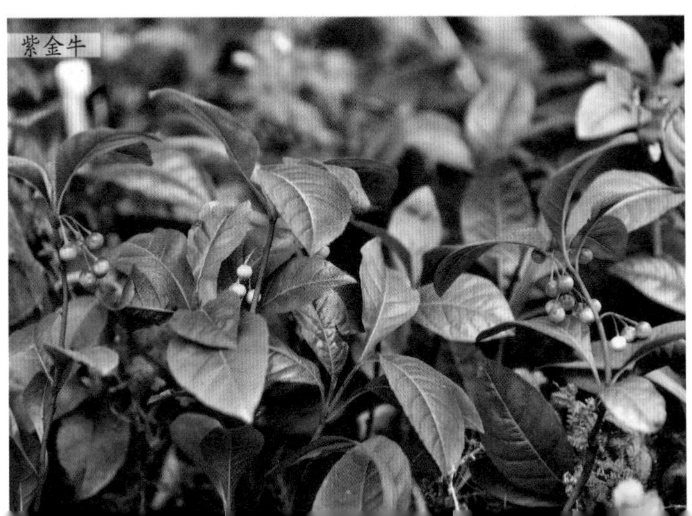

紫金牛

Baibeisanqi
白背三七

【别名】大肥牛、土生地、土田七。
【来源】菊科植物白子菜 *Gynura divaricata* 的全草。

【快速识别】白子菜：草本。茎圆柱形，带紫红色；被白色柔毛。单叶互生，多聚生于茎的下部，稍厚，略带肉质；茎下部叶长圆状椭圆形或披针形、卵形，基部有时有两耳，边缘有粗锯齿和白色睫毛，两面具柔毛，有短叶柄；茎上部叶的边缘有时作不规则的羽状分裂，无叶柄。头状花序排列成扩展的伞房花丛，黄色；总苞1层；全为管状花。瘦果深褐色；冠毛多数，白色。花期5~6月，果期8~11月。生于山野疏林下或栽培于农舍附近田边地角上。分布于华南、西南及浙江、台湾等地。

【采制】全年均可采收，鲜用或晒干。

【功效主治】清热凉血，活血止痛，止血。主治咳嗽，疮疡，烫火伤，跌打损伤，风湿痛，崩漏，外伤出血。

【用法用量】煎汤，6~15g；或浸酒。外用，适量，鲜品捣敷；或研末敷。

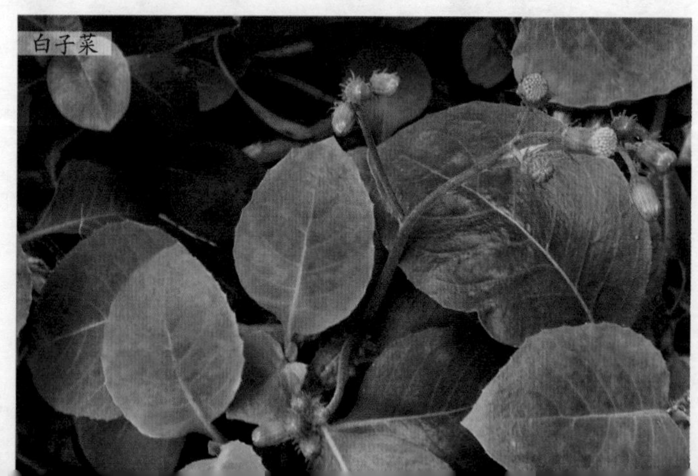
白子菜

Baihuadan

白花丹

【别名】山坡苓、隔布草、猛老虎。
【来源】白花丹科植物白花丹 *Plumbago zeylanica* 的全草或根。

【快速识别】白花丹：蔓生亚灌木状草本。茎细弱，基部木质，多分枝，有细棱，节上带红色。单叶互生；叶柄基部扩大而抱茎；叶片纸质，卵圆形至卵状椭圆形，先端尖，基部阔楔形，全缘。穗状花序顶生或腋生，苞片短于萼；花萼管状，绿色，外被腺毛，有黏性；花冠白色或白而略带蓝色，高脚碟状，先端5裂，扩展。蒴果长椭圆形，淡黄褐色；种子红褐色。花期10月至翌年3月，果期2月至翌年4月。多生于气候炎热的地区，常见于阴湿的沟边或村边路旁的旷地。分布于西南及福建、台湾、广东、广西等地。

【采制】全年均可采，切段晒干或鲜用。

【功效主治】祛风除湿，行气活血，解毒消肿。主治风湿痹痛，心胃气痛，肝脾肿大，血瘀经闭，跌打扭伤，痈肿瘰疬。

【用法用量】煎汤，9~15g。外用，适量，煎水洗；或捣敷；或涂擦。

【使用注意】有毒。孕妇禁服。外用时间不宜过长，以免起疱。

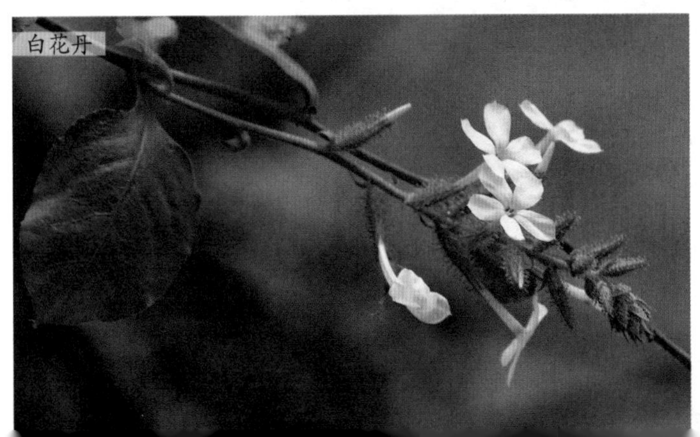
白花丹

Baihuaguizhencao 白花鬼针草

【别名】金杯银盏、金盏银盆、盲肠草。

【来源】菊科植物白花鬼针草 *Bidens pilosa* var. *radiata* 的全草。

【快速识别】白花鬼针草：直立草本。茎钝四棱形，无毛或上部被极稀的柔毛。茎下部叶较小，3 裂或不分裂，通常在开花前枯萎；中部叶具无翅的柄，小叶常为 3 枚，两侧小叶椭圆形或卵状椭圆形，边缘有锯齿，顶生小叶较大，长椭圆形或卵状长圆形，具柄，边缘锯齿；上部叶小，3 裂或不分裂，条状披针形。头状花序；总苞苞片 7~8 枚，条状匙形；舌状花 5~7 枚，白色，先端钝或有缺刻；盘花筒状。瘦果黑色，条形，先端芒刺 3~4 枚，具倒刺毛。生于村旁、路边及旷野。分布于华东、中南、西南等地。

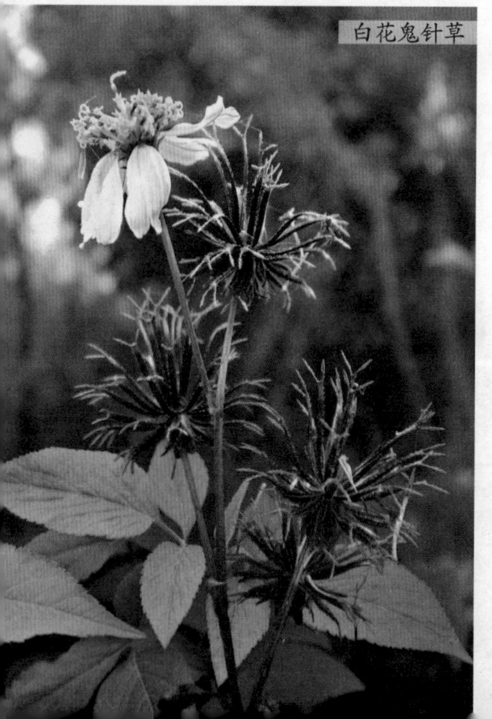
白花鬼针草

【采制】夏、秋二季采收，切段晒干。

【功效主治】清热解毒，利湿退黄。主治感冒发热，风湿痹痛，湿热黄疸，痈肿疮疖。

【用法用量】煎汤，15~30g。

白花九里明

Baihuajiuliming

【别名】白花、青羊藤、管芽。
【来源】菊科植物假东风草 *Blumea riparia* 的全草。

【快速识别】假东风草：攀缘状草质藤本或基部木质。茎圆柱形，多分枝，有沟纹，无毛或幼枝被锈色密短柔毛，花序轴上的毛更密。叶无柄或有短柄；叶片卵状长圆形或狭椭圆形，边缘有疏生的点状细齿，两面无毛或被疏柔毛，幼叶下面的毛较密。头状花序多数，在腋生枝顶端排列成密圆锥花序；总苞钟形或圆柱形，总苞5~7层；花黄色；雌花多数，细管状；两性花花冠管状，花药伸出花冠。瘦果圆柱形，有10条棱，被毛；冠毛糙毛状。花期1~8月。生于林边、山坡灌丛或密林中，路边、溪旁亦常见。分布于广东、广西、云南等地。

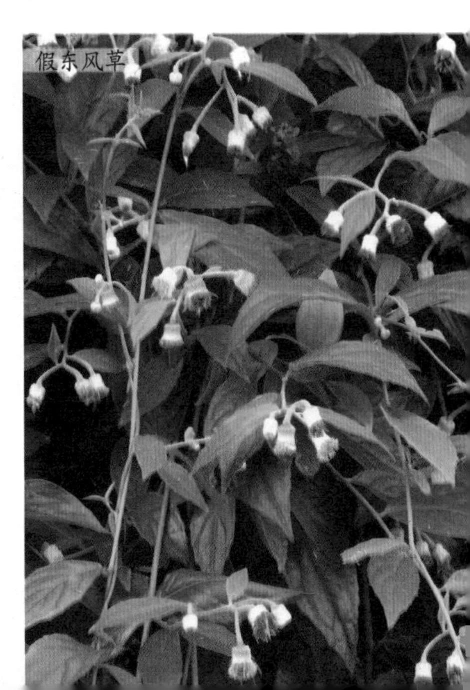
假东风草

【采制】夏、秋二季采收，鲜用或切段晒干。

【功效主治】祛风除湿，散瘀止血。主治风湿痹痛，血瘀崩漏，跌打肿痛，痈疖疥疮。

【用法用量】煎汤，15~30g。外用，适量，捣敷。

Baihuasheshecao 白花蛇舌草

【别名】蛇总管、鹤舌草、细叶柳子。
【来源】茜草科植物白花蛇舌草 *diffusa* 的全草。

【快速识别】白花蛇舌草：草本。根细长，分枝，白色。茎略带方形或扁圆柱形，光滑无毛，从基部发出多分枝。叶对生，叶片线形至线状披针形，先端急尖；托叶膜质，基部合生成鞘状，先端芒尖。花单生或成对生于叶腋；萼筒球形，4 裂；花冠白色，漏斗形，先端 4 深裂。蒴果扁球形，室背开裂，花萼宿存。种子棕黄色，细小，具 3 个棱角。花期 7~9 月，果期 8~10 月。生于潮湿的田边、沟边、路旁和草地。分布于我国东南至西南部各地。

【采制】夏、秋二季采集，洗净，鲜用或晒干。

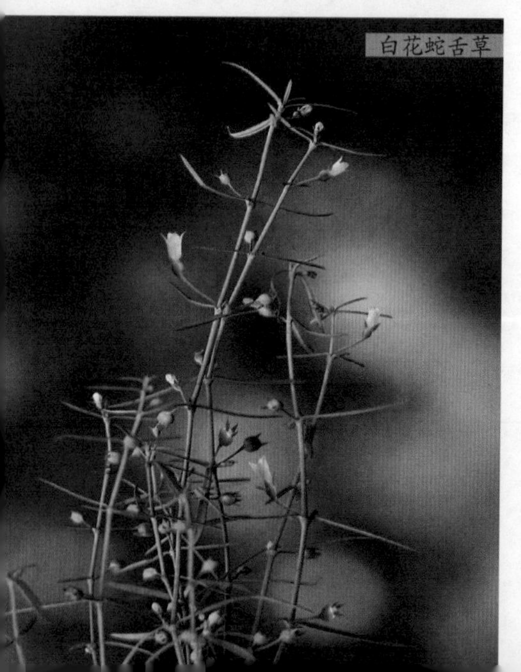
白花蛇舌草

【功效主治】清热解毒，利湿。主治肺热喘嗽，咽喉肿痛，肠痈，疖肿疮疡，毒蛇咬伤，热淋涩痛，水肿，痢疾，肠炎，湿热黄疸，癌肿。

【用法用量】煎汤，15~30g，大剂量可用至 60g；或捣汁。外用，适量，捣敷。

【使用注意】孕妇慎用。

Baiqucai 白屈菜

【别名】金牛花、土黄连、雄黄草。
【来源】罂粟科植物白屈菜 *Chelidonium majus* 的全草。

【快速识别】白屈菜：草本，含橘黄色乳汁。茎直立，多分枝，有白粉，具白色细长柔毛。叶互生，一至二回奇数羽状分裂；基生叶裂片 5~8 对，裂片先端钝，边缘具不整齐缺刻；茎生叶裂片 2~4 对，边缘具不整齐缺刻。花数朵，排列成伞形聚伞花序；苞片小，卵形；萼片 2 枚，椭圆形，淡绿色，早落；花瓣 4 枚，卵圆形或长卵状倒卵形，黄色。蒴果长角形，直立，灰绿色，成熟时由下向上 2 瓣。种子多数细小，卵球形，褐色，有光泽。花期 5~8 月，果期 6~9 月。生于山谷湿润地、水沟边、绿林草地或草丛中、住宅附近。分布于东北、华北、西北及江苏、江西、四川等地。

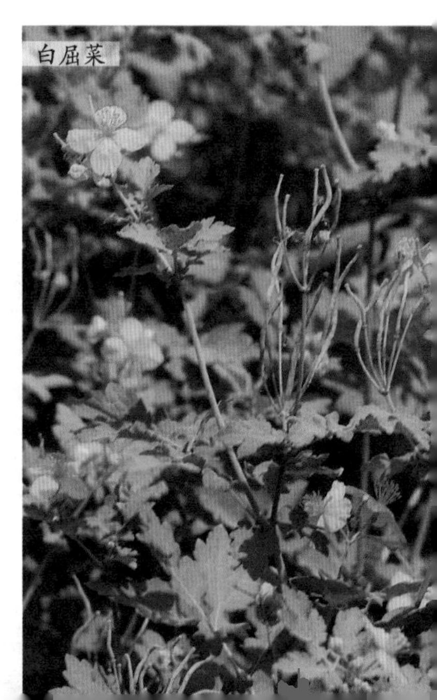
白屈菜

【采制】盛花期采收，割取地上部分，晒干，贮放于通风干燥处。亦可鲜用。

【功效主治】镇痛，止咳，利尿，解毒。主治胃痛，腹痛，肠炎，痢疾，慢性支气管炎，百日咳，咳嗽，黄疸，水肿，腹水，疥癣疮肿，蛇虫咬伤。

【用法用量】煎汤，3~6g。外用，适量，捣汁涂；或研粉调涂。

【使用注意】本品有毒，用量不宜过大，否则会中毒。

Baiying 白英

【别名】毛老人、红道士、毛和尚。
【来源】茄科植物白英 *Solanum lyratum* 的全草。

【快速识别】白英：草本。基部木质化，上部草质，茎、叶和叶柄密被具节的长柔毛。叶互生；叶片多戟形或琴形，先端渐尖，基部心形，上部全缘或波状，下部常有 1~2 对耳状或戟状裂片，少数为全缘。聚伞花序顶生或腋外侧生；花萼 5 浅裂，宿存；花冠蓝紫色或白色，5 深裂。浆果球形，熟时红色。种子近盘状，扁平。花期 7~9 月，果期 10~11 月。生于海拔 200~2800m 阴湿的路边、山坡、竹林下及灌木丛中。分布于华东、中南、西南及山西、陕西、甘肃等地。

【采制】夏、秋二季采收全草，鲜用或晒干。

【功效主治】清热利湿，解毒消肿。主治湿热黄疸，胆囊炎，胆石症，肾炎水肿，风湿关节痛，湿热带下，小儿高热惊搐，痈肿瘰疬，湿疹瘙痒，带状疱疹。

【用法用量】煎汤，15~30g，鲜者 30~60g；或浸酒。外用，适量，煎水洗；或捣敷；或捣汁涂。

【使用注意】有小毒，不宜过量服用，否则会出现中毒反应。

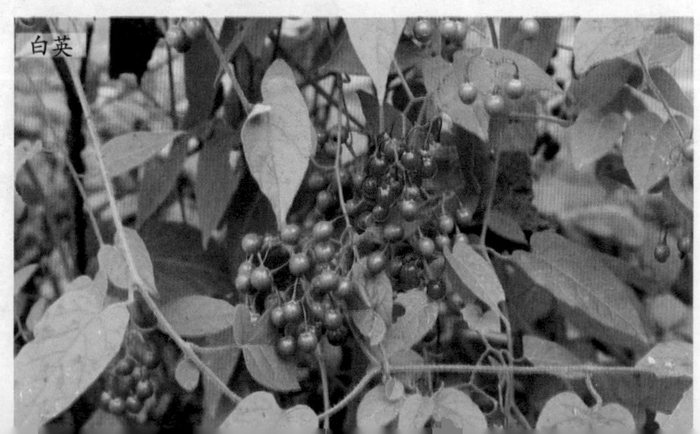
白英

Baimagu
白马骨

【别名】曲节草、路边荆、白点秤。
【来源】茜草科植物白马骨 *Serissa serissoides* 或六月雪 *S. japonica* 的全株。

【**快速识别**】白马骨：小灌木。枝灰色。叶对生；有短柄，常聚生于小枝上部；托叶膜质，先端有锥尖状裂片数枚；叶片倒卵形或倒披针形，先端短尖，基部渐狭，全缘，两面无毛或下面被疏毛。花丛生于小枝顶或叶腋；苞片1，白色；萼5裂，裂片三角状锥尖，有睫毛；花冠管状，白色，内有茸毛1簇，5裂，裂片长圆状披针形。核果近球形，有2个分核。花期4~6月，果期9~11月。生于山坡、路边、溪旁、灌木丛中。分布于我国中部及南部。

【**采制**】栽后1~2年，于4~6月采收茎叶，秋季挖根。洗净，切段，鲜用或晒干。

【**功效主治**】祛风利湿，清热解毒。主治感冒，黄疸型肝炎，肾炎水肿，咳嗽，喉痛，角膜炎，肠炎，痢疾，腰腿疼痛，咯血，尿血，闭经，带下，小儿疳积，惊风，风火牙痛，痈疽肿毒。

【**用法用量**】煎汤，10~15g，鲜品30~60g。外用，适量，烧灰淋汁；或煎水洗；或捣敷。

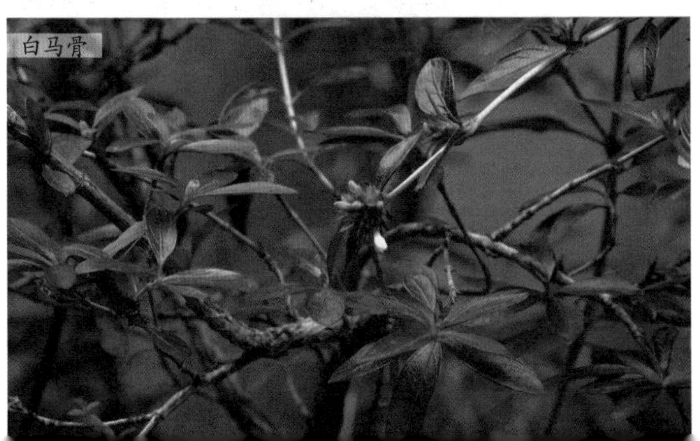
白马骨

Baibuhuanhun 百部还魂

【别名】还魂草、狗笠耳、白折耳根。
【来源】三白草科植物裸蒴 *Gymnotheca chinensis* 的全草或叶。

【快速识别】裸蒴：蔓生草本，具腥味。茎纤细，圆柱形，具节，节上生根。叶互生，纸质；叶柄扁圆形，腹面具纵槽；叶片肾状心形，先端阔短尖或圆，基部耳状心形，全缘或呈不明显的圆齿状；托叶膜质，与叶柄边缘合生，基部扩大抱茎，长为叶柄之半。穗状花序与叶对生，花序轴压扁，两侧具棱或几成翅状；苞片倒披针形；花小，白色，两性；花柱线形，外卷。果实含多数种子。花期 4~11 月。生于水沟、山溪旁以及阴湿疏林下。分布于中南、华南、西南等地。

【采制】夏、秋二季采挖，洗净，鲜用或晒干。

【功效主治】消食，利水，活血，解毒。主治食积腹胀，痢疾，泄泻，水肿，小便不利，带下，跌打损伤，疮疬肿毒，蜈蚣咬伤。

【用法用量】煎汤，6~30g；或代茶饮。外用，适量，鲜品捣敷。

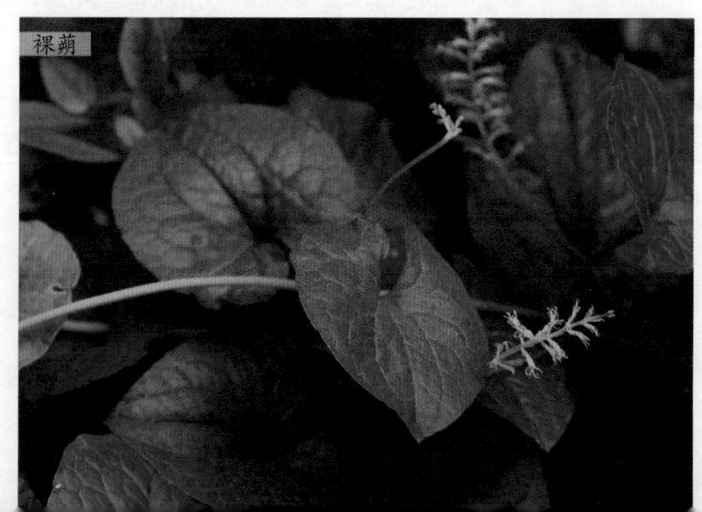
裸蒴

Baijiang 败酱

【别名】鹿肠、苦菜、白苦爹。
【来源】败酱科植物败酱 *Patrinia scabiosaefolia* 和攀倒甑 *P. villosa* 的全草。

【快速识别】攀倒甑：草本。根茎有特殊臭味；茎枝被粗白毛，后毛渐脱落。基生叶丛生；叶片宽卵形或近圆形，边缘有粗锯齿；茎生叶对生；上部叶渐近无柄；叶片卵形、菱状卵形或窄椭圆形，先端渐尖至窄长渐尖，基部楔形下延，叶2对羽状分裂，两面疏具糙伏毛或近无毛。聚伞圆锥花序，集成疏生大伞房状；总苞叶卵状披针形；花萼小；花冠白色。瘦果倒卵形，宿存苞片贴生，苞片近圆形，膜质，网脉明显。生于海拔500~800m的荒山草地、林缘灌丛中。分布于东北、华北、华东、华南和西南等地。

【采制】野生者夏、秋二季采挖，栽培者可在当年开花前采收，洗净，晒干。

【功效主治】清热解毒，活血排脓。主治肠痈，肺痈，痈肿，痢疾，产后瘀滞腹痛。

【用法用量】煎汤，10~15g。外用，鲜品适量，捣敷患处。

【使用注意】脾胃虚弱者及孕妇慎服。

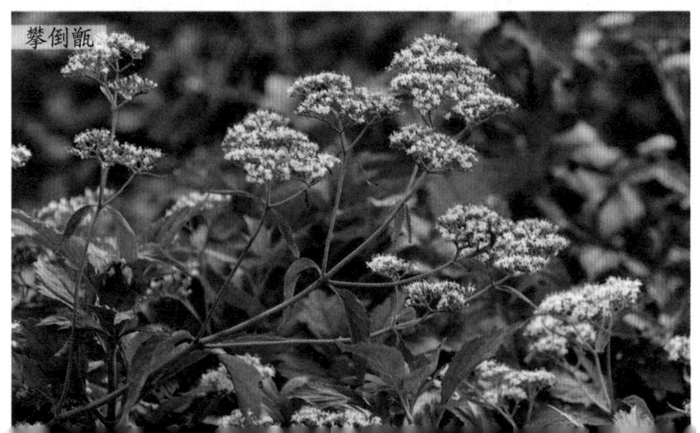
攀倒甑

Banbianlian 半边莲

【别名】半边花、单片芽、金鸡舌。
【来源】桔梗科植物半边莲 *Lobelia chinensis* 的全草。

【快速识别】半边莲：草本。茎细长，多匍匐地面，在节上生根，分枝直立，折断有白色乳汁渗出。叶互生；叶片狭披针形或条形，先端急尖，全缘或有波状疏浅锯齿。花两性，通常1朵，生分枝的上部叶腋；花萼筒倒长锥状裂片5；花冠粉红色或白色，背面裂至基部，喉部以下具白色柔毛，裂片5，全部平展于下方，呈一个平面，2个侧裂片披针形，较长，中间3枚裂片椭圆状披针形，较短。蒴果倒圆锥状。种子椭圆状，稍扁平，近肉色。花期5~8月，果期8~10月。生长于水田边、路沟边及潮湿的阴坡荒地。分布于华东、华中、中南、华南、西南等地。

【采制】夏季采收，除去泥沙，洗净，晒干。

【功效主治】清热解毒，利尿消肿。主治痈肿疔疮，蛇虫咬伤，臌胀水肿，湿热黄疸，湿疹湿疮。

【用法用量】煎汤，15~30g，或捣汁。外用，适量，捣敷；或捣汁调涂。

【使用注意】虚证水肿者禁服。

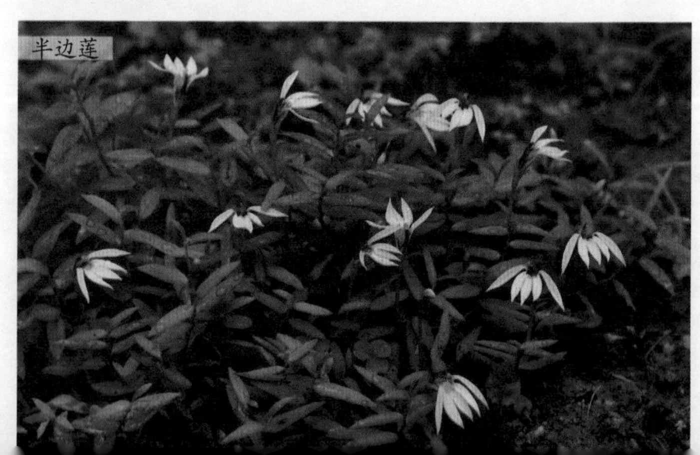
半边莲

Banbianqi

半边旗

【别名】半凤尾草、半边风药、半边梳。
【来源】凤尾蕨科植物半边旗 *Pteris semipinnata* 的全草或根茎。

【**快速识别**】半边旗：蕨类植物。根茎粗短。横走，顶端及叶柄基部有棕色钻形鳞片。叶草质，簇生，近一型；叶柄棕色或黑棕色，光滑，叶轴及羽轴腹面纵沟的两侧有小齿；孢子叶长圆形至长圆状披针形，二回半边羽裂，羽片半三角形至三角形，先端长尾状，上侧全缘，下侧羽裂几达羽轴，基部的裂片最长，向上渐短，仅营养叶的顶部边缘有尖锯齿，孢子叶裂片仅先端有 1 尖刺或具 2~3 个尖锯齿。孢子囊群线形，生于裂片边缘的边脉上，黄棕色。生于海拔 850m 以下的林下或石上。分布于华南、西南及浙江、江西、福建、台湾、湖南等地。

【**采制**】全年可采收。全草洗净，鲜用或晒干。根茎采挖后，除去叶须、根和鳞叶，洗净，趁鲜切片，干燥。

【**功效主治**】清热利湿，凉血止血，解毒消肿。主治泄泻，痢疾，黄疸，目赤肿痛，牙痛，吐血，痔疮出血，外伤出血，跌打损伤，皮肤瘙痒，毒蛇咬伤。

【**用法用量**】煎汤，9~15g。外用，适量，捣敷；或研末撒；或煎水熏洗。

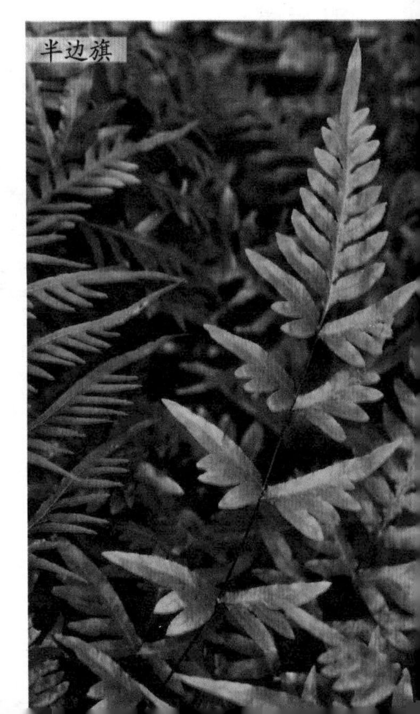
半边旗

Banzhilian 半枝莲

【别名】半向花、虎咬红、再生草。
【来源】唇形科植物半枝莲 *Scutellaria barbata* 的全草。

【快速识别】半枝莲：草本。茎四棱形。叶对生；叶片卵形、三角状卵形或披针形，先端急尖或稍钝，基部宽楔形或近截形，边缘具疏浅钝齿，上面橄榄绿色，下面带紫色。花对生，偏向一侧，排列成顶生或腋生的总状花序；下部苞叶叶状，较小，上部的逐渐变得更小；花冠蓝紫色，外被短柔毛，花冠筒基部囊状增大，向上渐宽，上唇盔状，下唇较宽。小坚果褐色，扁球形，具小疣状突起。花期5~10月，果期6~11月。生于溪沟边、田边或湿润草地上。分布于华东、华南、西南及河北、陕西南部、河南、湖北、湖南。

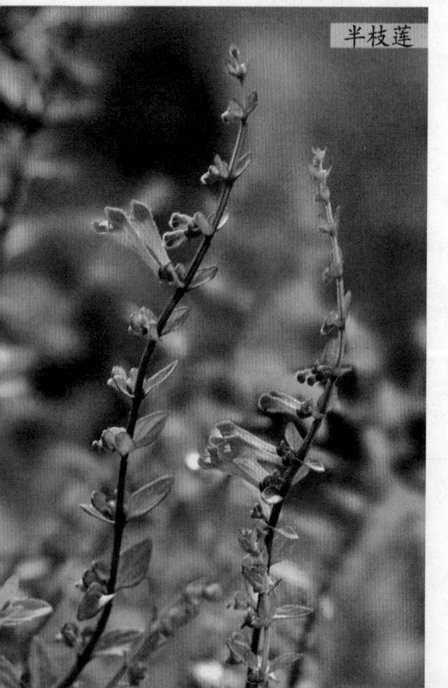
半枝莲

【采制】夏、秋二季茎叶茂盛时采挖，洗净，晒干。

【功效主治】清热解毒，化瘀利尿。主治疔疮肿毒，咽喉肿痛，跌扑伤痛，水肿，黄疸，蛇虫咬伤。

【用法用量】煎汤，15~30g，鲜品加倍；或入丸、散。外用，适量，鲜品捣敷。

【使用注意】体虚者及孕妇慎服。

Beiliujinu 北刘寄奴

【别名】金钟茵陈、山芝麻、吹风草。
【来源】玄参科植物阴行草 *Siphonostegia chinensis* 的全草。

【快速识别】阴行草：草本。全株密被锈色短毛。根有分枝。茎单一，稍具棱角，茎上部淡红色。叶对生；叶片二回羽状全裂，条形或条状披针形。花对生于茎枝上部，成疏总状花序；花梗极短，有1对小苞片；萼筒有10条显著的主脉，萼齿5；花冠上唇红紫色，下唇黄色，外被短柔毛。蒴果宽卵圆形，先端稍扁斜，包于宿存萼内。种子黑色。花期7~8月，果期8~10月。生于山坡及草地上。遍布全国各地。

【采制】秋季采收，除去杂质，晒干。

【功效主治】活血祛瘀，通经止痛，凉血，止血，清热利湿。主治跌打损伤，外伤出血，瘀血经闭，月经不调，产后瘀痛，癥瘕积聚，血痢，血淋，湿热黄疸，水肿腹胀，白带过多。

【用法用量】煎汤，9~15g，鲜品30~60g；或研末。外用，适量，研末调敷。

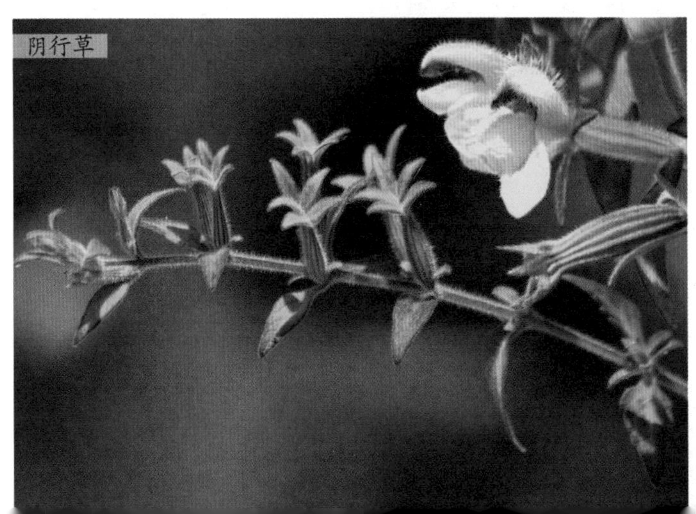
阴行草

Bianxu 萹蓄

【别名】萹竹、粉节草、野铁扫把。
【来源】蓼科植物萹蓄 *Polygonum aviculare* 的地上部分。

【快速识别】萹蓄：草本。植物体有白色粉霜。茎平卧地上或斜上伸展，基部分枝，绿色，具明显沟纹，幼枝具棱角。单叶互生；托叶鞘抱茎，膜质；叶片窄长椭圆形或披针形，先端钝或急尖，基部楔形，两面均无毛，侧脉明显。花小，常1~5朵簇生于叶腋；花梗顶端有关节；花被绿色，5裂，裂片椭圆形，边缘白色或淡红色，结果后呈覆瓦形包被果实。瘦果三角状卵形，棕黑色至黑色，具不明显细纹及小点，无光泽。花期4~8月，果期6~9月。生于山坡、田野、路旁等处。分布于全国各处。

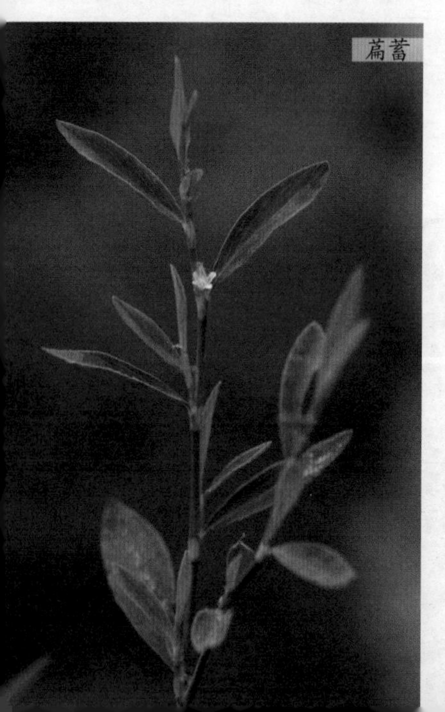
萹蓄

【采制】夏季叶茂盛时采收，除去根和杂质，晒干。

【功效主治】利尿通淋，杀虫，止痒。主治热淋涩痛，小便短赤，虫积腹痛，皮肤湿疹，阴痒带下。

【用法用量】煎汤，10~15g；或入丸、散；杀虫单用30~60g，鲜品捣汁饮50~100g。外用，适量，煎水洗；捣烂敷；或捣汁搽。

【使用注意】脾胃虚弱及阴虚患者慎服。

Bocai
菠菜

【别名】红根菜、鹦鹉菜、波斯草。
【来源】藜科植物菠菜 *Spinacia oleracea* 的全草。

【快速识别】菠菜：草本。全株光滑，柔嫩多水。幼根带红色。茎直立，中空，通常不分枝。叶互生；具长柄；基部叶和茎下部叶较大，茎上部叶渐次变小，戟形或三角状卵形，全缘或有缺刻，花序上的叶变为披针形。花单性，雌雄异株；雄花集成球形团伞花序，再于枝和茎的上部排列成有间断的穗状圆锥花序，顶生或腋生，花被片 4，黄绿色；雌花簇生于叶腋，无花被，苞片纵折，彼此合生成扁筒，小苞片先端有 2 齿，背面通常各具 1 棘状附属物。胞果硬，通常有 2 个角刺，果皮与种皮贴生。花期 4~6 月，果熟期 6 月。全国各地均有栽培，为常见蔬菜之一。

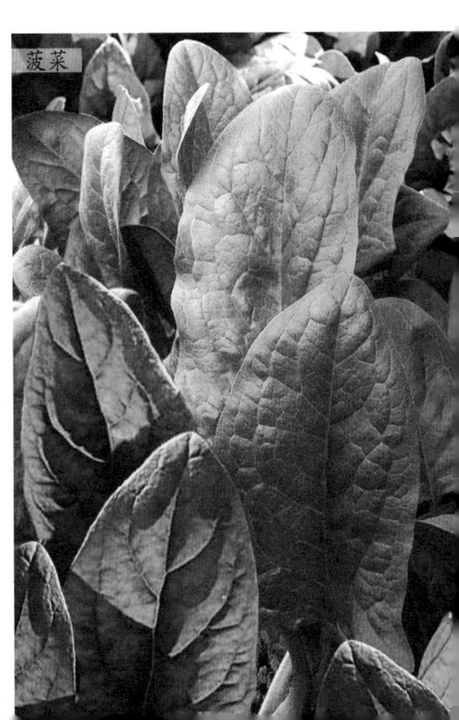
菠菜

【采制】冬、春二季采收，除去泥土、杂质，洗净鲜用。

【功效主治】养血，止血，平肝，润燥。主治衄血，便血，头痛，目眩，目赤，夜盲，消渴引饮，便闭，痔疮。

【用法用量】适量，煮食；或捣汁。

【使用注意】不可多食。

Bogucao
驳骨草

【别名】木贼、笔头草、斗眼草。
【来源】木贼科植物笔管草 *Equisetum ramosissimum* 的全草。

【快速识别】笔管草：多年生草本，根茎横走，黑褐色。茎一型，不分枝或不规则的分枝，中空，表面有脊和沟，脊6~30条，近平滑，沟中有2组分离的气孔；小枝1条，或2~3条1组，很少4~5条的，小枝也可能再分枝。叶鞘常为管状或漏斗状，紧贴，顶部常为棕色，鞘齿狭三角形，上部膜质，淡棕色，早落，留下截形基部，因而使鞘之顶端近全缘，叶鞘的脊部扁平。孢子囊穗顶生，先端短尖或小凸尖。生于河边或山涧旁的卵石缝隙中或湿地上。分布于华南、西南及江南、湖南等地。

【采制】秋季选择身老体大者采挖，洗净，鲜用或晒干。

【功效主治】明目，清热，利湿，止血。主治目赤胀痛，翳膜遮睛，淋病，黄疸型肝炎，尿血，崩漏。

【用法用量】煎汤，9~15g，鲜品15~30g。

【使用注意】体寒多尿者忌用。

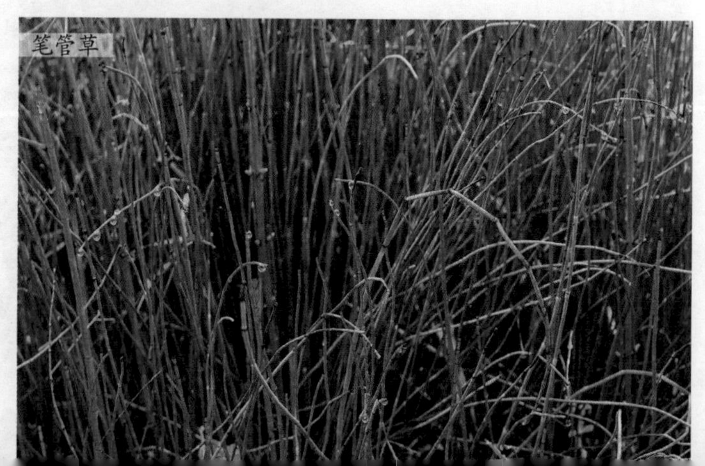
笔管草

Boluohui 博落回

【别名】落回、号筒草、三钱三。
【来源】罂粟科植物博落回 *Macleaya cordata* 和小果博落回 *M. microcarpa* 的根或全草。

【快速识别】小果博落回：大型草本，被白粉。根粗壮，黄褐色。茎直立，绿色或微红紫色，含红黄色乳汁。叶卵圆状心形，基部心形，边缘掌状5~7深裂或浅裂，裂片具不规则波状齿，下面被白粉，有卷曲的短绒毛。圆锥花序顶生或腋生；萼片2，花瓣状，倒披针形，黄绿色。无花瓣。蒴果下垂，扁平，近圆形，具宿存花柱。种子1颗，卵形，黑色。花期6~7月，果期7~8月。生于海拔2000m以下的低山河边、沟岸、路旁等处。分布于陕西、甘肃、江苏、河南、湖北及四川等地。

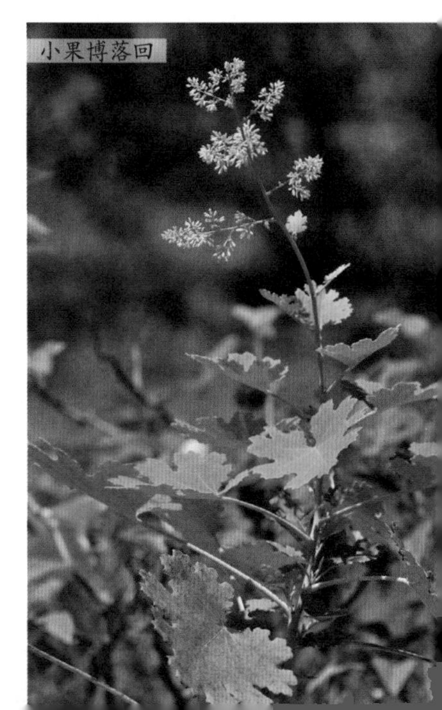
小果博落回

【采制】秋、冬二季采收，根与茎叶分开，晒干。放干燥处保存。鲜用随时可采。

【功效主治】散瘀，祛风，解毒，止痛，杀虫。主治痈疮疔肿，臁疮，痔疮，湿疹，蛇虫咬伤，跌打肿痛，风湿关节痛，龋齿痛，顽癣，滴虫性阴道炎及酒皶鼻。

【用法用量】外用，适量，捣敷；或煎水熏洗；或研末调敷。

【使用注意】本品有大毒，禁内服。内服易引起中毒。

Bohe
薄荷

【别名】见肿消、仁丹草、鱼香草。
【来源】唇形科植物薄荷 *Mentha haplocalyx* 的地上部分。

【快速识别】薄荷：芳香草本。具匍匐的根茎。茎锐四棱形，多分枝。单叶对生；叶形变化较大，披针形、卵状披针形、长圆状披针形至椭圆形，先端锐尖或渐尖，基部楔形至近圆形，边缘在基部以上疏生粗大的牙齿状锯齿，两面具柔毛及黄色腺鳞，下面分布较密。轮伞花序腋生；总梗上有小苞片数枚，具缘毛；花萼管状钟形，外被柔毛及腺鳞；花冠淡紫色至白色，冠檐 4 裂。小坚果长卵球形，黄褐色或淡褐色，具小腺窝。花期 7~9 月，果期 10~11 月。生于溪沟旁、路边及山野湿地，海拔可高达 3500m。分布于华北、华东、华中、华南、西南各地。

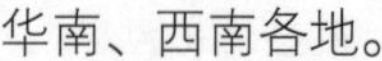

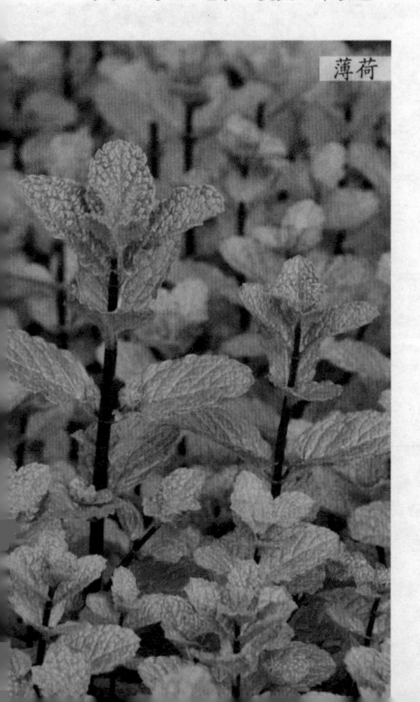
薄荷

【采制】夏、秋二季茎叶茂盛或花开至三轮时，选晴天，分次采割，晒干或阴干。

【功效主治】疏散风热，清利头目，利咽，透疹，疏肝行气。主治风热感冒，风温初起，头痛，目赤，喉痹，口疮，风疹，麻疹，胸胁胀闷。

【用法用量】煎汤，3~6g，不可久煎，宜作后下；或入丸、散。外用，适量，煎水洗；或捣汁涂敷。

【使用注意】表虚汗多者禁服。

Changchunhua 长春花

【别名】雁来红、日日春、四时花。
【来源】夹竹桃科植物长春花 *Catharathus roseus* 或黄长春花 *C. roseus* 的全草。

【快速识别】长春花：半灌木或草本。茎近方形，有条纹。叶对生，膜质，倒卵状长圆形，先端浑圆，有短尖头，基部广楔形渐狭而成叶柄。聚伞花序腋生或顶生，有花 2~3 朵，花 5 数；花萼萼片披针形或钻状渐尖；花冠红色，高脚碟状，喉部紧缩，花冠裂片宽倒卵形。蓇葖果 2 个，直立，平行或略叉开，外果皮厚纸质。种子黑色，具有颗粒状小瘤凸起。花、果期几乎全年。我国华东、中南、西南有栽培。

【采制】当年 9 月下旬至 10 月上旬采收，选晴天收割地上部分，先切除植株茎部木质化硬茎，再切小段，晒干。

【功效主治】解毒抗癌，清热平肝。主治多种癌肿，高血压，痈肿疮毒，烫伤。

【用法用量】煎汤，5~10g；或将提取物制成注射剂静脉注射。外用，适量，捣敷；或研末调敷。

【使用注意】长春花主治恶性肿瘤，多用其提取物静脉注射。但可引起毒副反应，故必须在医师指导下使用。

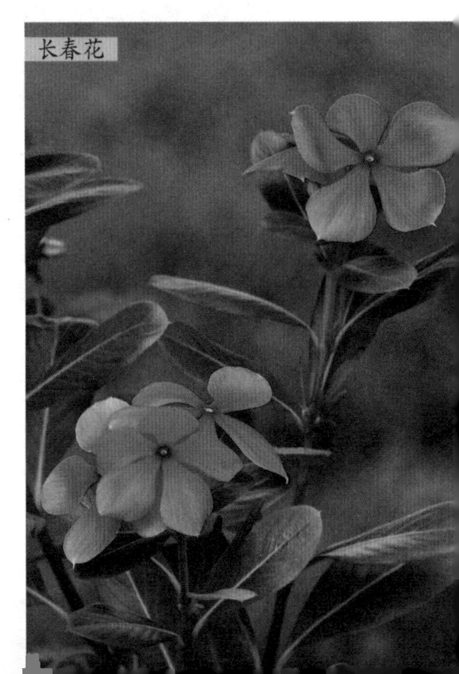
长春花

Cheqiancao 车前草

【别名】牛舌草、野甜菜、钱串草。
【来源】车前科植物车前 *Plantago asiatica* 或平车前 *P. depressa* 的全草。

【**快速识别**】见“车前子”（第 224 页）项下。

【**采制**】夏季采挖，除去泥沙，晒干。

【**功效主治**】清热利尿通淋，祛痰，凉血，解毒。主治热淋涩痛，水肿尿少，暑湿泄泻，痰热咳嗽，吐血衄血，痈肿疮毒。

【**用法用量**】煎汤，15~30g，鲜品 30~60g；或捣汁服。外用，适量，煎水洗、或捣烂敷；或绞汁涂。

【**使用注意**】虚滑精气不固者禁用。

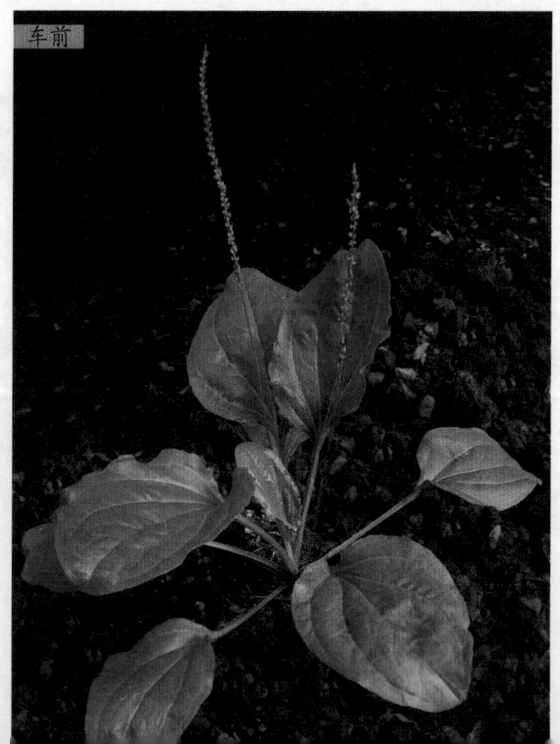
车前

Chuanxinlian
穿心莲

【别名】一见喜、苦胆草、斩龙剑。
【来源】爵床科植物穿心莲 *Andrographis paniculata* 的地上部分。

【快速识别】穿心莲：草本。茎直立，具 4 棱，多分枝，节处稍膨大，易断。叶对生；叶片披针形或长椭圆形，先端渐尖，基部楔形，边缘浅波状，两面均无毛。总状花序顶生和腋生，集成大型的圆锥花序；苞片和小苞片微小，披针形；萼有腺毛；花冠淡紫色，二唇形，上唇外弯，2 裂，下唇直立，3 浅裂，花冠筒与唇瓣等长。蒴果扁，长椭圆形，中间具一沟。花期 9~10 月，果期 10~11 月。我国南方诸地均有栽培。

【采制】秋初茎叶茂盛时采割，晒干。

【功效主治】清热解毒，凉血，消肿。主治感冒发热，咽喉肿痛，口舌生疮，顿咳劳嗽，泄泻痢疾，热淋涩痛，痈肿疮疡，蛇虫咬伤。

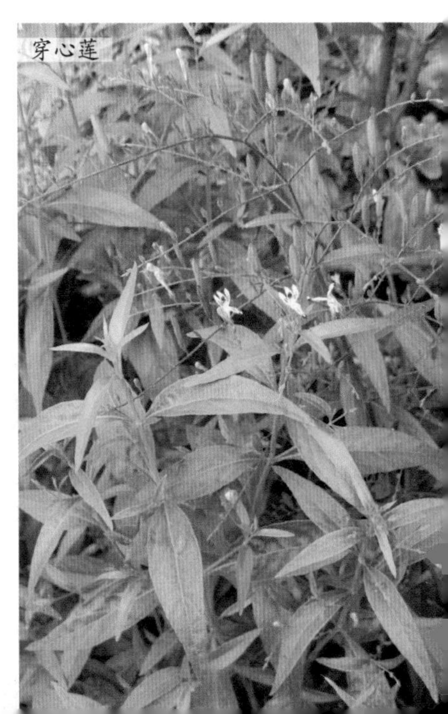
穿心莲

【用法用量】煎汤，9~15g，单味大剂量可用至 30~60g；研末，每次 0.6~3g，装胶囊吞服或开水送服。外用，适量，捣烂或制成软膏涂敷患处；或水煎滴眼、耳。

【使用注意】阳虚证及脾胃虚弱者慎服。

Chuipencao 垂盆草

【别名】山护花、三叶佛甲草、狗牙瓣。
【来源】景天科植物垂盆草 *Sedum sarmentosum* 的全草。

【快速识别】垂盆草：肉质草本。全株无毛。根纤维状，不育茎匍匐，接近地面的节处易生根。叶常为 3 片轮生；叶片倒披针形至长圆形，先端近急尖，基部下延，狭而有距，全缘。聚伞花序，顶生，有 3~5 分枝，花少，无梗；萼片 5 裂，宽披针形，不等长；花瓣 5，黄色，披针形至长圆形。蓇葖果。花期 5~7 月，果期 7~8 月。生于海拔 1600m 以下的向阳山坡、石隙、沟边及路旁湿润处。分布于东北、华北、华东、华中、中南、华南、西南及甘肃等地。

【采制】夏、秋二季采收，除去杂质，干燥。

【功效主治】利湿退黄，清热解毒。主治湿热黄疸，小便不利，痈肿疮疡。

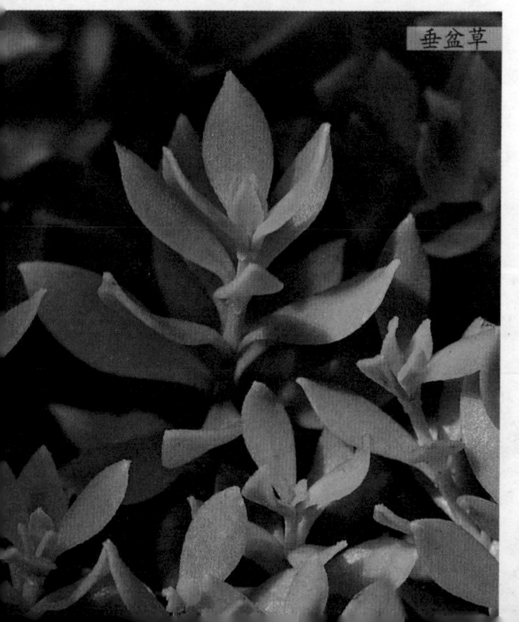
垂盆草

【用法用量】煎汤，15~30g，鲜品 50~100g；或捣汁。外用，适量，捣敷；或研末调搽；或取汁外涂；或煎水湿敷。

【使用注意】脾胃虚寒者慎服。

Choucao
臭草

【别名】臭艾、小香草、荆芥七。
【来源】芸香科植物芸香 *Ruta graveolens* 的全草。

【快速识别】芸香：木质草本。全株无毛但多腺点。叶互生，二至三回羽状全裂至深裂；裂片倒卵状长圆形、倒卵形或匙形，全缘或微有钝齿。聚伞花序顶生或腋生；花两性，金黄色；萼片 4~5，细小，宿存；花瓣 4~5，边缘细撕裂状；雄蕊 8~10，花开初期与花瓣对生的 4 枚贴伏于花瓣，与萼片对生的 4 枚较长，斜出而外露，花盛开时全部雄蕊并列一起竖直且等长。蒴果 4~5 室。花期 4~5 月，果期 6~7 月。栽培植物，我国南部常见，长江以北则栽培于温室。

【采制】7~8 月生长盛期收割，阴干或鲜用。

【功效主治】祛风清热，活血散瘀，消肿解毒。主治感冒发热，小儿高热惊风，痛经，闭经，跌打损伤，热毒疮疡，小儿湿疹，蛇虫咬伤。

【用法用量】煎汤，3~9g，鲜品 15~30g；或捣汁。外用，适量，捣敷；或塞鼻。

【使用注意】孕妇慎服。

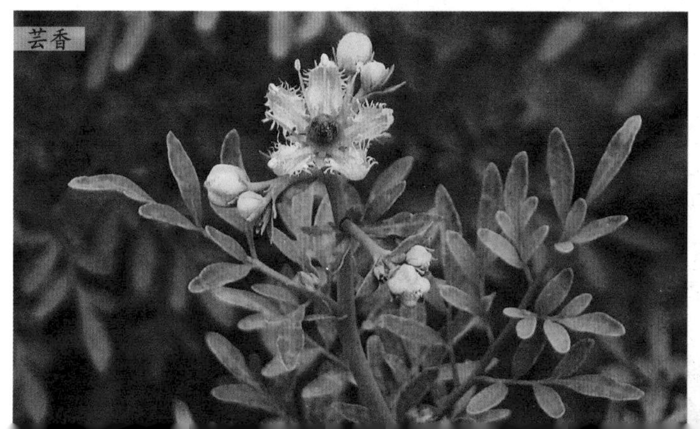
芸香

Choushicai
臭矢菜

【别名】黄花菜、羊角草、黄花蝴蝶草。
【来源】山柑科植物黄花草 *Cleome viscosa* 的全草。

【**快速识别**】黄花草：草本。全株密被黏质腺毛与淡黄色柔毛，有恶臭气味。叶为具3~7小叶的掌状复叶；小叶倒披针状椭圆形，侧生小叶依次减小，边缘有腺纤毛。花单生于叶腋，于茎上部逐渐变小，但近顶部则成总状或伞房状花序；萼片狭椭圆形至倒披针状椭圆形，有细条纹，背面及边缘有黏质腺毛；花瓣淡黄色或橘黄色，倒卵形或匙形。果直立，圆柱形，密被腺毛，成熟后果瓣自先端向下开裂。无明显花果期，通常3月出苗，7月果熟。生于田野、荒地。分布于华南及安徽、浙江、江西、福建、台湾、湖南、云南等地。

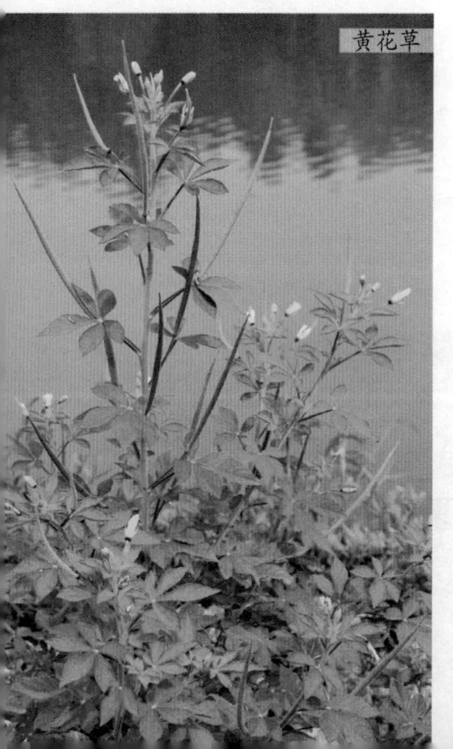
黄花草

【**采制**】秋季采，鲜用或晒干。

【**功效主治**】散瘀消肿，祛风止痛，生肌疗疮。主治跌打肿痛，劳伤腰痛，疝气疼痛，头痛，痢疾，疮疡溃烂，耳尖流脓，眼红痒痛，白带淋浊。

【**用法用量**】煎汤，6~9g。外用，适量，捣敷或煎水洗，或研粉撒敷。

Cujiangcao

酢浆草

【别名】三叶酸、长血草、酸芝草。
【来源】酢浆草科植物酢浆草 *Oxalis corniculata* 的全草。

【**快速识别**】酢浆草：草本。根茎细长，茎细弱，常褐色，匍匐或斜生，多分枝，被柔毛。总叶柄长；托叶明显；小叶3片，倒心形，先端凹，基部宽楔形，上面无毛，叶背疏生平伏毛，脉上毛较密，边缘具贴伏缘毛；无柄。花单生或数朵组成腋生伞形花序；花梗与叶柄等长；花黄色，萼片长卵状披针形，先端钝；花瓣倒卵形，先端圆，基部微合生。蒴果近圆柱形，略具5棱，有喙。熟时弹裂。花期5~8月，果期6~9月。生于荒地、田野、道旁。分布于全国大部分地区。

【**采制**】全年均可采收，尤以夏、秋季为宜，洗净，鲜用或晒干。

【**功效主治**】清热利湿，凉血散瘀，解毒消肿。主治湿热泄泻，痢疾，黄疸，淋证，带下，吐血，衄血，尿血，月经不调，跌打损伤，咽喉肿痛，痈肿疔疮，丹毒，湿疹，疥癣，痔疮，麻疹，烫火伤，蛇虫咬伤。

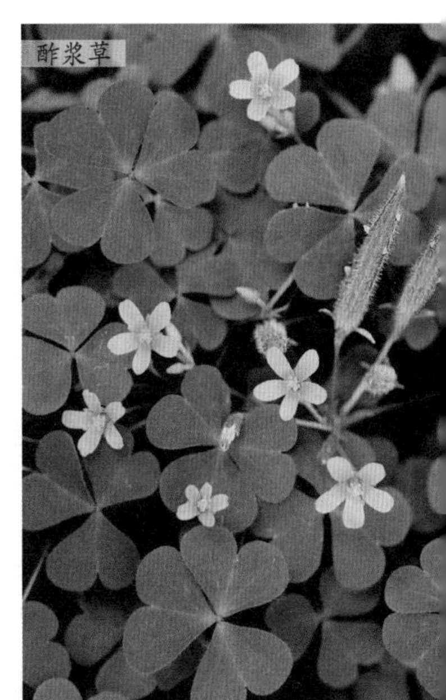
酢浆草

【**用法用量**】煎汤，9~15g，鲜品30~60g；或研末；或鲜品绞汁饮。外用，适量，煎水洗；或捣烂敷；或捣汁涂；或煎水漱口。

【**使用注意**】孕妇及体虚者慎服。

Dabaoyazhicao 大苞鸭跖草

【别名】七节风、竹叶菜。
【来源】鸭跖草科植物大苞鸭跖草 *Commelina paludosa* 的全草。

【**快速识别**】大苞鸭跖草：直立粗壮草本，不分枝或有时上部分枝，幼枝一侧被一列棕色柔毛。叶互生；叶片披针形或卵状披针形，先端长渐尖，基部渐狭，两面被疏柔毛或短刚毛；叶鞘宽大，边缘密被棕色长睫毛。总苞片数个在茎顶集成头状，下缘合生成扁漏斗状；聚伞花序有花 3~7。萼片 3，膜质，披针形；花瓣 3，蓝色，匙形或倒卵圆形。蒴果卵球状三棱形，3 瓣裂。花期 6~8 月，果期 9~12 月。生于海拔 110~2700m 的溪边、山谷及山坡林下阴湿处。分布于华南、西南及江西、福建、台湾、湖南等地。

【**采制**】夏、秋二季采收，洗净，鲜用或晒干。

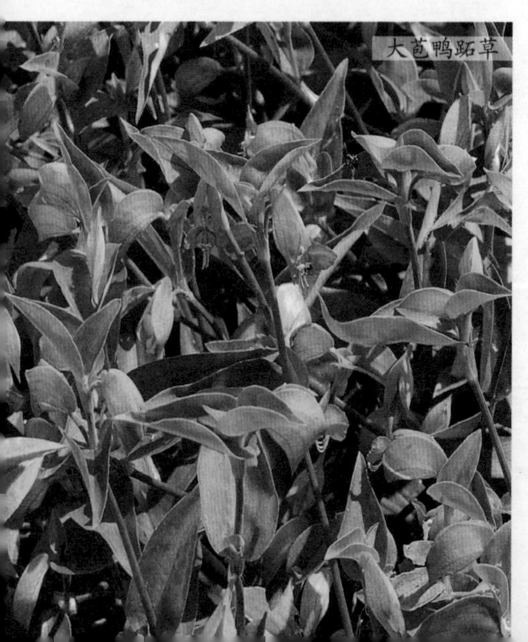
大苞鸭跖草

【**功效主治**】利水消肿，清热解毒，凉血止血。主治水肿，脚气，小便不利，热淋尿血，鼻衄，血崩，痢疾，咽喉肿痛，丹毒，痈肿疮毒，蛇虫咬伤。

【**用法用量**】煎汤，15~30g，鲜品 30~45g；或捣汁含咽。外用，适量，捣敷。

大浮萍
Dafuping

【别名】水浮莲、天浮萍、莲花藻。
【来源】天南星科植物大薸 *Pistia stratiotes* 的全草。

【快速识别】大薸：水生飘浮草本。有多数长而悬垂的根，须根羽状，密集。叶簇生成莲座状；叶片倒三角形、倒卵形、扇形，以至倒卵状长楔形，先端截头状或浑圆，基部厚，二面被毛，基部尤为浓密；叶脉扇状伸展，背面明显隆起成折皱状。佛焰苞白色，外被茸毛；肉穗花序短于佛焰苞。浆果小，卵圆形。花期5~11月。生长在平静的淡水池塘、沟渠中。长江流域以南各地有栽培，华南及福建、台湾、云南有野生。

【采制】夏季采收，除去须根。洗净，鲜用或晒干。

【功效主治】疏风透疹，利尿除湿，凉血活血。主治风热感冒，麻疹不透，荨麻疹，血热瘙痒，汗斑，湿疹，水肿，小便不利，风湿痹痛，臁疮，丹毒，无名肿毒，跌打肿痛。

【用法用量】9~15g。外用，适量，捣敷；或煎水熏洗。

【使用注意】孕妇忌服。根有毒，内服应去须根。

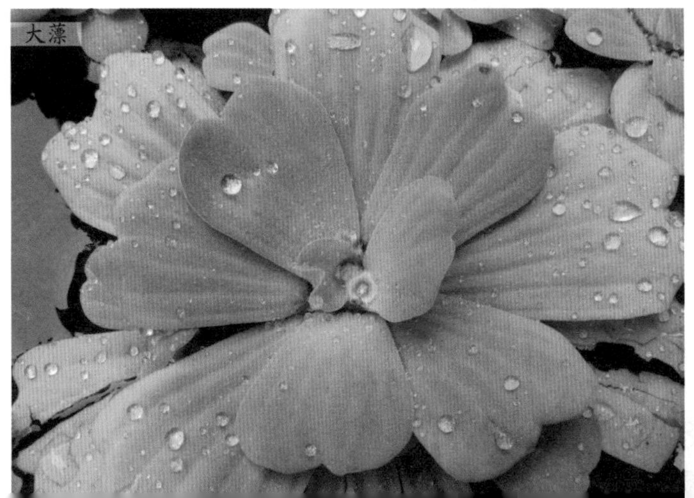
大薸

Daji
大蓟

【别名】虎蓟、牛不嗅、草鞋刺。
【来源】菊科植物蓟 *Cirsium japonicum* 的地上部分。

【**快速识别**】蓟：草本。茎直立，茎枝有条棱，被长毛。基生叶有柄，叶片倒披针形或倒卵状椭圆形，羽状深裂或几全裂，侧裂片 6~12 对，中部侧裂片较大，向上及向下的侧裂片渐小，边缘齿状，齿端具刺；自基部向上的叶渐小，与基生叶同形并等样分裂，但无柄，基部扩大半抱茎；全部茎叶两面同色，绿色。头状花序直立，单一或数个生于枝端集成圆锥状；总苞钟状；总苞片约 6 层，先端有刺；花两性，全部为管状花，花冠紫色或紫红色，5 裂；瘦果长椭圆形，稍扁，冠毛羽状，暗灰色。花期 5~8 月，果期 6~8 月。生于山坡、草地、路旁。分布于华东、华中、华南、西南及河北、陕西等地区。

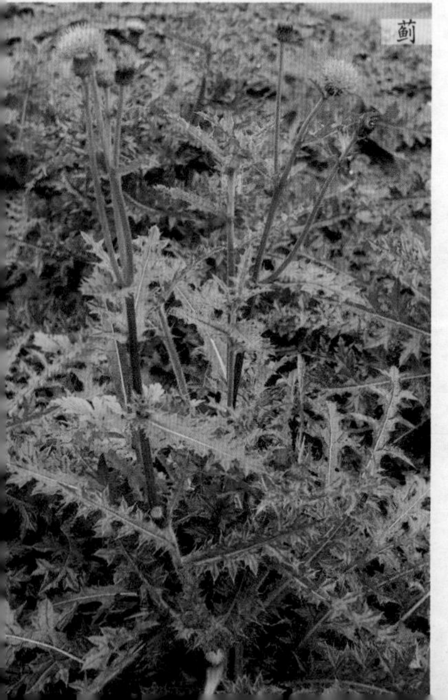
蓟

【**采制**】夏、秋二季花开时采割地上部分，除去杂质，晒干。

【**功效主治**】凉血止血，散瘀解毒消痈。主治衄血，吐血，尿血，便血，崩漏，外伤出血，痈肿疮毒。

【**用法用量**】煎汤，5~10g，鲜品可用 30~60g。外用，适量，捣敷。止血，宜炒炭用。

【**使用注意**】虚寒出血、脾胃虚寒者禁服。

大叶金花草
Dayejinhuacao

【别名】野黄连、土黄连、擎天蕨。
【来源】陵齿蕨科植物乌蕨 *Stenoloma chusanum* 的全草或根茎。

【快速识别】乌蕨：陆生中型蕨类。根茎短，横走，密生深褐色钻形鳞片。叶近生，叶柄禾秆色；叶片厚革质，长圆状披针形或狭卵形，三回羽状深裂；羽片基部的对生，其余互生，有柄，阔披针形，先端长渐尖至近尾状；二回羽片互生，有柄；羽片近卵形，先端渐尖，二回羽状深裂；末回羽片互生，倒卵形、阔楔形成近菱形，两侧有1~2对楔形裂片；叶脉二义分枝。孢子囊群小，生于裂片先端的小脉先端。生于海拔200~1900m的林下、路边或空旷处。分布于西南、华中、华东、华南等地。

【采制】夏、秋二季挖取带根茎的全草，去杂质，洗净，鲜用或晒干。

【功效主治】清热解毒，利湿，止血。主治感冒发热，咳嗽，咽喉肿痛，肠炎，痢疾，肝炎，湿热带下，痈疮肿毒，痄腮，口疮，烫火伤，皮肤湿疹，尿血，便血，外伤出血。

【用法用量】煎汤，15~30g，鲜品30~60g；或绞汁。外用，适量，捣敷；或研末外敷；或煎汤洗。

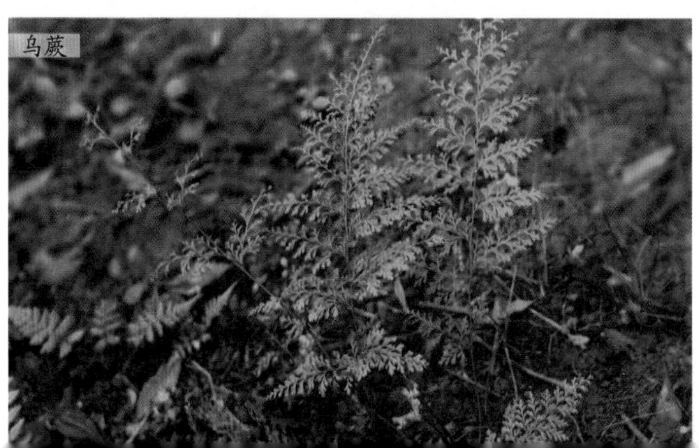
乌蕨

Daokoucao 倒扣草

【别名】鸡豚草、虎鞭草、倒钩草。
【来源】苋科植物土牛膝 *Achyranthes aspera* 的全草。

【快速识别】土牛膝：草本。茎四棱形，有柔毛，节部稍膨大，分枝对生。叶对生；叶片纸质，宽卵状倒卵形或椭圆状长圆形，全缘或波状缘，两面密生粗毛。穗状花序顶生，直立，花期后反折；总花梗具棱角，粗壮，坚硬，密生白色伏贴或开展柔毛；花疏生；苞片披针形；小苞片刺状，坚硬，光亮，常带紫色，基部两侧各有1个薄膜质翅，全缘，全部贴生在刺部，但易于分离；花被片披针形，长渐尖，花后变硬且锐尖，具1脉。胞果卵形。花期6~8月，果期10月。生于山坡疏林或村庄附近空旷地。分布于华南、西南及江西、福建、台湾、湖北、湖南等地。

【采制】夏、秋二季采收全株，洗净，鲜用或晒干。

【功效主治】活血化瘀，利尿通淋，清热解表。主治经闭痛经，月经不调，跌打损伤，风湿关节痛，淋病，水肿，湿热带下，外感发热，疟疾，痢疾，咽痛，疔疮痈肿。

【用法用量】煎汤，10~15g。外用，适量，捣敷；或研末，吹喉。

【使用注意】孕妇禁服。

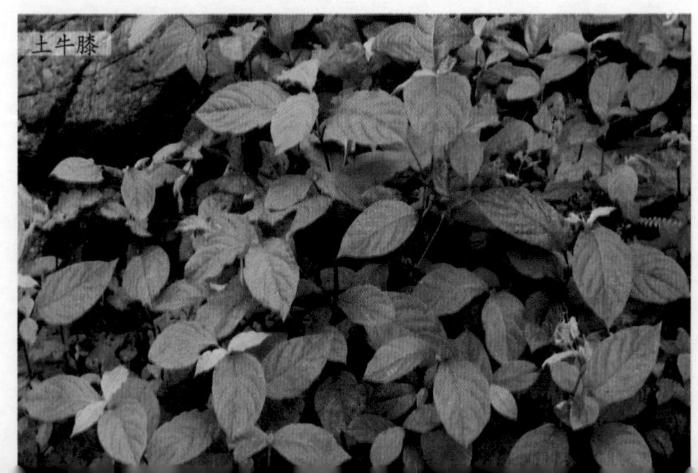
土牛膝

Dijincao

地锦草

【别名】草血竭、红茎草、红丝草。
【来源】大戟科植物地锦 *Euphorbia humifusa* 或斑地锦 *E. maculata* 的全草。

【快速识别】地锦：匍匐草本。茎纤细，近基部分枝，带紫红色，无毛。叶对生；叶柄极短；托叶线形，通常 3 裂；叶片长圆形，先端钝圆，基部偏狭，边缘有细齿，两面无毛或疏生柔毛，绿色或淡红色。杯状花序单生于叶腋；总苞倒圆锥形，浅红色，顶端 4 裂，裂片长三角形；腺体 4，长圆形，有白色花瓣状附属物。雄花数朵，雌花 1 朵。蒴果三棱状卵球形，成熟时分裂为 3 个分果爿，花柱宿存。花、果期 5~10 月。生于平原、荒地、路旁及田间，为常见杂草。除广东、广西外，分布几遍全国各地。

【采制】夏、秋二季采收，除去杂质，晒干。

【功效主治】清热解毒，凉血止血，利湿退黄。主治痢疾，泄泻，咯血，尿血，便血，崩漏，疮疖痈肿，湿热黄疸。

【用法用量】煎汤，10~15g，鲜者可用 15~30g；或入散剂。外用，适量，鲜品捣敷；或干品研末撒。

【使用注意】血虚无瘀及脾胃虚弱者慎服。

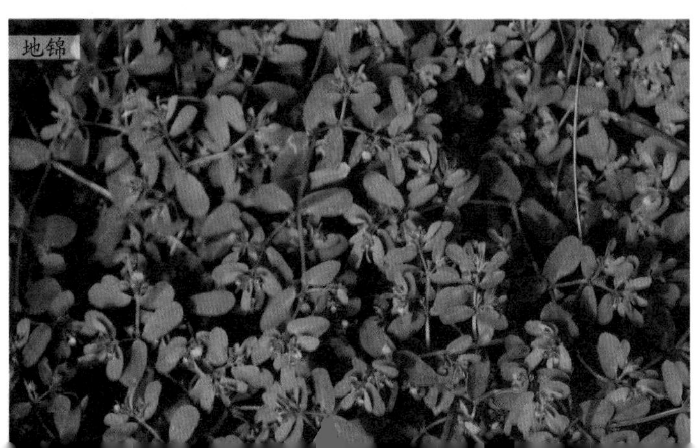
地锦

Diren 地菍

【别名】金头石榴、矮脚补翁、地茄。
【来源】野牡丹科植物地菍 *Melastoma dodecandrum* 的地上部分。

【快速识别】地菍：小灌木。茎匍匐上升，逐节生根，分枝多，披散，地上各部被糙伏毛。叶对生；叶片坚纸质，卵形或椭圆形，先端急尖，基部广楔形，全缘或具密浅细锯齿，聚伞花序顶生，有花 1~3 朵，基部有叶状总苞 2；花 5 数，花萼被糙伏毛，毛基部膨大呈圆锥状；花瓣淡紫色至紫红色，菱状倒卵形，上部略偏斜，先端有 1 束刺毛，被疏缘毛。蒴果坛状球形，近先端略缢缩，肉质，不开裂，宿存萼被糙伏毛。花期 5~7 月，果期 7~9 月。生于海拔 1250m 以下的山坡矮草丛中。分布于华南及浙江、江西、福建、湖南、贵州等地。

【采制】5~6 月采收，洗净，除去杂质，晒干或烘干。

【功效主治】清热解毒，活血止血。主治高热，肺痈，咽肿，牙痛，赤白痢疾，黄疸，水肿，痛经，崩漏，带下，产后腹痛，瘰疬，痈肿，疔疮，痔疮，毒蛇咬伤。

【用法用量】煎汤，15~30g，鲜品用量加倍；或鲜品捣汁。外用，适量，捣敷；或煎汤洗。

【使用注意】孕妇慎服。

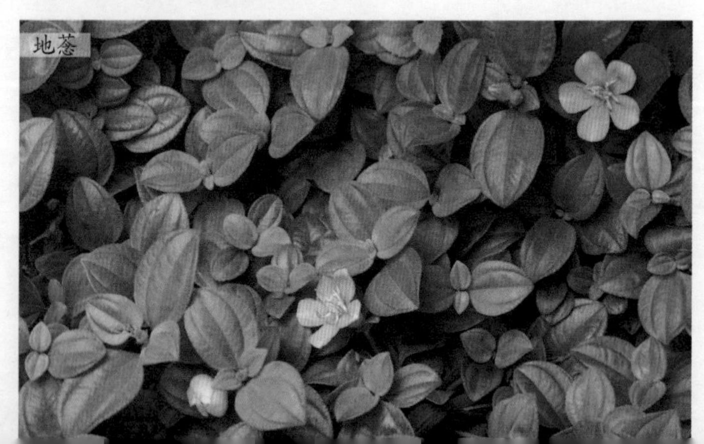
地菍

Ditaohua

地桃花

【别名】天下捶、八卦拦路虎、假挑花。
【来源】锦葵科植物地桃花 *Urena lobata* 或粗叶地桃花 *U. lobata* var. *scabriuscula* 的根或全草。

【快速识别】地桃花：亚灌木状草本。小枝被星状绒毛。叶互生；叶柄被灰白色星状毛；茎下部的叶近圆形，先端浅3裂，基部圆形或近心形，边缘具锯齿；中部的叶卵形；上部的叶长圆形至披针形；叶上面被柔毛，下面被灰白色星状绒毛。花腋生，单生或稍丛生，淡红色；花梗被绵毛；小苞片5，基部合生；花萼杯状，裂片5，较小苞片略短，两者均被星状柔毛；花瓣5，粉红色，倒卵形，外面被星状柔毛。果扁球形，分果爿被星状短柔毛和锚状刺。花期7~10月。生于干热的空旷地、草坡或疏林下。我国长江以南地区均有分布。

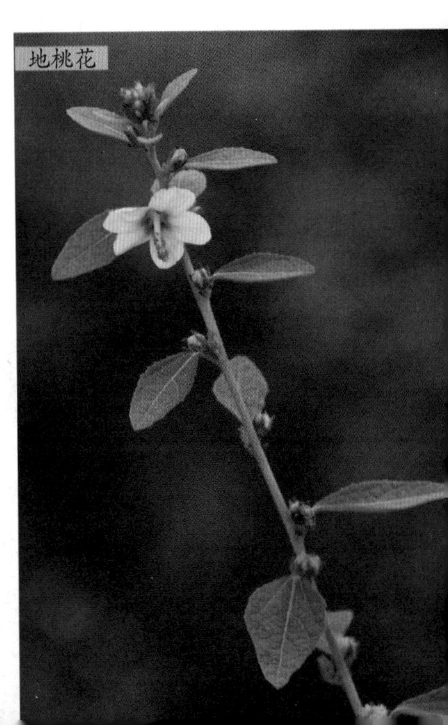
地桃花

【采制】全年均可采，洗净，鲜用或晒干。

【功效主治】祛风利湿，活血消肿，消热解毒。主治感冒，风湿痹痛，痢疾，泄泻，淋证，带下，月经不调，跌打肿痛，喉痹，乳痈，疮疖，毒蛇咬伤。

【用法用量】煎汤，30~60g；或捣汁。外用，适量，捣敷。

【使用注意】虚寒者忌服。

Dianqiecao
颠茄草

【别名】美女草、别拉多娜草。
【来源】茄科植物颠茄 *Atropa belladonna* 的全草。

【快速识别】颠茄：草本。茎直立，上部叉状分枝。叶互生，或在茎上部一大一小成双生；叶片卵形、卵状椭圆形或椭圆形，先端渐尖或急尖，基部楔形并下延到叶柄，上面暗绿色或绿色，下面淡绿色，两面沿叶脉有柔毛。花单生于叶腋，俯垂，密生白色腺毛；花萼钟状，5 裂，裂片三角形，果时稍增大成星芒状而向外展开；花冠筒状钟形，下部黄绿色，上部淡紫色，筒中部稍膨大，5 浅裂，裂片卵状三角形。浆果球状，成熟后紫黑色，光滑，汁液紫色。花、果期 6~9 月。我国南北药物种植场有引种栽培。

【采制】在开花至结果期内采挖，除去粗茎和泥沙，切段干燥。

【功效主治】解痉止痛，抑制分泌。主治胃及十二指肠溃疡，胃肠道、肾、胆绞痛，呕恶，盗汗，流涎。

【用法用量】抗胆碱药物，制成酊剂或片剂应用。

【使用注意】青光眼患者禁服。

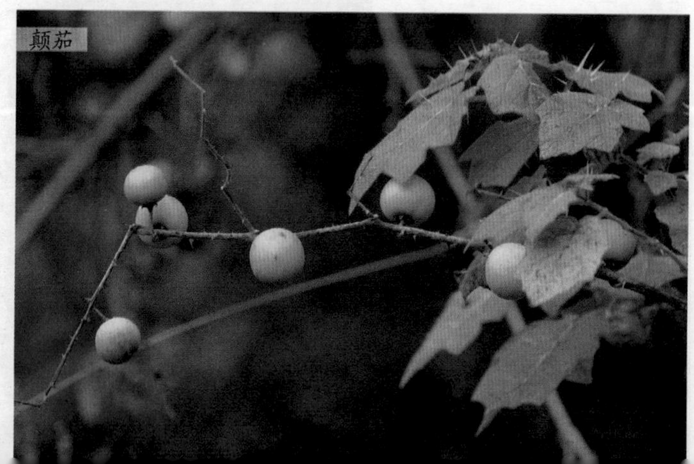
颠茄

Diaozhumei 吊竹梅

【别名】水竹草、红竹壳菜、红鸭跖草。
【来源】鸭跖草科植物吊竹梅 *Zebrina pendula* 的全草。

【快速识别】吊竹梅：草本。茎稍柔弱，半肉质，分枝，披散或悬垂。叶互生，无柄；叶片椭圆形、椭圆状卵形至长圆形，先端急尖至渐尖或稍钝，基部鞘状抱茎，鞘口或有时全部叶鞘均被疏长毛，上面紫绿色而杂以银白色，中部和边缘有紫色条纹，下面紫色，通常无毛，全缘。花聚生于1对不等大的顶生叶状苞内；花萼连合成1管，3裂，苍白色；花瓣连合成1管，白色，裂片3，玫瑰紫色。果为蒴果。花期6~8月。生于山边、村边和沟旁以及路边较阴湿的草地上。分布于福建、浙江、广东、海南、广西等地。

【采制】全年均可采收，洗净，晒干或鲜用。

【功效主治】清热利湿，凉血解毒。主治水肿，小便不利，淋证，痢疾，带下，咳嗽咯血，目赤肿痛，咽喉肿痛，疮痈肿毒，烧烫伤，毒蛇咬伤。

【用法用量】煎汤，15~30g，鲜品60~90g；或捣汁。外用，适量，捣敷。

【使用注意】孕妇禁服。

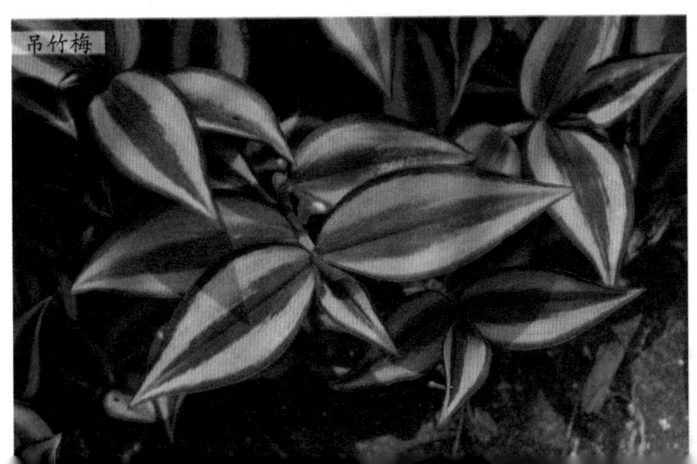
吊竹梅

Donglingcao 冬凌草

【别名】山香草、破血丹、野藿香。
【来源】唇形科植物碎米桠 *Rabdosia rubescens* 的地上部分。

【快速识别】碎米桠：小灌木。全株被柔毛。根茎有长纤维状须根。茎基部近圆柱形，皮层纵向剥落，茎上部及分枝均四棱形，褐色或带紫红色。叶对生；叶柄连具翅假柄向上渐变短；叶片卵圆形或菱状卵圆形，上面疏被腺点，脉纹常带紫红色。聚伞花序 3~5 花，总梗、花梗及序轴常带紫红色；花萼钟形，外密被腺点，明显带紫红色，萼齿 5，微呈二唇形，果时花萼增大；花冠外疏被腺点，冠筒基部上方浅囊状突起至喉部，冠檐二唇形，上唇外反，下唇内凹。小坚果倒卵状三棱形。花期 7~10 月，果期 8~11 月。生于山坡、灌木丛、林地及路边向阳处。分布于河北、山西、陕西、甘肃、安徽、浙江、江西、河南、湖北、湖南、广西、四川、贵州等地。

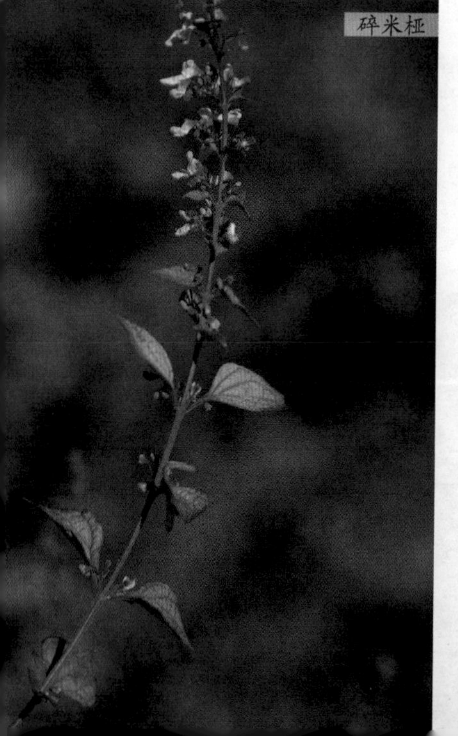
碎米桠

【采制】夏、秋二季茎叶茂盛时采割，晒干。

【功效主治】清热解毒，活血止痛。主治咽喉肿痛，癥瘕痞块，蛇虫咬伤。

【用法用量】煎汤，30~60g；或泡酒。

Duanxueliu

断血流

【别名】大叶香薷、山藿香、瘦风轮。
【来源】唇形科植物灯笼草 *Clinopodium polycephalum* 或风轮菜 *C. chinense* 的地上部分。

【快速识别】灯笼草：草本。茎被平展糙硬毛及腺毛。叶对生；叶片卵形，先端尖或钝，基部楔形，边缘具圆齿状牙，两面被糙硬毛。轮伞花序多花，圆球状，沿茎及分枝形成宽而多头的圆锥花序；苞片及花萼被具节柔毛及腺毛，花萼上唇3齿，先端具尾尖，下唇2齿，先端芒尖；花冠紫红色，外面被微柔毛，上唇先端微缺，下唇3裂。小坚果4，卵形，棕色。花期7~8月，果期8~9月。生于山坡、路旁、林下、灌丛或草地。分布于华东、西南及河北、陕西、甘肃、河南、湖北、湖南、广西等地。

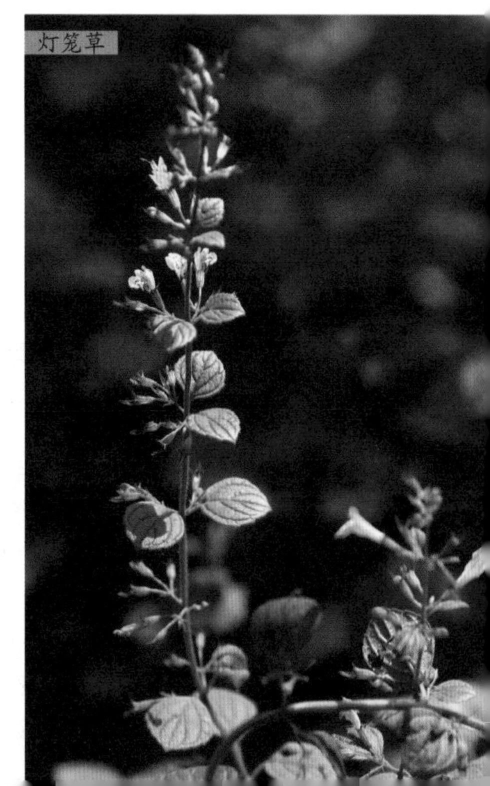
灯笼草

【采制】夏季开花前采收，除去泥沙，晒干。

【功效主治】收敛止血。主治崩漏，尿血，鼻衄，牙龈出血，创伤出血。

【用法用量】煎汤，15~30g；或捣汁。外用，适量，捣敷；或研末撒。

鹅不食草
Ebushicao

【别名】食胡荽、通天窍、雾水沙。
【来源】菊科植物鹅不食草 *Centipeda minima* 的全草。

【快速识别】鹅不食草：草本。茎纤细，多分枝，基部匍匐，着地后易生根，无毛或略具细绵毛。叶互生；无柄；叶片楔状倒披针形，先端钝，边缘有不规则的疏齿，无毛，或下面稍有细毛。头状花序细小，扁球形，单生于叶腋，无总花梗或近于无总花梗；总苞半球形；总苞片2层，绿色，边缘膜质，外层较内层大；花杂性，淡黄色或黄绿色，全为筒状；外围雌花多层，花冠细，有不明显的裂片；中央的两性花，花冠明显4裂。瘦果椭圆形，具4棱，边缘有长毛；无冠毛。花、果期9~11月。生于路旁荒野、田埂及阴湿草地上。分布于全国大部分地区。
【采制】夏、秋二季花开时采收，洗去泥沙，晒干。
【功效主治】发散风寒，通鼻窍，止咳。主治风寒头痛，咳嗽痰多，鼻塞不通，鼻渊流涕。
【用法用量】煎汤，5~9g；或捣汁。外用，适量，捣敷；或捣烂塞鼻；或研末搐鼻。

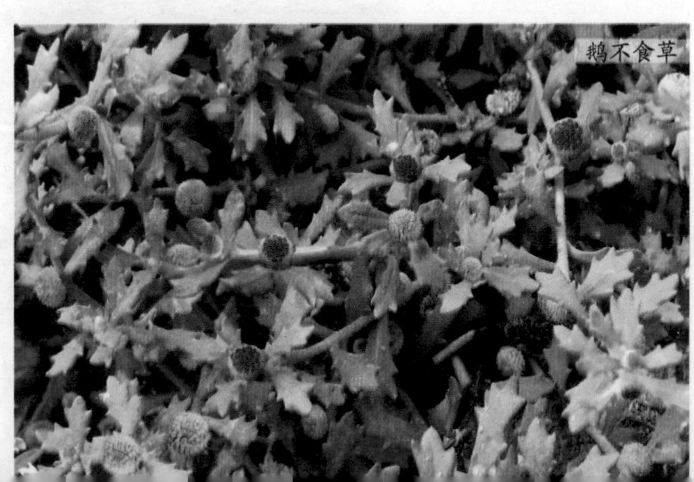
鹅不食草

Emahuang

饿蚂蝗

【别名】细风带、山蚂蟥、粘身草。
【来源】豆科植物饿蚂蝗 *Desmodium multiflorum* 的全株。

【快速识别】饿蚂蝗：小灌木。枝有疏生长柔毛。叶柄具淡黄色柔毛；托叶卵状披针形；三出复叶，顶生小叶宽椭圆形，先端钝，具硬尖，基部楔形，上面无毛，下面脉上有黄色长柔毛，侧生小叶小，略斜。总状花序腋生或为顶生的圆锥花序，花多数，密生；花萼钟状，萼齿披针形，有长柔毛；花冠粉红色，蝶形。荚果密生黑褐色绢毛，有 4~7 荚节。花期 7~9 月，果期 9~11 月。生于海拔 600~2300m 的山坡草地或林缘。分布于华南、西南及浙江、江西、福建、台湾、湖南等地。

【采制】夏、秋二季采收，切段，晒干或鲜用。

【功效主治】活血止痛，解毒消肿。主治脘腹疼痛，小儿疳积，妇女干血痨，腰扭伤，创伤，尿道炎，腮腺炎，毒蛇咬伤。

【用法用量】煎汤，9~30g。外用，适量，鲜品捣敷；或取汁涂。

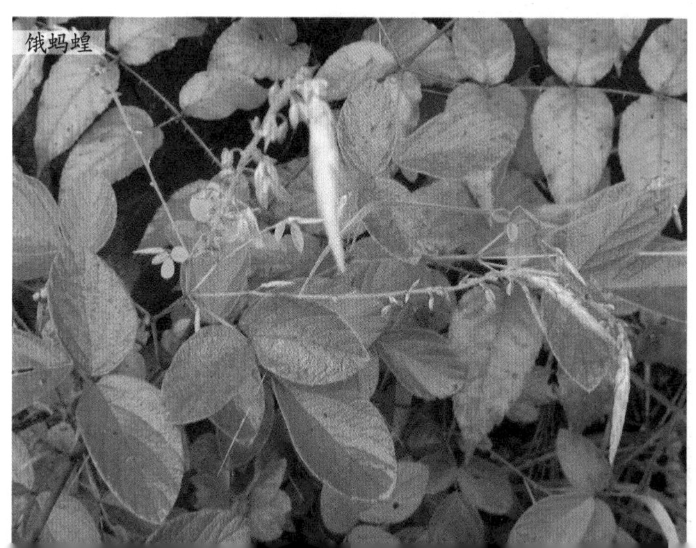
饿蚂蝗

耳草 Ercao

【别名】较剪草、节节花、散血草。
【来源】茜草科植物耳草 *Hedyotis auricularia* 的全草。

【快速识别】耳草：草本。茎近直立或平卧，小枝密被短粗毛，幼时近四棱柱形，老时圆柱形，节上常生根，叶对生；托叶膜质，被毛，合生成一短鞘，先端5~7裂成刚毛状；叶片近革质，披针形或椭圆形，先端急尖或渐尖，基部楔形或微下延，上面平滑或粗糙，下面常被粉末状短毛，侧脉4~6对。聚伞花序密集成头状，腋生；无总花梗；苞片披针形，微小；花4数；萼筒被毛，裂片披针形；花冠白色，裂片广展。蒴果球形，熟时不裂。花期春末夏初。生于草地、林缘和灌丛中。分布于华南和西南。

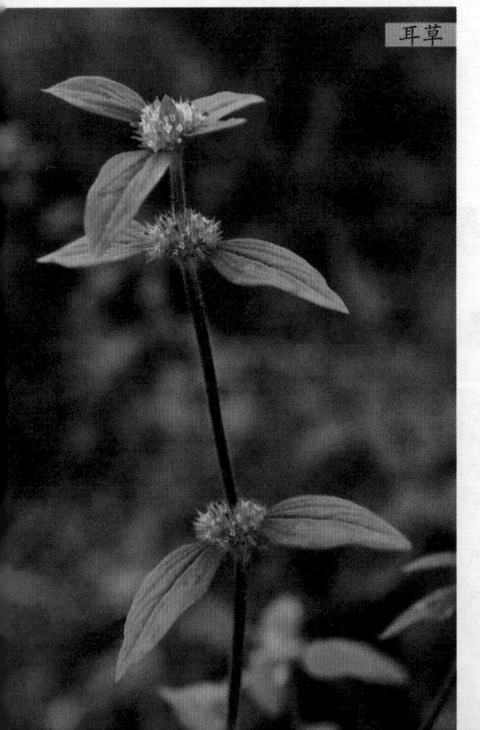
耳草

【采制】夏季采收，鲜用或晒干。

【功效主治】清热解毒，凉血消肿。主治感冒发热，肺热咳嗽，咽喉肿痛，肠炎，痢疾，痔疮出血，崩漏，毒蛇咬伤，乳腺炎，痈疖肿毒，湿疹，跌打损伤。

【用法用量】煎汤，10~15g。外用，适量，捣敷；或煎水洗。

Fanbaicao 翻白草

【别名】鸡腿儿、天藕儿、金钱吊葫芦。
【来源】蔷薇科植物翻白草 *Potentilla discolor* 的全草。

【快速识别】翻白草：多年生草本。根粗壮，下部常肥厚呈纺锤状。花茎直立，上升或铺散，密被白色绒毛。基生叶有小叶 2~4 对，对生或互生；叶柄密被白色绵毛，小叶无柄；托叶膜质，褐色，外面密被白色长柔毛；小叶片长圆形或长圆状披针形，上面暗绿色，下面密被白色或灰白色绵毛；茎生叶 1~2，有掌状 3~5 小叶，边缘常有缺刻状牙齿，下面密被白色绵毛。花两性；聚伞花序，花梗外被绵毛；萼片三角状卵形，副萼片披针形，外被白色绵毛；花瓣黄色，倒卵形。瘦果近肾形，光滑。花、果期 5~9 月。生于海拔 100~1850m 的荒地、山谷、沟边、山坡草地、草甸及疏林下。分布于东北、华北、华东、中南及陕西、四川等地。
【采制】夏、秋二季开花前采挖，除去泥沙和杂质，干燥。
【功效主治】清热解毒，止痢，止血。主治湿热泻痢，痈肿疮毒，血热吐衄，便血，崩漏。
【用法用量】煎汤，10~15g；或浸酒服。外用，适量，煎水熏洗；或鲜品捣敷。

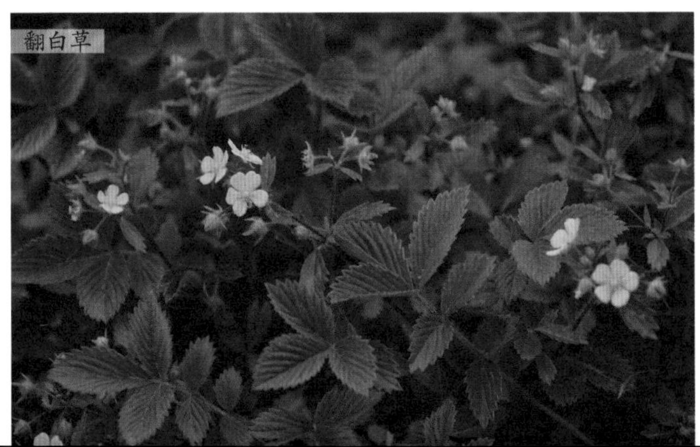
翻白草

Fanlü 繁缕

【别名】滋草、鹅儿肠菜、狗蚤菜。
【来源】石竹科植物繁缕 *Stellaria media* 的全草。

【快速识别】繁缕：草本。匍茎纤细平卧，节上生出多数直立枝，枝圆柱形，肉质多汁而脆，折断中空，茎表一侧有一行短柔毛。单叶对生；上部叶无柄，下部叶有柄；叶片卵圆形或卵形，全缘或呈波状，两面光滑无毛。花两性；花单生枝腋或成顶生的聚伞花序，花梗细长，一侧有毛；萼片5，披针形，花瓣5，白色，2深裂直达基部。蒴果卵形，先端6裂。南方花期2~5月，果期5~6月。北方花期7~8月，果期8~9月。生于田间路边或溪旁草地。全国大部分地区均有分布。

【采制】春、夏、秋季花开时采集，去尽泥土，晒干。

【功效主治】清热解毒，凉血消痈，活血止痛，下乳。主治痢疾，肠痈，肺痈，乳痈，疔疮肿毒，痔疮肿痛、出血，跌打伤痛，产后瘀滞腹痛，乳汁不下。

【用法用量】煎汤，15~30g，鲜品30~60g；或捣汁。外用，适量，捣敷；或烧存性研末调敷。

【使用注意】孕妇慎服。

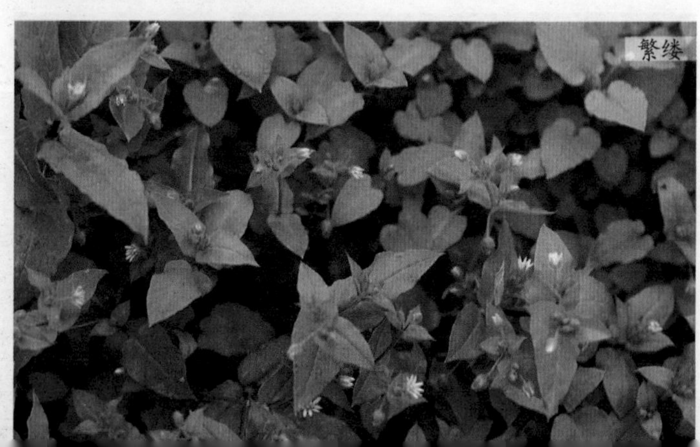
繁缕

Fantianhua
梵天花

【别名】三合枫、虱麻头、狗脚迹。
【来源】锦葵科植物梵天花 *Urena procumbens* 的全草。

【快速识别】梵天花：小灌木。枝平铺，小枝被星状绒毛。叶互生；叶柄被绒毛；下部的叶轮廓为掌状 3~5 深裂，裂口深达中部以下，圆形而狭，裂片菱形或倒卵形，呈葫芦状，先端钝，基部圆形至近心形，具锯齿，两面均被星状短硬毛，上部的叶通常 3 深裂。花单生或近簇生；小苞片基部合生，疏被星状毛；萼较短于小苞片或近等长，卵形，尖头，被星状毛；花冠淡红色。果球形，具刺和长硬毛，刺端有倒钩。花期 6~9 月。生于山坡小灌丛中。分布于浙江、江西、福建、台湾、湖南、广东、海南、广西等地。

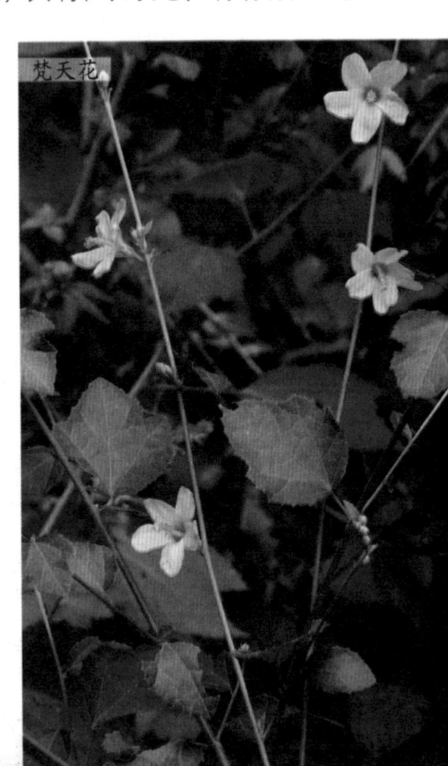
梵天花

【采制】夏、秋二季采挖全草，洗净，除去杂质，切碎，晒干。

【功效主治】祛风利湿，消热解毒。主治风湿痹痛，泄泻，痢疾，感冒，咽喉肿痛，肺热咳嗽，风毒流注，疮疡肿毒，跌打损伤，毒蛇咬伤。

【用法用量】煎汤，9~15g；鲜品 15~30g。外用，适量，捣敷。

Feiyangcao 飞扬草

【别名】大飞扬草、神仙对座草、毛飞扬。
【来源】大戟科植物飞扬草 *Euphorbia hirta* 的全草。

【快速识别】飞扬草：草本。被硬毛，含白色乳汁。茎常基部分枝；枝常淡红色或淡紫色；匍匐状或扩展。叶对生；托叶小；叶片披针状长圆形至卵状披针形，先端急尖而钝，基部圆而偏斜，边缘有细锯齿，中央常有1紫色斑，两面被短柔毛。杯状花序多数密集成腋生头状花序；花单性；总苞外面密被短柔毛，顶端4裂；腺体4，漏斗状，有短柄及花瓣状附属物。蒴果卵状三棱形，被短柔毛。花期全年。生于向阳山坡、山谷、路旁或灌丛下。分布于华南、西南及浙江、江西、福建、台湾、湖南等地。

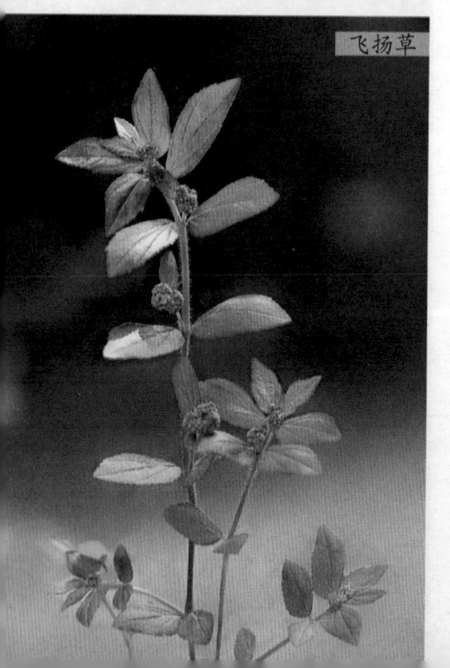
飞扬草

【采制】夏、秋二季采挖，洗净，晒干。

【功效主治】清热解毒，利湿止痒，通乳。主治肺痈，乳痈，疔疮肿毒，牙疳，痢疾，泄泻，热淋，血尿，湿疹，脚癣，皮肤瘙痒，产后少乳。

【用法用量】煎汤，6~9g，鲜品30~60g。外用，适量，捣敷；或煎水洗。

【使用注意】有小毒。孕妇、脾胃虚寒者慎用。

Fenjidu

粪箕笃

【别名】铁板膏药、田鸡草、青蛙藤。
【来源】防己科植物粪箕笃 *Stephania longa* 的根、根茎或全株。

【**快速识别**】粪箕笃：多年生草质藤本，除花序外，全株无毛。茎枝有条纹。叶互生，叶柄基部常扭曲；叶片三角状卵形，盾状着生，基部近平截或微圆，下面淡绿色或粉绿色；掌状脉10~11条。花小，单性，雌雄异株；复伞形聚伞花序腋生；雄花序较纤细，无毛；花瓣4或3，绿黄色。雌花萼片和花瓣均4片。核果内果皮背部有2行小横助。花期春末夏初，果期秋季。生于灌木丛中。分布于福建、台湾、广东、广西及云南等地。

【**采制**】全年可采收。一般在秋季割取藤叶或连根挖取，洗去泥沙，除去细根，晒干或鲜用。

【**功效主治**】清热解毒，利湿消肿，祛风活络。主治泻痢，小便淋涩，水肿，黄疸，风湿痹痛，喉痹，聤耳，疮痈肿毒。

【**用法用量**】煎汤，3~9g，鲜者15~30g。外用，适量，鲜叶捣敷；或制成药液滴耳。

【**使用注意**】孕妇禁服。

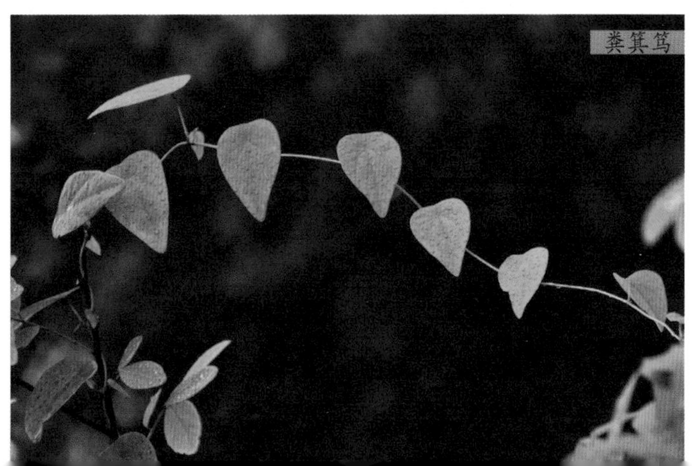
粪箕笃

Fengweicao 凤尾草

【别名】井口边草、旋鸡头、野鸡尾。
【来源】凤尾蕨科植物井栏边草 *Pteris multifida* 的全草或根茎。

【快速识别】井栏边草：陆生蕨类植物。根茎短，直立或斜生，顶端密披钻形棕色鳞片。叶草质，二型，簇生；不育叶柄光滑，禾秆色，基部略带棕色；叶片椭圆形，先端尾状，单数一回羽状；羽片1~4对，对生，下部的具柄；羽片线形，先端长尖，边缘具小尖齿，下部的2~3叉状深裂，有时二回分叉；叶轴两侧具翅，叶脉羽状，侧脉常二叉状，能育叶与不育叶相似而较大，仅在不育部分具小尖齿，孢子囊群线形，生于羽片边缘的边脉上。生于海拔800m以下的石灰岩缝内或墙缝、井边。分布于华东、中南、西南及山西、陕西等地。

【采制】全年或夏、秋二季采收，洗净，晒干。

【功效主治】清热利湿，凉血止血，消肿解毒。主治痢疾，泄泻，淋浊，带下，黄疸，疔疮肿毒，喉痹乳蛾，淋巴结结核，腮腺炎，乳腺炎，高热抽搐，蛇虫咬伤，吐血，衄血，尿血。

【用法用量】煎汤，9~15g，鲜品15~30g；或捣汁。外用，适量，捣敷。

【使用注意】虚寒泻痢者和孕妇禁服。

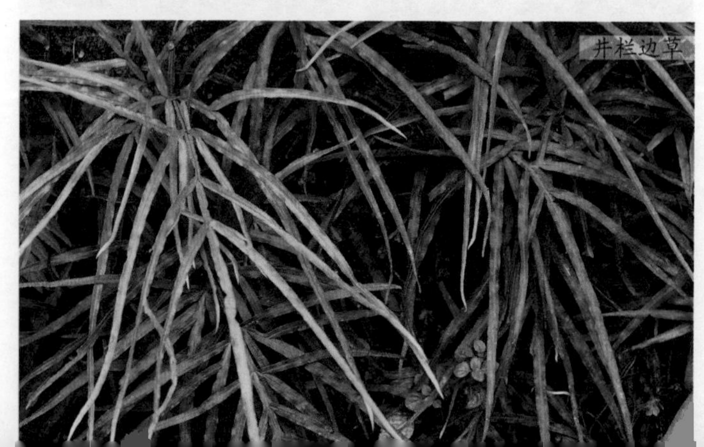
井栏边草

Fodushu 佛肚树

【别名】独脚莲、红花金花果、麻烘娘。
【来源】大戟科植物佛肚树 *Jatropha podagrica* 的全株或根。

【快速识别】 佛肚树：灌木。茎直立，不分枝或上部略分枝，近基部极膨大，有叉状刺。叶丛生于茎顶；叶柄较长，向上一面略带紫红；托叶撕裂状，有腺体；叶盾状，近圆形，先端钝或短渐尖，基部近于截平或圆，边缘 3~5 裂或不分裂，上面绿色，下面粉绿色，叶脉在上面略带紫红色。聚伞花序顶生，具长柄，分枝短，肥厚，小枝和花红色；总花梗较长；花单性同株；雄花花萼 5 裂，花瓣 5，椭圆形或长圆状倒卵形，雌花花萼 5 齿裂。蒴果椭圆形。我国南方各地均有栽培。

【采制】 全年均可采，洗净，鲜用或切片晒干。

【功效主治】 清热解毒。主治毒蛇咬伤，尿急，尿痛，尿血。

【用法用量】 煎汤，5~15g；或绞汁。外用，适量，捣烂敷。

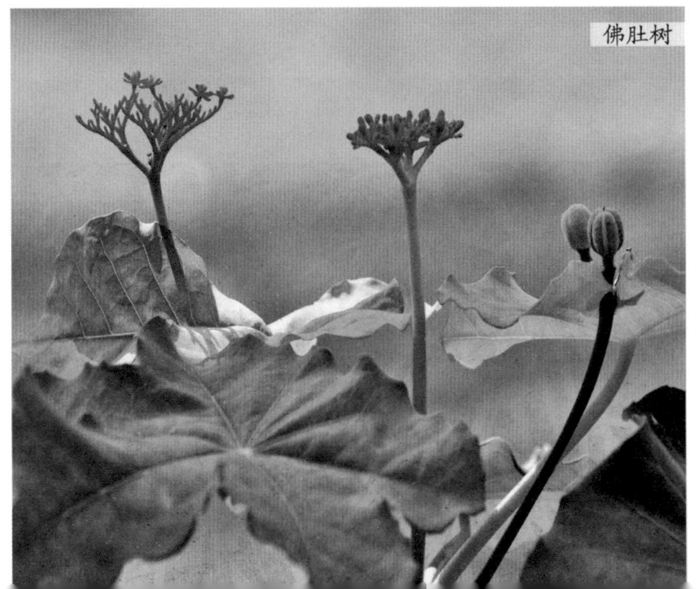
佛肚树

Fuping 浮萍

【别名】萍子草、水藓、九子萍。
【来源】浮萍科植物浮萍 *Lemna minor* 或紫萍 *Spirodela polyrrhiza* 的干燥全草。

【**快速识别**】浮萍：浮水小草本。根1条，纤细，根鞘无翅，根冠钝圆或截切状。叶状体对称，倒卵形、椭圆形或近圆形，上面平滑，绿色，不透明，下面浅黄色或为紫色，全线，具不明显的3脉纹。叶状体背面一侧具囊，新叶状体于囊内形成浮出，以极短的细柄与母体相连，随后脱落。花单性，雌雄同株，生于叶状体边缘开裂处；佛焰苞翼状，内有雌花1，雄花2。果实近陀螺状，无翅。生长于池沼、水田、湖泊或静水中，常与紫萍混生。分布于全国南北各地。

【**采制**】6~9月采收，洗净，除去杂质，晒干。

【**功效主治**】宣散风热，透疹，利尿。主治麻疹不透，风疹瘙痒，水肿尿少。

【**用法用量**】煎汤，3~9g，鲜品15~30g；或捣汁饮；或入丸、散。外用，适量，煎水熏洗；研末撒或调敷。

【**使用注意**】表虚自汗者禁服。

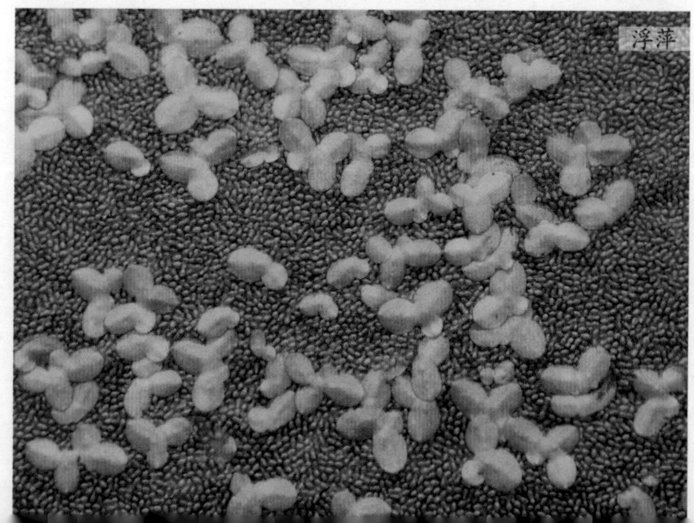
浮萍

Gantanxiang

干檀香

【别名】小青皮、香疙瘩、干香树。
【来源】檀香科植物沙针 *Osyris wightiana* 或其变种豆瓣香树 *O. wightiana* var. *rotundifolia* 的全株。

【快速识别】沙针：灌木或小乔木。枝细长，嫩时呈三棱形。叶片薄革质，灰绿色，椭圆状披针形或椭圆状倒卵形，先端尖，有短尖头，基部渐狭，下延而成短柄。花小；雄花 2~4 朵集成小聚伞花序；花被裂片 3；花盘肉质，湾缺；雌花单生，偶 4 或 3 朵聚生；苞片 2 枚；花梗顶部膨大；花盘、雄蕊如同雄花，但雄蕊不育；两性花外形似雌花，但具发育的雄蕊。核果近球形，先端有圆形花盘残痕，橙黄色至红色，干后浅黑色。花期 4~5 月，果期 10 月。生于山坡灌丛中或石崖边。分布于广西、四川、云南、西藏等地。

【采制】全年均可采收，除去杂质，洗净，晒干。

【功效主治】疏风解表，活血调经。主治咳嗽，感冒，月经不调，痛经。

【用法用量】煎汤，9~15g。

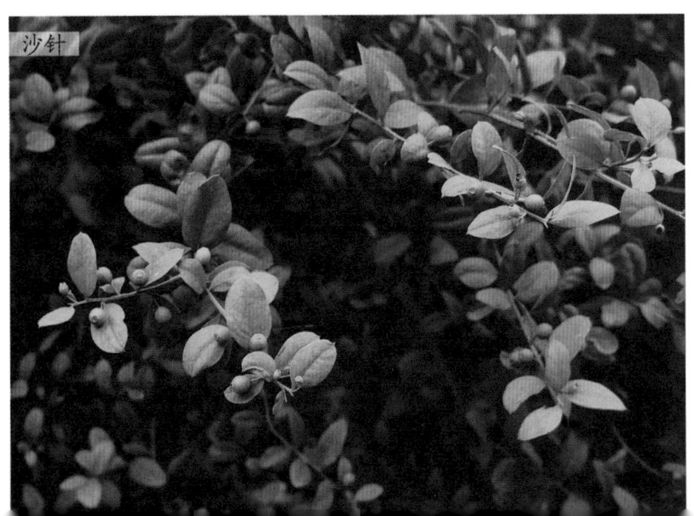

沙针

Gangbangui 杠板归

【别名】老虎利、倒金钩、蛇咬草。
【来源】蓼科植物杠板归 *Polygonum perfoliatum* 的全草。

【**快速识别**】杠板归：蔓生草本。全株无毛；茎有棱，棱上有倒钩刺；叶互生；叶柄盾状着生，几与叶片等长；托叶鞘叶状，圆形或卵形，抱茎；叶片近三角形，淡绿色，下面叶脉疏生钩刺，有时叶缘也散生钩刺。短穗状花序顶生或生于上部叶腋，两性花；花小，多数，具苞，苞片圆形，花被白色或淡红色，瘦果球形，暗褐色。花期6~8月，果期9~10月。生于荒芜的沟岸、河边及村庄附近。全国均有分布。

【**采制**】在夏、秋间采收。割取地上部分，鲜用或晾干。

【**功效主治**】清热解毒，利湿消肿，散瘀止血。主治疔疮痈肿，丹毒，痄腮，乳腺炎，聤耳，喉蛾，感冒发热，肺热咳嗽，百日咳，瘰疬，痔瘘，鱼口便毒，泻痢，黄疸，臌胀，水肿。

【**用法用量**】煎汤，10~15g，鲜品20~45g。外用，适量，捣敷；或研末调敷；或煎水熏洗。

【**使用注意**】体质虚弱者及孕妇慎服。

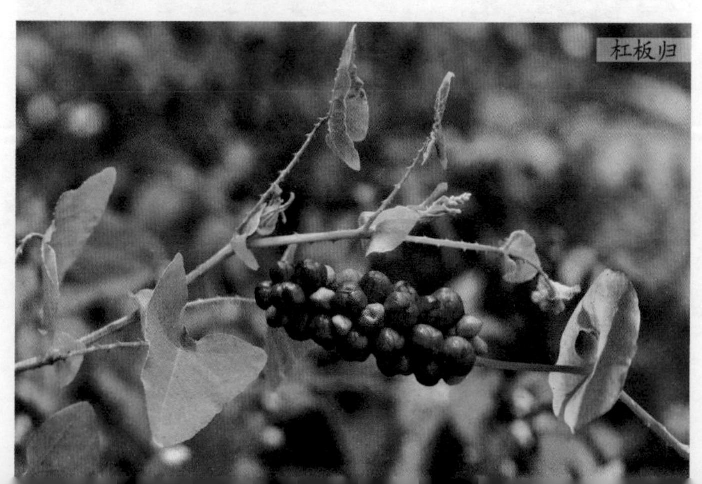
杠板归

Gouwen

钩吻

【别名】梭葛草、黄猛菜、断肠草。
【来源】马钱科植物钩吻 *Gelsemium elegans* 的全株。

【快速识别】钩吻：常绿藤本。枝光滑，幼枝具细纵棱。单叶对生；具短柄；叶片卵状长圆形至卵状披针形，先端渐尖，基部楔形或近圆形，全缘。聚伞花序多顶生，三叉分枝，苞片 2，短三角形；萼片 5，分离；花小，黄色，花冠漏斗形，先端 5 裂，内有淡红色斑点，裂片卵形，先端尖，较花筒短。蒴果卵状椭圆形，下垂，基部有宿萼，果皮薄革质。花期 5~11 月，果期 7 月至翌年 2 月。生于海拔 500~2000m 的向阳山坡、路边草丛或灌丛中。分布于浙江、江西、福建、台湾、湖南、广东、海南、广西、贵州、云南等地。

【采制】全年均可采，切段，晒干或鲜用。

【功效主治】祛风攻毒，散结消肿，止痛。主治疥癞，湿疹，瘰疬，痈肿，疔疮，跌打损伤，风湿痹痛，神经痛。

【用法用量】外用，适量，捣敷；或研末调敷；或煎水洗；或烟熏。

【使用注意】本品有剧毒，只作外用，禁作内服。

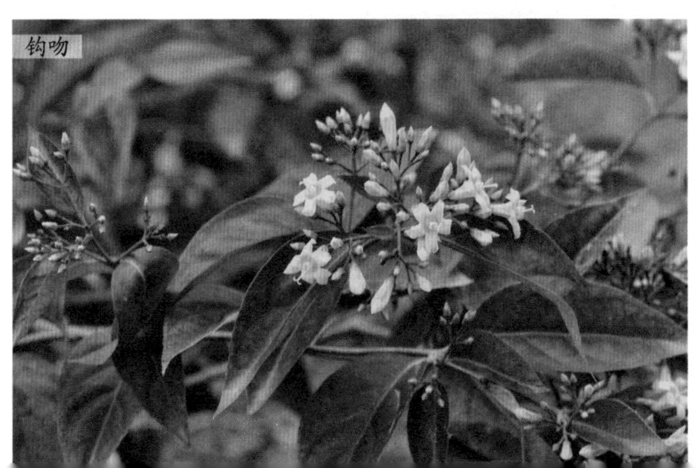
钩吻

狗肝菜

Gougancai

【别名】金龙棒、假米针、紫燕草。
【来源】爵床科植物狗肝菜 *Dicliptera chinensis* 的全草。

【快速识别】狗肝菜：草本。直立或近基部外倾，节常膨大呈膝状，被疏毛。叶对生；叶片纸质；卵状椭圆形，先端短渐尖，基部阔楔形或稍下延。花序腋生或顶生，聚伞式，多个簇生，稀单生；总苞片阔倒卵形或近圆形，稀披针形，大小不等，具脉纹，被柔毛；小苞片线状披针形；花萼5裂，钻形；花冠淡紫红色，被柔毛，二唇形，上唇阔卵状，近圆形，全缘，有紫红色斑红色，下唇长圆形，3浅裂。蒴果被柔毛。花期10~11月，果期翌年2~3月。生于旷野或疏林中。分布于福建、台湾、广东、海南、广西等地。

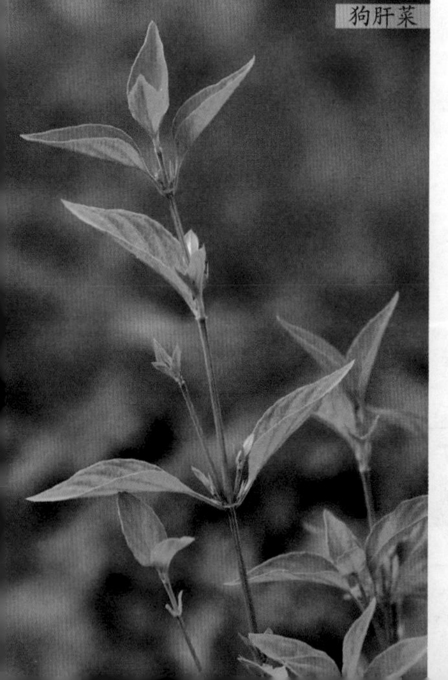
狗肝菜

【采制】夏、秋二季采收，洗净，鲜用或晒干。

【功效主治】清热，凉血，利湿，解毒。主治感冒发热，热病发斑，吐血、衄血，便血，尿血，崩漏，肺热咳嗽，咽喉肿痛，肝热目赤，小儿惊风，小便淋沥，带下，带状疱疹，痈肿疔疖，蛇犬咬伤。

【用法用量】煎汤，30~60g；或鲜品捣汁。外用，适量，鲜品捣敷；或煎汤洗。

Gouweicao 狗尾草

【别名】莠草、大尾曲、毛毛草。
【来源】禾本科植物狗尾草 *Setaria viridis* 的全草。

【快速识别】狗尾草：草本。秆直立或基部膝曲。叶鞘松弛，边缘具较长的密绵毛状纤毛；叶舌极短，边缘有纤毛；叶片扁平，长三角状狭披针形或线状披针形，先端长渐尖，基部钝圆形，几成截状或渐窄，通常无毛或疏具疣毛，边缘粗糙。圆锥花序紧密呈圆柱状或基部稍疏离，直立或稍弯垂，主轴被较长柔毛，粗糙，直或稍扭曲，通常绿色或褐黄到紫红或紫色；小穗 2~5 个簇生于主轴上或更多的小穗着生在短小枝上，椭圆形，先端钝，铅绿色。颖果灰白色。花、果期 5~10 月。生于荒野、道旁。分布于全国各地。

【采制】夏、秋二季采收，晒干或鲜用。

【功效主治】清热利湿，祛风明目，解毒，杀虫。主治风热感冒，黄疸，小儿疳积，痢疾，小便涩痛，目赤涩痛，目赤肿痛，痈肿，寻常疣，疮癣。

【用法用量】煎汤，6~12g，鲜品可用 30~60g。外用，适量，煎水洗；或捣敷。

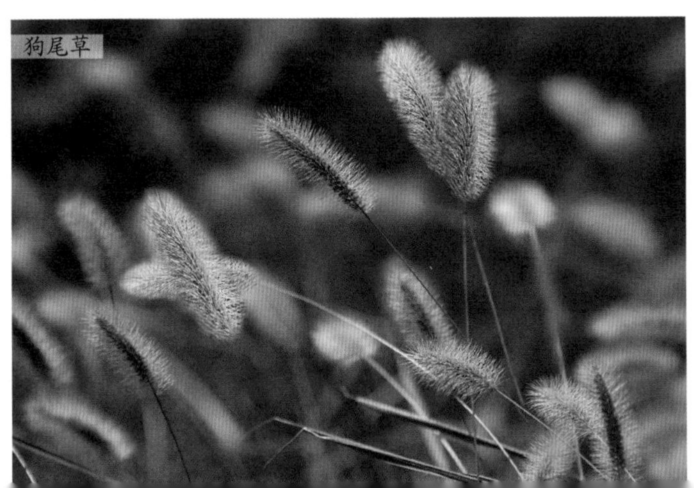
狗尾草

Gouyicao 狗蚁草

【别名】山上豆、山地豆、上豆舅。
【来源】豆科植物链荚豆 *Alysicarpus vaginalis* 的全草。

【快速识别】链荚豆：草本。茎健壮，平卧或上部直立。单叶互生；托叶线状披针形，与叶柄近等长；叶形及大小变化大，通常卵状圆形至长椭圆形，先端钝，基部心形、圆形或卵形，上部小叶卵状长圆形或披针形，上面无毛，下面稍有短毛。总状花序多腋生少顶生；有花 3~8 对，在花序轴的节上成对排列，密集或略疏离；苞片膜质，卵状披针形，与萼等长；花萼裂片极窄；花冠蓝紫色，微伸出萼，蝶形，旗瓣阔，倒卵形。荚果密集，略为扁圆柱状，有 4~6 荚节，有短柔毛和网状皱纹，荚节间有略隆起的环线。花期 9 月。生于空旷草坡地或路旁水边。分布于福建、台湾、广东、海南、云南等地。
【采制】夏、秋季采收，洗净，鲜用或晒干。
【功效主治】活血通络，接骨消肿，清热解毒。主治跌打骨折，筋骨酸痛，外伤出血，疮疡溃烂久不收口，腮腺炎，慢性肝炎。
【用法用量】煎汤，30~60g。外用，适量，鲜叶捣敷；或鲜全草煎水外洗；叶研粉撒。

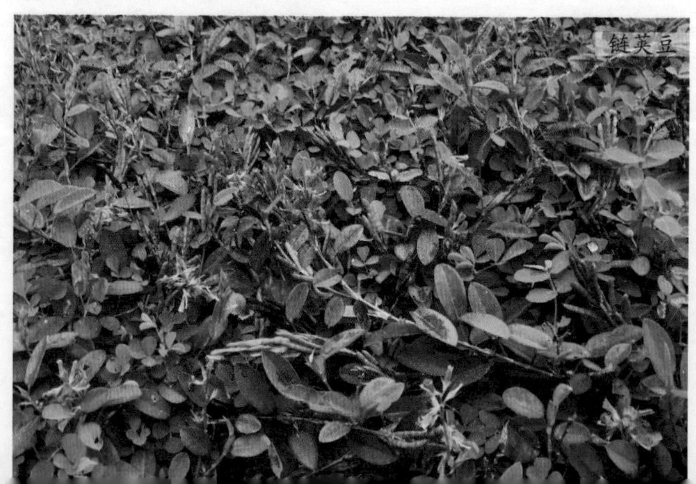
链荚豆

Goupima
构皮麻

【别名】谷沙藤、斑沙藤、乳藤草。
【来源】桑科植物楮 *Broussonetia kazinoki* 的全株或根、根皮。

【快速识别】楮：灌木。枝显著地伸长而呈蔓生，有乳汁。单叶互生；叶片卵形或卵状椭圆形，先端渐尖，基部心形或近心形，有 2~3 个乳头状腺体，不裂或 2~3 深裂，上面绿色，被伏毛或近无毛，下面淡绿色，被细柔毛，边缘有细锯齿；基出脉 3 条。花单性，雌雄同株；雄花序为圆柱状柔荑花序；雄花花被 4 裂；雄蕊 4；雌花序为头状；雌花具短梗或近无梗，花被管先端有 2~3 锐齿。聚花果球形，肉质，成熟时红色。小核果椭圆形，表面有疣。花期 4~5 月，果期 5~6 月。生于海拔 200~1700m 的山坡灌丛、溪边路旁或次生杂木林中，分布于长江中下游以南各地及陕西。

【采制】全年均可采剥，晒干。

【功效主治】祛风除湿，散瘀消肿。主治风湿痹痛，泄泻，痢疾，黄疸，浮肿，痈疖，跌打损伤。

【用法用量】煎汤，30~60g。

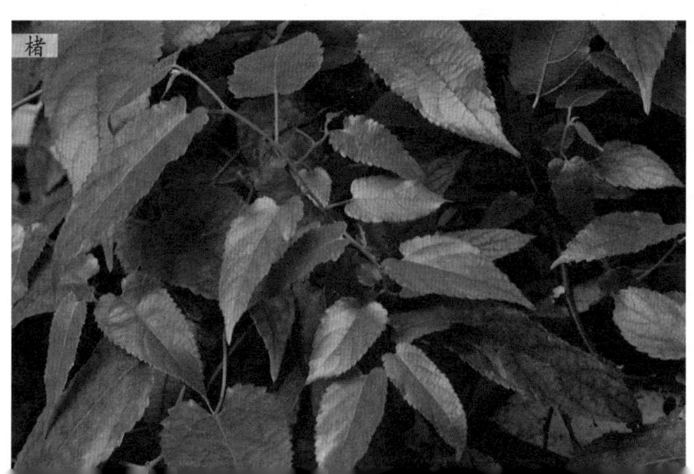
楮

Guniucai

古钮菜

【别名】白花菜、古钮子、衣扣草。
【来源】茄科植物少花龙葵 *Solanum photeinocarpum* 的全草。

【**快速识别**】少花龙葵：草本。茎无毛或近于无毛。单叶互生；具疏柔毛；叶片薄，卵形至卵状长圆形，先端渐尖，基部楔形下延至叶柄而成翅，边缘微波状或具不规则波状粗齿，两面均具疏柔毛。花序近伞形，腋外生，纤细，着生花1~6朵；花小；萼绿色，5裂，裂片卵形，具缘毛；花冠白色，筒部陷于萼内，5裂，裂片卵状披针形。浆果球状，幼时绿色，成熟后黑色。几全年开花结果。喜生长于溪边、密林阴湿处或林边荒地。分布于我国南方各地。

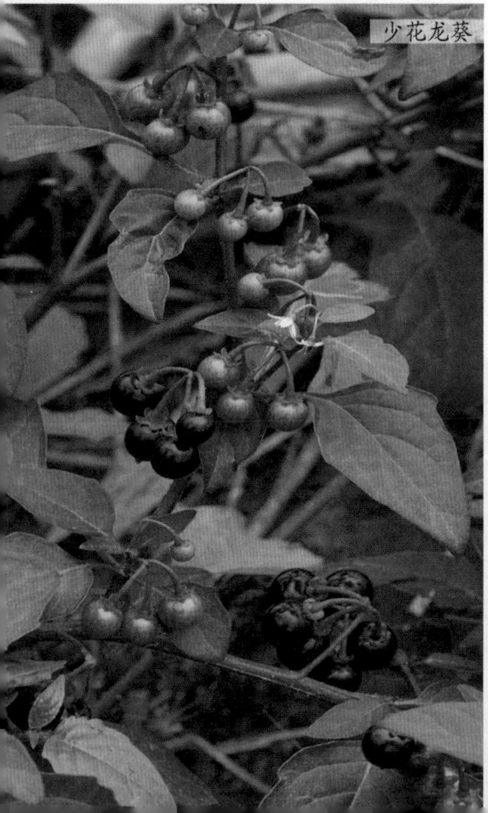

少花龙葵

【**采制**】春、夏、秋季采收，鲜用或晒干。

【**功效主治**】清热解毒，利湿消肿。主治高血压，痢疾，热淋，目赤，咽喉肿痛，疔疮疖肿。

【**用法用量**】煎汤，10~30g。外用，适量，捣敷；或绞汁涂。

瓜子金

Guazijin

【别名】金锁匙、远志草、辰砂草。
【来源】远志科植物瓜子金 *Polygala japonica* 的干燥全草。

【快速识别】瓜子金：草本。茎直立或斜生，绿褐色或绿色。枝圆柱形，具纵棱，被卷曲短柔毛。单叶互生；叶柄黄褐色，被短柔毛；叶纸质至近革质，卵形至卵状披针形，绿色，先端钝，基部圆形至阔楔形，全缘，反卷；主脉在上表面凹陷，并被卷曲短柔毛，侧脉 3~5 对。花两性；萼片 5，宿存，外面 3 枚小，里面 2 枚大；花瓣 3，白色至紫色，基部合生，侧生花瓣基部内侧被短柔毛，龙骨瓣舟状，顶端背部具条裂鸡冠状附属物。蒴果圆形，绿色，具阔翅，无毛。花期 4~5 月，果期 5~7 月。生长于海拔 800~2100m 的山坡或田埂上。分布于东北、华北、西北、华东、中南、西南等地。

【采制】春末花开时采挖，除去泥沙，晒干。

【功效主治】祛痰止咳，活血消肿，解毒止痛。主治咳嗽痰多，咽喉肿痛；外治跌打损伤，疔疮疖肿，蛇虫咬伤。

【用法用量】煎汤，6~15g，鲜品 30~60g；或研末；或浸酒。外用，适量，捣敷；或研末调敷。

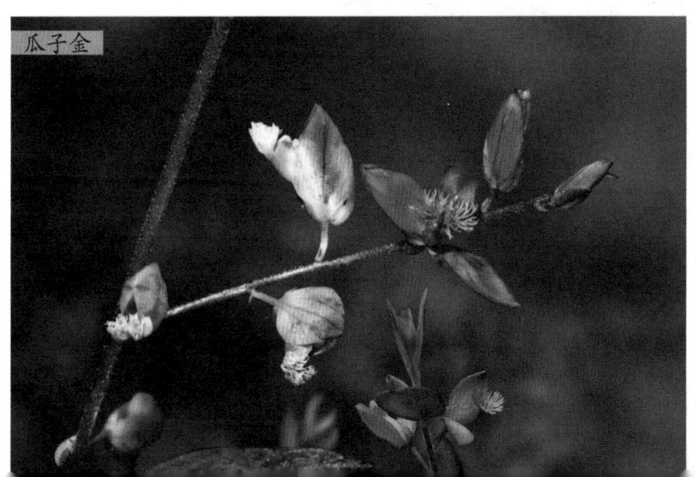
瓜子金

Guanyinxian 观音苋

【别名】红番苋、红苋菜、红风菜。
【来源】菊科植物观音苋 *Gynura bicolor* 的全草。

【快速识别】观音苋：草本。全株带肉质。茎直立，多分枝，带紫色，嫩茎被微毛。单叶互生。茎下部叶有柄，紫红色，上部叶几无柄；叶片椭圆形或卵形，边缘有粗锯齿，上面绿色，被微毛，下面红紫色，无毛。头状花序，在茎顶作伞房状疏散排列；总苞片革质，2层，外层近条形，似小苞片状，内层条形，边缘膜质；全为两性管状花，花冠黄色；花柱分枝，具长钻形有毛的附属器。瘦果长扁圆形，有纵线条，被微毛；冠毛白色，绢毛状。花期10~12月。生于平原及低山阴湿处或栽培于住宅附近土坎上。分布于江西、福建、台湾、广东、广西、四川、云南等地。

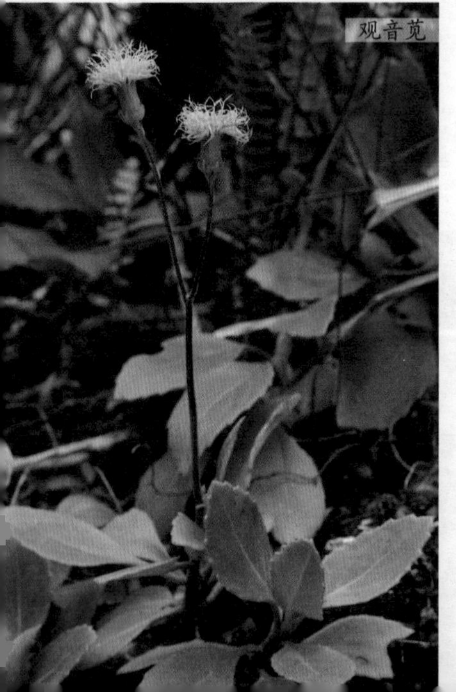
观音苋

【采制】全年均可采收，鲜用或晒干。

【功效主治】清热凉血，解毒消肿。主治咯血，崩漏，外伤出血，痛经，痢疾，疮疡肿毒，跌打损伤，溃疡久不收敛。

【用法用量】煎汤，10~30g，鲜品30~90g。外用，适量，鲜品捣敷；或研末撒。

Guanghuoxiang

广藿香

【别名】藿香、海藿香。
【来源】唇形科植物广藿香 *Pogostemon cablin* 的地上部分。

【快速识别】广藿香：草本。直立，分枝，被毛，老茎外表木栓化。叶对生，叶柄被柔毛，叶片揉之有清淡的特异香气；叶片卵圆形或长椭圆形，叶缘具不整齐的粗钝齿，两面皆被毛茸，下面较密，叶脉于下面凸起，上面稍凹下，有的呈紫红色；叶面不平坦。轮伞花序密集，基部有时间断，组成顶生和腋生的穗状花序式，具总花梗；有苞片，花萼筒状；花冠筒伸出萼外，冠檐近二唇形，上唇3裂，下唇全缘。花期4月。我国产者少开花。华南及福建、台湾有栽培。

【采制】枝叶茂盛时采割，日晒夜闷，反复至干。

【功效主治】芳香化浊，和中止呕，发表解暑。主治湿浊中阻，脘痞呕吐，暑湿表证，湿温初起，发热倦怠，胸闷不舒，寒湿闭暑，腹痛吐泻，鼻渊头痛。

【用法用量】煎汤，5~10g，鲜者加倍，不宜久煎；或入丸、散。外用，适量，煎水含漱。或浸泡患部；或研末调敷。藿香叶偏于解表，藿香梗偏于和中止呕。

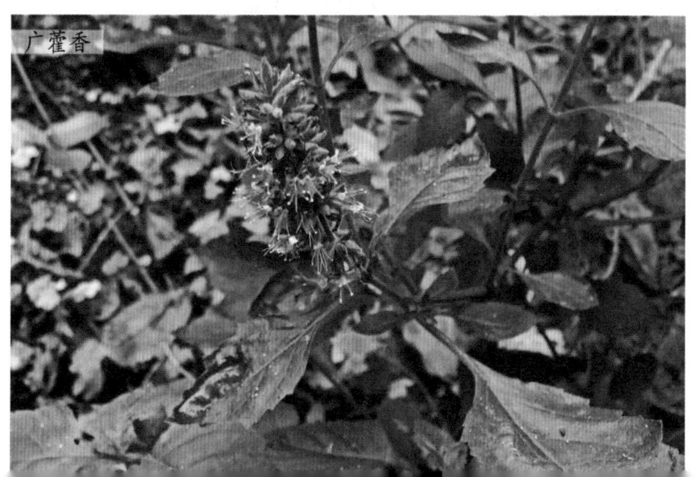
广藿香

Guangjinqiancao 广金钱草

【别名】广东金钱草、落地金钱、铜钱草。
【来源】豆科植物广金钱草 *Desmodium styracifolium* 的地上部分。

【快速识别】广金钱草：半灌木状草本。枝条密被黄色长柔毛。托叶1对，披针形，被毛。叶通常具小叶1或3，小叶厚纸质至近革质，圆形或近圆形至宽倒卵形，侧生小叶如存在，则较顶生小叶小，先端微缺，基部心形，上面无毛，下面密被平贴白色或金黄色绢质绒毛。总状花序腋生或顶生；苞片卵状三角形，每个苞内有两朵花。花小；花萼钟状，萼齿披针形，长为萼筒的两倍；蝶形花冠，紫色，有香气。荚果，3~6荚节，具短柔毛和钩状毛。花期6~9月。生于山坡、草地或灌木丛中。分布于华南、西南及福建、湖南等地。

【采制】夏、秋二季采割，除去杂质，晒干。

【功效主治】利湿退黄，利尿通淋。主治黄疸尿赤，热淋，石淋，小便涩痛，水肿尿少。

【用法用量】煎汤，15~30g，鲜品30~60g。外用，适量，捣敷。

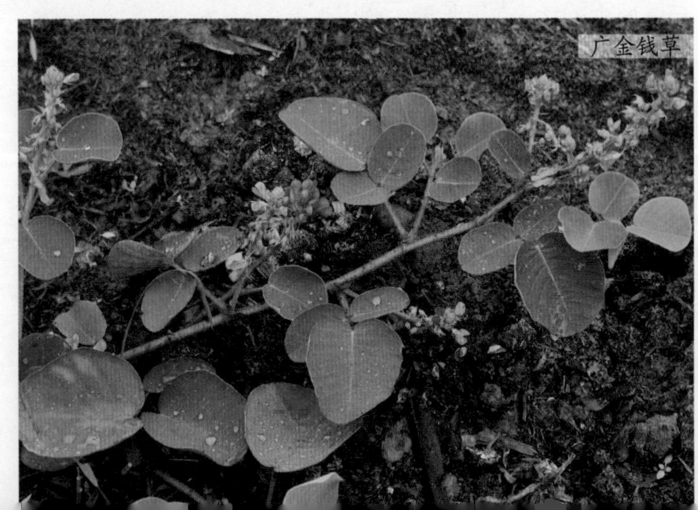
广金钱草

Guotangshe
过塘蛇

【别名】水菜岳、白玉钗草、水浮藤。
【来源】柳叶菜科植物水龙 *Ludwigia adscendens* 的全草。

【快速识别】水龙：多年生水生草本，茎匍匐或上升。根茎甚长，横走泥中，具白色囊状呼吸根，节上有须根。植物体通常无毛，但在陆地上的分枝幼时密被长柔毛。叶互生；叶片倒披针形或椭圆形，先端钝或浑圆，基部渐窄成柄，全缘，上面绿色，下面紫红色。花两性，单生于叶腋，白色，基部淡黄色，花梗先端常有鳞片状小苞片2；花萼裂片5，披针形，外面疏被长柔毛；花瓣5，乳白色，基部黄色，倒卵形。蒴果细长圆柱形，有时散生长柔毛。花期5~8月。
生于海拔500~1500m的水田或浅水池塘中。分布于浙江、江西、福建、广东、海南、广西、四川、云南等地。

【采制】夏、秋二季采收，洗净，鲜用或晒干。

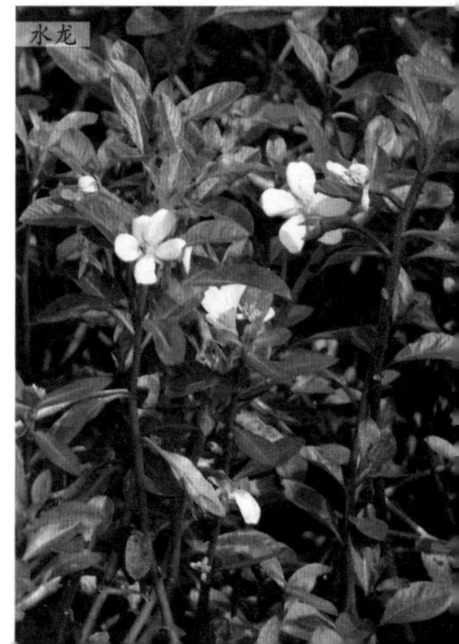
水龙

【功效主治】清热，利尿，解毒。主治感冒发热，燥热咳嗽，高热烦渴，淋痛，水肿，咽痛，喉肿，口疮，风火牙痛，疮痈疔肿，烫火伤，跌打伤肿，毒蛇、狂犬咬伤。

【用法用量】煎汤，10~30g；或捣汁。外用，适量，捣敷；或烧灰调敷；或煎汤洗。

【使用注意】脾胃虚寒者慎服。

Hanxincao 韩信草

【别名】笑花草、向天盏、疗疮草。
【来源】唇形科植物韩信草 *Scutellaria indica* 的全草。

【快速识别】韩信草：草本，全体被毛。叶对生；叶片草质至坚纸质，心状卵圆形至椭圆形，先端钝或圆，两面密生细毛。花对生，集成偏侧的顶生总状花序；苞片卵圆形；小梗基部有1对刚毛状小苞片；花萼钟状，外面被微柔毛，具二唇，全缘，萼筒背生1囊状盾鳞；花冠蓝紫色，二唇形，外面被腺体和短柔毛，上唇先端微凹，下唇有3裂片，中裂片圆状卵圆形，具深紫色斑点。小坚果横生，卵形，有小瘤状突起。花期4~5月，果期6~9月。生于海拔1500m以下的山地或丘陵地、疏林下，路旁空地及草地上。分布于华东、华中、中南、华南、西南及陕西等地。

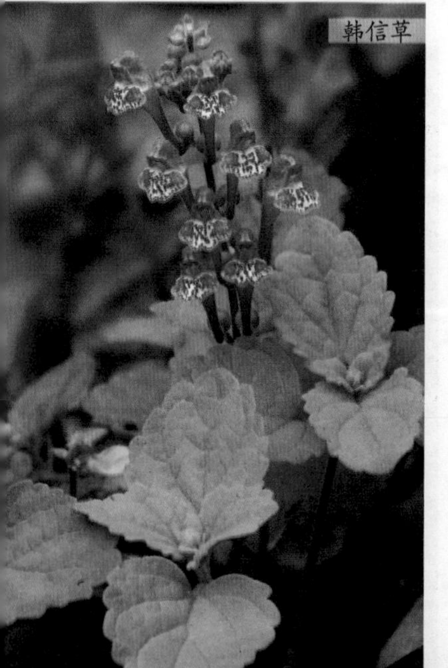
韩信草

【采制】春、夏二季采收，洗净，鲜用或晒干。

【功效主治】清热解毒，活血止痛，止血消肿。主治痈肿疔毒，肺痈，肠痈，瘰疬，毒蛇咬伤，肺热咳喘，牙痛，喉痹，咽痛，筋骨疼痛，吐血，咯血，便血，跌打损伤，创伤出血，皮肤瘙痒。

【用法用量】煎汤，10~15g；或捣汁，鲜品30~60g；或浸酒。外用，适量，捣敷；或煎汤洗。

Hanxiucao
含羞草

【别名】知羞草、怕羞草、喝呼草。
【来源】豆科植物含羞草 *Mimosa pudica* 的全草。

【快速识别】 含羞草：半灌木状草本。有散生、下弯的钩刺及倒生刚毛。叶对生，羽片通常 4 枚，指状排列于总叶柄之顶端；托叶被针形，有刚毛。小叶 10~20 对，触之即闭合而下垂；小叶片线状长圆形。头状花序具长梗，单生或 2~3 个生于叶腋；花小，淡红色。荚果扁平弯曲，先端有喙，荚缘具刺毛。花期 3~4 月，果期 5~11 月。生于旷野、山溪边、草丛或灌木丛中。长江南北有栽培。分布于西南、华南及福建、台湾等地。

【采制】 夏季采收全草，除去泥沙，洗净，鲜用，或扎成把，晒干。

【功效主治】 凉血解毒，清热利湿，镇静安神。主治感冒，小儿高热，支气管炎，肝炎，胃炎，肠炎，结膜炎，泌尿系结石，水肿，劳伤咯血，鼻衄，血尿，神经衰弱，失眠。

【用法用量】 煎汤，15~30g，鲜品 30~60g；或炖肉。外用，适量，捣敷。

【使用注意】 有小毒。孕妇禁服。

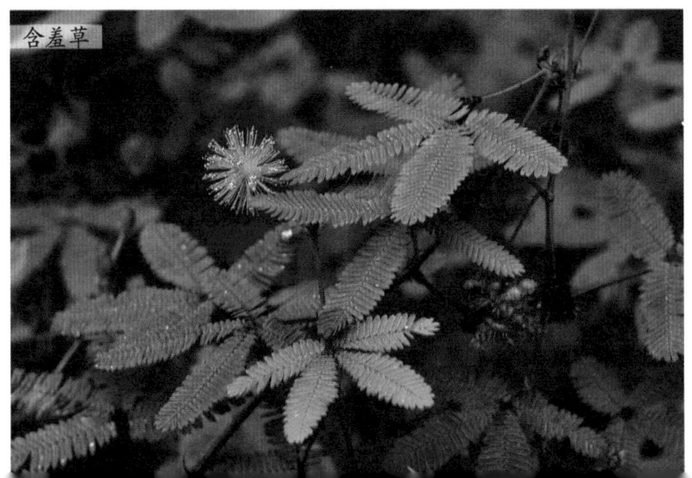
含羞草

Hancai 蔊菜

【别名】辣米菜、干油菜、石豇豆。
【来源】十字花科植物蔊菜 *Rorippa indica* 或无瓣蔊菜 *R. dubia* 的全草。

【**快速识别**】蔊菜：草本。植株无毛或具疏毛。茎单一或分枝，直立或斜升。叶形多变化；叶片通常大头羽状分裂，具长柄，上部叶片宽披针形或匙形，具短柄或耳状抱茎。总状花序顶生或侧生，开花时花序轴逐渐向上延伸，花小，多数；萼片浅黄色而微带黄绿色；花瓣鲜黄色，宽匙形或长倒卵形。长角果线状圆柱形，较短而粗壮，直立或稍弯曲，成熟时果瓣隆起。种子每室 2 行。花期 4~5 月，果期 6~8 月。生于海拔 230~1450m 的潮湿处。分布于华北、华东、中南、华南、西南及甘肃等地。

【**采制**】5~7 月采收全草。鲜用或晒干。

【**功效主治**】祛痰止咳，解表散寒，活血解毒，利湿退黄。主治咳嗽痰喘，感冒发热，麻疹透发不畅，风湿痹痛，咽喉肿痛，疔疮痈肿，漆疮，经闭，跌打损伤，黄疸，水肿。

【**用法用量**】煎汤，10~30g，鲜品加倍；或捣绞汁服。外用，适量，捣敷。

【**使用注意**】过量服用可出现轻微的口干、胃部不适等现象。

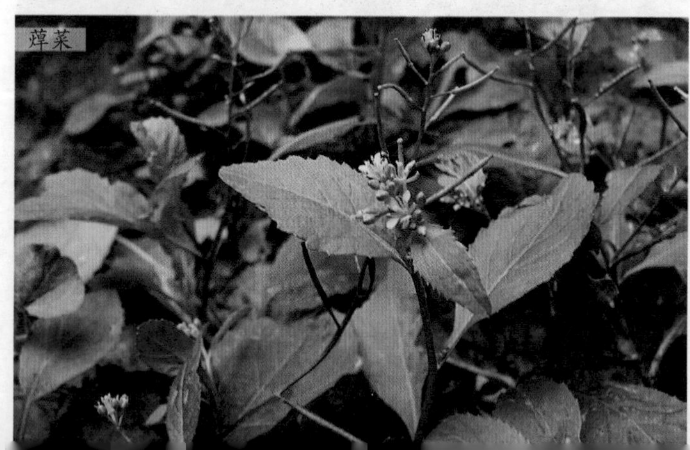
蔊菜

Haotianpao 薅田藨

【别名】三月泡、红梅消、草杨梅。
【来源】蔷薇科植物茅莓 *Rubus parvifolius* 的地上部分。

【**快速识别**】茅莓：小灌木。枝有短柔毛及倒生皮刺。复叶，小叶 3~5，先端小叶菱状圆形至宽倒卵形，侧生小叶较小，宽倒卵形至楔状圆形，边缘有不整齐粗锯齿或缺刻状粗重锯齿，常具浅裂片，上面疏生柔毛，下面密生白色绒毛；叶柄与叶轴均被柔毛和稀疏小皮刺；托叶条形。伞房花序有花 3~10 朵；总花梗和花梗密生绒毛；花萼外面密被柔毛和疏密不等的针刺，在花果时均直立开展；花粉红色或紫红色。聚合果球形，红色。花期 5~6 月，果期 7~8 月。生于海拔 400~2600m 的山坡杂木林下、向阳山谷、路旁或荒野。分布于全国大部分地区。

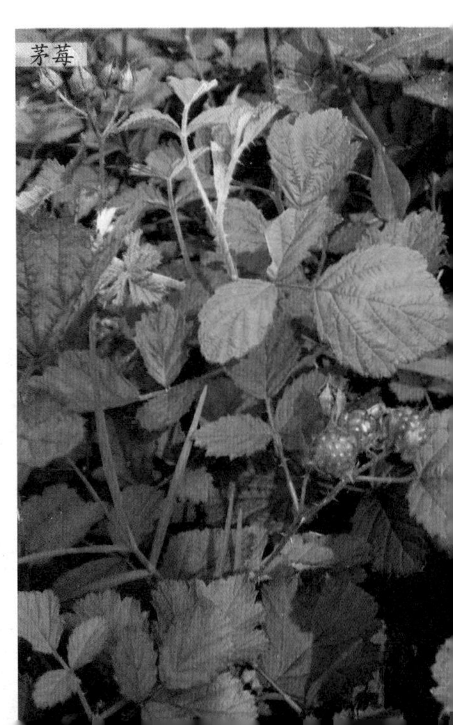
茅莓

【**采制**】7~8 月采收，割取全草，捆成小把，晒干。

【**功效主治**】清热解毒，散瘀止血，杀虫疗疮。主治感冒发热，咳嗽痰血，痢疾，跌打损伤，产后腹痛，疥疮，疖肿，外伤出血。

【**用法用量**】煎汤，10~15g；或浸酒。外用，适量，捣敷；或煎水熏洗；或研末撒。

Husui 胡荽

【别名】香菜、莛葛草、满天星。
【来源】伞形科植物芫荽 *Coriandrum sativum* 的带根全草。

【快速识别】芫荽：草本。全株无毛，有强烈香气。根细长，有多数纤细的支根。茎直立，多分枝，有条纹。基生叶一至二回羽状全裂；羽片广卵形或扇形半裂，边缘有钝锯齿、缺刻或深裂；上部茎生叶三回至多回羽状分裂，末回裂片狭线形，先端钝，全缘。伞形花序顶生或与叶对生；伞辐 3~8；小总苞片 2~5，线形，全缘；花白色或带淡紫色，萼齿大小不等；花瓣倒卵形，果实近球形；背面主棱及相邻的次棱明显。花、果期 4~11 月。我国各地多有栽培。

【采制】全年均采收，洗净，晒干。

【功效主治】发表透疹，消食开胃，止痛解毒。主治风寒感冒，麻疹，痘疹透发不畅，食积，脘腹胀痛，呕恶，头痛，牙痛，脱肛，丹毒，疮肿初起，蛇伤。

【用法用量】煎汤，9~15g，鲜品 15~30g；或捣汁。外用，适量，煎汤洗；或捣敷；或绞汁服。

【使用注意】疹出已透，或虽未透出而热毒壅滞，非风寒外束者禁服。

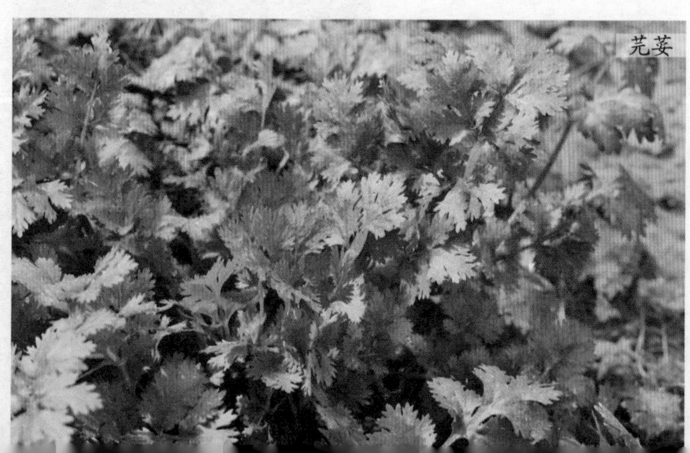
芫荽

虎耳草

Huercao

【别名】红丝络、金丝草、铜钱草。
【来源】虎耳草科植物虎耳草 *Saxifraga stolonifera* 的全草。

【快速识别】虎耳草：草本。根纤细；匍匐茎细长，红紫色。叶基生，通常数片；叶片肉质，圆形或肾形，基部心形或平截，边缘有浅裂片和不规则细锯齿，上面绿色，常有白色斑纹，下面紫红色，两面被柔毛。圆锥状花序，轴与分枝、花梗被腺毛及绒毛；苞片披针形，被柔毛；萼片卵形，先端尖，向外伸展；花白色或粉红色，下方 2 瓣特长，椭圆状披针形，上方 3 瓣较小，卵形。蒴果卵圆形，先端 2 深裂，呈喙状。花期 5~8 月，果期 7~11 月。生于海拔 400~4500m 的林下、灌丛、草甸和阴湿岩石旁。分布于华东、中南、西南及河北、陕西、甘肃等地。

【采制】四季均可采收，将全草拔出，洗净，晾干。

【功效主治】疏风，清热，凉血，解毒。主治风热咳嗽，肺痈，吐血，聤耳流脓，风火牙痛，风疹瘙痒，痈肿丹毒，痔疮肿痛。

【用法用量】煎汤，10~15g。外用，适量，煎水洗；鲜用捣敷；或绞汁滴耳及涂布。

【使用注意】有小毒。孕妇慎服。

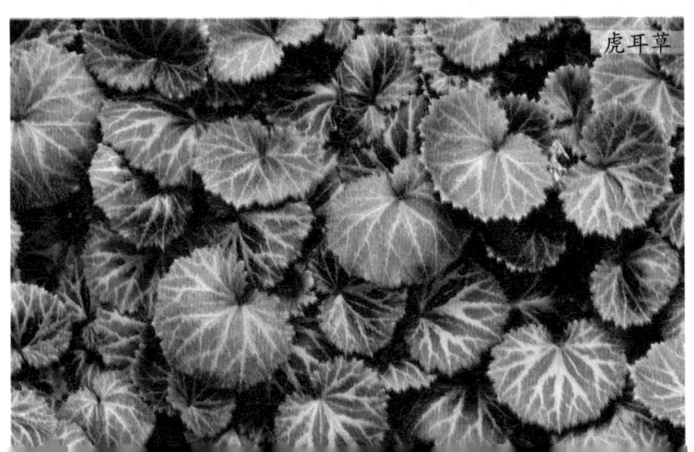
虎耳草

Huajiancao 铧尖草

【别名】箭头草、犁头草、耳钩草。
【来源】堇菜科植物长萼堇菜 *Viola inconspicua* 的全草。

【快速识别】长萼堇菜：草本，无地上茎。根茎垂直或斜生，较粗壮。叶基生，莲座状；托叶 3/4 与叶柄合生，分离部分披针形；叶片三角形、三角状卵形或戟形，基部宽，向上渐狭，先端渐尖或尖，基部宽心形，两侧垂片发达，稍延于叶柄成狭翅。花淡紫色，有暗色条纹；萼片卵状披针形或披针形，基部附属物伸长；花瓣长圆状倒卵形，距管状，直，末端钝。蒴果长圆形，无毛。花、果期 3~11 月。生于林缘、山坡草地、田边及溪旁等处。分布于西北、华东、华中、中南、华南、西南等地。

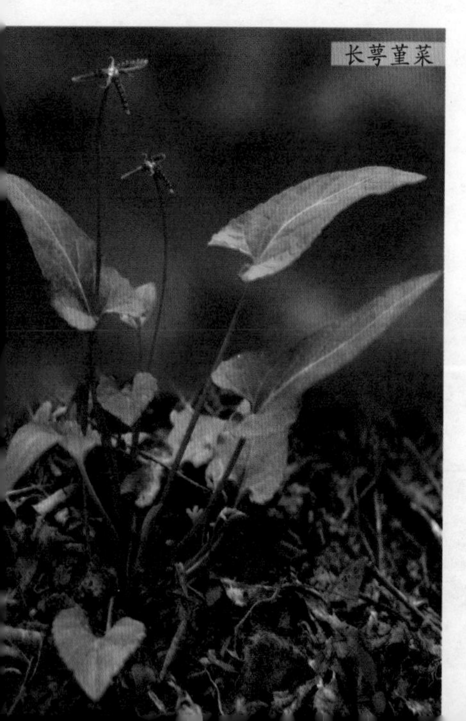
长萼堇菜

【采制】夏、秋二季采集全草，洗净，除去杂质，鲜用或晒干。

【功效主治】清热解毒，凉血消肿，利湿化瘀。主治疔疮痈肿，咽喉肿痛，乳痈，湿热黄疸，目赤，目翳，肠痈下血，跌打损伤，外伤出血，产后瘀血腹痛，蛇虫咬伤。

【用法用量】煎汤，9~15g，鲜品 30~60g；或捣汁。外用，适量，捣敷。

Huangancai

黄鹌菜

【别名】苦菜药、野芥兰、黄花枝香草。
【来源】菊科植物黄鹌菜 *Youngia japonica* 的根或全草。

【快速识别】黄鹌菜：草本。植物体有乳汁，须根肥嫩，白色。茎直立，由基部抽出一至数枝。基生叶丛生，倒披针形，琴状或羽状半裂，顶裂片较侧裂片稍大，侧裂片向下渐小，有深波状齿，叶柄具翅或有不明显的翅；茎生叶互生，少数，通常1~2片，偶有3~5片，叶形同基生叶小或较小；上部叶小，线形，苞片状；叶质薄，上面被细柔毛，下面被密细绒毛。头状花序小而窄，具长梗，排列成聚伞状圆锥花丛；苞片2层；舌状花黄色，花冠先端具5齿。瘦果红棕色或褐色，具粗细不匀的纵棱，冠毛白色，和瘦果近等长。花、果期6~7月。生于路旁、溪边、草丛、林内等处。分布于华东、中南、西南及河北、陕西等地。

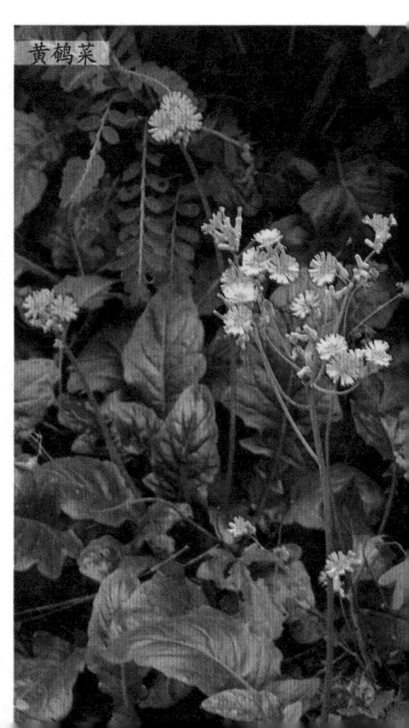
黄鹌菜

【采制】春季采收全草，秋季采根，鲜用或切段晒干。

【功效主治】清热解毒，利尿消肿。主治感冒，咽痛，结膜炎，乳痈，疮疖肿毒，毒蛇咬伤，痢疾，肝硬化腹水，急性肾炎，淋浊，血尿，带下，风湿性关节炎，跌打损伤。

【用法用量】煎汤，9~15g，鲜品30~60g；或捣汁。外用，适量，鲜品捣敷；或捣汁含。

Huanghuamu
黄花母

【别名】黄花仔、乏力草、吸血草。
【来源】锦葵科植物白背黄花稔 *Sida rhombifolia* 的全草。

【快速识别】白背黄花稔：亚灌木。分枝多，枝被星状绵毛。叶互生；叶柄被星状柔毛；托叶纤细，刺毛状，与叶柄近等长；叶菱形或长圆状披针形，先端浑圆至短尖，基部宽楔形，边缘具锯齿，上面疏被星状柔毛至近无毛，下面被灰白色星状柔毛。花单生于叶腋，花梗密被星状柔毛，中部以上有节；萼杯形，被星状短绵毛，裂片5，三角形；花黄色，花瓣倒卵形，先端圆，基部狭。果半球形，分果爿8~10，被星状柔毛，先端具2短芒。花期秋、冬季。生于山坡灌丛间、旷野和沟谷两岸。分布于华南、西南及福建、台湾、湖北等地。

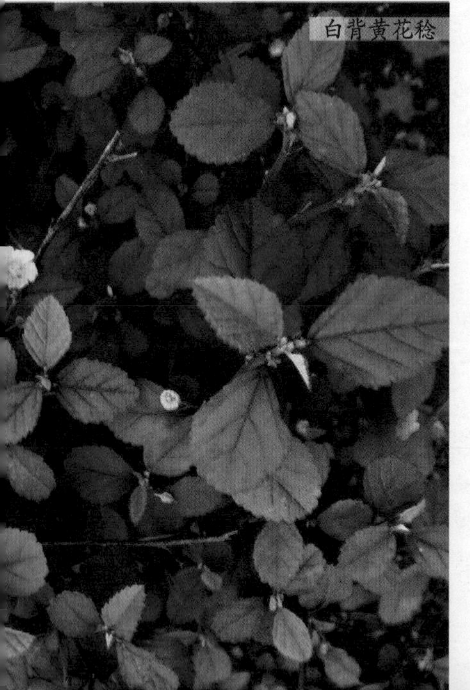
白背黄花稔

【采制】秋季采收，洗净，除去杂质，鲜用或晒干、烘干。

【功效主治】清热利湿，解毒消肿。主治感冒高热，咽喉肿痛，湿热泻痢，黄疸，带下，淋证，风湿痿弱，头晕，劳倦乏力，痔血，痈疽疔疮。

【用法用量】煎汤，15~30g。外用，适量，捣敷。

Huangkui

黄葵

【别名】水芙蓉、野芙蓉、药虎。
【来源】为锦葵科植物黄葵 *Abelmoschus moschatus* 的全株。

【快速识别】黄葵：草本。被粗毛。叶互生；叶柄较长，疏被硬毛；托叶线形；叶通常掌状5~7深裂，裂片披针形至三角形，边缘具不规则锯齿，偶有浅裂似槭叶状，基部心形，两面均疏被硬毛。花单生于叶腋间，花梗被倒硬毛，小苞片8~10，线形；花萼佛焰苞状，5裂，常早落；花黄色，内面基部暗紫色。蒴果长圆形，先端尖，被黄色长硬毛。花期6~10月。常生于平原、山谷、溪涧旁或山坡灌丛中。分布于江西、台湾、湖南、广东、海南、广西、云南等地，有栽培。

【采制】夏、秋二季采收，洗净，鲜用或晒干。

【功效主治】清热解毒，下乳通便。主治高热不退，肺热咳嗽，痢疾，大便秘结，产后乳汁不通，骨折，痈疮脓肿，无名肿毒及水火烫伤。

【用法用量】煎汤，9~15g。外用，适量，鲜品捣敷。

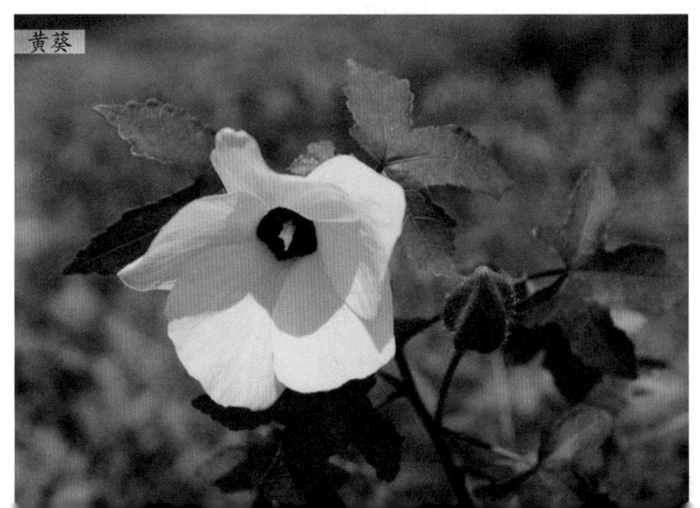
黄葵

Huangjin
黄堇

【别名】黄花鱼灯草、水黄连、虾子草。
【来源】罂粟科植物小花黄堇 *Corydalis racemosa* 的根或全草。

【快速识别】小花黄堇：草本，无毛，具恶臭。茎直立，多分枝。叶互生；叶片轮廓卵圆形至三角形，2~3 回羽状全裂，一回裂片 7~9 枚，末回裂片卵形，先端钝圆，边缘羽状深裂，近无柄。总状花序顶生或腋生；苞片狭披针形至钻形；萼片小；花冠黄色，外轮上花瓣不具鸡冠状突起，距短囊状，约占花瓣全长的1/5，末端略下弯。蒴果条形，微具肿节。花期 3~4 月，果期 4~5 月。生于旷野山坡、墙根沟畔。广泛分布于长江流域中、下游和珠江流域，北达河南、陕西、甘肃，南抵海南，东达台湾，西抵四川、云南。

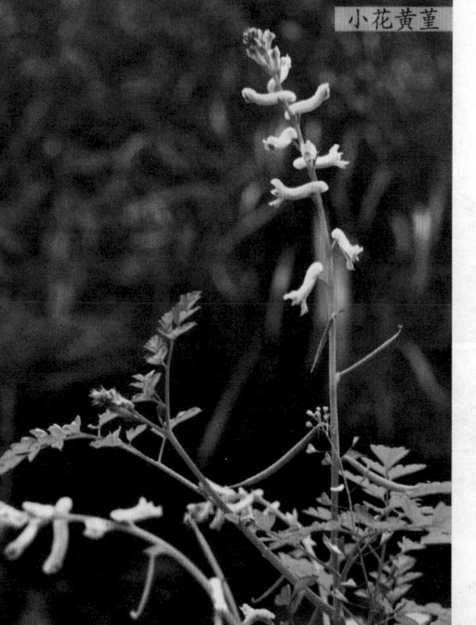
小花黄堇

【采制】夏季采收，洗净，晒干。

【功效主治】清热利湿，解毒杀虫。主治湿热泄泻，痢疾，黄疸，目赤肿痛，聤耳流脓，疮毒，疥癣，毒蛇咬伤。

【用法用量】煎汤，3~6g，鲜者 15~30g；或捣汁。外用，适量，捣敷；或用根以酒、醋磨汁搽。

火炭母草
Huotanmucao

【别名】山荞麦草、乌白饭草、水退痧。
【来源】蓼科植物火炭母 *Polygonum chinense* 的地上部分。

【快速识别】火炭母：草本。茎近直立或蜿蜒，无毛。叶互生，有柄，叶柄基部两侧常各有一耳垂形的小裂片，垂片通常早落；托叶鞘通常膜质，斜截形；叶片卵形或长圆状卵形，先端渐尖，基部截形，全缘，两面均无毛，下面有褐色小点，叶片上有“V”形斑迹。头状花序排成伞房花序或圆锥花序；花序轴密生腺毛；苞片膜质，卵形，无毛；花白色或淡红色；花被5裂，裂片果时增大。瘦果卵形，有3棱，黑色，光亮。花期7~9月，果期8~10月。生于山谷、水边、湿地。分布于华东、华中、中南、华南、西南等地。
【采制】夏、秋间采收，鲜用或晒干。
【功效主治】清热利湿，凉血解毒，平肝明目，活血舒筋。主治痢疾，泄泻，咽喉肿痛，白喉，肺热咳嗽，百日咳，肝炎，带下，痈肿，中耳炎，湿疹，眩晕耳鸣，角膜云翳，跌打损伤。
【用法用量】煎汤，9~15g，鲜品30~60g。外用，适量，捣敷；或煎水洗。

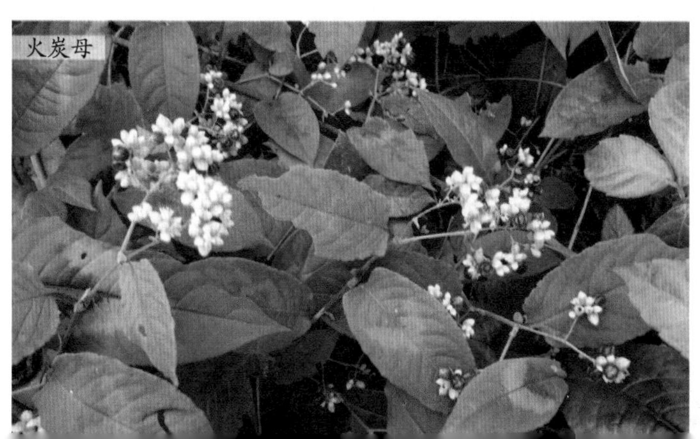
火炭母

Huoxiang 藿香

【别名】土藿香、绿荷荷、野藿香。
【来源】唇形科植物藿香 *Agastache rugosa* 的地上部分。

【快速识别】藿香：草本。茎直立，四棱形，略带红色。稀被微柔毛及腺体。叶对生；叶片椭圆状卵形或卵形，先端锐尖或短渐尖，基部圆形或略带心形，边缘具不整齐的钝锯齿，齿圆形；叶下面被短柔毛。花序聚成顶生的总状花序；苞片大，条形或披针形；花萼 5 裂，裂片三角形，具纵脉及腺点；花冠唇形，紫色或白色，上唇四方形或卵形，下唇 3 裂，两侧裂片短，中间裂片扇形。小坚果倒卵状三棱形。花期 6~7 月，果期 10~11 月。生于山坡或路旁。分布于东北、华东、西南及河北、陕西、河南、湖北、湖南、广东等地。

【采制】北方一年生栽培。南方种后可连续收获 2 年。6~7 月，当花序抽出而未开花时，晴天割取全草，第 2 次在 10 月收割，迅速晾干、晒干或烤干。

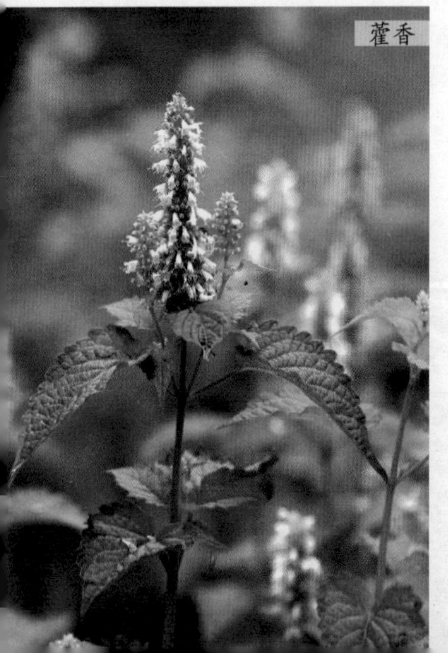
藿香

【功效主治】祛暑解表，化湿和胃。主治夏令感冒，寒热头痛，胸脘痞闷，呕吐泄泻，妊娠呕吐，鼻渊，手、足癣。

【用法用量】煎汤，6~10g；或入丸、散。外用，适量，煎水洗；或研末搽。

【使用注意】不宜久煎。阴虚火旺者禁服。

Jidanguo 鸡蛋果

【别名】百香果、土罗汉果、洋石榴。
【来源】西番莲科植物鸡蛋果 *Passiflora edulis* 的果实。

【快速识别】鸡蛋果：草质藤本。茎具细条纹，枝条绿色。叶互生，叶柄近顶端有 2 个杯状腺体；叶纸质，基部楔形或心形，掌状 3 深裂，中间裂片卵形，两侧裂片卵状长圆形，裂片边缘有内弯腺尖细锯齿。聚伞花序退化仅存 1 花，与卷须对生；花白色，芳香，苞片绿色；萼片 5，外面顶端具 1 角状附属器；花瓣与萼片等长；外副花冠裂片 4~5 轮，外 2 轮丝状，基部淡绿色，中部紫色，顶部白色；雄蕊 5 枚，雌蕊花柱 3 枚，扁棒状，柱头肾形。浆果卵球形，熟时紫色。花期 6 月，果期 11 月。栽培于广东、海南、福建、云南、台湾等地。

【采制】实生苗栽培 2 年后结果，分株苗定植当年能结果。8~11 月当果皮紫色时分批采收。鲜用或晒干。

【功效主治】清肺润燥，安神止痛，和血止痢。主治咳嗽，咽干，声嘶，大便秘结，失眠，痛经，关节痛，痢疾。

【用法用量】煎汤，10~15g。

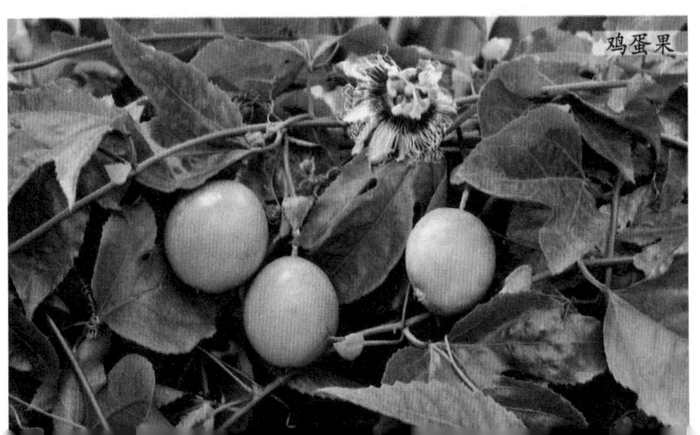
鸡蛋果

Jigucao 鸡骨草

【别名】黄头草、假牛甘子、猪腰草。
【来源】豆科植物广州相思子 *Abrus cantoniensis* 的全株。

【快速识别】广州相思子：攀缘灌木。小枝及叶柄被粗毛。主根粗壮。茎细，深红紫色，幼嫩部分密被黄褐色毛。偶数羽状复叶；小叶 7~12 对，倒卵形或长圆形，先端截形而有小芒尖，基部浅心形，上面疏生粗毛，下面被紧贴的粗毛，小脉两面均突起；托叶成对着生。总状花序短，腋生；花萼钟状；花冠突出，淡红色。荚果长圆形，被疏毛。花期 8 月，果期 9~10 月。生于山地或旷野灌木林边。分布于广东、广西等地。

【采制】全年均可采挖，除去泥沙，干燥。

【功效主治】利湿退黄，清热解毒，疏肝止痛。主治湿热黄疸，胁肋不舒，胃脘胀痛，乳痈肿痛。

【用法用量】煎汤，15~30g；或入丸、散。外用，适量，鲜品捣敷。

【使用注意】本品种子有毒，用时须将豆荚摘除，以防中毒。

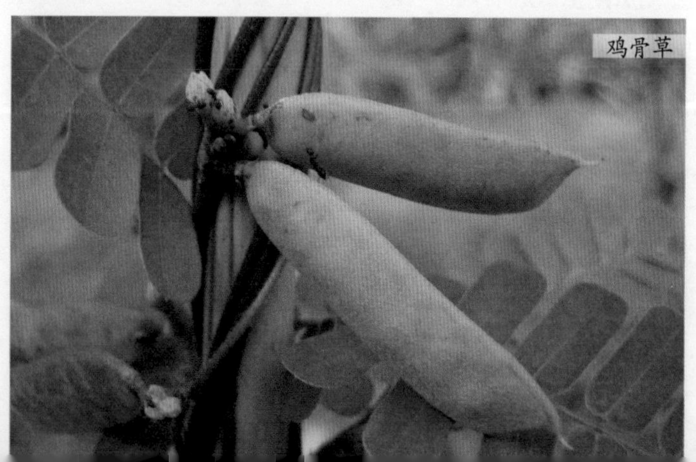

Jishiteng
鸡屎藤

【别名】鸡矢藤、臭藤、解暑藤。
【来源】茜草科植物鸡矢藤 *Paederia scandens* 的全草及根。

【快速识别】鸡矢藤：草质藤本。基部木质，多分枝。叶对生；叶片卵形、椭圆形、长圆形至披针形，先端急尖至渐尖，基部宽楔形，两面无毛或下面稍被短柔毛；叶纸质，新鲜揉之有臭气。聚伞花序排成顶生的带叶的大圆锥花序或腋生而疏散少花；花紫色；萼狭钟状；花冠筒先端5裂，内面红紫色，被粉状柔毛。浆果球形，成熟时光亮，草黄色。花期7~8月，果期9~10月。生于溪边、河边、路边及灌木林中，常攀缘于其他植物或岩石上。广泛分布于长江流域及其以南各地。

【采制】栽后9~10月可割取地上部分，晒或晾干。或秋季挖根，洗净，切片，晒干。

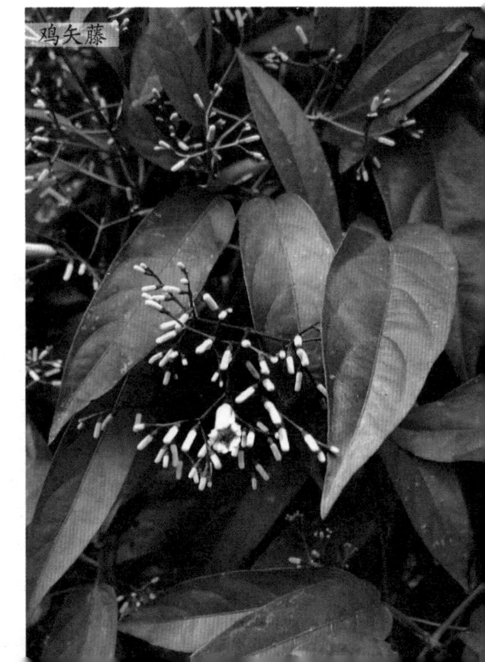
鸡矢藤

【功效主治】祛风除湿，消食化积，解毒消肿，活血止痛。主治风湿痹痛，食积腹胀，小儿疳积，腹泻，痢疾，中暑，黄疸，肝炎，肝脾肿大，咳嗽，瘰疬，肠痈，无名肿毒。

【用法用量】煎汤，10~15g，大剂量30~60g；或浸酒。外用，适量，捣敷；或煎水洗。

Jixuecao 积雪草

【别名】连钱草、乞食碗、雷公根。
【来源】伞形科植物积雪草 *Centella asiatica* 的全草。

【**快速识别**】积雪草：草本。茎匍匐，节上生根，无毛或稍有毛。单叶互生；叶柄长，基部鞘状；叶片肾形或近圆形，基部阔心形，边缘有钝锯齿。两面无毛或在背面脉上疏生柔毛；掌状脉 5~7。单伞形花序单生，或 2~4 个聚生叶腋；苞片 2~3，卵形，膜质；伞形花序有花 3~6，聚集成头状；花瓣卵形，紫红色或乳白色。果实圆球形，基部心形或平截，每侧有纵棱数条。花、果期 4~10 月。生于海拔 200~1990m 的阴湿草地、田边、沟边。分布于华东、华中、华南、西南及陕西等地。

【**采制**】夏、秋二季采收，除去泥沙，晒干。

【**功效主治**】清热利湿，解毒消肿。主治湿热黄疸，中暑腹泻，石淋血淋，痈肿疮毒，跌扑损伤。

【**用法用量**】煎汤，9~15g，鲜品 15~30g；或捣汁。外用，适量，捣敷；或绞汁涂。

【**使用注意**】脾胃虚寒者慎服。

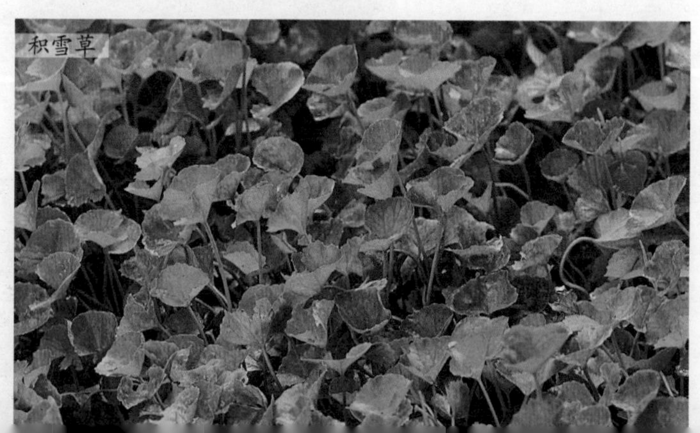
积雪草

Jicai 荠菜

【别名】护生草、清明菜、假水菜。
【来源】十字花科植物荠 *Capsella bursa-pastoris* 的全草。

【快速识别】荠：草本。茎直立，有分枝。基生叶丛生，呈莲座状，具长叶柄；叶片大头羽状分裂，顶生裂片较大，卵形至长卵形，侧生者裂片 3~8 对，较小，狭长，呈圆形至卵形，先端渐尖，浅裂或具有不规则粗锯齿；茎生叶狭披针形，基部箭形抱茎，边缘有缺刻或锯齿，两面有细毛或无毛。总状花序顶生或腋生；萼片长圆形；花瓣白色，匙形或卵形。短角果倒卵状三角形或倒心状三角形，扁平，无毛，先端稍凹，裂瓣具网脉。花、果期 4~6 月。全国各地均有分布或栽培。

【采制】3~5 月采收，除去枯叶杂质，洗净，晒干。

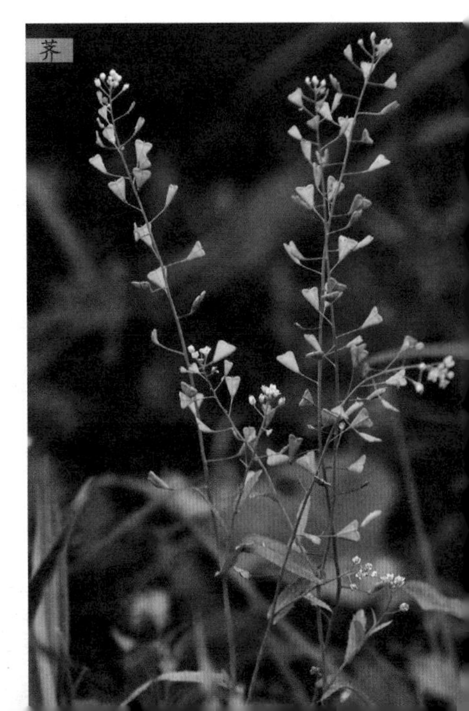
荠

【功效主治】凉肝止血，平肝明目，清热利湿。主治吐血，衄血，咯血，尿血，崩漏，目赤疼痛，眼底出血，高血压，赤白痢疾，肾炎水肿，乳糜尿。

【用法用量】煎汤，15~30g，鲜品 60~120g；或入丸、散。外用，适量，捣汁点眼。

Jiaju
假蒟

【别名】假蒌、臭蒌、钻骨风。
【来源】胡椒科植物假蒟 *Piper sarmentosum* 的茎、叶或全草。

【快速识别】假蒟：多年生匍匐草本，揉之有香气。茎节膨大，常生不定根。叶互生，近膜质，有细腺点，下部的叶阔卵形或近圆形，先端短尖，基部心形或近截形，叶脉 7 条；上部的叶小，卵形至卵状披针形。花单性，雌雄异株，无花被；穗状花序；雄花序苞片扁圆形，雄蕊 2 枚；雌花序苞片稍大，柱头 3~5。浆果近球形，具角棱，下部嵌生于序轴中。花期夏季。生于山谷密林中或村旁湿润处。分布于福建、广东、海南、广西、贵州及西藏南部等地。

【采制】全年均可采收，洗净，鲜用或阴干。

【功效主治】祛风散寒，行气止痛，活络，消肿。主治风寒咳喘，风湿痹痛，脘腹胀满，泄泻痢疾，产后脚肿，跌打损伤。

【用法用量】煎汤，9~15g。外用，适量，捣敷。

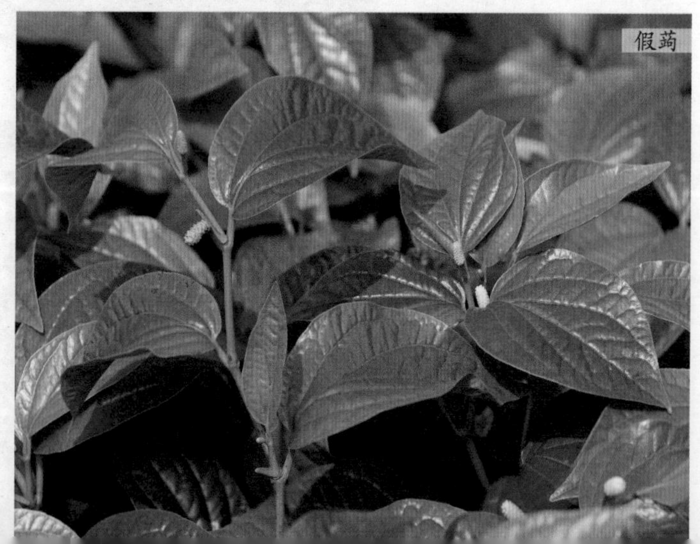
假蒟

Jiaogulan 绞股蓝

【别名】七叶胆、小苦药、遍地生根。
【来源】葫芦科植物绞股蓝 *Gynostemma pentaphyllum* 的全草。

【快速识别】绞股蓝：攀缘草本。茎细弱，多分枝，具纵棱和沟槽，无毛或疏被短柔毛。叶互生；卷须纤细，2 歧；叶片膜质或纸质，鸟足状，具 5~9 小叶，卵状长圆形或长圆状披针形，中央大，侧生小叶较小，上面深绿色，背面淡绿色。花雌雄异株，雄花为圆锥花序，花序穗纤细，多分枝；基部具钻状小苞片；花萼筒极短；花冠淡绿色；雌花为圆锥花序，较雄花小。果实球形，成熟后为黑色，光滑无毛。花期 3~11 月，果期 4~12 月。生于海拔 100~3200m 的山谷密林中、山坡疏林下或灌丛中。分布于陕西、甘肃和长江以南各地。

【采制】每年夏、秋二季可采收 3~4 次，洗净，晒干。

【功效主治】清热，补虚，解毒。主治体虚乏力，虚劳失精，白细胞减少症，高脂血症，病毒性肝炎，慢性胃肠炎。

【用法用量】煎汤，15~30g，研末，3~6g；或泡茶饮。外用，适量，捣烂涂擦。

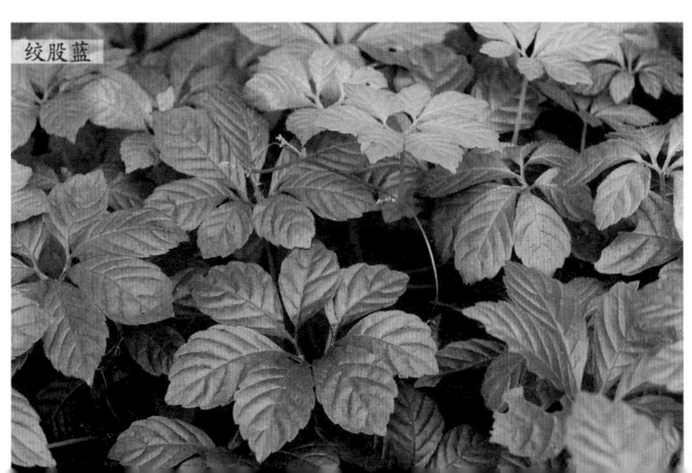
绞股蓝

Jinguaheteng 金瓜核藤

【别名】瓜子金、个兴丁、瓜子藤。
【来源】萝藦科植物金瓜核 *Dischidia esquirolii* 的全株。

【快速识别】金瓜核：藤本。常攀附树上或石上，具乳汁，全株无毛；茎肉质，节上生根。叶对生，肉质，卵圆状椭圆形，先端钝，基部楔形或圆形；侧脉明显。聚伞花序腋生。总花梗短；花萼裂片5，卵形；花冠白色，坛状，裂片5，卵状三角形；副花萼 5裂，锚状。蓇葖果线状圆筒形。花期3~5月，果期7~12月。生于海拔300~1200m的山地杂林中及岩石上。分布于广西、贵州、云南等地。

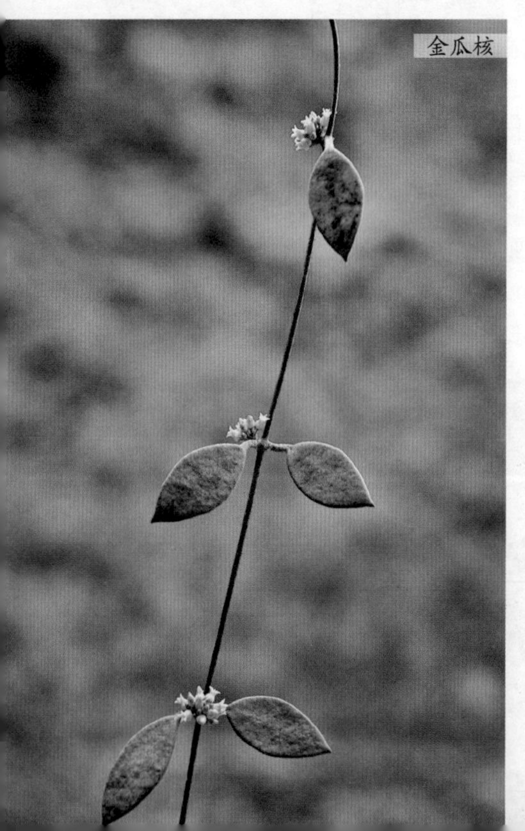
金瓜核

【采制】全年均可采，切段，晒干。

【功效主治】清热解毒，杀虫止痒。主治目赤肿痛，疔疮疖肿，疥癞。

【用法用量】煎汤9~15g。外用，适量，捣敷或煎水。

Jinqiancao 金钱草

【别名】神仙对坐草、蜈蚣草，黄疸草。
【来源】报春花科植物过路黄 *Lysimachia christinae* 的全草。

【快速识别】过路黄：蔓生草本。茎柔弱，平卧延伸，表面灰绿色或带红紫色，全株无毛或被疏毛，幼嫩部分密被褐色无柄腺体，下部节间较短，常发出不定根，中部节间较长。叶对生；叶片卵圆形、近圆形以至肾圆形，稍肉质，透光可见密布的透明腺条，有腺毛。花单生于叶腋；花萼5，深裂近达基部。花冠黄色，辐状钟形，5深裂，基部合生，具黑色长腺条。蒴果球形，无毛，有稀疏黑色腺条，瓣裂。花期5~7月，果期7~10月。生于土坡路边、沟边及林缘较阴湿处，垂直分布可达海拔2300m处。分布于中南、西南、华东、华中及山西、陕西、甘肃、福建等地。

【采制】夏、秋二季采收，除去杂质，晒干。

【功效主治】利湿退黄，利尿通淋，解毒消肿。主治湿热黄疸，胸胀胁痛，石淋，热淋，小便涩痛，痈肿疔疮，蛇虫咬伤。

【用法用量】煎汤，15~60g，鲜品加倍；或捣汁饮。外用，适量，鲜品捣敷。

【使用注意】用鲜品煎水熏洗可能会引起接触性皮炎。

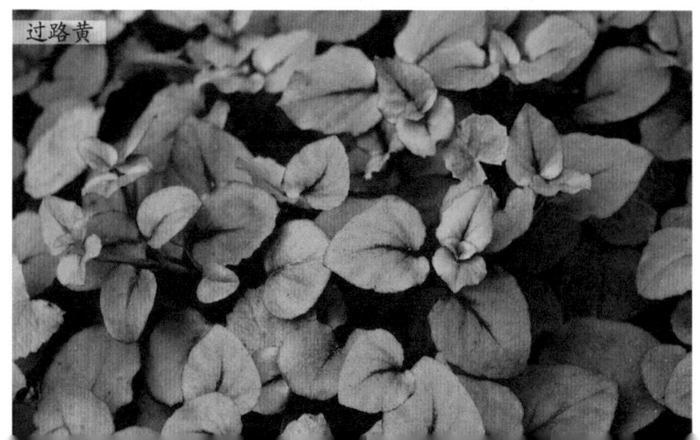
过路黄

Jinshacao
金沙草

【别名】牛吊西、曲须、扫把藤。
【来源】海金沙科植物小叶海金沙 *Lygodium scandens* 的全草及孢子。

【**快速识别**】小叶海金沙：植株蔓生、攀缘，茎纤细。叶薄草质，近二型；二回羽状，羽片多数，羽片对生于叶轴的短枝上，短枝顶端密生红棕色毛；营养羽片生于叶轴下部，长圆形，单数羽状，或顶生小羽片有时二叉；小羽片 4 对，互生，具短柄，柄端有关节；卵状三角形或长圆形，基部心形，边缘有齿；叶脉三出，小脉二至三回分叉；孢子羽片长圆形，常为单数羽状；小羽片 9~11 片，互生，三角形或卵状三角形。孢子囊穗线形，黄褐色，排列于叶缘。生于海拔 110~150m 的溪边灌丛中。分布于华南、西南及福建、台湾等地。

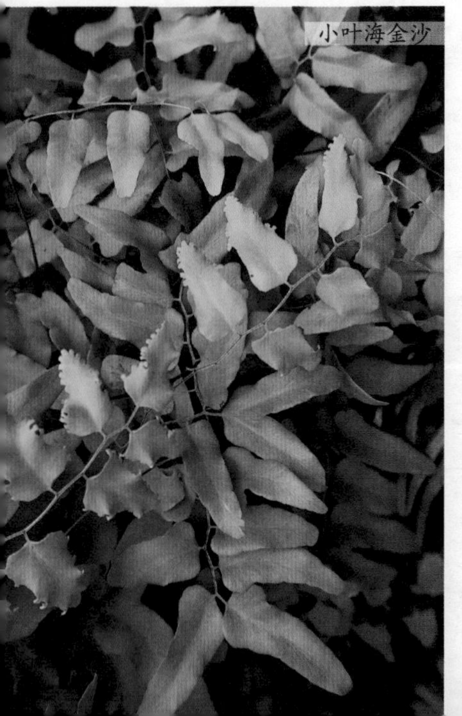
小叶海金沙

【**采制**】秋季采收，打下孢子，晒干。

【**功效主治**】清热，利湿，舒筋活络，止血。主治尿路感染，尿路结石，肾炎水肿，肝炎，痢疾，目赤肿痛，风湿痹痛，筋骨麻木，跌打骨折，外伤出血。

【**用法用量**】煎汤，9~15g。外用，适量，煎汤洗。

Jinsicao

金丝草

【别名】黄毛草、猴毛草、马鞍草。
【来源】禾本科植物金丝草 *Pogonatherum crinitum* 的全草。

【快速识别】金丝草：草本。秆直立，纤细。叶片扁平，线状披针形，先端渐尖，两面和边缘多少被毛；叶鞘壳净，鞘口有毛。穗状花序单生于主秆和分枝的顶端，柔软而微曲，穗轴纤细，节间甚短，被睫毛，节的顶端粗大成截头状；小穗成对；第2颖具金黄色芒；结实小花的外稃中间有裂隙。花、果期5~9月。生于河边、墙隙、山坡和潮湿田圩。分布于浙江、江西、福建、台湾、湖南、广东、广西、四川、云南等地。

【采制】栽后第1年冬季收1次，以后每年的6月和10月各收获1次，割取地上部分，捆成小把，晒干或鲜用。

【功效主治】清热解毒，凉血止血，利湿。主治热病烦渴，吐血，衄血，咯血，尿血，血崩，黄疸，水肿，淋浊带下，泻痢。

【用法用量】煎汤，9~15g，鲜品可用30~60g。外用，适量，煎汤熏洗；或研末调敷。

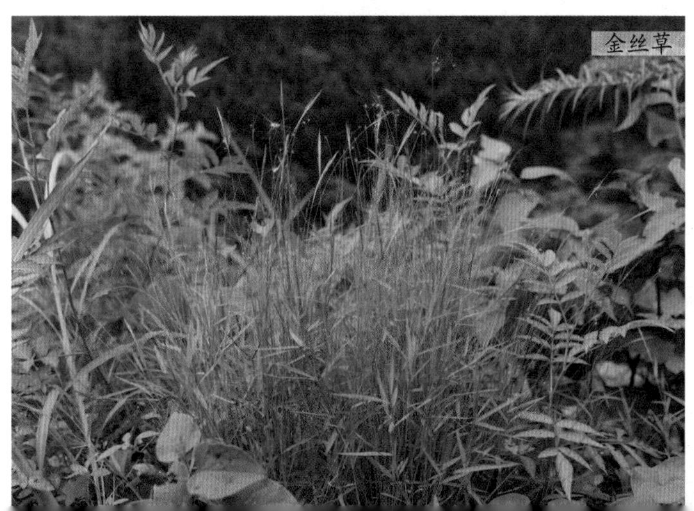

金丝草

Jingucao 筋骨草

【别名】白毛夏枯草、散血丹、透骨消。
【来源】唇形科植物筋骨草 *Ajuga decumbens* 的干燥全草。

【快速识别】筋骨草：草本。茎基部倾斜或匍匐，上部直立。多分枝，四棱形，略带紫色，全株密被白色柔毛。单叶对生，具柄；叶片卵形或长椭圆形，先端圆钝或短尖，基部渐窄下延，边缘有波状粗齿，下面及叶缘常带有紫色，两面有短柔毛。轮伞花序，多花，腋生或在枝顶集成间断的多轮的假穗状花序；花萼漏斗形，齿 5；花冠唇形，淡蓝色或淡紫红色，稀白色，花冠下唇长约为上唇的 2 倍。小坚果倒卵状三棱形，背部灰黄色，具网状皱纹。花期 3~4 月，果期 5~6 月。生于路旁、林边、草地、村庄附近及沟边较阴湿肥沃的土壤上。分布于华东、中南及西南地区。

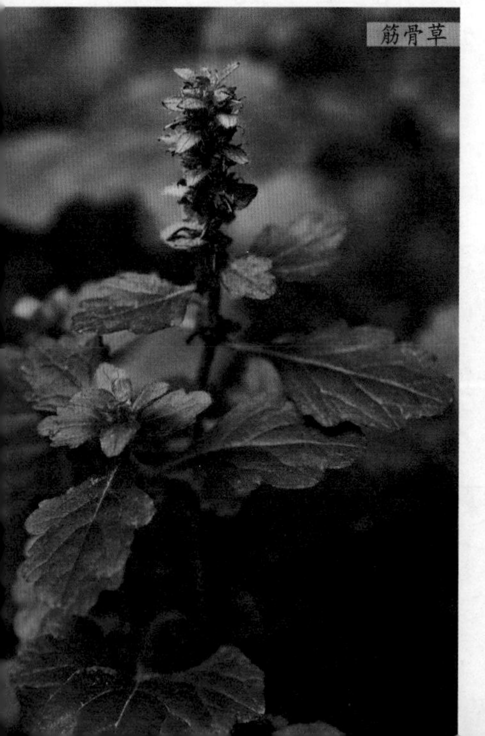
筋骨草

【采制】春季花开时采收，除去泥沙，晒干。

【功效主治】清热解毒，凉血消肿。主治咽喉肿痛，肺热咯血，跌打肿痛。

【用法用量】煎汤，10~30g，鲜品 30~60g；或捣汁。外用，适量，捣敷；或煎水洗。

Jingjie 荆芥

【别名】假苏、鼠蓂、姜芥。
【来源】唇形科植物荆芥 *Schizonepeta tenuifolia* 的干燥地上部分。

【快速识别】荆芥：草本。具强烈香气。茎直立，四棱形。全株被灰白色短柔毛。叶对生；茎基部的叶片无柄或近无柄，羽状深裂，裂片 5，中、上部叶无柄，羽状深裂，裂片 3~5，裂片披针形，全缘，上面暗绿色，下面灰绿色。两面均无毛，脉上及边缘较密，有腺点。轮伞花序，多轮密集于枝端，形成穗状；花小，花萼漏斗状倒圆锥形，被灰色柔毛及黄绿色腺点，先端 5 齿裂；花冠浅红紫色，二唇形。小坚果 4。花期 7~9 月，果期 9~11 月。生于山坡路旁或山谷、林缘。海拔在 540~2700m 之间。多栽培，亦有野生。分布于东北、华北、西北、西南等地。

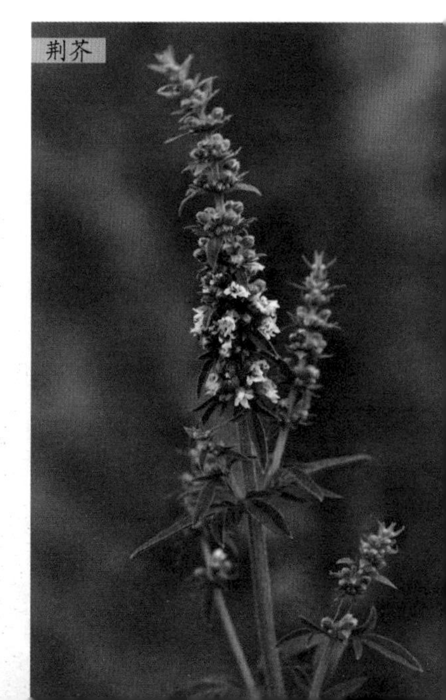
荆芥

【采制】夏、秋二季花开到顶、穗绿时采割，除去杂质，晒干。

【功效主治】解表散风，透疹，消疮。主治感冒，头痛，麻疹，风疹，疮疡初起。

【用法用量】煎汤，3~10g；或入丸、散。外用，适量，煎水熏洗；或捣烂敷；或研末调敷。祛风解表生用，止血炒炭用。

【使用注意】表虚自汗、阴虚头痛者禁服。

Juju 菊 苣

【别名】蓝菊。
【来源】菊科植物菊苣 *Cichorium intybus* 的地上部分。

【快速识别】菊苣：草本。根肥大。茎直立，有棱，中空，分枝偏斜且先端粗厚，有疏粗毛或绢毛，少有无毛。基生叶倒向羽状分裂至不分裂，但有齿，先端裂片较大，侧裂片三角形，基部渐狭成有翅的叶柄；茎生叶渐小，少数，披针状卵形至披针形，上部叶小，全缘，全部叶的下面被疏粗毛或绢毛。头状花序单生于茎和枝端，或 2~3 个在中上部叶腋内簇生；总苞圆柱状；花全部舌状，花冠蓝色。瘦果先端截形，冠毛短，鳞片状，先端细齿裂。花、果期 5~10 月。生于山坡、田野及荒地上。分布于东北、华北、西北及山东、江西等地。

【采制】春、夏二季采收，切段晒干。

【功效主治】清热解毒，利尿消肿。主治湿热黄疸，肾炎水肿，胃脘胀痛，食欲不振。

【用法用量】煎汤，3~9g。外用，适量，煎水洗。

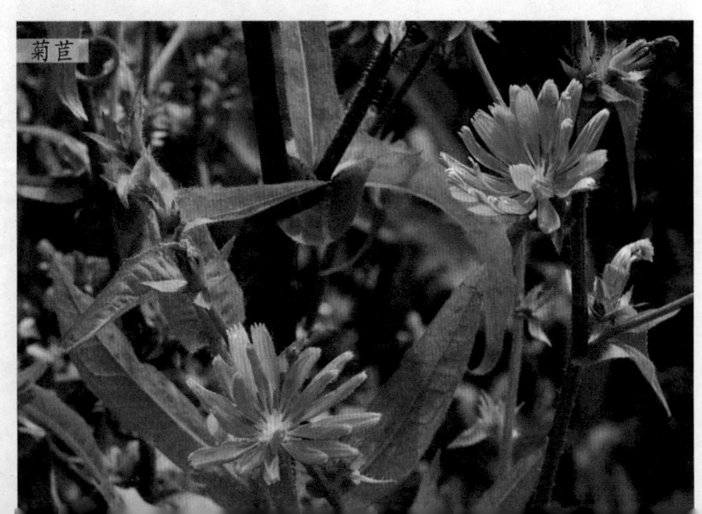
菊苣

Juechuang 爵床

【别名】爵卿、倒花草、麦穗红。
【来源】爵床科植物爵床 *Rostellularia procumbens* 的全草。

【快速识别】爵床：草本。茎基部呈匍匐状，茎方形，被灰白色细柔毛，节稍膨大。叶对生；叶片卵形、长椭圆形或阔披针形，先端尖或钝，基部楔形，全缘，上面暗绿色，叶脉明显，两面均被短柔毛。穗状花序顶生或生于上部叶腋，圆柱形，密生多数小花；苞片2；萼4深裂，裂片线状披针形或线形，边缘白色；薄膜状，外面密被粗硬毛；花淡红色或紫色，二唇形。蒴果线形，被毛。花期8~11月，果期10~11月。生于旷野草地、路旁、水沟边较阴湿处。分布于华东、华中、华南、西南等地。

【采制】8~9月盛花期采收，割取地上部分，晒干。

【功效主治】清热解毒，利湿消积，活血止痛。主治感冒发热，咳嗽，咽喉肿痛，目赤肿痛，疳积，湿热泻痢，疟疾，黄疸，浮肿，小便淋浊，筋肉疼痛，跌打损伤，痈疽疔疮，湿疹。

【用法用量】煎汤，10~15g，鲜品30~60g；或捣汁；或研末。外用，鲜品适量，捣敷；或汤洗浴。

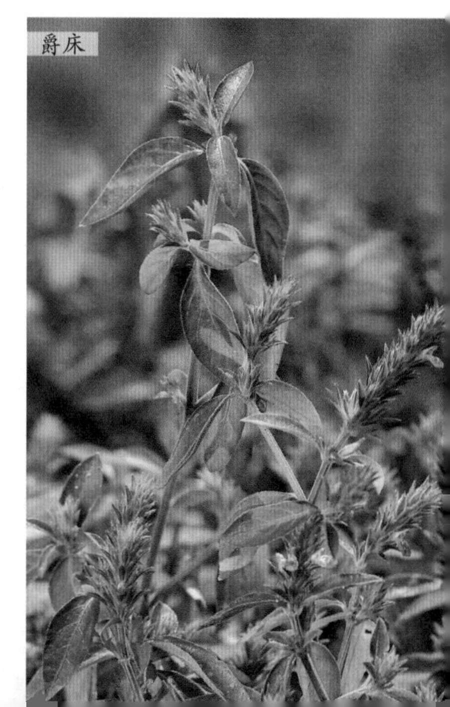
爵床

Kongxinhua 空心花

【别名】嫩肉木、观音茶、冷饭果。
【来源】紫金牛科植物鲫鱼胆 *Maesa perlarius* 的全株。

【**快速识别**】鲫鱼胆：小灌木。分枝多，小枝被长硬毛或短柔毛。叶互生；叶柄被长硬毛或短柔毛；叶片纸质或近坚纸质，广椭圆状卵形至椭圆形，先端急尖或急渐尖，基部楔形，边缘从中下部以上具锯齿，下部常全缘，幼时两面被密长硬毛，背面被长硬毛；中脉隆起，侧脉7~9对，尾端直达齿尖。总状花序或圆锥花序，腋生，被硬毛和短柔毛；萼片具脉状腺条纹，被长硬毛；花冠白色，钟形。果球形，无毛，具脉状腺条纹，花萼宿存。花柱花期3~4月，果期12月至翌年5月。生于海拔150~1350m的山坡疏林下或灌丛中阴湿处。分布于西南、华南及福建、台湾等地。

【**采制**】全年均可采收，切段，晒干或鲜用。

【**功效主治**】接骨消肿，去腐生肌。主治跌打骨折，刀伤，疔疮肿疡。

【**用法用量**】外用，适量，捣敷。

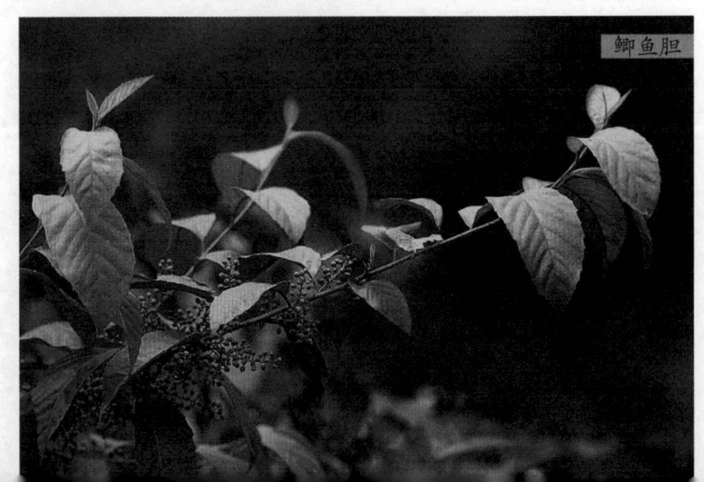
鲫鱼胆

Kongxinxian

空心苋

【别名】空心蕹藤菜、水蕹菜、水花生。
【来源】苋科植物喜旱莲子草 *Alternanthera philoxeroides* 的全草。

【**快速识别**】喜旱莲子草：草本。茎基部匍匐，着地节处生根，上部直立，中空，具分枝，幼茎及叶腋有白色或锈色柔毛，老时无毛。叶对生；叶片倒卵形或倒卵状披针形，先端圆钝，有芒尖，基部渐狭，全缘。头状花序单生于叶腋，苞片和小苞片干膜质，白色，宿存；花被片白色，长圆形。花期5~10月。生于水沟、池塘及田野荒地等处。分布于河北、江苏、安徽、浙江、江西、福建、湖南、湖北、广西等地。

【**采制**】春、夏、秋均可采收，除去杂草，洗净，鲜用或晒干用。

【**功效主治**】清热凉血，解毒，利尿。主治咯血，尿血，感冒发热，麻疹，流行性乙型脑炎，黄疸，淋浊，痄腮，湿疹，痈肿疖疮，毒蛇咬伤。

【**用法用量**】煎汤，30~60g，鲜品加倍；或捣汁。外用，适量，捣敷；或捣汁涂。

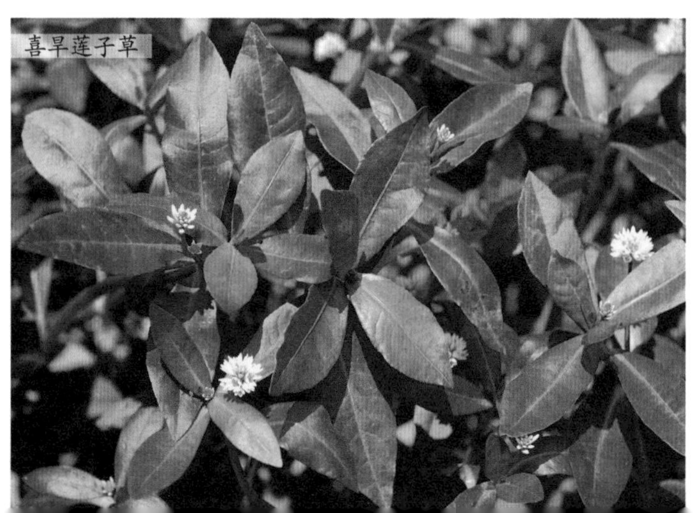

喜旱莲子草

Kudidan 苦地胆

【别名】苦龙胆草、草鞋根、铁灯盏。
【来源】菊科植物地胆草 *Elephantopus scaber* 或白花地胆草 *E. tomentosus* 的全草。

【快速识别】地胆草：茎直立，粗壮，常二歧分枝，茎枝被白色粗硬毛。单叶，大都为基生；叶片匙形、长圆状匙形或长圆状披针形，先端钝圆，基部渐狭，边缘有圆齿状锯齿。茎生叶少而小。头状花序多数，集成复头状花序，基部通常被 3 枚卵形至长圆状卵形的叶状苞片所包围；花冠筒状，淡紫色；全为两性花，先端 4 裂，一边开裂。瘦果有棱，被白色柔毛，先端具长硬刺毛；冠毛 1 层，污白色。花期 7~11 月，果期 11 月至次年 2 月。生于山坡、路旁、山谷疏林中。分布于华南、西南及江西、福建、台湾等地。

【采制】夏末采收，洗净，鲜用或晒干。

【功效主治】清热凉血，解毒利湿。主治感冒，百日咳，扁桃体炎，咽喉炎，黄疸，月经不调，带下，疮疖，虫蛇咬伤。

【用法用量】煎汤，6~15g，鲜品 30~60g；或捣汁。外用，适量，捣敷；或煎水熏洗。

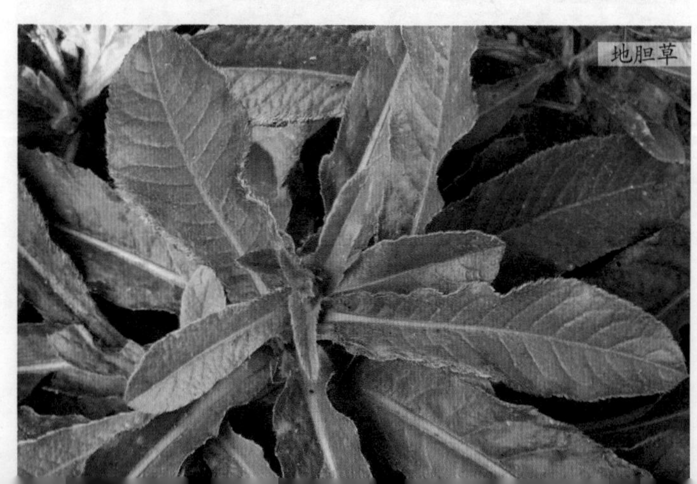

地胆草

Laoguancao 老鹳草

【别名】五叶草、老鸹筋、五瓣花。
【来源】牻牛儿苗科植物牻牛儿苗 *Erodium stephanianum*、老鹳草 *Geranium wilfordii* 或野老鹳草 *G. carolinianum* 的地上部分。前者习称"长嘴老鹳草"，后两者习称"短嘴老鹳草"。

【快速识别】牻牛儿苗：多年生草本。茎多数，仰卧或蔓生，被柔毛。叶对生；托叶三角状披针形；基生叶和茎下部叶具长柄，被开展的长柔毛和倒向短柔毛；叶片轮廓卵形或三角状卵形，基部心形，二回羽状深裂，小裂片卵状条形，全缘或具疏齿，两面有毛。伞形花序腋生；萼片矩圆状卵形，先端具长芒，被长糙毛，花瓣蓝紫色。蒴果先端具长喙，密被短糙毛。花期 6~8 月，果期 8~9 月。生于干山坡、农田边、沙质河滩地和草原凹地等。分布长江中下游以北的华北、东北、西北、四川和西藏等地。

【采制】夏、秋二季果实近成熟时采割，捆成把，晒干。

【功效主治】祛风湿，通经络，止泻痢。主治风湿痹痛，麻木拘挛，筋骨酸痛，泄泻痢疾。

【用法用量】煎汤，9~15g；或浸酒；或熬膏。外用：适量，捣烂加酒炒热外敷；或制成软膏涂敷。

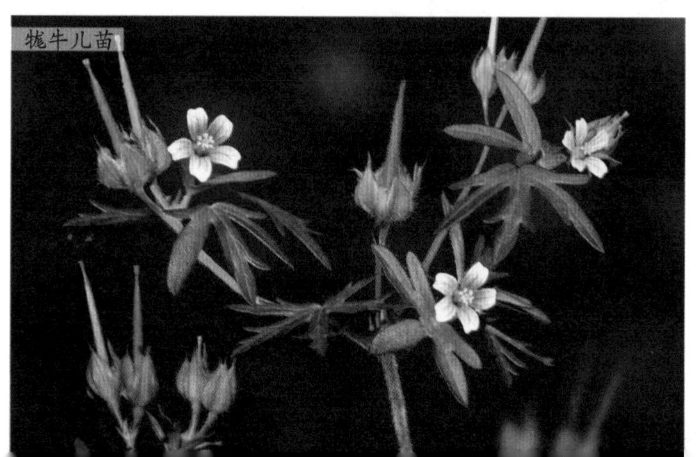
牻牛儿苗

Lexiancai 簕苋菜

【别名】猪母菜、酸酸苋、刺苋菜。
【来源】苋科植物刺苋 *Amaranthus spinosus* 的全草或根。

【快速识别】刺苋：草本。多分枝，有纵条纹，茎有时呈红色，下部光滑，上部稍有毛。叶互生；叶柄无毛，在其旁有2刺；叶片卵状披针形或菱状卵形，先端圆钝，基部楔形，全缘或微波状，中脉背面隆起，先端有细刺。圆锥花序腋生及顶生；花单性，雌花簇生于叶腋，呈球状；雄花集为顶生的直立或微垂的圆柱形穗状花序；花小，苞片常变形成2锐刺，少数具1刺或无刺；花被片绿色。胞果长圆形，在中部以下为不规则横裂，包在宿存花被片内。花期5~9月，果期8~11月。生于荒地或园圃。分布于华东、中南、西南及陕西等地。

【采制】春、夏、秋三季均可采收，洗净，鲜用或晒干。

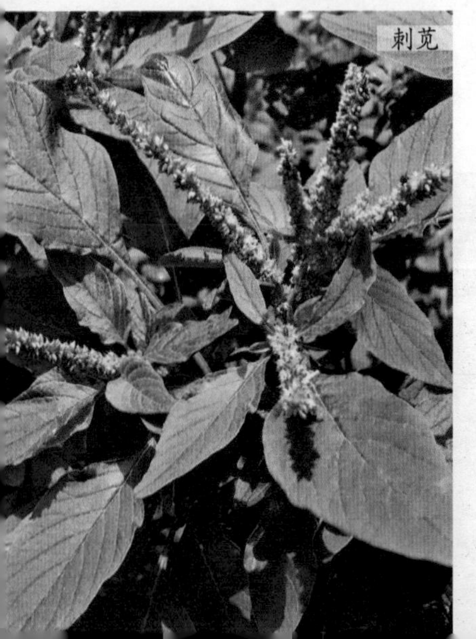
刺苋

【功效主治】凉血止血，清利湿热，解毒消痈。主治胃出血，便血，痔血，胆囊炎，胆石症，痢疾，湿热泄泻，带下，小便涩痛，咽喉肿痛，湿疹，痈肿，牙龈糜烂，蛇咬伤。

【用法用量】煎汤，9~15g，鲜品30~60g。外用，适量，捣敷；或煎汤熏洗。

【使用注意】本品有小毒，服量过多有头晕、恶心、呕吐等副作用。经期、孕期禁服。

Li

藜

【别名】红落藜、胭脂菜、粉菜。
【来源】藜科植物藜 *Chenopodium album* 或灰绿藜 *C. glaucum* 的幼嫩全草。

【快速识别】灰绿藜：草本。茎平卧或外倾，具条棱及绿色或紫红色色条。叶片矩圆状卵形至披针形，肥厚，先端急尖或钝，基部渐狭，边缘具缺刻状牙齿，上面无粉，平滑，下面有粉而呈灰白色，有稍带紫红色。花两性兼有雌性，通常数花聚成团伞花序，再于分枝上排列成有间断而通常短于叶的穗状或圆锥状花序。胞果顶端露出于花被外。花、果期5~10月。生于农田、菜园、村舍附近或有轻度盐碱的土地上。我国除台湾、福建、江西、广东、广西、贵州、云南等地外，其他地区均有分布。

【采制】春、夏二季割取全草，去杂质，鲜用或晒干备用。

【功效主治】清热祛湿，解毒消肿，杀虫止痒。主治发热，咳嗽，痢疾，腹泻，腹痛，疝气，龋齿痛，湿疹，疥癣，白癜风，疮疡肿痛，毒虫咬伤。

【用法用量】煎汤，15~30g。外用，适量，煎水漱口；或熏洗；或捣涂。

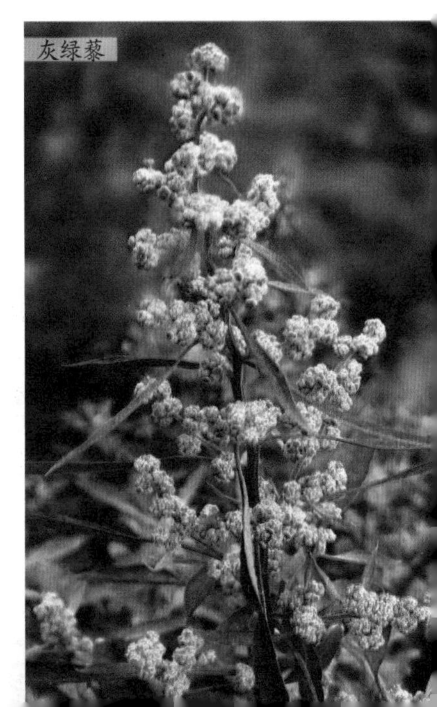
灰绿藜

Lilanzi 篱栏子

【别名】茉栾藤、鱼黄草、犁头网。
【来源】旋花科植物篱栏网 *Merremia hederacea* 的全草或种子。

【快速识别】篱栏网：缠绕或匍匐草本。匍匐时下部茎上生须根。茎细长，有细棱。单叶互生；叶柄细长，具小疣状突起；叶片心状卵形，先端钝，渐尖或长渐尖，具小短尖头，基部心形或深凹，全缘或通常具不规则的粗齿或锐裂齿，有时为深或浅3裂。聚伞花序腋生，有花3~5朵，有时更多或偶为单生，花序梗与花梗均具小疣状突起；萼片5，宽倒卵状匙形，外方2片稍短；花冠黄色，钟状。蒴果扁球形或宽圆锥形，4瓣裂。种子4颗，三棱状球形，表面被锈色短柔毛，种脐处毛簇生。花期10~12月。生于海拔130~760m的灌丛路旁草丛中。分布于台湾、江西、广东、广西、云南等地。
【采制】全草全年或夏、秋季采收、洗净，切碎、鲜用或晒干。种子秋、冬季成熟时采收、除去果壳，晒干。
【功效主治】清热，利咽，凉血。主治风热感冒，咽喉肿痛，乳蛾，尿血，急性结膜炎，疮疥。
【用法用量】煎汤，3~10g。外用：种子适量，研末吹喉；或全株捣敷。

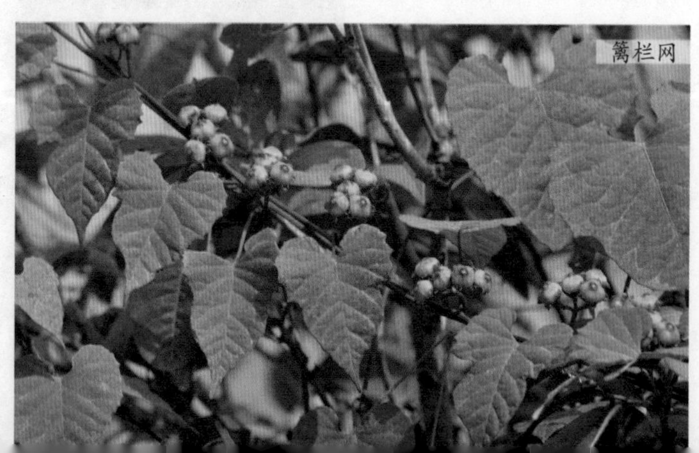
篱栏网

Lianqiancao 连钱草

【别名】肺风草、马蹄草、透骨风。
【来源】唇形科植物活血丹 *Glechoma longituba* 的地上部分。

【快速识别】活血丹：草本，幼嫩部分被疏长柔毛。匍匐茎着地生根，茎上升，四棱形。叶对生；叶柄长为叶片的1.5倍，被长柔毛；叶片心形或近肾形，边缘具圆齿，两面被柔毛或硬毛。轮伞花序通常2花；小苞片线形；花萼筒状，外面被长柔毛，萼齿5，上唇3齿，下唇2齿，顶端芒状，具缘毛；花冠蓝或紫色，下唇具深色斑点，花冠筒有长和短两型上唇2裂，裂片近肾形，下唇伸长，3裂，中裂片最大，先端凹入。小坚果长圆状卵形，深褐色。花期4~5月，果期5~6月。生于海拔50~2000m的林缘、疏林下、草地中或溪边等阴湿处。全国各地除甘肃、青海、新疆及西藏外均有分布。

【采制】春至秋季采收，除去杂质，晒干。

【功效主治】利湿通淋，清热解毒，散瘀消肿。主治热淋，石淋，湿热黄疸，疮痈肿痛，跌扑损伤。

【用法用量】煎汤，15~30g；或浸酒；或捣汁。外用，适量，捣敷；或绞汁涂敷。

【使用注意】阴疽、血虚者及孕妇慎服。

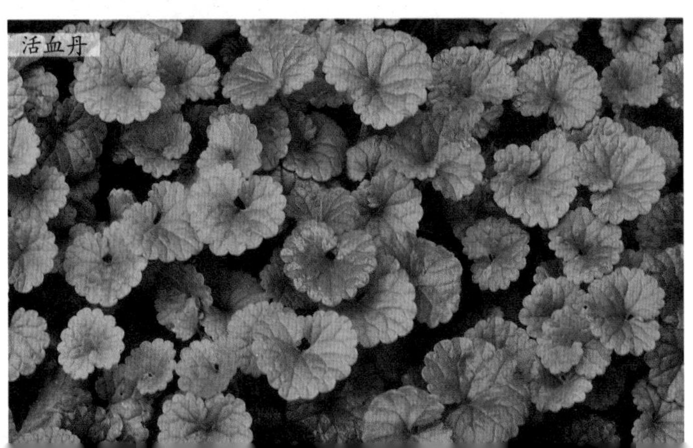
活血丹

Lianpengcao 莲蓬草

【别名】独脚莲、荷叶术、八角乌。
【来源】菊科植物大吴风草 *Farfugium japonicum* 的全草。

【快速识别】大吴风草：草本。根茎粗壮。基生叶有长柄；叶片肾形，边缘有具小尖头的小锯齿，或近全缘，上面绿色，有光泽。花茎直立，初时密被灰褐色柔毛，后渐脱落，有椭圆形或长椭圆状披针形的苞叶，苞叶无柄，抱茎。头状花序在花茎顶端排成疏伞房状，总花梗较长；总苞圆筒状；总苞片1层，长椭圆形，先端急尖，疏被短柔毛；舌状花黄色；筒状花黄色。瘦果圆柱状，具纵纹和短毛；冠毛棕褐色。花期10~12月。生于深山溪谷和石崖下。我国东南部等地有分布。

【采制】夏、秋二季采收，鲜用或晒干。

【功效主治】清热解毒，凉血止血，消肿散结。主治感冒，咽喉肿痛，咳嗽咯血，便血，尿血，月经不调，乳腺炎，瘰疬，痈疖肿毒，疔疮湿疹，跌打损伤，蛇咬伤。

【用法用量】煎汤，9~15g，鲜品30~60g。外用，适量，捣敷。

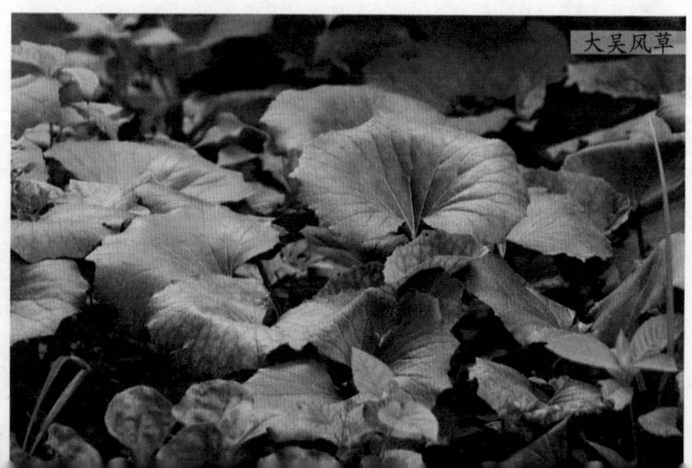
大吴风草

Liangfencao 凉粉草

【别名】仙人草、仙人冻、仙草。
【来源】唇形科植物凉粉草 *Mesona chinensis* 的地上部分。

【快速识别】凉粉草：草本。茎上部直立，下部伏地，四棱形，被脱落的长柔毛或细刚毛。叶对生；叶柄被柔毛；叶片狭卵形或宽卵圆形，边缘具锯齿，两面被细刚毛或柔毛。轮伞花序多花，组成总状花序，顶生或生于侧枝；苞片圆形或菱状卵圆形，具尾状突尖；花萼钟形，密被疏柔毛，上唇 3 裂，中裂片特大，下唇全缘；花冠白色或淡红色，外被微柔毛，上唇宽大，具 4 齿，下唇全缘，舟状。小坚果长圆形，黑色。花期 7~10 月，果期 8~11 月。生于干沙地草丛或水沟边。分布于浙江、江西、台湾、广东、广西等地。

【采制】夏季收割地上部分，晒干。或晒至半干，堆叠焖之使发酵变黑，再晒至足干。

【功效主治】消暑，清热，凉血，解毒。主治中暑，糖尿病，黄疸，泄泻，痢疾，高血压病，肌肉、关节疼痛，急性肾炎，风火牙痛，烧烫伤，丹毒，梅毒，漆过敏。

【用法用量】煎汤，15~30g，大剂量可用至 60g。外用，适量，研末调敷；或煎水洗；或鲜品捣敷。

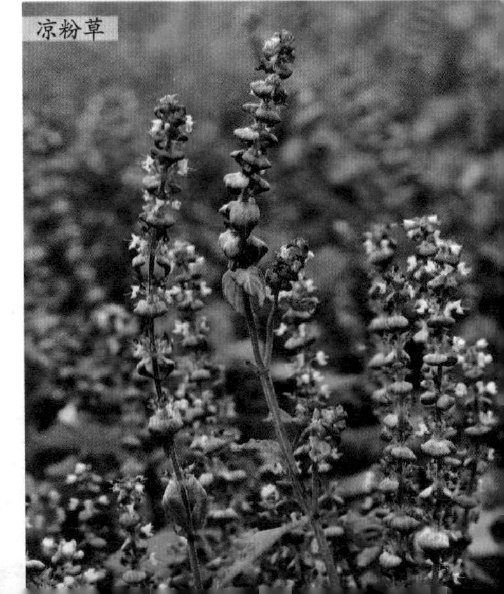
凉粉草

Linshijiu
临时救

【别名】风寒草、过路黄、小过路黄。
【来源】报春花科植物聚花过路黄 *Lysimachia congestiflora* 的全草。

【快速识别】聚花过路黄：匍匐草本，茎基部节间短，常生不定根，上部及分枝上升，圆柱形，密被多细胞卷曲柔毛。叶对生，茎端的 2 对间距短，近密集；叶片卵形、阔卵形以至近圆形，近等长，先端锐尖或钝，基部近圆形或截形，稀略呈心形，上面绿色，下面较淡，有时沿中肋和侧脉染紫红色，两面多少被具节糙伏毛。花 2~4 朵集生茎端和枝端成近头状的总状花序，在花序下方的 1 对叶腋有时具单生的花；花萼 5 深裂；花冠黄色，5 裂。蒴果球形，上半部具毛；花萼宿存。花期 5~6 月，果期 7~10 月。生于海拔 2400m 以下的水沟边、田埂上和山坡林缘、草地等湿润处。分布于长江以南各地以及陕西、甘肃和台湾。

【采制】5~6 月和 10~11 月可采收，齐地面割下，晒或炕干。

【功效主治】祛风散寒，化痰止咳，解毒利湿，消积排石。主治风寒头痛，咳嗽痰多，咽喉肿痛，黄疸，胆道结石，尿路结石，小儿疳积，痈疽疔疮，毒蛇咬伤。

【用法用量】煎汤，9~15g；或浸酒。

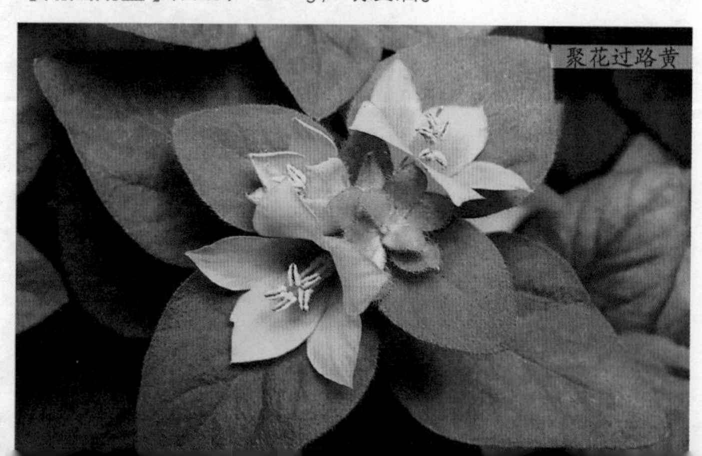
聚花过路黄

Liujinu 刘寄奴

【别名】金寄奴、九牛草、苦连婆。
【来源】菊科植物奇蒿 *Artemisia anomala* 的干燥带花全草。

【快速识别】奇蒿：草本。茎直立，中部以上常分枝，上部有花序枝，被微柔毛。叶近革质，长圆状或卵状披针形，先端渐尖，基部渐狭成短柄，不分裂，边缘有密锯齿，上面被微糙毛，下面色浅，被蛛丝状微毛或近无毛。头状花序极多数，密集于花枝上，在茎端及上部叶腋组成复总状花序；总苞近钟状，3~4 层，长圆形，带白色；花筒状，外层雌性，内层两性。瘦果微小，长圆形，无毛。花、果期 6~11 月。生于林缘、灌丛中、河岸旁。广布于我国中部至南部各地。

【采制】夏、秋二季花开时采收，连根拔起，洗净，鲜用或晒干。

【功效主治】破瘀通经，止血消肿，消食化积。主治经闭痛经，产后瘀滞腹痛，恶露不尽，癥瘕，跌打损伤，金疮出血，风湿痹痛，便血，尿血，痈疮肿毒，烫伤，食积腹痛，泄泻痢疾。

【用法用量】煎汤，5~10g；消食积单味可用 15~30g；或入散剂。外用，适量，捣敷；或研末掺。消肿宜生用，行血宜酒炒，止血宜醋炒。

【使用注意】孕妇禁服，气血虚弱、脾虚作泄者慎服。

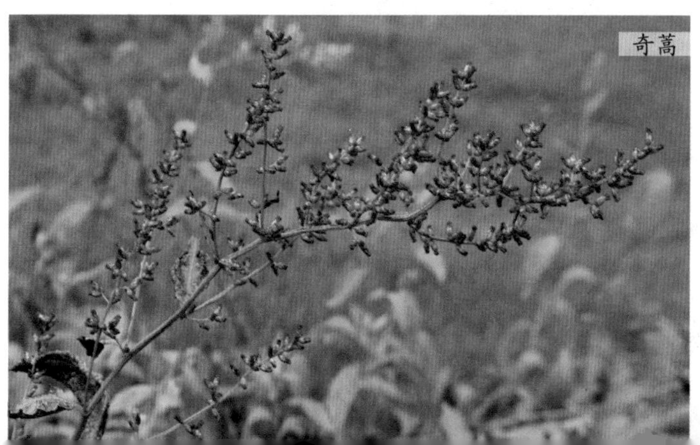
奇蒿

Longzhuguo 龙珠果

【别名】龙吞珠、大种毛葫芦、香花果。
【来源】西番莲科植物龙珠果 *Passiflora foetida* 的全株或果。

【快速识别】龙珠果：草质藤木。茎柔弱，圆柱形，常被柔毛，具腋生卷须。叶互生，裂片先端具腺体；托叶细绒状分裂，叶膜质，宽卵形至长圆状卵形，3浅裂，基部心形，边缘不规则波状，两面被丝状毛及混生腺毛或腺点。聚伞花序退化而仅具花1朵，腋生，5数，白色或淡紫色，苞片一至三回羽状分裂，小裂片丝状，先端具腺毛；萼片长圆形，背面近先端具一角状附属物；花瓣与萼片近等长；副花冠由3~5轮丝状裂片组成。浆果卵圆形。花期7~8月，果期翌年4~5月。生于海拔60~150m的荒山草坡或灌丛中。分布于华南及福建、台湾、云南等地。

【采制】夏末秋初采收全株，洗净，鲜用或晒干。秋、冬二季挖取根部，洗去泥纱，晒干。4~5月采收果实。

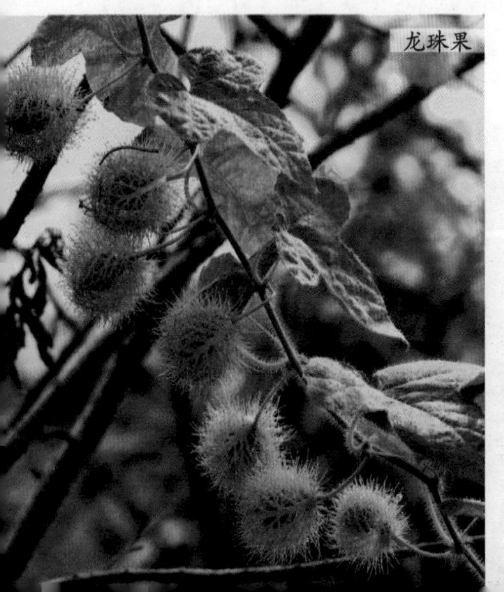
龙珠果

【功效主治】清肺止咳，解毒消肿。主治肺热咳嗽，小便混浊，痈疮肿毒，外伤性角膜炎，淋巴结炎。

【用法用量】煎汤，9~15g。外用，适量，鲜叶捣敷。

Luxiancao 鹿衔草

【别名】鹿蹄草、破血丹、纸背金牛草。
【来源】鹿蹄草科植物普通鹿蹄草 *Pyrola decorata* 或鹿蹄草 *P. calliantha* 的全草。

【快速识别】鹿蹄草：草本状小亚灌木。根茎细长，有分枝。叶3~6，近基生；叶片薄革质，长圆形至倒卵状长圆形或匙形，先端钝尖，基部楔形或阔楔形，下延于叶柄，上面绿色，沿叶脉为淡绿白色或稍白色，下面色较淡，常带紫色，有白霜，边缘有疏齿。花葶常带紫色。总状花序有花4~10，半下垂；花冠碗形，淡绿色、黄绿色或近白色；萼片边缘近全缘；花瓣倒卵状椭圆形。蒴果扁球形。花期6~8月，果期8~9月。生于海拔300~4100m山地针叶林、针阔叶混交林或阔叶林下。分布于华北、华东、西南、中南及甘肃、青海等地。

【采制】全年均可采挖，除去杂质，晒至叶片较软时，堆置至叶片变紫褐色，晒干。

【功效主治】祛风湿，强筋骨，止血，止咳。主治风湿痹痛，肾虚腰痛，腰膝无力，月经过多，久咳劳嗽。

【用法用量】煎汤，15~30g；研末，6~9g。外用，适量，捣敷；或研末撒；或煎水洗。

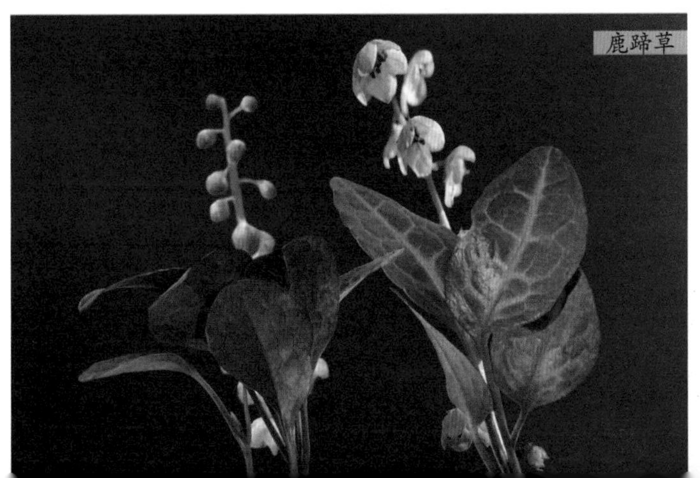
鹿蹄草

Luodishenggen
落地生根

【别名】土三七、枪刀草、打不死。
【来源】景天科植物落地生根 *Bryophyllum pinnatum* 的根及全草。

【快速识别】落地生根：肉质草本。茎直立，多分枝，无毛，节明显，上部紫红色，密被椭圆形皮孔，下部有时稍木质化。叶对生，单叶或羽状复叶，复叶有小叶 3~5 片；叶柄紫色，基部宽扁，半抱茎；叶片肉质，椭圆形或长椭圆形，边缘有圆齿，圆齿底部易生芽，落地即成一新植株。圆锥花序，顶生，花大，两性，下垂；苞片两枚，叶片状；花萼钟状，膜质，膨大，淡绿色或黄白色；花冠管状，淡红色或紫红色，先端 4 裂。蓇葖果，包于花萼及花冠内。花期 3~5 月，果期 4~6 月。生于山坡、沟谷、路旁湿润的草地上，各地温室和庭园常栽培。分布于福建、台湾、广东、广西、云南等地。

【采制】全年均可采收，多鲜用。

【功效主治】凉血止血，清热解毒。主治吐血，外伤出血，跌打损伤，疔疮痈肿，乳痈，乳岩，丹毒，溃疡，烫伤，胃痛，关节痛，咽喉肿痛，肺热咳嗽。

【用法用量】煎汤，鲜全草 30~60g，根 3~6g；或绞汁。外用，适量，捣敷；或绞汁晒干研粉撒；或捣汁含漱。

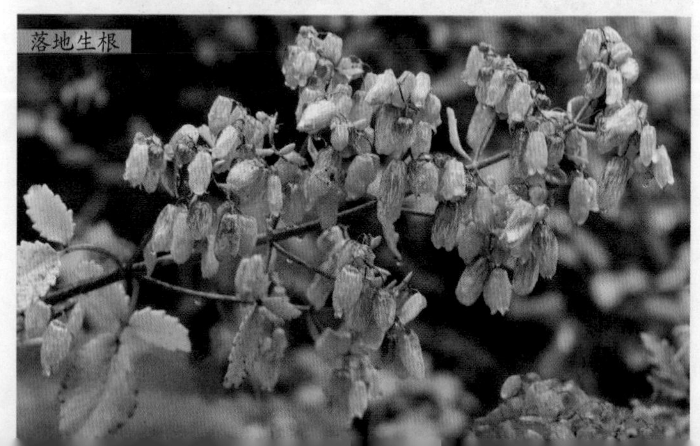
落地生根

Luokui 落葵

【别名】藤儿菜、篱笆菜、木耳菜。
【来源】落葵科植物落葵 *Basella alba* 的叶或全草。

【快速识别】落葵：缠绕草本。全株肉质，光滑无毛。茎分枝明显，绿色或淡紫色。单叶互生；叶片宽卵形、心形至长椭圆形，先端急尖，基部心形或圆形，间或下延，全缘，叶脉在下面微凹，上面稍凸。穗状花序腋生或顶生，单一或有分枝；小苞片 2，萼状，长圆形；花萼 5，淡紫色或淡红色，下部白色；无花瓣。果实卵形或球形，暗紫色，多汁液，为宿存肉质小苞片和萼片所包裹。花期 6~9 月，果期 7~10 月。生于海拔 2000m 以下地区，我国长江流域以南各地均有栽培，北方少见。

【采制】夏、秋二季采收叶或全草，洗净，除去杂质，鲜用或晒干。

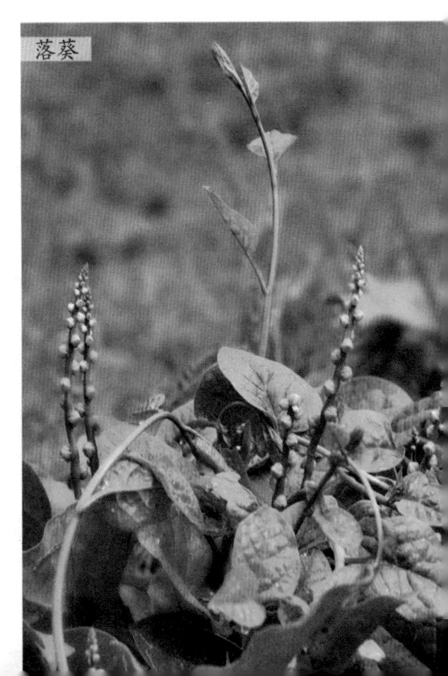
落葵

【功效主治】滑肠通便，清热利湿，凉血解毒，活血。主治大便秘结，小便短涩，痢疾，热毒疮疡，跌打损伤。

【用法用量】煎汤，10~15g，鲜品 30~60g。外用，适量，鲜品捣敷；或捣汁涂。

【使用注意】脾胃虚寒者慎服。

Luole 罗勒

【别名】香菜、翳子草、九层塔。
【来源】唇形科植物罗勒 *Ocimum basilicum* 的全草。

【快速识别】罗勒：草本。全株芳香。茎直立，四棱形，上部被倒向微柔毛，常带红或紫色。叶对生；叶片卵形或卵状披针形，全缘或具疏锯齿，两面近无毛。轮伞花序有 6，苞片细小，早落；花萼钟形，外面被短柔毛，萼齿 5，上唇 3 齿，下唇 2 齿，果时花萼增大、宿存；花冠淡紫色或白色，伸出花萼，上唇宽大，4 裂，裂片近圆形，下唇长圆形，下倾。小坚果长圆状卵形，褐色。花期 6~9 月，果期 7~10 月。全国各地多有栽培。长江以南地区有野生。

【采制】开花后割取地上部分，鲜用或阴干。

【功效主治】疏风解表，化湿和中，行气活血，解毒消肿。主治感冒头痛，发热咳嗽，中暑，食积不化，脘腹胀满疼痛，呕吐泻痢，风湿痹痛，遗精，月经不调，胬肉遮睛，皮肤湿疮，跌打损伤，蛇虫咬伤。

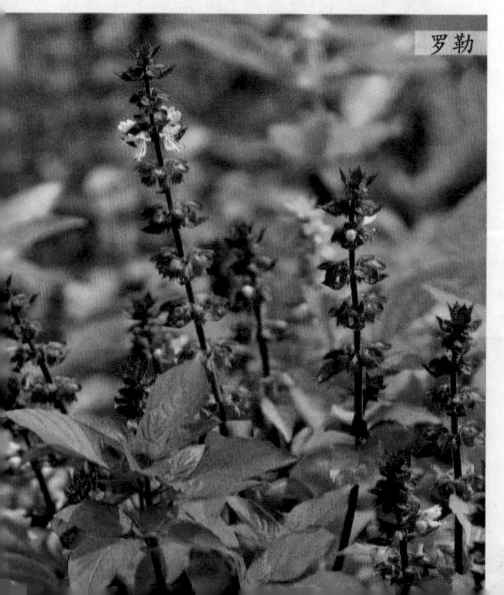
罗勒

【用法用量】煎汤，5~15g，大剂量可用至 30g；或捣汁；或入丸、散。外用，适量，捣敷；或烧存性研末调敷；亦可煎汤洗；或含漱。

【使用注意】气虚血燥者慎服。

Lücao 葎草

【别名】葛葎蔓、拉拉藤、大叶五爪龙。
【来源】桑科植物葎草 *Humulus scandens* 的全草。

【快速识别】葎草：蔓性草本。茎长达数米，淡绿色，有纵条棱，茎枝和叶柄上密生短倒向钩刺。单叶对生；叶柄长，稍有6条棱，有倒向短钩刺；掌状叶5~7深裂，裂片卵形或卵状披针形，先端急尖或渐尖，边缘有锯齿，上面有粗刚毛，下面有细油点，脉上有硬毛。花单性，雌雄异株；雄花序为圆锥花序，雌花序为短穗状花序；雄花小，黄绿色；雌花每2朵具1苞片，花被片1，灰白色。果穗绿色，近球形；瘦果淡黄色，扁球形。花期6~10月，果期8~11月。生于路旁、沟边湿地、村寨篱笆上或林缘灌丛。我国大部分地区有分布。

【采制】9~10月收获，晴天收割地上部分，除去杂质晒干。

【功效主治】清热解毒，利尿通淋。主治肺热咳嗽，肺痈，虚热烦渴，热淋，水肿，小便不利，湿热泻痢，热毒疮疡。

【用法用量】煎汤，10~15g，鲜品30~60g；或捣汁。外用，适量，捣敷；或煎水熏洗。

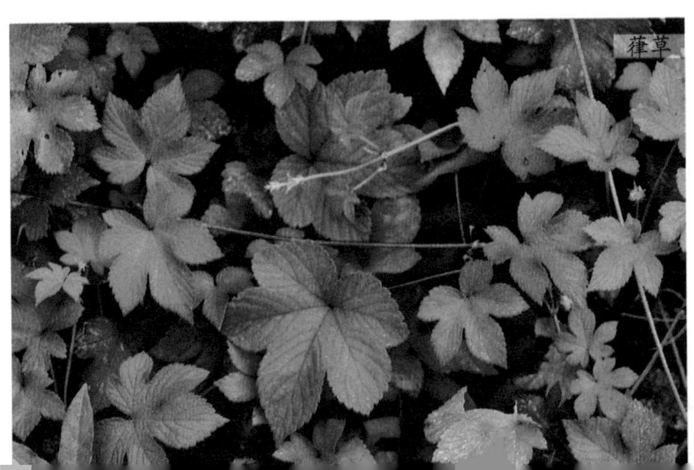
葎草

Maanteng 马鞍藤

【别名】二叶红薯、白花藤、海薯藤。
【来源】旋花科植物厚藤 *Ipomoea pes-caprae* 的全草。

【快速识别】厚藤：草本。全体无毛。茎平卧，有时缠绕。单叶互生；叶片肉质，干后厚纸质，卵形、椭圆形、圆形、肾形或长圆形，先端微缺或 2 裂，裂片圆，裂缺浅或深，有时具小突尖，基部阔楔形、截平至浅心形，在背面近基部中脉两侧各有 1 枚腺体；侧脉 8~10 对。多歧聚伞花序腋生，有时仅 1 朵花发育，花序梗粗壮；萼片 5，厚纸质，卵形，花冠紫色或深红色，漏斗状，先端 5 浅裂。蒴果球形，果皮革质，4 瓣裂。花期几全年，尤以夏、秋季最盛。多生长在海滨沙滩上及路边向阳外。分布于华南及浙江、福建、台湾等地。

【采制】全年或夏、秋季节性采收，除去杂质，切段或片，晒干。

【功效主治】祛风除湿，消痈散结。主治风湿痹痛，痈肿，疔毒，乳痈，痔漏。

【用法用量】煎汤，鲜者 30~60g。外用，适量，捣敷；或烧存性研末调敷。

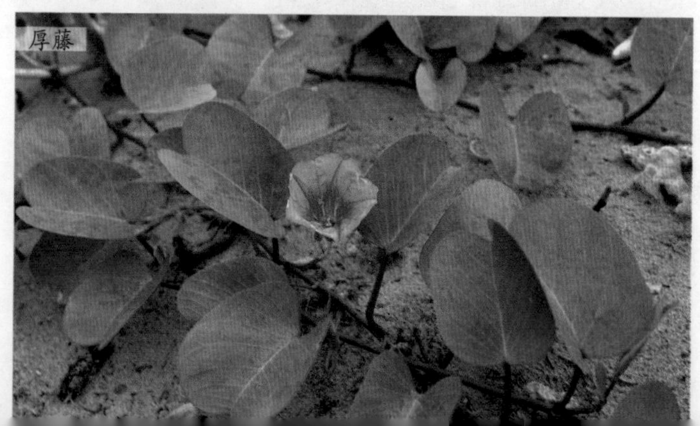
厚藤

Mabiancao
马鞭草

【别名】退血草、白马鞭、狗牙草。
【来源】马鞭草科植物马鞭草 *Verbena officinalis* 的地上部分。

【快速识别】马鞭草：草本。茎四方形，节及枝上有硬毛。叶对生；叶片卵圆形、倒卵形至长圆状披针形，基生叶的边缘通常有粗锯齿及缺刻；茎生叶多为 3 深裂，裂片边缘有不整齐锯齿，两面均被硬毛。穗状花序顶生及腋生，细弱，较长；花小，初密集，结果时疏离；每花具 1 苞片，有粗毛；花萼管状；花冠淡紫色至蓝色，花冠管直或弯，先端 5 裂，裂片长圆形。果长圆形，包于宿萼内，成熟后 4 瓣裂。花期 6~8 月，果期 7~9 月。生于山坡、路边、溪旁或林边。分布于华东、华中、中南、西南及山西、陕西、甘肃、新疆等地。

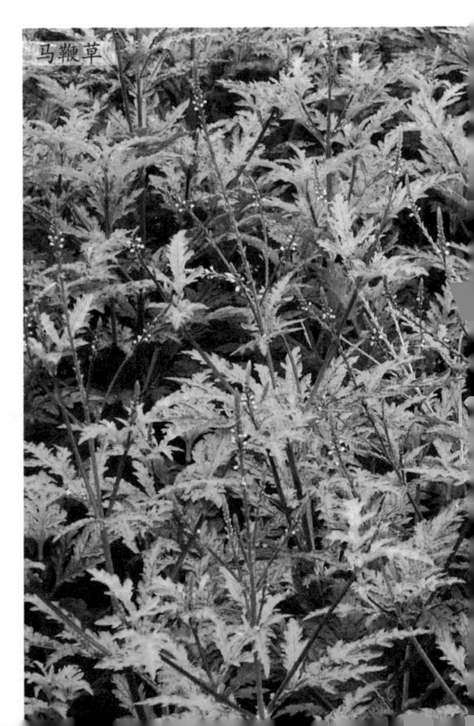

【采制】6~8 月花开时采割，除去杂质，晒干。

【功效主治】活血散瘀，解毒，利水，退黄，截疟。主治癥瘕积聚，经闭痛经，喉痹，痈肿，水肿，黄疸，疟疾。

【用法用量】煎汤，15~30g，鲜品 30~60g；或入丸、散。外用，适量，捣敷；或煎水洗。

【使用注意】孕妇慎服。

马齿苋

Machixian

【别名】长命苋、瓜子菜、耐旱菜。
【来源】马齿苋科植物马齿苋 *Portulaca oleracea* 的地上部分。

【快速识别】马齿苋：草本，肥厚多汁，无毛。茎圆柱形，下部平卧，上部斜生或直立，多分枝，向阳面常带淡褐红色。叶互生或近对生；倒卵形、长圆形或匙形，先端圆钝，有时微缺，基部狭窄成短柄，上面绿色，下面暗红色。花常 3~5 朵簇生于枝端；总苞片 4~5 枚，三角状卵形；萼片 2，对生，卵形；花瓣 5，淡黄色，倒卵形。蒴果短圆锥形，棕色，盖裂。种子细小，黑色，表面具细点。花期 5~8 月，果期 7~10 月。生于田野路边及庭园废墟等向阳处。分布于全国各地。

【采制】夏、秋二季采收，除去残根和杂质，洗净，略蒸或烫后晒干。

【功效主治】清热解毒，凉血止血，止痢。主治热毒血痢，痈肿疔疮，湿疹，丹毒，蛇虫咬伤，便血，痔血，崩漏下血。

【用法用量】煎汤，10~15g，鲜品 30~60g；或绞汁。外用，适量，捣敷；烧灰，研末调敷；或煎水洗。

【使用注意】脾虚便溏者及孕妇慎服。

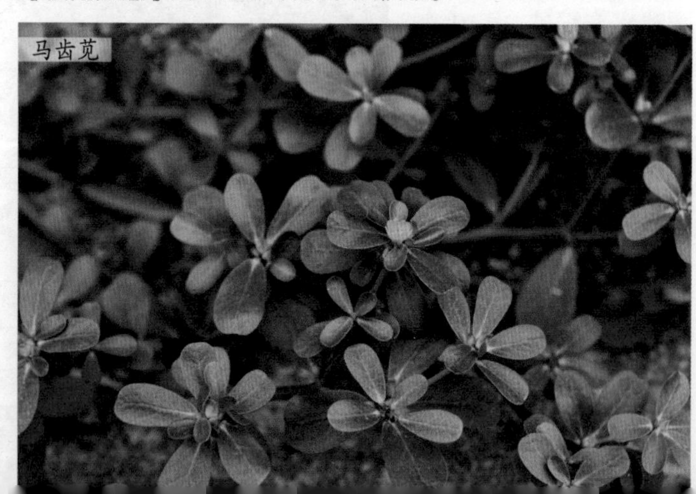
马齿苋

Malan
马兰

【别名】紫菊、路边菊、田茶菊。
【来源】菊科植物马兰 *Kalimeris indica* 的全草或根。

【快速识别】马兰：草本。根茎有匍枝。茎直立，上部或从下部起有分枝。叶互生，基部渐狭成具翅的长柄；叶片倒披针形或倒卵状长圆形，先端钝或尖，边缘从中部以上具有小尖头的钝或尖齿，或有羽状裂片，薄质；上面叶小，无柄，全缘。头状花序单生于枝端并排列成疏伞房状；总苞半球形；总苞片 2~3 层；舌状花 1 层，15~20 个，舌片浅紫色；管状花被短毛。瘦果倒卵状长圆形，极扁，褐色。花期 5~9 月，果期 8~10 月。生于路边、田野、山坡上。分布于全国各地。

【采制】夏、秋二季采收，鲜用或晒干。

【功效主治】凉血止血，清热利湿，解毒消肿。主治吐血，衄血，血痢，崩漏，创伤出血，黄疸，水肿，淋浊，感冒，咳嗽，咽痛喉痹，痔疮，痈肿，丹毒，小儿疳积。

【用法用量】煎汤，10~30g，鲜品 30~60g；或捣汁。外用，适量，捣敷；或煎水熏洗。

【使用注意】孕妇慎服。

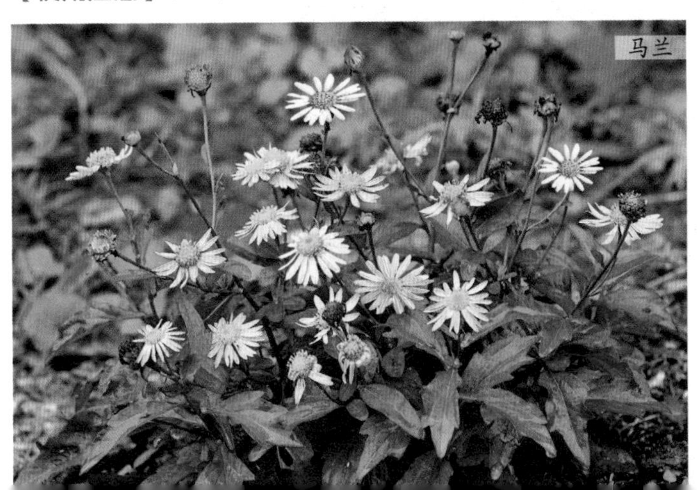
马兰

Maoxucao 猫须草

【别名】猫须公、肾茶。
【来源】唇形科植物肾茶 *Clerodendranthus spicatus* 的全草。

【快速识别】肾茶：草本。茎直立，四棱形，被倒向短柔毛。叶对生；叶柄被短柔毛；叶片卵形、菱状卵形或卵状椭圆形，先端渐尖，基部宽楔形或下延至叶柄，边缘在基部以上具粗牙齿或疏圆齿，两面被短柔毛及腺点。轮伞花序，在主茎和侧枝顶端组成间断的总状花序；苞片圆卵形；花萼钟形，外面被微柔毛及腺点，花后增大；花冠浅紫色或白色，花冠筒极狭，上唇大，外反，3裂，中裂片较大，下唇直伸；雄蕊4，超出花冠2~4cm。小坚果卵形，深褐色，具皱纹。花期5~11月，果期6~12月。生于海拔700~1000m的林下潮湿处或草地上，更多的为栽培。分布于福建、台湾、海南、广西、云南等地。

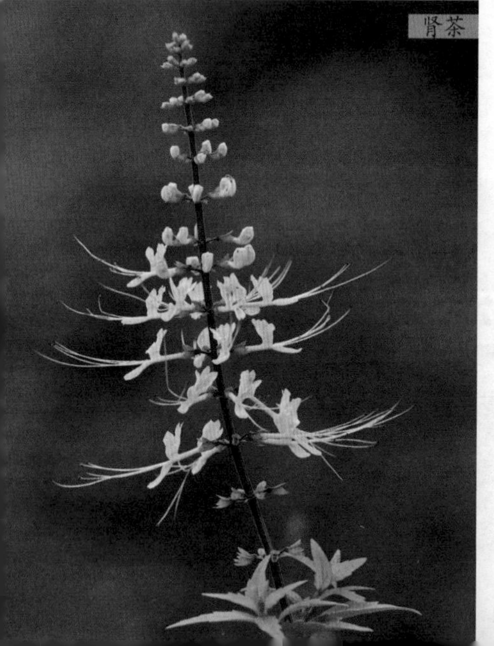
肾茶

【采制】在高温高湿地区，一般每年可采收2~3次，每次在现蕾开花前采收为佳，割下茎叶，晒干。

【功效主治】清热利湿，通淋排石。主治急、慢性肾炎，膀胱炎，尿路结石，胆结石，风湿性关节炎。

【用法用量】煎汤，30~60g。

Maojigucao 毛鸡骨草

【别名】鸡骨草、大叶鸡骨草。
【来源】豆科植物毛相思子 *Abrus mollis* 的带根全草。

【快速识别】毛相思子：柔弱缠绕藤本，全株密被张开的黄色短柔毛。簇生细小须状根。偶数羽状复叶，互生；小叶 11~16 对，膜质，长圆形，最上的常为倒卵形，先端截头状，但有小锐尖，上面被疏毛，背面密被长毛；小脉不明显；托叶极小。总状花序腋生，长约为叶之半，蝶形花粉红色，4~8 朵聚生于花序总轴的每一短枝上；萼密被灰色柔毛。荚果扁平，淡灰黄色、被长柔毛，先端有喙。花期 8~10 月，边开花边结果。生于疏林、灌丛稍湿润处。分布于福建、广东、海南、广西等地。

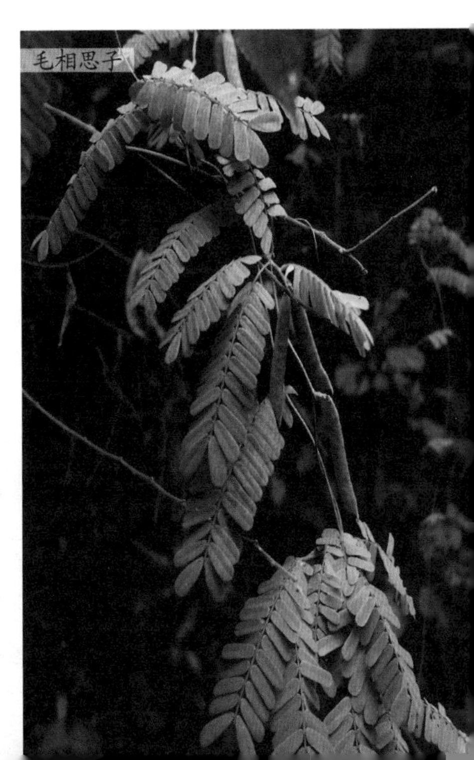
毛相思子

【采制】全年均可采挖，除去泥沙及荚果，干燥。

【功效主治】清热解毒，利湿。主治传染性肝炎，乳痈，疖肿，烧烫伤，小儿疳积。

【用法用量】煎汤，9~15g。外用，适量，煎水洗；或鲜叶捣烂敷。

Miangenteng 面根藤

【别名】燕覆子、奶浆藤、小旋花。
【来源】旋花科植物打碗花 *Calystegia hederacea* 的全草。

【快速识别】打碗花：一年生草本。植株通常矮小，蔓性，光滑，茎自基部分枝，平卧，有细棱。单叶互生；基部叶片长圆形，先端圆，基部戟形，上部叶片3裂，中裂片长圆形或长圆状披针形，侧裂片近三角形，全缘或2~3裂，叶基心形或戟形。花单一腋生；花梗长于叶柄；苞片宽卵形；萼片5，长圆形；花冠淡紫色或淡红色，钟状，冠檐近截形或微裂；柱头2裂，裂片长圆形，扁平。蒴果卵球形，外包宿存萼片。花期夏季。从平原至高海拔的地方都有生长，常见于农田、荒地、路旁。全国各地均有分布。

【采制】夏、秋二季采收，洗净，鲜用或晒干。

【功效主治】健脾，利湿，调经。主治脾胃虚弱，消化不良，小儿吐乳，小儿疳积，五淋，带下，月经不调。

【用法用量】煎汤，10~30g。

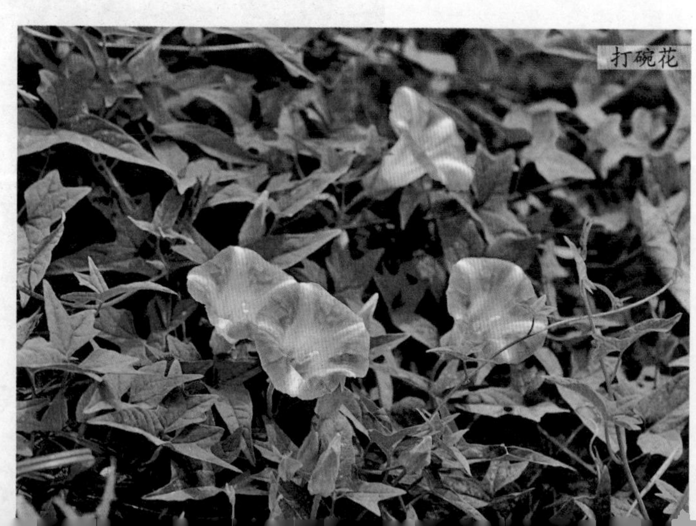
打碗花

Mohanlian 墨旱莲

【别名】墨斗草、摘头乌、黑墨草。
【来源】菊科植物鳢肠 *Eclipta prostrata* 的地上部分。

【**快速识别**】鳢肠：草本。全株被白色粗毛，折断后流出的汁液数分钟后即呈蓝黑色。茎直立或基部倾伏，着地生根，绿色或红褐色。叶对生；叶片线状椭圆形至披针形，全缘或稍有细齿，两面均被白色粗毛。头状花序腋生或顶生，总苞钟状，花序为少数舌状花及多数管状花；舌状花雌性；花冠白色，发育或不发育；管状花两性，白色，全发育。瘦果黄黑色，无冠毛。花期 7~9 月，果期 9~10 月。生于路边、湿地、沟边或田间。分布于全国各地。

【**采制**】花开时采割，晒干。

【**功效主治**】滋补肝肾，凉血止血。主治肝肾阴虚，牙齿松动，须发早白，眩晕耳鸣，腰膝酸软，阴虚血热吐血、衄血、尿血，血痢，崩漏下血，外伤出血。

【**用法用量**】煎汤，9~30g；或熬膏；或捣汁；或入丸、散。外用，适量，捣敷；或捣绒塞鼻；或研末敷。

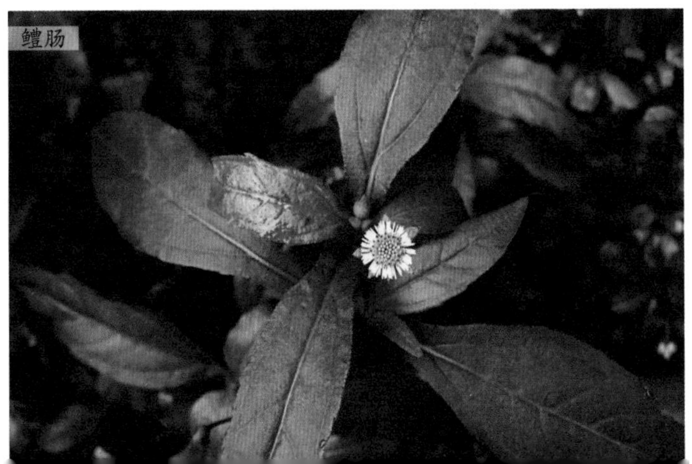
鳢肠

Mopancao
磨盘草

【别名】金花草、耳响草、磨笼子。
【来源】锦葵科植物磨盘草 *Abutilon indicum* 的全草。

【快速识别】磨盘草：亚灌木状草本。分枝多，全株均被灰色短柔毛。叶互生；叶柄被灰色短柔毛和丝状长柔毛；托叶钻形，外弯；叶卵圆形或近圆形，先端短尖或渐尖，基部心形，两面均被星状柔毛；边缘具不规则锯齿。花单生于叶腋，花梗近顶端具节，被灰色星状柔毛；花萼盘状，绿色，密被灰色柔毛，裂片 5，宽卵形，先端短尖；花黄色，花瓣 5。果为倒圆形似磨盘，黑色，分果爿 15~20，先端截形，具短芒，被星状长硬毛。花期 7~10 月，果期 10~12 月。生于海拔 800m 以下的地带，如平原、海边、砂地、旷野、山坡、河谷及路旁。分布于华南、西南及福建、台湾等地。

【采制】夏、秋二季采收，切碎晒干。

【功效主治】疏风清热，化痰止咳，消肿解毒。主治感冒，发热，咳嗽，泄泻，中耳炎，耳聋，咽炎，腮腺炎，尿路感染。

【用法用量】煎汤，30~60g；或炖肉。外用，适量，捣敷；或煎水熏洗。

【使用注意】孕妇慎服。

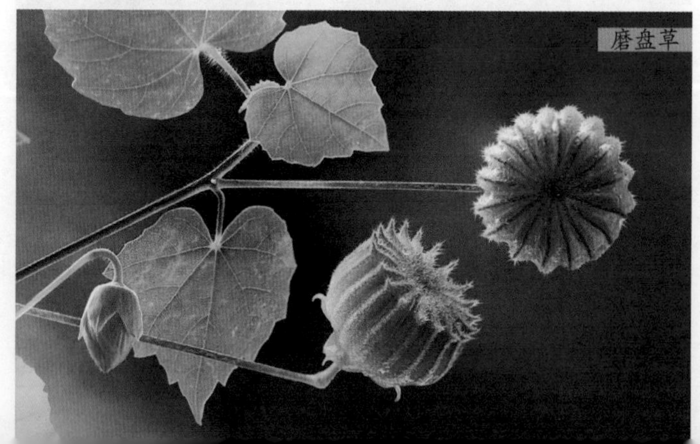
磨盘草

Mucao
母草

【别名】蛇通管、铺地莲、蝴蝶翼。
【来源】玄参科植物母草 *Lindernia crustacea* 的全草。

【**快速识别**】母草：草本。根须状。茎常铺散成密丛，多分枝，枝弯曲上升，微方形，有深沟纹，无毛。叶对生；具短柄或近无柄；叶片三角状卵形，先端钝或短尖，基部宽楔形，边缘浅钝锯齿。花单生于叶腋或于枝顶成极短的总状花序；花萼5裂，绿色或淡紫色；花冠紫色，花冠圆筒状，上唇直立，卵形，钝头，2浅裂，下唇3裂，中间裂片较大。蒴果椭圆形，与宿萼近等长。花、果期全年。生于田边、草地、路旁等低温处。分布于华东、华中、中南、华南、西南等地。

【**采制**】夏、秋二季采收，鲜用或晒干。

【**功效主治**】清热利湿，活血止痛。主治风热感冒，湿热泻痢，肾炎水肿，带下，月经不调，痈疖肿毒，毒蛇咬伤，跌打损伤。

【**用法用量**】煎汤，10~15g，鲜品 30~60g；或研末浸酒。外用，鲜品适量，捣敷。

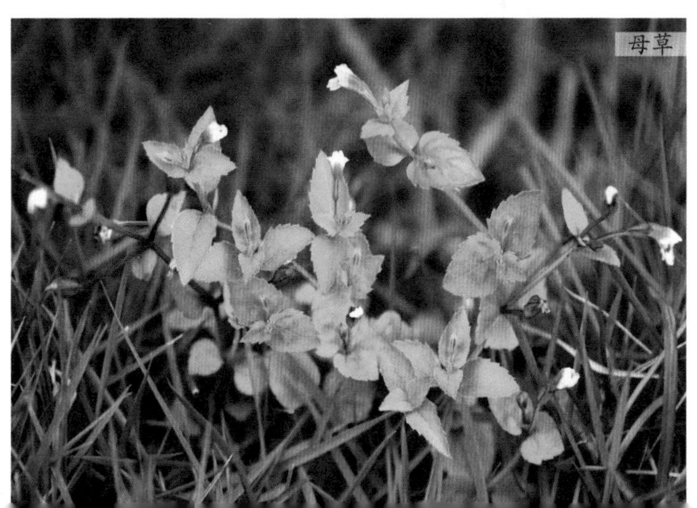
母草

Muhao
牡蒿

【别名】油蒿、花艾草、马莲蒿。
【来源】菊科植物牡蒿 *Artemisia japonica* 的全草。

【快速识别】牡蒿：草本。根状茎粗壮，常有若干条营养枝。茎直立，常丛生，上部有开展和直立的分枝。下部叶倒卵形或宽匙形，花期萎谢，下部渐狭，有条形假托叶，上部有齿或浅裂；中部叶匙形，上端有 3~5 枚浅裂片或深裂片，每裂片上端有 2~3 枚小锯齿或无；上部叶近条形，3 裂或不裂；苞片叶长椭圆形、披针形。头状花序多数，卵球形或近球形，于分枝端排成复总状，有短梗及条形苞叶；总苞球形或长圆形，3~4 层；雌花 3~8 朵，能孕；内层为两性花 5~10 朵，不孕。瘦果小，倒卵形，无毛。花、果期 7~10 月。生于林缘、林下、旷野、山坡、丘陵、路旁及灌丛下。广布于我国南北各地。

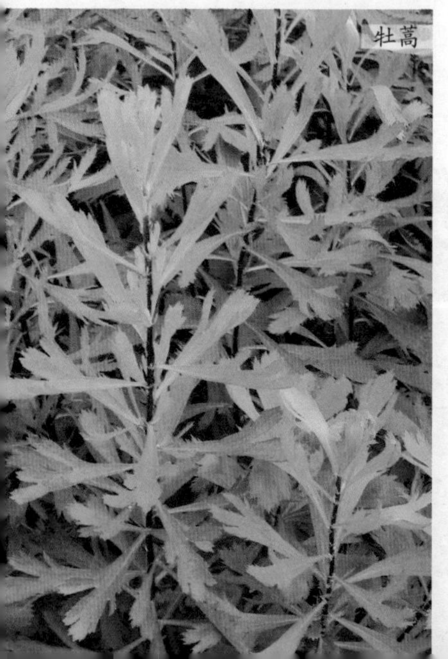
牡蒿

【采制】夏、秋间采收全草，晒干或鲜用。

【功效主治】清热，凉血，解毒。主治夏季感冒，肺结核潮热，咯血，小儿疳热，衄血，便血，崩漏，带下，黄疸型肝炎，丹毒，毒蛇咬伤。

【用法用量】煎汤，10~15g，鲜品加倍。外用，适量，煎水洗；或鲜品捣烂敷。

Muzei 木贼

【别名】木贼草、锉草、笔杆草。
【来源】木贼科植物木贼 *Equisetum hyemale* 的地上部分。

【快速识别】木贼：草本。根茎粗、黑褐色；地上茎直立，单一，中空，表面有纵棱脊 20~30 条；表皮极粗糙。叶退化成鳞片状，基部合成筒状的鞘，叶鞘基部和鞘齿各有一黑色环圈；鞘齿线状钻形，顶部尾状早落而成钝头，背面有 2 行棱脊，形成浅沟。孢子囊穗生于茎顶，长圆锥形，先端具暗褐色的小尖头，由许多轮状排列的六角形盾状孢子叶构成，中央具柄，周围轮列椭圆形的孢子囊。孢子期 6~8 月。喜生于山坡林下阴湿处、河岸湿地、溪边，有时也生于杂草地。分布于东北、华北、西北、华中、西南。

【采制】夏、秋二季采割，除去杂质，晒干或阴干。

【功效主治】疏散风热，明目退翳。主治风热目赤，迎风流泪，目生云翳。

【用法用量】煎汤，3~10g；或入丸、散。外用，适量，研末撒敷。

【使用注意】气血虚者慎服。

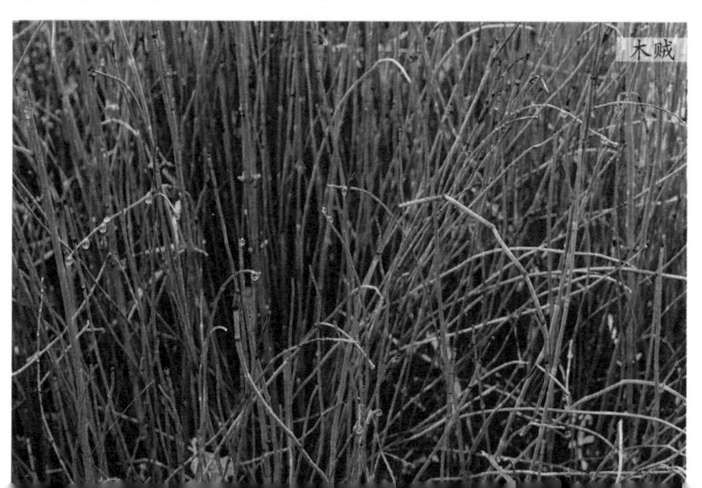
木贼

Niaoluosong 茑萝松

【别名】金凤毛、女罗、金丝线。
【来源】旋花科植物茑萝松 *Quamoclit pennata* 的全草或根。

【快速识别】茑萝松：缠绕草本。全株无毛。叶互生；基部常具假托叶；叶片卵形或长圆形，羽状深裂至中脉，具10~18对线形至丝状的细裂片，裂片平展，先端锐尖。由少数花组成聚伞花序，腋生；总花梗大多超过叶，花直立，花柄在果时增粗成棒状；萼片绿色，5枚，稍不等长，椭圆形至长圆状匙形；花冠高脚碟状，深红色，花冠管上部稍膨大，冠檐开展，5浅裂。蒴果卵圆形，4瓣裂。花、果期春季至秋季。我国南北各地均有栽培。原产热带美洲。

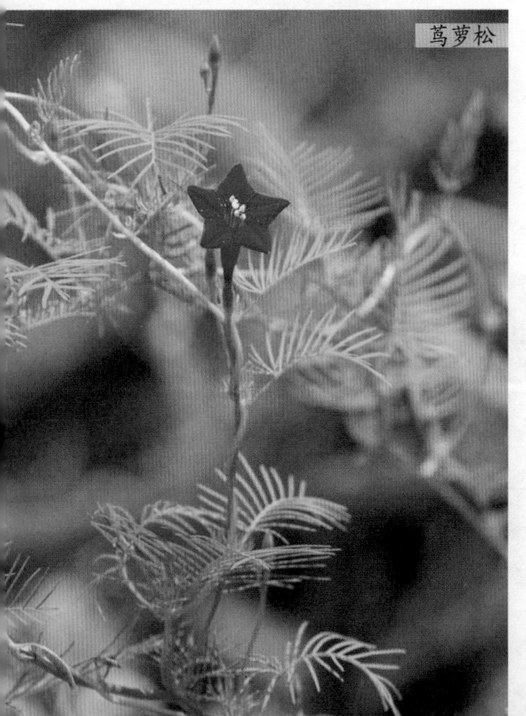
茑萝松

【采制】夏、秋二季采收，晒干；鲜用多随采随用。

【功效主治】清热解毒，凉血止血。主治耳疔，痔漏，蛇咬伤。

【用法用量】煎汤，6~9g。外用，鲜品适量，捣敷；或煎水洗。

Nuomiteng

糯米藤

【别名】捆仙绳、糯米草、红石薯。
【来源】荨麻科植物糯米团 *Gonostegia hirta* 的带根全草。

【快速识别】糯米团：草本。茎基部伏卧，通常分枝，有短柔毛。叶对生；有短柄或无柄；叶片狭卵形、披针形或卵形，先端渐尖或长渐尖，基部浅心形，全缘，无毛或疏生短毛，上面稍粗糙；基生脉3条。花小，单性雌雄同株，簇生于叶腋，淡绿色；雄花花蕾近陀螺形，上面截形，花被片5；雌花花被结合成筒形，上缘被白色短毛，雌蕊1，柱头丝状，脱落性。瘦果卵形，先端尖锐，暗绿或黑色，有光泽。花期8~9月，果期9~10月。生于溪谷林下阴湿处，山麓水沟边。分布于华东、华南、西南及陕西、河南、湖南等地。

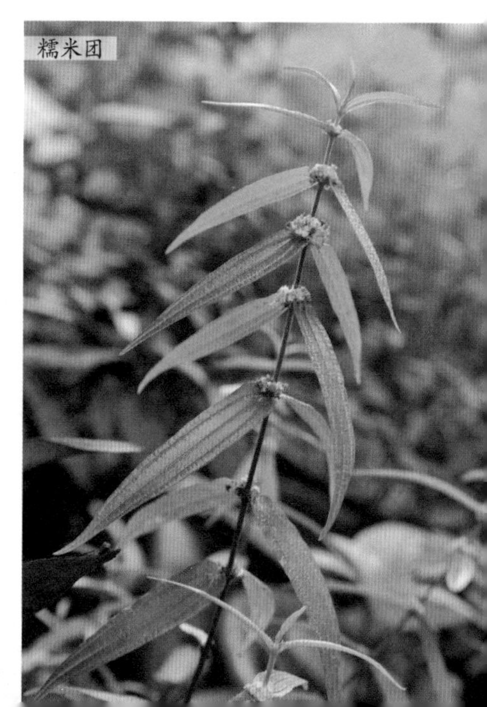
糯米团

【采制】全年均可采收，鲜用或晒干。

【功效主治】清热解毒，健脾消积，利湿消肿，散瘀止血。主治乳痈，肿毒，痢疾，消化不良，食积腹痛，疳积，带下，水肿，小便不利，痛经，跌打损伤，咯血，吐血，外伤出血。

【用法用量】煎汤，10~30g，鲜品加倍。外用，适量，捣敷。

Paiqiancao
排钱草

【别名】四季青、双金钱、猎狸尾草。
【来源】豆科植物排钱树 *Phyllodium pulchellum* 的地上部分。

【快速识别】排钱树：亚灌木。枝圆柱形，柔弱，被柔毛。三出复叶，具柄；叶片革质，顶端小叶长圆形，侧生小叶比顶生小叶小约 2 倍，先端钝或近尖，基部近圆形，上面绿色，无毛或两面均有柔毛。总状花序顶生或侧生，由多数伞形花序组成，每一伞形花序隐藏于 2 个圆形的叶状苞片内，形成排成串的铜钱；萼裂齿披针形，有柔毛；花冠蝶形，白色。荚果长圆形，无毛或有柔毛，边缘具缘毛。花期 7~9 月，果期 9~11 月。生于山坡、路旁、荒地或灌木丛中。分布于江西、福建、台湾、广东、海南、广西、贵州、云南等地。

【采制】夏、秋二季采收，鲜用或切片晒干。

【功效主治】清热解毒，祛风行水，活血消肿。主治感冒发热，咽喉肿痛，牙疳，风湿痹痛，水肿，臌胀，肝脾肿大，跌打肿痛。

【用法用量】煎汤，6~15g，鲜品 60~120g；或浸酒。外用，适量，捣敷。

【使用注意】有小毒。孕妇慎服。过量或长期服用可致呕吐。

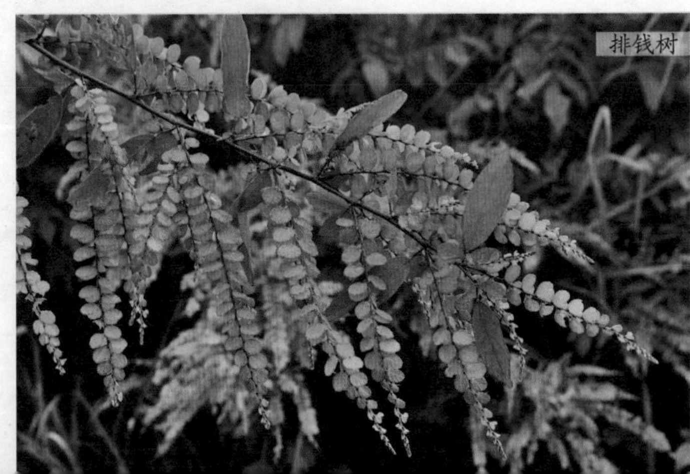
排钱树

Panlongshen 盘龙参

【别名】猪辽参、龙缠柱、鲤鱼草。
【来源】兰科植物绶草 *Spiranthes sinensis* 的根和全草。

【**快速识别**】绶草：陆生植物。茎直立，基部簇生数条粗厚、肉质的根，近基部生 2~4 枚叶。叶条状倒披针形或条形。花序顶生，具多数密生的小花，似穗状；花白色或淡红色，螺旋状排列；花苞片卵形；中萼片条形，侧萼片等长，较狭；花瓣和中萼片等长但较薄，先端极钝，唇瓣近长圆形，先端极钝，基部至中部边缘全缘，中部以上呈强烈的皱波状啮齿，在中部以上的表面具皱波状长硬毛，基部稍凹陷，呈浅囊状，囊内具 2 枚突起。生于海拔 400~3500m 的山坡林下、灌丛下、草地、路边或沟边草丛中。分布几遍全国。

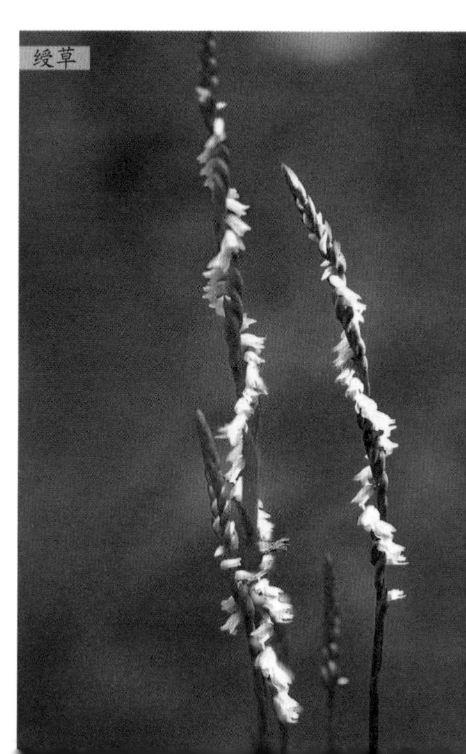
绶草

【**采制**】夏、秋二季采收，鲜用或晒干。

【**功效主治**】益气养阴，清热解毒。主治病后虚弱，阴虚内热，咳嗽吐血，头晕，腰痛酸软，糖尿病，遗精，淋浊带下，咽喉肿痛，毒蛇咬伤，烫火伤，疮疡痈肿。

【**用法用量**】煎汤，9~15g，鲜全草 15~30g。外用，适量，鲜品捣敷。

Peilan 佩兰

【别名】兰草、大泽兰、针尾凤。
【来源】菊科植物佩兰 *Eupatorium fortunei* 的地上部分。

【快速识别】佩兰：草本。根茎横走。茎直立，绿色或红紫色，下部光滑无毛。叶对生，下部的叶常枯萎；中部的叶有短柄，叶片较大，通常3全裂或3深裂，中裂片较大，长椭圆形或长椭圆状披针形；上部的叶较小，常不分裂或全部茎叶不分裂，先端渐尖，边缘有粗齿或不规则细齿。头状花序多数在茎顶及枝端排成复伞房花序。总苞钟状，总苞片2~3层，全部苞片紫红色；每个头状花序具花4~6朵，花白色或带微红色，全部为管状花，两性。瘦果圆柱形，熟时黑褐色。花、果期7~11月。生于路边灌丛或溪边。野生或栽培。分布于华北、华东、华中、中南、华南、西南等地。

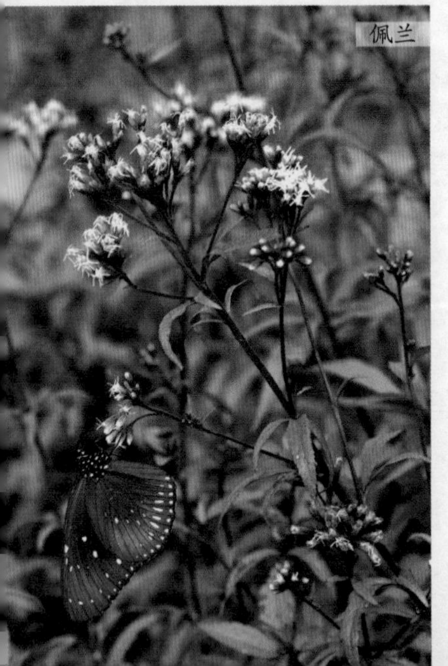
佩兰

【采制】夏、秋二季分两次采割，除去杂质，晒干。

【功效主治】芳香化湿，醒脾开胃，发表解暑。主治湿浊中阻，脘痞呕恶，口中甜腻，口臭，多涎，暑湿表证，湿温初起，发热倦怠，胸闷不舒。

【用法用量】煎汤，6~10g，鲜品可用15~30g。

【使用注意】阴虚血燥、气虚者慎服。

Pengqiju 蟛蜞菊

【别名】蟛蜞花、鹿舌草、黄花曲草。
【来源】菊科植物蟛蜞菊 *Wedelia chinensis* 的全草。

【快速识别】蟛蜞菊：草本。茎匍匐，上部近直立，基部各节生不定根。分枝，疏被短而压紧的毛。叶对生；无柄或短叶柄；叶片条状披针形或倒披针形，先端短尖或钝，基部狭，全缘或有 1~3 对粗疏齿，两面密被伏毛，中脉在上面明显或有时不明显，主脉 3 条，侧脉 1~2 对，无网状脉。头状花序单生于枝端或叶腋；总苞钟形；总苞片 2 层，绿色；花异型；舌状花黄色；管状花两性，较多黄色。瘦果，倒卵形。花期 3~9 月。生于田边、路旁、沟边、山谷或湿润草地上。分布于辽宁、福建、台湾、广东、海南、广西、贵州等地。
【采制】春、夏二季采收全草，秋季挖根，鲜用或切段晒干。
【功效主治】清热解毒，凉血散瘀。主治感冒发热，咽喉炎，扁桃体炎，腮腺炎，白喉，百日咳，支气管炎，肺炎，肺结核咯血，鼻衄，尿血，传染性肝炎，痢疾，痔疮，疔疮肿毒。
【用法用量】煎汤，15~30g，鲜品 30~60g。外用，适量，捣敷；或捣汁含漱。

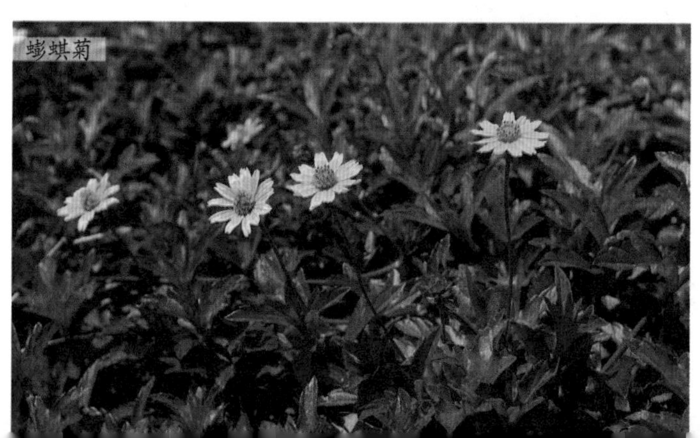
蟛蜞菊

Pugongying
蒲公英

【别名】奶汁草、黄花草、古古丁。
【来源】菊科植物蒲公英 *Taraxacum mongolicum*、碱地蒲公英 *T. borealisinense* 或同属数种植物的全草。

【快速识别】 蒲公英：草本。全株含白色乳汁，被白色疏软毛。根深长，单一或分枝，外皮黄棕色。叶根生，排列成莲座状；具叶柄，柄基部两侧扩大呈鞘状；叶片线状披针形、倒披针形或倒卵形，先端尖或钝，基部狭窄，下延，边缘浅裂或不规则羽状分裂，裂片齿牙状或三角状，全缘或具疏齿，裂片间有细小锯齿，绿色或有时在边缘带淡紫色斑迹，被白色蛛丝状毛。花茎由叶丛中抽出，比叶片长或稍短，上部密被白色蛛丝状毛；头状花序单一，顶生，全为舌状花；总苞片多层；花冠黄色。瘦果倒披针形，具纵棱，并有横纹相连，果上全部有刺状突起，果顶具喙；冠毛白色。花期 4~5 月，果期 6~7 月。生于山坡草地、路旁、河岸沙地及田间。分布于东北、华北、华东、华中、西南及陕西、甘肃、青海等地。

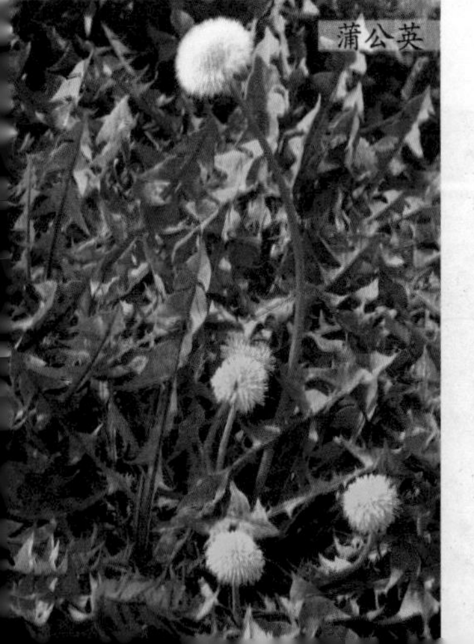
蒲公英

【采制】 春至秋季花初开时采挖，除去杂质，洗净，晒干。

【功效主治】 清热解毒，消肿散结，利尿通淋。主治疔疮肿毒，乳痈，瘰疬，目赤，咽痛，肺痈，肠痈，湿热黄疸，热淋涩痛。

【用法用量】 煎汤，10~30g，大剂量可至 60g；或捣汁；或入散剂。外用，适量，捣敷。

【使用注意】 非实热之证及阴疽者慎服。

Qianliguang

千里光

【别名】九里光、千里明、软藤黄花草。
【来源】菊科植物千里光 *Senecio scandens* 的地上部分。

【**快速识别**】千里光：攀缘草本。根状茎木质，较粗。茎曲折，多分枝，初常被密柔毛，后脱毛，变木质，皮淡褐色。叶互生，具短柄；叶片卵状披针形至长三角形，边缘有浅或深齿，两面无毛或下面被短柔毛；羽状脉，叶脉明显。头状花序，多数，在茎及枝端排列成复总状伞房花序，总花梗常反折或开展，被密微毛，有细条形苞叶；总苞筒状，基部有数个条形小苞片；总苞片 1 层，12~13 个，条状披针形；舌状花黄色，8~9 个；管状花多数。瘦果，圆柱形，有纵沟，被柔毛；冠毛白色。花期 10 月到翌年 3 月，果期 2~5 月。生于路旁及旷野间。分布于华东、中南、西南及陕西、甘肃、广西等地。

【**采制**】全年均可采收，除去杂质，阴干。

【**功效主治**】清热解毒，明目，利湿。主治痈肿疮毒，感冒发热，目赤肿痛，泄泻痢疾，皮肤湿疹。

【**用法用量**】煎汤，15~30g，鲜品加倍。外用，适量，煎水洗；或熬膏搽；或鲜草捣敷；或捣取汁点眼。

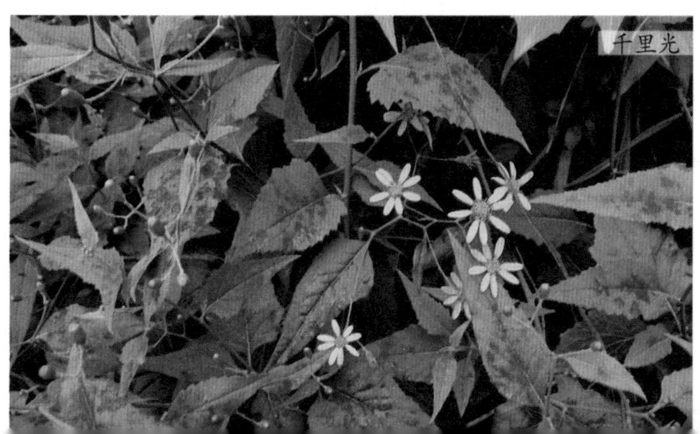
千里光

Qieyi 窃衣

【别名】华南鹤虱、水防风。
【来源】伞形科植物窃衣 *Torilis scabra* 和小窃衣 *T. japonica* 的果实或全草。

【快速识别】小窃衣：草本。全株有贴生短硬毛。茎单生，有分枝，有细直纹和刺毛。叶卵形，一至二回羽状分裂，小叶片披针状卵形，羽状深裂，末回裂片披针形至长圆形，边缘有条裂状粗齿至缺刻或分裂。复伞形花序顶生和腋生；总苞片3~6，伞辐4~12，粗壮，有纵棱及向上紧贴的硬毛；小总苞片5~8，钻形或线形；小伞形花序有花4~12；萼齿细小，花瓣白色，倒圆卵形，先端内折。果实圆卵形，有内弯或呈钩状的皮刺，粗糙。花、果期4~10月。生于海拔150~3060m的杂木林下、林缘、路旁、沟边及溪边草丛中，分布几遍全国。

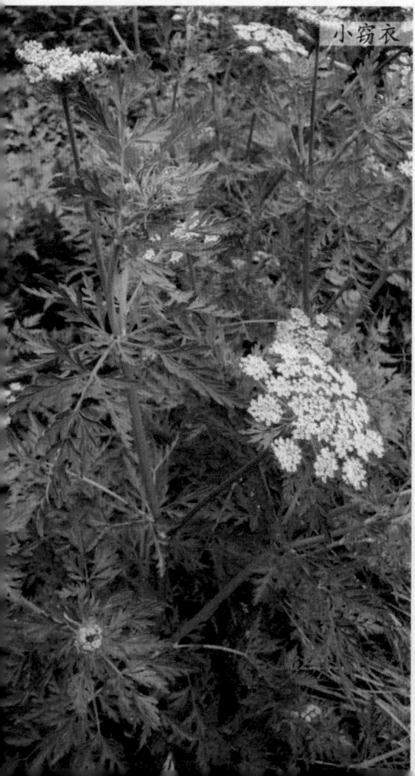

小窃衣

【采制】夏末秋初采收，晒干或鲜用。

【功效主治】杀虫止泻，收湿止痒。主冶虫积腹痛，泻痢，疮疡溃烂，阴痒带下，风湿疹。

【用法用量】煎汤，6~9g。外用，适量，捣汁涂；或煎水洗。

Qinghao
青蒿

【别名】草蒿、臭蒿、苦蒿。
【来源】菊科植物黄花蒿 *Artemisia annua* 的地上部分。

【快速识别】黄花蒿：草本。全株具较强挥发油气味。茎直立，具纵条纹，多分枝，光滑无毛。基生叶平铺地面，开花时凋谢；茎生叶互生，幼时绿色，老时变为黄褐色，无毛，有短柄，向上渐无柄；叶片通常为三回羽状全裂，裂片短细，有极小粉末状短柔毛，上面深绿色，下面淡绿色，具细小的毛或粉末状腺状斑点；叶轴两侧具窄翅；茎上部的叶向上逐渐细小呈条形。头状花序细小，球形，多数组成圆锥状；总苞小，花全为管状花，黄色，外围为雌花，中央为两性花。瘦果椭圆形。花期 8~10 月，果期 10~11 月。生于旷野、山坡、路边、河岸等处。分布于我国南北各地。

【采制】秋季花盛开时采割，除去老茎，阴干。

【功效主治】清虚热，除骨蒸，解暑热，截疟，退黄。主治温邪伤阴，夜热早凉，阴虚发热，骨蒸劳热，暑邪发热，疟疾寒热，湿热黄疸。

【用法用量】煎汤，6~15g，治疟疾可用 20~40g，不宜久煎；鲜品用量加倍，水浸绞汁饮；或入丸、散。外用，适量，研末调敷；或鲜品捣敷；或煎水洗。

【使用注意】脾胃虚寒者慎服。

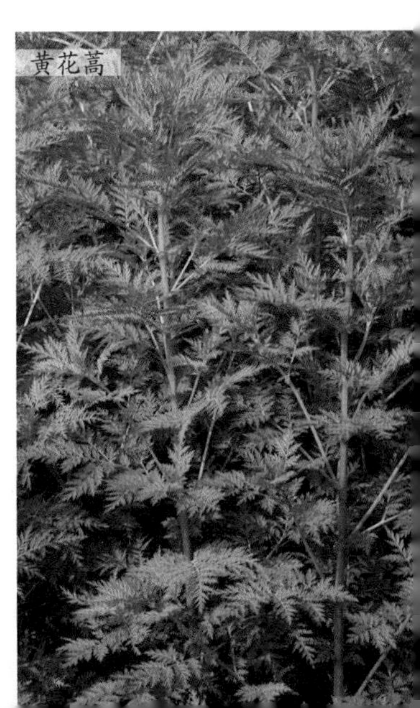
黄花蒿

Qumai 瞿麦

【别名】大兰、瞿麦穗、龙须。
【来源】石竹科植物瞿麦 *Dianthus superbus* 或石竹 *D. chinensis* 的干燥地上部分。

【快速识别】瞿麦：多年生草本，高 50~60cm，有时更高。茎丛生，直立，绿色，无毛，上部分枝。叶片线状披针形，长 5~10cm，宽 3~5mm，顶端锐尖，中脉明显，基部合生成鞘状，绿色，有时带粉绿色。花 1 或 2 朵生枝端，有时顶下腋生；苞片 2~3 对，倒卵形，长 6~10mm，宽 4~5mm，顶端长尖；花萼圆筒形，长 2.5~3cm，直径 3~6mm，常染紫红色晕，萼齿披针形；花瓣长 4~5cm，包于萼筒内，瓣片宽倒卵形，雄蕊和花柱微外露。蒴果圆筒形，与宿存萼等长或微长；种子扁卵圆形，长约 2mm，黑色，有光泽。花期 6~9 月，果期 8~10 月。分布于东北、华北、西北及山东、江苏、浙江、江西、河南、湖北、四川、贵州、新疆等地。

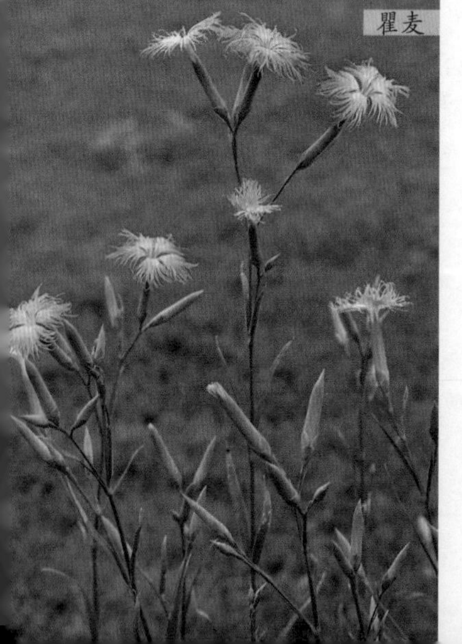
瞿麦

【采制】夏、秋二季花、果期采割，除去杂质，干燥。

【功效主治】利尿通淋，活血通经。主治热淋，血淋，石淋，小便不通，淋沥涩痛，经闭瘀阻。

【用法用量】煎汤，3~10g；或入丸、散。外用，适量，煎汤洗；或研末撒。

【使用注意】下焦虚寒，小便不利以及妊娠、新产患者禁服。

Qumaicai
苣荬菜

【别名】野苦荬、苣菜、曲麻菜。
【来源】菊科植物长裂苦苣菜 *Sonchus brachyotus* 的全草。

【**快速识别**】长裂苦苣菜：草本。地下根状茎着生多数须根。地上茎直立。叶互生；无柄；叶片宽披针形或长圆状披针形，先端有小尖刺，基部呈耳形抱茎，边缘呈波状尖齿或有缺刻，上面绿色，下面淡灰白色，两面均无毛。头状花序，在枝顶排列成聚伞状或伞房状，总苞及花轴都具有白绵毛，总苞片4列；花全部为舌状花，鲜黄色；舌片条形，先端齿裂。瘦果，长椭圆状，侧扁，有棱，有与棱平行的纵肋，先端有多层白色冠毛。花、果期夏、秋季。生于路边、地旁、庭园等地。分布于东北、华北及西北地区。

【**采制**】春季开花前采收，鲜用或晒干。

【**功效主治**】清热解毒，利湿排脓，凉血止血。主治咽喉肿痛，疮疖肿毒，痔疮，急性细菌性痢疾，肠炎，肺脓肿，急性阑尾炎，吐血，衄血，咯血，尿血，便血，崩漏。

【**用法用量**】煎汤，9~15g，鲜品30~60g；或鲜品绞汁。外用，适量，煎汤熏洗；或鲜品捣敷。

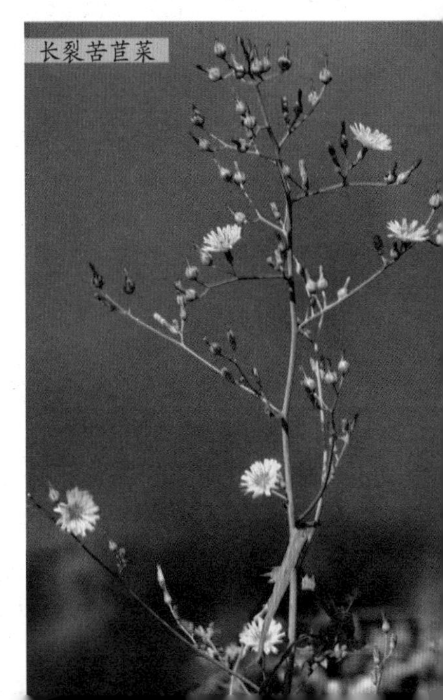
长裂苦苣菜

Saikui 赛葵

【别名】黄花棉、黄花如意、黄花虱麻头。
【来源】锦葵科植物赛葵 *Malvastrum coromandelianum* 的全草。

【快速识别】赛葵：亚灌木状。茎直立，疏被单毛和星状粗毛。叶互生；叶柄密被长毛；托叶披针形，叶片卵状披针形或卵形，先端钝尖，基部宽楔形至圆形，边缘具粗锯齿，上面疏被长毛，下面疏被长毛和星状长毛。花单生于叶腋，花梗被长毛；小苞片线性，疏被长毛；萼浅杯状，5裂；花黄色，花瓣5，倒卵形。分果爿8~12，肾形，疏被星状柔毛，背部具2芒刺。花期几全年。生于干热草坡、路旁等。分布于福建、台湾、广东、海南、广西和云南等地。

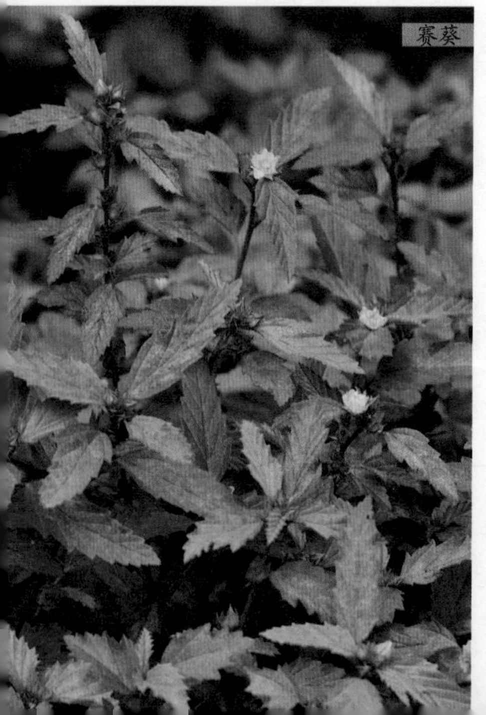
赛葵

【采制】于秋季采挖全株，除去泥沙及杂质，切碎，晒干；或鲜用。

【功效主治】清热利湿，解毒消肿。主治湿热泻痢，黄疸，肺热咳嗽，咽喉肿痛，痔疮，痈肿疮毒，跌打损伤，前列腺炎。

【用法用量】煎汤，10~15g，鲜品60~120g。外用，适量，鲜品捣敷。

Sanbaicao 三白草

【别名】五路白、白黄脚、白叶莲。
【来源】三白草科植物三白草 *Saururus chinensis* 的地上部分。

【快速识别】三白草：多年生湿生草本。地下茎有须状小根；茎直立，粗壮，无毛。单叶互生，纸质，密生腺点；叶柄基部与托叶合生成鞘状，略抱茎；叶片阔卵形至卵状披针形，先端短尖或渐尖，基部心形，略呈耳状或稍偏斜，全缘，两面无毛；花序下的 2~3 片叶常于夏初变为白色，呈花瓣状。总状花序生于茎上端与叶对生，白色；总花梗及花柄被毛；苞片近匙形或倒披针形；花两性，无花被；蒴果近球形，表面多疣状凸起。花期 5~8 月，果期 6~9 月。生于沟边、池塘边等近水处。分布于河北、河南、山东和长江流域及其以南各地。

【采制】全年均可采收，洗净，晒干。

【功效主治】利尿消肿，清热解毒。主治水肿，小便不利，淋沥涩痛，带下。外治疮疡肿毒，湿疹。

【用法用量】煎汤，10~30g，鲜品倍量。外用，鲜品适量，捣烂外敷；或捣汁涂。

【使用注意】脾胃虚寒者慎服。

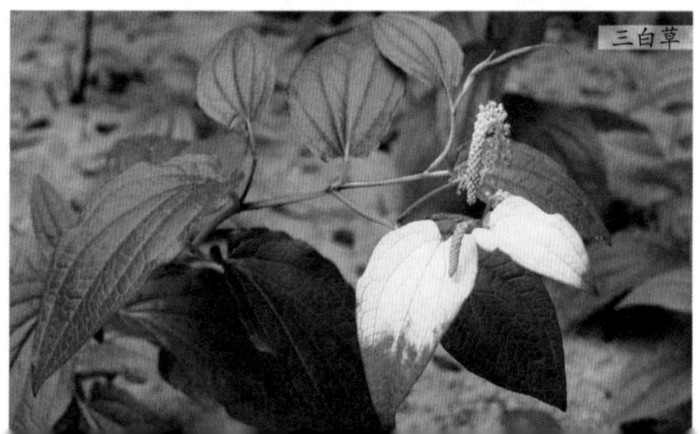
三白草

Sanjiaopao
三角泡

【别名】假苦瓜、鬼灯笼、炮掌果。
【来源】无患子科植物倒地铃 *Cardiospermum halicacabum* 的全草或果实。

【**快速识别**】倒地铃：草质攀缘藤本；茎、枝绿色，有5或6棱和同数的直槽，棱上被皱曲柔毛。二回三出复叶，轮廓为三角形，小叶近无柄，薄纸质，顶生的斜披针形或近菱形，侧生的稍小，卵形或长椭圆形，边缘有疏锯齿或羽状分裂。圆锥花序少花，与叶近等长或稍长，总花梗直，卷须螺旋状；萼片4；花瓣乳白色，倒卵形。蒴果梨形、陀螺状倒三角形或有时近长球形，褐色，被短柔毛。花期夏秋，果期秋季至初冬。生长于田野、灌丛、路边和林缘；也有栽培。我国东部、南部和西南部很常见，北部较少。

【**采制**】夏、秋二季采收全草，清除杂质，晒干，秋、冬季采果实，晒干。

【**功效主治**】清热利湿，凉血解毒。主治黄疸，淋证，湿疹，疔疮肿毒，毒蛇咬伤，跌打损伤。

【**用法用量**】煎汤，9~15g，鲜品30~60g。外用，适量，捣敷；或煎汤洗。

【**使用注意**】孕妇忌服。

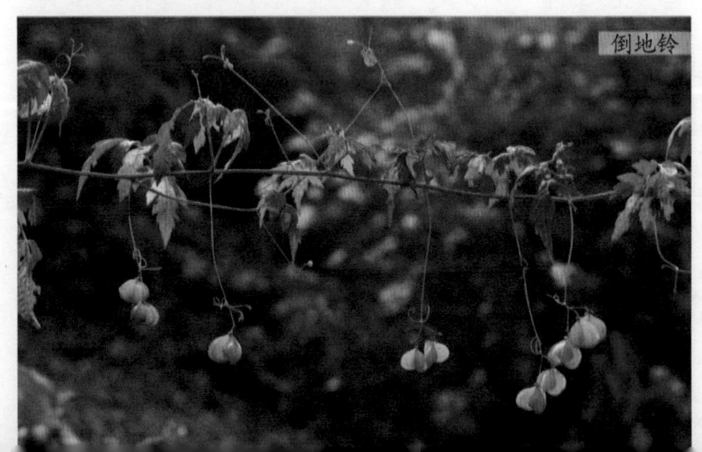
倒地铃

Shanmaoer

山猫儿

【别名】老鼠砒、天蒜、假射干。
【来源】百合科植物山菅 *Dianella ensifolia* 的根茎或全草。

【**快速识别**】山菅：草本，具根茎。叶 2 列状排列，条状披针形，基部鞘状套折，先端长渐尖，边缘和沿叶背中脉具细锐齿。总状花序组成顶生圆锥花序，分枝疏散；花淡黄色、绿白色至淡紫色；具长短不一的花梗，花被片 6，长圆状披针形，开展；内轮的具 5 脉，外轮的具 5~7 脉。浆果卵圆形，蓝紫色，光滑。生于海拔 1700m 以下的林下、山坡或草丛中。分布于西南及浙江、江西、福建、广东、海南、广西等地。

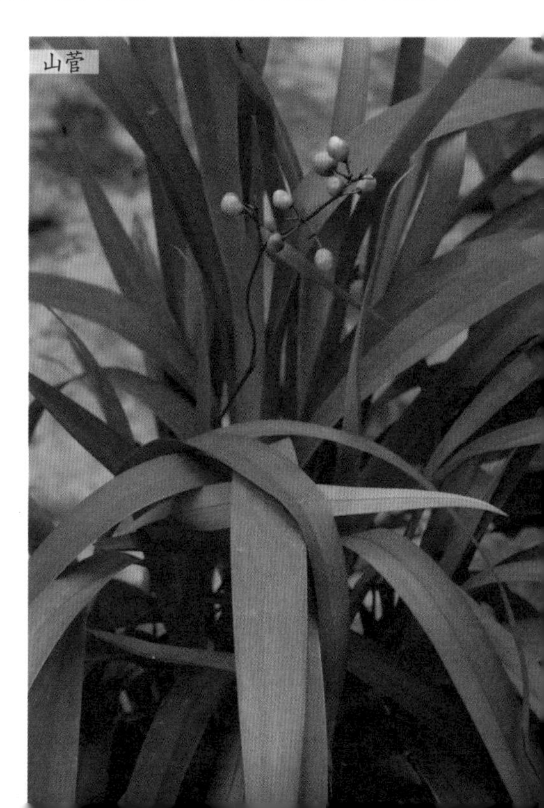
山菅

【**采制**】全年均可采收，洗净，晒干或鲜用。

【**功效主治**】拔毒消肿，散瘀止痛。主治瘰疬，痈疽疮癣，跌打损伤。

【**用法用量**】外用，适量，捣敷；或研粉醋调敷。

【**使用注意**】本品有毒，禁内服。

Shanzhima 山芝麻

【别名】岗脂麻、仙桃草、山野麻。
【来源】梧桐科植物山芝麻 *Helicteres angustifolia* 的根或全株。

【快速识别】山芝麻：小灌木。小枝被灰绿色短柔毛。叶互生；叶柄被星状短柔毛；叶片狭长圆形或条状披针形，先端钝或急尖，基部圆形，上面无毛或几无毛，下面被灰白色或淡黄色星状茸毛，间或混生刚毛，全缘。聚伞花序腋生，花 2 至数朵；花梗通常有锥尖状的小苞片 4 枚；花萼管状，被星状短柔毛，5 裂，裂片三角形；花瓣 5，不等大，淡红色或紫红色，比萼略长，基部有 2 个耳状附属体。蒴果卵状长圆形，先端急尖，密被星状毛及混生长绒毛。生于山坡、路旁及丘陵地。分布于华南及江西、福建、台湾、湖南、云南等地。

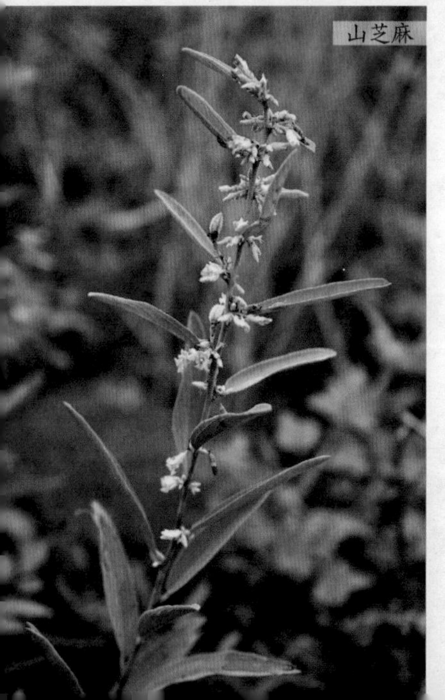
山芝麻

【采制】全株全年可采，洗净，切段，晒干。

【功效主治】清热解毒。主治感冒发热，肺热咳嗽，咽喉肿痛，麻疹，痄腮，肠炎，痢疾，痈肿，瘰疬，痔疮，毒蛇咬伤。

【用法用量】煎汤，9~15g，鲜品 30~60g。外用，适量，鲜品捣敷。

【使用注意】有小毒。虚寒证者忌服。

Shehan 蛇含

【别名】紫背龙牙、蛇包五披风、地五加。
【来源】蔷薇科植物蛇含委陵菜 *Potentilla kleiniana* 的带根全草。

【快速识别】蛇含委陵菜：草本。多须根。茎平卧，具匍匐茎，常于节处生根并发育出新植株，花茎被疏柔毛或开展长柔毛。基生叶为近于鸟足状，多5小叶，叶柄被毛；小叶片倒卵形或长圆倒卵形，顶端圆钝，基部楔形，边缘有多数急尖或圆钝锯齿，两面绿色，被疏柔毛；下部茎生叶有5小叶，上部茎生叶有3小叶，叶柄较短。聚伞花序密集枝顶如假伞形，下有茎生叶如苞片状；萼片5，副萼5；花瓣5，黄色。瘦果近圆形。花、果期4~9月。生于海拔400~3000米的田边、水旁、草甸及山坡草地。分布于华东、华中、西南、辽宁、陕西、广东、广西等地。

【采制】栽种后每年可收2次，在5月和9~10月挖取全草，抖净泥沙，拣去杂质，晒干。

【功效主治】清热定惊，截疟，止咳化痰，解毒活血。主治高热惊风，疟疾，肺热咳嗽，百日咳，痢疾，疮疖肿毒，咽喉肿痛，风火牙痛，带状疱疹，目赤肿痛，虫蛇咬伤，风湿麻痹，跌打损伤，月经不调，外伤出血。

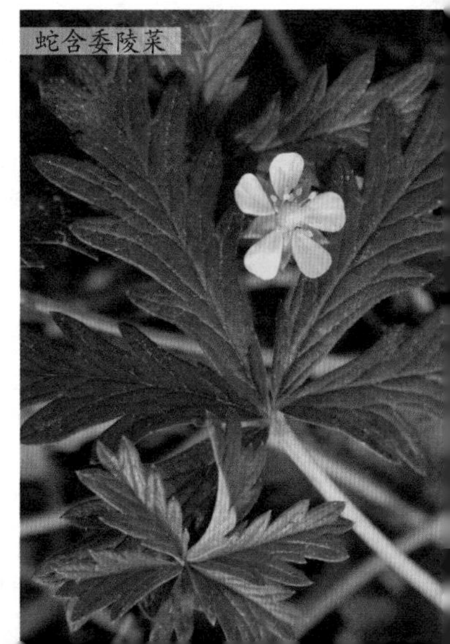
蛇含委陵菜

【用法用量】煎汤，9~15g，鲜品倍量。外用，适量，煎水洗或捣敷；或捣汁涂；或煎水含漱。

Shemei 蛇莓

【别名】野杨梅、蛇含草、龙吐珠。
【来源】蔷薇科植物蛇莓 *Duchesnea indica* 的全草。

【快速识别】蛇莓：草本。根茎短，粗壮。匍匐茎有柔毛，在节处生不定根。基生叶数个，茎生叶互生，均为三出复叶；叶柄有柔毛；托叶窄卵形到宽披针形；小叶片倒卵形至菱状长圆形，边缘有钝锯齿，两面均有柔毛或上面无毛。花单生于叶腋；花梗有柔毛；萼片5，卵形，外面有散生柔毛；副萼片5，比萼片长；花瓣5，倒卵形，黄色；花托在果期膨大，海绵质，鲜红色，有光泽，外面有长柔毛。瘦果卵形，鲜时有光泽。花期6~8月，果期8~10月。生于山坡、河岸、草地、潮湿的地方。产于辽宁以南各地。

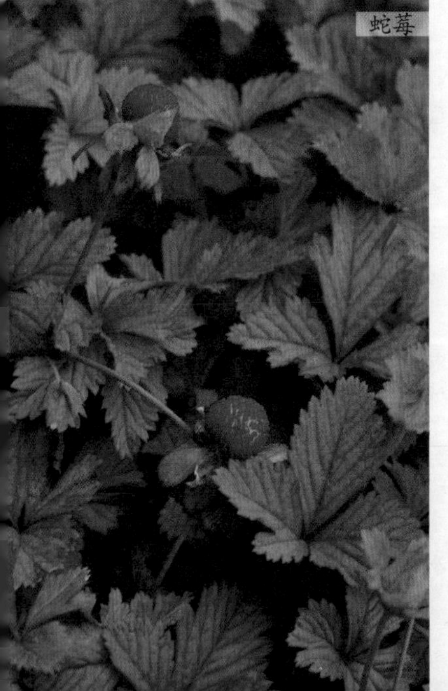
蛇莓

【采制】6~11月采收全草，洗净，晒干或鲜用。

【功效主治】清热解毒，凉血止血，散瘀消肿。主治热病，惊痫，感冒，痢疾，黄疸，目赤，口疮，咽痛，痄腮，疖肿，毒蛇咬伤，吐血，崩漏，月经不调，烫火伤，跌打肿痛。

【用法用量】煎汤，9~15g，鲜品30~60g；或捣汁饮。外用，适量，捣敷；或研末撒。

Shenjincao 伸筋草

【别名】宽筋藤、抽筋草、狮子草。
【来源】石松科植物石松 *Lycopodium japonicum* 的全草。

【快速识别】石松：主茎匍匐状，侧枝直立，多回二叉分枝。主枝的各回小枝以钝角作广叉开的分出，末回小枝广叉开形成“Y”样，指向两侧。叶螺旋状排列，线状披针形，基部宽，先端渐尖并具折断的膜质长芒，全缘，纸质。孢子囊穗圆柱形，3~6 个生于孢子枝顶端；孢子叶菱状卵形，先端芒状，边缘有啮状齿，膜质。孢子囊生于孢子叶腋，肾形，黄色。生于山坡草地、灌丛或松林下酸性土中。分布于东北、华东、中南、西南及内蒙古、陕西、新疆等地。

【采制】夏、秋二季茎叶茂盛时采收，除去杂质，晒干。

【功效主治】祛风除湿，舒筋活络。主治关节酸痛，屈伸不利。

【用法用量】煎汤，9~15g；或浸酒。外用，适量，捣敷。

【使用注意】孕妇及出血过多者慎服。

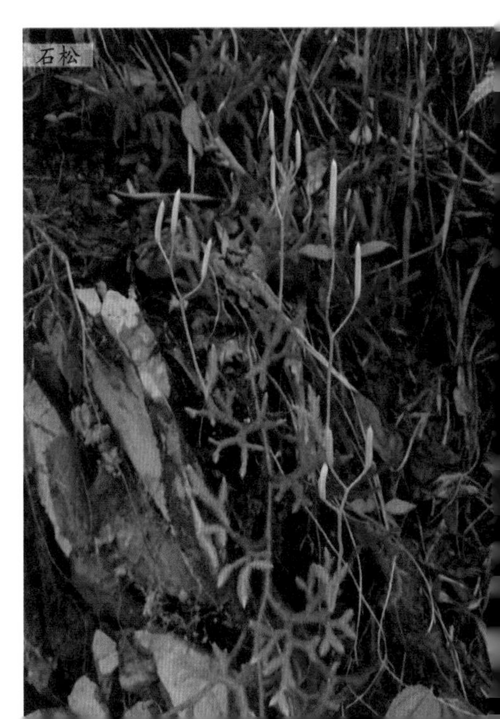
石松

Shenjue 肾蕨

【别名】篦子草、神仙对坐草、乌脚蕨。
【来源】肾蕨科植物肾蕨 *Nephrolepis auriculata* 的根茎、叶或全草。

【快速识别】肾蕨：根茎近直立，有直立的主轴及从主轴向四面生长的长匍匐茎，并从匍匐茎的短枝上生出圆形肉质块茎，主轴与根茎上密被钻状披针形鳞片，匍匐茎，叶柄和叶轴疏生钻形鳞片。叶簇生；叶片革质，光滑无毛，披针形，基部渐变狭，一回羽状；羽片无柄，互生，以关节着生于叶轴，似镰状而钝，基部下侧呈心形，上侧呈耳形，常覆盖于叶轴上，边缘有浅齿；叶脉羽状分叉。孢子囊群生于每组侧脉的上侧小脉先端。土生或附生于海拔 300m 左右的林下、溪边、树干或石缝中。分布于华南、西南及浙江、江西、福建、台湾、湖南等地。

【采制】全年均可挖取块茎，刮去鳞片，洗净，鲜用或晒干。或夏、秋二季采取叶或全草，洗净，鲜用或晒干。

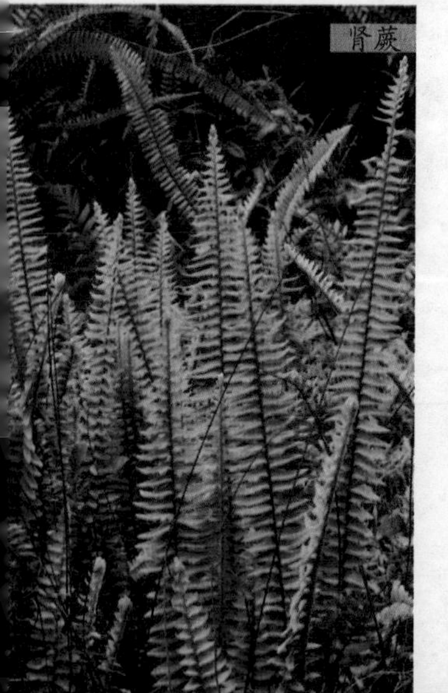
肾蕨

【功效主治】清热利湿，通淋止咳，消肿解毒。主治感冒发热，肺热咳嗽，黄疸，淋浊，小便涩痛，泄泻，痢疾，带下，疝气，乳痈，瘰疬，烫伤，刀伤，淋巴结炎，体癣，睾丸炎。

【用法用量】煎汤，6~15g，鲜品 30~60g。外用，适量，鲜全草或根茎捣敷。

【使用注意】忌与酸、辣、萝卜等食物同食。

Shenghongji 胜红蓟

【别名】白花草、白花臭草、消炎草。
【来源】菊科植物藿香蓟 *Ageratum conyzoides* 的全草。

【快速识别】藿香蓟：草本。茎直立，多分枝，较粗壮，茎枝淡红色，通常上部绿色，具白色尖状短柔毛或长绒毛。叶对生，上部互生，叶柄生白色短柔毛及黄色腺点；叶片卵形，上部叶及下部叶片渐小，多为卵形或长圆形，叶先端急尖，基部钝或宽楔形，边缘钝齿。头状花序小，于茎顶排成伞房状花序；花梗具尖状短柔毛；总苞钟状或半球形，突尖；总苞片 2 层；花冠淡紫色，全部管状。瘦果黑褐色。花、果期全年。生于山谷、山坡林下、林缘、荒坡草地。福建、广东、广西、云南、贵州等地常有栽培或野生。

【采制】夏、秋二季采收，除去根部，鲜用或切段晒干。

【功效主治】清热解毒，止血，止痛。主治感冒发热，咽喉肿痛，口舌生疮，咯血，衄血，崩漏，脘腹疼痛，风湿痹痛，跌打损伤，外伤出血，痈肿疮毒，湿疹瘙痒。

【用法用量】煎汤，15~30g，鲜品加倍；或研末；或鲜品捣敷汁。外用，适量，捣敷；或研末吹喉；或调敷。

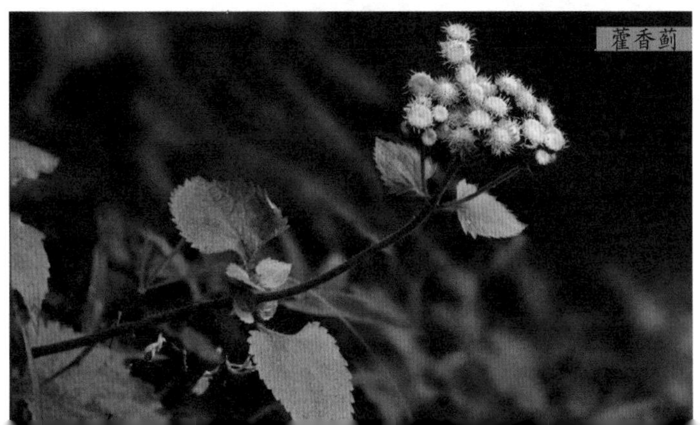
藿香蓟

Shicao 蓍草

【别名】羽衣草、千条蜈蚣、锯草。
【来源】菊科植物蓍 *Achillea alpina* 的地上部分。

【**快速识别**】蓍：草本。具短根状茎。茎直立，有棱条，上部有分枝。叶互生；无柄；叶片长线状披针形，栉齿状羽状深裂或浅裂，裂片线形，排列稀疏，半抱茎，两面生长柔毛，下面毛密生，有腺点或几无腺点，下部叶花期常枯萎，上部叶渐小。头状花序多数，集生成伞房状；总苞钟状，总苞片卵形，3 层，绿色；边缘舌状花，雌性，白色，先端 3 浅裂；中心管状花，两性，白色或黄色。瘦果扁平，宽倒披针形，有淡色边肋。花期 7~9 月，果期 9~10 月。生于向阳山坡草地、林缘、路旁及灌丛间。分布于东北、华北及西北等地。各地广泛栽培。

【**采制**】夏、秋二季花开时采割，除去杂质，阴干。

【**功效主治**】解毒利湿，活血止痛。主治乳蛾咽痛，泄泻痢疾，肠痈腹痛，热淋涩痛，湿热带下，蛇虫咬伤。

【**用法用量**】煎汤，10~15g；研末，每次 1~3g。外用，适量，煎水洗；或捣敷；或研末调敷。

【**使用注意**】孕妇慎服。

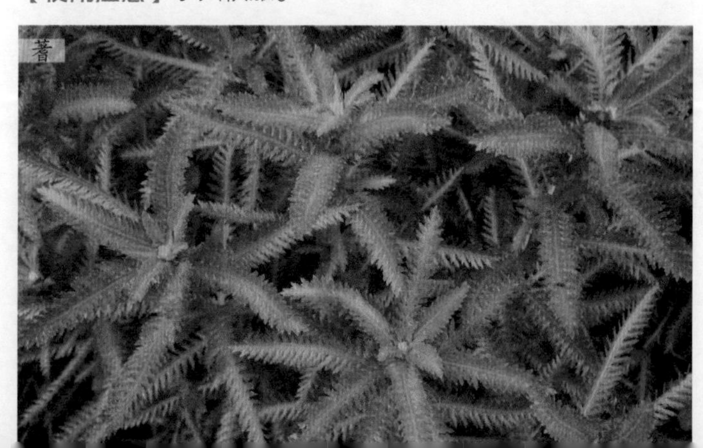
蓍

Shipocao

虱婆草

【来源】玄参科植物石龙尾 *Limnophila sessiliflora* 的全草。

【**快速识别**】石龙尾：多年生草本。茎常丛生，通常被多细胞柔毛。叶 5~8 枚轮生；无柄；叶片轮廓长卵形至披针形，二型，沉水者羽状丝裂，气生者羽状深裂或羽状半裂，背面有腺点。花无梗或近无梗；花萼钟状，疏被毛，有腺点，萼齿 5 枚，三角状钻形，略长于萼筒；花冠紫红色，筒状，内面疏被毛。蒴果长圆状卵形，4 裂。花、果期 7 月至次年 1 月。生于水塘、沼泽、水田或路旁、沟边湿处。分布于华东、中南、华南、西南及辽宁等地。

【**采制**】春、夏二季采收，晒干或鲜用。

【**功效主治**】消肿解毒，杀虫灭虱。主治烧烫伤，疮疖肿毒，头虱。

【**用法用量**】煎汤，6~9g。外用，适量，捣敷；或煎水洗。

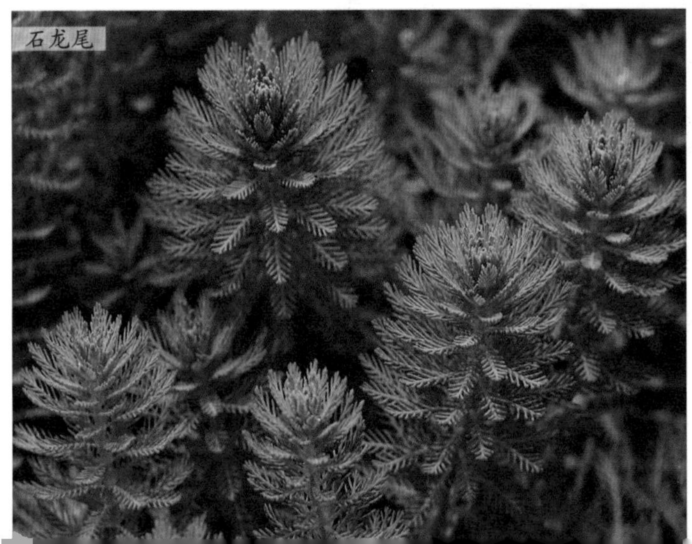
石龙尾

Shidiaolan
石吊兰

【别名】黑乌骨、岩石兰、地枇杷。
【来源】苦苣苔科植物吊石苣苔 *Lysionotus pauciflorus* 的地上部分。

【快速识别】吊石苣苔：小灌木。匍匐茎常攀附于岩石上，幼枝常具短毛。叶对生或 3~5 叶轮生；有短柄；叶片革质，形状变化较大，线形、线状披针形或倒卵状长圆形，先端急尖或钝，基部钝，宽楔形或近圆形，边缘在中部以上或上部有少数牙齿或小齿，两面无毛，侧脉不显。花单生或 2~4 朵集生成聚伞花序状；苞片小，披针形；花萼 5 深裂；花冠白色或淡红色或带淡紫色条纹，檐部二唇形，上唇 2 裂，下唇 3 裂。蒴果线形。花期 7~10 月，果期 9~11 月。生于海拔 300~2000m 的丘陵、山地林中或阴处石岩上或树上。分布于华东、华中、中南、华南、西南等地。

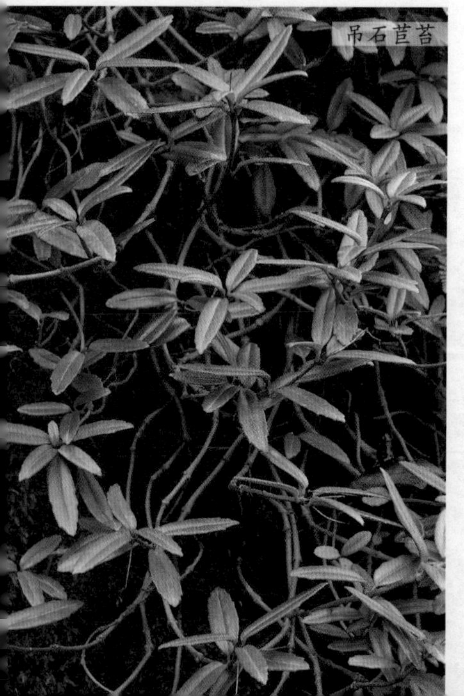
吊石苣苔

【采制】夏、秋二季叶茂盛时采割，除去杂质，晒干。

【功效主治】化痰止咳，软坚散结。主治咳嗽痰多，瘰疬痰核。

【用法用量】煎汤，9~15g；或浸酒服。外用，适量，捣敷；或煎水外洗。

【使用注意】孕妇忌服。

Shifengdan 石风丹

【别名】虎头蕉、观音竹、一根香。
【来源】兰科植物高斑叶兰 *Goodyera procera* 的全草。

【快速识别】高斑叶兰：多年生草本。根茎短。茎直立，无毛。叶大而厚，长圆形或狭椭圆形，先端渐尖，基部渐狭成柄。总状花序似穗花，花稠密；苞片膜质，约与花等长；花小，白色而带淡绿，芳香；萼片卵形；花瓣较狭，匙形。蒴果纺锤形。花期春、夏季。生于山野溪涧湿地，或附生于石壁上。分布于广东、海南、广西、四川、云南等地。

【采制】全年均可采收，洗净，鲜用或晒干。

【功效主治】祛风除湿，行气活血，止咳平喘。主治风寒湿痹，半身不遂，瘫痪，跌打损伤，咳喘，胃痛，水肿。

【用法用量】煎汤，9~15g；或浸酒。

【使用注意】孕妇慎服。

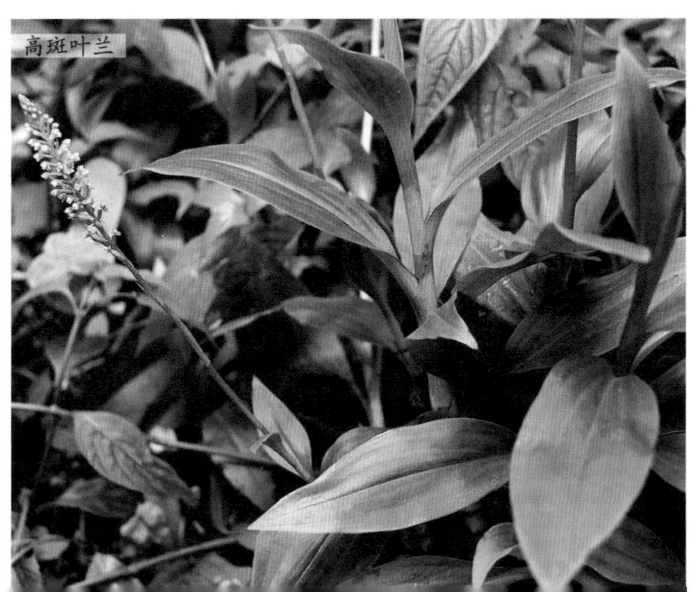
高斑叶兰

Shiganzi 石柑子

【别名】石葫芦、爬山蜈蚣、风瘫药。
【来源】天南星科植物石柑子 *Pothos chinensis*、紫苞石柑 *P. cathcartii* 的全草。

【快速识别】石柑子：附生藤本。茎亚木质，淡褐色，近圆柱形，具纵条纹，节上常束生气生根，分枝下部常具鳞叶1枚。叶柄倒卵状长圆形或楔形；叶片纸质，披针形状卵形至披针形状长圆形，先端渐尖至长渐尖，常有芒状尖头，基部钝，表面深绿色，背面淡绿色；中肋在表面稍下陷，背面隆起。花序腋生，基部具苞片4~5枚；佛焰苞卵形，绿色，锐尖；肉穗花序短，椭圆形至近圆球形，淡绿色或淡黄色；花两性；花被片6枚。浆果黄绿色至红色，卵形或长圆形。花、果期全年。生于海拔2400m以下的阴湿密林中常匍匐于岩石上或附生于树干上。分布于华南、西南及台湾、湖北等地。

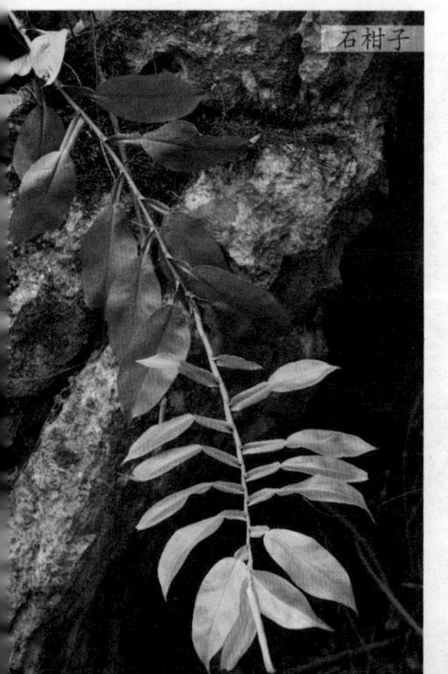
石柑子

【采制】春、夏二季采收，洗净，鲜用或切段晒干。

【功效主治】行气止痛，消积，祛风湿，散瘀解毒。主治心、胃气痛，疝气，小儿疳积，食积胀满，血吸虫晚期肝脾肿大，风湿痹痛，脚气，跌打损伤，骨折，中耳炎，耳疮，鼻窦炎。

【用法用量】煎汤，3~15g；或浸酒。外用，适量，浸酒搽；或鲜品捣敷。

【使用注意】有小毒。孕妇禁服。

Shishangbai
石上柏

【别名】地梭罗、龙鳞草、岩扁柏。
【来源】卷柏科植物深绿卷柏 *Selaginella doederleinii* 的全草。

【快速识别】深绿卷柏：草本。主茎直立或倾斜，具棱，禾秆色，常在分枝处生出支撑根，多回叉状分枝。叶二型，侧叶和中叶各 2 行；侧叶在小枝上呈覆瓦状排列，向枝的两侧紧靠斜展，卵状长圆形，钝头，基部心形，叶缘内侧下方有微锯齿，外侧的中部以下几全缘，两侧上方均有疏锯齿；中叶 2 行，彼此以覆瓦状交互排列直向枝端，卵状长圆形，先端渐尖具短刺头，基部心形，边缘有锯齿，中脉龙骨状向上隆起，前后中叶的中脉相接成狭脊状。孢子囊穗常为 2 个并生于小枝顶端，四棱形；孢子叶 4 列，交互覆瓦状排列，卵状三角形，先端长渐尖，边缘有锯齿，龙骨状。生于海拔 200~1000m 的林下湿地、溪边或石上。分布于西南、华南及安徽、浙江、江西、福建、台湾、湖南等地。

【采制】全年均可采收，洗净，鲜用或晒干。

【功效主治】清热解毒，祛风除湿。主治咽喉肿痛，目赤肿痛，肺热咳嗽，乳腺炎，湿热黄疸，风湿痹痛，外伤出血。

【用法用量】煎汤，10~30g，鲜品倍量。外用，适量，研末敷；或鲜品捣敷。

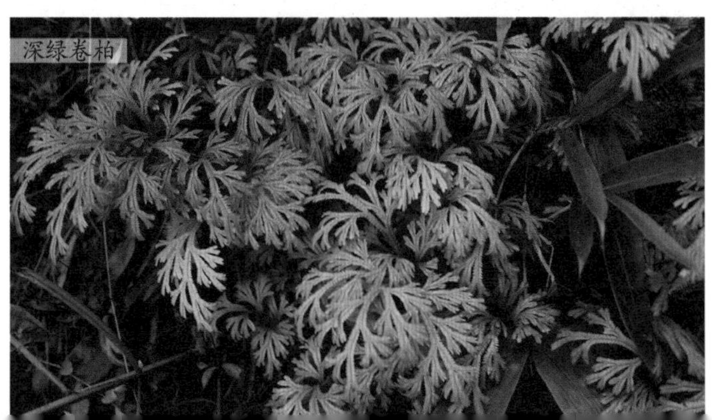
深绿卷柏

Shiyoucai 石油菜

【别名】肥奴奴草、石花菜、石苋菜。
【来源】荨麻科植物石油菜 *Pilea cavaleriei* subsp. *valida* 的全草。

【快速识别】石油菜：多年生披散草本。茎肉质粗壮。叶对生；叶柄较长；叶片宽卵形或近圆形，先端钝或近圆形，基部宽楔形或圆形，全缘或稍呈波状，钟乳体密生；基生脉 3 条，上面略下陷，下面平坦。雌雄同株；雄花序的总花梗长达 1.8cm；雄花密集，花被片 4，雄蕊 4；与花被裂片对生；雌花序无柄或柄极短，花被片约 3，1 枚较大，柱头画笔头状，白色，透明。瘦果卵形，稍扁，光滑。花期 3~4 月，果期 4~6 月。生于海拔 300~1300m 的石灰岩上或荫地岩石上。分布于湖南、广西等地。

【采制】全年均可采收，洗净，鲜用或晒干。

【功效主治】清肺止咳，利水消肿，解毒止痛。主治肺热咳嗽，肺结核，肾炎水肿，烧烫伤，跌打损伤，疮疖肿毒。

【用法用量】煎汤，15~30g，鲜品加倍。外用，适量，捣敷。

【使用注意】痰饮咳嗽及寒证者忌用。

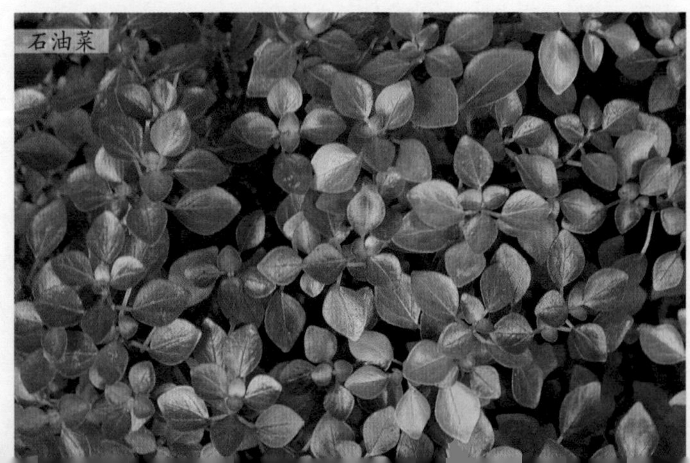
石油菜

Shiwugong 石蜈蚣

【别名】红蚂蝗七、石螃蟹、岩白菜。
【来源】苦苣苔科植物蚂蝗七 *Chirita fimbrisepala* 的根茎或全草。

【快速识别】蚂蝗七：草本。叶基生；叶柄有疏柔毛；叶片革质，卵形、宽卵形或近圆形，先端急尖或微钝，基部歪斜或宽楔形至截形，或一侧心形，两侧不对称，边缘有锯齿，两面疏被长伏毛。聚伞花序1~7支，有1~5花；花序梗被柔毛；苞片狭卵形至三角形，被柔毛；花萼5裂至基部，裂片线状披针形，边缘上部有齿；花冠淡紫色或紫色，外面疏被短柔毛，花冠筒细漏斗状，上唇2裂，下唇3裂。蒴果密生短腺毛。花期3~4月。生于海拔400~1000m的山地林中石上或岩石上、山谷溪边。分布于江西、福建、湖南、广东、广西及贵州等地。
【采制】全年均可采，鲜用或晒干。
【功效主治】清热利湿，行滞消积，止血活血，解毒消肿。主治痢疾，肝炎，小儿疳积，胃痛，咯血，外伤出血，跌打损伤，痈肿疮毒。
【用法用量】煎汤，9~15g。外用，适量，捣敷；或研末调敷。

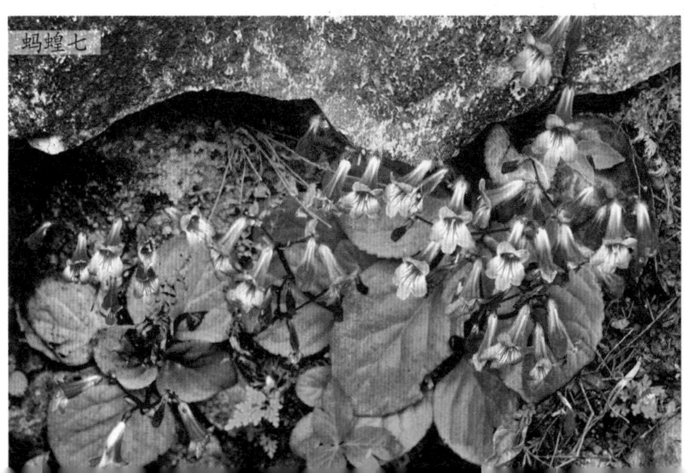
蚂蝗七

Shuqucao 鼠曲草

【别名】鼠耳、茸母、黄花曲草。
【来源】菊科植物鼠麹草 *Gnaphalium affine* 的全草。

【**快速识别**】鼠麹草：草本。茎直立，簇生，不分枝或少有分枝，密被白色绵毛。叶互生；无柄；基部叶花期时枯萎，下部和中部叶片倒披针形或匙形，先端具小尖，基部渐狭，下延，全缘，两面被灰白色绵毛。头状花序多数，通常在茎端密集成伞房状；总苞球状钟形，总苞片3层，金黄色，干膜质。花黄色，外围的雌花花冠丝状；中央的两性花花冠筒状，先端5裂。瘦果长圆形，有乳头状突起；冠毛黄白色。花期4~6月，果期8~9月。生于田埂、荒地、路旁。分布于华东、中南、西南及河北、陕西等地。

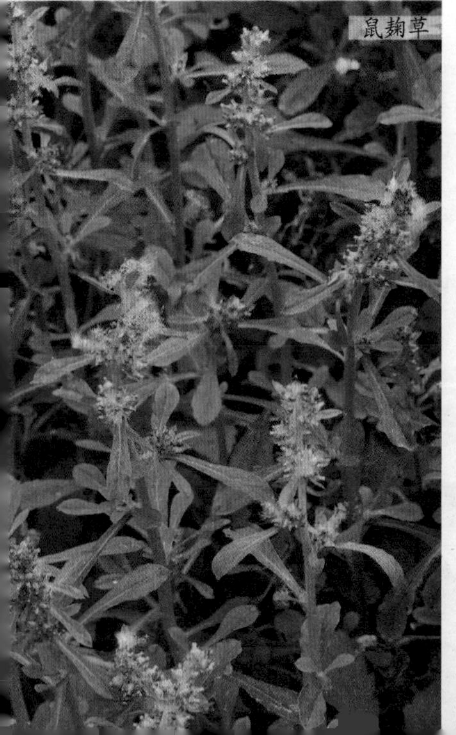
鼠麹草

【**采制**】春季开花时采收，去尽杂质，晒干，贮藏干燥处。鲜品随采随用。

【**功效主治**】化痰止咳，祛风除湿，解毒。主治咳喘痰多，风湿痹痛，泄泻，水肿，蚕豆病，赤白带下，痈肿疔疮，阴囊湿痒，荨麻疹，高血压。

【**用法用量**】煎汤，6~15g；或研末；或浸酒。外用，适量，煎水洗；或捣敷。

Shuidouban
水豆瓣

【别名】田马齿苋、水苋菜、红格草。
【来源】千屈菜科植物圆叶节节菜 *Rotala rotundifolia* 的全草。

【快速识别】圆叶节节菜：草本。全株无毛。茎直立，纤细，通常带紫色。叶对生；无柄或有短柄；叶片近圆形，阔倒卵形或阔椭圆形，先端圆形，基部钝或有时近心形，两面均无毛；侧脉通常4对，背面明显。花单生于苞片内，组成顶生稠密的穗状花序，每株1~3个，有时5~7个；花极小；苞片叶状，卵形或卵状长圆形，小苞片2枚，披针形或钻形；萼筒阔钟形，膜质；花瓣4，倒卵形，淡紫红色。花、果期12月至翌年6月。生于水田边及潮湿处。分布于长江以南及台湾各地。

【采制】夏、秋二季采收全草，洗净，鲜用，晒干或烘干。

【功效主治】清热利湿，消肿解毒。主治痢疾，淋病，水臌，急性肝炎，痈肿疮毒，牙龈肿痛，痔肿，乳痈，急性脑膜炎，急性咽喉炎，月经不调，痛经，烫火伤。

【用法用量】煎汤，15~30g；或鲜品绞汁。外用，适量，鲜品捣敷；或研末撒；或煎水洗。

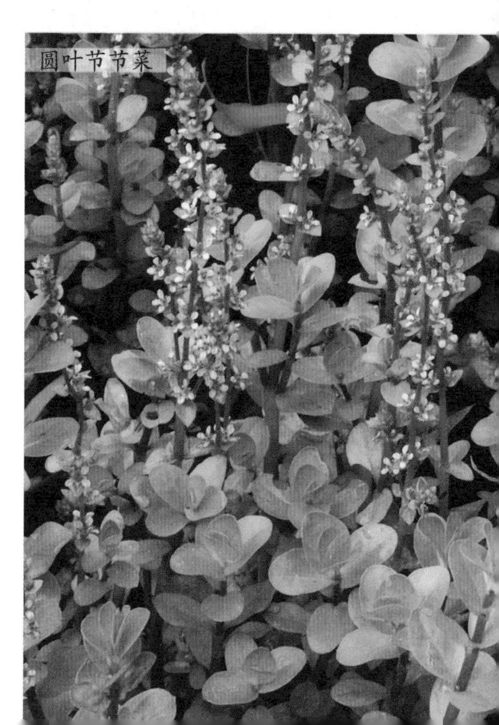
圆叶节节菜

Shuihulu 水葫芦

【别名】大水萍、水莲花、水鸭婆。
【来源】雨久花科植物凤眼蓝 *Eichhornia crassipes* 的根或全草。

【快速识别】凤眼蓝：浮水草本。须根发达。叶丛生于缩短茎的基部，叶柄长或短，中下部有膨大如葫芦状的气囊，基部有鞘状苞片；叶片卵形或圆形，大小不等。花茎单生，中上部有鞘状苞片；穗状花序；花被6裂，青紫色，管弯曲，外面靠近基部处有腺毛；上面一枚较大，蓝紫色，中央有黄色斑点；另外5枚近相等。蒴果包藏于凋萎的花被管内。花期夏、秋季。生于水塘中。分布于广东、广西等地。长江以南地区广泛生长。

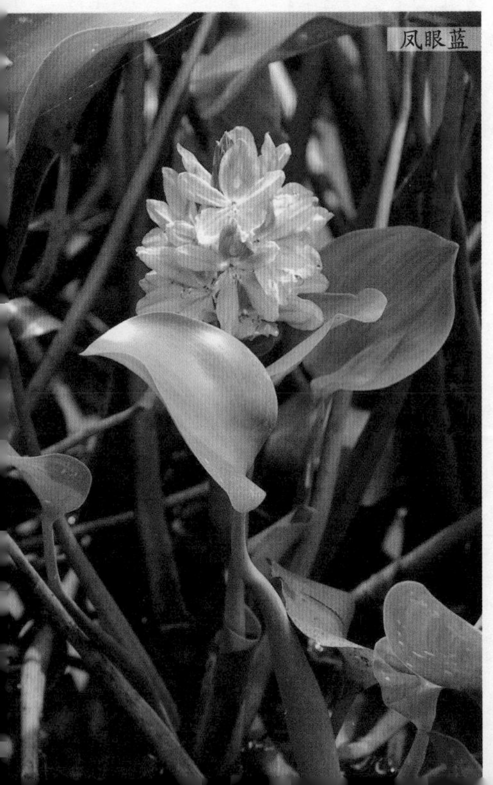
凤眼蓝

【采制】春、夏二季采集，洗净，晒干或鲜用。

【功效主治】疏散风热，利水通淋，清热解毒。主治风热感冒，水肿，热淋，尿路结石，风疹，湿疮，疖肿。

【用法用量】煎汤，15~30g。外用，适量，捣敷。

Shuisuoyi
水蓑衣

【别名】青泽兰、鱼骨草、细叶墨菜。
【来源】爵床科植物水蓑衣 *Hygrophila salicifolia* 的全草。

【快速识别】水蓑衣：草本。根状茎圆柱形，暗棕色，无毛或被短柔毛。叶对生；具短柄或几无柄；叶片通常为披针形或长圆状披针形，先端尖至渐尖，基部楔形，全缘或微波状，两面有线条状钟乳体。花 3~7 朵簇生叶腋；苞片卵形或椭圆形；小苞片细小，线形；花萼圆筒状，被短糙毛，5 裂达中部，裂片三角状披针形，有毛；花冠淡红紫色，外有微毛，冠檐二唇形，上唇 2 浅裂，下唇 3 裂，裂片圆形。蒴果条形。花期 9~10 月。生于溪沟边或阴湿地的草丛中。分布于西南、华南及江苏、浙江、江西、湖北、湖南等地。

【采制】夏、秋二季采收，洗净，鲜用或晒干。

【功效主治】清热解毒，散瘀消肿。主治时行热毒，丹毒，黄疸，口疮，咽喉肿痛，乳痈，吐衄，跌打伤痛，骨折，毒蛇咬伤。

【用法用量】煎汤，6~30g；或泡酒；或绞汁饮。外用，适量，捣敷。

【使用注意】胃寒者慎服。

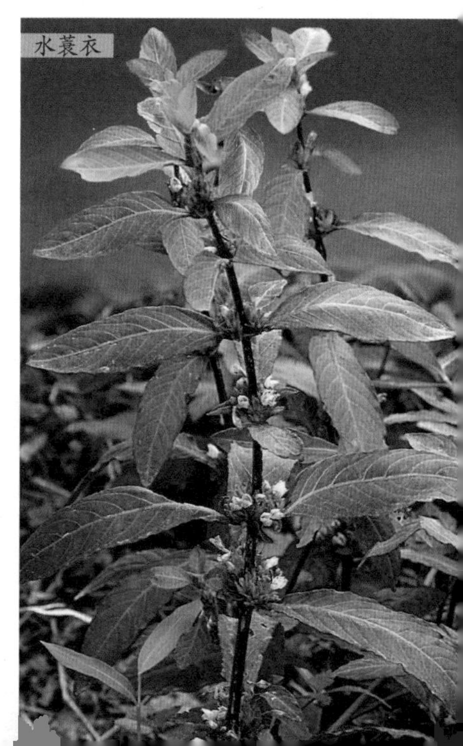
水蓑衣

Shuiyangmei 水杨梅

【别名】水杨柳、水石榴、白消木。
【来源】茜草科植物细叶水团花 *Adina rubella* 的地上部分。

【**快速识别**】细叶水团花：小灌木。小枝细长，红褐色，被柔毛；老枝无毛。叶互生；叶柄极短或无；托叶 2，与叶对生，三角形；叶纸质；叶片卵状披针形或卵状椭圆形，先端渐尖，基部宽楔形，全缘，上面深绿色，无毛，下面淡绿色，侧脉稍有白柔毛。头状花序球形，顶生或腋生；总花梗被柔毛；花冠管状，紫红色或白色。蒴果楔形，成熟时带紫红色，集生成球状。花期 6~7 月。果期 9~10 月。生于低海拔疏林中或旷野。分布于华东、华中、华南、西南等地。

【**采制**】春、秋二季采茎叶，鲜用或晒干。8~11 月果实未成熟时采摘花果序，拣除杂质，鲜用或晒干。

【**功效主治**】清热利湿，解毒消肿。主治湿热泄泻，痢疾，湿疹，疮疖肿毒，风火牙痛，跌打损伤，外伤出血。

【**用法用量**】煎汤，15~30g。外用，适量，捣敷；或煎水含漱。

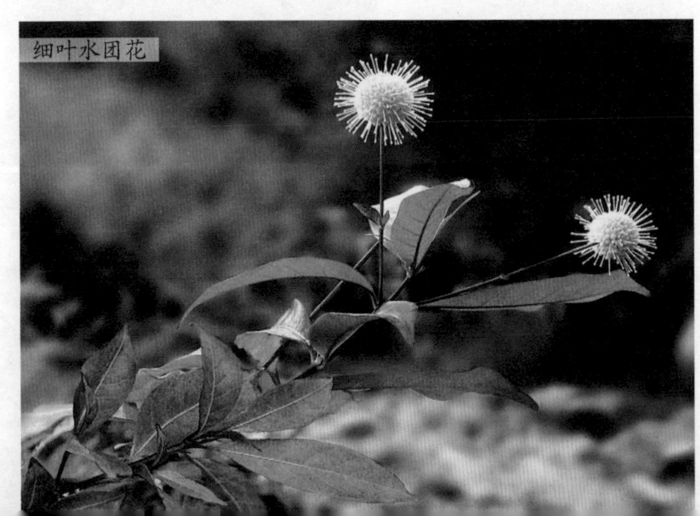
细叶水团花

Tiandiding 甜地丁

【别名】米布袋、小丁黄、痒痒草。
【来源】豆科植物少花米口袋 *Gueldenstaedtia verna* 的带根全草。

【快速识别】少花米口袋：多年生草本。根圆锥状。茎缩短，在根颈丛生。托叶三角形，具长柔毛；奇数羽状复叶；小叶7~21，椭圆形、卵形或长椭圆形；伞形花序有花2~6朵；花萼钟状，上面2萼齿较大，与萼筒等长，下3萼齿较小，最下一片最小；与花梗均被有长柔毛；花冠紫色，蝶形，旗瓣卵形，翼瓣长约1cm，龙骨瓣短。荚果圆筒状，被长柔毛，无假隔膜。种子肾形，具凹点，有光泽。花期4月，果期5~6月。生于山坡、草地或路旁。分布于东北、华北、陕西、甘肃、山东、江苏、安徽、湖北、湖南等地。

【采制】夏、秋二季采收，鲜用或扎把晒干。

【功效主治】清热解毒，凉血消肿。主治痈肿疔疮，丹毒，肠痈，瘰疬，毒虫咬伤，黄疸，肠炎，痢疾。

【用法用量】煎汤，6~30g。外用：适量，鲜品捣敷；或煎水洗。

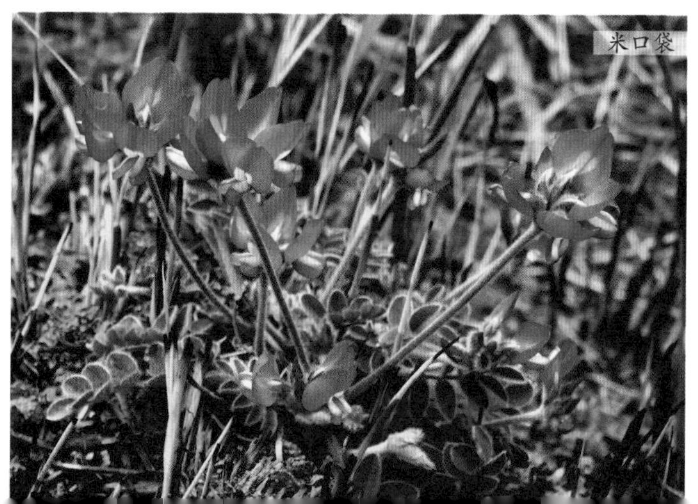
米口袋

Tianhusui
天胡荽

【别名】鸡肠菜、小叶金钱草、小金钱。
【来源】伞形科植物天胡荽 *Hydrocotyle sibthorpioides* 或破铜钱 *H. sibthorpioides* var. *batrachium* 的全草。

【快速识别】天胡荽：草本。有特异气味。茎匍匐。节上生根。叶互生，质薄，圆肾形或近圆形，基部心形，不分裂或3~7裂，裂片阔卵形，边缘有钝齿，表面无毛，背面及叶柄顶端疏被白柔毛；托叶略呈半圆形，全缘或稍有浅裂。伞形花序与叶对生；小总苞片卵形至卵状披针形，有黄色透明腺点，小伞形花序有花5~18；花瓣卵形，绿白色。双悬果略呈心形，两侧扁压，中棱在果熟时极为隆起，成熟时有紫色斑点。花、果期4~9月。生于湿润的路旁、草地、沟边及林下。分布于华东、华中、中南、华南、西南及陕西等地。

【采制】夏、秋二季采收全草，洗净，鲜用或晒干。

【功效主治】清热利湿，解毒消肿。主治黄疸，痢疾，水肿，淋证，目翳，喉肿，痈肿疮毒，带状疱疹，跌打损伤。

【用法用量】煎汤，9~15g，鲜品30~60g；或捣汁。外用，适量，捣烂敷；或捣取汁涂。

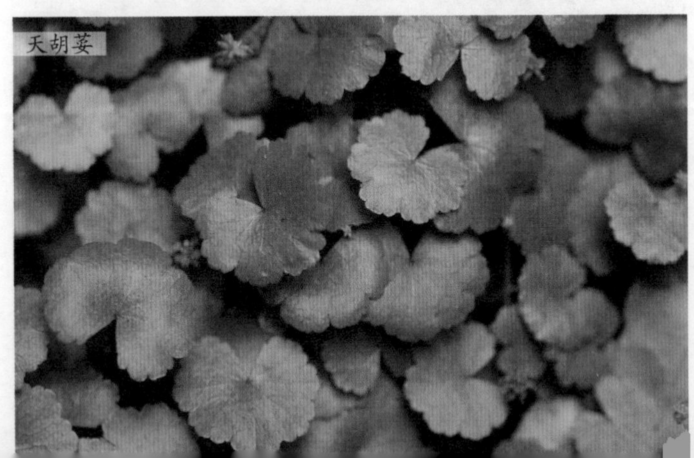
天胡荽

Tianmingjing 天名精

【别名】麦句姜、葵松、皱面草。
【来源】菊科植物天名精 *Carpesium abrotanoides* 的全草。

【快速识别】见“鹤虱”（第 252 页）项下。

【采制】7~8 月采收，洗净，鲜用或晒干。

【功效主治】清热，化痰，解毒，杀虫，破瘀，止血。主治乳蛾，喉痹，急、慢惊风，牙痛，疔疮肿毒，痔瘘，皮肤湿疹，毒蛇咬伤，虫积，血瘕，吐血，衄血，血淋，创伤出血。

【用法用量】煎汤，9~15g；或研末，3~6g；或捣汁；或入丸、散。外用，适量，捣敷；或煎水熏洗及含漱。

【使用注意】脾胃虚寒者慎服。

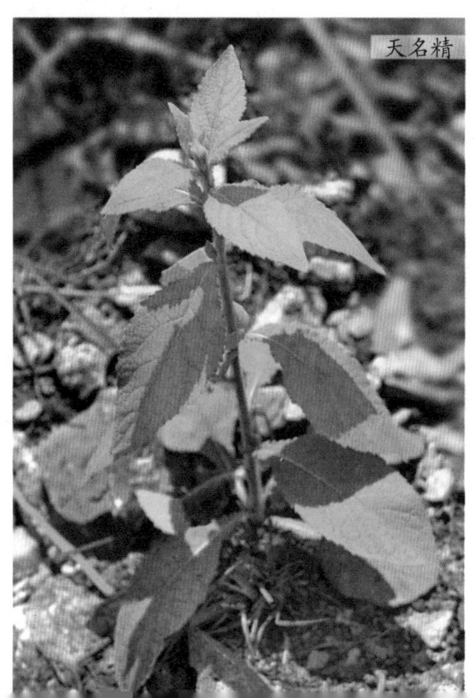
天名精

Tianxianteng 天仙藤

【别名】都淋藤、青木香藤、长痧藤。
【来源】马兜铃科植物马兜铃 *Aristolochia debilis* 或北马兜铃 *A. contorta* 的干燥地上部分。

【快速识别】见“青木香”（第 137 页）项下。

【采制】秋季采割，除去杂质，晒干。

【功效主治】行气活血，通络止痛。主治脘腹刺痛，风湿痹痛。

【用法用量】煎汤，6~10g。外用，适量，煎水洗；或捣烂敷。

【使用注意】本品含马兜铃酸，可引起肾脏损害等不良反应；儿童及老年人慎用；孕妇、婴幼儿及肾功能不全者禁用。

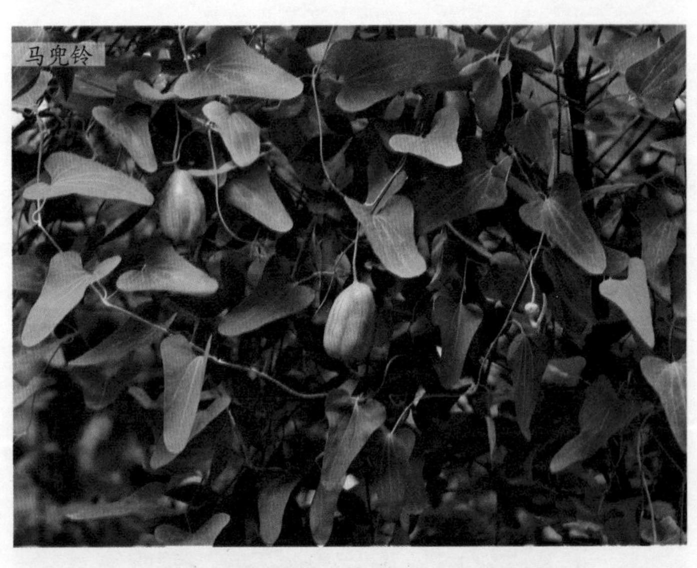
马兜铃

Tianjihuang 田基黄

【别名】斑鸠窝、蛇细草、对叶草。
【来源】藤黄科植物地耳草 *Hypericum japonicum* 的全草。

【**快速识别**】地耳草：草本。全株无毛。根多须状。茎丛生，直立或斜上，有4棱，基部近节处生细根。单叶对生；无叶柄；叶片卵形或广卵形，先端钝，基部抱茎，全缘。聚伞花序顶生而成叉状分歧；花小；萼片5，披针形或椭圆形；花瓣黄色，卵状长椭圆形。蒴果椭圆形，成熟时开裂为3果瓣，外围近等长的宿萼。花期5~6月，果期9~10月。生于田野较湿润处。广布于长江流域及其以南各地。

【**采制**】春、夏二季开花时采收全草，晒干或鲜用。

【**功效主治**】清热利湿，解毒，散瘀消肿，止痛。主治湿热黄疸，泄泻，痢疾，肠痈，肺痈，痈疖肿毒，乳蛾，口疮，目赤肿痛，毒蛇咬伤，跌打损伤。

【**用法用量**】煎汤，15~30g，鲜品30~60g，大剂可用90~120g；或捣汁。外用，适量，捣烂外敷；或煎水洗。

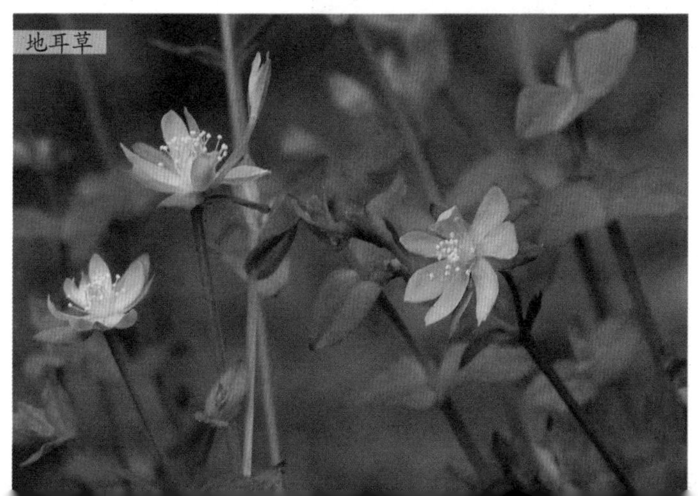
地耳草

Tiexian 铁苋

【别名】海蚌含珠、铁灯碗、瓦片草。
【来源】大戟科植物铁苋菜 *Acalypha australis* 及短穗铁苋菜 *A. brachystachya* 的全草。

【**快速识别**】铁苋菜：草本。茎直立，分枝，被微柔毛。叶互生；叶片卵状菱形或卵状椭圆形，先端渐尖，基部楔形或圆形，基出脉3条，边缘有钝齿，两面均粗糙无毛。穗状花序腋生；花单性，雌雄同株；通常雄花序极短，生于极小苞片内；雌花序生于叶状苞片内；苞片展开时肾形，合时如蚌。蒴果小，三角状半圆形，被粗毛；花期5~7月，果期7~10月。生于旷野、丘陵、路边较湿润的地方。分布于长江、黄河中下游各地及东北、华北、华南、西南各地及台湾。

【**采制**】5~7月间采收，除去泥土，晒干或鲜用。

【**功效主治**】清热利湿，凉血解毒，消积。主治痢疾，泄泻，吐血，衄血，尿血，便血，崩漏，小儿疳积，痈疖疮疡，皮肤湿疹。

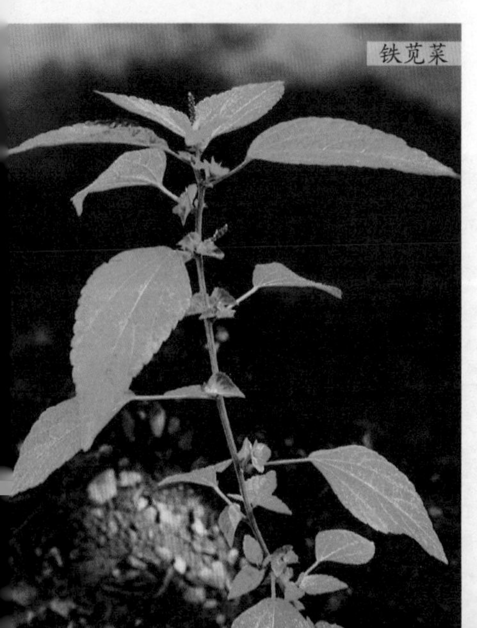
铁苋菜

【**用法用量**】煎汤，10~15g，鲜品30~60g。外用，适量，水煎洗；或捣敷。

【**使用注意**】老弱气虚者慎服，孕妇禁服。

Tongchuicao
铜锤草

【别名】大叶酢浆草、大酸味草、水酸芝。
【来源】酢浆草科植物红花酢浆草 *Oxalis corymbosa* 的全草。

【快速识别】红花酢浆草：草本。有多数小鳞茎聚生在一起，鳞片褐色，有三条纵棱。叶基生，掌状三出叶；总叶柄长，被毛，小叶阔倒心形，先端凹缺，叶缘及叶背被毛。伞形花序；萼片绿色，椭圆状披针形，先端有 2 条褐色斑纹，外面被白色毛；花瓣 5，淡紫色，基部绿黄色，有深色条纹，倒披针形，先端钝或截形。蒴果角果状，具毛。花期 5 月，果期 6~7 月。生于低海拔的山地、路旁、荒地或水田中。分布于华东、华中、华南及河北、陕西、四川、云南等地。

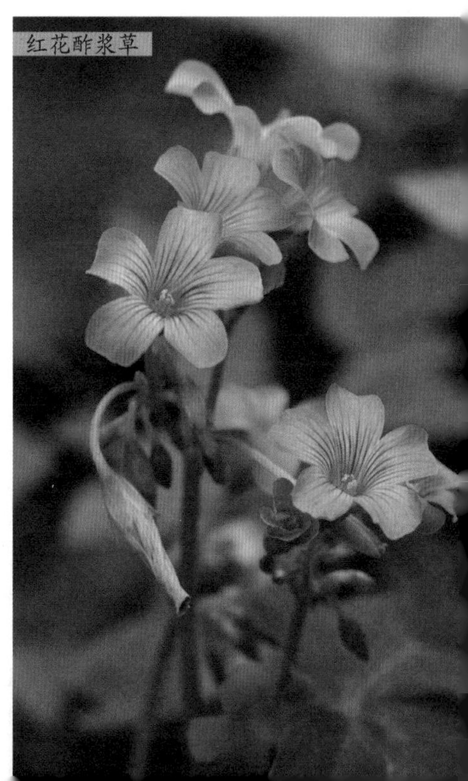
红花酢浆草

【采制】3~6 月采收全草，洗净鲜用或晒干。

【功效主治】散瘀消肿，清热利湿，解毒。主治跌打损伤，月经不调，咽喉肿痛，水泻，痢疾，水肿，带下，淋浊，痔疮，痈肿，疮疖，烧烫伤。

【用法用量】煎汤，15~30g；或浸酒、炖肉。外用，适量，捣烂敷。

【使用注意】孕妇禁服。

Tongchuiyudai 铜锤玉带

【别名】地茄子草、扣子草、马莲草。
【来源】桔梗科植物铜锤玉带草 *Pratia nummularia* 的全草。

【快速识别】铜锤玉带草：草本。有白色乳汁。茎平卧，被开展的柔毛，不分枝或在基部有长或短的分枝，节上生根。叶互生；叶片心形或卵形，先端钝圆或急尖，基部斜心形，边有牙齿，两面疏生短柔毛；叶脉掌状。花单生叶腋；花萼筒坛状；花冠紫红色、淡紫色、绿色或黄白色，花冠筒外面无毛，内面被柔毛。浆果紫红色，椭圆状球形。在热带地区全年可开花结果。生于田边、路旁以及丘陵、低山草坡或疏林中的潮湿地。分布于华东、西南、华南及湖北、湖南等地。

【采制】夏季采收，洗净，鲜用或晒干。

【功效主治】祛风除湿，活血，解毒。主治风湿疼痛，跌打损伤，月经不调，目赤肿痛，乳痈，无名肿毒。

【用法用量】煎汤，9~15g；研末吞服，每次0.9~1.2g；或浸酒。外用，适量，捣敷。

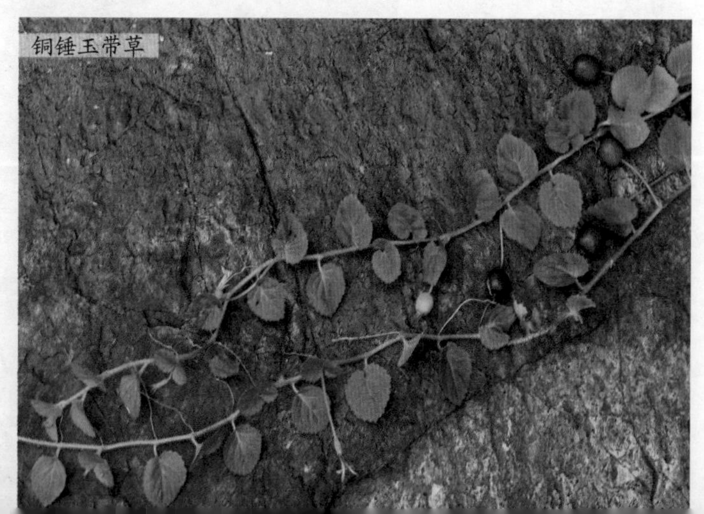
铜锤玉带草

Tujingjie

土荆芥

【别名】鹅脚草、火油草、杀虫草。
【来源】藜科植物土荆芥 *Chenopodium ambrosioides* 的带果穗全草。

【快速识别】土荆芥：直立草本，有强烈气味。茎直立，有棱，多分枝。被腺毛或无毛。单叶互生，具短柄；叶片披针形至长圆状披针形，下部的叶边缘有不规则钝齿或呈波浪形，上部的叶较小，为线形，或线状披针形，全缘，上面绿色，下面有腺点，揉之有一种特殊的香气。穗状花序腋生，分枝或不分枝。花小，绿色，两性或雌性。3~5 朵簇生于上部叶腋；花被 5 裂，果时常闭合。胞果扁球形，完全包于花被内。花期 8~9 月，果期 9~10 月。生于旷野、路旁、河岸和溪边。分布于华东、中南、西南等地。北方各地常有栽培。

【采制】8 月下旬至 9 月下旬收割全草，摊放在通风处，或捆束悬挂阴干。

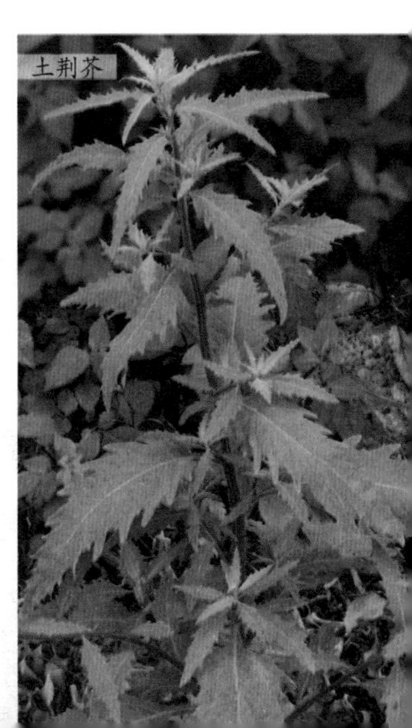
土荆芥

【功效主治】祛风除湿，杀虫止痒，活血消肿。主治钩虫病，蛔虫病，蛲虫病，头虱，湿疹，疥癣，风湿痹痛，经闭痛经，口舌生疮，咽喉肿痛，跌打损伤，蛇虫咬伤。

【用法用量】煎汤，3~9g，鲜品 15~24g；或入丸、散。外用，适量，煎水洗；或捣敷。

【使用注意】有大毒。慎服。孕妇及有肾、心、肝功能不良或消化道溃疡者禁服。

土细辛

Tuxixin

【别名】大块瓦、花叶细辛、矮细辛。
【来源】马兜铃科植物地花细辛 *Asarum geophilum* 的根、根茎或全草。

【快速识别】地花细辛：草本，全株散生柔毛。根茎横走。叶柄密被黄棕色柔毛；芽孢叶卵形或长卵形，密生柔毛；叶圆心形、卵状心形或宽卵形，先端钝或急尖，基部心形，上面散生短毛或无毛，下面初被密生黄棕色柔毛。花紫色；花梗有毛；花被与子房合生部分球状或卵状，花被管短，中部以上与花柱等高处有窄的凸环，花被裂片卵圆形，浅绿色，表面密生紫色点状毛丛，边缘金黄色（干后紫色），两面有毛。蒴果卵状。花期4~6月。生于林下或山谷湿地。分布于广东、广西、贵州等地。

【采制】4~5月挖取带根全草，除去泥土，置通风处阴干。

【功效主治】疏风散寒，宣肺止咳，止痛消肿。主治风寒感冒，头痛，鼻渊，痰饮咳喘，风寒湿痹，毒蛇咬伤。

【用法用量】煎汤，1~3g。外用，适量，捣敷。

【使用注意】阴虚阳亢者慎服，孕妇禁服。

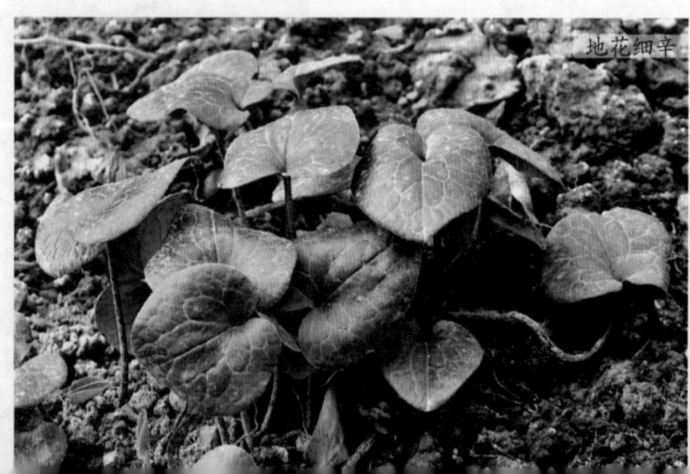

地花细辛

Wasong 瓦松

【别名】瓦宝塔、屋松、岩笋。
【来源】景天科植物瓦松 *Orostachys fimbriata* 的地上部分。

【快速识别】瓦松：草本。全株粉绿色，无毛，密生紫红色斑点。根多分枝，须根状。茎直立，不分枝。基生叶莲座状，肉质，匙状线形至倒披针形，绿色带紫或具白粉，边缘流苏状，先端具半圆形软骨质附属物，中央有1针状尖刺；茎生叶互生，无柄，线形至披针形，先端长渐尖，全缘。总状花序，下部有分枝组成尖塔形；花小，花瓣淡红色。蓇葖果，长圆形，喙细。花期8~9月，果期9~11月。生于山坡石上或屋瓦上。分布于东北、华北、西北、华东及湖北等地。

【采制】夏、秋二季花开时采收，除去根及杂质，晒干。

【功效主治】凉血止血，解毒，敛疮。主治血痢，便血，痔血，疮口久不愈合。

【用法用量】煎汤，5~15g；捣汁；或入丸剂。外用，适量，捣敷；或煎水熏洗；或研末调敷。

【使用注意】脾胃虚寒者慎服。本品有毒，内服用量不宜过大。

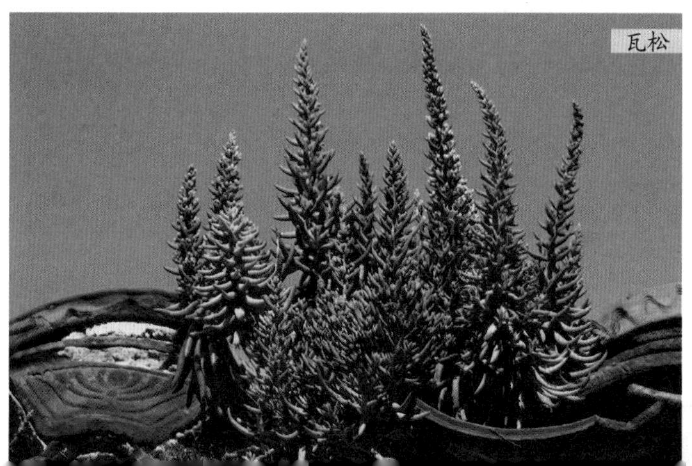
瓦松

Wulianmei 乌蔹莓

【别名】母猪藤、猪婆藤、五爪金龙。
【来源】葡萄科植物乌蔹莓 *Cayratia japonica* 的全草或根。

【**快速识别**】乌蔹莓：草质藤本。茎带紫红色。有纵棱；卷须二歧分叉，与叶对生。鸟趾状复叶互生；小叶 5，膜质，椭圆形、椭圆状卵形至狭卵形，先端急尖至短渐尖，有小尖头，基部楔形至宽楔形，边缘具疏锯齿，两面脉上有短柔毛或近无毛，中间小叶较大而具较长的小叶柄，侧生小叶较小；托叶三角状，早落。聚伞花序呈伞房状，通常腋生或假腋生，具长梗；花小，黄绿色。浆果卵圆形，成熟时黑色。花期 5~6 月，果期 8~10 月。生于山坡、路旁灌木林中，常攀缘于它物上。分布于西北、华北、华东、华中、华南、西南等地。

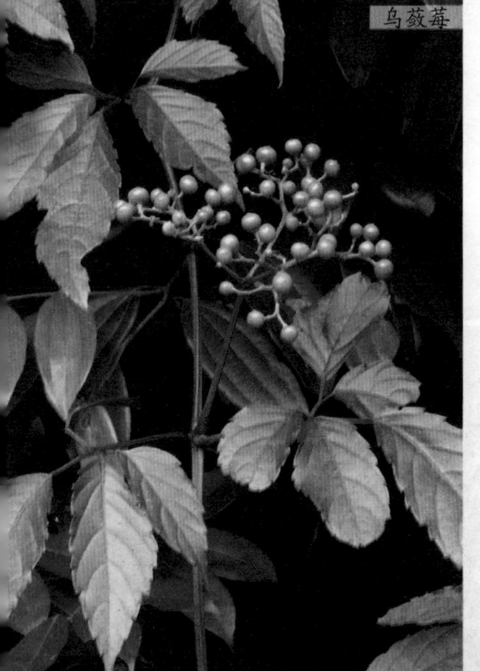
乌蔹莓

【**采制**】夏、秋二季割取藤茎或挖出根部，除去杂质，洗净，切段，晒干或鲜用。

【**功效主治**】清热利湿，解毒消肿。主治热毒痈肿，疔疮，丹毒，咽喉肿痛，蛇虫咬伤，水火烫伤，风湿痹痛，黄疸，泻痢，白浊，尿血。

【**用法用量**】煎汤，15~30g；或浸酒；或捣汁饮。外用，适量，捣敷。

Wugongcao

蜈蚣草

【别名】蜈蚣蕨、牛肋巴、肺筋草。
【来源】凤尾蕨科植物蜈蚣草 *Pteris vittata* 的全草或根茎。

【**快速识别**】蜈蚣草：陆生中型蕨类植物。根茎短，斜生或横卧，密生黄棕色条形鳞片。叶薄革质，一型，密生，叶柄禾秆色，有时带紫色，基部被线形黄棕色鳞片；叶片阔倒披针形或狭椭圆形，基部渐狭，先端尾状，单数一回羽状；羽片 30~50 对，对生或互生，无柄，线形或线状披针形，基部宽楔形或浅心形，先端渐尖，边缘不育处有钝齿，中部羽片较大，背面疏生黄棕色鳞片和节状毛；叶脉羽状。孢子囊群线形，生于羽片边缘的边脉上，连续分布。生于海拔 2000~3100m 的空旷钙质土上或石灰岩石上。分布于中南、西南及陕西、甘肃、浙江、江西、福建、台湾等地。

【**采制**】全年均可采收，洗净，鲜用或晒干。

【**功效主治**】祛风除湿，舒筋活络，解毒杀虫。主治风湿筋骨疼痛，腰痛，肢麻屈伸不利，半身不遂，跌打损伤，感冒，痢疾，乳痈，疮毒，疥疮，蛔虫病，蛇虫咬伤。

【**用法用量**】煎汤，6~12g。外用，适量，捣敷；或煎水熏洗。

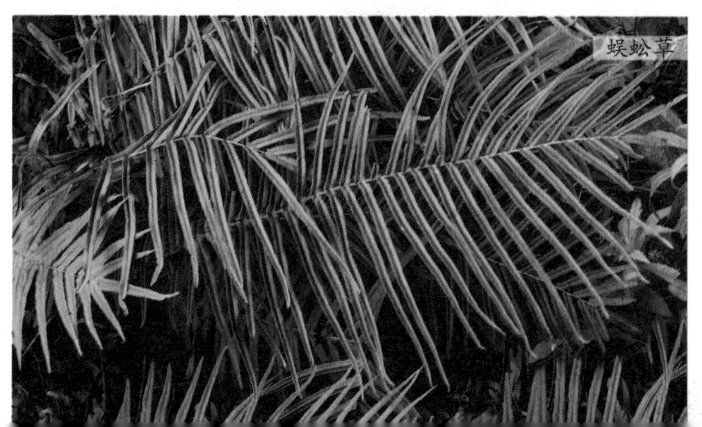

Xihuangcao 溪黄草

【别名】熊胆草、土黄连、黄汁草。
【来源】唇形科植物溪黄草 *Rabdosia serra* 和线纹香茶菜 *R. lophanthoides* 的全草。

【快速识别】溪黄草：草木。根茎呈疙瘩状，向下密生须根。茎四棱，带紫色，密被微柔毛，上部多分枝。叶对生；叶片卵圆形或卵状披针形，先端近渐尖，基部楔形，边缘具粗大内弯的锯齿，两面脉上被微柔毛和淡黄色腺点。聚伞花序组成疏松的圆锥花序，密被灰色柔毛；苞片及小苞片卵形至条形；花萼钟状，萼齿 5；花冠紫色，唇形。小坚果阔倒卵形。花、果期 8~10 月。常成丛生于山坡、路旁、田边、溪旁、河岸及草灌丛中。分布于除新疆、西藏外的全国大部分地区。

【采制】每年可采收 2~3 次，首次约在栽后 3 个月收割，第 2 次约在首次后 75 日收，第 3 次在冬前收，晒干。

【功效主治】清热解毒，利湿退黄，散瘀消肿。主治湿热黄疸，胆囊炎，泄泻，痢疾，疮肿，跌打伤痛。

【用法用量】煎汤，15~30g。外用，适量，捣敷；或研末搽。

【使用注意】脾胃虚寒者慎服。

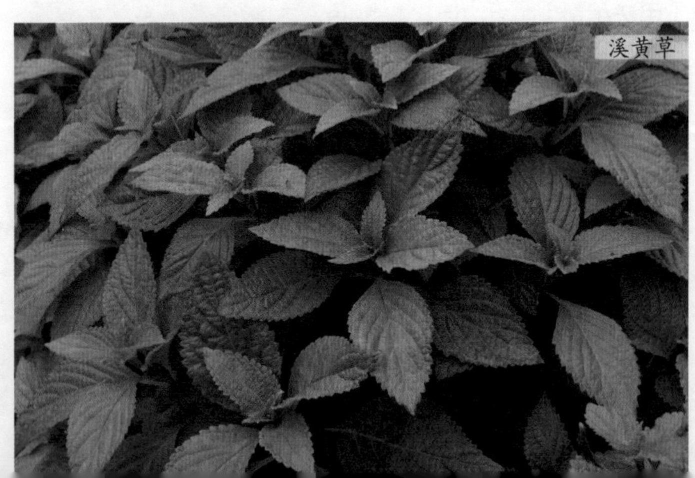
溪黄草

Xixiancao
豨莶草

【别名】风湿草、老前婆、野向日葵。
【来源】菊科植物豨莶 *Siegesbeckia orientalis*、腺梗豨莶 *S. pubescens* 或毛梗豨莶 *S. glabrescens* 的地上部分。

【快速识别】豨莶：草本。茎直立，上部分枝常成复二歧状，全部分枝被灰白色短柔毛。叶对生；基部叶花期枯萎；中部叶三角状卵圆形或卵状披针形，先端渐尖，基部阔楔形，下延成具翼的柄，边缘有不规则的浅裂或粗齿，上面绿色，下面淡绿，具腺点，两面被毛，三出基脉，侧脉及网脉明显；上部叶渐小，卵状长圆形，边缘浅波状或全缘，近无柄。头状花序多数，集成顶生的圆锥花序；花梗密生短柔毛；总苞阔钟状；总苞片 2 层，叶质，背面被紫褐色头状具柄的腺毛；花黄色。瘦果倒卵圆形，有 4 棱，先端有灰褐色环状突起。花期 4~9 月，果期 6~11 月。生于海拔 100~2700m 的山野、荒草地、灌丛及林下。分布于华东、华中、华南、西南及陕西、甘肃等地。

【采制】夏、秋二季花开前和花期均可采割，除去杂质，晒干。

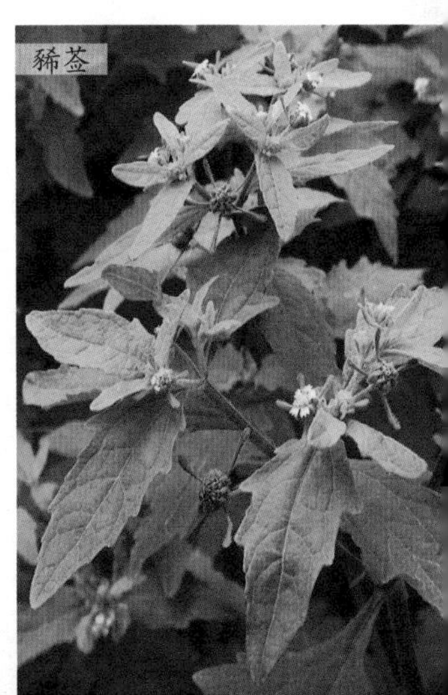
豨莶

【功效主治】祛风湿，利关节，解毒。主治风湿痹痛，筋骨无力，腰膝酸软，四肢麻痹，半身不遂，风疹湿疮。

【用法用量】煎汤，9~12g，大剂量 30~60g；或捣汁；或入丸、散。外用，适量，捣敷；或研末撒；或煎水熏洗。

【使用注意】无风湿者慎服；生用或大剂应用，易致呕吐。

Ximing 菥蓂

【别名】大荠、老鼓草、瓜子草。
【来源】十字花科植物菥蓂 *Thlaspi arvense* 的干燥地上部分。

【**快速识别**】菥蓂：草本，无毛。茎直立，具棱。基生叶叶柄长1~3cm；叶片倒卵状长圆形，先端圆钝或急尖，基部抱茎，两侧箭形，边缘具疏齿。总状花序顶生；花白色；萼片4，直立，卵形，先端圆钝；花瓣长圆状倒卵形，先端圆钝或微凹。短角果近圆形或倒宽卵形，周围有宽翅，先端有深凹缺。种子5~10颗，卵形，棕褐色，表面有颗粒状环纹。花、果期5~7月。生于平地路旁、沟边或村落附近。分布几乎遍及全国。

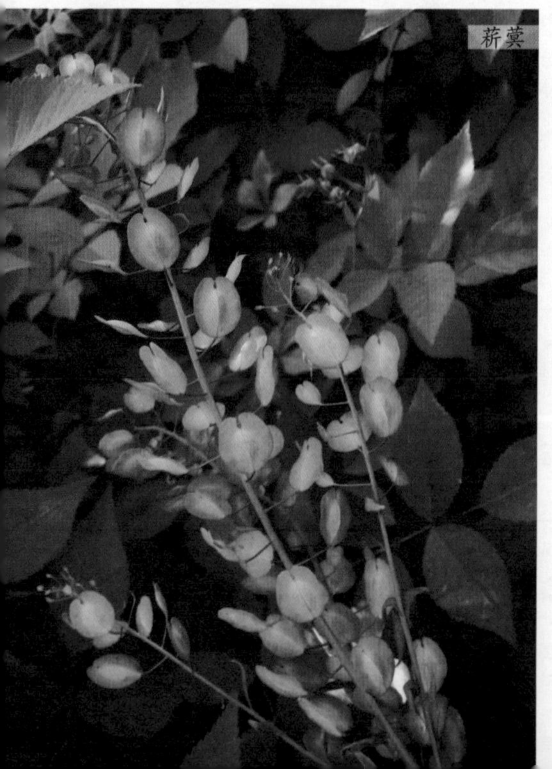
菥蓂

【**采制**】夏季果实成熟时采割，除去杂质，干燥。

【**功效主治**】清肝明目，和中利湿，解毒消肿。主治目赤肿痛，脘腹胀痛，胁痛，肠痈，水肿，带下，疮疖痈肿。

【**用法用量**】煎汤，9~15g，鲜品加倍。

Xianhecao 仙鹤草

【别名】龙牙草、刀口药、泻痢草。
【来源】蔷薇科植物龙芽草 *Agrimonia pilosa* 的地上部分。

【快速识别】龙芽草：草本。奇数羽状复叶互生，托叶镰形，先端急尖或渐尖，边缘有锐锯齿或裂片；小叶有大小 2 种，相间生于叶轴上，较大的小叶 3~4 对，向上减少至 3 小叶，小叶倒卵形至倒卵状披针形，先端急尖至圆钝，稀渐尖，基部楔形，边缘有急尖到圆钝锯齿，上面绿色，下面淡绿色。总状花序单一或 2~3 个生于茎顶；苞片通常 3 深裂，裂片带形，小苞片对生，卵形；花瓣黄色。瘦果倒卵圆锥形，被疏柔毛，先端有数层钩刺，幼时直立，成熟时向内靠合。花、果期 5~12 月。生于溪边、路旁、草地、灌丛、林缘及疏林下。我国南北各地均有分布。

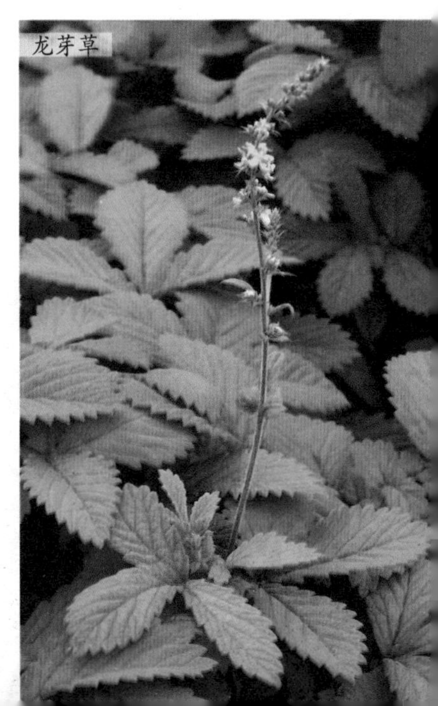
龙芽草

【采制】夏、秋二季茎叶茂盛时采割，除去杂质，干燥。

【功效主治】收敛止血，截疟，止痢，解毒，补虚。主治咯血，吐血，崩漏下血，疟疾，血痢，痈肿疮毒，阴痒带下，脱力劳伤。

【用法用量】煎汤，10~15g，大剂量可用 30~60g；或入散剂。外用，适量，捣敷；或熬膏涂敷。

Xianxiahua
咸虾花

【别名】狗籽菜、鲫鱼草、狗仔花。
【来源】菊科植物咸虾花 *Vernonia patula* 的全草。

【**快速识别**】咸虾花：粗壮草本。茎直立，多分枝，枝圆柱形，被灰色短柔毛。叶互生；叶具柄，叶片卵形、卵状椭圆形，基部宽楔状狭成叶柄，边缘波状或有浅齿，上面近无毛，下面有灰色密柔毛，具腺点，叶柄下部无翅，上部叶向上渐小。头状花序较大，通常 2~3 个生于枝端或排列成分枝宽圆锥状或伞房花序；花序梗密被绢状长柔毛；总苞扁球形，总苞片 4~5 层，绿色；花淡红紫色，花冠管状，向上稍扩大，裂片线状披针形。瘦果近圆柱形，具 4~5 棱，有腺点；冠毛白色，易脱落。花期 7 月至翌年 5 月。生于荒地、旷野、田边、路旁。分布于华南、西南及浙江、福建、台湾等地。

【**采制**】全年均可采收，洗净，晒干或鲜用。

【**功效主治**】疏风清热，利湿解毒，散瘀消肿。主治感冒发热，疟疾，头痛，高血压，泄泻，痢疾，风湿痹痛，湿疹，荨麻疹，疮疖，乳腺炎，颈淋巴结结核，跌打损伤。

【**用法用量**】煎汤，15~30g，鲜品 30~60g。外用，适量，煎水洗；或捣敷。

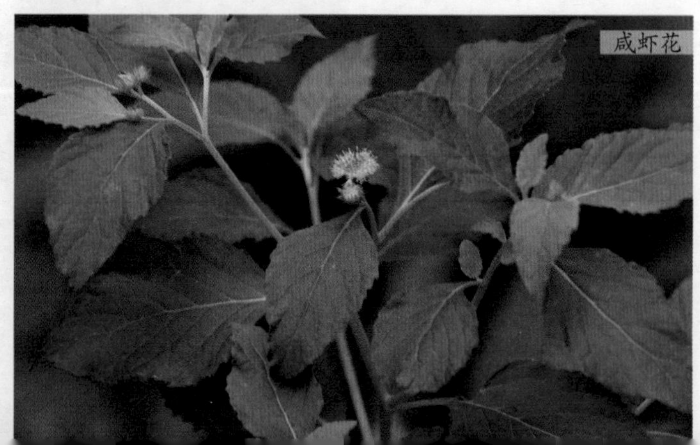
咸虾花

Xiangru

香薷

【别名】香菜、石香薷、石艾。
【来源】唇形科植物江香薷 *Mosla chinensis* Jiang xiang ru 或石香薷 *M. chinensis* 的地上部分。前者习称“江香薷”，后者习称“青香薷”。

【快速识别】江香薷：草本。茎四棱形。叶对生；叶片披针形，先端渐尖，基部渐狭，边缘具5~9个锐浅锯齿，侧脉明显，上面黄绿色，被短柔毛，间有长绵毛，下面较淡，主脉为长柔毛，余为短柔毛，两面均具凹陷腺点。总状花序密集成穗状，苞片覆瓦状排列，倒卵圆形或圆卵形，上半部密生凹陷腺点，边缘具长睫毛，脉7~9条。花萼钟形，萼齿5，钻形或披针形，近相等；花冠淡紫色，或少有白色，外被微柔毛；花盘前方呈指状膨大。小坚果扁圆球形，表面具疏网纹，具疣状突起。花期6月，果期7月。分布于华东、华中、华南、西南等地。

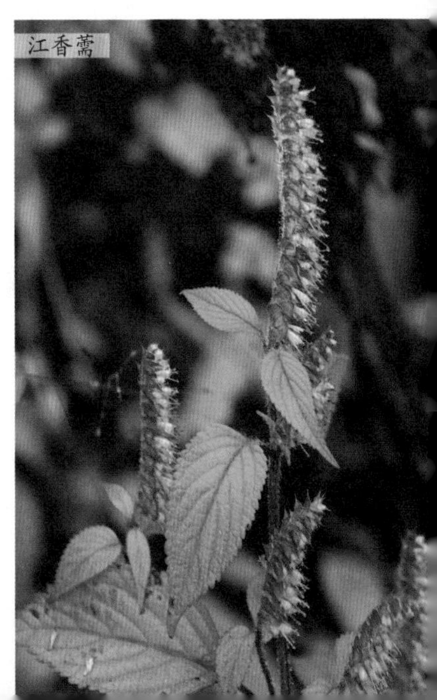
江香薷

【采制】夏季茎叶茂盛、花盛时择晴天采割，除去杂质，阴干。

【功效主治】发汗解表，化湿和中。主治暑湿感冒，恶寒发热，头痛无汗，腹痛吐泻，水肿，小便不利。

【用法用量】煎汤，3~9g；或入丸、散；或煎汤含漱。外用，适量，捣敷。

【使用注意】内服宜凉饮，热饮易致呕吐。表虚者禁服。

Xiaobogu 小驳骨

【别名】驳骨丹、接骨草、小叶金不换。
【来源】爵床科植物小驳骨 *Gendarussa vulgaris* 的干燥地上部分。

【快速识别】小驳骨：亚灌木，直立无毛。茎圆柱形，节膨大，分枝多，嫩枝常深紫色。叶对生；纸质；叶片狭披针形至披针状线形，先端渐尖，基部渐狭，全缘；侧脉每边6~8条，呈深紫色。穗状花序顶生，上部密生，下部间断；苞片对生，每苞片中有花2至数朵；萼近相等的5裂；花冠白色或粉红色，花冠管圆筒状，喉部稍扩大，冠檐二唇形，上唇长圆状卵形，下唇浅3裂。蒴果棒状，无毛。花期春季。生于村旁或路边的灌丛中，亦有栽培。分布于台湾、广东、海南、广西、云南等地。

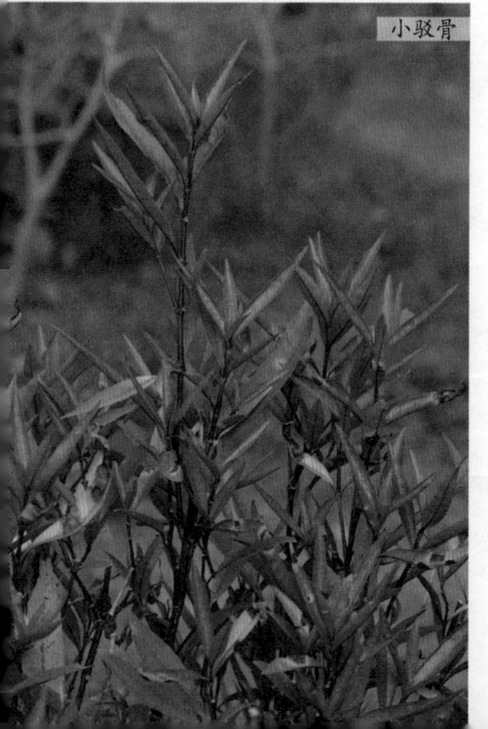
小驳骨

【采制】全年均可采收，除去杂质，晒干。

【功效主治】祛瘀止痛，续筋接骨。主治跌打损伤，筋伤骨折，风湿骨痛，血瘀经闭，产后腹痛。

【用法用量】煎汤，15~30g；或研末；或泡酒。外用，适量，鲜品捣敷；或研末调敷；或煎汤熏洗。

【使用注意】孕妇慎用。

Xiaofeipeng 小飞蓬

【别名】祁州一枝蒿、蛇舌草、鱼胆草。
【来源】菊科植物小蓬草 *Conyza canadensis* 的全草。

【快速识别】小蓬草：草本。具锥形直根。茎直立，有细条纹及粗糙毛，上部多分枝，呈圆锥状，小枝柔弱。单叶互生；基部叶近匙形，先端尖，基部狭，全缘或具微锯齿，边缘有长睫毛，无明显的叶柄；上部叶条形或条状披针形。头状花序多数，密集成圆锥状或伞房圆锥状；总苞半球形；总苞片2~3层；舌状花直立，白色微紫，条形至披针形；两性花筒状，5齿裂。瘦果矩圆形；冠毛污白色，刚毛状。花期5~9月。生于山坡、草地或田野、路旁。分布于东北地区及山西、陕西、山东、浙江、江西、福建、台湾、河南、湖北、广西、四川、云南等地。

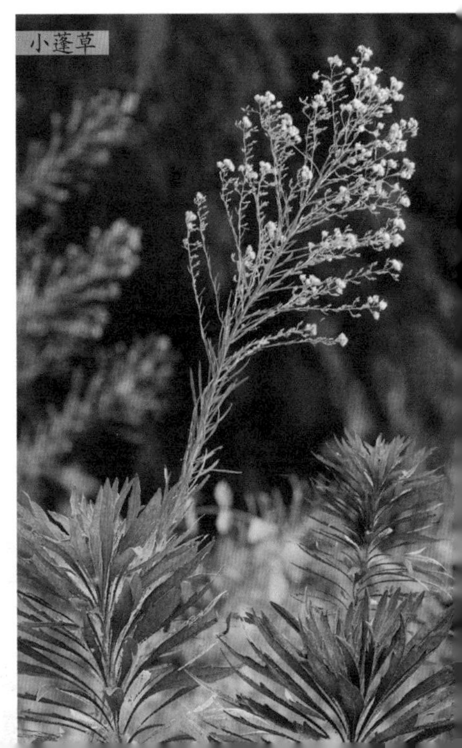
小蓬草

【采制】春、夏二季采收，鲜用或切段晒干。

【功效主治】清热利湿，散瘀消肿。主治痢疾，肠炎，肝炎，胆囊炎，跌打损伤，风湿骨痛，疮疖肿痛，外伤出血，牛皮癣。

【用法用量】煎汤，15~30g。外用，适量，鲜品捣敷。

Xiaofeiyangcao
小飞羊草

【别名】乳汁草、痢疾草、细叶飞扬草。
【来源】大戟科植物千根草 *Euphorbia thymifolia* 的全草。

【快速识别】 千根草：草本。茎纤细，匍匐，多分枝，通常红色，稍被毛，单叶对生；有短柄；托叶膜质，披针形或线形；叶片长圆形、椭圆形或倒卵形，先端圆钝，基部偏斜，叶缘具细锯齿，稀全缘，两面被稀疏的短柔毛。杯状花序单生或少数聚伞状呈腋生；总苞陀螺状，先端5裂；腺体4，漏斗状；花单性，无花被；雌雄花同生于总苞内；雄花多数1；雌花1，生于花序中央。蒴果三角状卵形，被短柔毛。花、果期5~10月，果期6~11月。多生于山地冲积土或沙质土上。亦生于低海拔的山坡草地、路旁或稀疏灌木丛中。分布于华南、西南及江西、福建、台湾、湖南等地。

【采制】 夏、秋间采收，晒干或鲜用。

【功效主治】 清热祛湿，收敛止痒。主治痢疾，泄泻，疟疾，湿疹，痈疮。

【用法用量】 煎汤，15~30g，鲜品30~60g。外用，适量，鲜品煎水洗；或捣敷。

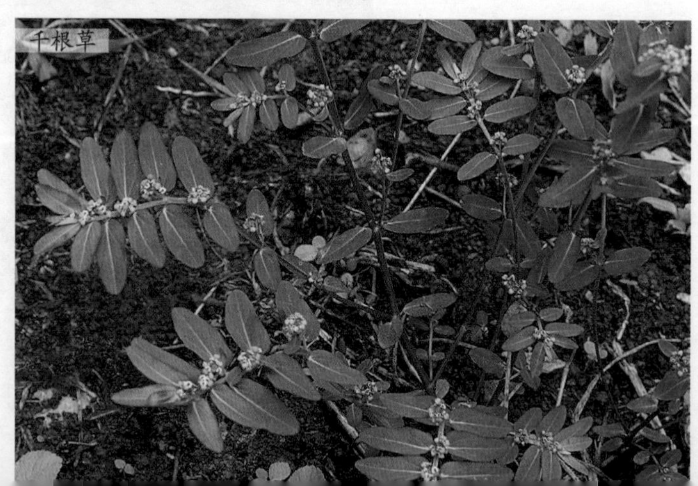
千根草

Xiaoji 小蓟

【别名】猫蓟、刺杀草、小刺盖。
【来源】菊科植物刺儿菜 *Cirsium setosum* 的地上部分。

【快速识别】刺儿菜：草本。根状茎长。茎直立，茎无毛或被蛛丝状毛。基生叶花期枯萎；下部叶和中部叶椭圆形或椭圆状披针形，先端钝或圆形，基部楔形，通常无叶柄，上部茎叶渐小，叶缘有细密的针刺或刺齿，全部茎叶两面同色，无毛。头状花序单生茎端，或植株含少数或多数头状花序在茎枝顶端排成伞房花序。总苞片约 6 层，顶端有针刺。小花紫红色或白色，雌花花冠比两性花花冠长。瘦果淡黄色，椭圆形或偏斜椭圆形。冠毛污白色，多层，整体脱落；冠毛刚毛长羽毛状，顶端渐细。花、果期 5~9 月。生于山坡、河旁或荒地、田间。分布于除广东、广西、云南、西藏外的全国各地。

【采制】夏、秋二季花开时采割，除去杂质，晒干。

【功效主治】凉血止血，散瘀解毒消痈。主治衄血，吐血，尿血，血淋，便血，崩漏，外伤出血，痈肿疮毒。

【用法用量】煎汤，5~10g，鲜品可用 30~60g；或捣汁。外用，适量，捣敷。止血宜炒炭用。

【使用注意】虚寒出血及脾胃虚寒者禁服。

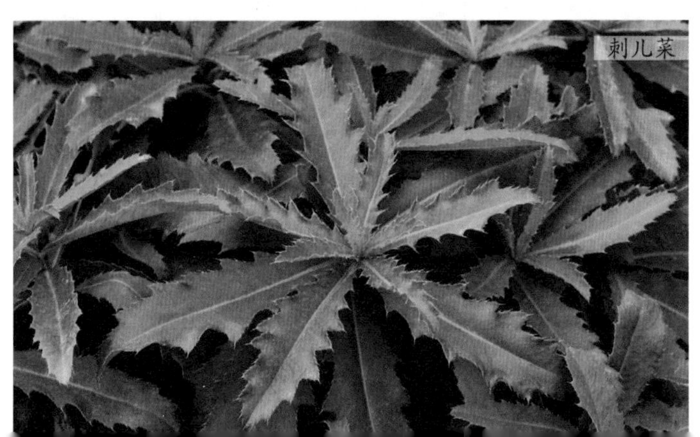
刺儿菜

Xuedang 血党

【别名】散血丹、小罗伞、活血胎。
【来源】紫金牛科植物山血丹 *Ardisia punctata* 的根或全株。

【**快速识别**】山血丹：灌木。茎除侧生特殊花枝外，无分枝。叶互生；叶片革质或近坚纸质，长圆形至椭圆状披针形，先端急尖或渐尖，基部楔形，近全缘或具微波状齿，齿尖具边缘腺点，边缘反卷，背面被细微柔毛，脉隆起，除边缘外其余无腺点或腺点极疏；侧脉 8~12 对，连成远离边缘的边缘脉。亚伞形花序，单生或稀为复伞形花序，着生于侧生特殊花枝顶端；具少数退化叶或叶状苞片；萼片长圆状披针形或卵形；花瓣白色，椭圆状卵形，先端圆形，具明显的腺点。果球形，深红色。花期 5~7 月，果期 10~12 月，有的植株上部枝条开花，下部枝条果熟。生于海拔 270~1150m 的山谷、山坡林下阴湿处。分布于华南及浙江、江西、福建、湖南等地。
【**采制**】全年均可采，洗净，鲜用或晒干。
【**功效主治**】祛风湿，活血调经，消肿止痛。主治风湿痹痛，经闭痛经，跌打损伤，咽喉肿痛，无名肿痛。
【**用法用量**】煎汤，9~15g。外用，适量，鲜品捣敷。

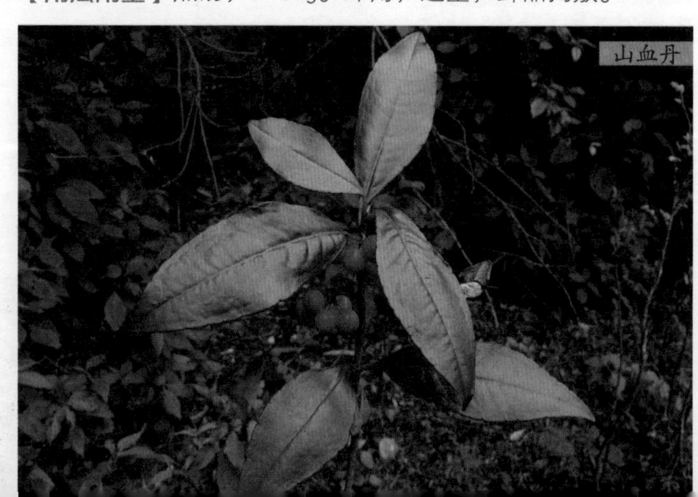
山血丹

鸭公藤

Yagongteng

【来源】鼠李科植物多叶勾儿茶 *Berchemia polyphylla* 的全株。

【快速识别】多叶勾儿茶：藤状灌木。小枝黄褐色，被短柔毛。叶互生；托叶小，披针形，基部合生，宿存；叶片近革质，有光泽，卵状椭圆形、卵状长圆形或椭圆形，先端圆或钝，常有小尖头，基部圆形，稀宽楔形，两面无毛，上面深绿色，下面浅绿色；侧脉每边7~9对，凸起。花浅绿色或白色，常2~10朵簇生于枝顶，排成具短总梗的聚伞总状花序，花序轴被褐色短柔毛；萼片5裂，裂片卵状三角形，先端尖；花瓣5，近圆形，短于花萼。核果圆柱形，先端尖，成熟时红褐色，后变黑色，基部有宿存的花盘和萼筒。花期5~9月，果期7~11月。生于海拔300~1900m的山坡、山谷灌丛或林下。分布于西南及陕西、甘肃、广西等地。

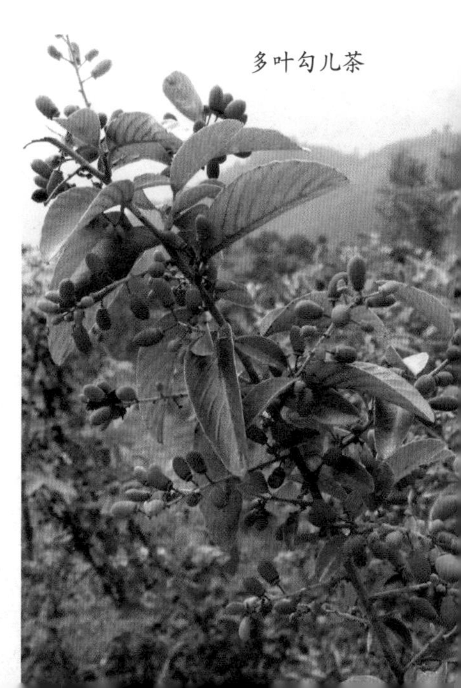

多叶勾儿茶

【采制】秋季采挖全株，除去泥沙和杂质，切碎，晒干。

【功效主治】清热利湿，解毒散结。主治肺热咳嗽，肺痈，湿热黄疸，热淋，痢疾，带下，淋巴结炎，痈疽疖肿。

【用法用量】煎汤，15~30g。

Yangticao
羊蹄草

【别名】紫背草、喇叭红草、山羊草。
【来源】菊科植物一点红 *Emilia sonchifolia* 的全草。

【快速识别】一点红：草本。茎直立或近基部倾斜，紫红色或绿色，光滑无毛或被疏毛，多少分枝，枝条柔弱，粉绿色。叶互生；无柄；叶片稍肉质，生于茎下部的叶卵形，琴状分裂，边缘具钝齿，茎上部叶小，通常全缘或有细齿，上面深绿色，下面常为紫红色，基部耳状，抱茎。头状花序具长梗，为疏散的伞房花序；花冠紫红色，5 齿裂；总苞圆柱状，苞片 1 层，与花冠等长。瘦果狭矩圆形，有棱；冠毛白色。花期 7~11 月，果期 9~12 月。生于村旁、路边、田园和旷野草丛中。分布于华东、华中、华南、西南及陕西等地。

【采制】全年均可采，洗净，鲜用或晒干。

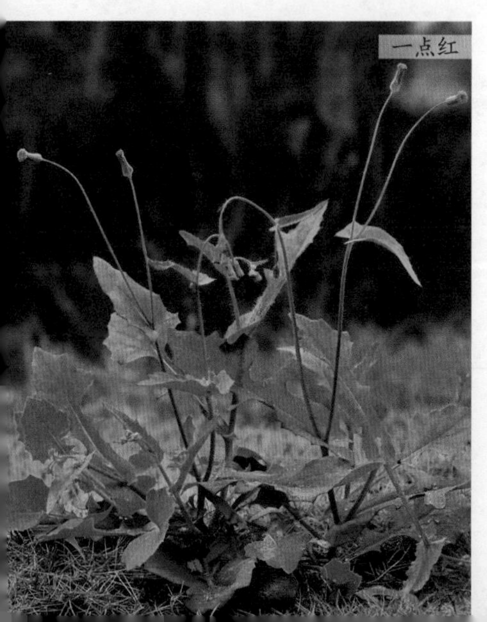
一点红

【功效主治】清热解毒，散瘀消肿。主治上呼吸道感染，口腔溃疡，肺炎，乳腺炎，肠炎，细菌性痢疾，尿路感染，疮疖痈肿，湿疹，跌打损伤。

【用法用量】煎汤，9~18g，鲜品 15~30g；或捣汁含咽。外用，适量，煎水洗；或捣敷。

【使用注意】孕妇慎用。

Yeguanmen 夜关门

【别名】铁扫帚、野鸡草、闭门草。
【来源】豆科植物截叶铁扫帚 *Lespedeza cuneata* 的全草或根。

【快速识别】截叶铁扫帚：直立小灌木。上部有坚韧细长的分枝。叶互生，三出复叶；叶柄具柔毛；托叶条形，有3脉；叶片倒披针形，上面有少数短毛，下面密被白色柔毛。花单生，或2~4朵丛生叶腋；小苞片2，狭卵形；花萼浅杯状，具5裂，齿状披针形，被柔毛；花冠蝶形，白色，有紫斑，旗瓣中央紫红色，倒卵形。荚果斜卵圆形，表面有白色绢毛或近无毛。花期6~9月，果期9~11月。生于低山坡路边及空旷地、杂草丛中。分布于华东、中南、西南及陕西等地。

【采制】9~10月结果盛期收获，齐地割起，拣去杂质，晒干，或洗净鲜用。

【功效主治】补肾涩精，健脾利湿，祛痰止咳，清热解毒。主治肾虚，遗精，遗尿，尿频，白浊，带下，泄泻，痢疾，水肿，小儿疳积，咳嗽气喘，跌打损伤，目赤肿痛，痈疮肿毒，毒虫咬伤。

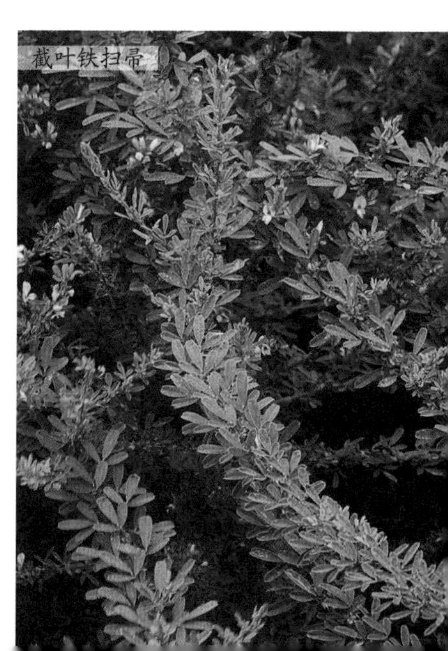
截叶铁扫帚

【用法用量】煎汤，15~30g，鲜品30~60g；或炖肉。外用，适量，煎水熏洗；或捣敷。

【使用注意】孕妇忌服。

Yexiazhu 叶下珠

【别名】珍珠草、老鸦珠、油柑草。
【来源】大戟科植物叶下珠 *Phyllanthus urinaria* 的带根全草。

【快速识别】叶下珠：草本。茎直立，基部多分枝，枝倾卧而后上升；枝具翅状纵棱。叶片纸质，单叶互生，因叶柄极短扭转而呈羽状排列，排成2列，长圆形或倒卵形，下面灰绿色，两面无毛。托叶卵状披针形。花小，单性，雌雄同株，无花瓣；雄花2~3朵簇生于叶腋，通常仅上面一朵开花；萼片6；雌花单生于叶腋，表面有小凸刺或小瘤体，萼片6，卵状披针形，黄白色。蒴果无柄，扁圆形，红色，表面有鳞状凸起物。花和果在叶片背面的小枝条上排成一列，似一串小珠子。花期5~10月，果期7~11月。生于山坡、路旁、田边。分布于长江流域及长江以南地区、台湾等地。

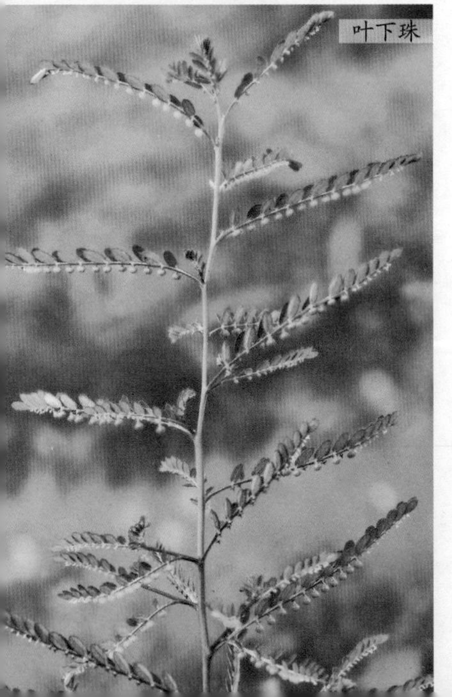
叶下珠

【采制】夏、秋二季采收，去杂质，鲜用或晒干。

【功效主治】清热解毒，利水消肿，明目，消积。主治痢疾，泄泻，黄疸，水肿，热淋，石淋，目赤，夜盲，疳积，痈肿，毒蛇咬伤。

【用法用量】煎汤，15~30g。外用，适量，捣敷。

Yexianghua 叶象花

【别名】箭叶叶上花、一品红、叶上花。
【来源】大戟科植物猩猩草 *Euphorbia cyathophora* 的全草。

【快速识别】猩猩草：草本。茎单生。有斜升开展的粗壮分枝，被稀疏的短柔毛或无毛。茎下部及中部的叶互生，花序下部的叶对生；托叶腺点状；叶形多变化，卵形，椭圆形，披针形或线形，呈琴状分裂或不裂，边缘有波状浅齿或尖齿或全缘，两面被稀疏的短柔毛；花序下部的叶通常基部或全部红色。杯状聚伞花序多数在茎及分枝顶端排成密集的伞房状；总苞钟状，绿色，先端5裂；腺体1~2，杯状，无花瓣状附属物。蒴果卵圆状三棱形，无毛；种子卵形，灰褐色，表面有疣状突起。花、果期8月。我国各地及各大植物园都有栽培。

【采制】四季均可采收，洗净，鲜用或晒干。

【功效主治】凉血调经，散瘀消肿。主治月经过多，外伤肿痛，出血，骨折。

【用法用量】煎汤，3~9g，外用，适量，鲜品捣敷。

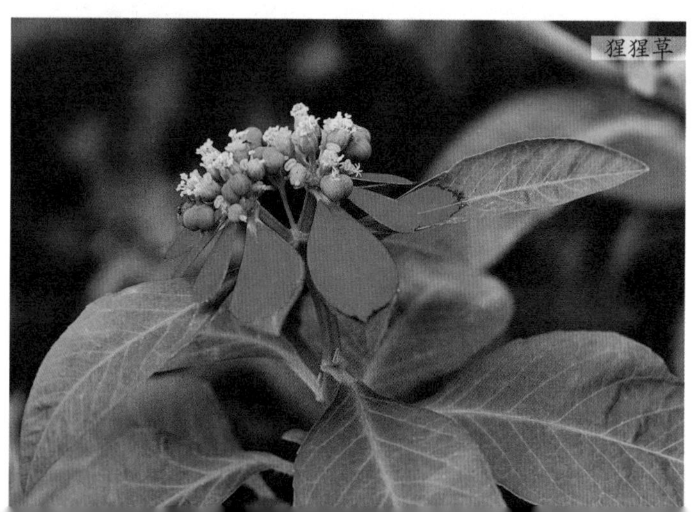
猩猩草

Yegancao 野甘草

【别名】冰糖草、米啐黄、万粒珠。
【来源】玄参科植物野甘草 *Scoparia dulcis* 的全株。

【快速识别】野甘草：草本或为亚灌木状。根粗壮。茎多分枝，枝有棱角及狭翅，无毛。叶对生或轮生；叶片鞭状卵形至鞭状披针形，枝上部较小而多，顶端钝，基部长渐狭，全缘或前半部有齿，两面无毛。花单朵或成对生于叶腋；萼分生，齿4，卵状长圆形，先端钝，具睫毛；花冠小，白色，花瓣4，上方1枚稍大，钝头，缘有细齿。蒴果卵圆形至球形，室间室背均开裂。花期5~7月。生于荒地、路旁，偶见于山坡。分布于福建、广东、广西、云南等地。

【采制】全年均可采，鲜用或晒干。

【功效主治】疏风止咳，清热利湿。主治感冒发热，肺热咳嗽，咽喉肿痛，肠炎，痢疾，小便不利，脚气水肿，湿疹，痱子。

【用法用量】煎汤，15~30g。外用，适量，捣涂。

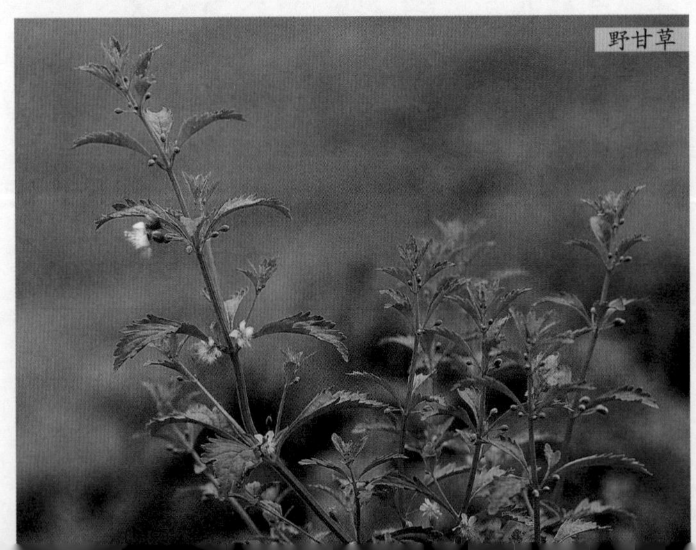
野甘草

Yemudan

野牡丹

【别名】豹牙郎木、金鸡腿、高脚稔。
【来源】野牡丹科植物野牡丹 *Melastoma candidum* 的全草。

【快速识别】野牡丹：灌木。茎钝四棱形或近圆柱形，茎、叶柄密被紧贴的鳞片状糙毛。叶对生；叶片坚纸质，卵形或广卵形，先端急尖，基部浅心形或近圆形，全缘，两面被糙伏毛及短柔毛；基出脉 7 条。伞房花序生于分枝顶端，近头状，有花 3~5 朵，基部具叶状总苞 2；苞片、花梗及花萼密被鳞片状糙伏毛；花 5 数，花萼被毛；花瓣玫瑰红色或粉红色，倒卵形，密被缘毛。蒴果坛状球形，密被鳞片状糙伏毛。花期 5~7 月，果期 10~12 月。生于海拔约 120m 以下的山坡松林下或开阔的灌草丛中，是酸性土常见的植物。分布于华南及福建、台湾、云南等地。

【采制】秋季采挖全株，洗净，切碎，晒干。

【功效主治】消积利湿，活血止血，清热解毒。主治食积，泻痢，肝炎，跌打肿痛，外伤出血，衄血，咯血，吐血，便血，月经过多，崩漏，产后腹痛，带下，乳汁不下，血栓性脉管炎。

【用法用量】煎汤，9~15g；或研末；或泡酒；或绞汁。外用，适量，捣敷；或研末调敷；或煎汤洗；或口嚼（叶）敷。

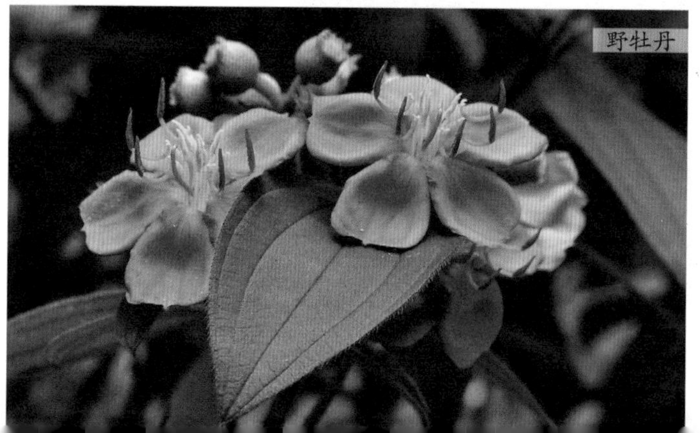

野牡丹

Yemuercai 野木耳菜

【别名】假茼蒿、飞机菜、满天飞。
【来源】菊科植物野茼蒿 *Crassocephalum crepidioides* 的全草。

【快速识别】野茼蒿：草本。茎直立，有纵条纹，光滑无毛。单叶互生；叶片膜质，长圆状椭圆形，先端渐尖，基部楔形，边缘有不规则锯齿、重锯齿或有时基部羽状分裂，两面无毛。头状花序少数，在枝顶排成圆锥状；总苞圆柱形；总苞片2层，条状披针形；花全为两性，管状，粉红色，花冠先端5齿裂，花柱基部小球状，分枝先端有线状被毛的尖端。瘦果狭圆柱形，赤红色，有条纹，被毛；冠毛丰富，白色。花期夏季。生于山坡荒地、路旁及沟谷杂草丛中。分布于江西、福建、湖南、广东、广西、四川、云南及西藏等地。

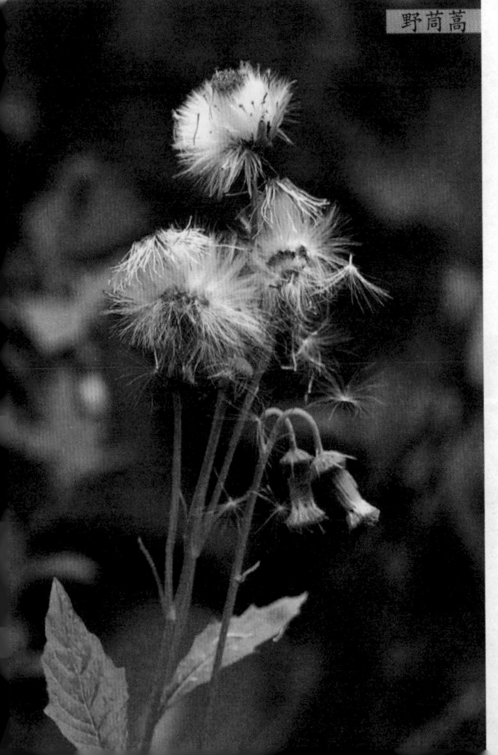
野茼蒿

【采制】夏季采收，鲜用或晒干。

【功效主治】清热解毒，调和脾胃。主治感冒，肠炎，痢疾，口腔炎，乳腺炎，消化不良。

【用法用量】煎汤，30~60g；或绞汁。外用，适量，捣敷。

Yeyanye
野烟叶

【别名】假烟叶、土烟叶、大王叶。
【来源】茄科植物假烟叶树 *Solanum verbascifolium* 的叶或全株。

【快速识别】假烟叶树：小乔木。小枝密被白色具柄头状簇绒毛。单叶互生；叶片大而厚，卵状长圆形，纸质，柔软，全缘，先端渐尖，基部阔楔形或钝，上面绿色，下面灰绿色，疏生星状毛。聚伞花序成平顶状，多花，侧生或顶生；花白色，花萼钟形，5裂，外表有灰白色星状毛；花冠浅钟状，5深裂。浆果球状，具宿存萼，黄褐色，初被星状簇绒毛，后渐脱落；种子扁平。几乎全年开花结果。生长于荒野灌木丛中。分布于福建、台湾、广东、广西、四川、贵州、云南等地。

【采制】叶于开花前采，全株全年可采、洗净、切段鲜用或晒干。

【功效主治】行气血，消肿毒，止痛。主治胃痛，腹痛，痛风，骨折，跌打损伤，痈疖肿毒，皮肤溃疡，外伤出血。

【用法用量】煎汤，4.5~9g。外用，适量，煎水洗；或捣敷。

【使用注意】本品全株有毒，以果最毒，内服宜慎。

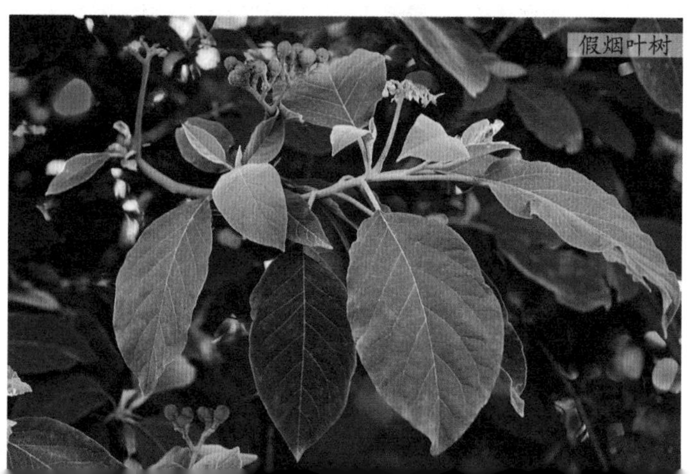
假烟叶树

Yijianqiu 一箭球

【别名】散寒草、火把草、顶珠草。
【来源】莎草科植物单穗水蜈蚣 *Kyllinga monocephala* 带根茎的全草。

【快速识别】单穗水蜈蚣：草本。具匍匐根茎。秆散生或疏丛生，细弱，扁锐三棱形，基部不膨大。叶线形，平张，柔弱，边缘具疏锯齿；叶鞘短，褐色，或具褐色斑点。苞片3~4，叶状，斜展。穗状花序1，少2~3，圆卵形或球形。具极多数小穗；小穗近倒卵形或披针状长圆形，压扁，具1朵花；鳞片膜质，苍白色或麦秆黄色。小坚果长圆形或倒卵状长圆形，棕色。花期5~8月。生于山坡、林下、沟边、田边、近水处及旷野潮湿处。分布于福建、广东、海南、广西、贵州、云南等地。

【采制】全年均可采，洗净，鲜用或晒干。

【功效主治】宣肺止咳，清热解毒，散瘀消肿，杀虫截疟。主治感冒咳嗽，百日咳，咽喉肿痛，痢疾，毒蛇咬伤，疟疾，跌打损伤，皮肤瘙痒。

【用法用量】煎汤，30~60g。外用，适量，捣敷；或煎汤洗。

【使用注意】孕妇及阴虚内热者忌服。

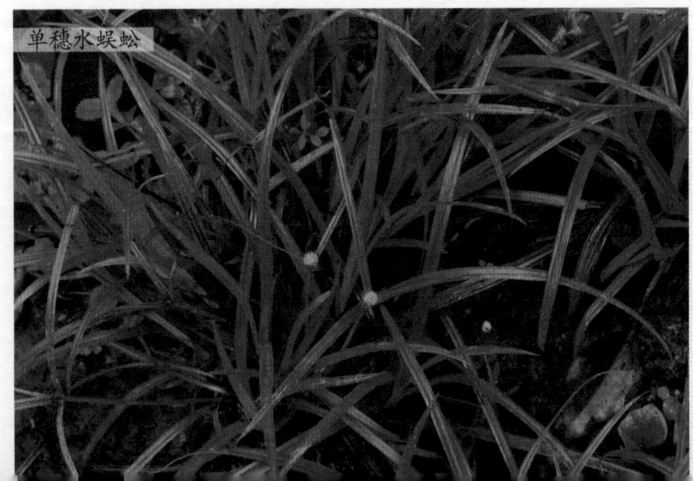
单穗水蜈蚣

Yizhihuanghua 一枝黄花

【别名】野黄菊、黄花细辛、肺痈草。
【来源】菊科植物一枝黄花 *Solidago decurrens* 的全草。

【快速识别】一枝黄花：草本。茎直立，基部光滑，或略带红色，少分枝。单叶互生；叶片卵圆形、长圆形或披针形，先端尖、渐尖或钝，基部下延成柄，边缘具尖锐锯齿，基部叶柄较长，花后凋落，上部叶柄渐短或无柄，叶片亦渐狭小或全缘。头状花序，黄色，从叶腋抽出，排列成总状；总苞宽钟形；苞片通常 3 层；边缘舌状花约 8 朵，雌性，中间为管状花，两性。瘦果圆筒形，光滑或先端略具疏软毛；冠毛白色。1~2 层，粗糙。花期 10 月，果期 11 月。生于海拔 200~2850m 的山坡草地、林下、灌丛中。分布于华东、中南、西南及陕西等地。

【采制】秋季花、果期采挖，除去泥沙，晒干。

【功效主治】清热解毒，疏散风热。主治喉痹，乳蛾，咽喉肿痛，疮疖肿痛，风热感冒。

【用法用量】煎汤，9~15g，鲜品 20~30g。外用，适量，鲜品捣敷；或煎汁搽。

【使用注意】孕妇慎服。

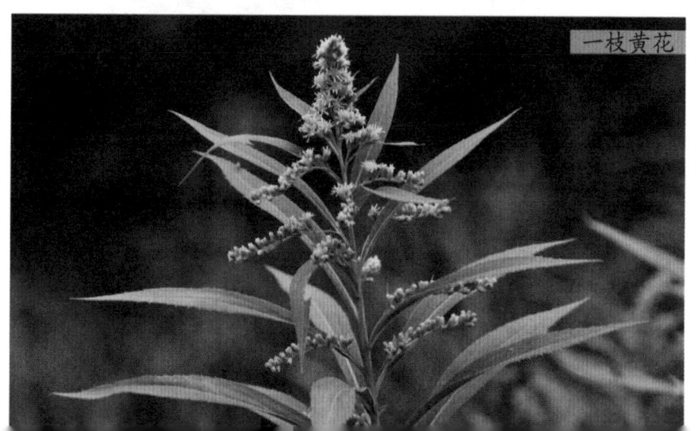
一枝黄花

Yimucao 益母草

【别名】益母蒿、月母草、四棱草。
【来源】唇形科植物益母草 *Leonurus japonicus.* 的地上部分。

【快速识别】见“茺蔚子”（第 227 页）项下。

【采制】鲜品春季幼苗期至初夏花前期采割；干品夏季茎叶茂盛、花未开或初开时采割，晒干，或切段晒干。

【功效主治】活血调经，利尿消肿，清热解毒。主治月经不调，经闭痛经，恶露不尽，水肿尿少，疮疡肿毒。

【用法用量】煎汤，10~15g；熬膏；或入丸、散。外用，适量，煎水洗；或鲜草捣敷。

【使用注意】阴虚血少、月经过多、瞳仁散大者均禁服。

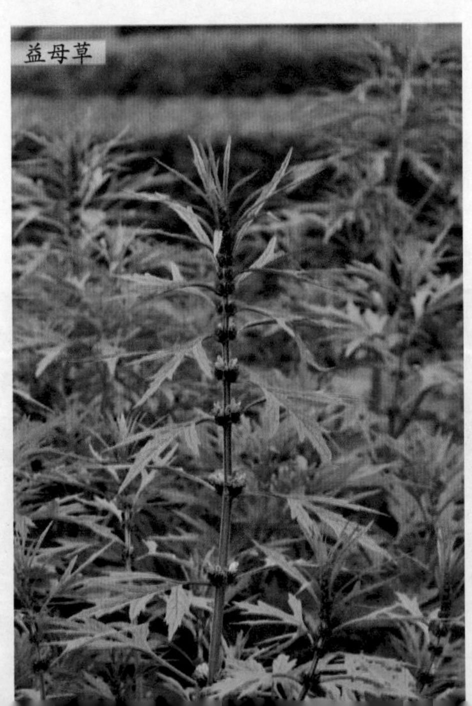
益母草

Yinchen
茵陈

【别名】马先、绵茵陈、婆婆蒿。
【来源】菊科植物滨蒿 *Artemisia scoparia* 或茵陈蒿 *A. capillaris* 的地上部分。春季采收的习称"绵茵陈"，夏季采割的称"花茵陈"。

【快速识别】茵陈蒿：半灌木状多年生草本。根分枝，常斜生。全株幼时被灰白色绢毛。茎常数个丛生，斜上，第1年生长者常单生。叶密集，下部叶有长柄，长圆形，2或3次羽状全裂，最终裂片披针形或线形，先端尖；中部叶，2次羽状全裂，基部抱茎，裂片线形或毛管状；上部叶无柄，3裂或不裂，裂片短，毛管状。头状花序极多数，在茎的侧枝上排列成复总状花序；总苞片3~5层；花杂性，中间为管状花。瘦果长圆形或倒卵形，具纵条纹，无毛。花期8~9月，果期9~10月。生于低海拔地区河岸、海岸附近的湿润沙地、路旁及低山坡地区。分布于华东、中南及辽宁、河北、陕西、四川等地。
【采制】春季幼苗高6~10cm时采收或秋季花蕾长成至花初开时采割，除去杂质和老茎，晒干。
【功效主治】清利湿热，利胆退黄。主治黄疸尿少，湿温暑湿，湿疮瘙痒。
【用法用量】煎汤，10~15g；或入丸、散。外用，适量，煎水洗。
【使用注意】脾虚血亏而致的虚黄、萎黄，一般不宜使用。

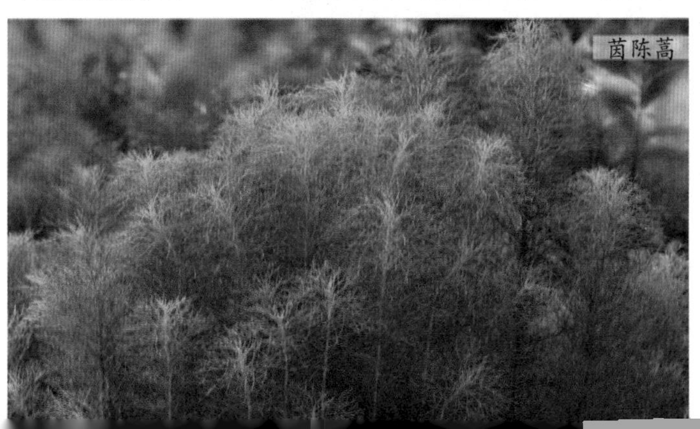
茵陈蒿

Yubiejinxing 鱼鳖金星

【别名】瓜子金、金星草、镜面草。
【来源】水龙骨科植物抱石莲 *Lepidogrammitis drymoglossoides* 的全草。

【快速识别】抱石莲：根茎纤细，长而横生，淡绿色，疏生顶部长钻形、下部近圆形并成星芒状的鳞片。叶远生，二型；营养叶短小，肉质，长圆形、近圆形或倒卵形；孢子叶较长，倒披针形或舌形，有时也和营养叶同形，有短柄。孢子囊群圆形，背生于中脉两侧，通常分离，幼时有盾状隔丝覆盖。附生于海拔 200~1700m 的山坡阴湿林中树干或石上。分布于华东、中南、西南及陕西等地。

【采制】全年均可采收，清除泥沙，洗净，晒干，亦可鲜用。

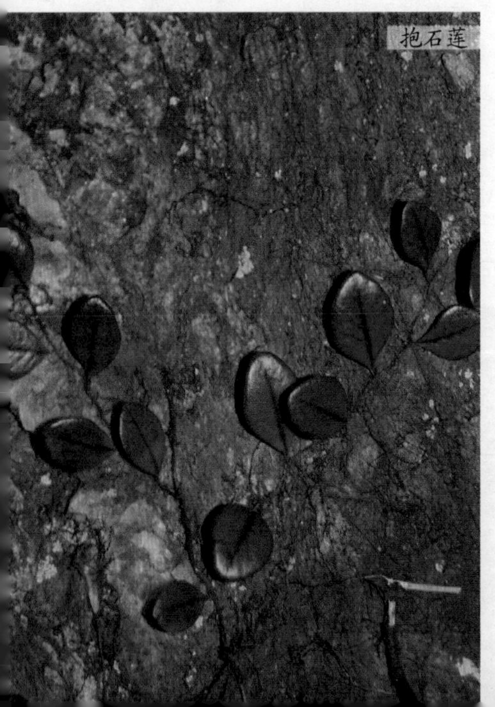
抱石莲

【功效主治】清热解毒，利水通淋，消瘀，止血。主治小儿高热，痄腮，风火牙痛，痞块，臌胀，淋浊，咯血，吐血，衄血，便血，尿血，崩漏，外伤出血，疔疮痈肿，瘰疬，跌打损伤，高血压，鼻炎，支气管炎。

【用法用量】煎汤，15~30g。外用，适量，捣敷。

Yuxingcao 鱼腥草

【别名】折耳根、狗子耳、臭草。
【来源】三白草科植物蕺菜 *Houttuynia cordata* 的全草或地上部分。

【快速识别】蕺菜：草本，具腥臭味。茎下部伏地，节上轮生小根，上部直立，无毛或节上被毛。叶互生，薄纸质，有腺点；托叶膜质，条形，下部与叶柄合生为叶鞘，基部扩大，略抱茎；叶片卵形或阔卵形，先端短渐尖，基部心形，全缘，上面绿色，下面常呈紫红色，两面脉上被柔毛。穗状花序生于茎顶，与叶对生；总苞片 4 枚，长圆形或倒卵形，白色；花小而密，无花被。蒴果卵圆形，先端开裂，具宿存花柱。花期 5~6 月，果期 10~11 月。生于沟边、溪边及潮湿的疏林下。分布于陕西、甘肃及长江流域以南各地。

【采制】鲜品全年均可采割；干品夏季茎叶茂盛花穗多时采割，除去杂质，晒干。

【功效主治】清热解毒，消痈排脓，利尿通淋。主治肺痈吐脓，痰热喘咳，热痢，热淋，痈肿疮毒。

【用法用量】煎汤，15~25g，不宜久煎；或鲜品捣汁，用量加倍。外用，适量，捣敷；或煎汤熏洗。

【使用注意】虚寒证者慎服。

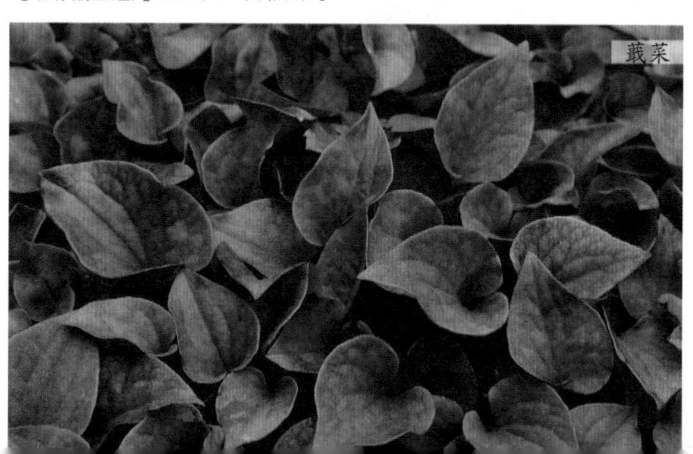
蕺菜

Yuanwei 鸢尾

【别名】乌园、蓝蝴蝶、扁竹。
【来源】鸢尾科植物鸢尾 *Iris tectorum* 的叶或全草。

【快速识别】鸢尾：草本。植株基部围有老叶残留的膜质叶鞘及纤维。根茎较短，肥厚，常呈蛇头状，环纹较密。叶基生；叶片剑形，先端渐尖，基部鞘状，套叠排成 2 列，有数条不明显的纵脉。花茎高与叶近等长，中下部有 1~2 片茎生叶，顶端有 1~2 个分枝；苞片 2~3；花蓝紫色，花被裂片 6，2 轮排列，外轮裂片外折，中脉具不整齐橘黄色的鸡冠状突起，内轮裂片较小，拱形直立。蒴果，椭圆状至倒卵状，有 6 条明显的肋。花期 4~5 月，果期 6~7 月。生于林缘、水边湿地及向阳坡地。分布于西南、西北、华东、华中、中南、华南等地。

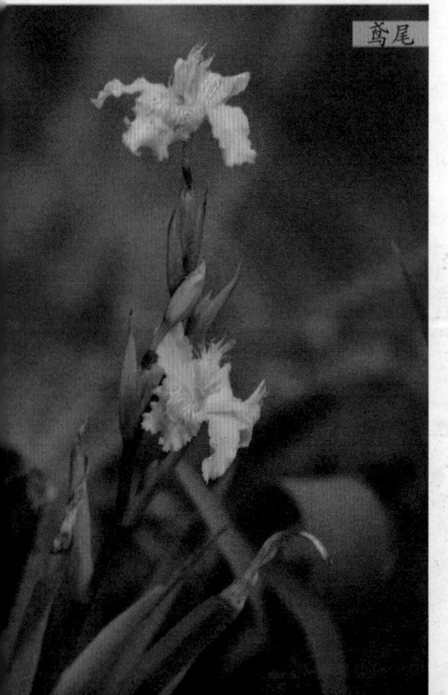
鸢尾

【采制】夏、秋二季采收，洗净，切碎鲜用。

【功效主治】清热解毒，祛风利湿，消肿止痛。主治咽喉肿痛，肝炎，肝肿大，膀胱炎，风湿痛，跌打肿痛，疮疖，皮肤瘙痒。

【用法用量】煎汤，6~15g；或绞汁；或研末。外用，适量，捣敷；或煎汤洗。

【使用注意】有毒。体虚便溏者及孕妇禁服。

Zelan 泽兰

【别名】水香、风药、蛇王草。
【来源】唇形科植物毛叶地瓜儿苗 *Lycopus lucidus* var. *hirtus* 的地上部分。

【快速识别】毛叶地瓜儿苗：草本。具多节的圆柱状地下横走根茎，其节上有鳞片和须根。茎直立，不分支，四棱形，茎棱上被白色向上小硬毛，节上密集硬毛。叶交互对生，叶披针形，暗绿色，两端渐尖，上面密被细刚毛状硬毛，下面主要在肋及脉上被刚毛状硬毛，边缘具锐齿，并有缘毛。轮伞花序多花，腋生；小苞片卵状披针形，先端刺尖，较花萼短或近等长；花萼钟形，4~6 裂，裂片狭三角形，先端芒刺状；花冠钟形白色。小坚果扁平，倒卵状三棱形，暗褐色。花期 6~9 月，果期 8~10 月。生于沼泽地、水边等潮湿处。分布于全国大部分地区。

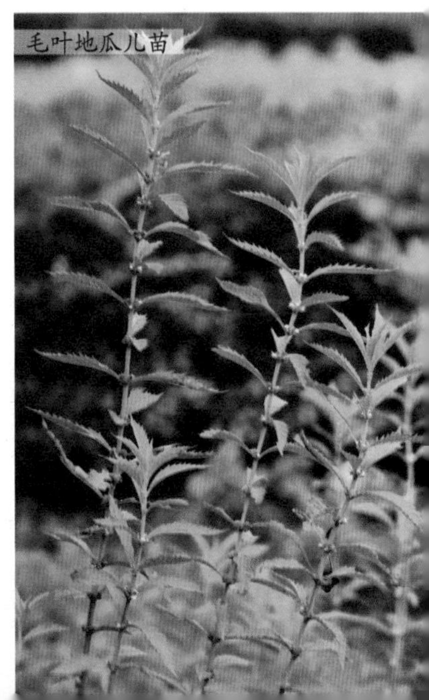
毛叶地瓜儿苗

【采制】夏、秋二季茎叶茂盛时采割，晒干。

【功效主治】活血调经，祛瘀消痈，利水消肿。主治月经不调，经闭痛经，产后瘀血腹痛，疮痈肿毒，水肿腹水。

【用法用量】煎汤，6~12g；或入丸、散。外用，适量，鲜品捣敷；或煎水熏洗。

【使用注意】无血瘀或血虚者慎服。

Zeqi 泽漆

【别名】漆茎、凉伞草、白种乳草。
【来源】大戟科植物泽漆 *Euphorbia helioscopia* 的全草。

【快速识别】泽漆：草本。全株含白色乳汁。叶互生；无柄或因突然狭窄而具短柄；叶片倒卵形或匙形，先端钝圆，有缺刻或细锯齿，基部楔形，两面深绿色或灰绿色，被疏长毛，下部叶小，开花后渐脱落。杯状聚伞花序顶生，伞梗 5，每伞梗再分生 2~3 小梗，每小伞梗又第三回分裂为 2 叉，伞梗基部具 5 片轮生叶状苞片，与下部叶同形而较大；总苞杯状，先端 4 浅裂；雄花 10 余朵；雌花 1，位于花序中央。蒴果球形，光滑。花期 4~5 月，果期 5~8 月。生于山沟、路旁、荒野及湿地。我国除西藏外，各地均有分布。

【采制】4~5 月开花时采收，除去根及泥沙，晒干。

【功效主治】行水消肿，化痰止咳，解毒杀虫。主治水气肿满，痰饮喘咳，疟疾，细菌性痢疾，瘰疬，结核性瘘管，骨髓炎。

【用法用量】煎汤，3~9g；或熬膏；或入丸、散用。外用，适量，煎水洗；或熬膏涂；或研末调敷。

【使用注意】有毒。气血虚弱和脾胃虚者慎用。

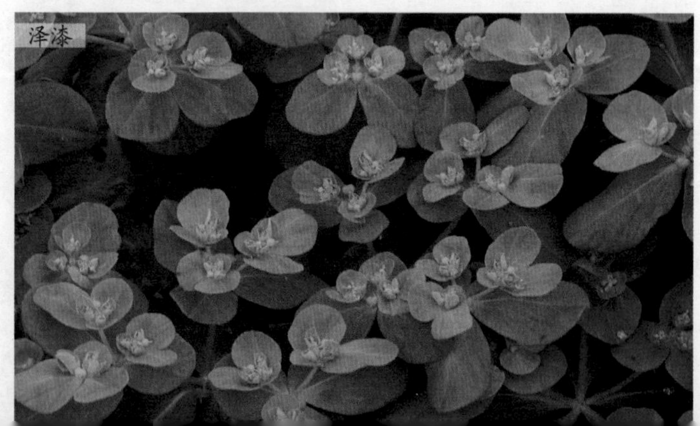
泽漆

紫花地丁

Zihuadiding

【别名】羊角子、箭头草、犁头草。
【来源】堇菜科植物紫花地丁 *Viola philippica* 的全草。

【快速识别】紫花地丁：草本。根茎短，淡褐色；节密生，有数条细根。叶多数，基生，莲座状；叶柄于花期长于叶片1~2倍，具狭翅，上部具较宽的翅；叶片下部者通常较小，呈三角状卵形或狭卵形，上部者较长，呈长圆形、狭卵状披针形或长圆状卵形，先端圆钝，基部截形或楔形，稀微心形，边缘具较平的圆齿，果期叶片增大。花梗通常多数，与叶片等长或高出叶片；花紫堇色或淡紫色；萼片5，卵状披针形或披针形；花瓣5，倒卵形或长圆状倒卵形；距细管状，末端圆。蒴果长圆形，无毛。花、果期4月中旬至9月。生于田间、荒地、山坡草丛、林缘或灌丛中。分布于全国大部分地区。

【采制】春、秋二季采收，除去杂质，晒干。

【功效主治】清热解毒，凉血消肿。主治疔疮肿毒，痈疽发背，丹毒，毒蛇咬伤。

【用法用量】煎汤，10~30g，鲜用30~60g。外用，适量，捣敷。

【使用注意】阴疽漫肿无头及脾胃虚寒者慎服。

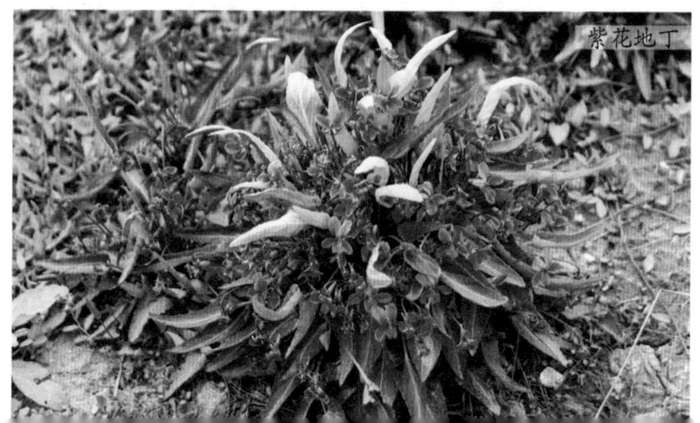
紫花地丁

Zhongjiefeng
肿节风

【别名】接骨木、九节风、接骨金粟兰。
【来源】金粟兰科植物草珊瑚 *Sarcandra glabra* 的全草。

【快速识别】草珊瑚：半灌木。茎数枝丛生，绿色，节部明显膨大，叶对生；叶柄基部合生成鞘状；托叶钻形；叶片革质，椭圆形、卵形至卵状披针形，先端渐尖，基部楔形，边缘具粗锐锯齿，齿尖有一腺体，两面无毛。穗状花序顶生，分枝；苞片三角形；花黄绿色。核果球形，熟时亮红色。花期6~7月，果期8~10月。生于山谷林下阴湿处。分布于华南、西南及安徽、浙江、江西、福建、台湾、湖南等地。

【采制】夏、秋二季采收，除去杂质，晒干。

【功效主治】清热凉血，活血消斑，祛风通络。主治血热发斑发疹，风湿痹痛，跌打损伤。

【用法用量】煎汤，9~15g；或浸酒。外用，适量，捣敷；或研末调敷；或煎水熏洗。

【使用注意】阴虚火旺者及孕妇禁服。宜先煎或久煎。

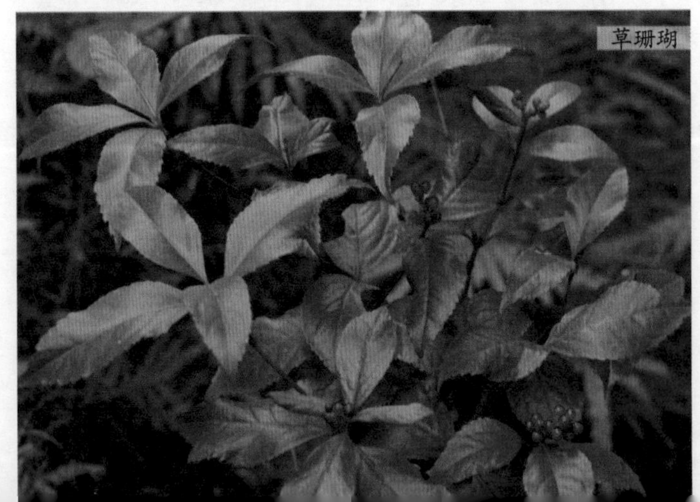
草珊瑚

Zhuyelian 竹叶莲

【别名】莲花姜、山竹壳菜、包谷七。
【来源】鸭跖草科植物杜若 *Pollia japonica* 的根茎或全草。

【**快速识别**】杜若：草本。有香气。根茎细长横生，白色。茎较粗壮，节明显，被短柔气，不分枝。叶互生；叶柄成鞘状抱茎；叶片长椭圆形，先端长渐尖，基部渐狭成鞘，全缘，上面粗糙，暗绿色，下面淡绿色，散生细毛。聚伞花序组成顶生圆锥花序，窄长如总状；总苞片卵状披针形，膜质；萼片3，圆形，肥厚；花白色，3瓣，倒卵形质薄。果实球形，浆果状，蓝黑色。种子五面体形。花期5~6月。生于山沟林边阴湿处及溪边等处。分布于华东、华中、中南、华南、西南等地。

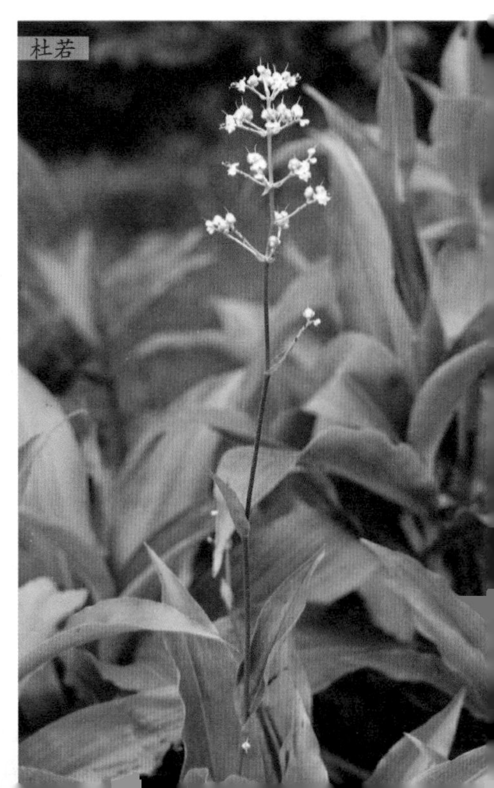

【**采制**】夏、秋二季采收，洗净，鲜用或晒干。

【**功效主治**】清热利尿，解毒消肿。主治小便黄赤，热淋，疔痈疖肿，蛇虫咬伤。

【**用法用量**】煎汤，6~12g；外用，适量，捣敷。

Aiye 艾叶

【别名】艾蒿、五月艾、草蓬。
【来源】菊科植物艾 *Artemisia argyi* 的叶。

【快速识别】艾：草本。全株密被白色茸毛，中部以上或仅上部有开展及斜升的花序枝。叶互生，下部叶在花期枯萎，中部叶卵状三角形或椭圆形，叶片羽状或浅裂，侧裂片约2对，常楔形，中裂片又常三裂，裂片边缘有齿；上部叶渐小，三裂或不分裂，无柄。头状花序多数，排列成复总状，花后下倾；总苞卵形；总苞片4~5层；花带红色，多数，外层雌性，内层两性。瘦果无毛。花期7~10月。生于荒地林缘。分布于全国大部分地区。

【采制】夏季花未开时采摘，除去杂质，晒干。

【功效主治】温经止血，散寒止痛；外用祛湿止痒。主治吐血，咯血，便血，崩漏，胎漏下血，少腹冷痛，经寒不调，宫冷不孕；外治皮肤瘙痒。醋艾炭温经止血，用于虚寒性出血。

【用法用量】煎汤，3~10g；或入丸、散；或捣汁。外用，适量，捣绒作炷；或制成艾条熏灸；或捣敷；或煎水熏洗；或炒热温熨。

【使用注意】阴虚血热者慎服。

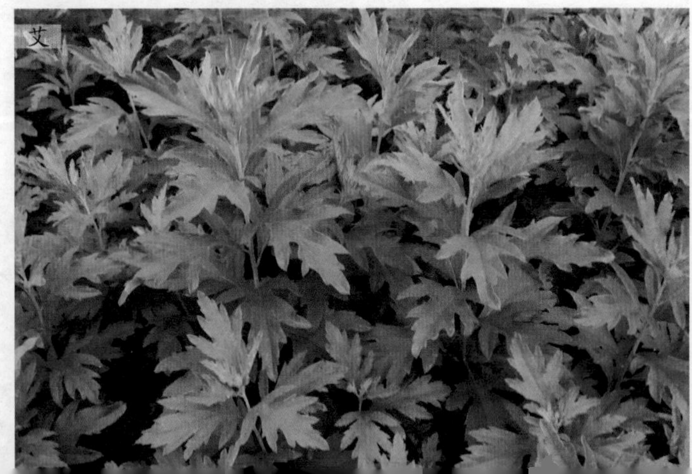
艾

布渣叶

Buzhaye

【别名】破布叶、薢宝叶、瓜布木叶。
【来源】椴树科植物破布叶 *Microcos paniculata* 的干燥叶。

【快速识别】破布叶：灌木或小乔木。树皮粗糙，嫩枝有毛。单叶互生；叶柄被毛；托叶线状披针形；叶薄革质，卵状长圆形，两面初时有极稀疏星状柔毛；三出脉的两侧脉从基部发出，向上行超过叶片中部，边缘有细钝齿。顶生圆锥花序被星状柔毛；花瓣长圆形，下半部有毛。核果近球形或倒卵形。花期 6~7 月，果期冬季。生于山谷、平地、斜坡灌丛中。分布于广东、海南、广西、云南等地。

【采制】夏、秋二季采收，除去枝梗和杂质，阴干或晒干。

【功效主治】消食化滞，清热利湿。主治饮食积滞，感冒发热，湿热黄疸。

【用法用量】煎汤，15~30g，鲜品 30~60g。外用，适量，煎水洗；或捣敷。

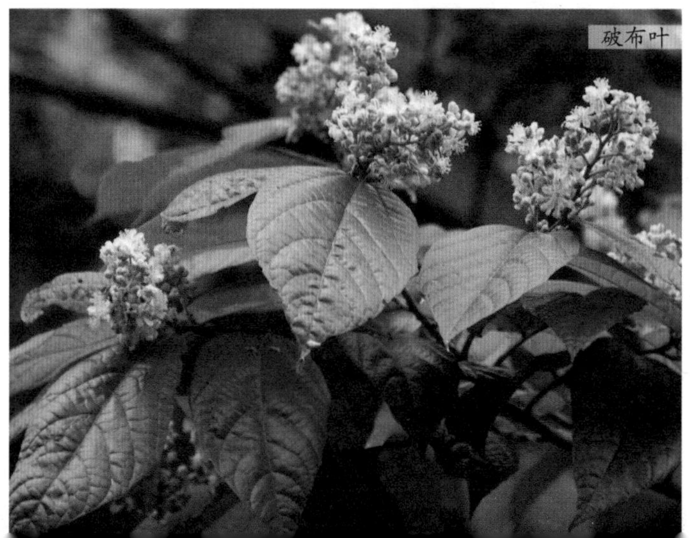

破布叶

Baibeiye 白背叶

【别名】白鹤叶、白面戟、白面风。
【来源】大戟科植物白背叶 *Mallotus apelta* 的叶。

【快速识别】白背叶：灌木或小乔木。小枝、叶柄和花序均被白色或微黄色星状绒毛，单叶互生；叶阔卵形，先端渐尖，基部近截平或短截形或略呈心形，具 2 腺点，全缘或顶部 3 浅裂，上面绿色，被星状柔毛或近无毛，背面灰白色，密被星状绒毛，有细密红棕色腺点；掌状脉 3 条。花单性异株；雄花序穗状，顶生，被黄褐色绒毛；雄花簇生，萼 3~6 裂，外面被密毛，内面有红色腺点，无花瓣；雌花序穗状，顶生或侧生；雌花单生；花萼钟状，裂片外被星状绒毛；无花瓣。蒴果近球形，密被羽状软刺和灰白色或淡黄色星状绒毛。花期 4~7 月，果期 8~11 月。生于山坡、路旁、灌丛中或林缘。分布于华南、西南、华东、华中及陕西等地。

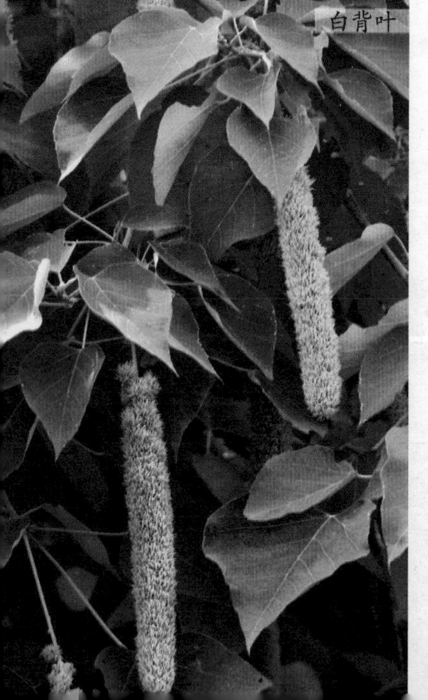

【采制】全年均可采收，鲜用或晒干。

【功效主治】清热，解毒，祛湿，止血。主治蜂窝织炎，化脓性中耳炎，鹅口疮，湿疹，跌打损伤，外伤出血。

【用法用量】煎汤，1.5~9g。外用，适量，捣敷；或研末撒；或煎水洗。

Baifanshu 白饭树

【别名】白泡果、白火炭、鱼眼木。
【来源】大戟科植物白饭树 *Flueggea virosa* 的叶。

【快速识别】白饭树：灌木。全株无毛。茎嫩时绿色，老时红褐色；小枝具纵棱。单叶互生；托叶 2，近三角形；叶长圆状倒卵形至椭圆形，先端钝而有小尖头，基部宽楔形，上面绿色，下面带苍白色。花单性异株；雄花多数，淡黄色，组成稠密、腋生的花簇，花梗纤细，萼 5 片，近卵形，基部连合，无花瓣；雌花单生或少数簇生于叶腋；花萼 5，形似雄花花萼，宿存。蒴果浆果状，近球形。花期 3~8 月，果期 7~12 月。生于海拔 100~1200m 的疏林或灌木丛中。分布于华南、西南及福建、台湾、湖北、湖南等地。

【采制】全年均可采，多鲜用。

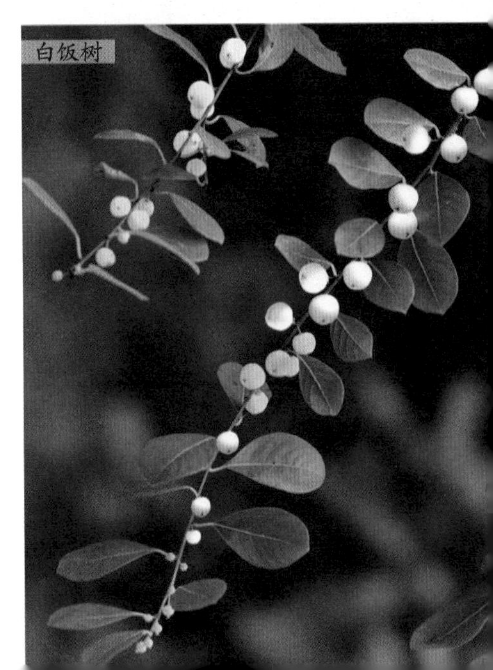

【功效主治】祛风除湿，清热解毒，杀虫止痒。主治风湿痹痛，湿疹瘙痒，脓肿。

【用法用量】外用，适量，鲜品捣敷；或煎水洗。

【使用注意】本品有小毒，多作外用，不宜内服。

Baihelingzhi 白鹤灵芝

【别名】癣草、假红蓝、仙鹤灵芝草。
【来源】爵床科植物灵枝草 *Rhinacanthus nasutus* 的枝、叶。

【**快速识别**】灵枝草：灌木。幼枝具毛。叶对生；有短柄；叶片椭圆形，先端稍钝或尖，基部楔形，全缘，下面叶脉明显，两面均被毛。聚伞花序紧缩，顶生或生上部叶腋里似圆锥花序；苞片及小苞片微小；萼 5 裂，裂片线状披针形，两面均被腺毛；花冠白色，高脚碟状，外被短腺毛，冠檐二唇形，上唇狭披针形，先端微凹，下唇深 3 裂；雄蕊 2，着生花冠喉部。蒴果长椭圆形。栽培或野生。分布于广东、海南、广西、云南等地。

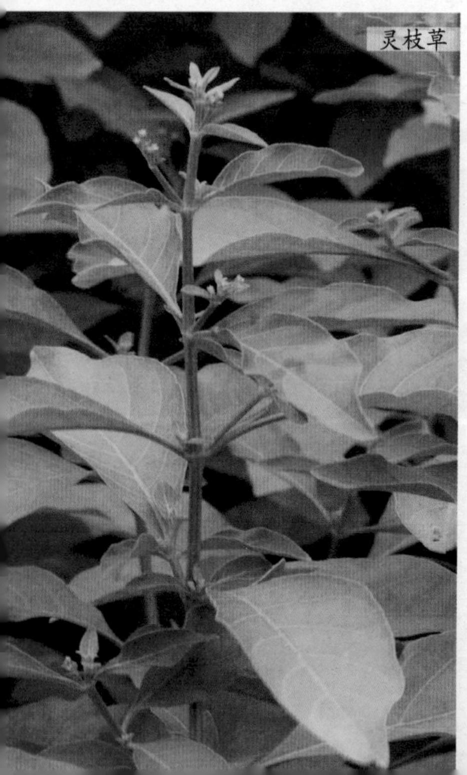
灵枝草

【**采制**】春、夏二季采收，洗净，鲜用或晒干。

【**功效主治**】清热润肺，杀虫止痒。主治劳嗽，疥癣，湿疹。

【**用法用量**】煎汤，10~15g，鲜品倍量。外用，鲜品适量，捣敷。

Baiqiancengye
白千层叶

【来源】桃金娘科植物白千层 *Melaleuca leucadendron* 的叶。

【快速识别】白千层：乔木。树皮灰白色，厚而松软，呈薄层状剥落。嫩枝灰白色。叶互生；叶柄极短；叶片革质，披针形或狭长圆形，两端尖，全缘，油腺点多，香气浓郁；基出脉 3~7 条。花白色，密集于枝顶成穗状花序，花萼管卵形，萼齿 5，圆形；花瓣 5，卵形；雄蕊多数，绿白色。蒴果近球形。花期每年多次。生于较干的沙地上，多为栽培。福建、台湾、广东、海南、广西等地均有栽培。

【采制】全年均可采，阴干。

【功效主治】祛风解表，利湿止痒。主治感冒发热，风湿骨痛，腹痛泄泻，风疹，湿疹。

【用法用量】煎汤，6~15g。外用，适量，煎汤洗。

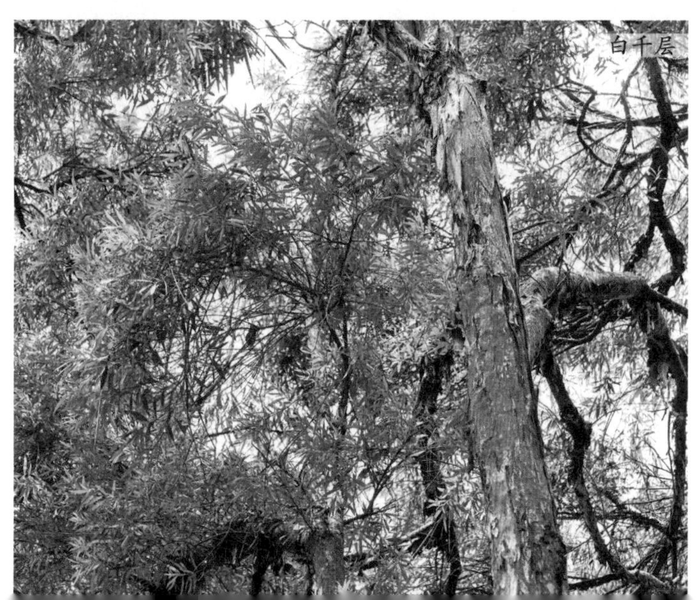
白千层

Bili 薜荔

【别名】彭蜂藤、爬山虎、抱树莲。
【来源】桑科植物薜荔 *Ficus pumila* 的茎、叶。

【快速识别】见“木馒头”（第 298 页）项下。

【采制】全年均可采取其带叶的茎枝，鲜用或晒干。

【功效主治】祛风除湿，活血通络，解毒消肿。主治风湿痹痛，坐骨神经痛，泻痢，尿淋，水肿，疟疾，闭经，产后瘀血腹痛，咽喉肿痛，睾丸炎，漆疮，痈疮肿毒，跌打损伤。

【用法用量】煎汤，9~15g，鲜品 60~90g；或捣汁；或浸酒；或研末。外用，适量，捣汁涂；或煎水熏洗。

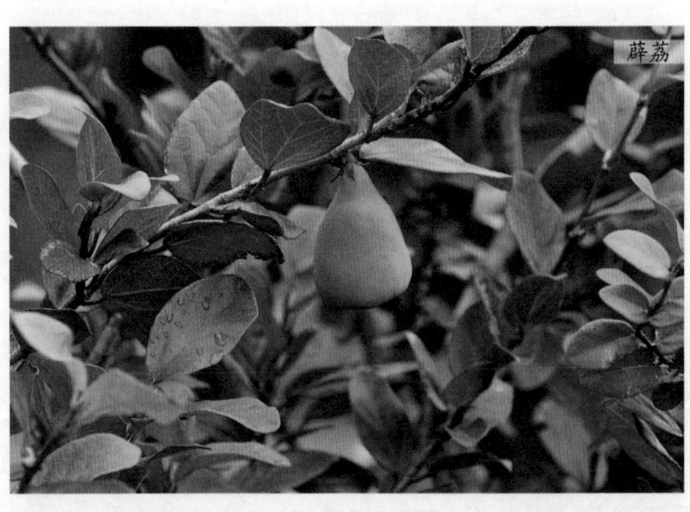

Cebaiye 侧柏叶

【别名】柏叶、扁柏叶、丛柏叶。
【来源】柏科植物侧柏 *Platycladus orientalis* 的枝梢和叶。

【快速识别】见“柏子仁”（第 219 页）项下。

【采制】多在夏、秋二季采收，阴干。

【功效主治】凉血止血，化痰止咳，生发乌发。主治吐血，衄血，咯血，便血，崩漏下血，肺热咳嗽，血热脱发，须发早白。

【用法用量】煎汤，6~15g；或入丸、散。外用，适量，煎水洗；或捣敷；或研末调敷。

【使用注意】久服、多服，易致胃脘不适及食欲减退。

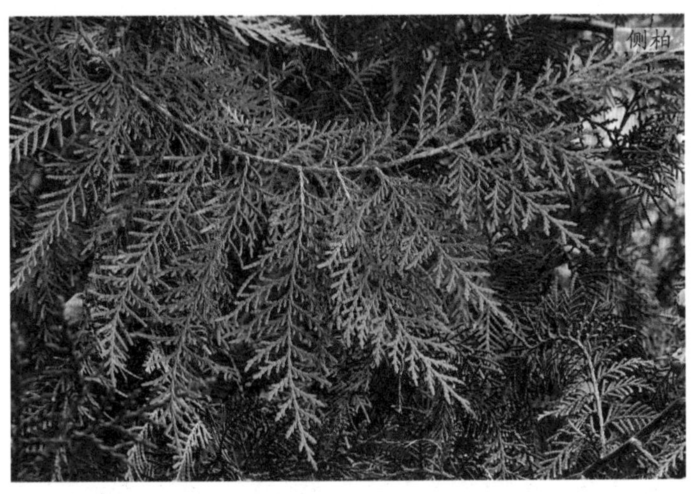
侧柏

Chaye 茶叶

【别名】苦茶、茶芽、细茶。
【来源】山茶科植物茶 *Camellia sinensis* 的嫩叶或嫩芽。

【快速识别】茶：常绿灌木；嫩枝、嫩叶具细柔毛。单叶互生；叶片薄革质，椭圆形或倒卵状椭圆形，先端短尖或钝尖，基部楔形，边缘有锯齿，侧脉约8对，明显。花两性，白色，芳香，通常单生或2朵生于叶腋；萼片5~6，圆形，边缘膜质，具睫毛，宿存；花瓣5~8，宽倒卵形。蒴果近球形或扁三角形，果皮革质，较薄。近球形或微有棱角。花期10~11月，果期次年10~11月。原产我国南部，现长江流域及其以南各地广为栽培。

【采制】培育3年即可采叶。4~6月采春茶及夏茶。一般红、绿茶采摘是1芽1~2叶；粗老茶可以1芽4~5叶。

【功效主治】清头目，除烦渴，消食化痰，利尿解毒。主治头痛，目昏，目赤，多睡善寐，感冒，食积，口臭，痰喘，癫痫，小便不利，泻痢，喉肿，疮疡疖肿，水火烫伤。

【用法用量】煎汤，3~10g；或入丸、散，沸水泡。外用，适量，研末调敷；或鲜品捣敷。

【使用注意】脾胃虚寒者慎服。失眠及习惯性便秘者禁服。

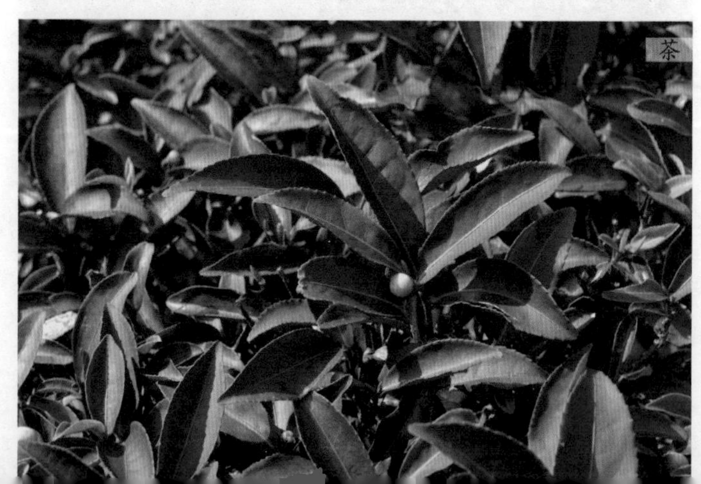
茶

Choumudan

臭牡丹

【别名】大红袍、臭枫草、臭芙蓉。
【来源】马鞭草科植物臭牡丹 *Clerodendrum bungei* 的茎叶。

【快速识别】臭牡丹：灌木。植株有臭味。叶柄、花序轴密被黄褐色或紫色脱落性的柔毛。小枝近圆形，皮孔显着。单叶对生；叶片纸质，宽卵形或卵形，先端尖或渐尖，基部心形或宽楔形，边缘有粗或细锯齿，背面疏生短柔毛和腺点或无毛，基部脉腋有数个盘状腺体。伞房状聚伞花序顶生，密集；小苞片披针形；花萼钟状，宿存，萼齿5深裂；花冠淡红色、红色或紫红色。核果近球形，成熟时蓝紫色。花、果期5~11月。生于海拔2500m以下的山坡、林缘、沟谷、路旁及灌丛中。分布华北、西北、西南、华东、华中及广西等地。

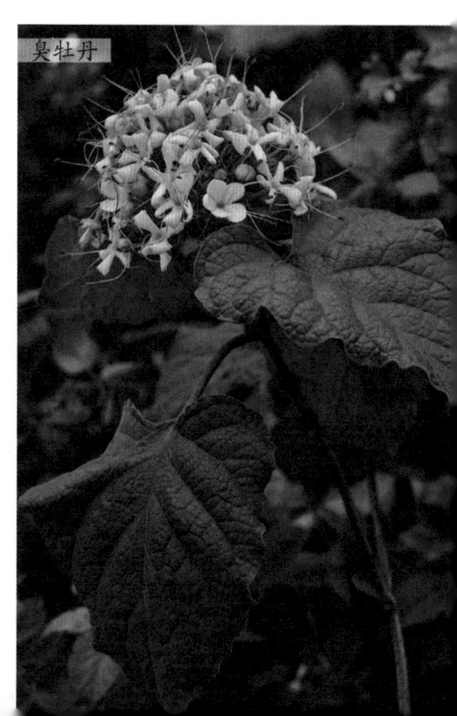

臭牡丹

【采制】夏季采集茎叶，鲜用或切段晒干。

【功效主治】解毒消肿，祛风湿，降血压。主治痈疽，疔疮，发背，乳痈，痔疮，湿疹，丹毒，风湿痹痛，高血压病。

【用法用量】煎汤，10~15g，鲜品30~60g；或捣汁；或入丸剂。外用，适量，煎水熏洗；或捣敷；或研末调敷。

Chouwutong 臭梧桐

【别名】楸叶常山、矮桐子、地梧桐。
【来源】马鞭草科植物海州常山 *Clerodendrum trichotomum* 的嫩枝及叶。

【快速识别】海州常山：灌木或小乔木。幼枝、叶柄及花序等多少被黄褐色柔毛或近无毛；老枝灰白色，有皮孔，髓部白色，有淡黄色薄片横隔。单叶对生；叶片纸质，宽卵形、卵形、卵状椭圆形或三角状卵形，全缘或具波状齿，两面疏生短毛或近无毛；侧脉 3~5 对。伞房状聚伞花序顶生或腋生，疏散，通常二歧分枝；花萼幼时绿白色，后紫红色，先端 5 深裂；花冠白色或带粉红色，花冠管细，先端 5 裂。核果近球形，包于增大的宿萼内，熟时蓝紫色。花、果期 6~11 月。生于山坡灌丛中，分布于华北、华东、中南、西南等地。
【采制】6~10 月采收，捆扎成束，晒干。
【功效主治】祛风除湿，平肝降压，解毒杀虫。主治风湿痹痛，高血压病，偏头痛，疟疾，痢疾，痈疽疮毒，湿疹疥癣。
【用法用量】煎汤，10~15g，鲜品 30~60g；或浸酒；或入丸、散。外用，适量，煎水洗；或捣敷；或研末掺；或调敷。
【使用注意】臭梧桐经高热煎煮后，降压作用减弱。

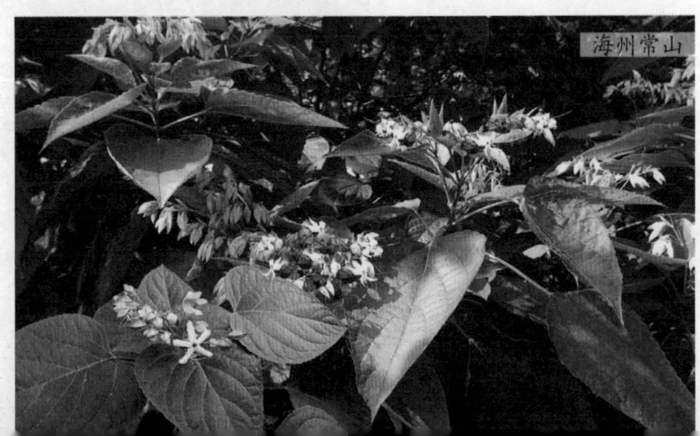
海州常山

Dabogu
大驳骨

【别名】偏肿鸭嘴花、黑叶爵床、大接骨。
【来源】爵床科植物黑叶小驳骨 *Justicia ventricosa* 的茎叶或根。

【快速识别】黑叶小驳骨：常绿灌木，高1~3m。茎节膨大，小枝粗壮，无毛，无皮孔。叶厚革质，深绿色，椭圆形，长10~18cm，宽3~7cm，两面无毛，先端钝，全缘，叶脉粗壮，主脉极凸起。花序圆柱状，长约10 cm，苞片大，阔卵形，紫绿色；花冠白色，有紫斑。春末夏初开花。常栽培作绿篱。野生于山坡、水边、路旁灌木丛中或林下湿润地。分布于广东、广西、云南等地。

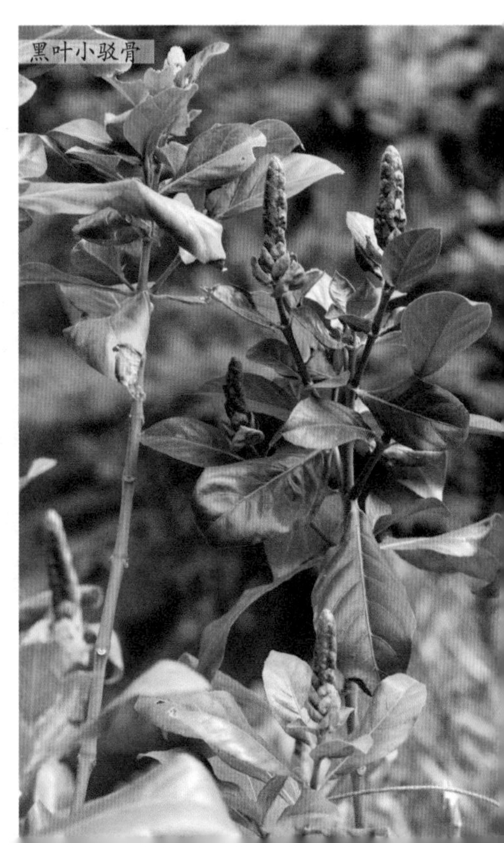
黑叶小驳骨

【采制】全年可采，洗净鲜用或晒干。

【功效主治】续筋接骨，祛风湿。主治跌打伤肿，骨折，风湿骨痛，肋间神经痛。

【用法用量】煎汤，9~15g；或泡酒。外用，适量，捣敷；或研末撒；或水煎外洗。

【使用注意】孕妇内服慎用。

Daqingye 大青叶

【别名】蓝叶、蓝菜。
【来源】十字花科植物菘蓝 *Isatis indigotica* 的干燥叶。

【快速识别】见“板蓝根”（21 页）项下。

【采制】夏、秋二季分 2~3 次采收，除去杂质，晒干。

【功效主治】清热解毒，凉血消斑。主治温病高热，神昏，发斑发疹，痄腮，喉痹，丹毒，痈肿。

【用法用量】煎汤，10~15g，鲜品 30~60g；或捣汁服。外用，适量，捣敷；或煎水洗。

【使用注意】脾胃虚寒者禁服。

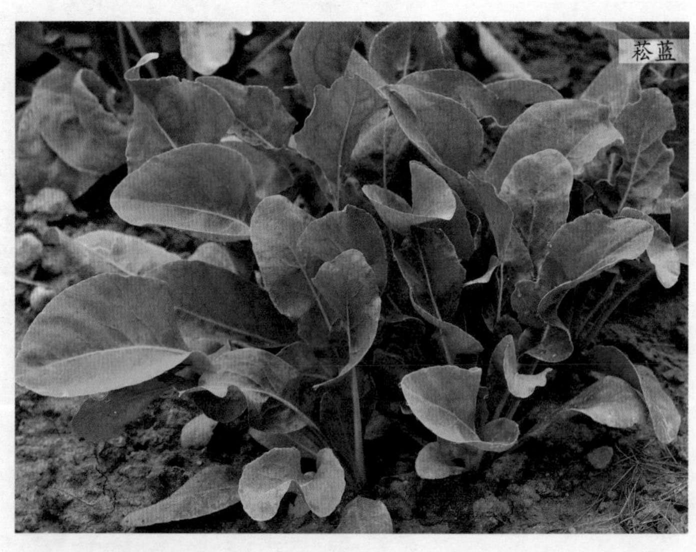
菘蓝

Dayeanye 大叶桉叶

【别名】桉叶。
【来源】桃金娘科植物桉 *Eucalyptus robusta* 的叶。

【快速识别】桉：乔木。树皮不剥落，深褐色，有不规则斜裂沟；嫩枝有棱。幼嫩叶对生，叶片厚革质，卵形，有柄；成熟叶互生，叶片厚革质，卵状披针形，两侧不等，两面均有腺点。伞形花序粗大，有花 4~8 朵，总梗压扁；花瓣与萼片合生成一帽状体，先端收缩成喙。蒴果卵状壶形，上半部略收缩，蒴口稍扩大，果瓣 3~4，深藏于萼管内。花期 4~9 月。栽培于华南、西南等地，常作行道树。

【采制】秋季采收，阴干或鲜用。

【功效主治】疏风发表，祛痰止咳，清热解毒，杀虫止痒。主治感冒，高热头痛，肺热喘咳，泻痢腹痛，疟疾，风湿痹痛，丝虫病，钩端螺旋体病，咽喉肿痛，目赤，翳障，耳痈，丹毒，痈疽，乳痈，麻疹，风疹，湿疹，疥癣，烫伤。

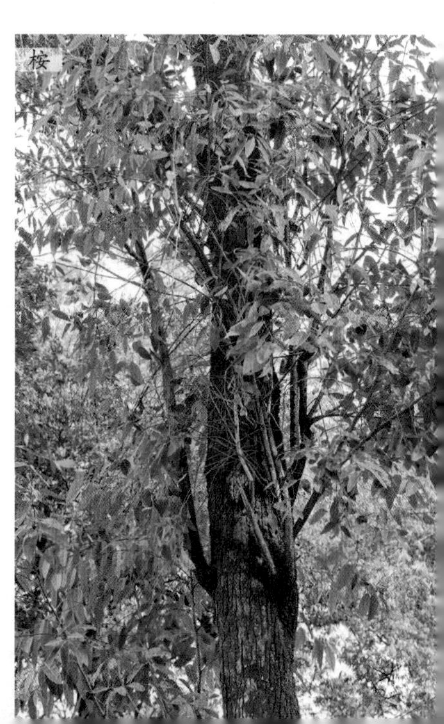

【用法用量】煎汤，6~9g，鲜品 15~30g。外用，适量，煎汤洗；或提取蒸馏液涂；或研末制成软膏外敷；或制成气雾剂吸入。

【使用注意】内服用量不宜过大，易致呕吐。

Dayezizhu 大叶紫珠

【别名】白背木、假大艾、白骨风。
【来源】马鞭草科植物大叶紫珠 *Callicarpa macrophylla* 的叶或带叶嫩枝。

【快速识别】大叶紫珠：灌木，稀为小乔木。小枝近方形，密生灰白色粗糠状分枝茸毛。单叶对生；叶柄密生灰白色分枝的茸毛；叶片长椭圆形、椭圆状披针形或卵状椭圆形，边缘有细锯齿，表面有短毛，脉上较密，背面密生灰白色分枝茸毛。聚伞花序腋生，5~7 歧分枝，密生灰白色分枝茸毛；花冠紫红色，疏被星状毛。果实球形，紫红色，有腺点及微毛。花期 4~7 月。果期 7~12 月。生于海拔 110~2000m 的山坡路旁、疏林下或灌丛中。分布于广东、广西、贵州、云南等地。

【采制】夏、秋二季采摘，晒干。

【功效主治】散瘀止血，消肿止痛。主治衄血，咯血，吐血，便血，外伤出血，跌扑肿痛。

【用法用量】15~30g。外用，适量，捣敷；或研末敷。

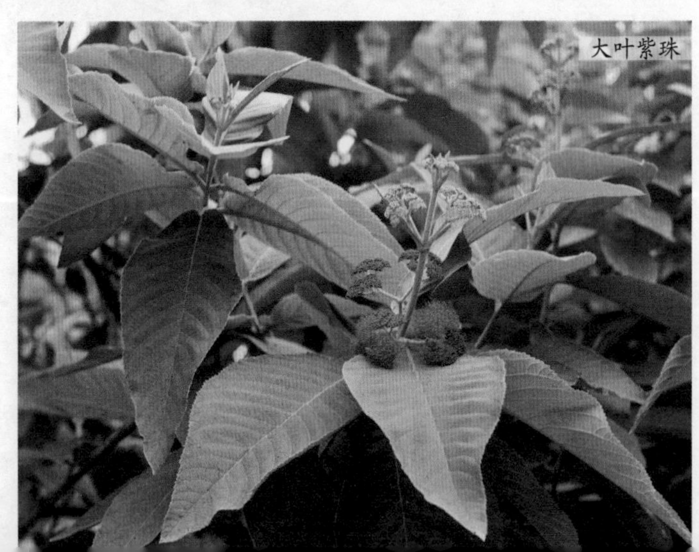
大叶紫珠

Danzhuye

淡竹叶

【别名】迷身草、长竹叶、地竹。
【来源】禾本科植物淡竹叶 *Lophatherum gracile* 的茎叶。

【快速识别】淡竹叶：草本。根状茎粗短，坚硬。须根稀疏，其近顶端或中部常肥厚成纺锤状的块根。秆纤弱，多少木质化。叶互生，广披针形，先端渐尖或短尖，全缘，平行脉多条，并有明显横脉，呈小方格状，两面光滑或有小刺毛；叶鞘边缘光滑或具纤毛；叶舌短小，质硬，有缘毛。圆锥花序顶生，分枝较少；小穗线状披针形，具粗壮小穗柄。颖果纺锤形，深褐色。花期 6~9 月，果期 8~10 月。生于山坡、林下或沟边阴湿处，分布于长江流域以南和西南等地。

【采制】夏季未抽花穗前采割，晒干。

【功效主治】清热泻火，除烦止渴，利尿通淋。主治热病烦渴，小便短赤涩痛，口舌生疮。

【用法用量】煎汤，9~15g。

【使用注意】无实火、湿热者慎服，体虚有寒者禁服。

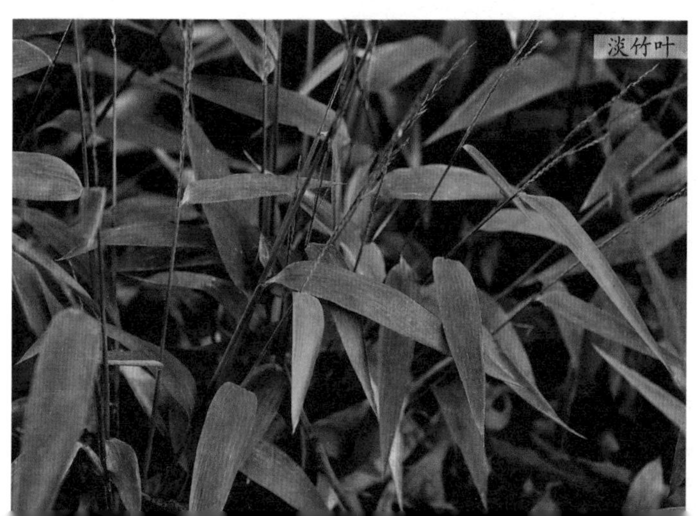
淡竹叶

Dengxincao 灯心草

【别名】虎须草、虎酒草、曲屎草。
【来源】灯心草科植物灯心草 *Juncus effusus* 的干燥茎髓。

【快速识别】灯心草：草本。根茎横走，密生须根。茎簇生，直立，细柱形，内充满乳白色髓，占茎的大部分。叶鞘红褐色或淡黄色；叶片退化呈刺芒状。花序假侧生，聚伞状，多花，密集或疏散。花淡绿色；花被片 6，条状披针形，排列为 2 轮，外轮稍长，边缘膜质，背面被柔毛。蒴果长圆状，先端钝或微凹。种子多数，卵状长圆形，褐色。花期 6~7 月，果期 7~10 月。生于水旁、田边等潮湿处。分布于长江下游及陕西、福建、四川、贵州等地。

灯心草

【采制】夏末至秋季割取茎，晒干，取出茎髓，理直，扎成小把。

【功效主治】清心火，利小便。主治心烦失眠，尿少涩痛，口舌生疮。

【用法用量】煎汤，1~3g，鲜品 15~30g；或入丸、散。治心烦不眠，朱砂拌用。外用，适量，锻存性研末撒；或用鲜品捣烂敷，扎把外擦。

【使用注意】下焦虚寒、小便失禁者禁服。

Diqian
地 钱

【别名】脓痂草、地浮萍、龙眼草。
【来源】地钱科植物地钱 *Marchantia polymorpha* 的叶状体。

【快速识别】地钱：叶状体暗绿色，宽带状，多回二歧分叉，边缘微波状，背面具六角形、整齐排列的气室，每室中央具1枚烟囱型气孔，孔口边细胞4列，呈十字形排列。腹面鳞片紫色；假根平滑或带花纹。雌雄异株。雄托盘状，波状浅裂，精子器埋于托筋背面；雌托扁平，先端深裂成9~11个指状裂瓣；孢蒴生于托的指腋腹面。叶状体背面前端常生有杯状的无性芽孢杯，内生胚芽，行无性生殖。生于阴湿的土坡、湿石及潮湿墙基。全国各地均有分布。

【采制】夏、秋二季采收，洗净，鲜用或晒干。

【功效主治】清热利湿，解毒敛疮。主治湿热黄疸，疮痈肿毒，毒蛇咬伤，水火烫伤，骨折，刀伤。

【用法用量】煎汤，50~15g；或入丸、散。外用，适量，捣敷；或研末调敷。

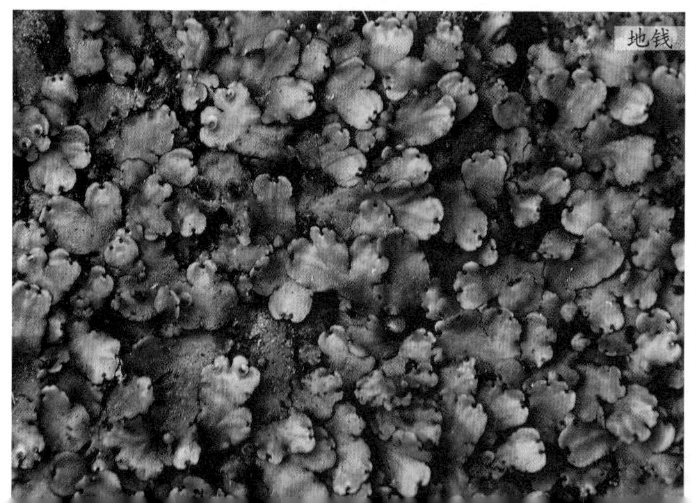
地钱

Fanxieye
番泻叶

【别名】旃那叶、泻叶、泡竹叶。
【来源】豆科植物狭叶番泻 *Cassia angustifolia* 或尖叶番泻 *C. acutifolia* 的小叶。

【快速识别】 狭叶番泻：草本状小灌木。托叶卵状披针形；偶数羽状复叶，互生，具短柄，小叶 5~8 对，叶片卵状披针形至线状披针形，先端急尖，基部稍不对称，无毛或几无毛。总状花序腋生或顶生，花 6~14 朵，花梗基部有一卵形易落的苞片；萼片 5，长卵形；花瓣 5，黄色，倒卵形，下面两瓣较大。荚果长方形，扁平，幼时有毛；种子 4~7 颗，种皮棕绿色，有细线状种柄，具疣状皱纹。花期 9~12 月，果期翌年 3 月。野生或栽培，分布于热带非洲。我国台湾、广西、云南有引种栽培。

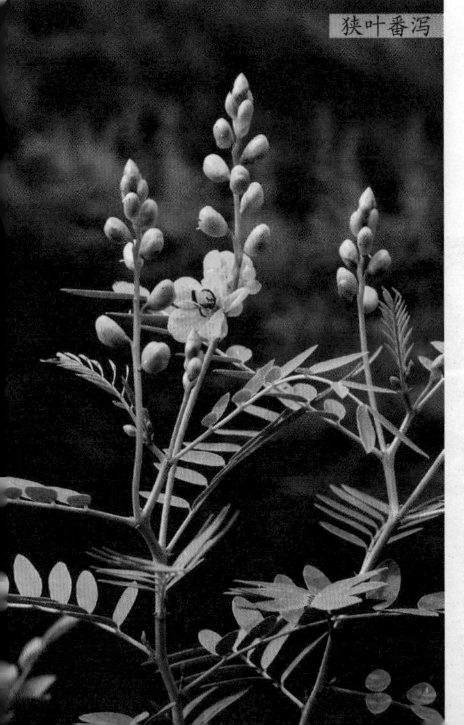
狭叶番泻

【采制】 生长盛期选晴天采下叶片，晒干或烘干。

【功效主治】 泻热行滞，通便，利水。主治热结积滞，便秘腹痛，水肿胀满。

【用法用量】 煎汤，3~6g，后下；或泡茶；或研末，1.5~3g。

【使用注意】 体虚、经期、哺乳期者及孕妇禁服。用量过大，易致腹痛、恶心、呕吐。

Ganglingye
岗柃叶

【别名】蚂蚁木叶、米碎木叶。
【来源】山茶科植物岗柃 *Eurya groffii* 的叶。

【快速识别】岗柃：灌木或小乔木。嫩枝圆柱形，有黄褐色长丝毛。单叶互生；叶片薄革质，披针形，边缘有细锯齿，下面有长毛，侧脉常不凹陷。花单性，雌雄异株，常 1~8 朵簇生于叶腋；花白色、绿色或黄色；雄花花瓣倒卵形；雌花花瓣披针形。浆果圆球形。生于海拔 50~2000m 的山坡、林缘、沟边。分布于华南、西南及福建等地。

【采制】全年均可采收，鲜用或晒干。

【功效主治】祛痰止咳，解毒消肿。主治肺结核咳嗽，无名肿毒，脓疱疮，跌打损伤，骨折。

【用法用量】煎汤，10~15g。外用，适量，鲜品捣敷；或煎汤洗。

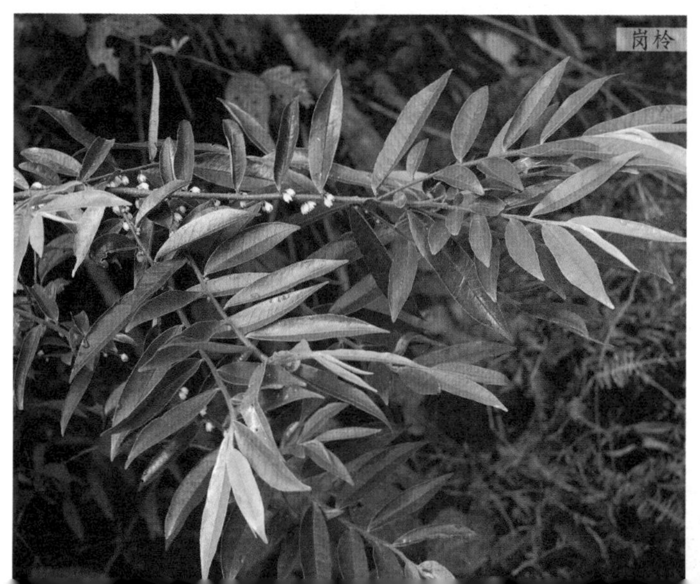
岗柃

Gansong 岗松

【别名】扫把枝、蛇虫草、鸡儿松。
【来源】桃金娘科植物岗松 *Baeckea frutescens* 的枝叶。

【快速识别】岗松：灌木或小乔木。嫩枝纤细，多分枝。叶小，对生；无柄，或有短柄；叶片狭线形或线形，先端尖，上面有沟，下面突起，有透明油腺点；中脉1条，无侧脉。花小，白色，单生于叶腋内；苞片早落；萼管钟状，萼齿5，细小三角形；花瓣5，基部狭窄成短柄。蒴果小；种子扁平，有角。花期7~8月，果期9~11月。生于低丘、荒山草坡与灌丛中，是酸性土的指示植物。分布于华南及江西、福建等地。

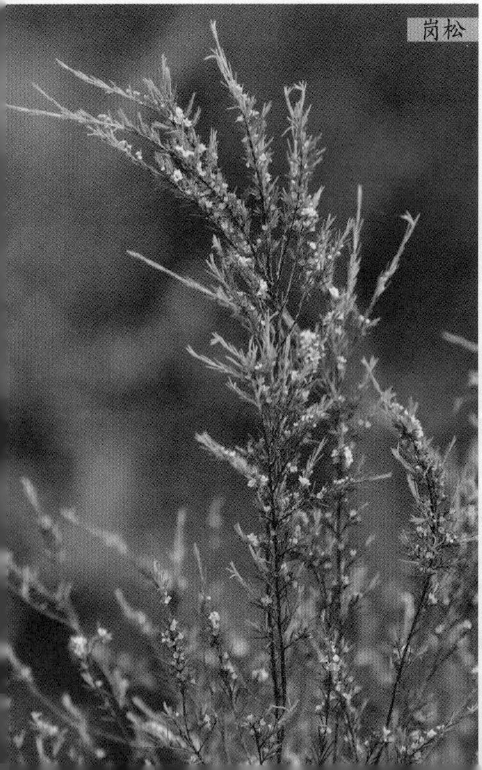

岗松

【采制】夏、秋二季收割，洗净，晒干。

【功效主治】化瘀止痛，清热解毒，利尿通淋，杀虫止痒。主治跌打损伤，肝硬化，热泻，热淋，小便不利，阴痒，脚气，湿疹，皮肤瘙痒，疥癣，水火烫伤，虫蛇咬伤。

【用法用量】煎汤，10~30g。外用，适量，捣敷；或煎汤洗。

Gouteng 钩藤

【别名】倒挂刺、双钩藤、鹰爪风。
【来源】茜草科植物钩藤 *Uncaria rhynchophylla*、大叶钩藤 *U. macrophylla*、毛钩藤 *U. hirsuta*、华钩藤 *U. sinensis* 或无柄果钩藤 *U. sessilifructus* 的带钩茎枝。

【快速识别】无柄果钩藤：大藤本；嫩枝较纤细，略有 4 棱角或方柱形。叶近革质，卵形、椭圆形或椭圆状长圆形，顶端短尖或渐尖，基部圆至楔形，两面均无毛，下面常有蜡被，干时常为粉白色；侧脉 4~7 对；叶柄无毛；托叶窄三角形，深 2 裂达全长 2/3 以上。头状花序单生叶腋，总花梗腋生；花冠黄白色，高脚碟状，花冠裂片外面有明显苍白色或金黄色的绢毛。小蒴果纺锤形，微被短柔毛，宿存萼裂片舌状，略呈星状展开。花、果期 3~12 月。生于密林下或林谷灌丛中。分布于广东、广西、云南等地。

【采制】栽后 3~4 年后，秋、冬二季采收。去叶，切段，晒干。

【功效主治】息风定惊，清热平肝。主治肝风内动，惊痫抽搐，高热惊厥，感冒夹惊，小儿惊啼，妊娠子痫，头痛眩晕。

【用法用量】煎汤，6~30g，不宜久煎；或入散剂。

【使用注意】脾胃虚寒者慎服。

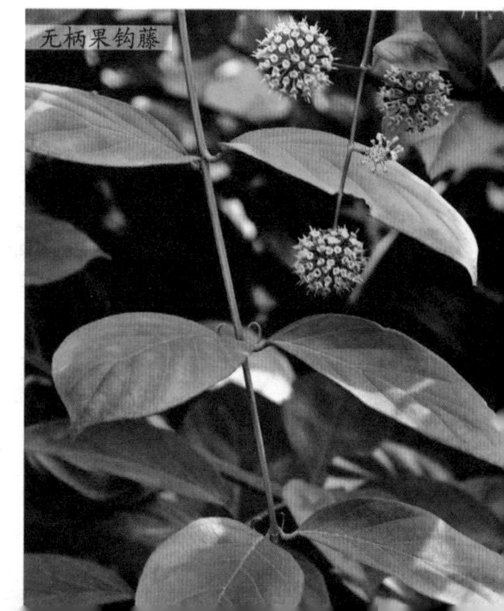
无柄果钩藤

Gouguye 枸骨叶

【别名】功劳叶、猫儿刺、八角刺。
【来源】冬青科植物枸骨 *Ilex cornuta* 的叶。

【快速识别】枸骨：常绿小乔木或灌木。树皮灰白色，平滑。叶硬革质，长椭圆状四方形，先端具有3枚坚硬刺齿，中央刺齿反曲，基部平截，两侧各有1~2个刺齿，先端短尖，基部圆形，表面深绿色，有光泽，背面黄绿色，两面无毛。雌雄异株或偶为杂性花，簇生于2年生枝的叶腋；花黄绿色，4数；花瓣向外展开，倒卵形至长圆形，基部合生。核果浆果状，球形，熟时鲜红色；分核4颗，骨质，花期4~5月，果期9~10月。生于山坡、谷地、溪边杂木林或灌丛中。分布于华东、华中、中南、华南及甘肃、陕西、四川等地。

【采制】秋季采收，除去杂质，晒干。

【功效主治】清热养阴，益肾，平肝。主治肺痨咯血，骨蒸潮热，头晕目眩。

【用法用量】煎汤，9~15g。外用，适量，捣汁；或熬膏涂敷。

【使用注意】脾胃虚寒及肾阳不足者慎服。

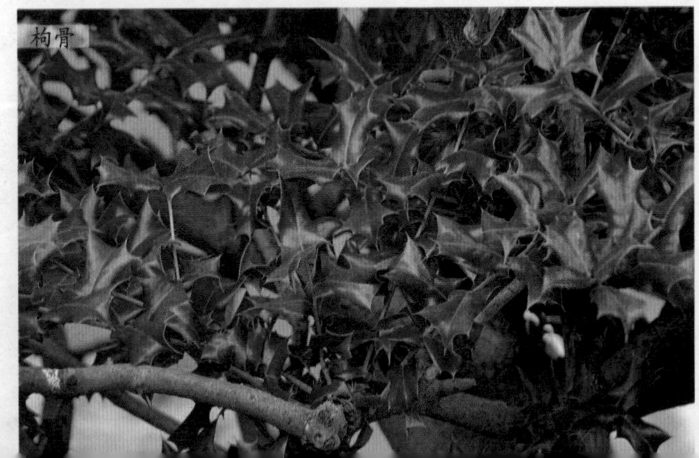
枸骨

Guijianyu

鬼箭羽

【别名】卫矛、四棱树、见肿消。
【来源】卫矛科植物卫矛 *Euonymus alatus* 的具翅状物枝条或翅状附属物。

【**快速识别**】卫矛：灌木，植株光滑无毛。多分枝。小枝通常四棱形，棱上常具木栓质扁条状翅。单叶对生；叶柄极短；叶片薄，稍膜质，倒卵形、椭圆形至宽披针形，先端短渐尖或渐尖，边缘有细锯齿，基部楔形或宽楔形，表面深绿色，背面淡绿色。聚伞花序腋生，有花 3~9 朵，花小，淡黄绿色；萼 4 浅裂，边缘有不整齐的毛状齿；花瓣 4，近圆形，边缘有时呈微波状。蒴果椭圆形，绿色或紫色。花期 5~6 月，果期 9~10 月。生于山野。分布于东北、华东、华中、西南及河北、陕西、甘肃等地。

【**采制**】全年均可采，割取枝条后，取其嫩枝，晒干或收集其翅状物，晒干。

【**功效主治**】破血通经，解毒消肿，杀虫。主治癥瘕结块，心腹疼痛，经闭痛经，崩中漏下，产后瘀滞腹痛，恶露不下，疝气，历节痹痛，疮肿，跌打伤痛，虫积腹痛，烫火伤，毒蛇咬伤。

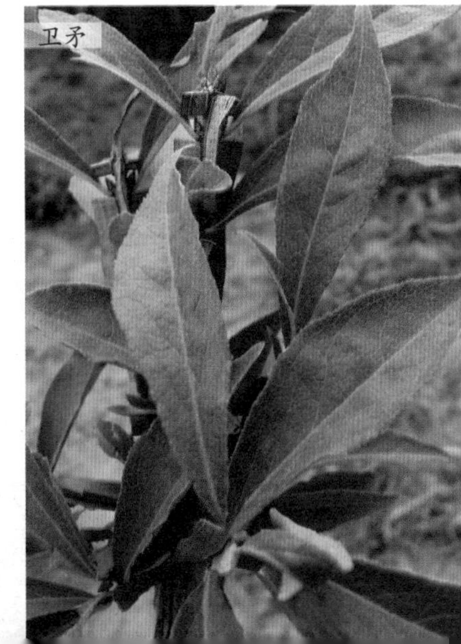
卫矛

【**用法用量**】煎汤，4~9g；或泡酒；或入丸、散。外用，适量，捣敷；或煎汤洗；或研末调敷。

【**使用注意**】孕妇、气虚崩漏者禁服。

Guizhi
桂枝

【别名】柳桂。
【来源】樟科植物肉桂 *Cinnamomum cassia* 的嫩枝。

【快速识别】肉桂：乔木。芳香，树皮灰褐色；枝条被灰黄色短柔毛。叶互生或近对生；叶柄被黄色短绒毛；叶片长椭圆形，先端尖或短渐尖，基部楔形，边缘内卷，上面绿色，有光泽，无毛，下面淡绿色，疏被黄色短绒毛，离基三出脉。圆锥花序腋生或近顶生，被黄色绒毛，花序分枝末端具 3 朵花作聚伞状排列。花两性，白色；花被筒倒锥形。果实椭圆形，成熟时黑紫色，果托浅杯状。花期 6~8 月，果期 10~12 月。生于常绿阔叶林中。在华南及福建、台湾、云南等热带及亚热带地区均有栽培。

【采制】春、夏二季采收，除去叶，晒干，或切片晒干。

【功效主治】发汗解肌，温通经脉，助阳化气，平冲降气。主治风寒感冒，脘腹冷痛，血寒经闭，关节痹痛，痰饮，水肿。

【用法用量】煎汤，1.5~10g；大剂量，可用至 15~30g；或入丸、散。

【使用注意】热病高热、阴虚火旺、血热妄行者禁服，孕妇慎用。

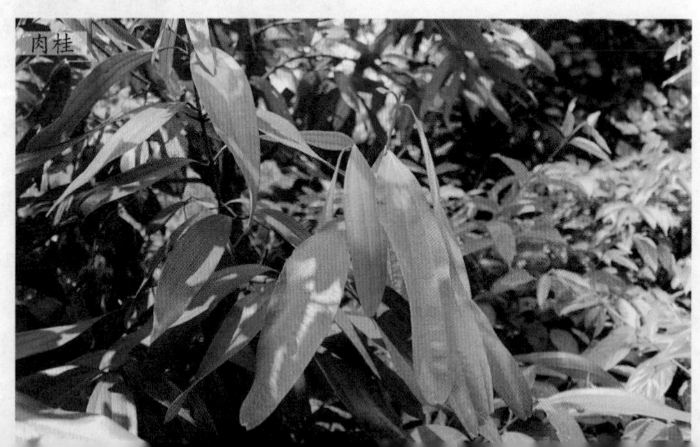
肉桂

Heye
荷叶

【别名】蕸。
【来源】睡莲科植物莲 *Nelumbo nucifera* 的干燥叶。

【快速识别】见“藕节”（第 128 页）项下。

【采制】夏、秋二季采收，晒至七八成干时，除去叶柄，折成半圆形或折扇形，干燥。

【功效主治】清暑化湿，升发清阳，凉血止血。主治暑热烦渴，暑湿泄泻，脾虚泄泻，血热吐衄，便血崩漏。荷叶炭收涩化瘀止血，用于出血症和产后血晕。

【用法用量】煎汤，3~10g；鲜品 15~30g；荷叶炭，3~6g；或入丸、散。外用，适量，捣敷；或煎水洗。

【使用注意】气血虚者慎服。

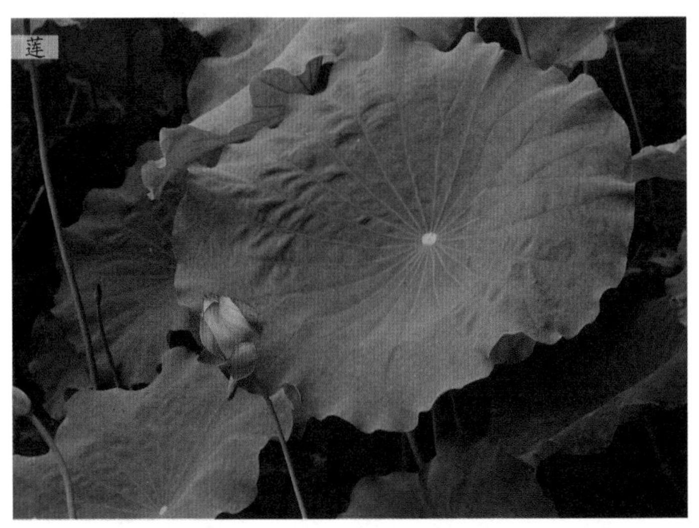

Heimianye
黑面叶

【别名】田中逵、四眼叶、铁甲将军。
【来源】大戟科植物黑面神 *Breynia fruticosa* 的嫩枝叶。

【快速识别】黑面叶：灌木，全株无毛。树皮灰棕色，枝上部常呈压扁状，紫红色，多叉状弯曲，表面有细小皮孔，小枝灰绿色。单叶互生；托叶三角状披针形，叶片革质，菱状卵形、卵形或阔卵形，两端钝或急尖，下面粉绿色，具细点，每边具3~5条侧脉。花小，单性，雌雄同株，单生或2~4朵成簇；雌花位于小枝上部，而雄花位于小枝下部各叶腋内，或雌花及雄花生于同一叶腋内。蒴果球形。花期4~9月，果期5~12月。生于山坡、平地、旷野疏林下或灌木丛中。分布于华南、西南及浙江、福建等地。

【采制】全年均可采收，晒干或鲜用。

【功效主治】清热祛湿，活血解毒。主治腹痛吐泻，湿疹，缠腰火丹，皮炎，漆疮，风湿痹痛，产后乳汁不通，阴痒。

【用法用量】煎汤，15~30g；或捣汁。外用，适量，捣敷；或煎水洗；或研末撒。

【使用注意】有毒。孕妇忌服。

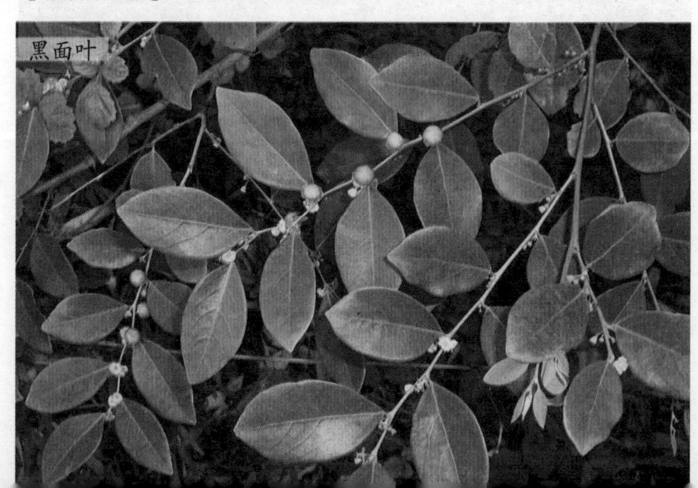
黑面叶

Hongbeiye

红背叶

【别名】红背娘、红帽顶、红罗裙。
【来源】大戟科植物红背山麻杆 *Alchornea trewioides* 的叶及根。

【快速识别】红背山麻杆：灌木或小乔木，幼枝被毛。叶互生；叶柄老时为紫红色，越至上部的越短；叶片卵圆形、阔三角状卵形或阔心形，先端长渐尖，基部近平截或浅心形，边缘有不规则的细锯齿，上面近无毛，下面被柔毛；基出脉 3 条，基部有红色腺体和 2 枚线状附属体。雄花序腋生，总状，苞片披针形，腋内有花 4~8 朵聚生，萼片 2~3；雌花序顶生，花密集，萼片 6~8。蒴果球形，被灰白色毛。花、果期 3~6 月。生于路旁灌丛或林下。分布于我国中部、东南和华南。

【采制】春、夏二季采叶，洗净，鲜用或晒干。全年均可采根，洗净，晒干。

【功效主治】清热利湿，凉血解毒，杀虫止痒。主治痢疾，热淋，石淋，血尿，崩漏，带下，风疹，湿疹，疥癣，龋齿痛，褥疮。

【用法用量】煎汤，15~30g。外用，适量，鲜叶捣敷；或煎水洗。

【使用注意】服药期间，忌食辛辣。

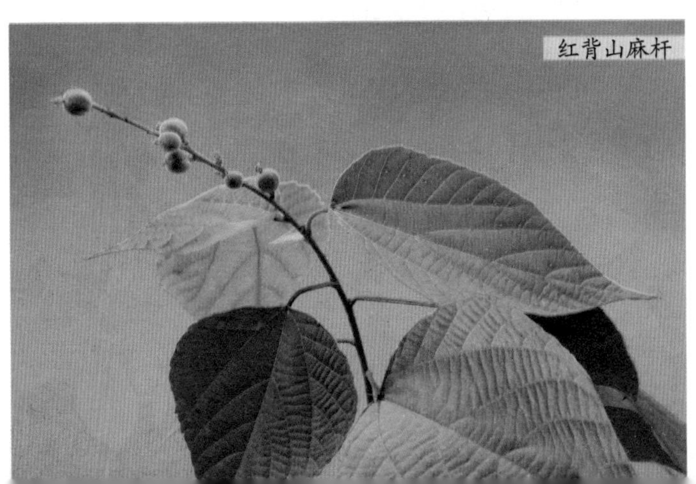
红背山麻杆

Honglangsan 红郎伞

【别名】个则王。
【来源】梧桐科植物海南苹婆 *Sterculia hainanensis* 或假苹婆 *S. lanceolata* 的叶。

【快速识别】假苹婆：乔木，小枝幼时被毛。叶椭圆形、披针形或椭圆状披针形，顶端急尖，基部钝形或近圆形，上面无毛，下面几无毛，侧脉每边7~9条，弯拱，在近叶缘不明显联结。圆锥花序腋生，密集且多分枝；花淡红色，萼片5枚，仅于基部连合，向外开展如星状，矩圆状披针形或矩圆状椭圆形，顶端钝或略有小短尖突；雌雄异花。蓇葖果鲜红色，长卵形或长椭圆形，顶端有喙，基部渐狭，密被短柔毛；种子黑褐色，椭圆状卵形。每果有种子2~4个。花期4~6月。生于山谷溪旁。分布于西南及广东、海南、广西等地。

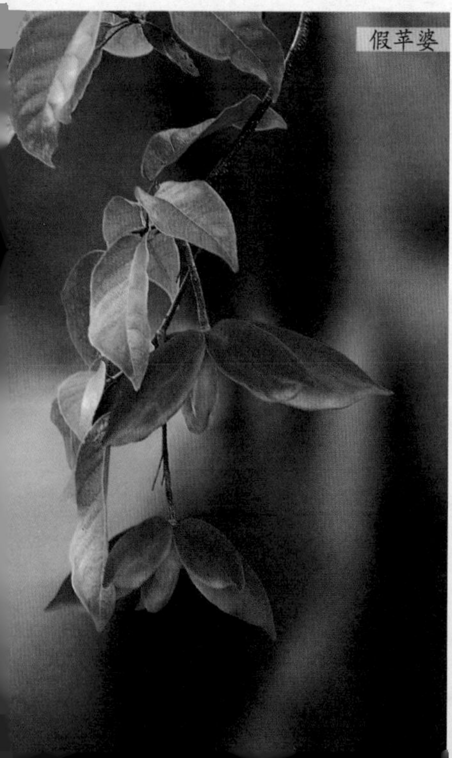

假苹婆

【采制】夏、秋二季采叶，鲜用或晒干。

【功效主治】散瘀止痛。主治跌打损伤肿痛。

【用法用量】煎汤，6~12g。外用，适量，煎水洗。

葫芦茶 Hulucha

【别名】金剑草、鲮鲤舌、龙舌癀。
【来源】豆科植物葫芦茶 *Tadehagi triquetum*、蔓茎葫芦茶 *T. pseudotriquetrum* 的枝叶。

【快速识别】葫芦茶：小灌木。直立，分枝。枝三棱形，棱上被粗毛，后变秃净。单叶互生，叶片卵状披针形至狭披针形，先端急尖，基部浅心形或圆形，上面无毛，背面中脉和侧脉被长毛；叶柄具宽翅，形似葫芦；托叶2枚，披针形，有纵脉。总状花序腋生或顶生；花萼钟状，下面裂齿线状，有疏长毛；花冠紫红色，蝶形。荚果条状长圆形，有荚节5~8，秃净或被毛。花期7~9月，果期8~10月。生于海拔500~700m的荒地、低丘陵地草丛中。分布于华南、西南及福建、台湾等地。

【采制】夏、秋二季割取地上部分，除去粗枝，切段晒干。

【功效主治】清热解毒，利湿退黄，消积杀虫。主治中暑烦渴，感冒发热，咽喉肿痛，肺病咯血，肾炎，黄疸，泄泻，痢疾，风湿关节痛，小儿疳积，钩虫病，疥疮。

【用法用量】煎汤，15~60g。外用，适量，捣汁涂；或煎水洗。

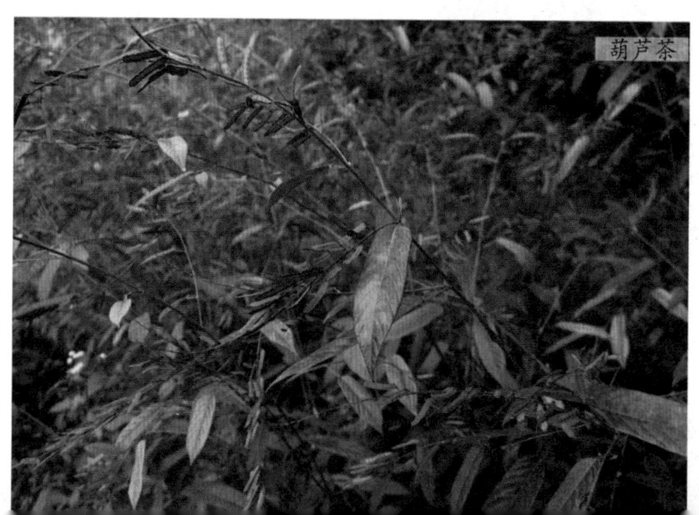
葫芦茶

Huweilan 虎尾兰

【别名】老虎尾、弓弦麻、花蛇草。
【来源】百合科植物虎尾兰 *Sansevieria trifasciata* 或金边虎尾兰 *S. trifasciata* var. *laurentii* 的叶。

【快速识别】金边虎尾兰：常绿多年生草本，具匍匐的根茎。叶1~6枚基生，挺直，质厚实；叶片条状倒披针形至倒披针形，先端对褶成尖头，基部渐狭成有槽的叶柄，两面均具白色和深绿色相间的横带状斑纹，边缘为金黄色。花葶连同花序高30~80cm；花3~8朵1束，1~3束1簇在花序轴上疏离地散生；花梗近中部具节；花被片6，白色至淡绿色。花期11~12月。我国各地有栽培。原产非洲西部。

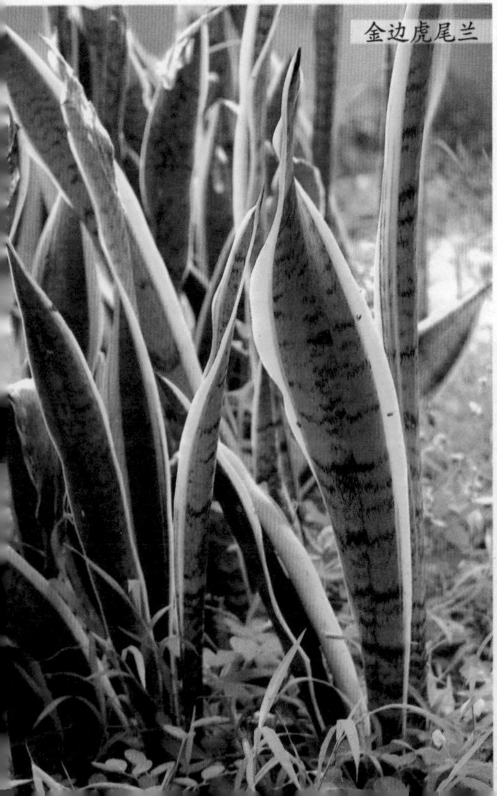

金边虎尾兰

【采制】全年均可采收，洗净鲜用或晒干。

【功效主治】清热解毒，活血消肿。主治感冒，肺热咳嗽，疮疡肿毒，跌打损伤，毒蛇咬伤，烫火伤。

【用法用量】煎汤，15~30g。外用，适量，捣敷。

Huashanfan 华山矾

【别名】钉地黄、土常山、狗屎木。
【来源】山矾科植物华山矾 *Symplocos chinensis* 的叶。

【快速识别】华山矾：灌木。嫩枝、叶柄、叶背均被灰黄色皱曲柔毛。叶互生；叶片纸质，椭圆形或倒卵形，先端急尖或短尖，有时圆，基部楔形或圆形，边缘有细尖锯齿；中脉在叶面凹下，侧脉每边 4~7 条；圆锥花序顶生或腋生，花序轴、苞片、萼外面均密被灰黄色皱曲柔毛；花冠白色，芳香。核果卵状圆球形，歪斜，被紧贴的柔毛，熟时蓝色，先端宿萼裂片向内伏。花期 4~5 月，果期 8~9 月。生于海拔 1000m 的以下丘陵、山坡、杂林中。分布于华南、西南及安徽、浙江、江西、福建、台湾、湖南等地。

【采制】夏、秋二季采收，切碎，晒干或鲜用。

【功效主治】清热利湿，解毒，止血生肌。主治泻痢，疮疡肿毒，创伤出血，烫火伤，溃疡。

【用法用量】鲜品 15~30g，捣汁。外用，适量，捣敷；或研末调敷。

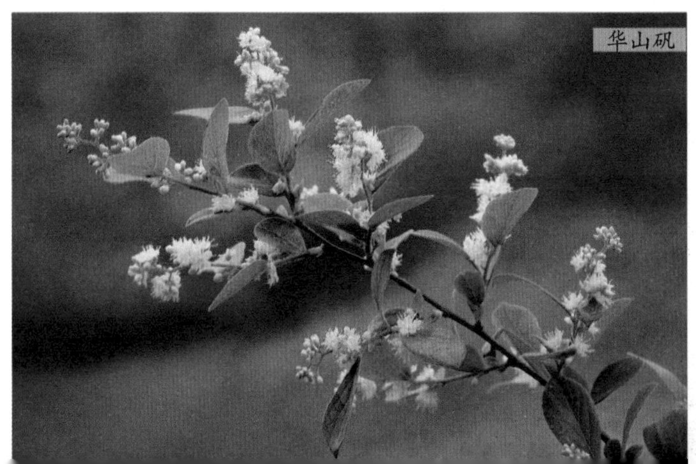
华山矾

Huangjin 黄槿

【来源】锦葵科植物黄槿 *Hibiscus tiliaceus* 的叶、树皮或花。

【快速识别】黄槿：常绿灌木或乔木。树皮灰白色。叶革质；叶近圆形或广卵形，先端突尖，基部心形，全缘或具不明显细圆齿，上面绿色，嫩时被极细星状毛，下面密被灰白色星状柔毛；叶脉 7 或 9 条。花序顶生或腋生，常数花排列成聚伞花序；花梗基部有 1 对托叶状苞片；小苞片线状披针形，被绒毛，中部以下连合成杯状；萼基部合生，5 裂，披针形，被绒毛；花冠钟形，花瓣黄色，内面基部暗紫色，倒卵形，外面密被黄色星状柔毛。蒴果卵圆形，被绒毛，果爿 5，木质。花期 6~8 月。分布于福建、台湾、广东、海南和广西等地。

【采制】叶、树皮，全年均可采；花，6~8 月，未完全开放时采摘，阴干或晒干。

【功效主治】清肺止咳，解毒消肿。主治肺热咳嗽，疮疖肿痛，木薯中毒。

【用法用量】煎汤，30~60g；或捣汁。外用，适量，捣烂敷。

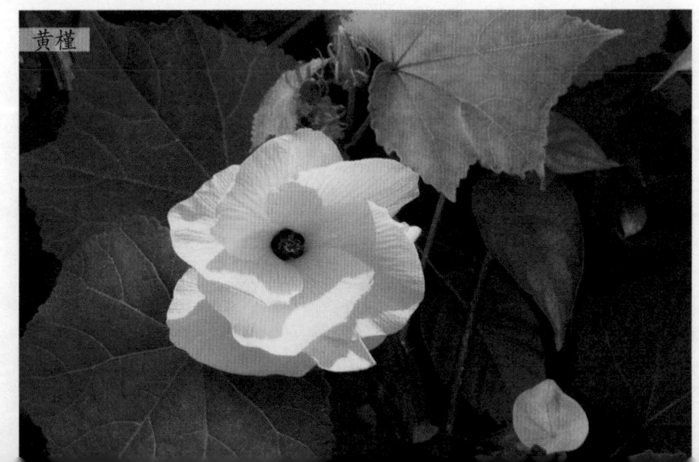
黄槿

黄栌枝叶

Huangluzhiye

【来源】漆树科植物灰毛黄栌 *Cotinus coggygria* var. *cinerea* 和柔毛黄栌 *C. coggygria* var. *pubescens* 的枝叶。

【快速识别】灰毛黄栌：落叶灌木。树皮暗灰色，鳞片状；小枝灰色，生有柔毛。单叶互生，叶柄短；叶片倒卵形或卵圆形，先端圆或微凹，基部圆形或阔楔形，全缘，两面或尤其叶背显著被灰色柔毛；侧脉 6~11 对，先端常叉开。圆锥花序，被柔毛；花杂性，花萼无毛，裂片卵状三角形；花瓣卵形或卵状披针形，无毛；雄蕊 5，花柱 3，分离，不等长。果肾形，无毛。小坚果，扁肾形，不育花梗残存，呈紫色细长羽毛状。生于海拔 700~1620m 的向阳山坡林中。分布于河北、山东、河南、湖北、四川等地。

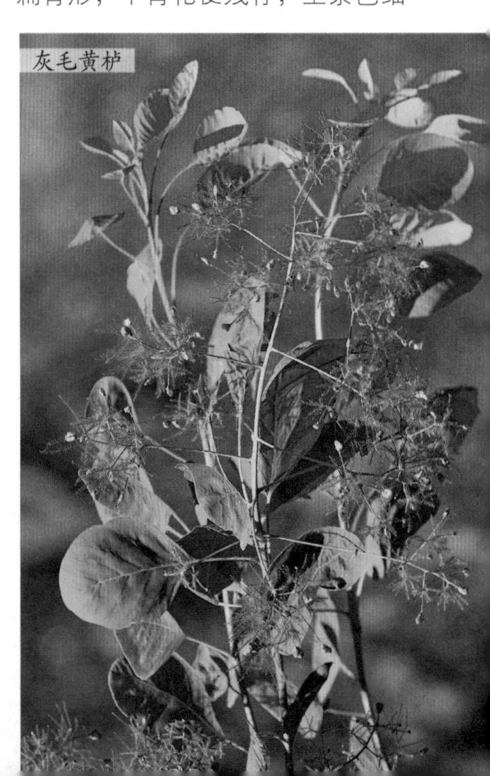
灰毛黄栌

【采制】夏、秋二季采收，扎成把，晒干。

【功效主治】清热解毒，活血止痛。主治黄疸型肝炎，丹毒，漆疮，水火烫伤，结膜炎，跌打瘀痛。

【用法用量】煎汤，10~30g。外用，适量，煎水洗；或捣烂敷。

Huoyangle 火秧竻

【别名】金刚树、龙骨树、霸王鞭。
【来源】大戟科植物金刚纂 *Euphorbia neriifolia* 的茎。

【快速识别】金刚纂：灌木。含白色乳汁；分枝圆柱状或具不明显的3~6棱，小枝肉质，绿色，扁平或有3~5个肥厚的翅，翅的凹陷处有一对利刺。单叶互生；具短柄；托叶皮刺状，坚硬；叶片肉质，倒卵形，卵状长圆形至匙形，两面光滑无毛。杯状聚伞花序，每3枚簇生或单生，总花梗短而粗壮，总苞半球形，黄色，5浅裂；雌雄花同生于总苞内；雄花多数，有一具柄雄蕊；雌花无柄，生于总苞中央，花柱分离。蒴果球形，光滑无毛，分果爿稍压扁。花期4~5月。生于村舍附近或园地。分布于华南、西南及浙江、福建、台湾等地。

【采制】全年均可采收，去皮、刺，鲜用；或切片，晒干，炒成焦黄。

【功效主治】利尿通便，拔毒去腐，杀虫止痒。主治水肿，臌胀，泄泻，痢疾，食积，痞块，疔疮，痈疽，疥癣。

【用法用量】煎汤，1~3g；或入丸剂。外用，适量，剖开焙热贴；或取汁涂。

【使用注意】本品有毒，必须同大米炒焦方可内服。孕妇禁服。其汁胶不可入目。

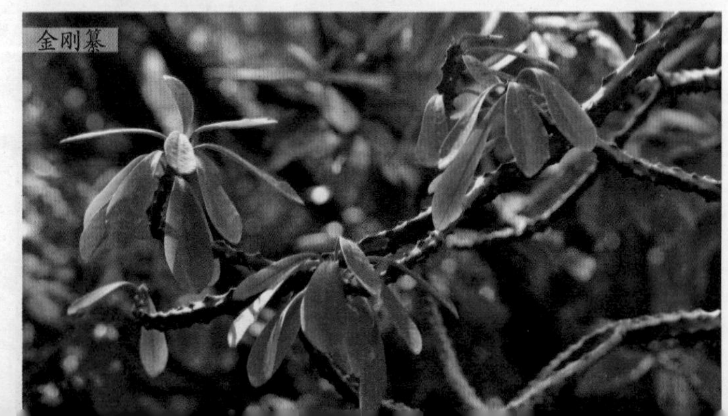
金刚纂

Jizhuaqi 鸡爪槭

【别名】小叶五角鸦枫、阿斗先、柳叶枫。
【来源】槭树科植物鸡爪槭 *Acer palmatum* 的枝、叶。

【快速识别】鸡爪槭：落叶小乔木。树皮深灰色；当年生枝紫色或紫绿色，多年生枝淡灰紫色或深紫色。叶对生，纸质，近圆形，5~9 掌状分裂，裂片长圆卵形或披针形，边缘具紧贴的尖锐锯齿，裂片间的凹缺钝尖或锐尖，深达叶片的 1/2 或 1/3，下面叶脉的叶腋被白色丛毛。伞房花序，花紫色，杂性，雄花与两性花同株；花萼与花瓣均为 5；花盘微裂，位于雄蕊外侧；柱头扁平。翅果嫩时紫红色，成熟时淡棕黄色；小坚果球形，脉纹显著；翅与小坚果张开成钝角。花期 5 月，果期 9 月。生于海拔 200~1200m 的林边或疏林中。分布于华东、华中等地。

【采制】夏季采收枝叶，晒干，切段。

【功效主治】行气止痛，解毒消痈。主治气滞腹痛，痈肿发背。

【用法用量】煎汤，5~10g。外用，适量，煎水洗。

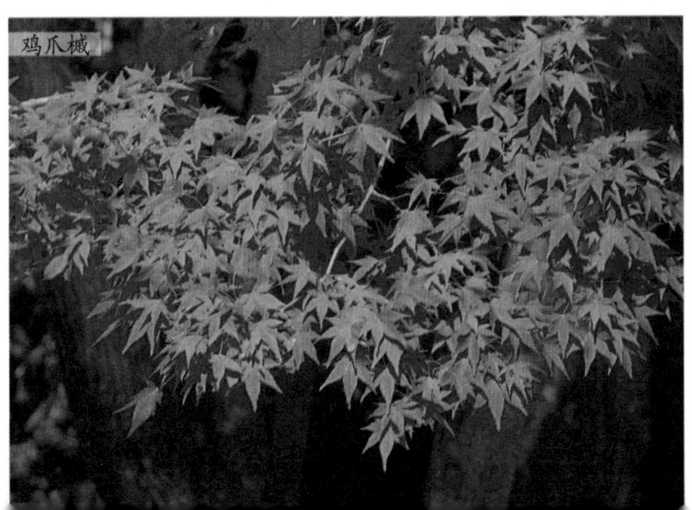
鸡爪槭

Jiazhutao 夹竹桃

【别名】状元竹、水甘草、红花夹竹桃。
【来源】夹竹桃科植物夹竹桃 *Nerium indicum* 的叶及枝皮。

【快速识别】夹竹桃：灌木。全株含水液，无毛，枝条灰绿色。叶 3~4 枚轮生，下枝为对生；叶片窄披针形，叶缘反卷，表面深绿色，背面淡绿色，有多数洼点，侧脉扁平，密生而平行，每边达 120 条，直达叶缘。顶生聚伞花序；花芳香；花冠深红色或粉红色，单瓣或重瓣；副花冠鳞片状。蓇葖果 2，离生，绿色，具细纵条纹。花期几乎全年，果期一般在冬、春季。栽培很少结果。全国各地均有栽培，尤以南方为多。

【采制】对 2~3 年生以上的植株，结合整枝修剪，采集叶片及枝皮，晒干或炕干。

【功效主治】强心利尿，祛痰定喘，镇痛，祛瘀。主治心脏病心力衰竭，喘咳，癫痫，跌打肿痛，血瘀经闭。

【用法用量】煎汤，0.3~0.9g；研末，0.05~0.1g。外用，适量，捣散；或制成酊剂外涂。

【使用注意】有大毒。孕妇禁服。

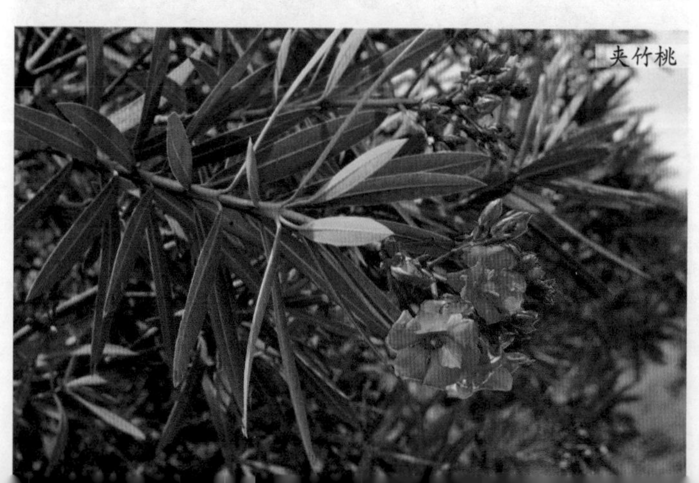
夹竹桃

Jinbianlongshelan
金边龙舌兰

【别名】金边莲、金边假菠萝、黄边龙舌兰。
【来源】龙舌兰科植物金边龙舌兰 *Agave americana* var. *marginata* 的叶。

【快速识别】金边龙舌兰：草本。茎短，稍木质。叶丛生，成莲座状排列；叶片肉质，长椭圆形，小者长 15~25cm，宽 5~7cm，大者长达 1m，宽至 20cm，质厚，绿色，边缘有黄白色条带，并有紫褐色刺状锯齿。花葶粗壮多分枝；圆锥花序；花黄绿色；花被裂片 6 枚。蒴果长圆形，胞间开裂。种子多数。花期夏季。我国长江流域及以南地区温室及庭园有栽培。

【采制】全年均可采，鲜用或烫后晒干。

【功效主治】润肺止咳，凉血止血，清热解毒。主治肺燥咳嗽，咯血，虚喘，麻疹不透，痈肿疮毒，烫火伤。

【用法用量】煎汤，10~15g，鲜品 30~60g；或绞汁。外用，适量，捣敷。

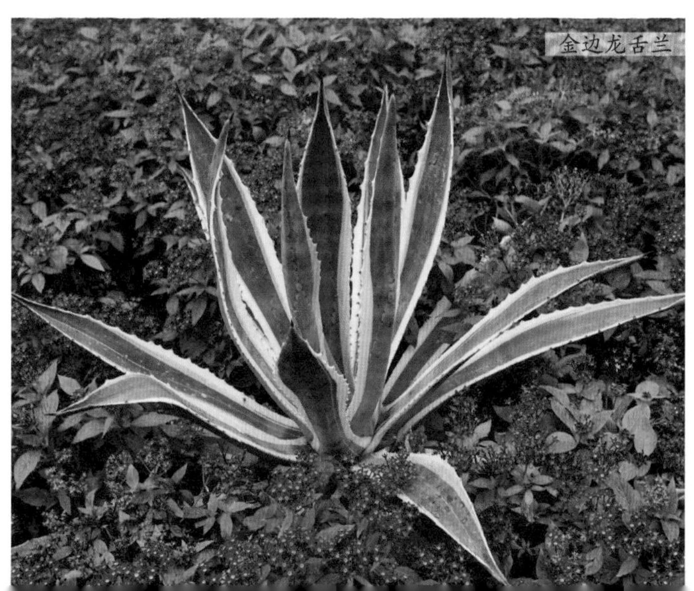
金边龙舌兰

金银忍冬

Jinyinrendong

【别名】树金银、鸡骨头、北金银花。
【来源】忍冬科植物金银忍冬 *Lonicera maackii* 的茎叶及花。

【**快速识别**】金银忍冬：灌木。树皮灰白色至灰褐色，不规则纵裂；小枝中空，稍具短柔毛。单叶对生；叶柄有腺毛及柔毛；叶纸质，叶片卵状椭圆形至卵状披针形，先端长渐尖，基部阔楔形，全缘，两面脉上有毛。花芳香，腋生；苞片条形，小苞片合生成对；花萼钟形，萼檐长具裂达中部之齿；花冠先白后黄色，花冠筒长约为唇瓣的 1/2。浆果暗红色，球形。花期 5~6 月，果期 7~9 月。生于海拔 1300~2800m 的林下、林缘、山坡及路旁。分布于东北、华北、西北、华东、华中、西南。

【**采制**】5~6 月采花，夏、秋二季采茎叶，鲜用或切段晒干。

【**功效主治**】祛风，清热，解毒。主治感冒，咳嗽，咽喉肿痛，目赤肿痛，肺痈，乳痈，湿疮。

【**用法用量**】煎汤，9~15g。外用，适量，捣敷；或煎水洗。

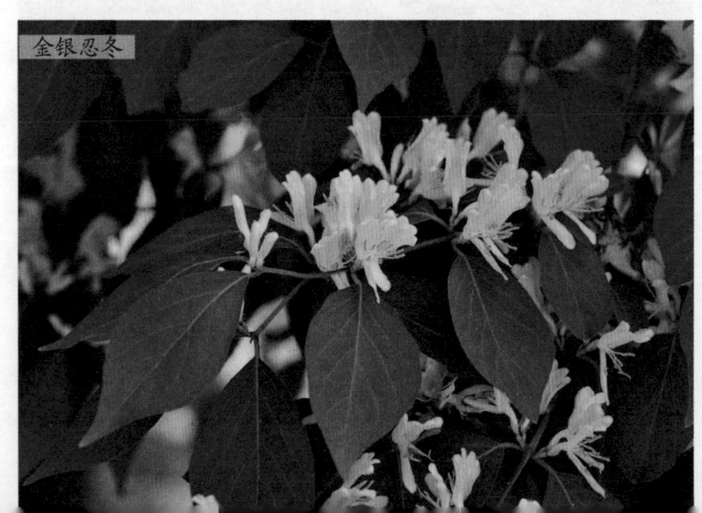

金银忍冬

Jiubingye
酒饼叶

【别名】山桔叶、串珠酒饼叶、鸡爪兰。
【来源】番荔枝科植物假鹰爪 *Desmos chinensis* 的叶。

【快速识别】假鹰爪：直立或攀缘灌木。除花外，全株无毛。枝皮粗糙，有纵条纹或灰白色凸起的皮孔。单叶互生；叶薄纸质或膜质，叶片长圆形或椭圆形，顶端钝或急尖，基部圆形或稍偏斜，上面绿色，有光泽，下面粉绿色。花单朵与叶互生或对生，黄绿色，下垂；花瓣6，2轮，外轮比内轮大。果实伸长，在种子间缢缩成念珠状，聚生于果梗上，子房柄明显。种子球形。花期夏季，果期秋季至翌年春季。生于丘陵山坡、林缘灌木丛中或低海拔荒野、路边及山谷、沟边等地。分布于华南、西南等地。

【采制】夏、秋二季采收，洗净，晒干或鲜用。

【功效主治】祛风利湿，化瘀止痛，健脾和胃，截疟杀虫。主治风湿痹痛，水肿，泄泻，消化不良，脘腹胀痛，疟疾，风疹，跌打损伤，疥痛。

【用法用量】煎汤，3~15g；或浸酒。外用，适量，煎水洗；或捣敷。

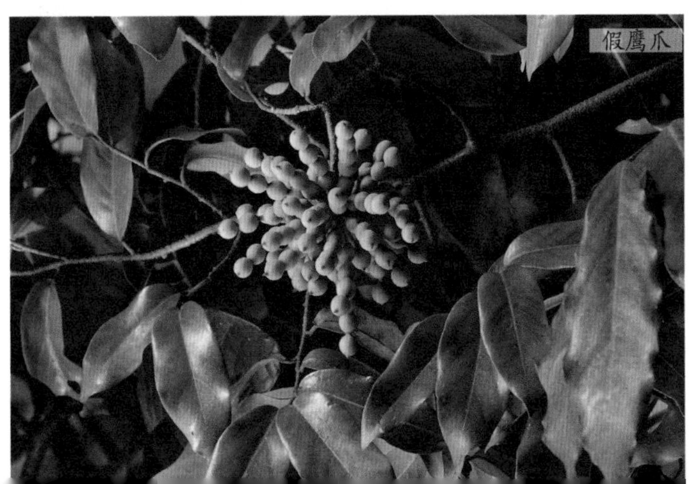

假鹰爪

Jiulixiang 九里香

【别名】满山香、过山香、千里香。
【来源】芸香科植物九里香 *Murraya exotica* 和千里香 *M. paniculata* 的干燥叶和带叶嫩枝。

【**快速识别**】九里香：小乔木。枝白灰或淡黄灰色，但当年生枝绿色。叶有小叶 3~7 片，小叶倒卵形或倒卵状椭圆形，两侧常不对称，边全缘，平展；小叶柄甚短。花序通常顶生，或顶生兼腋生，花多朵聚成伞状，为短缩的圆锥状聚伞花序；花白色，芳香；萼片卵形；花瓣 5 片，长椭圆形，盛花时反折。果橙黄至朱红色，阔卵形或椭圆形，顶部短尖，略歪斜，有时圆球形。花期 4~8 月，也有秋后开花，果期 9~12 月。常见于离海岸不远的平地、缓坡、小丘的灌木丛中。分布于华南及台湾、福建等地。

【**采制**】全年均可采收，除去老枝，阴干。

【**功效主治**】行气止痛，活血散瘀。主治胃痛，风湿痹痛；外治牙痛，跌打肿痛，虫蛇咬伤。

【**用法用量**】煎汤，6~12g；或入散剂；或浸酒。外用，适量，捣敷；或煎水洗。

【**使用注意**】有小毒。阴虚患者慎服。

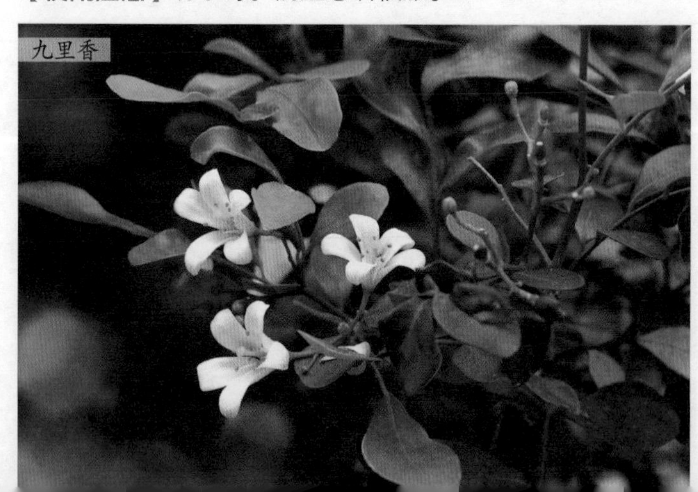
九里香

Kudingcha 苦丁茶

【来源】冬青科植物枸骨 *Ilex cornuta*、大叶冬青 *I. latifolia* 或苦丁茶冬青 *I. kudingcha* 的嫩叶。

【快速识别】苦丁茶冬青：乔木。树皮赭黑色或灰黑色，粗糙有浅裂；小枝粗壮，黄褐色，并有纵裂纹和棱；幼枝无小凸点，无毛；叶片厚革质，长圆状椭圆形，基部楔形；上面深绿色，有光泽，下面淡绿色。花序簇生叶腋，圆锥状；花4数；雄花序每枝有3~9花，花萼裂片圆形，花瓣长圆形至倒卵形，雄蕊比花瓣短；雌花序每枝有1~3花，花瓣卵形。果实球形，红色，外果皮厚，平滑，宿存柱头盘状。花期4~5月，果期6~11月。生于沟谷或山坡疏林中。分布于湖北、湖南、广东、广西等地。

【采制】成林苦丁茶树在清明前后摘取嫩叶，晾干或晒干。

【功效主治】疏风清热，明目生津。主治风热头痛，齿痛，目赤，聤耳，口疮，热病烦渴，泄泻，痢疾。

【用法用量】煎汤，3~9g；或入丸剂。外用，适量，煎水熏洗；或涂搽。

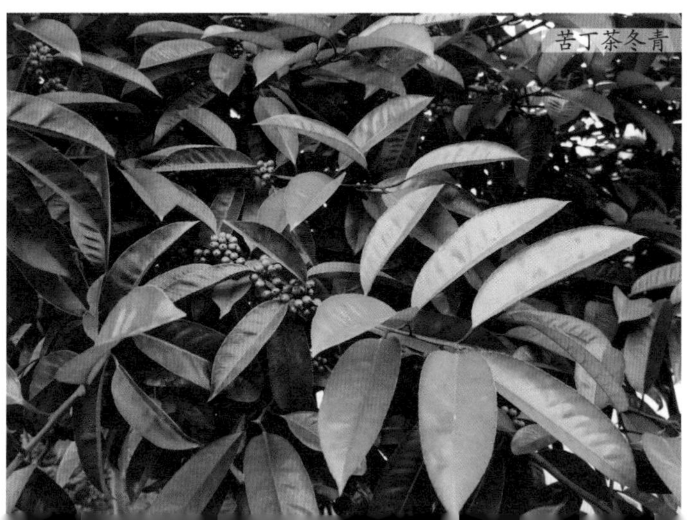
苦丁茶冬青

Kumu
苦木

【别名】黄楝瓣树、熊胆树、鱼胆树。
【来源】苦木科植物苦木 *Picrasma quassioides* 的干燥枝和叶。

【快速识别】苦木：灌木或小乔木。树皮灰黑色，幼枝灰绿色，无毛，具明显的黄色皮孔。奇数羽状复叶互生，常集生于枝端；小叶 9~15，卵状披针形至阔卵形，先端渐尖，基部阔楔形，两侧不对称，边缘具不整齐锯齿。二歧聚伞花序腋生，总花梗密被柔毛；花杂性，黄绿色；萼片 4~5，卵形，被毛；花瓣 4~5，倒卵形，比萼片长约 2 倍。核果倒卵形，肉质，蓝至红色，3~4 个并生，基部具宿存花萼。花期 4~5 月，果期 8~9 月。生于海拔 2400m 以下的湿润而肥沃的山地、林缘、溪边、路旁等处。分布于黄河以南各地。

【采制】夏、秋二季采收，干燥。

【功效主治】清热解毒，祛湿。主治风热感冒，咽喉肿痛，湿热泻痢，湿疹，疮疖，蛇虫咬伤。

【用法用量】煎汤，6~15g，大剂量 30g；或入丸、散。外用，适量，煎水洗；研末撒；或调敷；或浸酒搽。

【使用注意】本品有一定毒性，内服不宜过量。孕妇慎服。

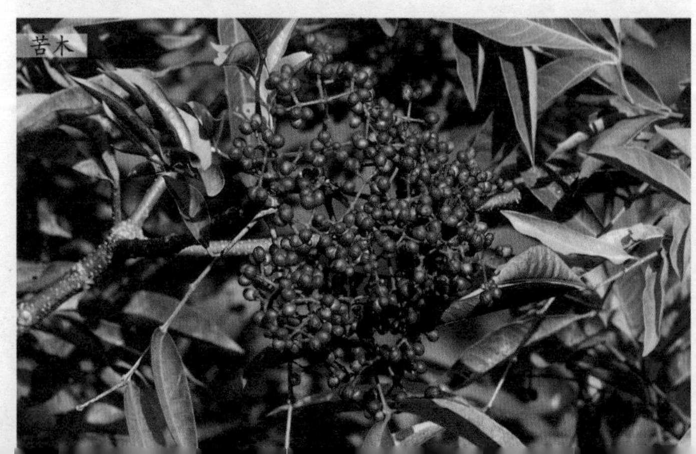
苦木

Kuanjinteng 宽筋藤

【别名】无地生须、伸筋藤、软筋藤。
【来源】防己科植物中华青牛胆 *Tinospora sinensis* 的茎。

【快速识别】中华青牛胆：藤本。老茎肥壮，表皮褐色，膜质，有光泽，散生瘤突状皮孔，叶痕明显；嫩枝绿色，有条纹，被柔毛。叶膜质或纸质；叶柄被柔毛；叶片阔卵状圆形，先端急尖，具尖头，基部浅心形至深心形，弯缺有时很宽，两面被短柔毛，下面甚密，掌状脉5条。总状花序先叶抽出，单生或簇生叶腋；花单性异株，淡绿色；雄花萼片6，2轮；花瓣6，有爪。核果红色，近球形，内果皮卵状半球形，有明显的背肋和许多小瘤状突起。花期4月，果期5~6月。生于疏林下或河边、村旁的灌丛中，也有栽培。分布于广东、海南、广西、云南等地。

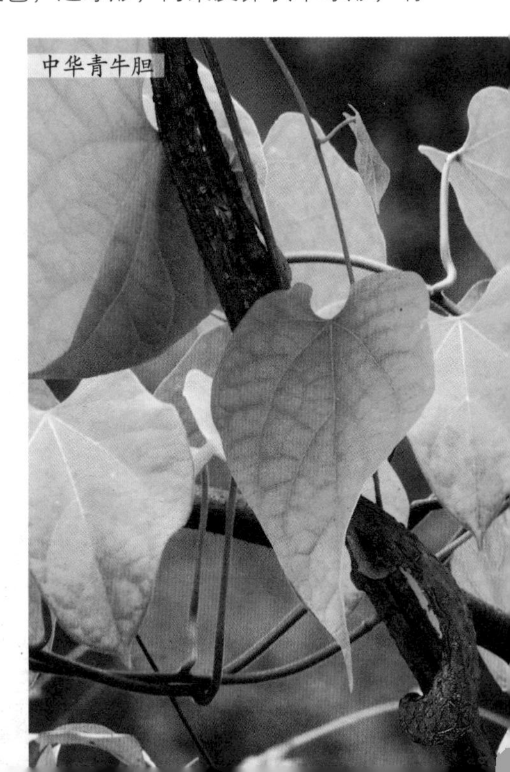
中华青牛胆

【采制】全年均可采，洗净，切厚片，晒干或鲜用。

【功效主治】祛风止痛，舒筋活络。主治风湿痹痛，腰肌劳损，跌打损伤。

【用法用量】煎汤，10~30g。外用，鲜品适量，捣敷。

Liuzhi 柳枝

【别名】杨柳条、柳条。
【来源】杨柳科植物垂柳 *Salix babylonica* 的枝条。

【快速识别】垂柳：乔木。树冠开展而疏散。树皮灰黑色，不规则开裂；枝细，下垂，无毛。芽线形，先端急尖。叶狭披针形，先端长渐尖，基部楔形，边缘具锯齿；叶柄有短柔毛。花序先叶或与叶同时开放；雌、雄花序有短梗，轴有毛，苞片披针形，外面有毛。蒴果带绿黄褐色。花期 3~4 月，果期 4~5 月。耐水湿，也能生于干旱处。分布于长江及黄河流域，其他各地均有栽培。

【采制】春季摘取嫩树枝条，鲜用或晒干。

【功效主治】祛风利湿，解毒消肿。主治风湿痹痛，淋浊，黄疸，风疹瘙痒，疔疮，丹毒，龋齿，眼肿。

【用法用量】煎汤，15~30g。外用，适量，煎水含漱；或熏洗。

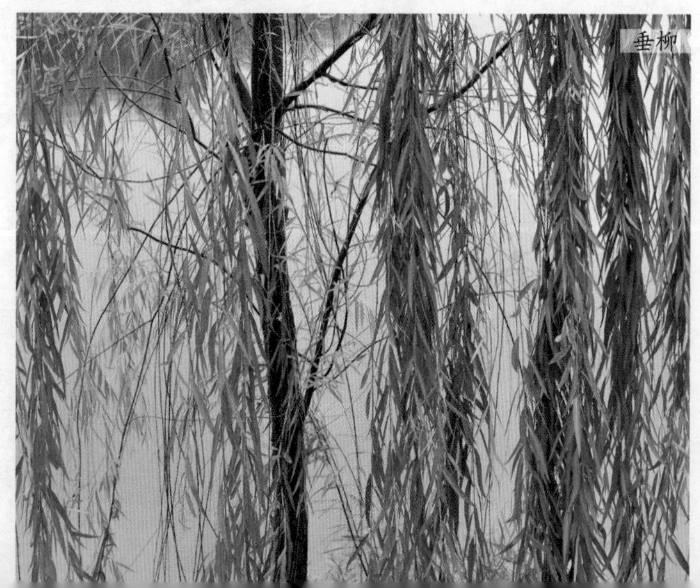
垂柳

Luying 陆英

【别名】接骨草、七叶根、铁篱笆。
【来源】为忍冬科植物接骨草 *Sambucus chinensis* 的茎叶。

【快速识别】接骨草：高大草本或半灌木。茎有棱条，髓部白色。奇数羽状复叶对生；托叶小，线形或呈腺状突起；小叶5~9，最上1对小叶片基部相互合生，有时还和顶生小叶相连，小叶片披针形，先端长而渐尖，基部钝圆，两侧常不对称，边缘具细锯齿。大型复伞房花序顶生；具由不孕花变成的黄色杯状腺体；苞片和小苞片线形至线状披针形；花小，萼筒杯状，萼齿三角形；花冠辐状，白色，裂片卵形，反曲。浆果红果，近球形。花期4~5月，果期8~9月。生于林下、沟边或山坡草丛。分布除东北、西藏、新疆外全国大部分地区。

【采制】夏、秋二季采收，切段，鲜用或晒干。

【功效主治】祛风，利湿，舒筋，活血。主治风湿痹痛，腰腿痛，水肿，黄疸，跌打损伤，产后恶露不行，风疹瘙痒，丹毒，疮肿。

【用法用量】煎汤，9~15g，鲜品60~120g。外用，适量，捣敷；或煎水洗；或研末调敷。

【使用注意】孕妇禁服。

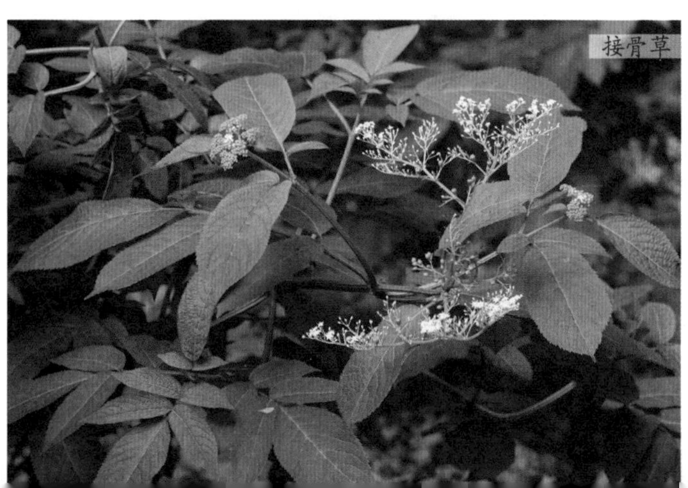
接骨草

Luobumaye
罗布麻叶

【别名】吉吉麻、野茶叶、小花野麻。
【来源】夹竹桃科植物罗布麻 *Apocynum venetum* 的叶。

【**快速识别**】罗布麻：直立亚灌木。全株具乳汁；枝条圆筒形，光滑无毛，紫红色或淡红色。叶对生；叶片椭圆状披针形至卵圆状长圆形，叶缘具细牙齿，两面无毛。圆锥状聚伞花序一至多歧，通常顶生，有时腋生；苞片膜质，披针形；花5数；花萼裂片披针形或卵圆状披针形；花冠筒钟形，紫红色或粉红色。蓇葖果2枚，平行或叉生，下垂。种子多数，卵圆状长圆形，黄褐色，先端有一簇白色绢质种毛。花期4~9月，果期7~12月。生于盐碱荒地、沙漠边缘及河流两岸、冲积平原、湖泊周围、戈壁荒滩上。分布于华北、西北及吉林、辽宁、山东、江苏、安徽、河南等地。

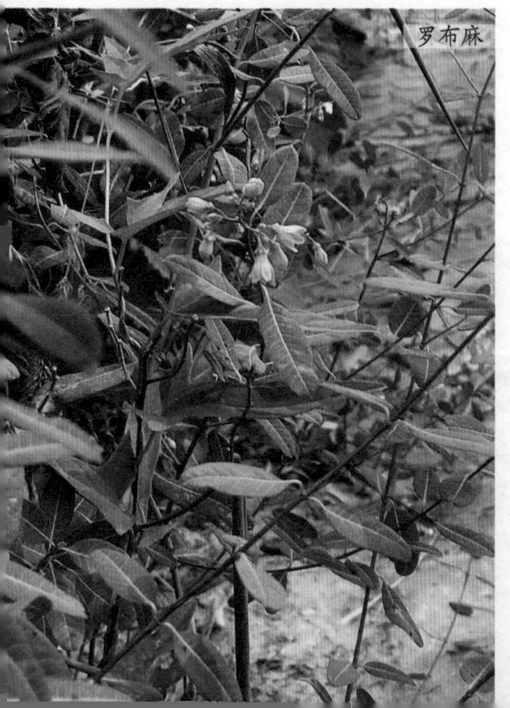
罗布麻

【**采制**】夏季采收，除去杂质，干燥。

【**功效主治**】平肝安神，清热利水。主治肝阳上亢型眩晕，高血压，心悸失眠，浮肿尿少。

【**用法用量**】煎汤，5~10g；或泡茶。

Luoqundai 罗裙带

【别名】万年青、扁担叶、郁蕉。
【来源】石蒜科植物文殊兰 *Crinum asiaticum* var. *sinicum* 的叶。

【快速识别】文殊兰：草本。植株粗壮。鳞茎长柱形。叶20~30枚，多列，带状披针形，先端渐尖，边缘波状，暗绿色。花茎直立，粗壮，几与叶等长；伞形花序通常有花10~24朵；佛焰苞状总苞片2，披针形，外折，白色，膜质；苞片多数，狭条形；花被高脚碟状，芳香，筒部纤细。花被裂片6，条形，白色，向顶端渐狭。蒴果近球形，浅黄色。花期6~8月，果期11~12月。常生于海滨地区或河旁沙地，亦栽植于庭园。分布于华南、西南及福建、台湾、湖南等地。

【采制】全年均可采，多用鲜品或洗净晒干。

【功效主治】清热解毒，祛瘀止痛。主治热疮肿毒，淋巴结炎，咽喉炎，头痛，痹痛麻木，跌打瘀肿，骨折，毒蛇咬伤。

【用法用量】煎汤，3~10g。外用，适量，捣敷；或绞汁涂；或炒热罨；或煎水洗。

【使用注意】有毒。内服宜慎，寒疸禁用。

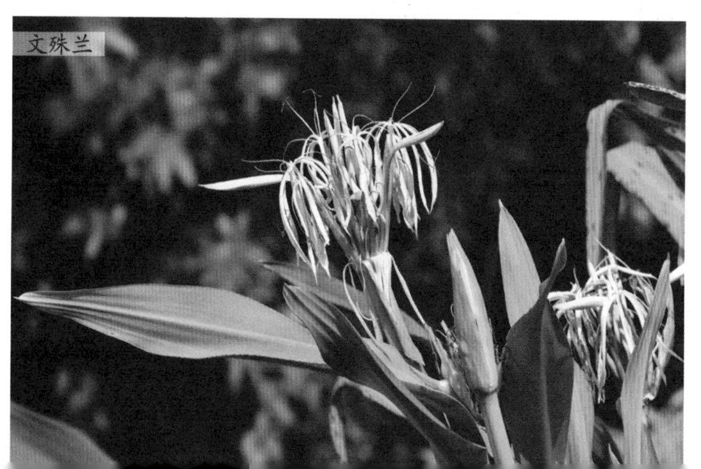
文殊兰

Luoshiteng
络石藤

【别名】石龙藤、骑墙虎、软筋藤。
【来源】夹竹桃科植物络石 *Trachelospermum jasminoides* 的带叶藤茎。

【**快速识别**】络石：木质藤本。全株具乳汁。茎圆柱形，有皮孔；嫩枝被黄色柔毛，老时渐无毛。叶对生，革质或近革质，椭圆形或卵状披针形；上面无毛，下面被疏短柔毛；侧脉每边6~12条。聚伞花序顶生或腋生，二歧，花白色，芳香；花萼5深裂，裂片顶部反卷，基部具10个鳞片状腺体；花蕾顶端钝，花冠筒圆筒形，中部膨大，花冠裂片5，向右覆盖。蓇葖果叉生，无毛，线状披针形。花期3~7月，果期7~12月。生于山野、溪边、路旁、林缘或杂木林中，常缠绕于树上或攀缘于墙壁、岩石上。分布于华东、华中、西南及河北、陕西等地。

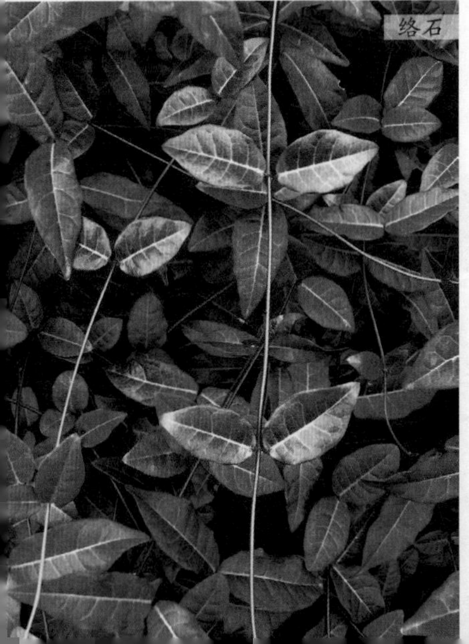
络石

【**采制**】栽种3~4年后，冬季至次春采割，除去杂质，晒干。

【**功效主治**】祛风通络，凉血消肿。主治风湿热痹，筋脉拘挛，腰膝酸痛，喉痹，痈肿，跌扑损伤。

【**用法用量**】煎汤，6~15g，单味可用至30g；浸酒，30~60g；或入丸、散剂。外用，适量，研末调敷；或捣汁涂。

【**使用注意**】阳虚畏寒、大便溏薄者禁服。

Mahuang

麻黄

【别名】龙沙、狗骨、卑相。
【来源】麻黄科植物草麻黄 *Ephedra sinica*、中麻黄 *E. intermedia* 或木贼麻黄 *E. equisetina* 的草质茎。

【快速识别】见"麻黄根"（第 117 页）项下。

【采制】秋季采割绿色的草质茎，晒干。

【功效主治】发汗散寒，宣肺平喘，利水消肿。主治风寒感冒，胸闷喘咳，风水浮肿。蜜麻黄润肺止咳，多主治表证已解，气喘咳嗽。

【用法用量】煎汤，1.5~10g；或入丸、散。外用，适量，研末滴鼻；或研末敷。生用发汗力强，发汗，利水用之；炙用发汗力弱，蜜炙兼能润肺，止咳平喘多用。

【使用注意】体虚自汗、盗汗及虚喘者禁服。

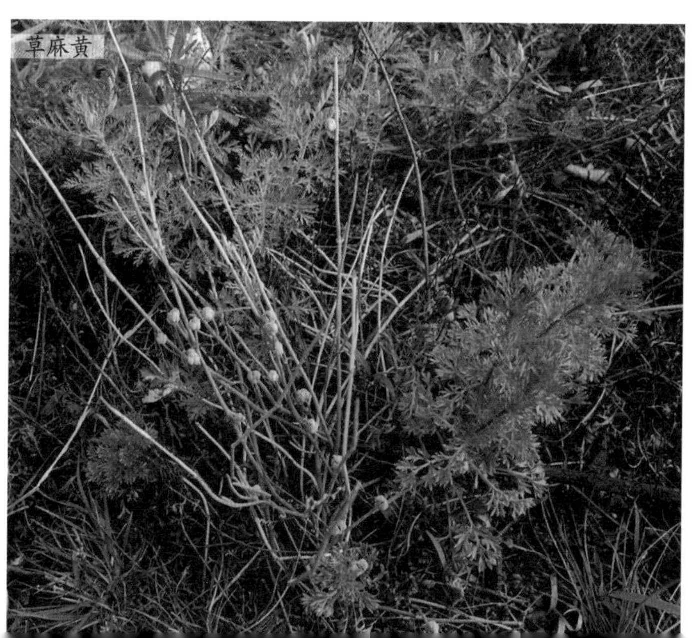
草麻黄

Maimateng 买麻藤

【别名】麻骨风、竹节藤、接骨藤。
【来源】买麻藤科植物小叶买麻藤 *Gnetum parvifolium* 或买麻藤 *G. montanum* 的茎叶。

【快速识别】小叶买麻藤：木质缠绕藤本。茎枝圆形，土棕色或灰褐色，皮孔较明显，具膨大的关节状节。叶对生，革质；叶片常呈长圆形，有光泽。雌雄同株；球花排成穗状花序，常腋，稀生枝顶；雄球花序一至二回三出分枝，每轮总苞内仅有雄花 25~45；雌球花序多生于老枝上，每轮总苞内有雌花 5~8。种子核果状，长椭圆形或微呈倒卵形，成熟种子具短柄，假种皮黄褐色或红褐色。花期 4~6 月，果期 9~11 月。生于海拔 1600~2000m 地带的森林中，缠绕于树上。分布于华南及福建、云南等地。

【采制】全年均可采收，鲜用或晒干。

【功效主治】祛风除湿，散瘀活血，化痰止咳。主治风湿痹痛，腰痛，鹤膝风，跌打损伤，溃疡病出血，慢性支气管炎。

【用法用量】煎汤，6~9g，鲜品 15~60g；或捣汁。外用，适量，研末调敷；或鲜品捣敷。

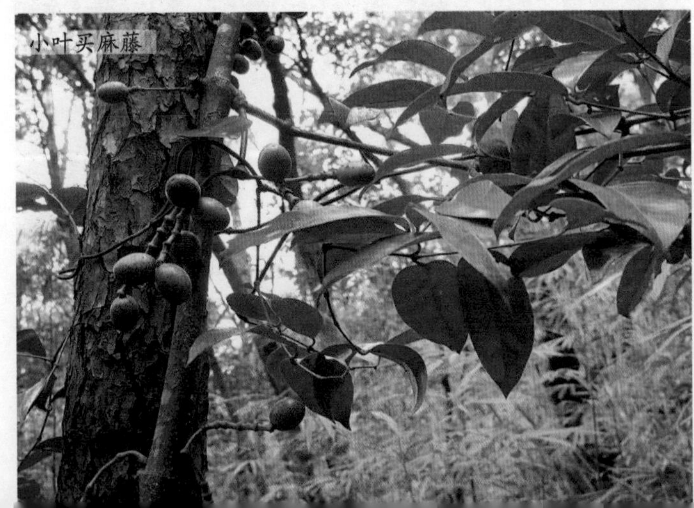
小叶买麻藤

Mangguoye 杧果叶

【来源】漆树科植物杧果 *Mangifera indica* 的叶。

【快速识别】杧果：乔木。树皮灰褐色，小枝褐色，无毛。单叶互生，聚生枝顶；叶形和大小变化较大，薄革质，通常为长圆形或长圆状披针形，先端渐尖、长渐尖或急尖，基部楔形或近圆形，边缘皱波状，叶面略具光泽。圆锥花序多花密集，有柔毛；花小，杂性，黄色或淡黄色；花瓣 5。核果椭圆形或肾形，微扁，成熟时黄色，味甜，果核坚硬。花期 3~4 月，果期 7~8 月。生于海拔 200~1350m 的山坡、河谷或旷野林中。分布于福建、台湾、广东、海南、广西、云南等地。

【采制】全年均可采，随采随用。

【功效主治】止渴，化滞，止痒。主治消渴，疳积，湿疹瘙痒，疣。

【用法用量】煎汤，15~30g。外用，适量，煎水洗；或捣敷。

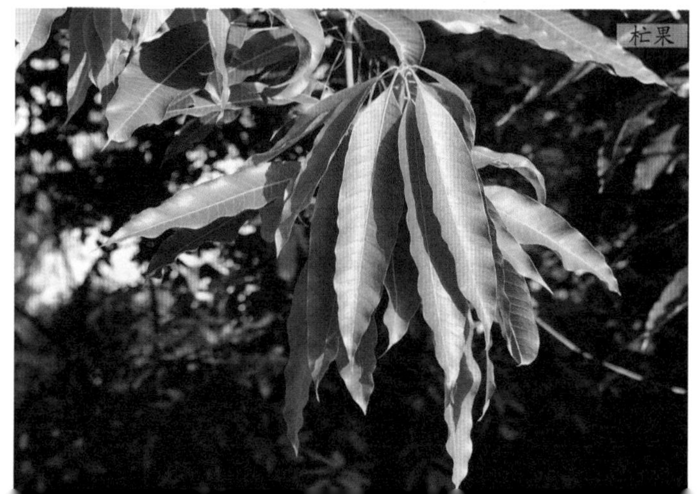
杧果

Mangqigu
芒萁骨

【别名】草芒、蕨萁、铁狼萁。
【来源】里白科植物芒萁 *Dicranopteris dichotoma* 的幼叶、叶柄。

【快速识别】芒萁：草本。直立或蔓生。根茎细长而横走，被棕色毛。叶远生，纸质，下面灰白色或蓝色；叶柄棕禾秆色，叶轴一至二回或多回分叉，各分叉的腋间有1休眠芽，密被茸毛，并具1对叶状苞片，宽披针形；基部两侧有1对篦齿状托叶；末回羽片披针形或宽披针形，篦齿状深裂几达羽轴；裂片35~50对，线状披针形，平展，羽片基部上侧的数对呈三角形或三角状长圆形。孢子囊群圆形，着生于每组侧脉的上侧小脉的中部，在主脉两侧各排成1行。生于强酸性的红壤丘陵、荒坡、林缘或马尾松林下。分布于西南、华东、华中、华南及甘肃等地。

【采制】全年均可采收，洗净，晒干或鲜用。

【功效主治】化瘀止血，清热利尿，解毒消肿。主治血崩，跌打伤肿，热淋涩痛，带下，小儿腹泻，痔瘘，目赤肿痛，烫火伤，毒虫咬伤。

【用法用量】煎汤，9~15g；或研末。外用，研末敷；或鲜品捣烂敷。

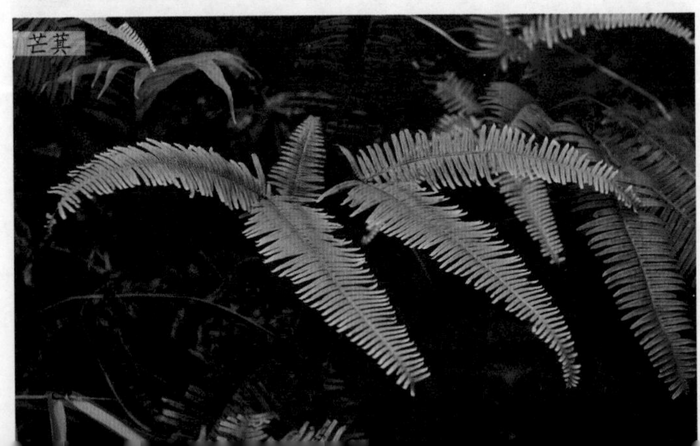
芒萁

Mujingye 牡荆叶

【别名】荆叶。
【来源】马鞭草科植物牡荆 *Vitex negundo* var. *cannabifolia* 的叶片。

【快速识别】牡荆：灌木或小乔木。多分枝，具香味。小枝四棱形，绿色，被粗毛，老枝褐色，圆形。掌状复叶，对生；小叶 5，稀为 3，中间 1 枚最大；叶片披针形或椭圆状披针形，基部楔形，边缘具粗锯齿，先端略尖，表面绿色，背面淡绿色，通常被柔毛；圆锥花序顶生；花萼钟状，先端 5 齿裂；花冠淡紫色，先端 5 裂，二唇形。果实球形，黑色。花、果期 7~10 月。生于低山向阳的山坡路边或灌丛中。分布于华东及河北、湖南、湖北、广东、广西、四川、贵州等地。
【采制】夏、秋二季叶茂盛时采收，除去茎枝。
【功效主治】祛痰，止咳，平喘。主治咳嗽痰多。
【用法用量】煎汤，9~15g，鲜者可用 30~60g；或捣汁饮。外用，适量，捣敷；或煎水熏洗。

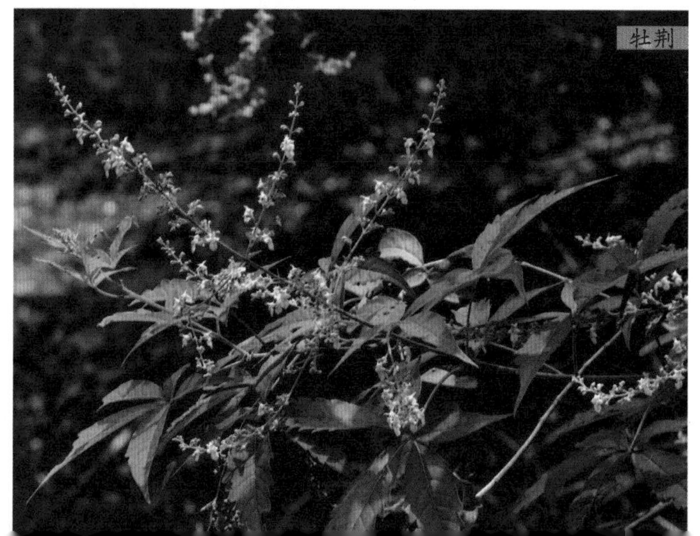
牡荆

Mufurongye 木芙蓉叶

【别名】拒霜叶、芙蓉花叶、铁箍散。
【来源】锦葵科植物木芙蓉 *Hibiscus mutabilis* 的叶。

【快速识别】木芙蓉：灌木或小乔木。小枝、叶柄、花梗和花萼均密被星状毛与直毛相混的细绵毛。叶互生；叶柄较长；叶宽卵形至卵圆形或心形，常 5~7 裂，裂片三角形，先端渐尖，具钝圆锯齿，上面疏被星状细毛和点，下面密被星状细绒毛。花单生于枝端叶腋间；小苞片 8，线形，密被星状绵毛；萼钟形，裂片 5；花初开时白色或淡红色，后变深红色，花大，花瓣近圆形，外面被毛，基部具髯毛。蒴果扁球形，被淡黄色刚毛和绵毛，果爿 5。花期 8~10 月。原产我国湖南，现华东、中南、西南及辽宁、河北、陕西等地有栽培。

【采制】夏、秋二季采收，干燥。

【功效主治】凉血，解毒，消肿，止痛。主治痈疽焮肿，缠身蛇丹，烫伤，目赤肿痛，跌打损伤。

【用法用量】煎汤，10~30g。外用，适量，研末调敷；或捣敷。

【使用注意】孕妇禁服。

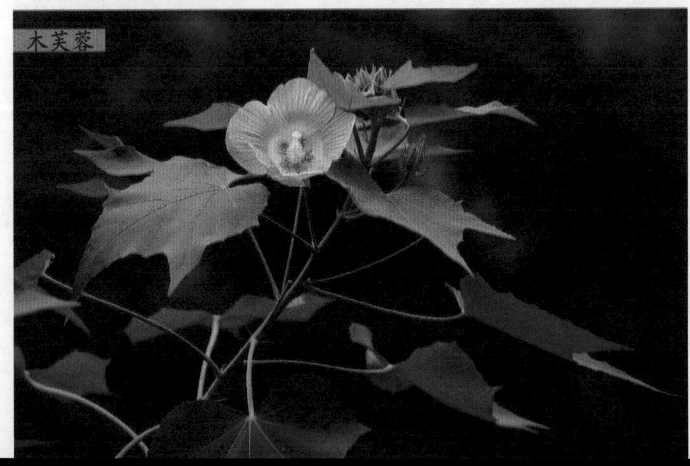
木芙蓉

Mulashuye
木蜡树叶

【别名】野漆树叶。
【来源】漆树科植物木蜡树 *Toxicodendron sylvestre* 的叶。

【快速识别】木蜡树：乔木或小乔木。幼枝和冬芽被黄褐色绒毛，树皮灰褐色。奇数羽状复叶互生，有小叶 3~6，稀 7 对，叶轴和叶柄圆柱形；小叶对生，具短柄或近无柄，卵状、卵状椭圆形或长圆形，先端渐尖或急尖，基部不对称，圆形或阔楔形，全缘，上面有短柔毛或近无毛，下面密背黄色短柔毛；侧脉 15~25 对，两面突起，细脉在叶背略突。圆锥花序腋生，密被锈色绒毛；花黄色，小，单性异株；花梗被卷曲微柔毛；花萼及花瓣均 5。核果偏斜扁圆形，压扁，长大于宽，具光泽。生于海拔 1400~2300m 的林中。分布于华东、中南、西南等地。

【采制】夏、秋二季采收，鲜用或晒干。

【功效主治】祛瘀消肿，杀虫，解毒。主治跌打损伤，创伤出血，钩虫病，疥癣，疮毒，毒蛇咬伤。

【用法用量】煎汤，9~15g。外用，适量，捣烂敷；或研末撒。

【使用注意】有小毒。对漆过敏者及孕妇慎用。

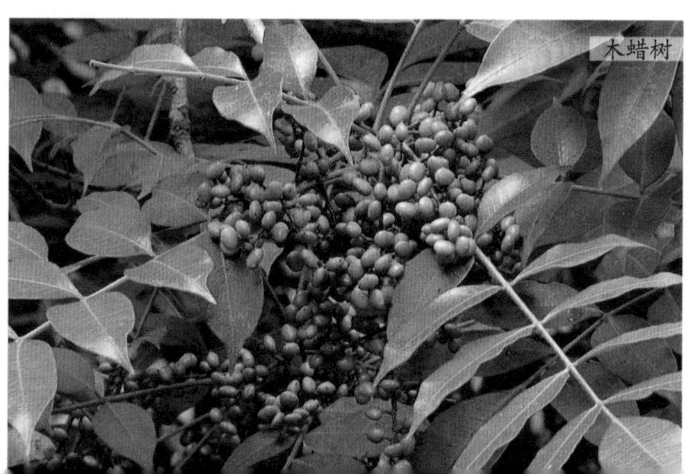
木蜡树

Nanbanlanye 南板蓝叶

【别名】蓝靛叶、靛叶、大青叶。
【来源】爵床科植物马蓝 *Baphicacanthus cusia* 的茎叶。

【快速识别】见“南板蓝根”（第 122 页）项下。

【采制】秋季采收，晒干。

【功效主治】清热解毒，凉血止血。主治温热病，高热头痛，发斑，肺热咳嗽，湿热泻痢，黄疸，丹毒，猩红热，麻疹，咽喉肿痛，口疮，痄腮，淋巴结炎，肝痈，肠痈，吐血，衄血，牙龈出血，崩漏，疮疖，蛇虫咬伤。

【用法用量】煎汤，6~15g，鲜品 30~60g；或入丸、散；或绞汁饮。外用，适量，捣敷；或煎汤洗。

【使用注意】脾胃虚寒者慎服。

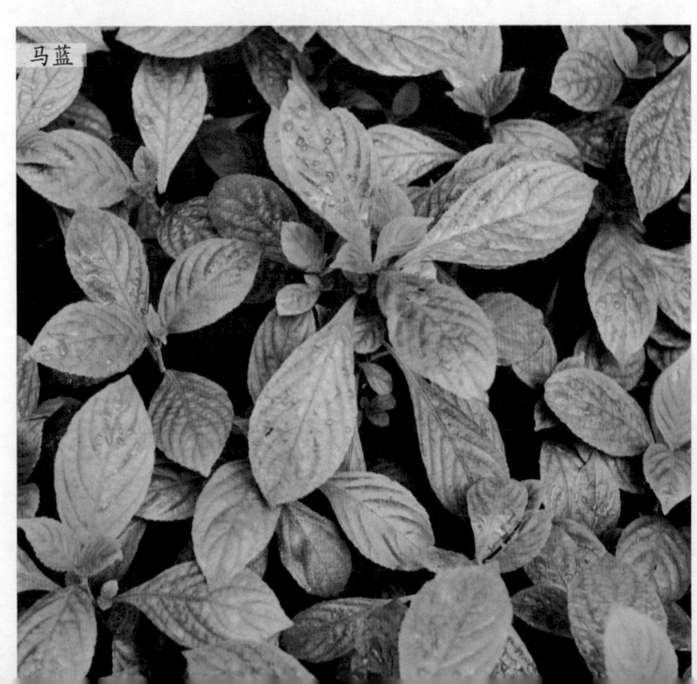
马蓝

Nantianzhuye

南天竹叶

【别名】南竹叶、天竹叶。
【来源】小檗科植物南天竹 *Nandina domestica* 的叶。

【**快速识别**】南天竹：常绿灌木。茎直立，圆柱形，丛生，分枝少，幼嫩部分常为红色。叶互生，集生于茎的上部，革质有光泽；叶柄基部膨大呈鞘状；叶通常为三回羽状复叶，小叶片椭圆状披针形，先端渐尖，基部楔形，全缘，两面深绿色，冬季常变为红色。大型圆锥花序直立，花小，白色，具芳香，萼片多数，每轮 3 片，内两轮呈白色花瓣状，花瓣长圆形。浆果球形，熟时红色或有时黄色。花期 5~7 月，果期 8~10 月。生长于疏林及灌木丛中，多栽培于庭院。分布于华东、华中、中南、华南、西南及陕西等地。

【**采制**】四季均可采叶，洗净，除去枝梗杂质，晒干。

【**功效主治**】清热利湿，泻火，解毒。主治肺热咳嗽，百日咳，热淋，尿血，目赤肿痛，疮痈，瘰疬。

【**用法用量**】煎汤，9~15g。外用，适量，捣烂涂敷；或煎水洗。

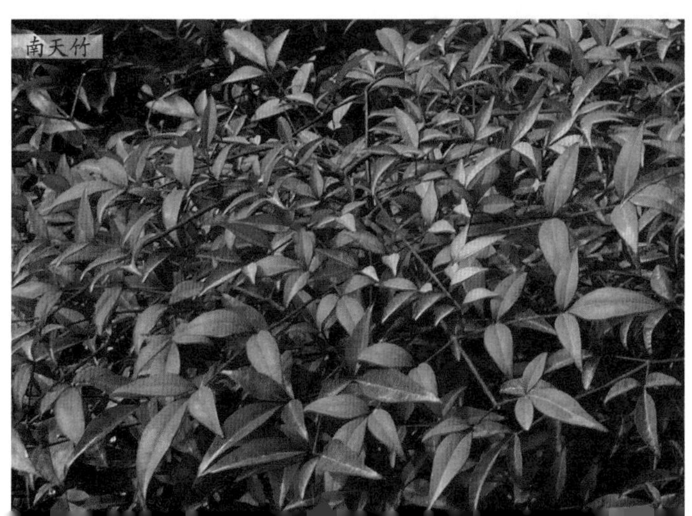
南天竹

Ningmenganye
柠檬桉叶

【来源】桃金娘科植物柠檬桉 *Eucalyptus citriodora* 的叶。

【快速识别】柠檬桉：乔木。树皮光滑，灰白色，大片状脱落。幼嫩叶片披针形，叶柄盾状着生；成熟叶片狭披针形，稍弯曲，两面有黑色腺点，揉之有浓厚的柠檬气味；过渡性叶阔披针形。圆锥花序腋生；花蕾长倒卵形；帽状体先端圆，有1小尖突。蒴果壶形，果瓣藏于萼管内。花期4~9月。栽培于福建、台湾、广东、海南、广西，常作行道树或造林。

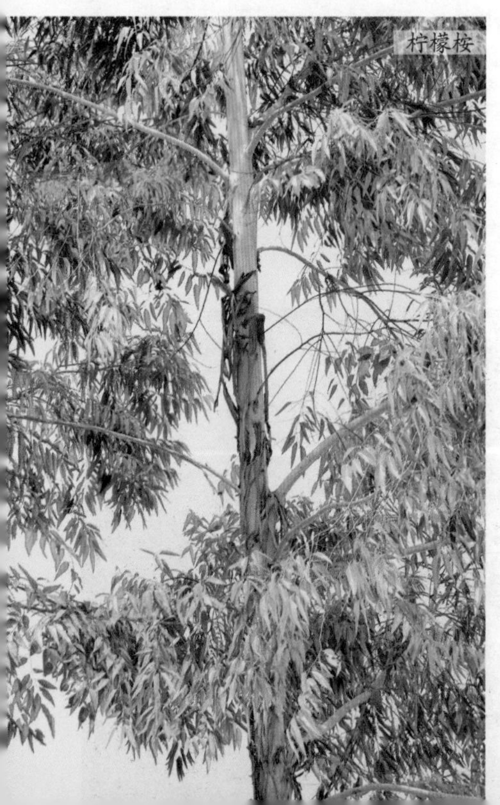
柠檬桉

【采制】秋季晴天采收，晒干或鲜用。

【功效主治】散风除湿，健胃止痛，解毒止痒。主治风寒感冒，风湿骨痛，胃气痛，食积，痧胀吐泻，痢疾，哮喘，疟疾，疮疖，风疹，湿疹，顽癣，水火烫伤，炮弹伤。

【用法用量】煎汤，3~6g。外用，适量，煎汤外洗。

Niubaiteng 牛白藤

【别名】有毛鸡屎藤、土加藤、凉茶藤。
【来源】茜草科植物牛白藤 *Hedyotis hedyotidea* 的茎叶。

【快速识别】牛白藤：粗壮藤状灌木，触之粗糙。幼枝四棱形，密被粉末状柔毛。叶对生；托叶有刺毛。叶片卵形或卵状披针形，先端渐尖，基部阔楔形，上面粗糙，下面被柔毛，全缘，膜质。花序球形，腋生或顶生；花细小，白色，具短梗；萼筒陀螺状，裂片4，线状披针形；花冠裂片披针形，外反。蒴果近球形，先端极降起，有宿存萼裂片。花期秋季。生于山谷、坡地、林下、灌木丛中。分布于广东、广西、云南。

【采制】全年均可采，鲜用或切段晒干。

【功效主治】清热解毒。主治风热感冒，肺热咳嗽，中暑高热，肠炎，皮肤湿疹，带状疱疹，痈疮肿毒。

【用法用量】煎汤，10~30g。外用，适量，捣烂外敷。

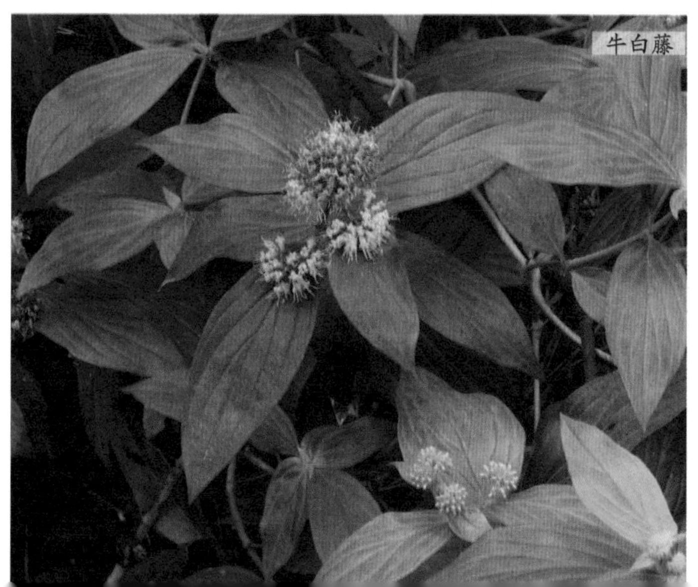

Pipaye 枇杷叶

【别名】巴叶、芦桔叶。
【来源】蔷薇科植物枇杷 *Eriobotrya japonica* 的叶。

【快速识别】枇杷：常绿小乔木。小枝粗壮，黄褐色，密生锈色或灰棕色绒毛。叶片革质；叶柄有灰棕色绒毛；托叶钻形，有毛；叶片披针形、倒披针形、倒卵形或长椭圆形，上部边缘有疏锯齿，上面光亮、多皱，下面及叶柄密生灰棕色绒毛，侧脉 11~21 对。圆锥花序顶生，总花梗和花梗密生锈色绒毛；花萼筒浅杯状，萼片三角卵形，外面有锈色绒毛；花瓣白色，长圆形或卵形，有锈色绒毛。果实球形或长圆形，黄色或橘红色。花期 10~12 月，果期 5~6 月。常栽种于村边、平地或坡边。分布于华东、华中、华南、西南及陕西、甘肃等地。

【采制】全年均可采收，晒至七八成干时，扎成小把，再晒干。

【功效主治】清肺止咳，降逆止呕。主治肺热咳嗽，气逆喘急，胃热呕逆，烦热口渴。

【用法用量】煎汤，9~15g，大剂量可用至 30g，鲜品 15~30g；或熬膏；或入丸、散。润肺下气止咳逆，宜蜜汁炒用；和胃下气止呕哕，宜姜汁炒用。

【使用注意】胃寒呕吐及风寒咳嗽者禁服。

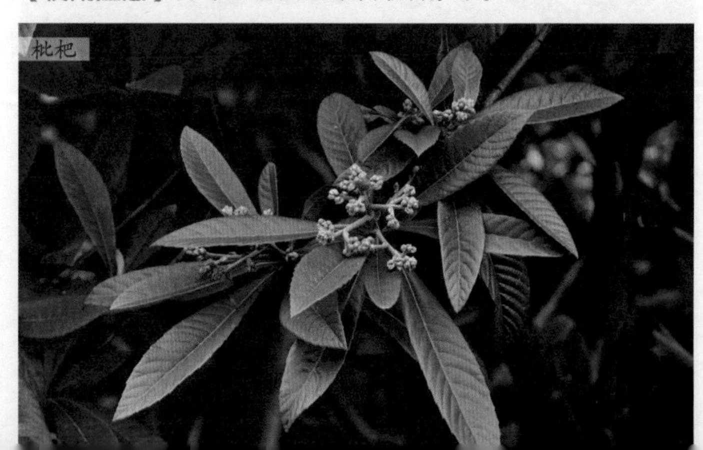
枇杷

Qidagu 漆大姑

【别名】毛漆、八面桔、山金瓜。
【来源】大戟科植物毛果算盘子 *Glochidion eriocarpum* 的枝叶。

【快速识别】毛果算盘子：灌木。枝密被淡黄色扩展的长柔毛。叶互生；叶柄密毛；托叶钻形，被毛；叶卵形或狭卵形，先端渐尖，基部钝、截平或圆形，全缘，上面榄绿色，下面稍带灰白色，两面均被长柔毛，下面尤密。花淡黄绿色，单性同株；雄花通常2~4朵簇生于叶腋，花梗被毛；萼片6，长圆形，外被疏柔毛；雌花几无梗，通常单生于小枝上部叶腋内，萼片6，长圆形，其中3片较狭，两面均被长柔毛。蒴果扁球形，顶部压入，具5条纵沟，密被长柔毛。花期6~10月，果期7~11月。生于海拔1300~1600m的山坡、山谷阳处灌丛中。分布于华南、西南及福建、台湾等地。

【采制】夏、秋二季采收，鲜用或晒干。

【功效主治】清热解毒，祛湿止痒。主治生漆过敏，稻田皮炎，皮肤瘙痒，荨麻疹，湿疹，烧伤，乳腺炎，急性胃肠炎，痢疾。

【用法用量】煎汤，5~15g。外用，适量，煎水洗；或捣敷；或研末敷。

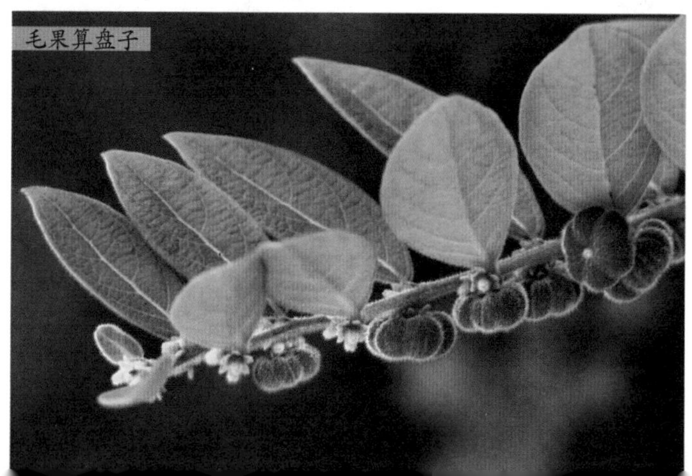
毛果算盘子

Renshenye
人参叶

【别名】参叶、人参苗。
【来源】五加科植物人参 *Panax ginseng* 的叶。

【**快速识别**】见“人参”（第 140 页）项下。

【**采制**】秋季采收，晾干或烘干。

【**功效主治**】补气，益肺，祛暑，生津。主治气虚咳嗽，暑热烦躁，津伤口渴，头目不清，四肢倦乏。

【**用法用量**】煎汤，3~10g。

【**使用注意**】脾胃虚寒者慎服。不宜与藜芦、五灵脂同用。

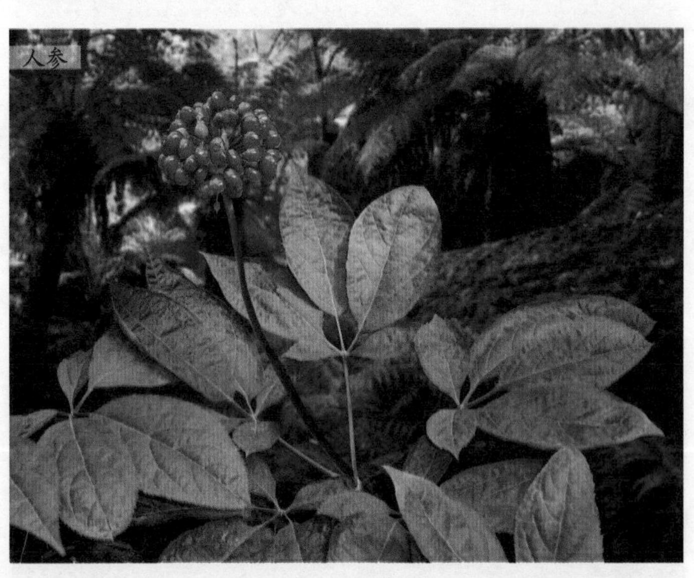
人参

Roucongrong
肉苁蓉

【别名】肉松蓉、地精、马芝。
【来源】列当科植物肉苁蓉 *Cistanche deserticola* 或管花肉苁蓉 *C. tubulosa* 的带鳞叶的肉质茎。

【**快速识别**】肉苁蓉：寄生草本。茎肉质，单一或由基部分为2或3枝，下部宽，上部渐变细。叶多数，鳞片状，螺旋状排列，淡黄白色，无叶柄；下部叶排列紧密，宽卵形或三角状卵形，上部叶稀疏，线状披针形。穗状花序；花萼钟状；花冠筒状钟形，黄白色、淡紫色，干后变棕褐色，管内有2条纵向的鲜黄色凸起。蒴果卵形，2裂，褐色。花期5~6月，果期6~7月。生于海拔225~1150m的荒漠中，寄生在藜科植物梭梭、白梭梭等植物的根上。分布于内蒙古、陕西、宁夏、甘肃、青海、新疆等地。

【**采制**】春季苗刚出土时或秋季冻土之前采挖，除去茎尖。切段，晒干。

【**功效主治**】补肾阳，益精血，润肠通便。主治肾阳不足，精血亏虚，阳痿不孕，腰膝酸软，筋骨无力，肠燥便秘。

【**用法用量**】煎汤，10~15g；或入丸、散；或浸酒。

【**使用注意**】相火偏旺、大便滑泄、实热便结者禁服。

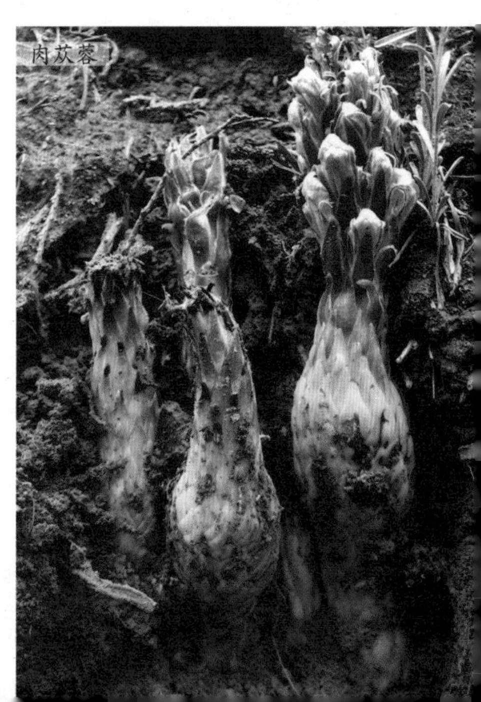
肉苁蓉

Sanchahu 三叉虎

【别名】三脚赶、三叉苦、跌打王。
【来源】芸香科植物三桠苦 *Evodia lepta* 的茎、叶或根。

【快速识别】三桠苦：灌木或小乔木。树皮灰白色，不剥落，全株味苦。三出复叶对生；叶长圆形或长椭圆形，全缘或不规则浅波状，纸质，有腺点。聚伞花序排成伞房花序式，腋生；花单性，黄白色，略芳香。蓇葖果外果皮暗黄褐色至红褐色，具半透明的腺点。花期3~5月，果期6~8月。生于山谷、溪边、林下。分布于华南、西南及浙江、江西、福建、台湾等地。

【采制】夏、秋二季采收，鲜用或切段晒干。

【功效主治】清热解毒，祛风除湿，消肿止痛。主治感冒发热，流行性脑脊髓膜炎，流行性乙型脑炎，胃痛，咽喉肿痛，肺热咳嗽，风湿痹痛，跌打损伤，湿疹，疮疖肿毒。

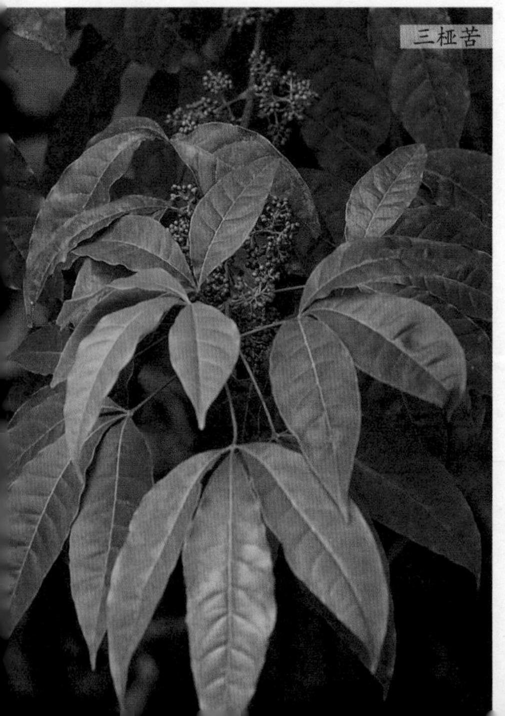
三桠苦

【用法用量】煎汤，9~15g。外用，适量，捣敷；或煎水洗。

【使用注意】虚寒者慎用。

Sangjisheng 桑寄生

【别名】寓木、寄生树、茑木。
【来源】桑寄生科植物桑寄生 *Taxillus chinensis* 的带叶茎枝。

【快速识别】桑寄生：灌木。嫩枝、叶密被锈色星状毛。小枝灰褐色，具细小皮孔。叶对生或近对生；叶片厚纸质，卵形至长卵形，先端圆钝，基部楔形或阔楔形；伞形花序，1~2个腋生或生于小枝已落叶腋部，通常2朵，花序和花被星状毛；苞片鳞片状；花褐色；副萼环状；花冠花蕾时管状，稍弯，下半部膨胀，顶端卵球形，裂片4，匙形，反折。浆果椭圆状或近球形，果皮密生小瘤体，被疏毛，成熟果浅黄色，果皮变平滑。花、果期4月至翌年1月。生于海拔20~400m的平原或低山常绿阔叶林中。寄生于桑树、桃树、李树、龙眼、油茶、马尾松等多种植物上。分布于福建、广东、广西等地。
【采制】冬季至次春采割，除去粗茎，切段、干燥，或蒸后干燥。
【主治功能】祛风湿，补肝肾，强筋骨，安胎元。主治风湿痹痛，腰膝酸软，筋骨无力，崩漏经多，妊娠漏血，胎动不安，头晕目眩。
【用法用量】煎汤，10~15g；或入丸、散；或浸酒；或捣汁服。外用，适量，捣烂外敷。

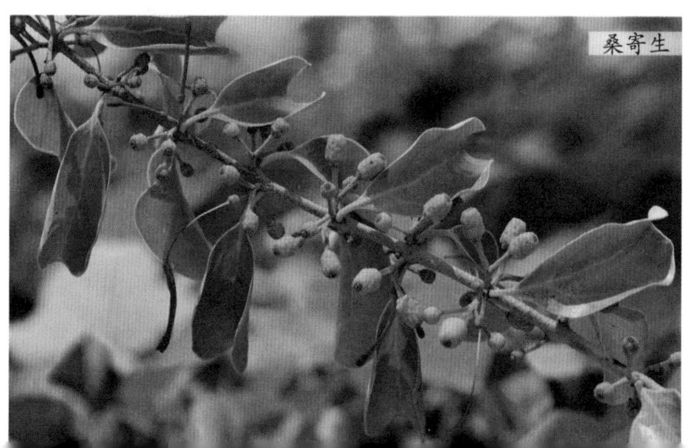
桑寄生

Sangye
桑叶

【别名】铁扇子、蚕叶。
【来源】桑科植物桑 *Morus alba* 的干燥叶。

【快速识别】见“桑葚”（第 319 页）项下。

【采制】初霜后采收，除去杂质，晒干。

【功效主治】疏散风热，清肺润燥，清肝明目。主治风热感冒，肺热燥咳，头晕头痛，目赤昏花。

【用法用量】煎汤，4.5~9g；或入丸、散。外用，适量，煎水洗；或捣敷。

【使用注意】肝燥者禁用。

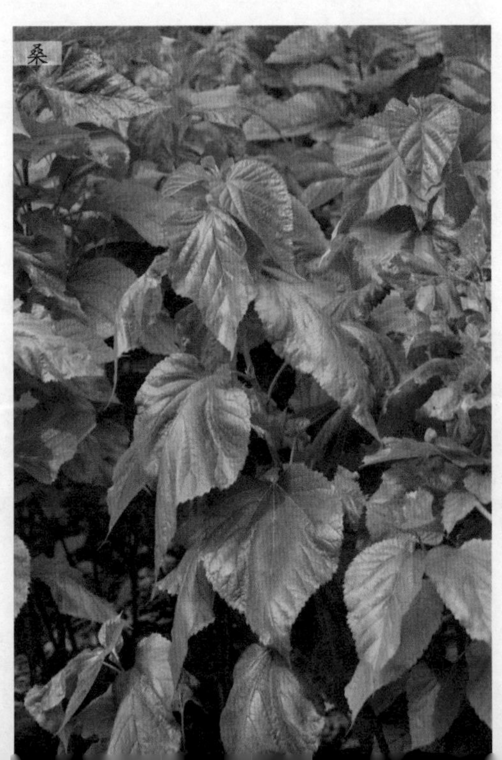

Shancai

杉材

【别名】杉材木。
【来源】杉科植物杉木 *Cunninghamia lanceolata* 的心材及树枝。

【**快速识别**】杉木：乔木。幼树树冠尖塔形，大树树冠圆锥形。树皮灰褐色，裂成长条片脱落。大枝平展，小枝近对生或轮生。叶在主枝上辐射伸展，在侧枝上排成二列状，条状披针形，革质，微弯，坚硬，边缘有细齿，上面中脉两侧有窄气孔带、下面沿中脉两侧各有 1 条白粉气孔带。花雌雄同株；雄球花圆锥状，簇生枝顶；雌球花单生或 2~4 个集生枝顶，卵圆形。球果近球形或卵圆形，苞鳞三角状宽卵形，宿存。种子长卵形，扁平，暗褐色，两侧有窄翅。花期 4 月，球果 10 月下旬成熟。广泛栽培于我国长江流域及秦岭以南地区。

【**采制**】四季均可采，鲜用或晒干。

【**功效主治**】辟恶除秽，除湿散毒，降逆气，活血止痛。主治脚气肿满，霍乱，风湿毒疮，跌打肿痛，烧烫伤。

【**用法用量**】煎汤，15~30g。外用，适量，煎水熏洗；或烧存性研末调敷。

【**使用注意**】不可久服和过量。虚人禁服。

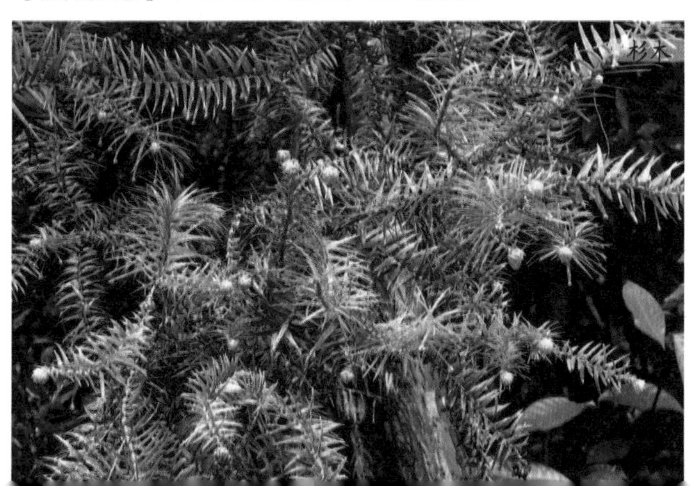
杉木

Shangancao
山甘草

【别名】白蝴蝶、水根藤、凉藤。
【来源】茜草科植物玉叶金花 *Mussaenda pubescens*、展枝玉叶金花 *M. divaricata* 的茎叶。

【快速识别】玉叶金花：被毛的攀缘灌木。叶对生或轮生；托叶三角形，长端2深裂；叶片卵状长圆形或卵状披针形，长端渐尖，基部楔尖，上面无毛或被疏毛，下面密被短柔毛。聚伞花序顶生，稠密，有极短的总花梗和被毛的条形苞片；花5数，被毛，无梗，萼筒陀螺状，裂片条形，比萼筒长2倍以上，一些花的1枚萼裂片扩大成叶状，白色，宽椭圆形，具纵脉；花冠黄色。果实肉质，近椭圆形，干后黑色。花期6~7月。生于海拔400~500m的山坡、路旁及灌丛中。分布于长江以南各地。

【采制】夏季采收晒干。

【功效主治】清热利湿，解毒消肿。主治感冒，中暑发热，咳嗽，咽喉肿痛，泄泻，痢疾，肾炎水肿，湿热小便不利，疮疡脓肿。

【用法用量】煎汤，15~30g，鲜品30~60g；或捣汁。外用，适量，捣敷。

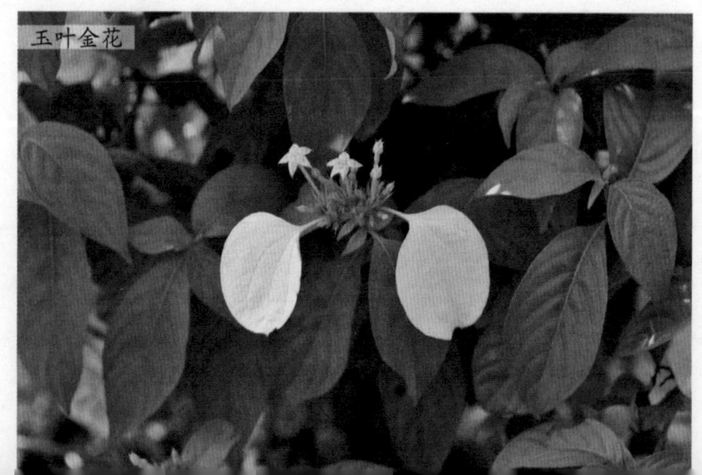
玉叶金花

山黄麻叶

Shanhuangmaye

【来源】榆科植物异色山黄麻 *Trema orientalis* 的叶。

【快速识别】异色山黄麻：乔木或灌木。树皮浅灰至深灰色，平滑或老干上有不规则浅裂缝，小枝灰褐色，有毛，嫩梢上的较密。叶革质，坚硬但易脆，卵状矩圆形或卵形，先端常渐尖或锐尖，基部心形，多少偏斜，边缘有细锯齿，两面异色，干时叶面淡绿色或灰绿色，稍粗糙，常有皱纹，叶背灰白色或淡绿灰色，密被绒毛（毡毛），基出脉 3，其侧生的一对达叶片的中上部，侧脉 4~6 对；叶柄有毛；托叶条状披针形。雄花序被毛；雄花花被片 5，卵状矩圆形，外面被微毛，边缘有缘毛。雌花花被片 4~5，三角状卵形，具缘毛。核果卵状球形或近球形，稍压扁，成熟时稍皱，黑色，具宿存的花被。花期 3~6 月，果期 6~11 月。生于海拔 400~1900 米的山谷开旷的较湿润林中或较干燥的山坡灌丛中。分布于华南、西南及台湾等地。

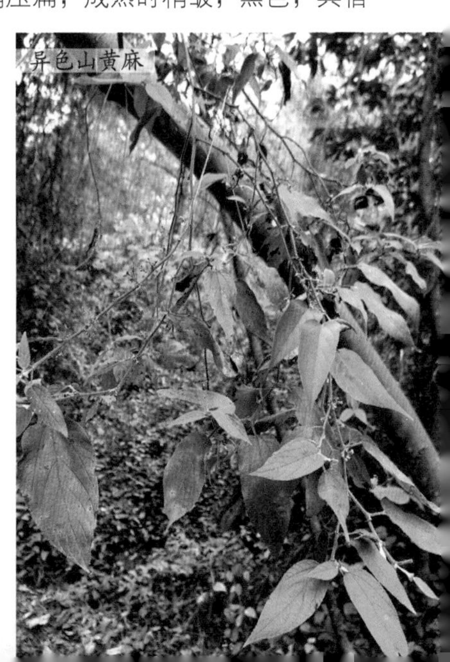
异色山黄麻

【采制】全年均可采，鲜用或晒干。

【功效主治】止血。主治外伤出血。

【用法用量】外用，适量，鲜品捣敷；或研末敷。

Shanhuangpi 山黄皮

【别名】五蓍叶、臭黄皮叶、过山香。
【来源】芸香科植物假黄皮 *Clausena excavata* 树叶或树皮。

【快速识别】假黄皮：灌木或小乔木。枝、叶柄及花柄通常被毛，有刺激气味。奇数羽状复叶互生；小叶片15~31，卵形、披针形至长圆状披针形，先端急尖，有时较钝，基部钝斜或近圆形，边缘有细小圆锯齿或不明显，两面被毛或仅在脉上被毛，纸质。聚伞圆锥花序顶生；苞片常成对而细小；萼片4；花瓣4，白色，倒卵形或近卵形。浆果卵形至椭圆形，橘红色。种子1~2颗。花期3~4月，果期7~9月。生于旷野。分布于福建、台湾、广东、海南、广西、云南等地。

【采制】夏、秋二季采集，鲜用，或切段，晒干备用。

【功效主治】疏风清热，利湿解毒，截疟。主治感冒发热，咳嗽气喘，腹泻痢疾，风湿水肿，尿路感染，湿疹，疥癣，疮疖，毒蛇咬伤。

【用法用量】煎汤，10~20g；或浸酒；或研末服，3~6g。外用，适量，酒炒敷；或煎汤洗。

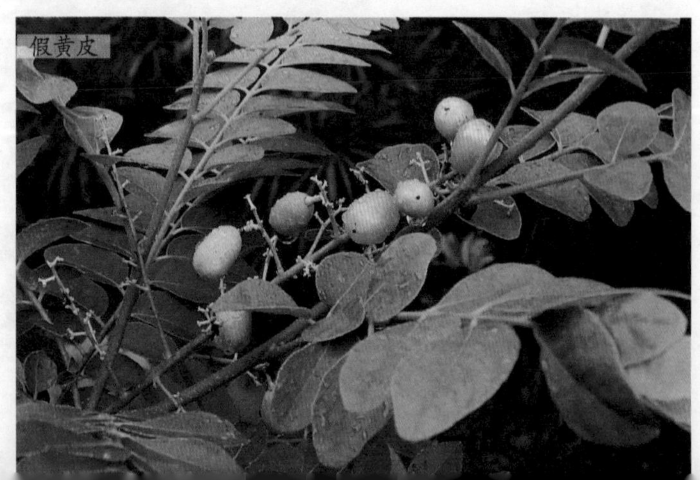
假黄皮

Shanyouganye

山油柑叶

【来源】芸香科植物山油柑 *Acronychia pedunculata* 的叶。

【**快速识别**】山油柑：常绿乔木。幼枝及花序被毛茸。单叶对生，叶柄顶端有1结节；叶片长圆形至长椭圆形，两端狭尖，有时先端略圆或微凹，基部阔楔形，密生腺点。聚伞花序具长柄，顶生或腋生；花两性；萼片4；花瓣4，青白色，狭披针形或线形，两侧边缘内卷，内面密被毛茸。核果黄色，平滑，半透明。种子黑色。花期4~8月，果期8~12月。生于低湿丘陵地及阔叶疏林中。分布于华南及云南、台湾等地。

【**采制**】全年可采，鲜用或晾干。

【**功效主治**】祛风止咳，理气止痛，活血消肿。主治支气管炎，感冒咳嗽，风湿性腰腿痛，胃痛，疝气痛，跌打损伤，疔疮痈肿。

【**用法用量**】煎汤，9~15g。外用，适量，捣敷。

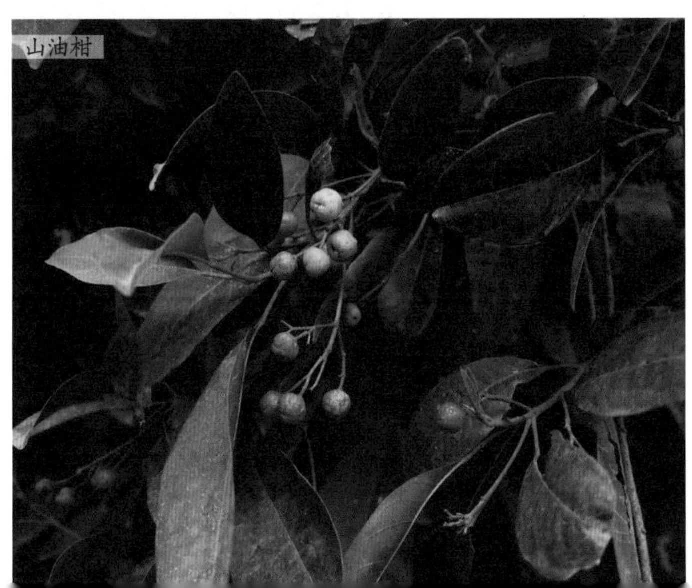

山油柑

Shanzhaye 山楂叶

【别名】赤枣子叶。
【来源】蔷薇科植物山里红 *Crataegus pinnatifida* var. *major* 或山楂 *C. pinnatifida* 的叶。

【快速识别】见“山楂”（第 323 页）项下。

【采制】夏、秋二季采收，晾干。

【功效主治】活血化瘀，理气通脉，化浊降脂。主治气滞血瘀，胸痹心痛，胸闷憋气，心悸健忘，眩晕耳鸣，高脂血症。

【用法用量】煎汤，3~10g；或泡茶饮。外用，适量，煎汤洗。

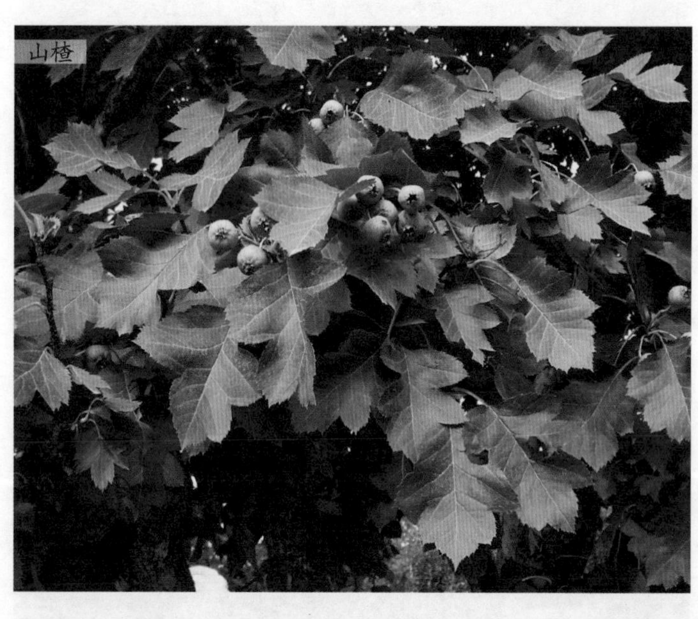
山楂

Shebaizi
蛇百子

【别名】山薄荷、假藿香、臭草。
【来源】唇形科植物山香 *Hyptis suaveolens* 的茎、叶。

【快速识别】山香：草本。揉之有香气。茎直立，钝四棱形，被平展刚毛。叶对生；叶片卵形或宽卵形，先端近锐尖，基部圆形或浅心形，边缘具小锯齿，两面均被疏柔毛。聚伞花序2~5花，着生于叶腋，排列成假总状花序或圆锥花序；花萼钟形，花后结果增大，外被长柔毛及腺点，萼齿5，短三角形，先端长锥尖，被毛；花冠蓝色，圆筒形，外面上部被微柔毛，上唇先端2圆裂，下唇3裂，中裂片囊状，侧裂片与上唇裂片相似，略长。小坚果长圆形，暗褐色。花期1~12月，果期1~12月。生于开旷荒地、草坡、林缘或路旁。分布于福建、台湾、广东和广西等地。

【采制】夏、秋二季采收，阴干或鲜用。

【功效主治】解表利湿，行气散瘀。主治感冒，风湿痹痛，腹胀，泄泻，痢疾，跌打损伤，湿疹，皮炎。

【用法用量】煎汤，6~15g。外用，适量，鲜品捣敷；或煎水洗。

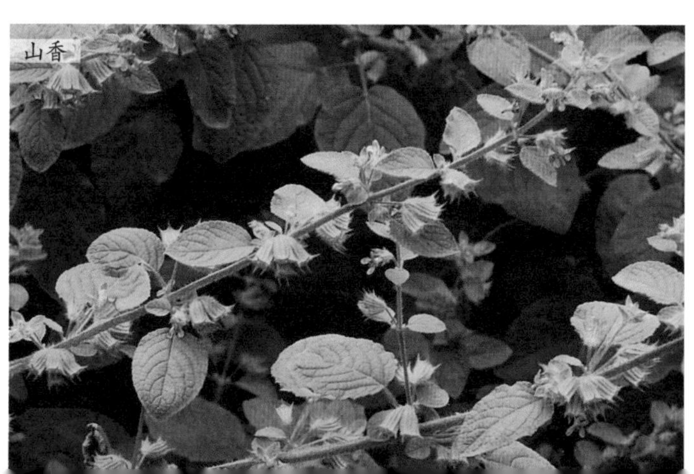
山香

Shihu 石斛

【别名】林兰、悬竹、千年竹。
【来源】兰科植物金钗石斛 *Dendrobium nobile*、鼓槌石斛 *D. chrysotoxum* 或流苏石斛 *D. fimbriatum* 的栽培品及其同属植物近似种的茎。

【快速识别】金钗石斛：附生草本。茎丛生，黄绿色，多节。叶近革质，常 3~5 枚生于茎上端；叶片长圆形或长圆状披针形，先端 2 圆裂，叶脉平行，通常 9 条；叶鞘紧抱于节间，无叶柄。总状花序自茎节生出，通常具 2~3 花，花大，下垂；花萼及花瓣白色，末端呈淡红色；花瓣卵状长圆形或椭圆形，与萼片几等长，唇瓣近圆卵形，先端圆，近基部的中央有一块深紫色的斑点。蒴果。花期 5~6 月。附生于高山岩石上或林中树干上。分布于华南、西南及台湾、湖北等地。
【采制】全年均可采收，除去杂质，用开水略烫或烘软，再边搓边烘晒，至叶鞘搓净，干燥。
【功效主治】益胃生津，滋阴清热。主治热病津伤，口干烦渴，胃阴不足，食少干呕，病后虚热不退，阴虚火旺，骨蒸劳热。
【用法用量】煎汤，6~15g，鲜品加倍；或入丸、散；或熬膏。
【使用注意】温热病早期阴未伤者、湿温病未化燥者、脾胃虚寒者均禁服。

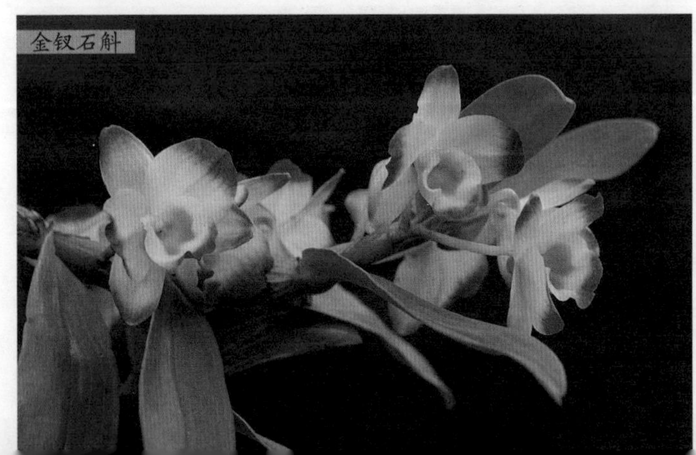
金钗石斛

Shinan 石南

【别名】风药、栾茶。
【来源】蔷薇科植物石楠 *Photinia serrulata* 的叶。

【快速识别】石楠：常绿灌木或小乔木。小枝褐灰色，无毛。叶互生；叶柄粗壮；叶片革质，长椭圆形、长倒卵形或倒卵状椭圆形，先端尾尖，基部圆形或宽楔形，边缘有疏生具腺细锯齿，近基部全缘，上面光亮。叶片形态变异较大，幼苗期锯齿有针刺。花两性；复伞房花序顶生，总花梗和花梗无毛；花密生；萼筒杯状萼片 5；花瓣 5，白色，近圆形；雄蕊 20，花药带紫色。梨果球形，红色，后成褐紫色。花期 4~5 月，果期 10 月。生于海拔 1000~2500m 的杂木林中。分布于华东、华中、中南、华南、西南及陕西、甘肃等地。

【采制】夏、秋二季采收，晒干。

【功能主治】祛风湿，止痒，强筋骨，益肝肾。主治风湿痹痛，头风头痛，风疹，脚膝痿弱，肾虚腰痛，阳痿，遗精。

【用法用量】煎汤，3~10g；或入丸、散。外用，适量，研末撒；或吹鼻。

【使用注意】阴虚火旺者禁服。

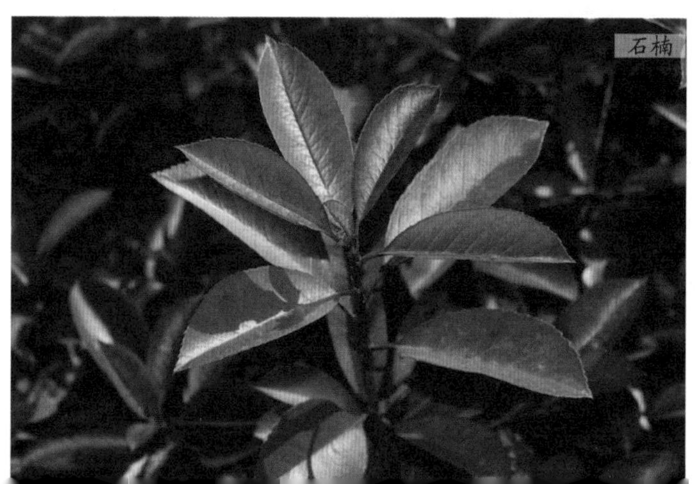
石楠

Shiwei
石韦

【别名】石皮、金星草、石兰。
【来源】水龙骨科植物庐山石韦 *Pyrrosia sheareri*、石韦 *P. lingua* 或有柄石韦 *P. petiolosa* 的叶。

【快速识别】石韦：根状茎细长，横生，与叶柄密被棕色披针形鳞片，顶端渐尖，盾状着生，中央深褐色，边缘淡棕色，有睫毛。叶远生，近二型；叶柄较长，深棕色，有浅沟，幼时被星芒状毛，以关节着生于根状茎上；叶片革质，披针形至长圆状披针形，先端渐尖，基部渐狭并下延于叶柄，全缘；上面绿色，偶有星状毛和凹点，下面密被灰棕色的星芒状毛；不育叶和能育叶同型或略短而阔；中脉上面稍凹，下面隆起，侧脉多少可见，小脉网状。孢子囊群满布于叶背面或上部，幼时密被星芒状毛，成熟时露出。附生于海拔 100~1800m 的林中树干或溪边石上。分布于华东、中南、西南地区。

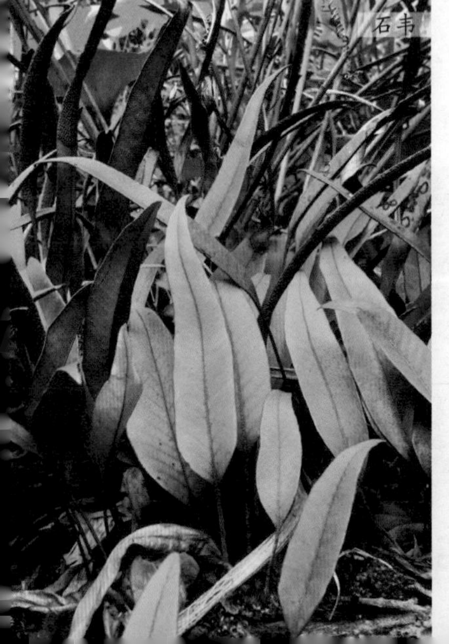
石韦

【采制】全年均可采收，除去根茎和根，晒干或阴干。

【功效主治】利尿通淋，清肺止咳，凉血止血。主治热淋，血淋，石淋，小便不通，淋沥涩痛，肺热喘咳，吐血，衄血，尿血，崩漏。

【用法用量】煎汤，9~15g；或研末。外用，适量，研末涂敷。

【使用注意】阴虚及无湿热者禁服。

Sijiqing 四季青

【别名】冬青叶、四季青叶、一口血。
【来源】冬青科植物冬青 *Ilex chinensis* 的叶。

【快速识别】冬青：常绿乔木。树皮灰色或淡灰色，无毛。叶互生，叶柄较长；叶片革质，通常狭长椭圆形，先端渐尖，基部楔形，很少圆形，边缘疏生浅锯齿，上面深绿色而有光泽，冬季变紫红色，中脉在下面隆起。花单性，雌雄异株，聚伞花序着生于叶腋外或叶腋内；花萼 4 裂，花瓣 4，淡紫色。核果椭圆形，熟时红色。花期 5 月，果熟期 10 月。常生长于疏林中。分布于我国长江以南各地。

【采制】秋、冬二季采收，鲜用或晒干。

【功效主治】清热解毒，消肿祛瘀。主治肺热咳嗽，咽喉肿痛，痢疾，胁痛，热淋；外治烧烫伤，皮肤溃疡。

【用法用量】煎汤，15~30g。外用，适量，鲜品捣敷；或水煎洗、涂。

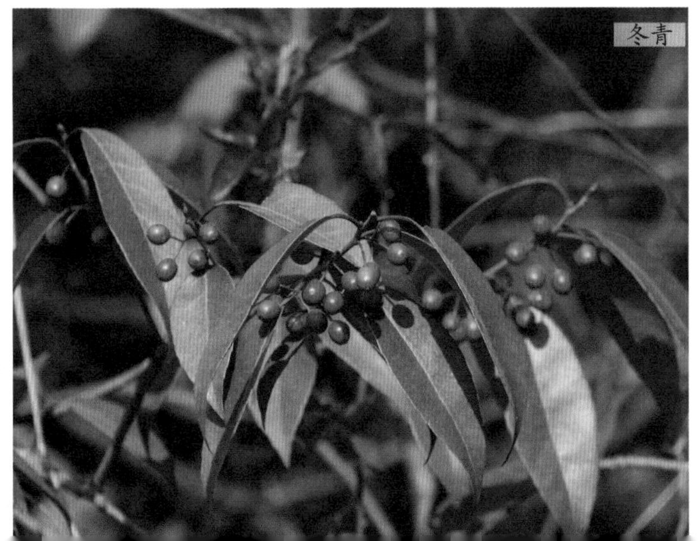
冬青

Songjie 松节

【别名】黄松木节、油松节、松郎头。
【来源】松科植物油松 *Pinus tabulaeformis*、马尾松 *P. massoniana*、赤松 *P. densiflora*、云南松 *P. yunnanensis* 等枝干的结节。

【快速识别】马尾松：乔木。树皮红褐色，下部灰褐色，成不规则长块状裂。小枝常轮生，淡黄褐色，无白粉，无毛；冬芽卵状圆柱形，褐色，先端尖，芽鳞先端尖或有长尖头。叶针形，2 针一束，稀 3 针一束，细长而柔软，叶缘有细锯齿；叶鞘初呈褐色，后渐变成灰黑色，宿存。雄球花淡红褐色，圆柱形，聚生于新枝下部苞腋，穗状；雌球花淡紫红色，单生或 2~4 个聚生于新枝顶端。球果卵圆形或圆锥状卵形，有短梗，下垂，熟时栗褐色；中部种鳞近长圆状倒卵形。花期 4~5 月，果熟期翌年 10~12 月。生于海拔 1500m 以下山地。分布于华东、华中、华南、西南及陕西等地。
【采制】多于采伐时锯取之，经过选择整修，晒干或阴干。
【功效主治】祛风燥湿，舒筋通络，活血止痛。主治风寒湿痹，历节风痛，脚痹痿软，跌打伤痛。
【用法用量】煎汤，10~15g；或浸酒、醋等。外用，适量，浸酒涂擦；或炒研末调敷。

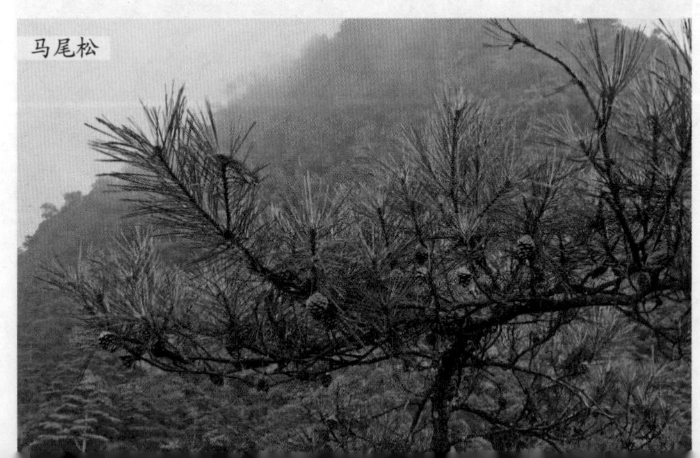
马尾松

台湾相思

Taiwanxiangsi

【别名】相思仔、台湾柳、香丝树。
【来源】豆科植物台湾相思 *Acacia confusa* 的枝叶、芽。

【快速识别】台湾相思：乔木，无毛。枝灰色或褐色，无刺。托叶三角形，肉质；叶柄叶状，镰形，两端渐尖，无毛，有3~7条隆起的平行脉。头状花序球形，单生或2~3个簇生于叶腋。总花梗纤弱；花金黄色，有微香；花萼长约为花冠之半。荚果扁平，幼时有黄褐色柔毛，种子间微缢缩，先端钝面有凸头，基部楔形；种子2~8颗，椭圆形，压扁。花期3~10月，果期8~12月。生于山坡路旁或栽培作行道树。分布于福建、台湾、广东、广西等地。

【采制】夏、秋二季采枝叶或嫩芽，鲜用。

【功效主治】去腐生肌，疗伤。主治疮疡溃烂，跌打损伤。

【用法用量】嫩芽适量，绞汁，酒水和服。外用，适量，鲜品煎水洗；或捣烂敷。

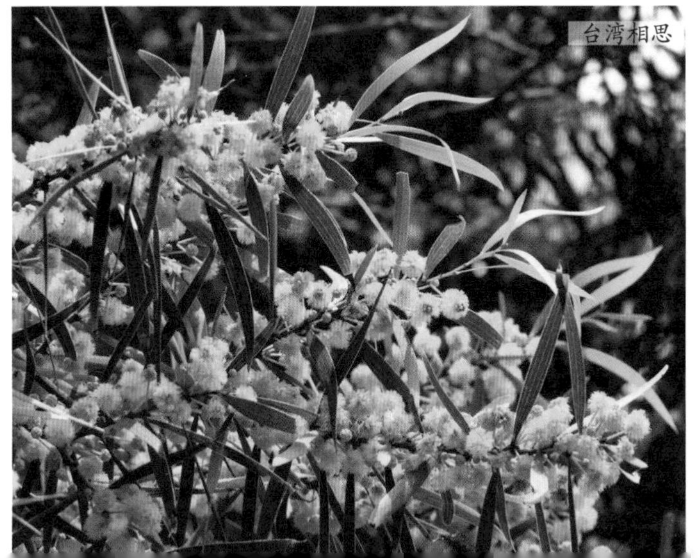
台湾相思

Tiepishihu 铁皮石斛

【别名】黑节草。
【来源】兰科植物铁皮石斛 *Dendrobium officinale* 的茎。

【快速识别】铁皮石斛：附生草本。茎丛生，圆柱形。上部茎节上有时生根，长出新植株，干后呈青灰色。叶纸质，长圆状披针形，先端略钩转，边缘和中脉淡紫色；叶鞘具紫斑，鞘口张开，常与叶留下一个环状间隙。总状花序常生于无叶的茎上端，回折状弯曲，常具 3 花；花被片黄绿色，中萼片和花瓣相似，长圆状披针形，侧萼片镰状三角形；萼囊明显；唇瓣卵状披针形，反折，比萼片略短，不裂或不明显 3 裂，基部边缘内卷并具 1 个胼胝体，先端急尖，边缘波状；唇盘被乳突状毛，具紫红色斑点。附生于树上。分布于广西、云南、贵州等地。

【采制】11 月至翌年 3 月采收，除去杂质，剪去部分须根，边加热边扭成螺旋形或弹簧状，烘干；或切成段，干燥或低温烘干，前者习称“铁皮枫斗”（耳环石斛）；后者习称“铁皮石斛”。

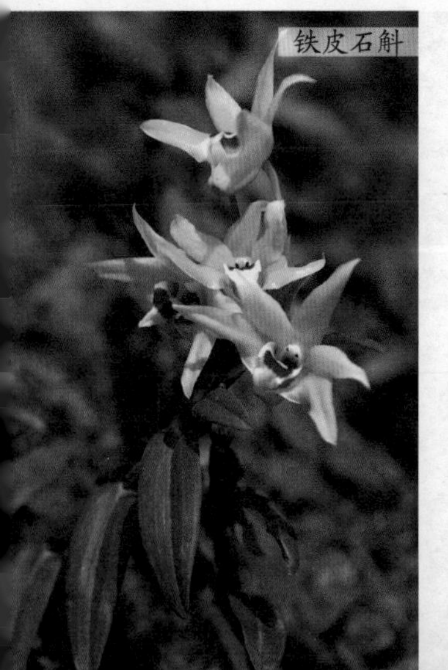
铁皮石斛

【功效主治】益胃生津，滋阴清热。主治热病津伤，口干烦渴，胃阴不足，食少干呕，病后虚热不退，阴虚火旺，骨蒸劳热，目暗不明，筋骨痿软。

【用法用量】煎汤，6~15g，鲜品加倍；或入丸、散；或熬膏。

【使用注意】温热病早期阴未伤者、湿温病未化燥者、脾胃虚寒者均禁服。

通草

Tongcao

【别名】寇脱、白通草、五加风。
【来源】五加科植物通脱木 *Tetrapanax papyrifer* 的茎髓。

【快速识别】通脱木：灌木或小乔木。茎粗壮，不分枝，幼时表面密被黄色星状毛或稍具脱落的灰黄色柔毛。茎髓大，白色，纸质；树皮深棕色，略有皱裂；新枝淡棕色或淡黄棕色，有明显的叶痕和大型皮孔。叶大，互生，聚生于茎顶；叶柄粗壮，圆筒形；叶片纸质或薄革质，掌状 5~11 裂，倒卵状长圆形或卵状长圆形，每一裂片常又有 2~3 个小裂片，全缘或有粗齿，上面深绿色，无毛，下面密被白色星状绒毛。伞形花序聚生成顶生或近顶生大型复圆锥花序；花淡黄白色；花萼密被星状绒毛；花瓣 4，三角状卵形，外面密被星状厚绒毛。果球形，熟时紫黑色。花期 10~12 月，果期翌年 1~2 月。生于海拔 10~2800m 的向阳肥厚的土壤中，或栽培于庭园中。分布于西南、华东、华中、中南、华南及陕西等地。

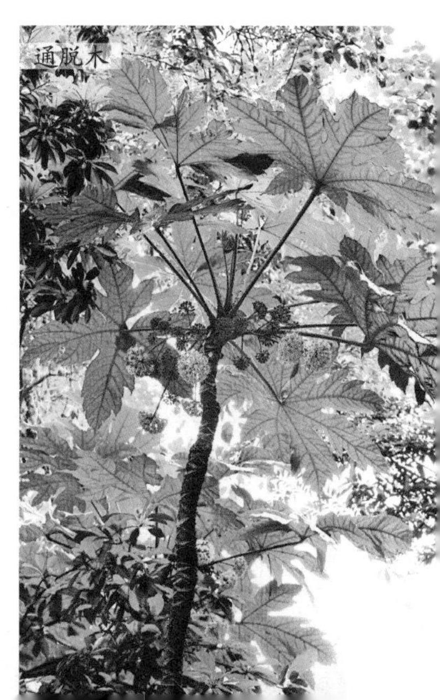

【采制】秋季割取茎，截成段，趁鲜取出髓部，理直，晒干。

【功效主治】清热利尿，通气下乳。主治湿热淋证，水肿尿少，乳汁不下。

【用法用量】煎汤，2~5g。

【使用注意】气阴两虚、内无湿热者及孕妇慎服。

Tumishu
土蜜树

【来源】大戟科植物土蜜树 *Bridelia tomentosa* 的茎叶。

【快速识别】土蜜树：灌木或小乔木。树皮灰黑色；除幼枝、叶背、叶柄、托叶和雌花的萼片外面被柔毛或短柔毛外，其余均无毛。叶互生；叶片纸质，长圆形、长椭圆形或倒卵状长圆形，顶端锐尖至钝，基部宽楔形至近圆，叶面粗涩，叶背浅绿色。花小，单性，雌雄同株或异株，簇生于叶腋，花瓣 5；雄花萼片三角形，花瓣倒卵形，膜质，顶端 3~5 齿裂；雌花通常 3~5 朵簇生；萼片三角形，花瓣倒卵形或匙形，顶端全缘或有齿裂，比萼片短。核果近圆球形；花、果期全年。生于溪旁、山坡、谷地、林中。分布于华南及福建、台湾、云南等地。

【采制】秋季采摘，鲜用或晒干。

【功效主治】清热，解毒。主治疔疮，狂犬咬伤。

【用法用量】煎汤，15~60g。外用，适量，鲜叶捣敷。

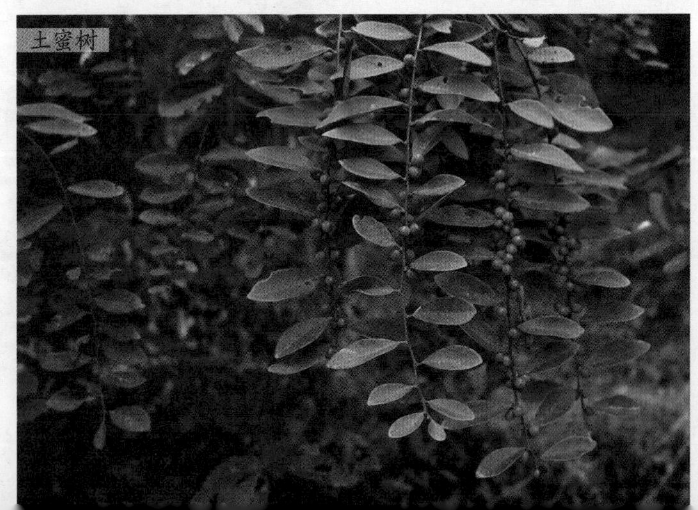
土蜜树

Wangjiangnan 望江南

【别名】金豆子、大羊角菜、假决明。
【来源】豆科植物望江南 *Cassia occidentalis* 的茎叶。

【快速识别】望江南：灌木或半灌木。分枝少，无毛。叶互生，偶数羽状复叶，叶柄基部有1枚大而褐色、圆锥形的腺体；小叶具短柄，膜质，4~5对，叶片卵形至椭圆状披针形，先端渐尖，有缘毛，基部近于圆形，稍偏斜，全缘，上面密被细柔毛。伞房状总状花序顶生或腋生；花黄色，花瓣5，倒卵形，先端圆形。荚果扁平，线形，褐色，稍内弯，边加厚。花期4~8月，果期6~10月。生于河边滩地、旷野或丘陵的灌木林或疏林中。分布于长江以南各地，河北、山东、河南、台湾也有。

【采制】夏季植株生长旺盛时采收，阴干。鲜用者可随采新鲜茎叶供药用。

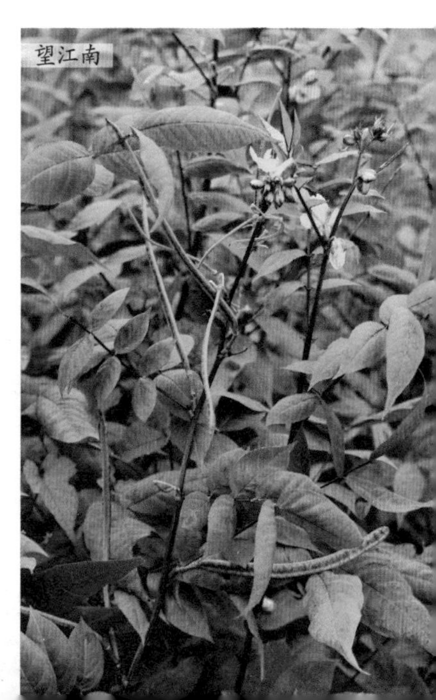

【功效主治】肃肺，清肝，利尿，通便，解毒消肿。主治咳嗽气喘，头痛目赤，血淋，大便秘结，痈肿疮毒，蛇虫咬伤。

【用法用量】煎汤，6~9g，鲜品15~30g；或捣汁。外用，适量，鲜叶捣敷。

【使用注意】有小毒。体虚者慎服。

Wengcai 蕹菜

【别名】瓮菜、空心菜、无心菜。
【来源】旋花科植物蕹菜 *Ipomoea aquatica* 的茎叶。

【快速识别】蕹菜：草本，蔓生。茎圆柱形，节明显，节上生根，节间中空，无毛。单叶互生；叶柄较长，无毛；叶片形状大小不一，卵形、长卵形、长卵状披针形或披针形，先端锐尖或渐尖，具小尖头，基部心形，戟形或箭形，全缘或波状。聚伞花序腋生，有1~5朵花；花冠白色、淡红色或紫红色，漏斗状。蒴果卵圆形至球形，无毛。花期夏、秋季。生于气候湿暖、土壤肥沃多湿的地方或水沟、水田中。我国中部和南部各地常为无性栽培，北方较少。

【采制】夏、秋二季采收，多鲜用。

【功效主治】凉血清热，利湿解毒。主治鼻衄，便秘，淋浊，便血，尿血，痔疮，痈肿，蛇虫咬伤。

【用法用量】煎汤，60~120g；或捣汁。外用，煎水洗；或捣敷。

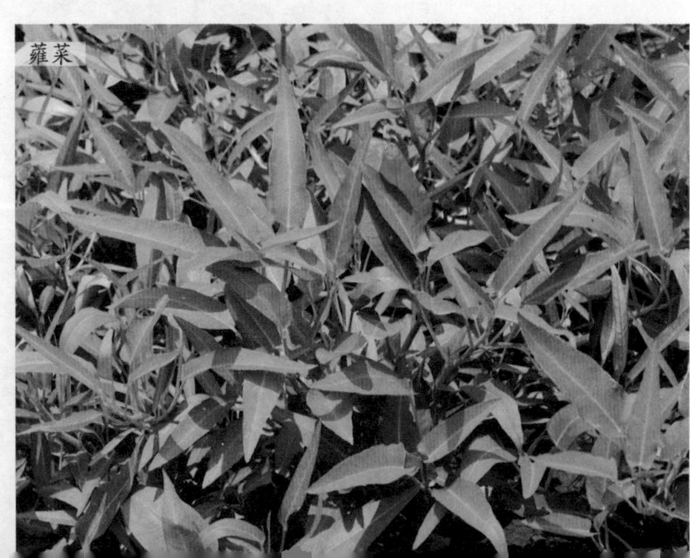
蕹菜

Wuruijisheng
五蕊寄生

【别名】茶树寄生、乌榄树寄生、木威子寄生。
【来源】桑寄生科植物五蕊寄生 *Dendrophthoe pentandra* 的带叶茎枝。

【快速识别】五蕊寄生：灌木。芽密被灰色短星状毛。叶互生或在短枝上近对生，革质；叶形多样，自披针形至近圆形，通常为椭圆形，基部稍下延。总状花序，1~3个腋生或簇生，具花3~10朵，初密被灰色或白色星状毛；苞片阔三角形；花初呈青白色，后变红黄色；花冠下半部稍膨胀，5深裂，裂片披针形，反折；浆果卵球形，红色。花、果期12月至翌年6月。生于海拔20~1600m的平原或山地常绿阔叶林中，寄生于乌榄、白榄、木油桐、杧果、黄皮、木棉、榕树等多种植物上。分布于华南、云南等地。

【采制】夏、秋二季间采收，扎成束，晾干。

【功效主治】祛风湿，补肝肾，止泻痢。主治风湿痹痛，腰痛，腰膝酸软，腹泻，痢疾。

【用法用量】煎汤，15~30g。外用，适量，煎水洗。

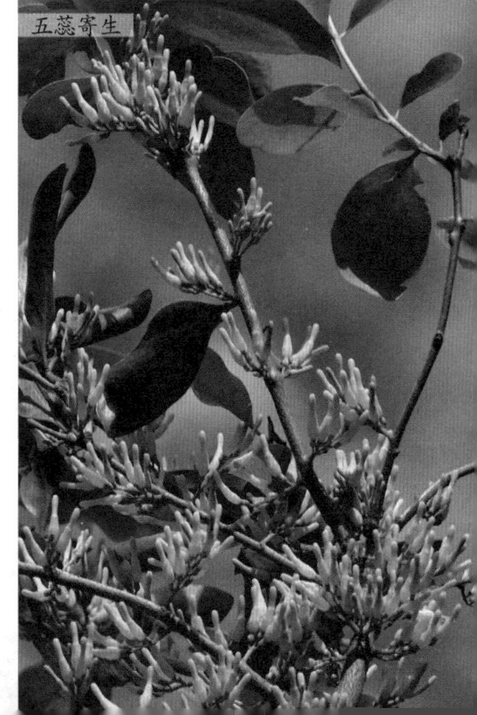
五蕊寄生

Wusemeiye 五色梅叶

【别名】臭金凤叶、五色花叶、毛神花叶。
【来源】马鞭草科植物马缨丹 *Lantana camara* 的叶或嫩枝叶。

【快速识别】马缨丹：直立或蔓性灌木。植株有臭味，有时呈藤状。茎、枝均呈四方形，有糙毛，常有下弯的钩刺或无刺。单叶对生；叶片卵形至卵状长圆形，基部楔形或心形，边缘有钝齿，先端渐尖或急尖，表面有粗糙的皱纹和短柔毛，背面具小刚毛。头状花序腋生；花序梗粗壮，长于叶柄，苞片披针形；花萼筒状，先端有极短的齿；花冠黄色、橙黄色、粉红色至深红色。果实圆球形，成熟时紫黑色。全年开花。常生于海拔 80~1500m 的海边沙滩、路边及空旷地。我国庭园有栽培。福建、台湾、广东、广西有逸生。

【采制】春、夏二季采收，鲜用或晒干。

【功效主治】清热解毒，祛风止痒。主治痈肿毒疮，湿疹，疥癣，皮炎，跌打损伤。

【用法用量】煎汤，15~30g；或捣汁冲酒。外用，适量，煎水洗；或捣敷；或绞汁涂。

【使用注意】有毒。内服不宜过量。孕妇及体弱者禁服。

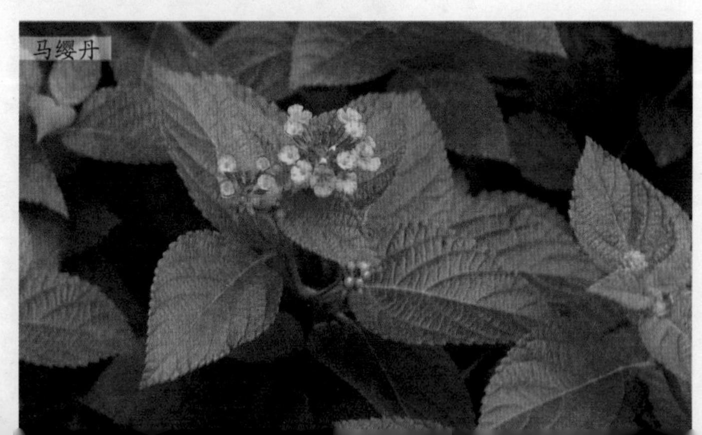
马缨丹

Wuzhuateng
五爪藤

【别名】五爪龙、牵牛藤、黑牵牛。
【来源】旋花科植物五爪金龙 *Ipomoea cairica* 的茎叶或根。

【快速识别】五爪金龙：缠绕草本。全株无毛。老时具块根。茎细长，有细棱，有时有小疣状突起。叶互生；基部具假托叶；叶片掌状5深裂或全裂，裂片卵状披针形、卵形或椭圆形，中裂片较大，两侧裂片稍小，先端渐尖或稍钝，具小短尖头，基部楔形渐狭，全缘或不规则微波状，基部1对裂片通常再2裂。聚伞花序腋生，具1~3朵花，或偶有3朵以上；萼片5，稍不等长；花冠紫色或淡红色，偶有白色，漏斗状。蒴果近球形，4瓣裂。花、果期夏、秋季。生于海拔90~610m的平地或山地路边灌丛中，多生长于向阳处。分布于华南及福建、台湾、云南等地。

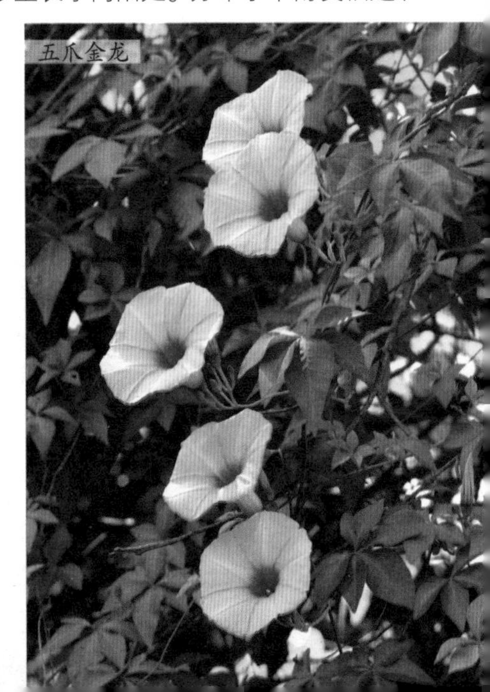
五爪金龙

【采制】全年或秋季采收，洗净，切段或片，鲜用或晒干。

【功效主治】清热解毒，利水通淋。主治肺热咳嗽，小便不利，淋病，水肿，痈肿疔毒。

【用法用量】煎汤，4.5~10g，鲜者15~30g。外用，适量，捣敷。

Xiheliu 西河柳

【别名】柽、河柳、赤柽柳。
【来源】柽柳科植物柽柳 *Tamarix chinensis* 的细嫩枝叶。

【快速识别】柽柳：灌木或小乔木。幼枝柔弱，开展而下垂，红紫色或暗紫色。叶鳞片状，钻形或卵状披针形，半贴生，背面有龙骨状脊。每年开花 2~3 次；春季在去年生小枝上侧生总状花序，花稍大而稀疏；夏、秋季在当年生幼枝顶端形成总状花序组成顶生大型圆锥花序，常下弯，花略小而密生；每朵花具 1 线状钻形的绿色小苞片；花 5 数，粉红色；萼片卵形；花瓣椭圆状倒卵形。蒴果 3 瓣裂。花期 4~9 月，果期 6~10 月。喜生于河流冲积地、海滨、滩头、潮湿盐碱地和沙荒地。野生于辽宁、河北、山东、江苏、安徽、河南等地；我国东部至西南部各地有栽培。

【采制】夏季花未开时采收，阴干。

【功效主治】发表透疹，祛风除湿。主治麻疹不透，风湿痹痛。

【用法用量】煎汤，10~15g；或入散剂。外用，适量，煎汤擦洗。

【使用注意】麻疹已透及体虚多汗者禁服。

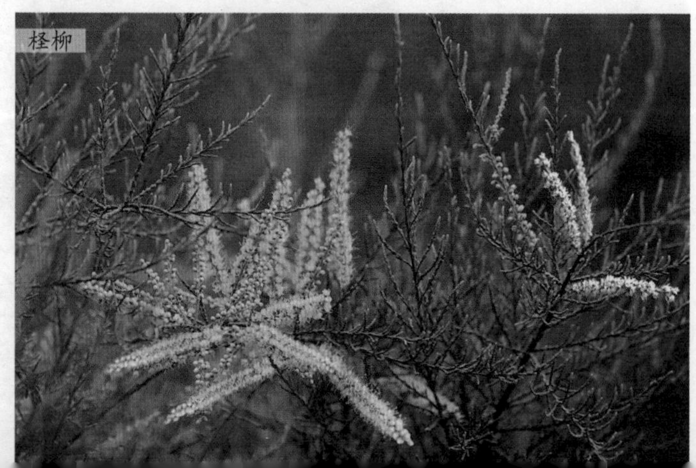
柽柳

Xiyeanye 细叶桉叶

【来源】桃金娘科植物细叶桉 *Eucalyptus tereticornis* 的叶。

【快速识别】细叶桉：乔木。树皮平滑，灰白色，长片状脱落；嫩枝圆形，下垂。幼嫩叶片卵形至阔披针形；过渡叶阔披针形；成熟叶互生，叶片狭披针形，稍弯曲，两面有油腺点。伞形花序腋生，有花 5~8 数；花蕾长卵形；花瓣与萼片合生成一帽状体，渐尖。蒴果近球形，果缘突出萼管，果瓣 4。花期冬、春季。生于稍黏的肥沃土壤，福建、广东、广西、贵州、云南等地有栽培。

【采制】全年均可采，阴干或鲜用。

【功效主治】宣肺发表，理气活血，解毒杀虫。主治感冒发热，咳喘痰嗽，脘腹胀痛，泻痢，钩端螺旋体病，跌打损伤，疮疡，丹毒，乳痈，疥疮，癣痒。

【用法用量】煎汤，6~15g。外用，适量，捣敷；或煎汤洗。

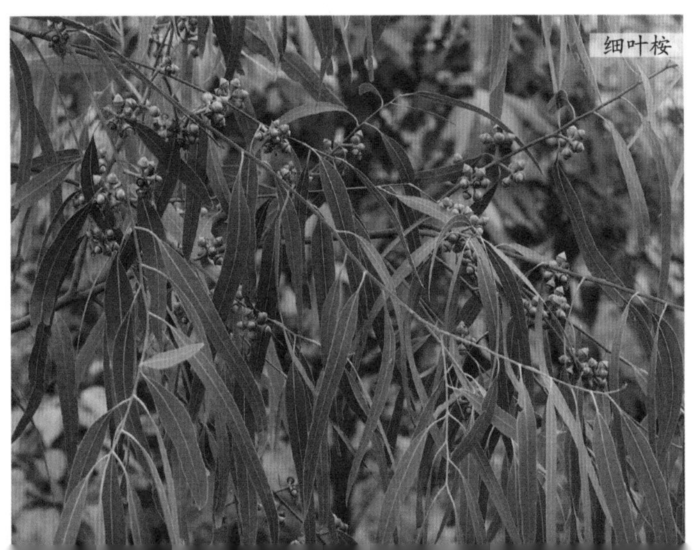
细叶桉

Xiaolashu 小蜡树

【别名】水冬青、水白腊、水黄杨。
【来源】木犀科植物小蜡 *Ligustrum sinense* 的枝叶及树皮。

【**快速识别**】小蜡：灌木或小乔木。小枝圆柱形，幼时被淡黄色短柔毛或柔毛。单叶，对生；叶柄被短柔毛；叶片纸质或薄革质，卵形至披针形，先端锐尖、短尖至渐尖，基部宽楔形至近圆形，或为楔形，上面深绿色，沿中脉被短柔毛。圆锥花序顶生或腋生，塔形，花序轴被较密淡黄色短柔毛或近无毛；花萼先端呈截形；花白色，花冠管裂片长圆状椭圆形。果近球形。花期 3~6 月，果期 9~12 月。生于疏林或密林中。分布于华东、华中、中南、华南、西南等地。

【**采制**】夏、秋二季采树皮及枝叶，鲜用或晒干。

【**功效主治**】清热利湿，解毒消肿。主治感冒发热，肺热咳嗽，咽喉肿痛，口舌生疮，湿热黄疸，痢疾，痈肿疮毒，湿疹，皮炎，跌打损伤，烫伤。

【**用法用量**】煎汤，10~15g，鲜者加倍。外用，适量，煎水含漱；或熬膏涂；捣烂或绞汁涂敷。

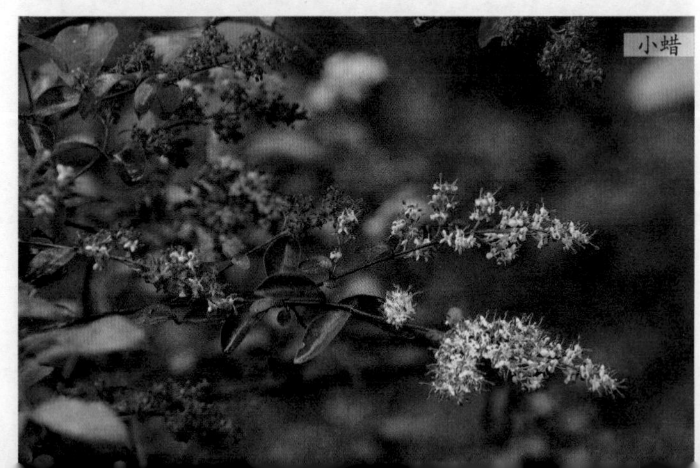
小蜡

Xiaotongcao

小通草

【别名】旌节花、山通草、通条树。
【来源】旌节花科植物喜马山旌节花 *Stachyurus himalaicus*、中国旌节花 *S. chinensis* 或山茱萸科植物青荚叶 *Helwingia japonica* 的茎髓。

【快速识别】中国旌节花：灌木。树皮光滑紫褐色或深褐色；小枝粗状，圆柱形，具淡色椭圆形皮孔。叶于花后发出，叶互生，纸质，卵圆形或卵状长圆形，先端骤尖或尾尖，基部宽楔形或圆，边缘有疏锯齿；侧脉 5~6 对，叶上面亮绿色，下面灰绿色。穗状花序腋生，具花 15~20 朵。花萼片 4 枚，黄绿色，卵形；花瓣 4 枚，卵形。果实圆球形，无毛，近无梗。花期 3~4 月，果期 6~7 月。生于海拔 500~2500m 的山谷、溪边、杂木林下及灌丛中，分布于西南及陕西、甘肃、安徽、浙江、江西、福建、湖北、湖南、广东、广西等地。

【采制】秋季割取茎，截成段，趁鲜取出髓部，理直，晒干。

【功效主治】清热，利尿，下乳。主治小便不利，淋证，乳汁不下。

【用法用量】煎汤，3~6g。

【使用注意】气虚无湿热者及孕妇慎服。

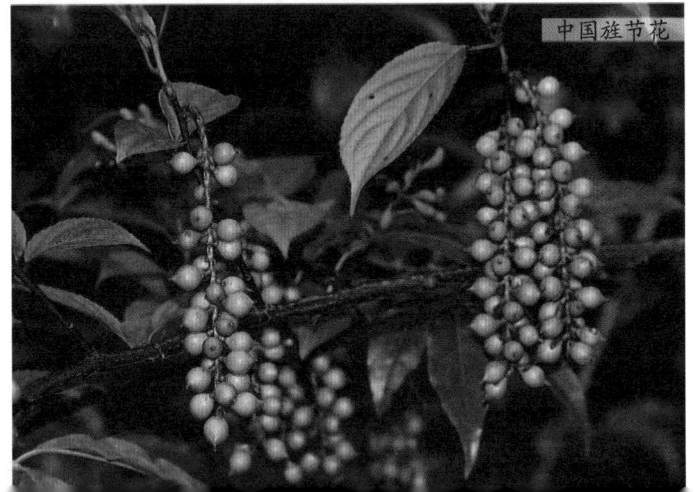

中国旌节花

Yinxingye 银杏叶

【别名】白果叶。
【来源】银杏科植物银杏 *Ginkgo biloba* 的叶。

【快速识别】见“白果”（第 213 页）项下。

【采制】秋季叶尚绿时采收，及时干燥。

【功效主治】活血化瘀，通络止痛，敛肺平喘，化浊降脂。主治瘀血阻络，胸痹心痛，中风偏瘫，肺虚咳喘，高脂血症。

【用法用量】煎汤，3~9g；或用提取物作片剂；或入丸、散。外用，适量，捣敷或搽；或煎水洗。

【使用注意】有实邪者忌用。

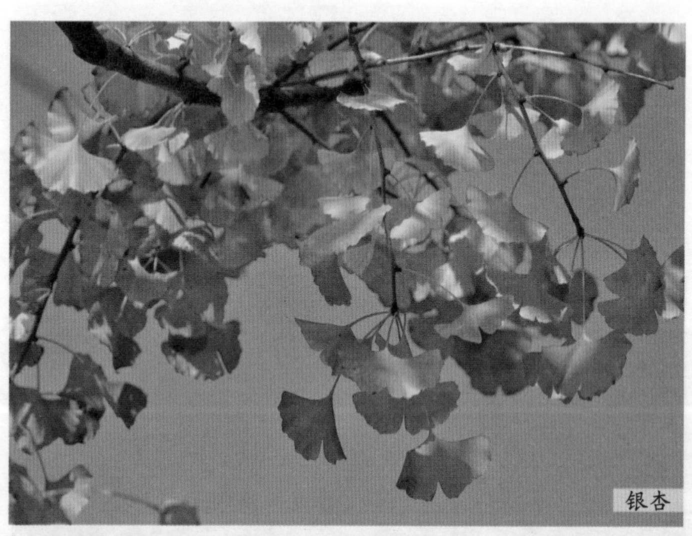
银杏

Yinyanghuo 淫羊藿

【别名】仙灵毗、乏力草、千两金。
【来源】小檗科植物淫羊藿 *Epimedium brevicornu* 的叶。

【快速识别】淫羊藿：草本。根茎横走，质硬，生多数须根。茎直立，有棱，无毛。茎生叶 2，生于茎顶；有长柄；二回三出复叶，小叶 9，宽卵形或近圆形，先端急尖或短渐尖，基部深心形，边缘有刺齿，下面绿色，有光泽，两面网脉明显；顶生小叶基部裂片圆形，均等，两侧小叶基部裂片不对称，内侧圆形，外侧急尖。圆锥花序顶生，花序轴及花梗有腺毛；花白色，外萼片带暗绿色，内萼片白色或淡黄色。蓇葖果先端有喙。花期 5~6 月，果期 6~8 月。生于山坡阴湿处或山谷林下。分布于华北、西北及安徽、河南、湖北、湖南、广西、四川等地。

【采制】夏、秋二季茎叶茂盛时采收，晒干或阴干。

【功效主治】补肾阳，强筋骨，祛风湿。主治肾阳虚衰，阳痿遗精，筋骨痿软，风湿痹痛，麻木拘挛。

【用法用量】煎汤，3~9g，大剂量可用至 15g；或浸酒、熬膏；或入丸、散。外用，适量，煎汤含漱。

【使用注意】阴虚而相火易动者禁服。

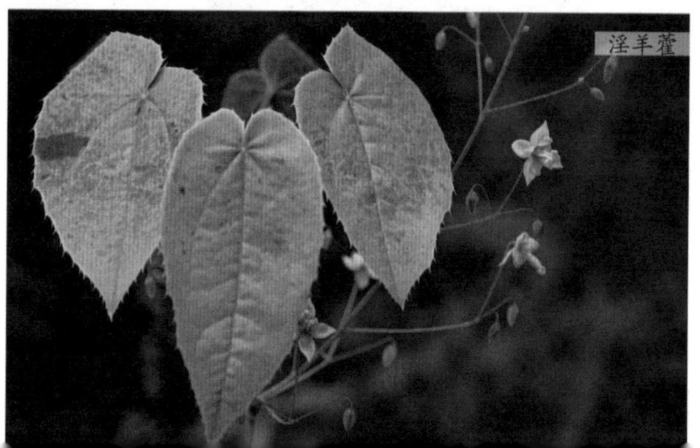
淫羊藿

Youchaye
油茶叶

【来源】山茶科植物油茶 *Camellia oleifera* 的叶。

【快速识别】油茶：常绿灌木或小乔木。树皮淡黄褐色，平滑不裂。单叶互生；叶柄有毛；叶片厚革质，卵状椭圆形或卵形，先端钝尖，基部楔形，边缘具细锯齿，上面亮绿色，无毛或中脉有硬毛，下面中脉基部有毛或无毛。花两性，1~3朵生于枝顶或叶腋，无梗；萼片通常5，近圆形，外被绢毛；花瓣5~7，白色，分离，倒卵形至披针形，先端常有凹缺。蒴果近球形，果皮厚，木质，室背2~3裂。花期10~11月，果期次年10月。我国长江流域及以南各地广泛栽培。

【采制】全年均可采收，鲜用或晒干。

【功效主治】收敛止血，解毒。主治鼻衄，皮肤溃烂瘙痒，疮疽。

【用法用量】煎汤，15~30g。外用，适量，煎汤洗；或鲜品捣敷。

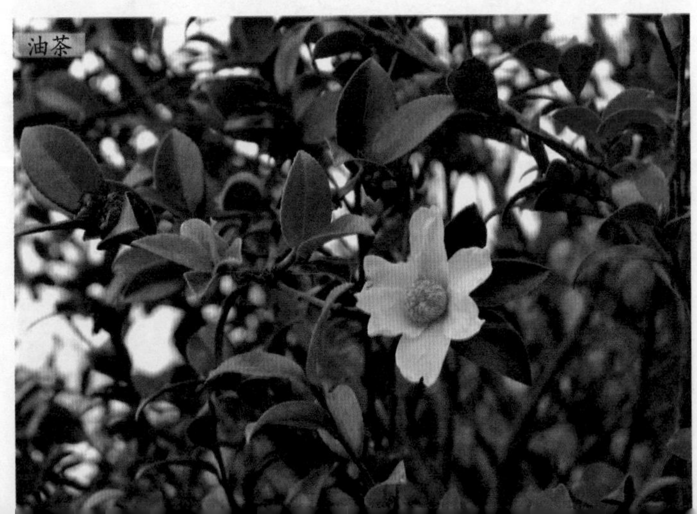
油茶

皂角刺

Zaojiaoci

【别名】皂荚刺、天丁明、皂角针。
【来源】豆科植物皂荚 *Gleditsia sinensis* 的棘刺。

【快速识别】见“大皂角”（第 234 页）项下。

【采制】全年均可采收，干燥，或趁鲜切片，干燥。

【功效主治】消肿托毒，排脓，杀虫。主治痈疽初起或脓成不溃；外治疥癣麻风。

【用法用量】煎汤，3~9g；或入丸、散。外用，适量，醋煎涂；或研末撒；或调敷。

【使用注意】疮痈已溃者及孕妇禁服。

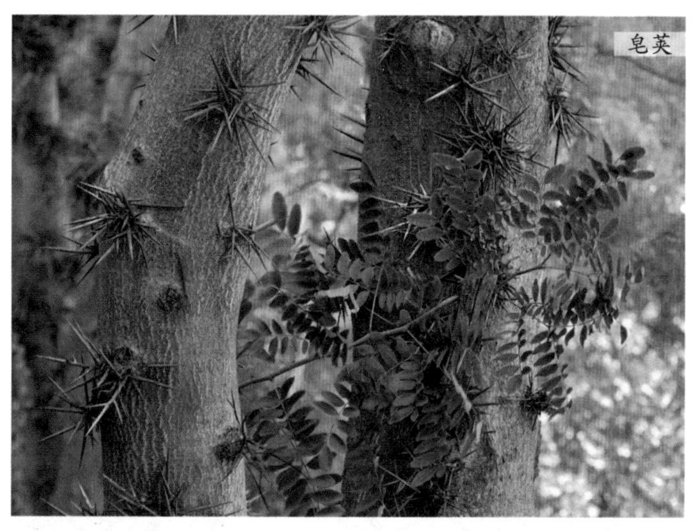
皂荚

Zhongbingjuye
肿柄菊叶

【别名】假向日葵。
【来源】菊科植物肿柄菊 *Tithonia diuersifolia* 的叶。

【快速识别】肿柄菊：草本。茎粗壮，有分枝，有稠密的短柔毛。叶互生；有长叶柄；叶片卵形、卵状三角形或近圆形，3~5 深裂，上部叶有时不分裂，裂片卵形或披针形，边缘细锯齿，下面被尘状短柔毛，基出三脉。头状花序大，顶生于假轴分枝的长梗上；总苞片 4 层，外层苞片椭圆形或椭圆状披针形，基部坚硬，革质；内层苞片长披针形，上部叶草质或膜质，先端钝；舌状花黄色，舌片长卵形，先端有不明显的 3 齿；筒状花黄色。瘦果长圆形，被短柔毛。生于路旁，常栽培作绿篱。分布于广东、广西、云南等地。

【采制】春、夏二季采收，鲜用或晒干。

【功效主治】清热解毒。主治急性胃肠炎，疮疡肿毒。

【用法用量】煎汤，6~9g。外用，适量，捣敷。

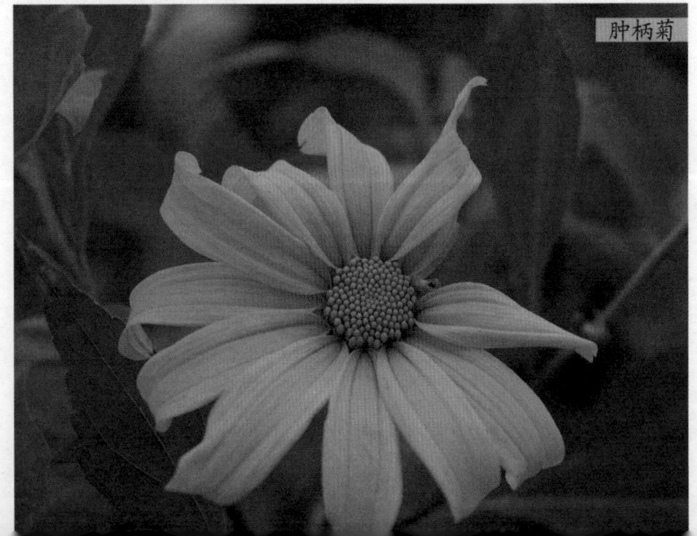
肿柄菊

Zhujiao
朱蕉

【别名】朱竹、铁莲草、红叶铁树。
【来源】龙舌兰科植物朱蕉 *Cordyline fruticosa* 的叶或根。

【**快速识别**】朱蕉：灌木。茎通常不分枝。叶在茎顶呈 2 列状旋转聚生；叶柄较长，腹面宽槽状，基部扩大，抱茎；叶片被针状椭圆形至长圆形，绿色或带紫红色，中脉明显，侧脉羽状平行，先端渐尖，基部渐狭。圆锥花序生于上部叶腋，多分枝；花序主轴上的苞片条状披针形，分枝上花基部的苞片小，卵形；花淡红色至紫色，稀为淡黄色，近无梗；花被片条形，约 1/2 互相靠合成花被管。蒴果。花期 7~9 月。多于庭园栽培。分布于我国南部热带地区。

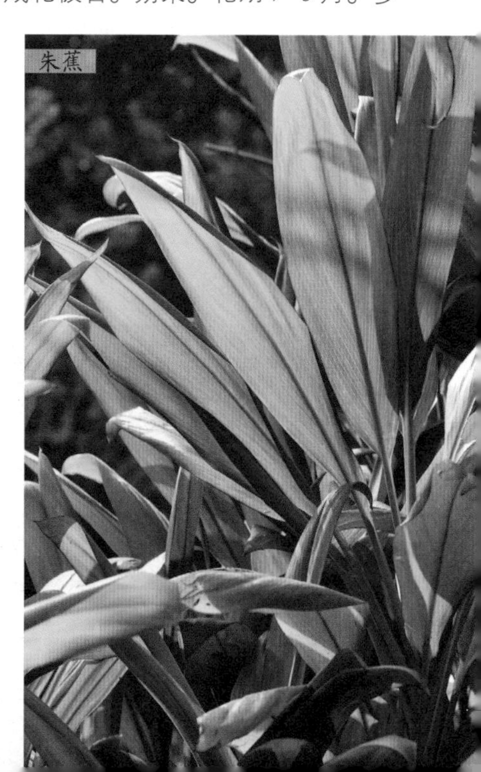
朱蕉

【**采制**】随时可采，鲜用或晒干。

【**功效主治**】凉血止血，散瘀定痛。主治咯血，吐血，衄血，尿血，便血，崩漏，胃痛，筋骨痛，跌打肿痛。

【**用法用量**】煎汤，15~30g，鲜品 30~60g；或绞汁。

【**使用注意**】孕妇慎服。

Zhuru 竹茹

【别名】竹皮、竹二青、竹子青。
【来源】禾本科植物青秆竹 *Bambusa tuldoides*、大头典竹 *Sinocalamus beecheyanus* var. *pubescens* 或淡竹 *Phyllostachys nigra* var. *henonis* 的茎秆的中间层。

【快速识别】大头典竹：植株木质化，呈乔木状。竿多少有些作“之”字形折曲，幼竿被毛和中部以下的竿节上常具毛环，节间通常较短；箨鞘背部疏被黑褐色、贴生前向刺毛；箨片基部较狭；箨舌较长；小穗通常呈麦秆黄色。叶鞘通常被毛；叶舌较长以及外稃背面被疏柔毛。花期 3~5 月，笋期 6~7 月。生于山坡、平地或路旁。分布于广东、海南、广西。

【采制】全年均可采制，取新鲜茎，除去外皮。将稍带绿色的中间层刮成丝条，或削成薄片，捆扎成束，阴干。前者称“散竹茹”，后者称“齐竹茹”。

【功效主治】清热化痰，除烦，止呕。主治痰热咳嗽，胆火挟痰，惊悸不宁，心烦失眠，中风痰迷，舌强不语，胃热呕吐，妊娠恶阻，胎动不安。

【用法用量】煎汤，5~10g；或入丸、散。外用，适量，熬膏贴。

【使用注意】寒痰咳喘、胃寒呕逆及脾虚泄泻者禁服。

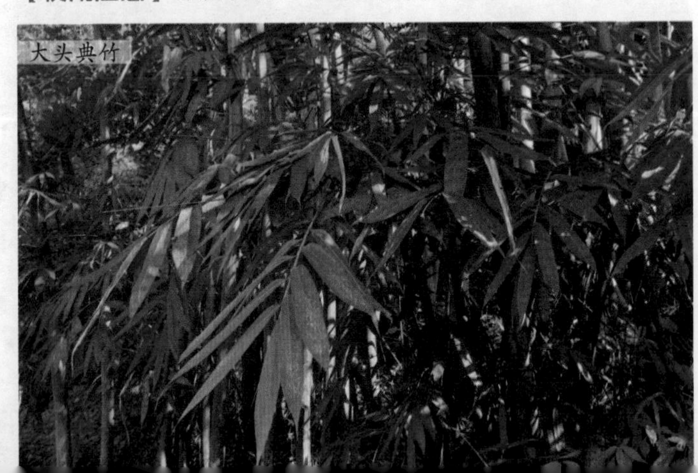
大头典竹

紫苏叶

Zisuye

【别名】苏叶、紫菜、苏。
【来源】唇形科植物紫苏 *Perilla frutescens* 的叶（或带叶嫩枝）。

【快速识别】见“紫苏子”（第 376 页）项下。

【采制】夏季枝叶茂盛时采收，除去杂质，晒干。

【功效主治】解表散寒，行气和胃。主治风寒感冒，咳嗽呕恶，妊娠呕吐，鱼蟹中毒。

【用法用量】煎汤，5~10g；或研末。外用，适量，和醋捣敷。

【使用注意】阴虚者慎用。

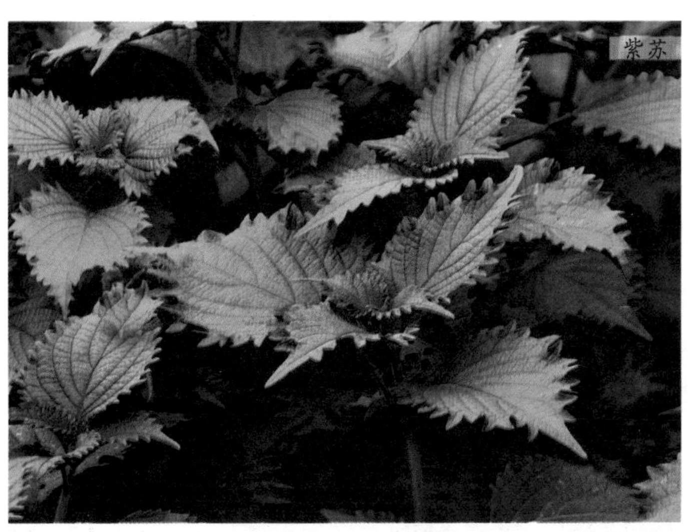

Zizhuye
紫珠叶

【别名】止血草、雅目草、白毛紫。
【来源】马鞭草科植物杜虹花 *Callicarpa formosana* 的叶。

【快速识别】杜虹花：灌木。小枝、叶柄和花序均密被灰黄色星状毛和分枝毛。单叶对生。叶片卵状椭圆形或椭圆形，边缘有细锯齿，表面被短硬毛，背面被灰黄色星状毛和细小黄色腺点。聚伞花序腋生，4~7 次分歧；花冠紫色至淡紫色。果实近球形，紫色。花期 5~7 月，果期 8~11 月。生于海拔 1590m 以下的平地、山坡、溪边林中或灌丛中。分布于浙江、江西、福建、台湾、广东、广西、云南等地。

【采制】夏、秋二季枝叶茂盛时采摘，干燥。

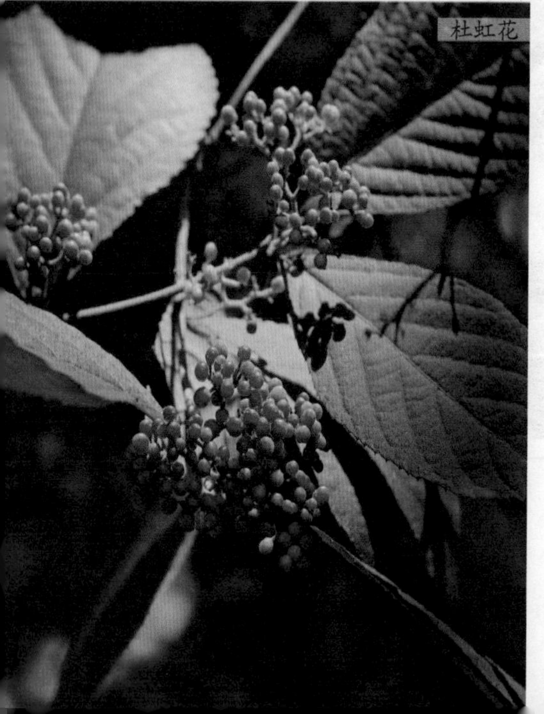
杜虹花

【功效主治】凉血收敛止血，散瘀解毒消肿。主治衄血，咯血，吐血，便血，崩漏，外伤出血，热毒疮疡，水火烫伤。

【用法用量】煎汤，3~15g；研末吞服，1.5~3g。外用，适量，敷于患处。

Zixiaorong
自消容

【别名】十字珍珠草、通心容、猪铃豆。
【来源】豆科植物大猪屎豆 *Crotalaria assamica* 的茎叶。

【快速识别】大猪屎豆：直立灌木状草本。茎和枝均有丝光质短柔毛。单叶互生，膜质；托叶小，钻形，宿存；叶片长圆形或倒披针状长圆形，先端钝，有小尖头，基部楔形，上面无毛，下面有绢质短柔毛。总状花序顶生及腋生，花疏生，有花 20~30 朵；小苞片 2，线状披针形；花萼 5 深裂，裂片披针形；蝶形花冠，金黄色，伸出萼外。荚果长圆形，上部宽大，下部较狭。花期 7~10 月，果期 8~11 月。多栽培于我国南部。分布于华南、西南及台湾、湖北等地。

【采制】夏、秋二季采收，去净杂质，洗净鲜用或晒干。

【功效主治】清热解毒，凉血止血，利水消肿。主治小儿头疮，口疮，牙痛，肺热咳嗽咯血，跌打损伤，外伤出血，水肿，肾结石，膀胱炎，风湿骨痛。

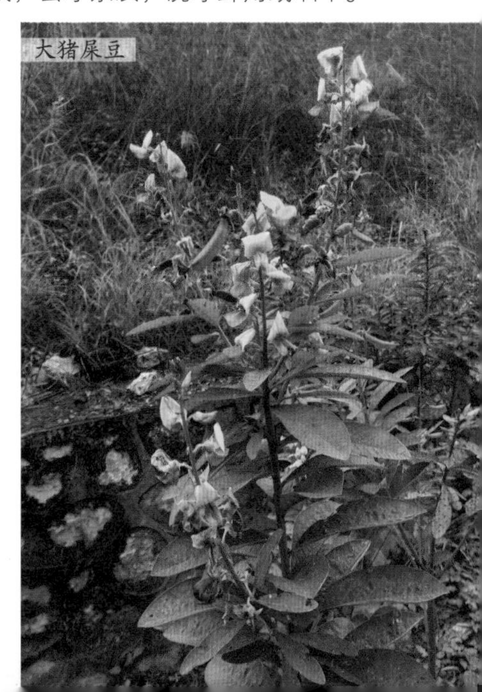
大猪屎豆

【用法用量】煎汤，6~9g。外用，适量，煎水洗；或研末调敷；或捣烂敷。

【使用注意】有毒。孕妇禁服。

Zonglü 棕榈

【别名】棕榈皮、栟榈木皮、棕毛。
【来源】棕榈科植物棕榈 *Trachycarpus fortunei* 的叶柄。

【快速识别】棕榈：乔木。茎秆圆柱形，粗壮挺立，不分枝，残留的褐色纤维状老叶鞘层层包被于茎秆上，脱落后呈环状的节。叶簇生于茎顶，向外展开；叶柄坚硬，长约 1m，横切面近三角形，边缘有小齿，基部具褐色纤维状叶鞘，新叶柄直立，老叶柄常下垂；叶片近圆扇状，具多数皱褶，掌状分裂至中部，有裂片 30~50，各裂片先端浅 2 裂，上面绿色，下面具蜡粉，革质。肉穗花序，自茎顶叶腋抽出，基部具多数大型鞘状苞片，淡黄色。花雌雄异株；雄花小，多数，淡黄色；雌花淡绿色，通常 2~3 朵聚生。核果球形或近肾形，熟时外果皮灰蓝色，被蜡粉。花期 4~5 月，果期 10~12 月。栽培或野生；生于村边、庭园、田边、丘陵或山地。长江以南各地多有分布。

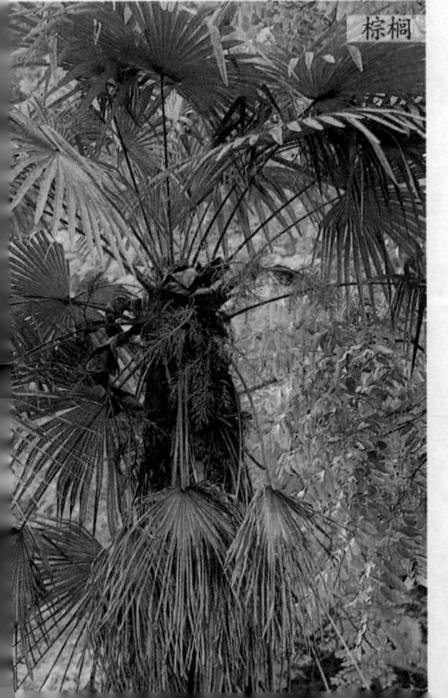
棕榈

【采制】采棕时割取旧叶柄下延部分和鞘片，除去纤维状的棕毛，晒干。

【功效主治】收敛止血。主治吐血，衄血，尿血，便血，崩漏。

【用法用量】煎汤，10~15g。外用，适量，研末外敷。一般炮制后使用。

【使用注意】出血诸证瘀滞未尽者不宜独用。

Zongzhu 棕竹

【来源】棕榈科植物棕竹 *Rhapis excelsa* 的叶。

【快速识别】棕竹：丛生灌木。茎圆柱形，有节，上部被以褐色、网状粗纤维质的叶鞘。叶互生；叶柄初被秕糠状毛，稍扁平，横切面呈椭圆形；叶掌状深裂，裂片 4~10 片，不均等，具 2~5 条肋脉，在基部连合，阔线形或线状椭圆形，先端阔，有不规则齿缺，边缘和脉上有褐色小锐齿，横脉多而明显。肉穗花序，多分枝，佛焰苞管状，2~3 枚，生于总花梗及花序轴上，膜质，密被褐色弯卷绒毛。花雌雄异株，雄花较小，花萼裂片卵形；花冠裂片卵形，质厚；雌花较大，卵状球形。浆果球形。花期 6~7 月。分布于我国东南部至西南部。

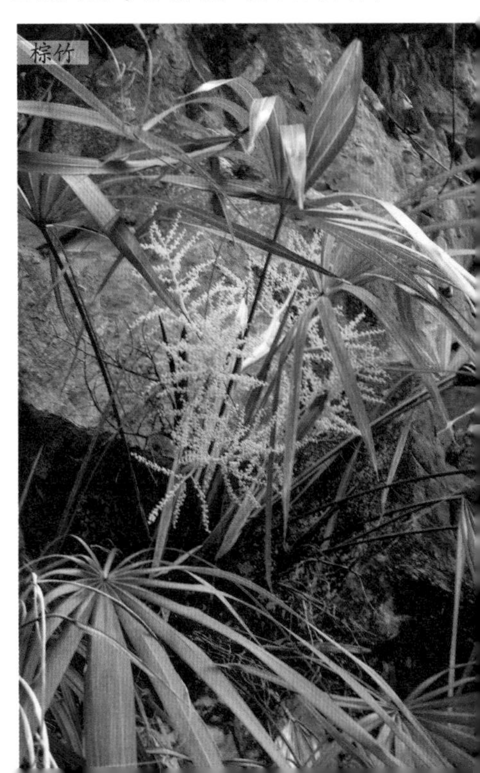
棕竹

【采制】全年均可采收，切碎，晒干。

【功效主治】收敛止血。主治鼻衄，咯血，吐血，产后出血过多。

【用法用量】煅炭研末冲，3~6g。

Zuiyucao 醉鱼草

【别名】鱼尾草、鱼鳞子、鱼白子花。
【来源】醉鱼草科植物醉鱼草 *Buddleja lindleyana* 的茎叶。

【快速识别】醉鱼草：灌木。树皮茶褐色，小枝四棱形，有窄翅。单叶对生；叶柄上密生绒毛；叶片纸质，卵圆形至长圆状披针形，先端尖，基部楔形，全缘或具稀疏锯齿；幼叶嫩时叶两面密被黄色绒毛，老时毛脱落。穗状花序顶生，花倾向一侧；花萼管状，4 或 5 浅裂，有鳞片密生；花冠细长管状，紫色，外面具有白色光亮细鳞片，内面具有白色细柔毛，先端 4 裂。蒴果长圆形，有鳞，熟后 2 裂，基部有宿萼。花期 4~7 月，果期 10~11 月。生于海拔 200~2700m 的山坡、林缘或河边土坎上。分布于西南、华东、华中、中南、华南等地。

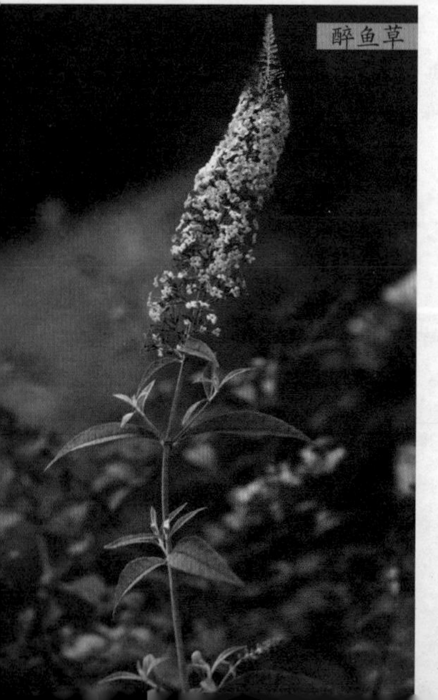
醉鱼草

【采制】夏、秋二季采收，切碎，晒干或鲜用。

【功效主治】祛风解毒，驱虫，化骨鲠。主治痄腮，痈肿，瘰疬，蛔虫病，钩虫病，诸鱼骨鲠。

【用法用量】煎汤，10~15g，鲜品 15~30g；或捣汁。外用，适量，捣敷。

【使用注意】有毒。口服不宜过量，否则产生毒副反应。

Bailanhua 白兰花

【别名】白缅花、白木兰、黄桷兰。
【来源】木兰科植物白兰 *Michelia alba* 的花。

【快速识别】白兰：乔木，在较寒冷地区常呈灌木状。树皮灰色，幼枝密被淡黄白色柔毛，后渐脱落。叶互生；托叶痕为叶柄的$\frac{1}{3}$或$\frac{1}{4}$；叶薄革质；叶片长圆形或披针状椭圆形，两面无毛或下面疏生微柔毛。花白色，清香，单生于叶腋；花被10片以上。聚合果。花期4~9月，夏季盛开，少见结实。适生于温暖湿润气候和肥沃疏松的土壤。我国华南、西南及浙江、福建、台湾、湖南、湖北广为栽培。长江流域各地多盆栽，在温室越冬。

【采制】夏、秋开花时采收，鲜用或晒干备用。

【功效主治】化湿，行气，止咳。主治胸闷腹胀，中暑，咳嗽，前列腺炎，带下。

【用法用量】煎汤，6~15g。

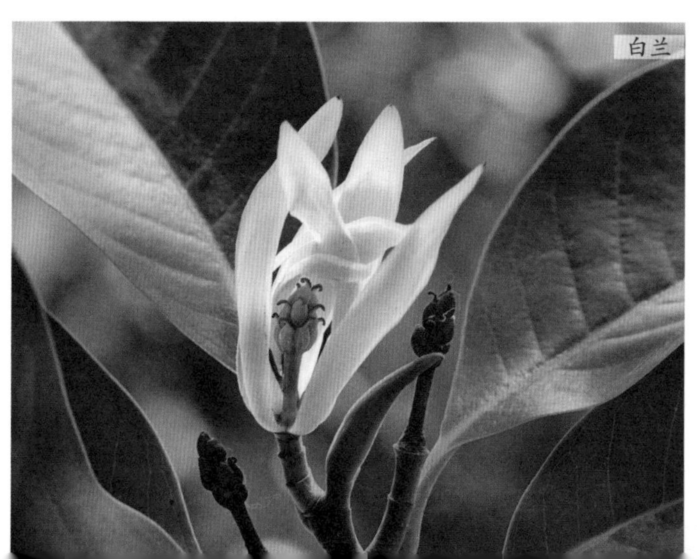

白兰

Dujuanhua
杜鹃花

【别名】红踯躅、映山红、春明花。
【来源】杜鹃花科植物杜鹃 *Rhododendron simsii* 的花。

【快速识别】杜鹃：灌木。多分枝，幼枝密被红棕色或褐色扁平糙伏毛，老枝灰黄色，无毛，树皮纵裂。花芽卵形，背面中部被褐色糙伏毛。叶二型；春叶纸质，较短，夏叶革质，较长，卵状椭圆形或长卵状披针形，先端锐尖，具短尖头，基部楔形，全缘，表面疏被淡红棕色糙伏毛，背面密被棕褐色糙伏毛。花 2~6 朵，成伞形花序，簇生枝端；花萼 5 深裂，裂片外面密被糙伏毛和睫毛；花冠宽漏斗状，玫瑰色至淡红色、紫色，5 裂，裂片近倒卵形。蒴果卵圆形，密被棕色糙毛，花萼宿存。花期 4~6 月，果期 7~9 月。生于丘陵山地或平地、疏灌丛中。分布于长江流域以南各地，东至台湾，西到四川、云南。

【采制】4~5 月花盛开时采收，烘干。

【功效主治】和血，调经，止咳，祛风湿，解疮毒。主治吐血，衄血，崩漏，月经不调，咳嗽，风湿痹痛，痈疖疮毒。

【用法用量】煎汤，9~15g。外用，适量，捣敷。

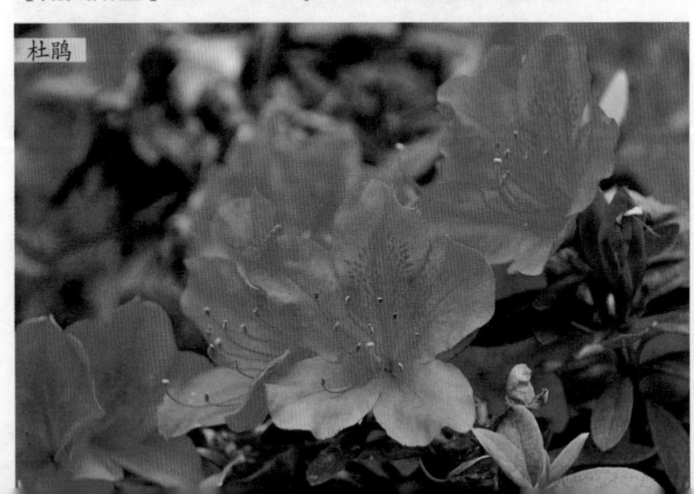
杜鹃

Fusanghua

扶桑花

【别名】佛桑花、大红牡丹花、公鸡花。
【来源】锦葵科植物朱槿 *Hibiscus rosa-sinensis* 的花。

【**快速识别**】朱槿：灌木。小枝圆柱形，疏被星状柔毛。叶互生；叶柄上面被长柔毛；托叶线形，被毛；叶片阔卵形或狭卵形，边缘具粗齿或缺刻，两面除背面沿脉上有少许疏毛外均无毛。花单生于上部叶腋间，常下垂，疏被星状柔毛或近平滑无毛，近端有节；花冠漏斗形，玫瑰红或淡红、淡黄等色，花瓣外面疏被柔毛。花期全年。华南、西南及福建、台湾等地有栽培。

【**采制**】花半开时采摘，晒干。

【**功效主治**】清肺，凉血，化湿，解毒。主治肺热咳嗽，咯血，鼻衄，崩漏，带下，痢疾，赤白浊，痈肿毒疮。

【**用法用量**】煎汤，15~30g。外用，适量，捣敷。

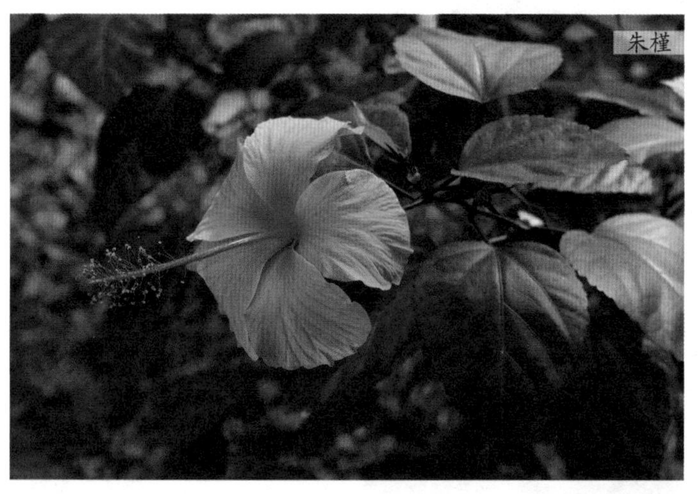

朱槿

Gujingcao
谷精草

【别名】戴星草、文星草、天星草。
【来源】谷精草科植物谷精草 *Eriocaulon buergerianum* 的带花茎的头状花序。

【快速识别】谷精草：草本，呈莲座状。无茎。叶基生，线状披针形，叶片上有纵横脉构成的透明小方格。花葶多数，长短不一，短于或较高于叶片；头状花序近球形，熟时禾秆色；总苞片倒卵形，禾秆色；花苞片倒卵形，上部密被短毛。雄花较少，花萼佛焰苞状，3 浅裂；花冠裂片 3，近顶处各有 1 黑色腺体；雌花多数，生于花序周围，萼合生，外侧开裂，顶端 3 浅裂；花瓣 3 枚，离生，扁棒形，肉质，顶端各具 1 黑色腺体及若干白短毛。蒴果三棱状球形。花、果期 7~12 月。生于沼泽、溪沟和田边阴湿处。分布于华东、西南及湖南等地。

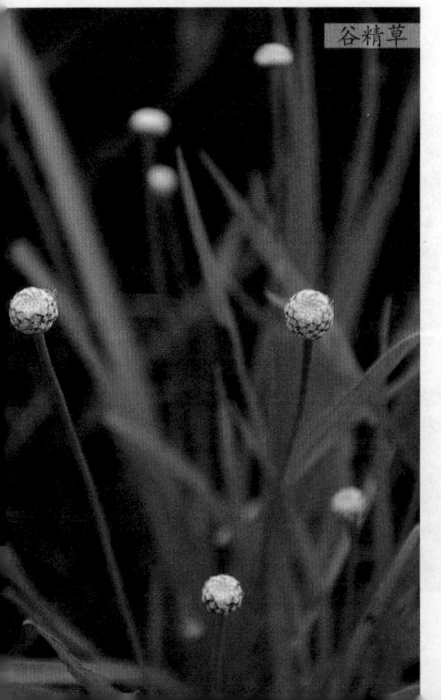
谷精草

【采制】秋季采收，将花序连同花茎拔出，晒干。

【性味归经】疏散风热，明目退翳。主治风热目赤，肿痛羞明，眼生翳膜，风热头痛。

【用法用量】煎汤，9~12g；或入丸、散。外用，适量，煎汤外洗；或烧存性，研末外撒；或为末吹鼻、烧烟熏鼻。

【使用注意】血虚目疾者慎服；忌用铁器煎药。

Guihua

桂花

【别名】木犀花。
【来源】木犀科植物木犀 *Osmanthus fragrans* 的花。

【**快速识别**】木犀：常绿乔木或灌木。树皮灰褐色。小枝黄褐色，无毛。叶对生；叶片革质，椭圆形，全缘或通常上半部具细锯齿，腺点在两面连成小水泡状突起。聚伞花序簇生于叶腋，或近于帚状，每腋内有花多朵；苞片2，宽卵形，质厚，具小尖头，基部合生；花梗细弱；花极芳香；花萼钟状，4裂，裂片稍不整齐；花冠裂片4，黄白色、淡黄色、黄色或橘红色。果歪斜，椭圆形，呈紫黑色。花期9~10月，果期翌年3月。全国各地多有栽培。原产我国西南部。

【**采制**】9~10月开花时采收，拣去杂质，阴干，密闭贮藏。

【**功效主治**】温肺化饮，散寒止痛。主治痰饮咳喘，脘腹冷痛，肠风血痢，经闭痛经，寒疝腹痛，牙痛，口臭。

【**用法用量**】煎汤，3~9g；或泡茶。外用，适量，煎汤含漱；或蒸热外熨。

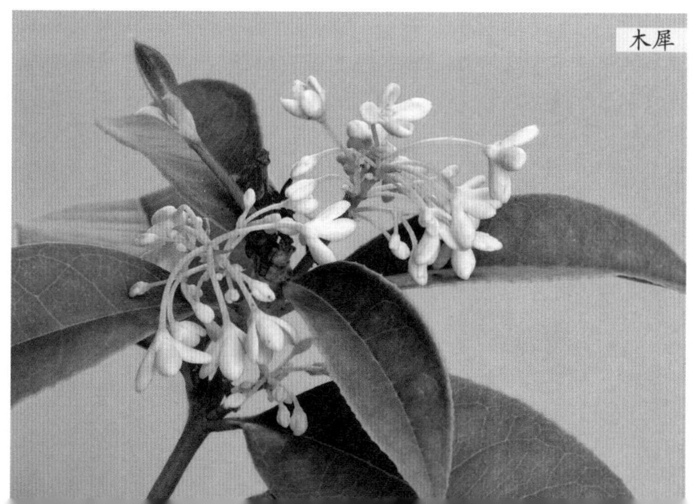
木犀

Hebaohua 荷包花

【别名】赪桐花、红龙船花、珍珠花。
【来源】马鞭草科植物赪桐 *Clerodendrum japonicum* 的花。

【快速识别】赪桐：灌木。小枝四棱形，嫩时有绒毛，枝内髓坚实，干后不中空。单叶对生；叶柄有黄褐色短柔毛；叶片圆心形或宽卵形，先端尖或渐尖，基部心形，边缘有疏短尖齿，表面有疏伏毛，叶脉基部具较密的锈褐色短柔毛，背面密被锈黄色盾形腺体。二歧聚伞花序组成大而开展的顶生圆锥花序；苞片宽卵形、倒卵状披针形或线状披针形；小苞片线形；花萼红色，外面散生盾形腺体，深 5 裂，裂片卵形或卵状披针形；花冠红色，稀为白色，花冠管先端 5 裂，雌雄蕊较长，伸于花冠外。果实近球形，熟时蓝紫色。宿萼外折，星状。花、果期 5~11 月。生于平原、溪边、山谷或疏林中，庭园亦有栽培。分布于西南、华东、华南及湖南等地。

【采制】6~7 月花开时采收，晒干。

【功效主治】安神，止血。主治心悸失眠，痔疮出血。

【用法用量】煎汤，15~30g。外用，适量，捣汁涂。

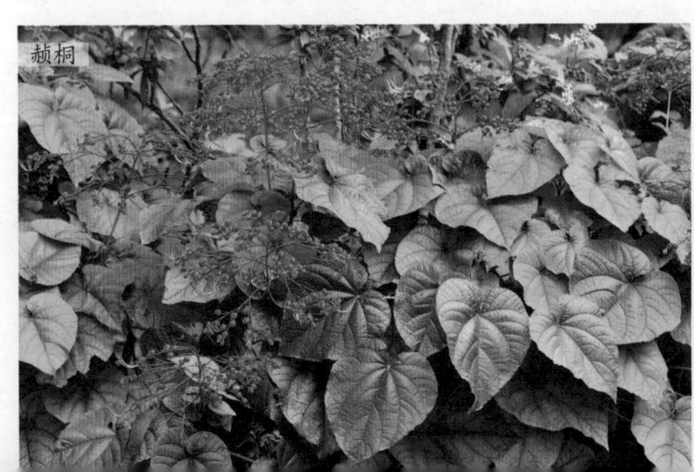
赪桐

Hehuanhua 合欢花

【别名】夜合花、乌绒。
【来源】豆科植物合欢 *Albizia julibrissin* 的花序或花蕾。

【快速识别】合欢：落叶乔木。树冠开展；树干灰黑色；嫩枝、花序和叶轴被绒毛或短柔毛。托叶早落；二回羽状复叶，互生；总叶柄近基部及最顶1对羽片着生处各有一枚腺体；羽片4~20对；小叶10~30对，线形至长圆形，先端有小尖头，向上偏斜，有缘毛，中脉紧靠上边缘。头状花序在枝顶排成圆锥状花序；花粉红色；花萼管状，花冠裂片三角形，花萼、花冠外均被短柔毛；雄蕊多数。荚果带状，嫩荚有柔毛，老荚无毛。花期6~7月，果期8~10月。生于山坡或栽培。分布于东北、华东、中南及西南各地。
【采制】夏季花开放时择晴天采收或花蕾形成时采收，及时晒干。前者习称"合欢花"，后者习称"合欢米"。
【功效主治】解郁安神。主治心神不安，忧郁失眠。
【用法用量】煎汤，3~9g；或入丸、散。

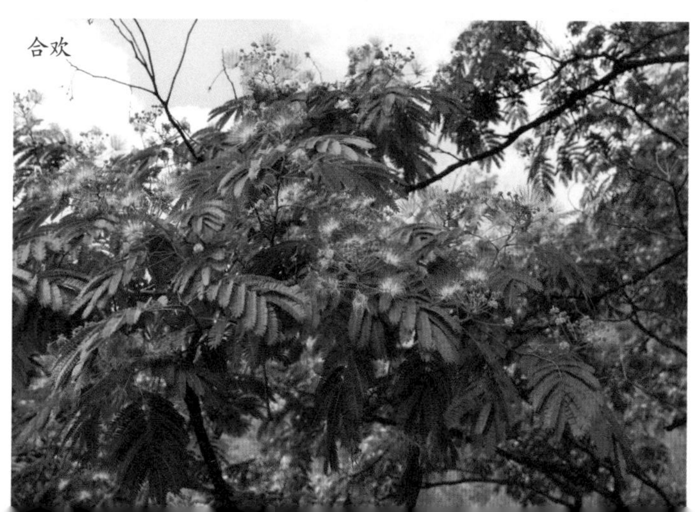
合欢

Honghua
红花

【别名】红蓝花、刺红花、草红花。
【来源】菊科植物红花 *Carthamus tinctorius* 的花。

【快速识别】红花：草本。茎直立，上部分枝，白色或淡白色，光滑无毛。叶互生，无柄；中下部茎生叶披针形、卵状披针形或长椭圆形，边缘具大锯齿、重锯齿、小锯齿或全缘，齿顶有针刺，向上的叶渐小，披针形，边缘有锯齿，齿顶针刺较长；全部叶质坚硬，革质，两面无毛，有光泽。头状花序多数，在茎枝顶端排成伞房花序，为苞叶所围绕；苞片椭圆形或卵状披针形，先端有针刺；总苞卵形；总苞片 4 层；小花红色、橘红色，全部为两性，花冠裂片几达檐部基部。瘦果倒卵形，乳白色，有 4 棱，无冠毛。花、果期 5~8 月。我国东北、华北、西北及山东、浙江、贵州、四川、西藏等地广泛栽培。

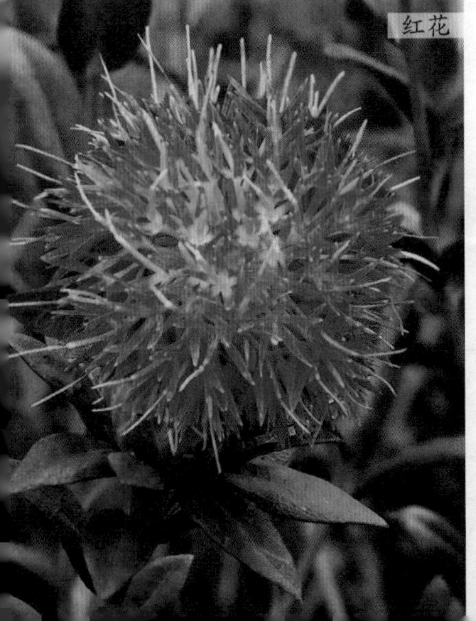
红花

【采制】夏季花由黄变红时采摘，阴干或晒干。

【功效主治】活血通经，散瘀止痛。主治经闭痛经，恶露不行，癥瘕痞块，胸痹心痛，瘀滞腹痛，胸胁刺痛，跌扑损伤，疮疡肿痛。

【用法用量】煎汤，3~10g。养血和血宜少用，活血祛瘀宜多用。

【使用注意】孕妇及月经过多者禁服。

Houpohua

厚朴花

【别名】调羹花。
【来源】木兰科植物厚朴 *Magnolia officinalis* 或凹叶厚朴 *M. officinalis* var. *Biloba* 的花蕾。

【**快速识别**】凹叶厚朴：乔木。树皮紫褐色，小枝粗壮，淡黄色或灰黄色。冬芽粗大，圆锥形，芽鳞被浅黄色绒毛。叶柄粗壮，托叶痕长约为叶柄的 2/3。叶近革质，大形，叶片 7~9 集生枝顶，长圆状倒卵形，叶先端凹缺成 2 个钝圆的浅裂片，上面绿色、无毛，下面灰绿色，被灰色柔毛。花单生，芳香，花被 9~12 或更多，外轮 3 片绿色，盛开时向外反卷，内两轮白色，倒卵状匙形。聚合果长圆形，蓇葖果具喙。花期 4~5 月，果期 9~10 月。生于山坡山麓及路旁溪边的杂木林中。分布于安徽、浙江、江西、福建、湖南。现已有栽培。
【**采制**】春季花未开放时采摘，稍蒸后，晒干或低温干燥。
【**功效主治**】芳香化湿，理气宽中。主治脾胃湿阻气滞，胸脘痞闷胀满，纳谷不香。
【**用法用量**】煎汤，3~5g。

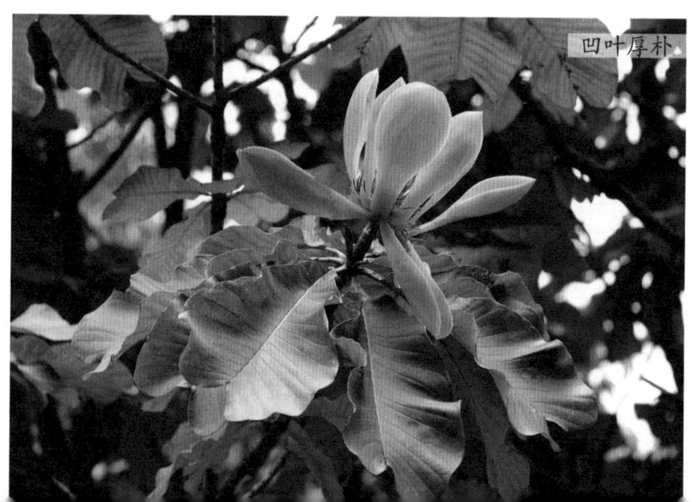
凹叶厚朴

Huaihua 槐花

【别名】槐蕊。
【来源】豆科植物槐 *Sophora japonica* 的花及花蕾。

【**快速识别**】槐：乔木。树皮灰棕色，具不规则纵裂，内皮鲜黄色，具臭味。嫩枝暗绿褐色，近光滑或有短细毛，皮孔明显。奇数羽状复叶，互生，叶轴有毛，基部膨大；小叶7~15，密生白色短柔毛；小叶片卵状长圆形，全缘，上面绿色，微亮，背面伏生白色短毛。圆锥花序顶生；萼钟状，5浅裂；花冠蝶形，乳白色。荚果肉质，串珠状，黄绿色，无毛，不开裂。花期7~8月，果期10~11月。栽培于屋边、路边。全国各地普遍栽培。

【**采制**】夏季花开放或花蕾形成时采收，及时干燥，除去枝、梗及杂质。前者习称“槐花”，后者习称“槐米”。

【**功效主治**】凉血止血，清肝泻火。主治便血，痔血，血痢，崩漏，吐血，衄血，肝热目赤，头痛眩晕。

【**用法用量**】煎汤，5~10g；或入丸、散。外用，适量，煎水熏洗；或研末撒。

【**使用注意**】脾胃虚寒及阴虚发热而无实火者慎服。

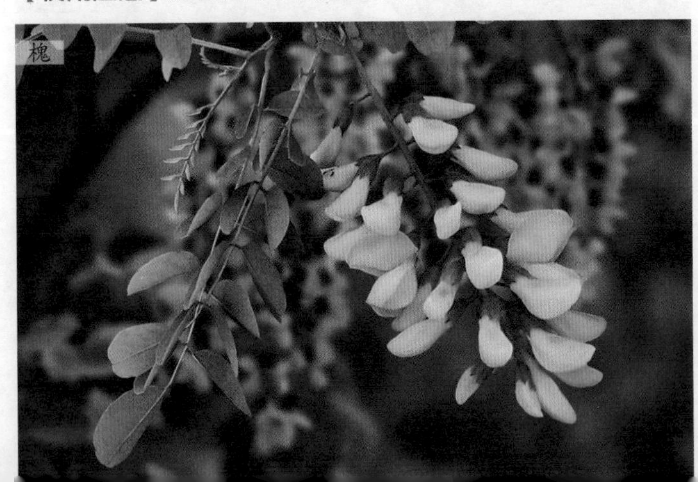
槐

Jidanhua

鸡蛋花

【别名】缅栀子、蛋黄花、蕃缅花。
【来源】夹竹桃科植物鸡蛋花 *Plumeria rubra* 的花朵或茎皮。

【**快速识别**】鸡蛋花：小乔木。枝条粗壮肥厚肉质。全株具丰富乳汁。叶互生；叶柄上面基部具腺体；叶片厚纸质，常聚集于枝上部，长圆状倒披针形，或长椭圆性，两面无毛；侧脉每边 30~40 条，未达叶缘网结成边脉。顶生聚伞花序；总花梗三歧，肉质，绿色；花梗淡红色，花萼 5 裂，裂片小，卵圆形；花冠外面白色，内面黄色，花冠筒圆筒形。蓇葖果双生，广歧，圆筒形。花期 5~10 月，果期一般为 7~12 月。栽培者极少结果。我国华南及云南、福建、台湾等地有栽培。

【**采制**】夏、秋二季采茎皮，花开时采花，晒干或鲜用。

【**功效主治**】清热，利湿，解暑。主治感冒发热，肺热咳嗽，湿热黄疸，泄泻痢疾，尿路结石，预防中暑。

【**用法用量**】煎汤，花 5~10g，茎皮 10~15g。外用，适量，捣敷。

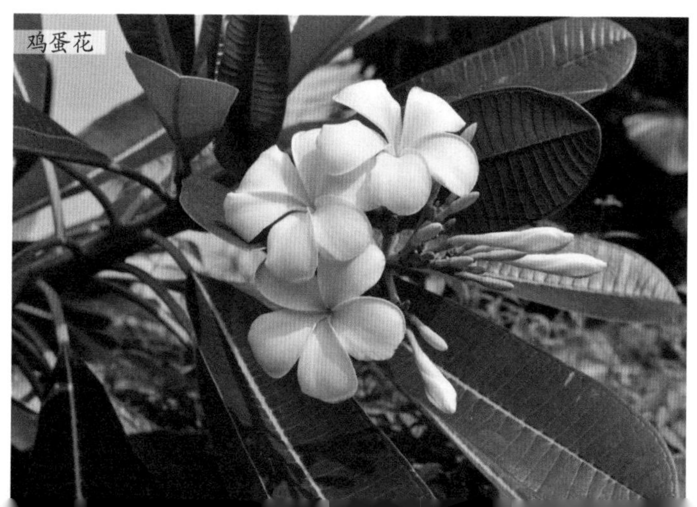

鸡蛋花

Jiguanhua 鸡冠花

【别名】鸡公花、鸡角枪、鸡冠头。
【来源】苋科植物鸡冠花 *Celosia cristata* 的花序。

【快速识别】鸡冠花：直立草本。全株无毛，粗壮。分枝少，近上部扁平，绿色或带红色，有棱纹凸起。单叶互生，具柄；叶片长椭圆形至卵状披针形，先端渐尖或长尖，基部渐窄成柄，全缘。穗状花序顶生，成扁平肉质鸡冠状、卷冠状或羽毛状，中部以下多花；花被片淡红色至紫红色、黄白或黄色；苞片、小苞片和花被片干膜质，宿存；花被片5，椭圆状卵形，端尖。胞果卵形，熟时盖裂，包于宿存花被内。种子肾形，黑色，光泽。花期5~8月，果期8~11月。我国南北各地区均有栽培，广布于温暖地区。

【采制】秋季花盛开时采收，晒干。

【功效主治】收敛止血，止带，止痢。主治吐血，崩漏，便血，痔血，赤白带下，久痢不止。

【用法用量】煎汤，9~15g；或入丸、散。外用，适量，煎汤熏洗；或研末调敷。

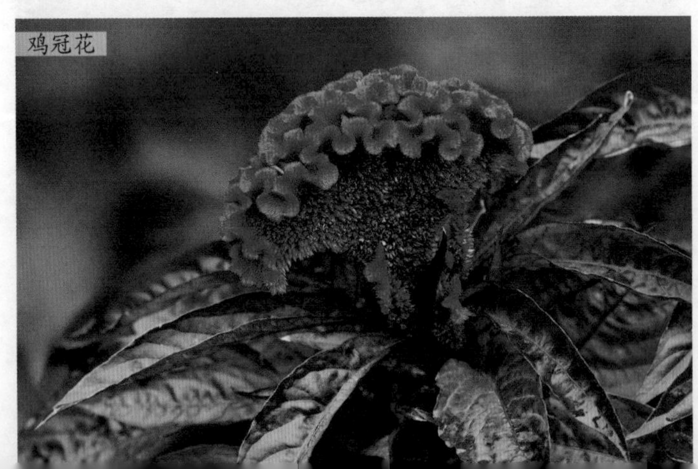
鸡冠花

Jinlianhua
金莲花

【别名】旱地莲、金芙蓉、旱金莲。
【来源】毛茛科植物金莲花 *Trollius chinensis*、宽瓣金莲花 *T. asiaticus*、矮金莲花 *T. farreri* 和短瓣金莲花 *T. ledebouri* 的花。

【快速识别】金莲花：草本。全株无毛。茎直立，不分枝，疏生 2~4 叶。基生叶 1~4，有长柄，基部具狭鞘；叶片五角形，3 全裂，中央全裂片菱形，先端急尖，3 裂达中部或稍超过中部，边缘具不等大的三角形锐锯齿；侧全裂片斜扇形，2 深裂近基部，上方深裂片与中央全裂片相似，下方深裂片较小，斜菱形；茎生叶互生，叶形与基生叶相似，上部叶较小，具短柄或无柄。花两性，单朵顶生或 2~3 朵排列成稀疏的聚伞花序；苞片 3 裂；萼片 10~15，金黄色；花瓣（蜜叶）18~21，狭线形；蓇葖果，有喙。花期 6~7 月，果期 8~9 月。生于海拔 1000~2200m 的山地草坡、疏林下或湿草甸。分布于吉林、辽宁、内蒙古、河北、山西和河南等地。
【采制】夏季花开放时采，晾干。
【功效主治】清热解毒，消肿，明目。主治感冒发热，咽喉肿痛，口疮，牙龈肿痛，牙龈出血，目赤肿痛，疔疮肿毒，急性鼓膜炎。
【用法用量】煎汤，3~6g；或泡水代茶饮。外用，适量，煎水含漱。

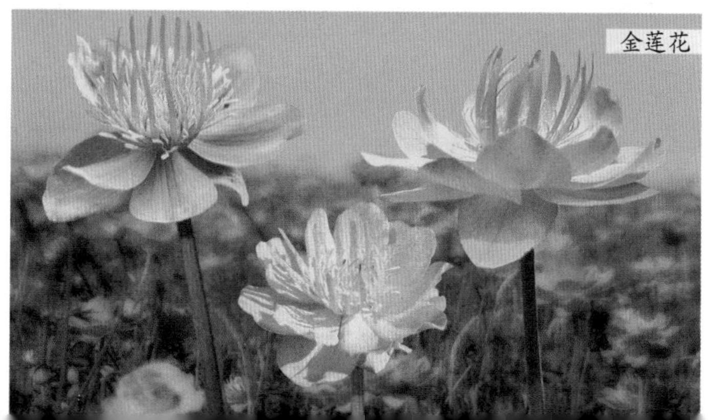
金莲花

Jinyinhua 金银花

【别名】忍冬花、双花、金藤花。
【来源】忍冬科植物忍冬 *Lonicera japonica* 的花蕾或带初开的花。

【快速识别】忍冬：半常绿缠绕木质藤本。茎中空，多分枝，幼枝密被短柔毛和腺毛。叶对生；叶柄密被短柔毛；叶纸质，叶片卵形、长圆状卵形或卵状披针形，全缘，两面和边缘均被短柔毛。花成对腋生，花梗密被短柔毛和腺毛，总花梗通常单生于小枝上部叶腋；苞片 2 枚，叶状，广卵形或椭圆形；花冠唇形，上唇 4 浅裂，花冠筒细长，花初开时为白色，2~3 天后变金黄色。浆果球形，成熟时蓝黑色，有光泽。花期 4~7 月，果期 6~11 月。生于山坡疏林中、灌木丛中、村寨旁、路边等处，亦有栽培。分布于华东、中南、西南及辽宁、河北、山西、陕西、甘肃等地。
【采制】夏初花开放前采收，干燥。
【功效主治】清热解毒，疏散风热。主治痈肿疔疮，喉痹，丹毒，热毒血痢，风热感冒，温病发热。
【用法用量】煎汤，10~20g；或入丸、散。外用，适量，捣敷。
【使用注意】脾胃虚寒及疮疡属阴证者慎服。

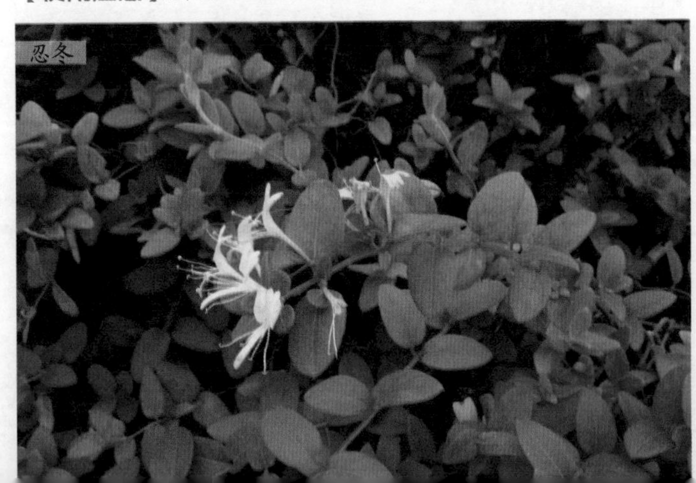
忍冬

菊花 Juhua

【别名】甘菊、金蕊、簪头菊、药菊、节华。
【来源】菊科植物菊 *Chrysanthemum morifolium* 的头状花序。

【快速识别】菊：草本。茎直立，分枝或不分枝，被柔毛。叶互生；有短柄；叶片卵形至披针形，羽状浅裂或半裂，基部楔形，下面被白色短柔毛。头状花序大小不一，单个或数个集生于茎枝顶端；总苞片多层，外层绿色，条形，边缘膜质，外面被柔毛；舌状花白色、红色、紫色或黄色。瘦果不发育。花期 9~11 月。此为栽培种，培育的品种极多，头状花序多变化，形色各异。全国各地均有栽培。药用菊花以河南、安徽、浙江栽培最多。

【采制】9~11 月花盛开时分批采收，阴干或焙干，或熏、蒸后晒干。按产地和加工方法不同，分为“亳菊”“滁菊”“贡菊”“杭菊”。

【功效主治】散风清热，平肝明目，清热解毒。主治风热感冒，头痛眩晕，目赤肿痛，眼目昏花，疮痈肿毒。

【用法用量】煎汤，10~15g；或入丸、散；或泡茶。外用，适量，煎水洗；或捣烂敷。

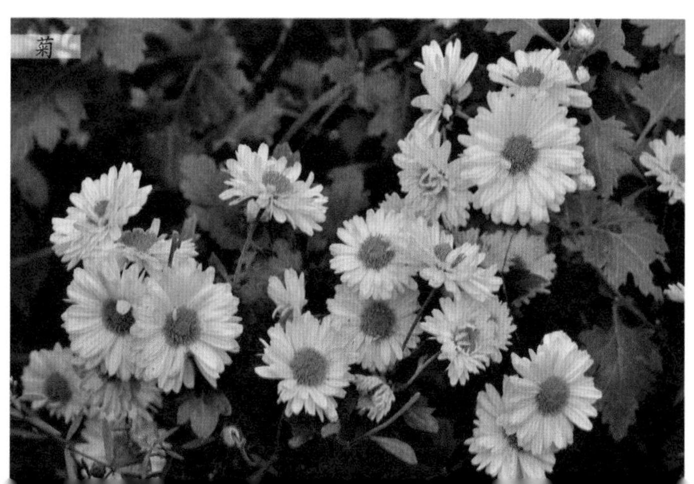
菊

Kuandonghua

款冬花

【别名】艾冬花、九九花、看灯花。
【来源】菊科植物款冬 *Tussilago farfara* 的花蕾。

【快速识别】款冬：草本。根茎褐色，横生地下。叶于花期过后由近根部生出；叶片宽心形或肾形，边缘有波状顶端增厚的黑褐色疏齿，上面有蛛丝状毛，下面有白色毡毛；掌状网脉，主脉 5~9，叶柄较长，被白色绵毛。冬春之间抽出花葶数条，被白茸毛；苞片椭圆形，淡紫褐色，10 余片，密接互生于花亭上；头状花序顶生，鲜黄色，未开放时下垂；总苞钟形；总苞片 1~2 层，被茸毛；边缘舌状花，雌性，多层；中央管状花，两性，先端 5 裂。瘦果长椭圆形，有 5~10 棱，冠毛淡黄色。花期 1~2 月，果期 4 月。生于向阳较暖的水沟两旁。分布于华北、西北及江西、湖北、湖南等地。

【采制】12 月或地冻前当花尚未出土时采挖，除去花梗和泥沙，阴干。

【功效主治】润肺下气，止咳化痰。主治新久咳嗽，喘咳痰多，劳嗽咯血。

【用法用量】煎汤，3~10g；或熬膏；或入丸、散。外用，适量，研末调敷。

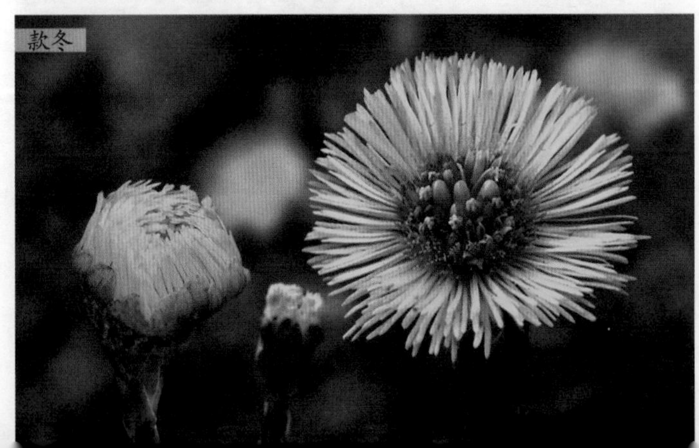

款冬

Lingxiaohua

凌霄花

【别名】紫葳华、堕胎花、吊墙花。
【来源】紫葳科植物凌霄 *Campsis grandiflora* 或美洲凌霄 *C. radicans* 的花。

【**快速识别**】美洲凌霄：藤本，具气生根。小叶 9~11 枚，椭圆形至卵状椭圆形，顶端尾状渐尖，基部楔形，边缘具齿，上面深绿色，下面淡绿色，被毛，至少沿中肋被短柔毛。花萼钟状，5浅裂至萼筒的1/3处，裂片齿卵状三角形，外向微卷，无凸起的纵肋。花冠筒细长，漏斗状，橙红色至鲜红色，筒部为花萼长的 3 倍。蒴果长圆柱形，顶端具喙尖，沿缝线具龙骨状突起，具柄，硬壳质。花期 7~10 月，果期 11 月。在广西、江苏、浙江、湖南等地栽培作庭园观赏植物。

【**采制**】夏、秋二季花盛开时采摘，干燥。

【**功效主治**】活血通经，凉血祛风。主治月经不调，经闭癥瘕，产后乳肿，风疹发红，皮肤瘙痒，痤疮。

【**用法用量**】煎汤，3~6g；或入散剂。外用，适量，研末调涂；或煎汤熏洗。

【**使用注意**】气血虚弱、内无瘀热者及孕妇慎服。

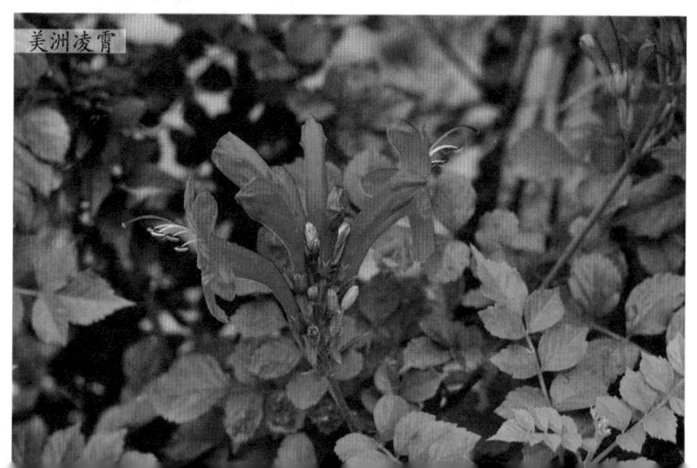
美洲凌霄

Longchuanhua 龙船花

【别名】五月花、红绣球、仙丹花。
【来源】茜草科植物龙船花 *Ixora chinensis* 的花。

【快速识别】龙船花：灌木。小枝深棕色。叶对生；托叶绿色，抱茎，顶端具软刺状突起；叶片薄革质，椭圆形或倒卵形，先端急尖，基部楔形，全缘。聚伞花序顶生，密集成伞房状；花序柄深红色；花萼深红色，光滑无毛，4 浅裂；花冠略肉质，红色，花冠筒 4 裂，裂片近圆形，顶端圆。浆果近球形，熟时紫红色。花期 4~8 月。散生于疏林下、灌丛中或旷野路旁。分布于福建、台湾、广东、广西等地。

【采制】全年均可采，鲜用或晒干。

【功效主治】清热凉血，散瘀止痛。主治高血压，月经不调，闭经，跌打损伤，疮疡疖肿。

【用法用量】煎汤，10~15g。外用，适量，捣烂敷。

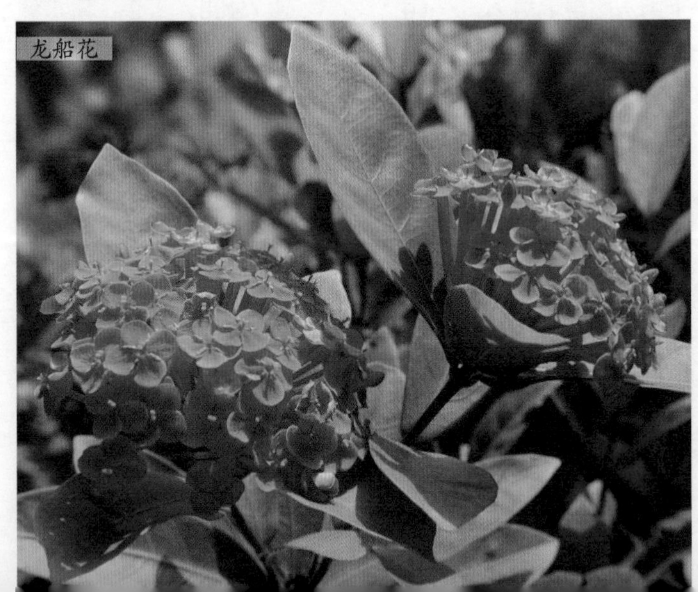
龙船花

Meiguihua 玫瑰花

【别名】徘徊花、刺玫花、笔头花。
【来源】蔷薇科植物玫瑰 *Rosa rugosa* 的花蕾。

【快速识别】玫瑰：直立灌木。枝干粗壮，有皮刺和刺毛，小枝密生绒毛。羽状复叶；叶柄及叶轴上有绒毛及疏生小皮刺和刺毛；托叶大部附着于叶柄上；小叶 5~9，椭圆形或椭圆状倒卵形，边缘有钝锯齿，质厚，上面光亮，多皱，无毛，下面苍白色，有柔毛及腺体，网脉显著。花单生或 3~6 朵聚生；花梗有绒毛和刺毛；花瓣 5 或多数，紫红色或白色，芳香；果扁球形，红色，平滑；萼片宿存。花期 5~6 月，果期 8~9 月。全国各地均有栽培。以山东、江苏、浙江及广东最多。

【采制】春末夏初花将开放时分批采摘，及时低温干燥。

【功效主治】行气解郁，和血，止痛。主治肝胃气痛，食少呕恶，月经不调，跌扑伤痛。

【用法用量】煎汤，3~10g；或浸酒；或泡茶饮。

【使用注意】阴虚有火者勿用。

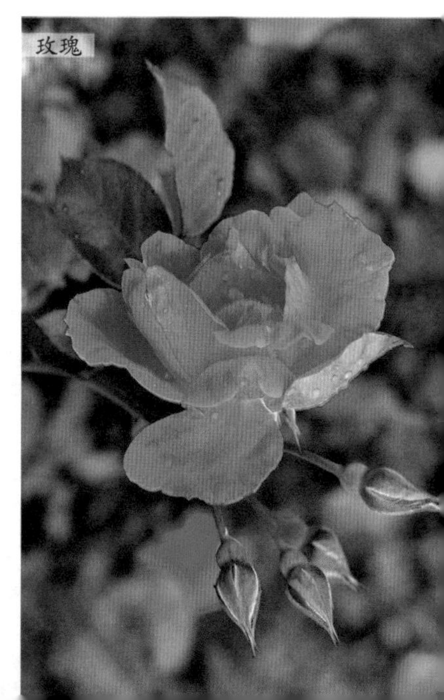
玫瑰

Meihua 梅花

【别名】白梅花、绿萼梅、绿梅花。
【来源】蔷薇科植物梅 *Prunus mume* 的花蕾。

【快速识别】梅：落叶乔木。树皮灰棕色，小枝细长，先端刺状。单叶互生；叶柄被短柔毛；托叶早落；叶片椭圆状宽卵形，春季先叶开花，花有香气，1~3 朵簇生于二年生侧枝叶腋。花梗短；花萼通常红褐色，少数为绿色或绿紫色；花瓣 5，白色或淡红色，宽倒卵形；雄蕊多数。果实近球形，黄色或绿白色，被柔毛。花期冬春季，果期 5~6 月。我国各地多有栽培，以长江流域以南各地最多。

【采制】初春花未开放时采摘，及时低温干燥。

【功效主治】疏肝和中，化痰散结。主治肝胃气痛，胸闷心烦，梅核气，瘰疬疮毒。

【用法用量】煎汤，2~6g；或入丸、散。外用，鲜品，敷贴。

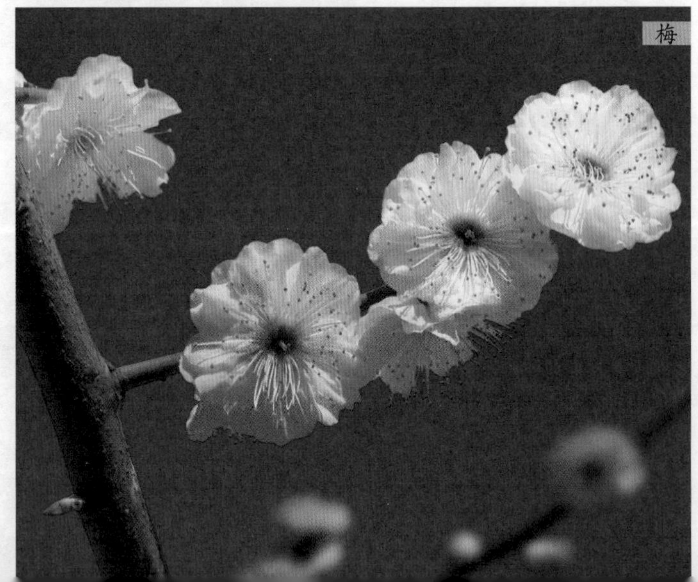
梅

Mimenghua
密蒙花

【别名】黄饭花、蒙花珠、糯米花。
【来源】马钱科植物密蒙花 *Buddleja officinalis* 的花蕾和花序。

【快速识别】密蒙花：灌木。小枝灰褐色，微具4棱，枝及叶柄、叶背、花序均密被白色星状毛及茸毛，茎上的毛渐次脱落。单叶对生；叶片宽披针形，全缘或具小锯齿。大圆锥花序由聚伞花序组成，顶生及腋生，总苞及萼筒、花冠密被灰白色绒毛；花萼钟状，先端4裂；花冠筒状，先端4裂，筒部紫堇色，口部橘黄色。蒴果长卵形，2瓣裂，外果皮被星状毛，基部具宿存花被。花期2~3月，果期5~8月。生于海拔200~2800m的山坡、丘陵、河边、村边的灌木丛和林缘。分布于中南、西南及陕西、甘肃、安徽、福建等地。
【采制】春季花未开放时采收，除去杂质，干燥。
【功效主治】清热泻火，养肝明目，退翳。主治目赤肿痛，多泪羞明，目生翳膜，肝虚目暗，视物昏花。
【用法用量】煎汤，6~15g；或入丸、散。
【使用注意】虚寒内伤、劳伤目疾，阳虚、肝寒胃弱者忌用。

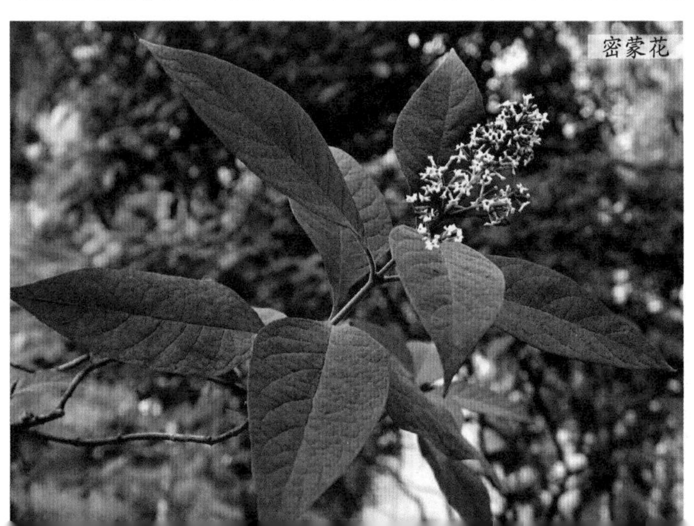
密蒙花

Molihua 茉莉花

【别名】白末利、柰花、小南强。
【来源】木犀科植物茉莉花 *Jasminum sambac* 的花。

【**快速识别**】茉莉花：直立或攀缘灌木。小枝圆柱形或稍压扁状，有时中空，疏被柔毛。叶对生，单叶；叶柄被短柔毛，具关节。叶片纸质，圆形、卵状椭圆形，两端圆或钝，基部有时微心形，除下面脉腋间常具簇毛外，其余无毛。聚伞花序顶生，通常有花 3 朵，有时单花或多达 5 朵；花极芳香；花萼，裂片线形，绿色；花冠白色，花冠裂片长圆形或近圆形。果球形，呈紫黑色。花期 5~8 月，果期 7~9 月。我国南方各地广为栽培。

【**采制**】夏季花初开时采收，立即晒干或烘干。

【**功效主治**】理气止痛，辟秽开郁。主治湿浊中阻，胸膈不舒，泻痢腹痛，头晕头痛，目赤，疮毒。

【**用法用量**】煎汤，3~10g；或代茶饮。外用，适量，煎水洗目；或菜油浸滴耳。

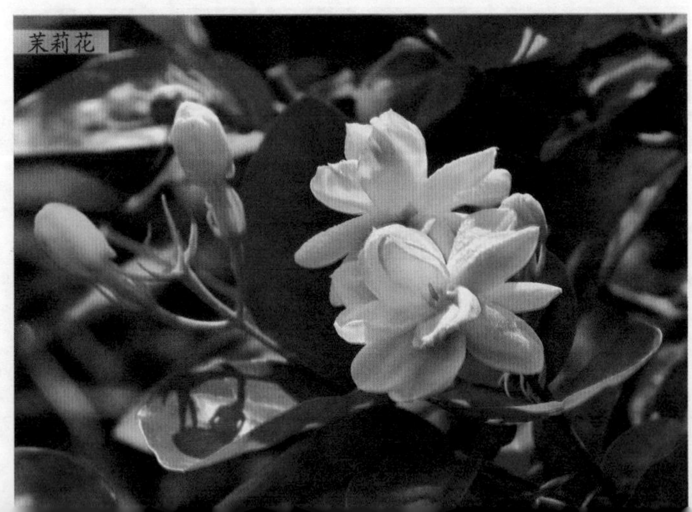
茉莉花

Mujinhua
木槿花

【别名】篱障花、木红花、肉花。
【来源】锦葵科植物木槿 *Hibiscus syriacus* 的花。

【快速识别】木槿：灌木。小枝密被黄色星状绒毛。叶互生，叶柄被星状柔毛；托叶线形，疏被柔毛；叶片菱形至三角状卵形，具深浅不同的3裂或不裂，边缘具不整齐齿缺。花单生于枝端叶腋间，花梗被星状短绒毛；小苞片6~8，线形，密被星状疏绒毛；花萼钟形，密被星状短绒毛，裂片5，三角形；花钟形，淡紫色，花瓣倒卵形，外面疏被纤毛和星状长柔毛。蒴果卵圆形，密被黄色星状绒毛。花期7~10月。原产于我国中部各地。华东、华中、西南及河北、陕西等地均有栽培。

【采制】夏、秋二季选晴天早晨，花半开时采摘，晒干。

【功效主治】清热利湿，凉血解毒。主治肠风泻血，赤白下痢，痔疮出血，肺热咳嗽，咯血，带下，疮疖痈肿，烫伤。

【用法用量】煎汤，3~9g，鲜者30~60g。外用，适量，研末或鲜品捣烂调敷。

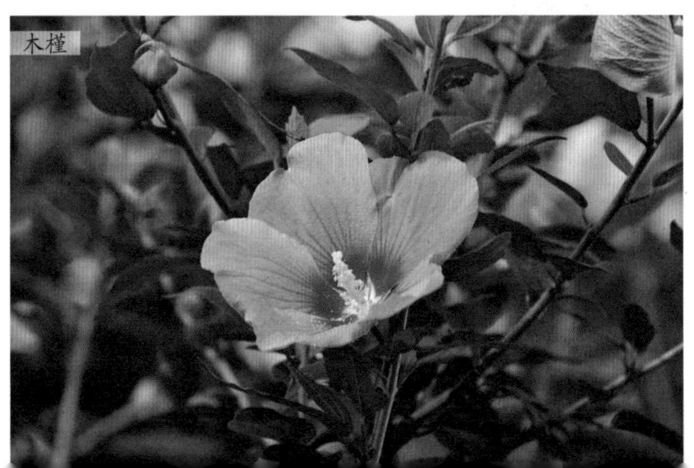
木槿

Mumianhua
木棉花

【别名】木绵花、斑枝花、琼枝。
【来源】木棉科植物木棉 *Bombax malabaricum* 的花。

【快速识别】木棉：大乔木。树皮深灰色，树干常有圆锥状的粗刺，分枝平展。掌状复叶，总叶柄较长，小叶 5~7 枚，长圆形至长圆状披针形。花较大，生于近枝顶叶腋，先叶开放，红色或橙红色，花瓣 5 片，肉质，倒卵状长圆形，两面被星状柔毛；花萼杯状，厚，3~5 浅裂；雄蕊多数，花柱长于雄蕊。蒴果长圆形，木质，被灰白色长柔毛和星状毛，室背 5 瓣开裂，内有丝状绵毛。花期春季，果期夏季。生于海拔 1400~1700m 以下的干热河谷、稀树草原、雨林沟谷、低山、次生林中及村边、路旁。分布于华南、西南及江西、福建、台湾等地。

【采制】春季花盛开时采收，除去杂质，晒干。

【功效主治】清热利湿，解毒。主治泄泻，痢疾，痔疮，出血。

【用法用量】煎汤，9~15g，或研末服。

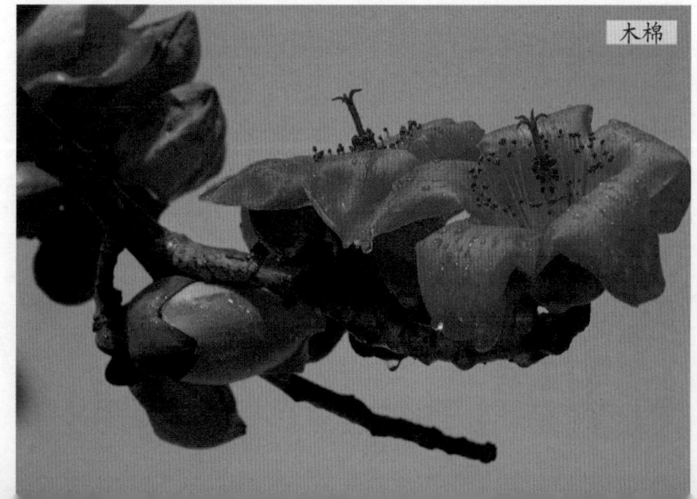
木棉

Naoyanghua 闹羊花

【别名】羊踯躅花、一杯倒、惊羊花。
【来源】杜鹃花科植物羊踯躅 *Rhododendron molle* 的花。

【快速识别】羊踯躅：落叶灌木。老枝光滑，无毛，褐色，幼枝有短柔毛及刚毛。单叶互生；叶柄短；叶片纸质，常簇生于枝顶，椭圆形至椭圆状倒披针形，边缘有睫毛，两面密被灰白色柔毛。花多数排列成短总状伞形花序，顶生，先叶开放或与叶同时开放；花萼小，5 裂，宿存；花冠宽钟状，金黄色，先端 5 裂，裂片椭圆形至卵形，上面 1 片较大，有淡绿色斑点。蒴果长椭圆形，熟时深褐色，具细柔毛和疏刚毛。花期 4~5 月，果期 6~8 月。生于丘陵山坡、石缝、灌丛或草丛中。分布于除东北、西北、西藏外全国大部分地区。

【采制】四、五月花初开时采收，阴干或晒干。

【功效主治】祛风除湿，散瘀定痛。主治风湿痹痛，偏正头痛，跌打肿痛，顽癣。

【用法用量】研末，0.3~0.6g；煎汤，0.3~0.6g；或入丸、散；或浸酒。外用，适量，研末调敷；或鲜品捣敷。

【使用注意】本品有毒，不宜多服、久服。体虚者及孕妇禁用。

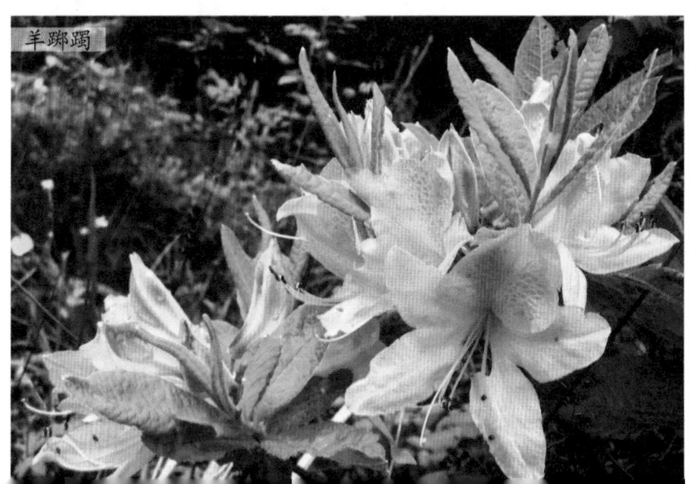
羊踯躅

Paozhanghua 炮仗花

【别名】黄鳝藤。
【来源】紫葳科植物炮仗花 *Pyrostegia venusta* 的花和叶。

【**快速识别**】炮仗花：藤本。具有三叉丝状卷须。叶对生；小叶 2~3 枚；小叶片卵形，先端渐尖，基部近圆形，上下两面无毛，下面具有极细小分散的腺穴，全缘。圆锥花序着生于侧枝的顶端；花萼钟状，有 5 小齿；花冠筒状，基部收缩，橙红色，裂片 5，长椭圆形，花开放后反折，边缘被白色短柔毛。蒴果舟状，花期 1~6 月。常作庭园藤架植物栽培。分布于福建、台湾、广东、海南、广西、云南等地。

【**采制**】春、夏二季采收，晒干。

【**功效主治**】润肺止咳，清热利咽。主治肺痨，新久咽喉肿痛。

【**用法用量**】煎汤，10~15g；或研粉，每次 3g，温开水送服。

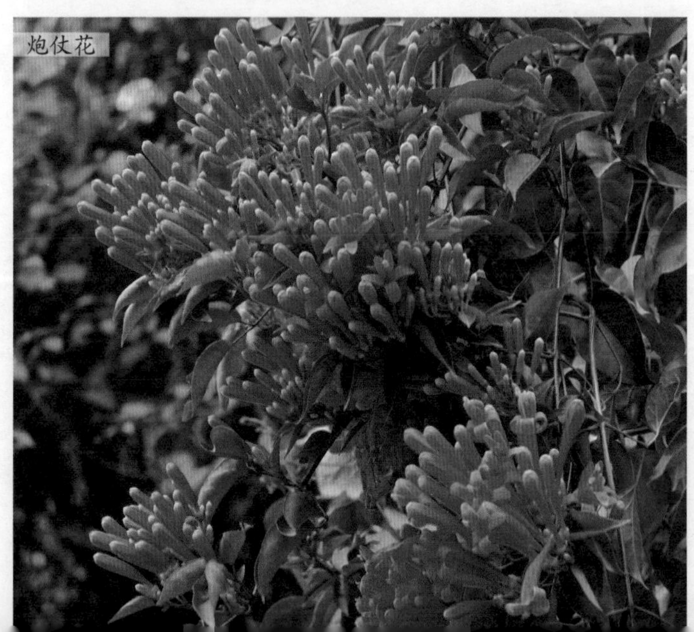
炮仗花

Pijiuhua
啤酒花

【别名】忽布、香蛇麻。
【来源】桑科植物啤酒花 *Humulus lupulus* 的未成熟带花果穗。

【快速识别】啤酒花：缠绕草本。全株被倒钩刺，茎枝和叶柄有密生细毛。单叶对生；叶柄长不超过叶片；叶片纸质，卵形，边缘具粗锯齿，上面密生小刺毛，下面有疏毛和黄色小油点。花单性，雌雄异株；雄花序为圆锥花序，花被片 5，黄绿色；雌花每 2 朵生于一苞片的腋部，苞片覆瓦状排列，组成近圆形的短穗状花序。果穗球果状，宿存苞片膜质且增大，有黄色腺体，气芳香。瘦果扁圆形，褐色，为增大的苞片包围着。花期 5~6 月，果期 6~9 月。新疆有野生，东北、华北及山东、浙江等地多为栽培。

【采制】夏、秋二季当果穗呈绿色而略带黄色时采摘，晒干或烘干，烘干时温度不得超过 45℃。

【功效主治】健胃消食，利尿安神，抗痨消炎。主治消化不良，腹胀，浮肿，肺结核，膀胱炎，咳嗽，失眠，麻风病。

【用法用量】煎汤，3~9g。

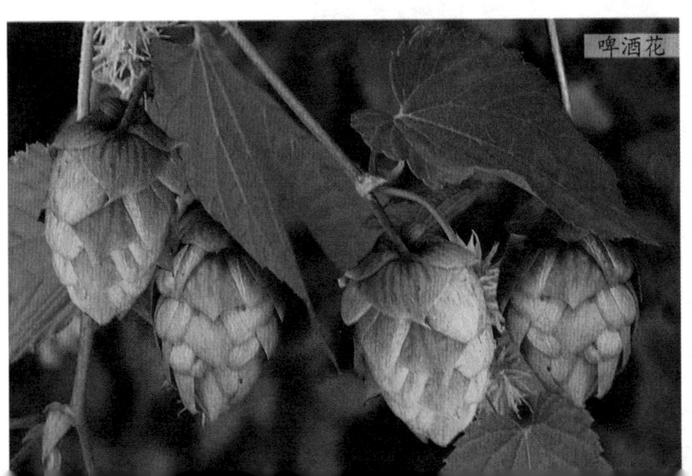
啤酒花

Puhuang 蒲黄

【别名】蒲草黄、蒲厘花粉、蒲棒花粉。
【来源】香蒲科植物水烛香蒲 *Typha angustifolia*、东方香蒲 *T. orientalis* 或同属植物的花粉。

【快速识别】水烛香蒲：草本。根茎匍匐，须根多。叶狭线形。花小，单性，雌雄同株；穗状花序长圆柱形，褐色；雌雄花序离生，雄花序在上部，雌花序在下部，具叶状苞片，早落；雄花具雄蕊 2~3，基生毛较花药长，先端单一或 2~3 分叉；雌花具小苞片，匙形，较柱头短，约与小苞片等长，柱头线形或线状长圆形。花期 6~7 月，果期 7~8 月。生于浅水。分布于东北、华北、西北、华东、西南及河南、湖北、广西等地。

【采制】夏季采收蒲棒上部的黄色雄花序，晒干后碾轧，筛取花粉。剪取雄花后，晒干，成为带有雄花的花粉，即为“草蒲黄”；再经细筛，所得纯花粉，习称“蒲黄”。

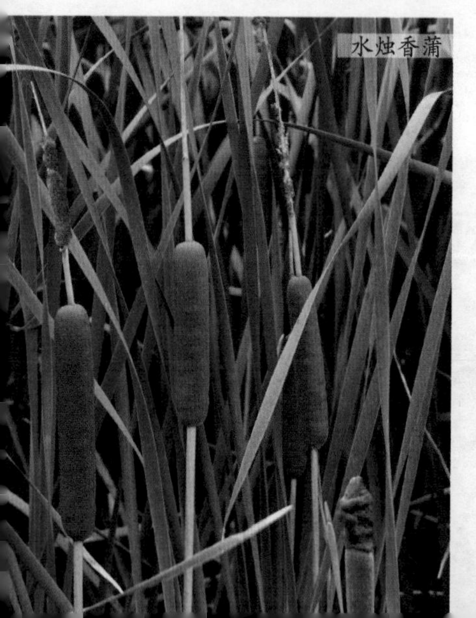
水烛香蒲

【功效主治】止血，化瘀，通淋。主治吐血，衄血，咯血，崩漏，外伤出血，经闭痛经，胸腹刺痛，跌扑肿痛，血淋涩痛。

【用法用量】煎汤，5~10g，须包煎；或入丸、散。外用，适量，研末撒；或调敷。

【使用注意】孕妇慎用。

Qianrihong 千日红

【别名】百日红、沸水菊、蜻蜓红。
【来源】苋科植物千日红 *Gomphrena globosa* 的花序或全草。

【快速识别】千日红：草本。全株密被白色长毛。茎直立，有分枝，近四棱形，具沟纹，节部膨大，带紫红色。单叶对生；上端叶有灰色长柔毛；叶片长圆形至椭圆形，先端钝而尖，基部楔形，两面有小斑点，边缘波状。头状花序球形或长圆形，通常单生于枝顶，有时 2~3 花序并生，常紫红色，有时淡紫色或白色；总苞 2 枚，叶状，每花基部有干膜质卵形苞片 1 枚，三角状披针形小苞片 2 枚，紫红色，花被片披针形，外面密被白色绵毛。胞果近球形。种子肾形，棕色，光亮。花、果期 6~9 月。全国大部分地区均有栽培。原产热带美洲。
【采制】夏、秋二季采摘花序或拔取全株，鲜用或晒干。
【功效主治】止咳平喘，清肝明目，解毒。主治咳嗽，哮喘，百日咳，小儿夜啼，目赤肿痛，肝热头晕，头痛，痢疾，疮疖。
【用法用量】煎汤，花 3~9g，全草 15~30g。外用，适量，捣敷；或煎水洗。

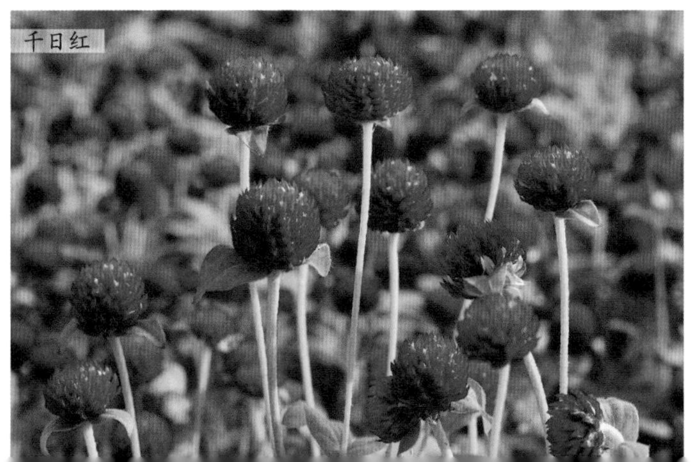
千日红

Shanchahua
山茶花

【别名】红茶花、宝珠花、耐冬。
【来源】山茶科植物山茶 *Camellia japonica* 的花。

【**快速识别**】山茶：灌木或小乔木。树皮灰褐色，幼枝棕色，无毛。单叶互生；叶片革质，倒卵形或椭圆形，边缘有细锯齿，上面深绿色，有光泽，下面淡绿色，两面均无毛，叶干后带黄色。花两性，单生或对生于叶腋或枝顶，大红色；萼片5，宽卵圆形，外被白色柔毛；花瓣5~7，栽培品种多重瓣，有白、淡红等色，花瓣近圆形，先端有凹缺。蒴果近球形，果皮厚，光滑无毛，室背开裂。花期4~5月，果期9~10月。原产于我国东部，现全国各地常有栽培。

【**采制**】4~5月花朵盛开期分批采收，晒干或炕干。

【**功效主治**】凉血止血，散瘀消肿。主治吐血，衄血，咯血，便血，痔血，赤白痢，血淋，血崩，带下，烫伤，跌打损伤。

【**用法用量**】煎汤，5~10g；或研末。外用，适量，研末麻油调涂。生用长于散瘀，炒用偏于止血。

【**使用注意**】中焦虚寒而无瘀者慎服。

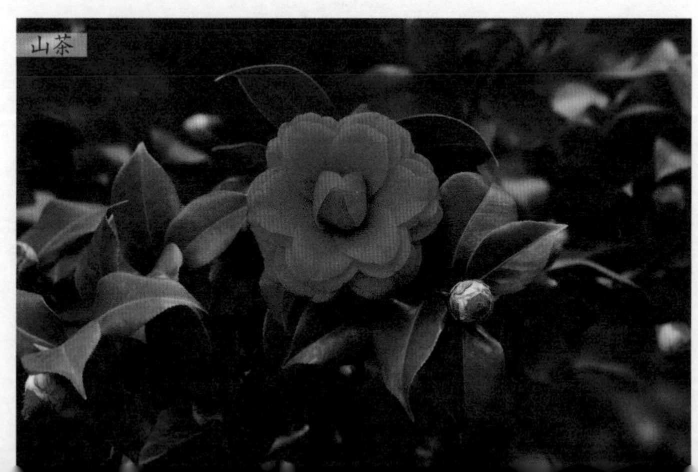
山茶

Shanyinhua 山银花

【别名】大金银花、山金银花、大叶金银花。
【来源】忍冬科植物灰毡毛忍冬 *Lonicera macranthoides*、红腺忍冬 *L. hypoglauca*、华南忍冬 *L. confusa* 或黄褐毛忍冬 *L. fulvotomentosa* 的花蕾或带初开的花。

【快速识别】红腺忍冬：藤本。幼枝、叶柄、叶下面和上面中脉及总花梗均密被上端弯曲的淡黄褐色短柔毛或糙毛。叶纸质，卵形至卵状矩圆形，下面有时粉绿色，有黄色至橘红色蘑菇形腺体。双花单生至多朵集生于侧生短枝上，或于小枝顶集合成总状；苞片条状披针形，与萼筒几等长，外面有短糙毛和缘毛；小苞片圆卵形或卵形；萼齿三角状披针形；花冠白色，有时有淡红晕，后变黄色，唇形，筒比唇瓣稍长，外面疏生倒微伏毛；果实熟时黑色，近圆形，有时具白粉。花期 4~6 月，果熟期 10~11 月。生于海拔 200~1500 米的灌丛或疏林中。分布于华东、华中、华南、西南等地。

【采制】夏初花开放前采收，干燥。

【功效主治】清热解毒，疏散风热。主治痈肿疔疮，喉痹，丹毒，热毒血痢，风热感冒，温病发热。

【用法用量】煎汤，6~20g；或入丸，散。外用，适量，捣敷。

【使用注意】脾胃虚寒及疮疡属阴证者慎服。

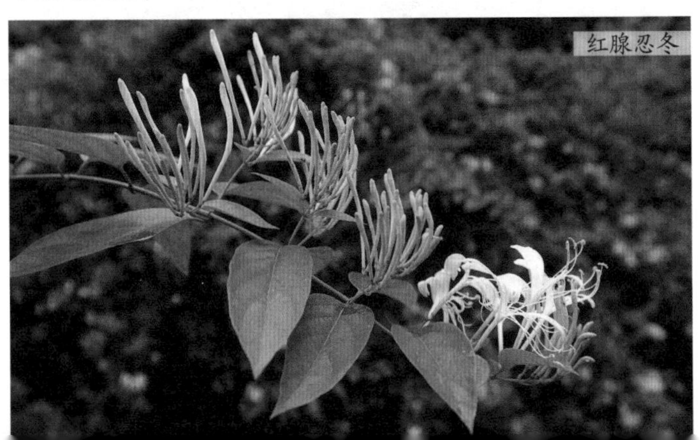
红腺忍冬

Songhuafen 松花粉

【别名】松花、松黄、松粉。
【来源】松科植物马尾松 *Pinus massoniana*、油松 *P. tabuliformis* 或同属数种植物的花粉。

【快速识别】马尾松：见“松节”（第 656 页）项下。

【采制】春季花刚开时，采摘花穗，晒干，收集花粉，除去杂质。

【功效主治】收敛止血，燥湿敛疮。主治外伤出血，湿疹，黄水疮，皮肤糜烂，脓水淋漓。

【用法用量】煎汤，3~9g；或冲服。外用，适量，干撒；或调敷。

【使用注意】血虚、内热者慎服。

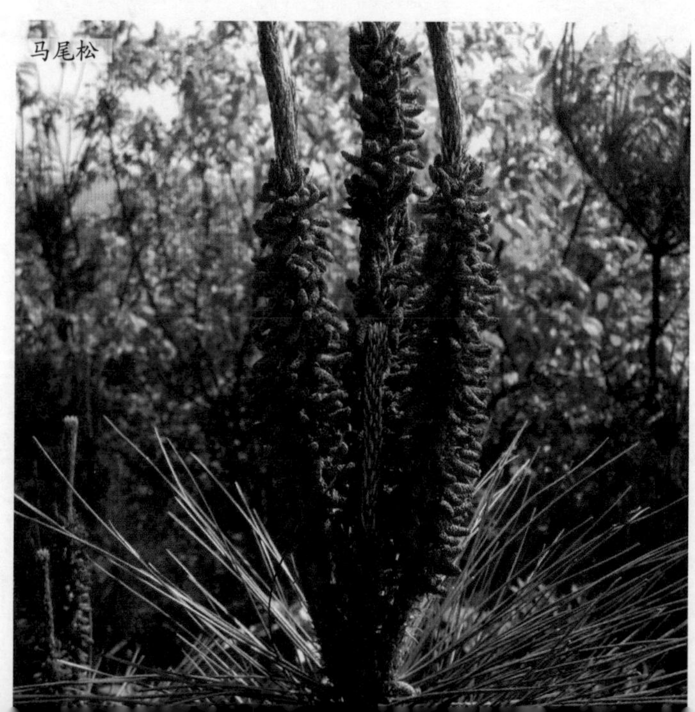
马尾松

Tiehaitanghua

铁海棠花

【别名】麒麟花、刺篷花。
【来源】大戟科植物铁海棠 *Euphorbia milii* 的花。

【快速识别】铁海棠：多刺灌木。茎直立或稍攀缘状，刺硬而尖，成5行排列于茎的纵棱上。叶互生，通常生于嫩枝上；叶片倒卵形或长圆状匙形。2~4个杯状聚伞花序生于枝端，排列成具长花序梗的二歧聚伞花序；总苞钟形，腺体4，无花瓣状附属物；总苞基部具2苞片，苞片鲜红色，倒卵状圆形；花单性，雌雄花同生于萼状总苞内；雄花多数；雌花单生于花序中央，花柱3枚。蒴果扁球形。花期5~9月，果期6~10月。多栽培于庭院和园圃。分布于福建、广东、广西、贵州、云南等地。

【采制】随用随采。

【功效主治】凉血止血。主治崩漏，白带过多。

【用法用量】煎汤，鲜品10~15朵。

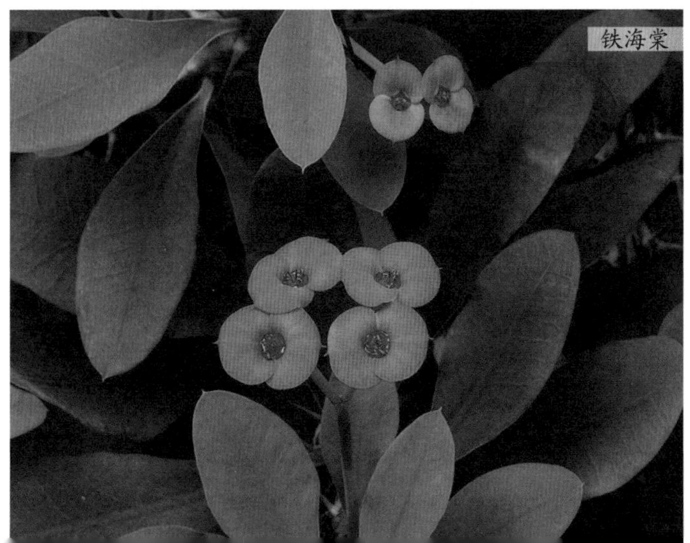
铁海棠

Wanshoujuhua
万寿菊花

【别名】臭芙蓉、黄菊、金花菊。
【来源】菊科植物万寿菊 *Tagetes erecta* 的花。

【**快速识别**】万寿菊：草本。茎直立、粗壮，具纵细条棱，分枝向上平展。叶对生；叶片羽状深裂，裂片长椭圆形或披针形，边缘具锐锯齿，上部叶裂片的齿端有长细芒。头状花序单生，花序梗顶端棍棒状膨大；总苞杯状，顶端具齿尖；舌状花黄色或暗橙色；管状花黄色。瘦果，线形，基部缩小，黑色或褐色，被短微毛；冠毛有1~2个长芒和2~3个短而钝的鳞片。花期7~9月。生于向阳温暖湿润环境。分布于全国各地（栽培）。

【**采制**】夏、秋二季采花，鲜用或晒干。

【**功效主治**】清热解毒，化痰止咳。主治上呼吸道感染，百日咳，结膜炎，口腔炎，牙痛，咽炎，眩晕，小儿惊风，闭经，血瘀腹痛，痈疮肿毒。

【**用法用量**】煎汤，3~9g。外用，适量，煎水熏洗；或研粉调敷；或鲜品捣敷。

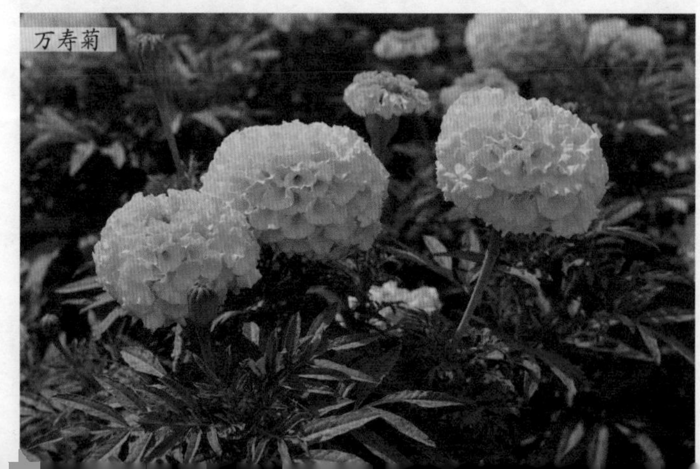
万寿菊

Xihonghua

西红花

【别名】番红花、藏红花、番栀子蕊。
【来源】鸢尾科植物番红花 *Crocus sativus* 的柱头。

【快速识别】番红花：草本。球茎扁团球形，外有黄褐色的膜质包被。叶基生，9~15片，条形，灰绿色，细长，边缘反卷；叶丛基部包有4~5片膜质的鞘状叶。花茎甚短，不伸出地面；花1~2朵，淡蓝色、红紫色或白色，有香味，花被裂片6，倒卵形，顶端钝；雄蕊3，直立，花药黄色；花柱橙红色，细长，上部3分枝，分枝弯曲而下垂，柱头略扁，先端楔形，有浅齿，较雄蕊长。蒴果椭圆形，具3钝棱。花期10~11月。浙江、江西、江苏、北京、上海有少量栽培。

【采制】10~11月下旬，晴天早晨日出时采花，再摘取柱头，随即晒干或在55~60℃下烘干。

【功效主治】活血化瘀，凉血解毒，解郁安神。主治经闭癥瘕，产后瘀阻，温毒发斑，忧郁痞闷，惊悸发狂。

【用法用量】煎汤，1~3g；或冲泡；或浸酒炖。

【使用注意】孕妇禁服。

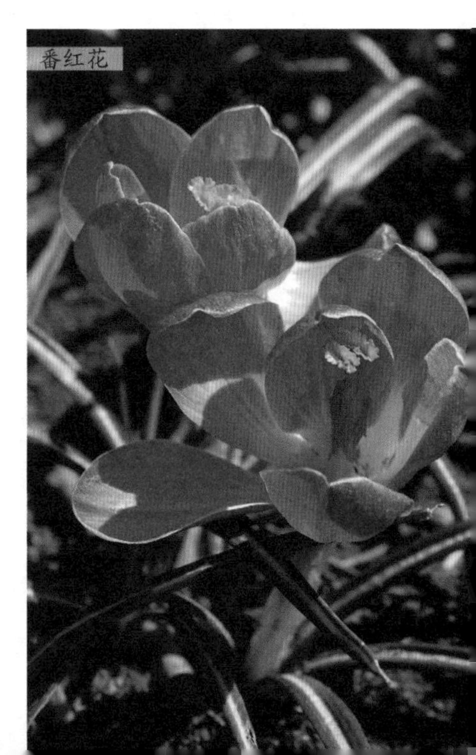
番红花

Xinyi 辛夷

【别名】侯桃、木笔花、姜朴花。
【来源】木兰科植物望春花 *Magnolia biondii*、玉兰 *M. denudata* 或武当玉兰 *M. sprengeri* 的干燥花蕾。

【快速识别】玉兰：乔木。小枝粗壮，被柔毛；单叶互生，叶片通常倒卵形、宽倒卵形，先端宽圆、平截或稍凹缺，常其急短尖，基部楔形，表面深绿色，光滑，背面淡绿色，叶柄及叶背下面有白色细柔毛。花先叶开放，单生枝顶，稀腋生，呈钟状，芳香；花被9片，白色，有时外面基部红色，倒卵状长圆形。聚合果圆筒形，稍扭曲，蓇葖木质。花期2~3月，果期8~9月。生于海拔1200m以下的常绿阔叶树和落叶阔叶树混交林中，现庭园普遍栽培。分布于安徽、浙江、江西、湖南、广东等地。

【采制】冬末春初花未开放时采收，除去枝梗，阴干。

【功效主治】散风寒，通鼻窍。主治风寒头痛，鼻塞流涕，鼻鼽，鼻渊。

【用法用量】煎汤，3~10g，宜包煎；或入丸、散。外用，适量，研末搐鼻；或以其蒸馏水滴鼻。

【使用注意】阴虚火旺者慎服。

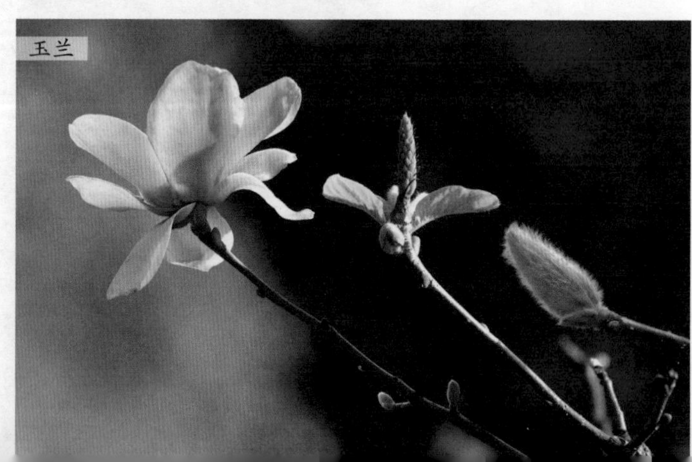
玉兰

Xuanfuhua 旋覆花

【别名】盛椹、金钱菊、金盏花。
【来源】菊科植物旋覆花 *Inula japonica* 或欧亚旋覆花 *I. britannica* 的头状花序。

【快速识别】旋覆花：草本。根状茎短，横走或斜升，具须根。茎单生或簇生，绿色或紫色，有细纵沟，被长伏毛。基部叶花期枯萎，中部叶长圆形或长圆状披针形，先端尖，基部渐狭，常有圆形半抱茎的小耳，无柄，全缘或有疏齿；上部叶渐小，线状披针形。头状花序，多数或少数排列成疏散的伞房花序；总苞半球形，约 5 层，线状披针形；舌状花黄色，舌片线形；管状花花冠有三角披针形裂片；冠毛白色，1 轮，有 20 余个粗糙毛。瘦果圆柱形，有 10 条纵沟，被疏短毛。花期 6~10 月，果期 9~11 月。生于海拔 150~2400m 的山坡路旁、湿润草地、河岸和田埂上。广布于东北、华北、华东、华中及广西等地。

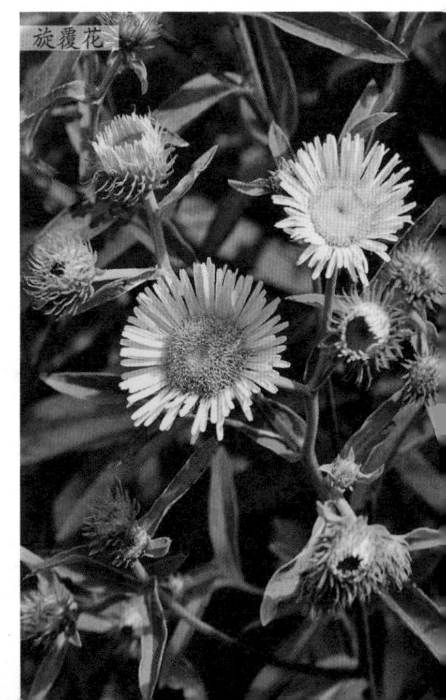
旋覆花

【采制】夏、秋二季花开放时采收，除去杂质，阴干或晒干。

【功效主治】降气，消痰，行水，止呕。主治风寒咳嗽，痰饮蓄结，胸膈痞闷，喘咳痰多，呕吐噫气，心下痞硬。

【用法用量】煎汤（纱布包煎或滤去毛），3~10g。

【使用注意】阴虚劳嗽、风热燥咳者禁服。

Yangjinhua 洋金花

【别名】曼陀罗花、山茄花、大喇叭花。
【来源】茄科植物白花曼陀罗 *Datura metel* 的花。

【快速识别】白花曼陀罗：草本。茎直立，圆柱形，基部木质化，上部呈叉状分枝，绿色，表面有不规则皱纹，幼枝四棱形，略带紫色，被短柔毛。叶互生，上部叶近对生，叶片宽卵形，基部不对称，边缘具不规则短齿或全缘而波状，叶背面脉隆起。花单生于枝杈间或叶腋；花萼筒状，淡黄绿色，花冠管漏斗状，下部直径渐小，向上扩大呈喇叭状，白色，具 5 棱，裂片 5，三角形，先端长尖。蒴果圆球形或扁球状，外被疏短刺，熟时淡褐色。花期 3~11 月，果期 4~11 月。生于山坡、草地或住宅附近。分布于华东、华中、华南、西南等地。

【采制】4~11 月花初开时采收，晒干或低温干燥。

【功效主治】平喘止咳，解痉定痛。主治哮喘咳嗽，脘腹冷痛，风湿痹痛，小儿慢惊风；还可用于外科麻醉。

【用法用量】煎汤，0.3~0.5g；宜入丸、散用。外用，适量，煎水洗；或研末调敷。

【使用注意】本品有毒，用量过大易致中毒。内服宜慎。孕妇及外感、痰热咳喘、青光眼、高血压、心动过速者禁用。

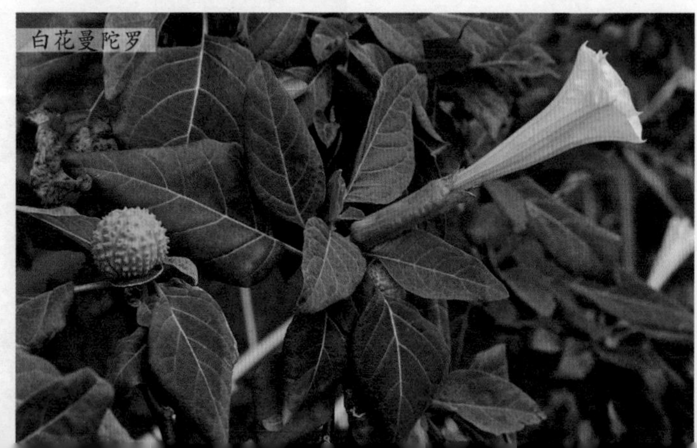
白花曼陀罗

Yejuhua 野菊花

【别名】山菊花、千层菊、黄菊花。
【来源】菊科植物野菊 *Chrysanthemum indicum* 的头状花序。

【**快速识别**】野菊：草本。茎直立或基部铺展。茎生叶卵形或长圆状卵形，羽状分裂或分裂不明显；顶裂片大，侧裂片常 2 对，卵形或长圆形，全部裂片边缘浅裂或有锯齿；全部叶上面有腺体及疏柔毛，下面灰绿色，毛较多，基部渐狭成具翅的叶柄。头状花序在茎枝顶端排成伞房状圆锥花序或不规则的伞房花序；舌状花黄色，雌性；盘花两性，筒状。瘦果全部同形，有 5 条极细的纵肋，无冠状冠毛。花期 9~10 月。生于山坡草地、灌丛、河边水湿地、海滨盐渍地及田边、路旁。本种为多型性的种，在形态特征上有极大的多样性。广布于东北、华北、华东、华中、西南等地。

【**采制**】秋、冬二季花初开放时采摘，晒干，或蒸后晒干。

【**功效主治**】清热解毒，泻火平肝。主治疔疮痈肿，目赤肿痛，头痛眩晕。

【**用法用量**】煎汤，10~15g，鲜品可用 30~60g。外用，适量，捣敷；或煎水漱口；或淋洗。

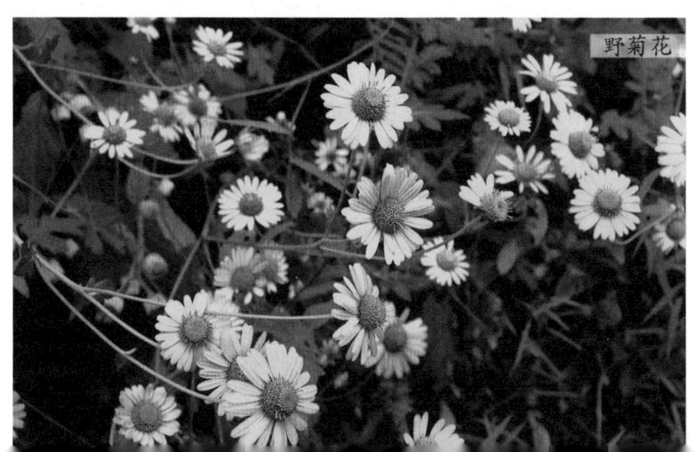
野菊花

Yingchunhua 迎春花

【别名】金腰带、清明花、金梅花。
【来源】木犀科植物迎春花 *Jasminum nudiforum* 的花。

【快速识别】迎春花：落叶灌木，直立或匍匐。小枝四棱形，棱上具狭翼。叶对生，三出复叶，小枝基部常具单叶；叶轴具狭翼，小叶片卵形、长卵形或椭圆形、狭椭圆性，稀倒卵形，先端锐尖或钝，具短尖头，基部楔形，叶缘反卷，小叶片无柄或基部延伸成短柄。花单生于去年生小枝的叶腋，稀生于小枝顶端；苞片小叶状；花萼绿色，裂片5~6枚，窄披针形；花冠黄色，下部花冠管，向上渐扩大，裂片5~6枚，长圆形或椭圆形。花期4~5月。生于山坡灌丛。分布于陕西、甘肃、四川、云南、西藏。各地有栽培。

【采制】4~5月开花时采收，鲜用或晾干。

【功效主治】清热解毒，活血消肿。主治发热头痛，咽喉肿痛，小便热痛，恶疮肿毒，跌打损伤。

【用法用量】煎汤，10~15g；或研末。外用，适量，捣敷；或调麻油搽。

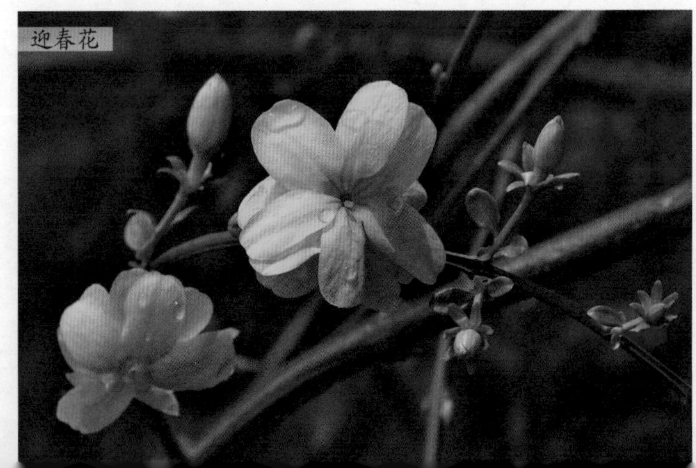
迎春花

玉米须

Yumixu

【别名】玉麦须，玉蜀黍蕊，棒子毛。
【来源】禾本科植物玉蜀黍 *Zea mays* 的花柱和柱头。

【快速识别】玉蜀黍：高大的一年生栽培植物。秆粗壮，直立，通常不分枝，基部节处常有气生根。叶片宽大，线状披针形，边缘呈波状皱折，具强壮之中脉。秆顶生雄性圆锥花序；雄花序的分枝三棱状，每节有2雄小穗，每1雄小穗含2小花；在叶腋内抽出圆柱状的雌花序，雌花序外包有多数鞘状苞片，雌小穗密集成纵行排列于粗壮的穗轴上，颖片宽阔，先端圆形或微凹，外稃膜质透明。花、果期7~9月。全国各地广泛栽培。

【采制】于玉米成熟时采收，摘取花柱，晒干。

【功效主治】利尿消肿，清肝利胆。主治水肿，小便淋沥，黄疸，胆囊炎，胆结石，高血压，糖尿病，乳汁不通。

【用法用量】煎汤，15~30g，大剂量60~90g；或烧存性研末。外用，适量，烧烟吸入。

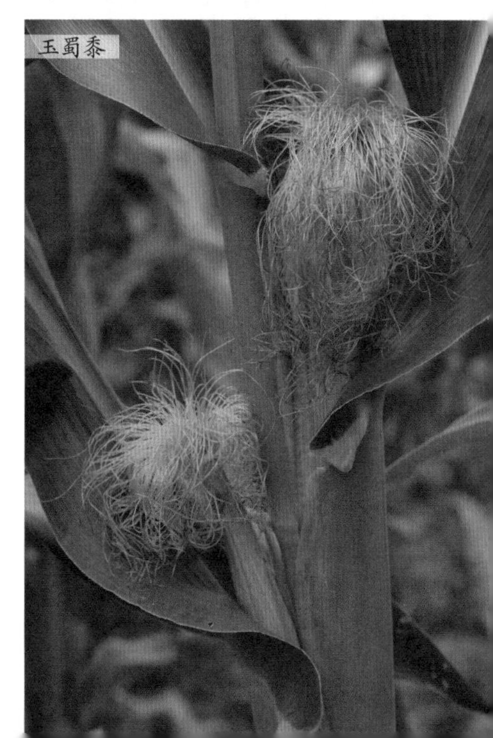
玉蜀黍

Yuzanhua 玉簪花

【别名】内消花、白鹤仙、银净花。
【来源】百合科植物玉簪 *Hosta plantaginea* 的花。

【快速识别】玉簪：草本。具粗根茎。叶基生；叶柄较长；叶片卵形至心状卵形。花葶于夏秋两季从叶丛中抽出，具1枚膜质的苞片状叶；总状花序，花梗基部具苞片；花白色，芳香，花被筒下部细小，花被裂片6，长椭圆形；雄蕊下部与花被筒贴生，与花被等长，或稍伸出花被外；花柱常伸出花被外。蒴果圆柱形。花期7~8月，果期8~9月。生于阴湿地区。我国各地均有栽培。

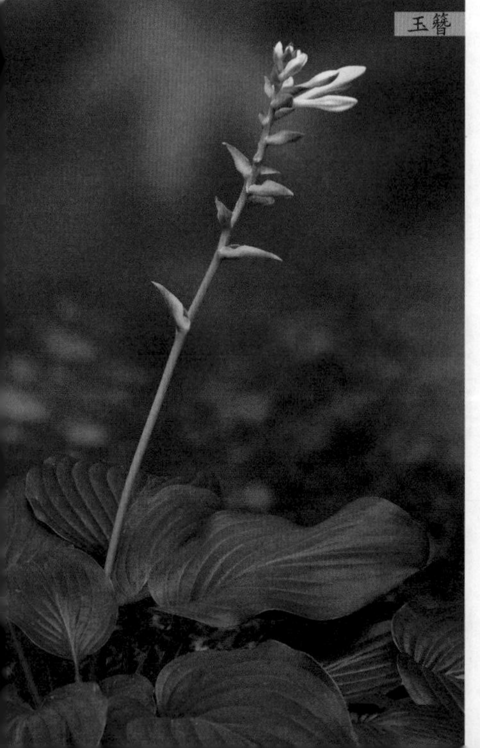
玉簪

【采制】7~8月花似开非开时采摘，晒干。

【功效主治】清热解毒，利水，通经。主治咽喉肿痛，疮痈肿痛，小便不利，经闭。

【用法用量】煎汤，3~6g。外用，适量，捣敷。

Yuanhua
芫花

【别名】赤芫、头痛花、闹鱼花。
【来源】瑞香科植物芫花 *Daphne genkwa* 的花蕾。

【快速识别】芫花：直立灌木。茎暗棕色；枝细长，褐紫色，幼时密生绢状短柔毛。叶对生，间或互生；有短柄，被短柔毛；叶片椭圆形至长椭圆形，稍带革质，先端尖，全缘，幼时叶之两面疏生绢状短柔毛，以脉上为密，老则渐脱。花淡紫色，腋生，先叶开放，通常3~7朵生叶腋间短梗上，以枝端为多；花两性，无花瓣；花被管细长，密被绢状短柔毛，先端4裂，裂片卵形。核果革质，白色。花期3~4月，果期5月。生于路旁、山坡或栽培于庭园。分布于华东、华北、中南、西南等地。

【采制】春季花未开放时采收，除去杂质，干燥。

【功效主治】泻水逐饮；外用杀虫疗疮。主治水肿胀满，胸腹积水，痰饮积聚，气逆咳喘，二便不利；外治疥癣秃疮，痈肿，冻疮。

【用法用量】煎汤，1.5~3g；研末，0.6~1g，每日1次。外用，研末调敷；或煎水洗。

【使用注意】有毒。体质虚弱，或有严重心脏病、溃疡病、消化道出血者及孕妇禁服。不宜与甘草同用。

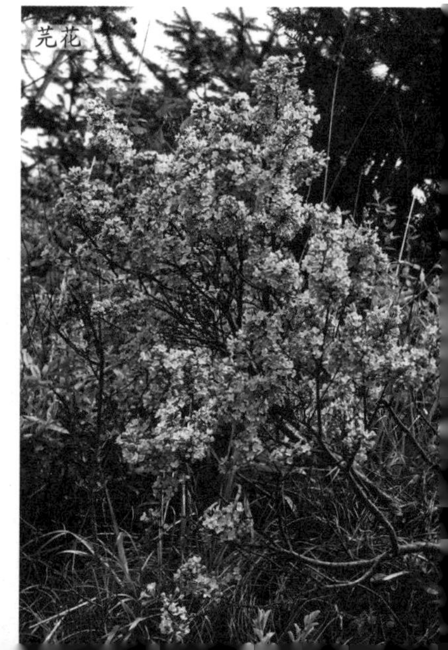
芫花

Yuejihua
月季花

【别名】四季花、月月红、艳雪红。
【来源】蔷薇科植物月季 *Rosa chinensis* 的花。

【快速识别】月季：矮小直立灌木，小枝有粗壮而略带钩状的皮刺或无刺。羽状复叶，小叶 3~5，宽卵形或卵状长圆形，边缘有锐锯齿，两面无毛；叶柄及叶轴疏生皮刺及腺毛，托叶大部附生于叶柄上，边缘有腺毛或羽裂。花单生或数朵聚生成伞房状；花梗长，散生短腺毛；萼片卵形，先端尾尖，羽裂，边缘有腺毛；花瓣红色或玫瑰色，重瓣，微香；子房被柔毛。果卵圆形或梨形，红色。萼片宿存。花期 4~9 月，果期 6~11 月。全国各地普遍栽培。

【采制】全年均可采收，花微开时采摘，阴干或低温干燥。

【功效主治】活血调经，疏肝解郁。主治气滞血瘀，月经不调，痛经，闭经，胸胁胀痛。

【用法用量】煎汤或开水泡服，3~6g，鲜品 9~15g。外用，适量，鲜品捣敷患处；或干品研末调搽患处。

【使用注意】内服可能引起便溏腹泻，故脾虚便溏者慎服；孕妇及月经过多者禁服。

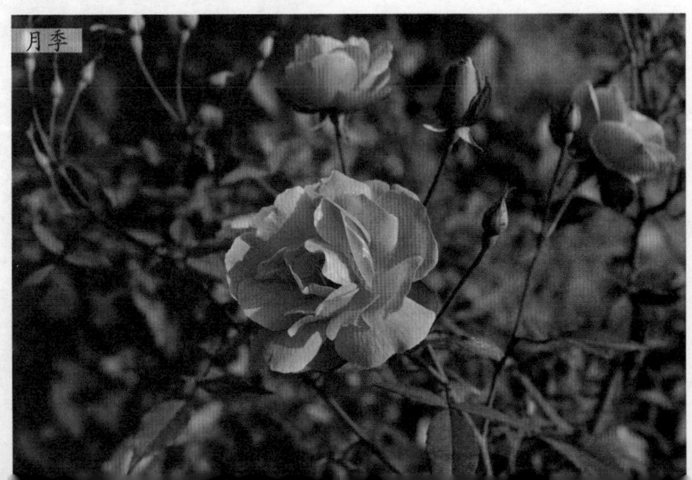
月季

Baixianpi 白鲜皮

【别名】蘚皮、北鲜皮、臭根皮。
【来源】芸香科植物白鲜 *Dictamnus dasycarpus* 的根皮。

【快速识别】白鲜：草本，基部木质化。全株有特异的香味。根肉质，外皮黄白至黄褐色。奇数羽状复叶互生；叶轴有狭翼，无叶柄；小叶9~13。叶片卵形至椭圆形，先端锐尖，基部楔形，边缘具细锯齿，上面深绿色，密布腺点，下面白绿色，腺点较稀。总状花序顶生，花轴及花柄混生白色柔毛及黑色腺毛；花柄基部有线形苞片1枚；萼片5；花瓣5，色淡红而有紫红色线条，倒披针形或长圆形，基部渐细呈柄状。蒴果密被腺毛，成熟时5裂，每瓣片先端有一针尖。花期4~5月，果期6月。生于土坡及灌丛中。分布于东北、华北、华东及陕西、甘肃、河南、四川、贵州等地。

【采制】春、秋二季采挖根部，除去泥沙和粗皮，剥取根皮，干燥。

【功效主治】清热燥湿，祛风解毒。主治湿热疮毒，黄水淋漓，湿疹，风疹，疥癣疮癞，风湿热痹，黄疸尿赤。

【用法用量】煎汤，6~15g；或入丸、散。外用，适量，煎水洗；或研末敷。

【使用注意】虚寒证者禁服。

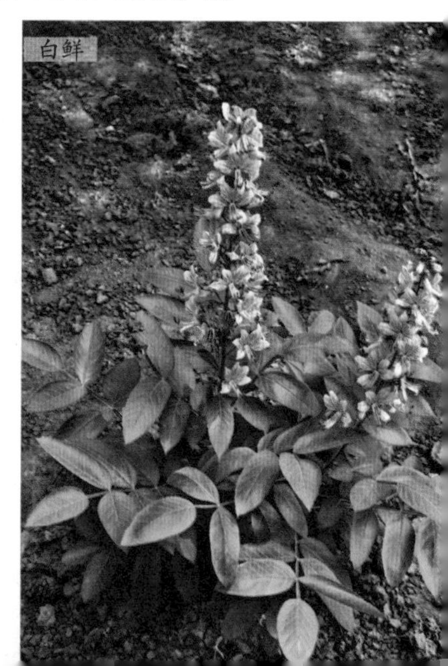
白鲜

Baomazipi
暴马子皮

【别名】白丁香、棒棒木、荷花丁香。
【来源】木犀科植物暴马丁香 *Syringa reticulata* var. *amurensis* 的树皮。

【快速识别】暴马丁香：小乔木。树皮紫灰褐色，具细裂纹。当年生枝绿色或略带紫晕，疏生皮孔。单叶对生；叶柄无毛；叶片厚纸质，宽卵形、卵形至椭圆状卵形，先端短尾尖至尾状渐尖或锐尖，基部常圆形。圆锥花序由 1 至多对着生于同一枝条上的侧芽抽生；花序轴具皮孔；花冠白色，呈辐状。蒴果长椭圆形，先端常钝，光滑或具细小皮孔。花期 6~7 月，果期 8~10 月。生于海拔 100~1200m 的山坡灌丛、林缘或针阔叶混交林中，也有栽培。分布于东北及河北、陕西、宁夏、甘肃等地。

【采制】春、秋二季剥取树皮，干燥。

【功效主治】清肺祛痰，止咳平喘。主治咳嗽痰多。

【用法用量】煎汤，15~30g；或入丸、散。

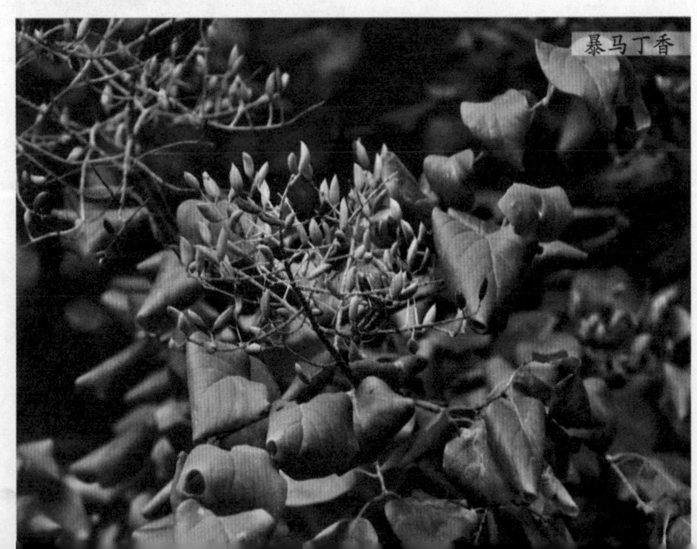
暴马丁香

Cantongqiang
残桐薑

【别名】潺槁木姜、潺果、三苦花。
【来源】为樟科植物潺槁木姜子 *Litsea glutinosa* 的树皮、叶。

【快速识别】潺槁木姜子：小乔木或乔木。全株有香气。小枝灰褐色，幼时有灰黄色绒毛；顶芽卵圆形，鳞片外面披灰黄色绒毛。单叶互生；叶柄有黄色绒毛；叶片倒卵形、倒卵状长圆形或椭圆状披针形，先端钝或圆，基部楔形、钝或近圆形。幼时两面均有毛，老时上面仅中脉略有毛，下面有灰黄色绒毛或近无毛。伞形花序生小枝上部叶腋，单生或几个生于短枝上；花单性，雌雄异株；苞片 4；花被不完全或缺。果球形。花期 5~6 月，果期 9~10 月。生于山地林缘、溪旁、疏林或灌丛中。分布于福建、广东、广西、云南等地。

【采制】树龄在 4~5 年后，秋后冬初采收叶片，晾干。树龄在 10 年以上可在 7~8 月剥取树皮，晾干或熏干。

【功效主治】拔毒生肌止血，消肿止痛。主治疮疖痈肿，跌打损伤，外伤出血。

【用法用量】外用，适量，捣敷；或研末撒。

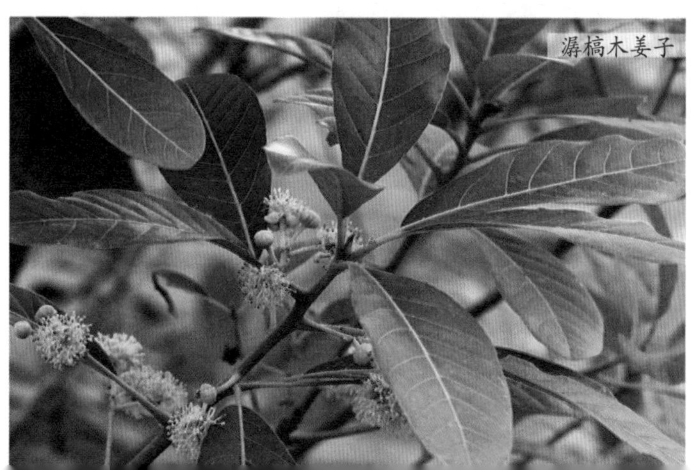
潺槁木姜子

Chunpi 椿皮

【别名】樗皮、臭椿皮、苦椿皮。
【来源】苦木科植物臭椿 *Ailanthus altissima* 的根皮或干皮。

【**快速识别**】臭椿：乔木。树皮平滑有直的浅裂纹，嫩枝赤褐色，被疏柔毛。奇数羽状复叶互生；小叶 13~25，揉搓后有臭味，卵状披针形，先端渐尖，基部斜截形，全缘，仅在基部通常有 1~2 对粗锯齿，齿顶端背面有 1 腺体。圆锥花序顶生；花杂性，白色带绿。翅果长圆状椭圆形。花期 4~5 月，果熟期 8~9 月。能耐旱、耐碱，常栽培为行道树。分布几乎遍及全国各地。

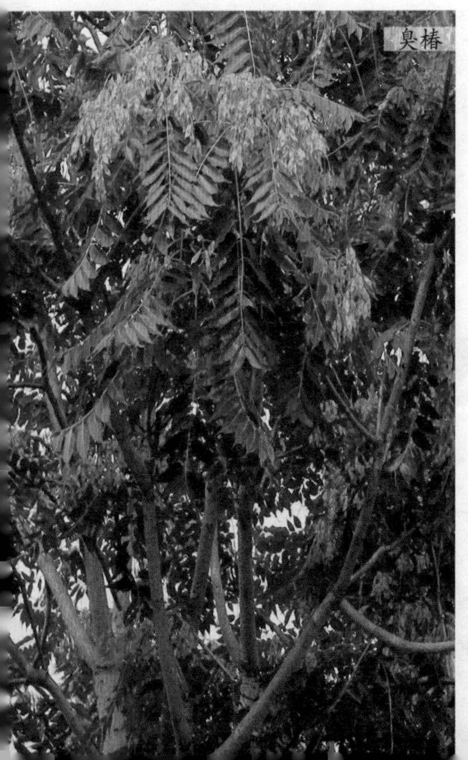
臭椿

【**采制**】全年均可剥取，晒干，或刮去粗皮晒干。

【**功效主治**】清热燥湿，收涩止带，止泻，止血。主治赤白带下，湿热泻痢，久泻久痢，便血，崩漏。

【**用法用量**】煎汤，6~12g；或入丸、散。外用，适量，煎水洗；或熬膏涂。

【**使用注意**】脾胃虚寒者慎服。

Difengpi 地枫皮

【别名】钻地枫、追地枫、高山龙。
【来源】木兰科植物地枫皮 *Illicium difengpi* 的树皮。

【快速识别】地枫皮：灌木。树皮灰褐色，有纵皱纹，质松脆易折断，断面颗粒性，芳香；嫩枝褐色。叶常 3~5 片集生于枝顶；叶柄较粗；叶片革质或厚革质，有光泽，倒披针形，长椭圆形或卵状椭圆形，先端短渐尖，基部楔形或宽楔形，全缘，边缘稍向背面反转。花红色，腋生或近顶生；花被片 15~20 枚，最大一片宽椭圆形或近圆形，肉质。蓇葖果 9~11，先端有弯曲的尖头。花期 4~6 月，果期 7~9 月。生于海拔 200~500m 石灰岩山地的山顶或石山疏林下。分布于广西。

【采制】春、秋二季剥取，晒干或低温干燥。

【功效主治】祛风除湿，行气止痛。主治风湿痹痛，劳伤腰痛。

【用法用量】煎汤，6~9g。外用，适量，研粉酒调敷。

【使用注意】有小毒。孕妇慎服。

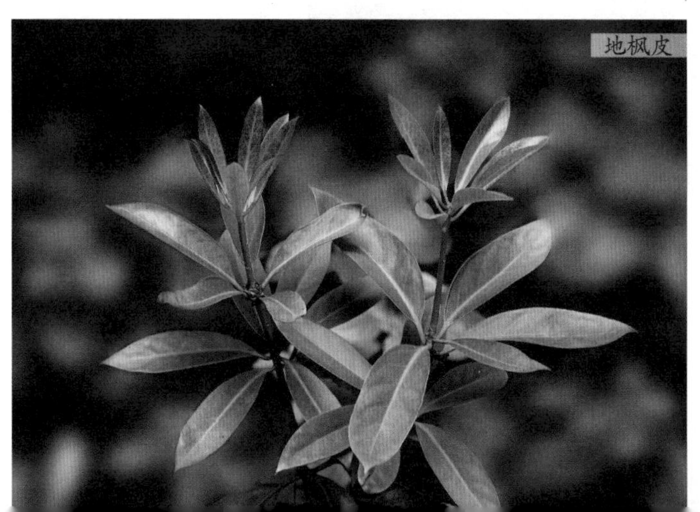
地枫皮

地骨皮 Digupi

【别名】地骨、枸杞根、狗地芽皮。
【来源】茄科植物枸杞 *Lycium chinense* 或宁夏枸杞 *L. barbarum* 的根皮。

【快速识别】枸杞：灌木，植株较矮小。蔓生，茎干较细，外皮灰色，具短棘，生于叶腋。叶片卵形、长椭圆形或卵状披针形，先端尖或钝，基部狭楔形，全缘，两面均无毛。花紫色，边缘具密缘毛；花萼钟状，3~5 裂；花冠管部和裂片等长，管之下部急缩，然后向上扩大成漏斗状。浆果卵形或长圆形，种子黄色。花期 6~9 月，果期 7~10 月。生于山坡、田埂或丘陵地带。全国大部分地区有分布。

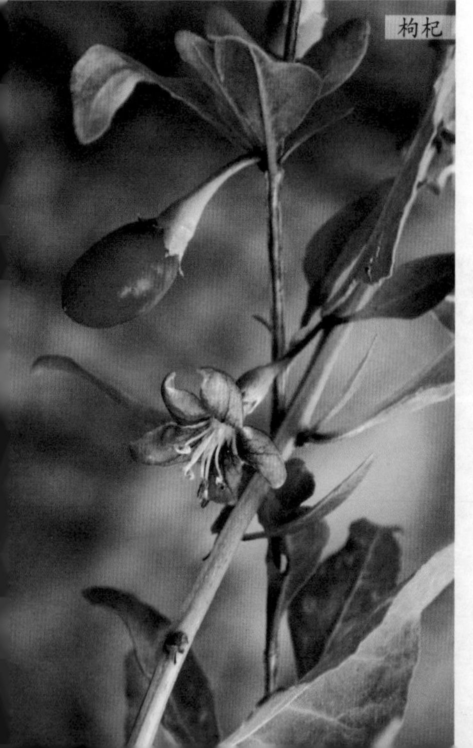
枸杞

【采制】春初或秋后采挖根部，洗净，剥取根皮，晒干。

【功效主治】凉血除蒸，清肺降火。主治阴虚潮热，骨蒸盗汗，肺热咳嗽，咯血，衄血，内热消渴。

【用法用量】煎汤，9~15g，大剂量可用 15~30g。

【使用注意】脾胃虚寒者慎服。

Duzhong 杜仲

【别名】思仙、扯丝皮、玉丝皮。
【来源】杜仲科植物杜仲 *Eucommia ulmoides* 的树皮。

【快速识别】杜仲：乔木。树皮灰褐色，粗糙，折断拉开有多数细丝。幼枝有黄褐色毛，后变无毛，老枝有皮孔。单叶互生；叶柄上面有槽，被散生长毛；叶片椭圆形、卵形或长圆形，先端渐尖，基部圆形或阔楔形，上面暗绿色，下面淡绿，老叶略有皱纹，边缘有锯齿；侧脉 6~9 对。花单性，雌雄异株，雄花无花被；雌花单生。翅果扁平，长椭圆形，先端 2 裂；坚果位于中央，与果梗相接处有关节。早春开花，秋后果实成熟。生于海拔 300~500m 的低山、谷地或疏林中。分布于西南及陕西、甘肃、浙江、河南、湖北等地。现各地广泛栽种。

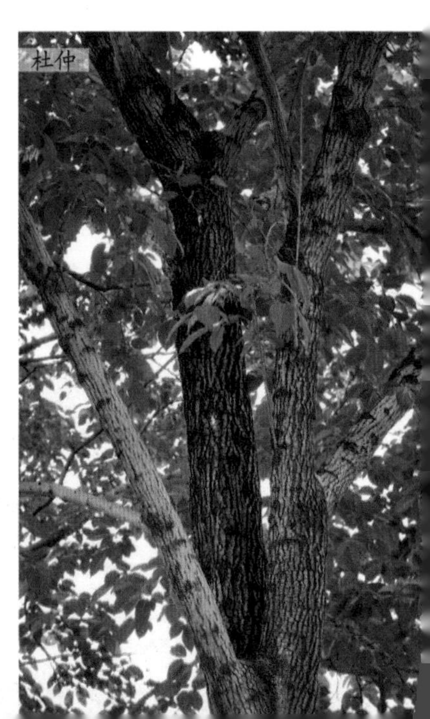
杜仲

【采制】4~6 月剥取，刮去粗皮，堆置“发汗”至内皮呈紫褐色，晒干。

【功效主治】补肝肾，强筋骨，安胎。主治肝肾不足，腰膝酸痛，筋骨无力，头晕目眩，妊娠漏血，胎动不安。

【用法用量】煎汤，6~15g；或浸酒；或入丸、散。

【使用注意】阴虚火旺者慎服。

Fenghuangmu 凤凰木

【来源】豆科植物凤凰木 *Delonix regia* 的树皮。

【快速识别】凤凰木：落叶乔木。二回羽状复叶，互生，羽片 30~40，每羽片有小叶 40~80 枚；小叶长椭圆形，两端圆，上面绿色，下面淡绿色，两面疏生短柔毛。总状花序顶生或腋生；花萼基部合生成短筒，萼齿 5，长椭圆形，先端骤急尖；花瓣 5，红色，有黄色及白色花斑纹，近圆形，有长爪。荚果条形，下垂，木质。花期 5 月，果期 10 月。分布于我国华南、西南及福建、台湾等地，亦有引种栽培于庭园或作行道树。全世界热带地区常见栽培。

【采制】夏、秋二季采收为好，剥取树皮，切段晒干。

【功效主治】平肝潜阳。主治肝热型高血压，眩晕，心烦不宁。

【用法用量】煎汤，6~15g。

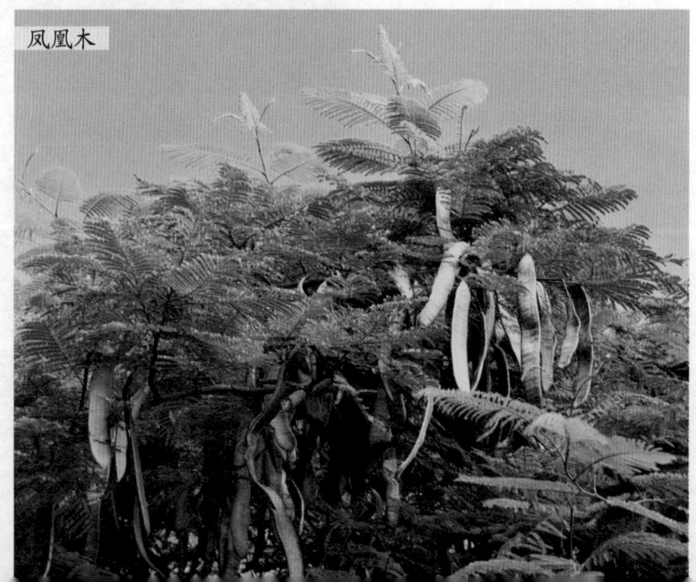
凤凰木

Hehuanpi 合欢皮

【别名】合昏皮、夜合皮、合欢木皮。
【来源】豆科植物合欢 *Albizia julibrissin* 的树皮。

【快速识别】合欢：乔木。树干灰黑色；嫩枝、花序和叶轴被绒毛或短柔毛。托叶线状披针形，早落；二回羽状复叶，互生；总叶柄近基部及最顶 1 对羽片着生处各有一枚腺体；羽片 4~12 对；小叶 10~30 对，线形至长圆形，有缘毛，有时在下面或反中脉上有短柔毛；中脉紧靠上边缘。头状花序在枝顶排成圆锥状花序；花粉红色；花萼管状，花冠裂片三角形，花萼、花冠外均被短柔毛。荚果带状，嫩荚有柔毛，老荚无毛。花期 6~7 月，果期 8~10 月。生于山坡或栽培。分布于东北、华东、中南、西南各地。

【采制】夏、秋二季剥取，晒干。

【功效主治】解郁安神，活血消肿。主治心神不安，忧郁失眠，肺痈，疮肿，跌扑伤痛。

【用法用量】煎汤，10~15g；或入丸、散。外用，适量，研末调敷。

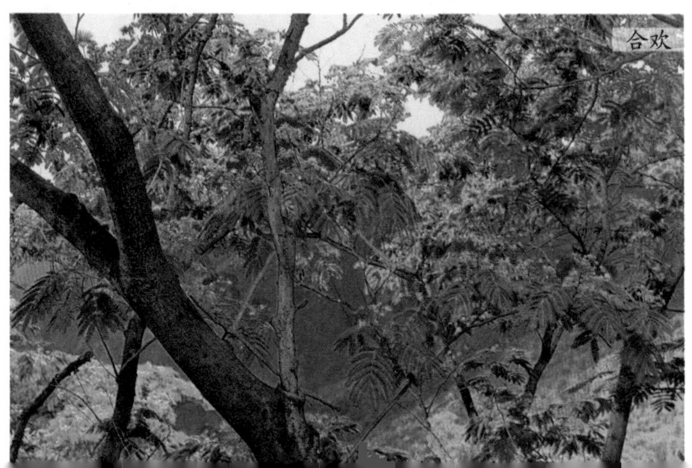
合欢

Houpu 厚朴

【别名】重皮、赤朴、川朴。
【来源】木兰科植物厚朴 *Magnolia officinalis* 或凹叶厚朴 *M. officinalis* var. *biloba* 的干皮、根皮及枝皮。

【快速识别】见“厚朴花”（第 691 页）项下。

【采制】4~6 月剥取，根皮和枝皮直接阴干；干皮置沸水中微煮后，堆置阴湿处，“发汗”至内表面变紫褐色或棕褐色时，蒸软，取出。卷成筒状，干燥。

【功效主治】燥湿消痰，下气除满。主治湿滞伤中，脘痞吐泻，食积气滞，腹胀便秘，痰饮喘咳。

【用法用量】煎汤，3~10g；或入丸、散。燥湿，泄满宜生用，止呕宜姜汁炒用。

【使用注意】气虚、津伤血枯者及孕妇慎服。

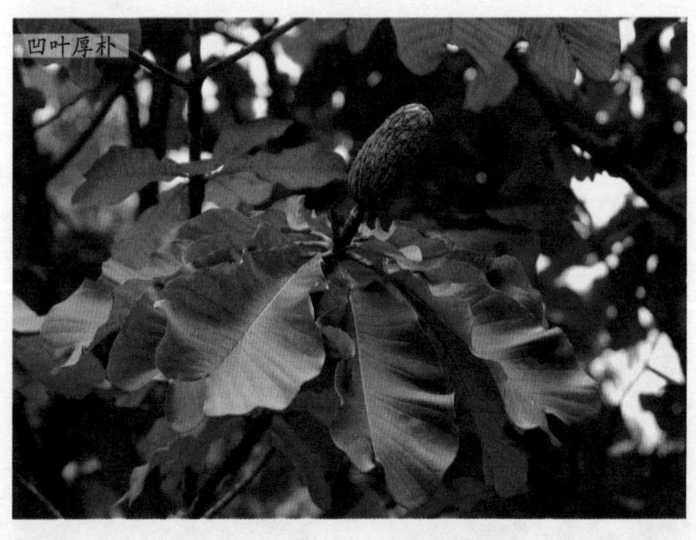
凹叶厚朴

Huangbai

黄柏

【别名】檗木、檗皮、黄檗。
【来源】芸香科植物黄皮树 *Phellodendron chinense* 的树皮。习称“川黄柏”。

【快速识别】黄皮树：乔木。树皮棕褐色，可见唇形皮孔。奇数羽状复叶对生；小叶 7~15，长圆状披针形至长圆状卵形，先端长渐尖，基部宽楔形或圆形，不对称，近全缘，上面中脉上具有锈色短毛，下面密被锈色长柔毛，小叶厚纸质。花单性，雌雄异株；排成顶生圆锥花序，花序轴密被短毛。花紫色；雄花有雄蕊 5~6，长于花瓣；雌花花柱短，柱头 5 浅裂。果轴及果皮粗大，常密被短毛；浆果状核果近球形，密集成团，熟后黑色。花期 5~6 月，果期 10~11 月。生于杂木林中。分布于西南及陕西南部、浙江、江西、湖北、广西等地。

【采制】剥取树皮后，除去粗皮，晒干。

【功效主治】清热燥湿，泻火除蒸，解毒疗疮。主治湿热泻痢，黄疸尿赤，带下阴痒，热淋涩痛，骨蒸劳热，盗汗，湿疹湿疮。

【用法用量】煎汤，3~9g；或入丸、散。外用，适量，研末调敷；或煎水浸洗。

【使用注意】脾虚泄泻、胃弱食少者禁服。

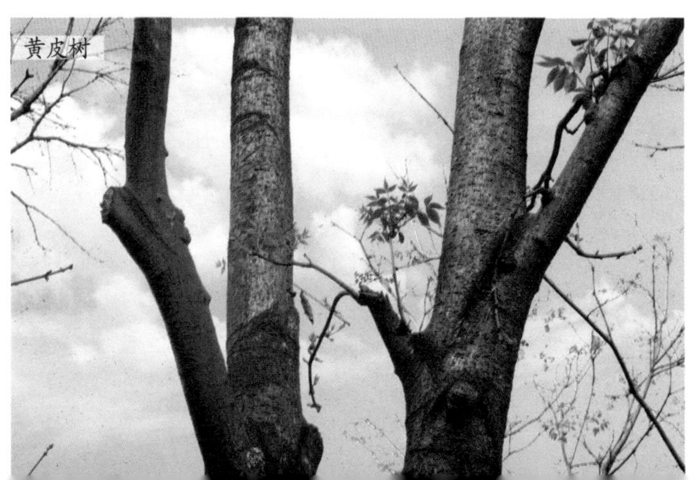
黄皮树

Huangmaorong 黄毛榕

【别名】土桑白皮、麻婆风、大摇风。
【来源】桑科植物黄毛榕 *Ficus fulva* 的根皮。

【快速识别】黄毛榕：小乔木或灌木。小枝圆柱形，中空，密被黄褐色粗毛。单叶互生；叶柄密被黄褐色硬毛；叶片膜质，卵形或宽卵形，先端骤尖，常 3~5 浅裂或深裂，基部心形，边缘细锯齿，上被长硬毛，下被短柔毛和长粗毛。花序托（榕果）成对腋生，球形至卵球形，顶部脐状，密被黄褐色粗毛；顶生苞片披针形，边缘有锯齿；基生苞片红褐色；雄花、瘿花着生于同一花序托中；雌花生于另一花序托内，多数，具梗。瘦果斜卵形，表面有小瘤体。花期 9 月至翌年 4 月，果期 5~8 月。生于沟谷阔叶林中。分布于华南及福建、贵州、云南等地。

【采制】全年均可采，洗净，晒干。

【功效主治】益气健脾，祛风除湿。主治气虚，阴挺，脱肛，便溏，水肿，风湿痹痛。

【用法用量】煎汤，30~60g。

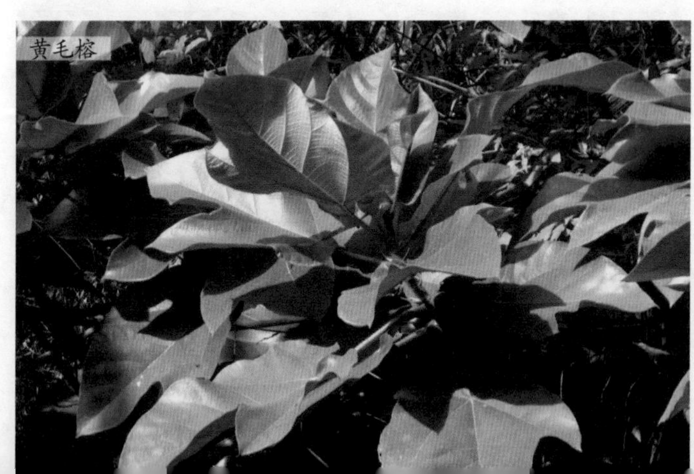
黄毛榕

Jiubiying 救必应

【别名】白木香、羊不吃、白银香。
【来源】冬青科植物铁冬青 *Ilex rotunda* 的树皮或根皮。

【快速识别】铁冬青：乔木或灌木。枝灰色，小枝多少有棱，红褐色。叶互生；叶片纸质，卵圆形至椭圆形，先端短尖，全缘，上面有光泽，侧脉5对，两面明显。花单性，雌雄异株，排列成具梗的伞形花序；雄花序花瓣4~5，绿白色，卵状矩圆形；子房上位。核果球形至椭圆形，熟时红色；先端有宿存柱头。花期5~6月，果期9~10月。生于山下疏林或沟、溪边。分布于华东、华中、中南、西南等地。

【采制】全年均可采，鲜用或晒干。

【功效主治】清热解毒，利湿，止痛。主治感冒发热，咽喉肿痛，胃痛，暑湿泄泻，黄疸，痢疾，跌打损伤，风湿痹痛，湿疹，疮疖。

【用法用量】煎汤，9~15g。外用，适量，捣敷；或熬膏涂。

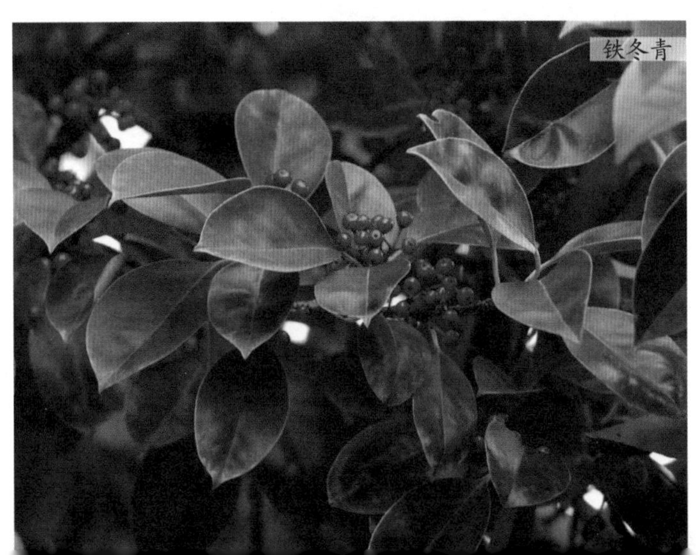
铁冬青

Kulianpi 苦楝皮

【别名】楝木皮、楝皮、楝根皮。
【来源】楝科植物川楝 *Melia toosendan* 或楝 *M. azedarach* 的树皮和根皮。

【快速识别】川楝：见“川楝子”（第 229 页）项下。

【采制】春、秋二季剥取，晒干，或除去粗皮，晒干。

【功效主治】杀虫，疗癣。主治蛔虫病，蛲虫病，虫积腹痛；外治疥癣瘙痒。

【用法用量】煎汤，6~15g，鲜品 15~30g；或入丸、散。外用，适量，煎水洗；或研末调敷。

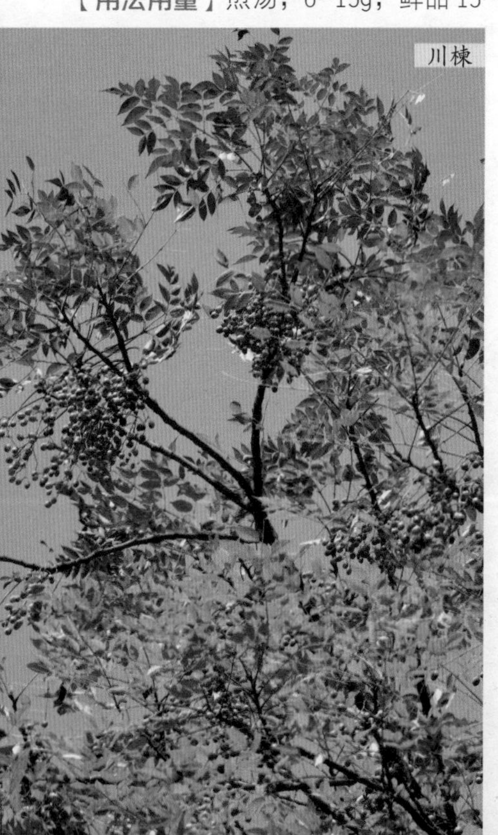
川楝

【使用注意】有毒。体弱及肝肾功能障碍者、孕妇及脾胃虚寒者均慎服。亦不宜持续和过量服用，有一定的毒副反应。

牡丹皮

Mudanpi

【别名】牡丹根皮、丹皮、丹根。
【来源】毛茛科植物牡丹 *Paeonia suffruticosa* 的根皮。

【快速识别】牡丹：小灌木。根粗大。茎直立，枝粗壮。叶互生，纸质；叶通常为二回三出复叶或二回羽状复叶，近枝顶的叶为三小叶，顶生小叶常深 3 裂；侧生小叶 2~3 浅裂或不裂。花两性，单生枝顶；苞片 5；萼片 5，大小不等，绿色，宿存；花瓣 5 或为重瓣，先端呈不规则的波状，紫色、红色、粉红色、黄色、豆绿色或白色，变异很大。蓇葖果长圆形，密被黄褐色硬毛。花期 4~5 月，果期 6~7 月。全国各地多有栽培。

【采制】秋季采挖根部，除去细根和泥沙，剥取根皮，晒干或刮去粗皮，除去木心，晒干。前者习称“连丹皮”，后者习称“刮丹皮”。

【功效主治】清热凉血，活血化瘀。主治热入营血，温毒发斑，吐血衄血，夜热早凉，无汗骨蒸，经闭痛经，跌扑伤痛。

【用法用量】煎汤，6~9g；或入丸、散。清营除蒸消痈宜生用，凉血止血宜炒用，活血散瘀宜酒炒。胃虚者，酒拌蒸，实热者生用。

【使用注意】血虚、虚寒诸证者，孕妇及月经过多者禁服。

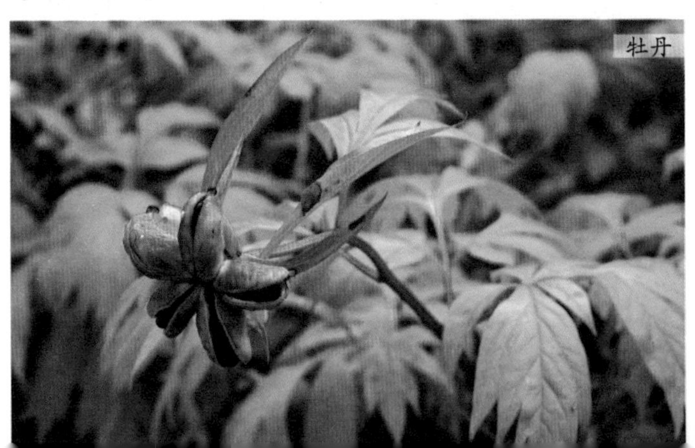
牡丹

Mujinpi 木槿皮

【别名】川槿皮、白槿皮、芦树皮。
【来源】锦葵科植物木槿 *Hibiscus syriacus* 的茎皮或根皮。

【快速识别】见“木槿花”（第 705 页）项下。

【采制】茎皮于 4~5 月剥取，晒干。根皮于秋末挖取根，剥取根皮，晒干。

【功效主治】清热利湿，杀虫止痒。主治湿热泻痢，肠风泻血，脱肛，痔疮，赤白带下，阴道滴虫，皮肤疥癣，阴囊湿疹。

【用法用量】煎汤，3~9g。外用，适量，酒浸搽擦；或煎水熏洗。

【使用注意】无湿热者慎服。

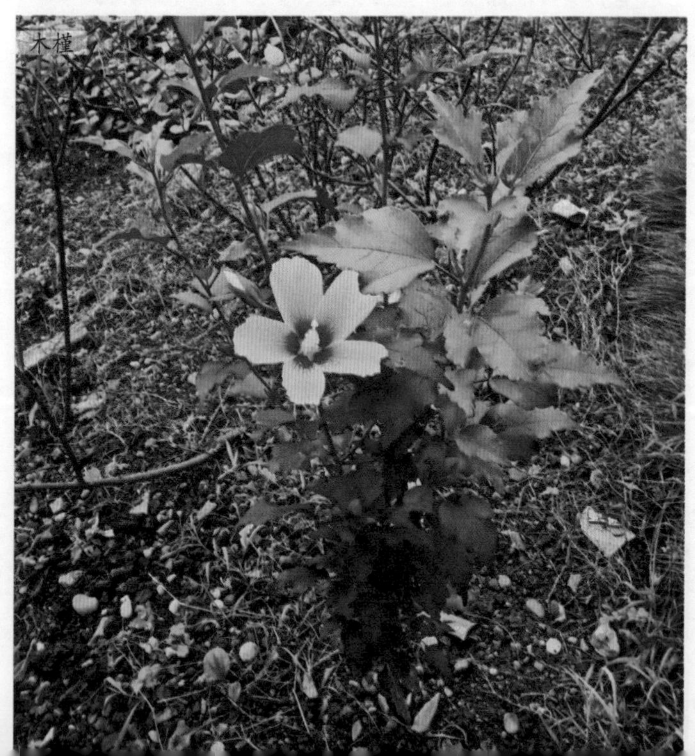
木槿

Qinpi 秦皮

【别名】岑皮、秦白皮、蜡树皮。
【来源】木犀科植物苦枥白蜡树 *Fraxinus rhynchophylla*、白蜡树 *F. chinensis*、尖叶白蜡树 *F. szaboana* 或宿柱白蜡树 *F. stylosa* 的枝皮或干皮。

【快速识别】白蜡树：乔木。树皮灰褐色，纵裂。小枝黄褐色，粗糙。羽状复叶；叶轴挺直，上面具浅沟；小叶 5~7 枚，硬纸质，卵形、倒卵状长圆形至披针形，顶生小叶与侧生小叶近等大或稍大，先端锐尖至渐尖，基部钝圆或楔形，叶缘具整齐锯齿，上面无毛，下面无毛或有时沿中脉两侧被白色长柔毛。圆锥花序顶生或腋生枝梢；花雌雄异株；雄花密集，花萼小，钟状，无花冠；雌花疏离，花萼大，桶状。翅果匙形，宿存萼紧贴于坚果基部，常在一侧开口深裂。花期 4~5 月，果期 7~9 月。分布于中国南北各地。多为栽培，也见于海拔 800~1600m 山地杂木林中。

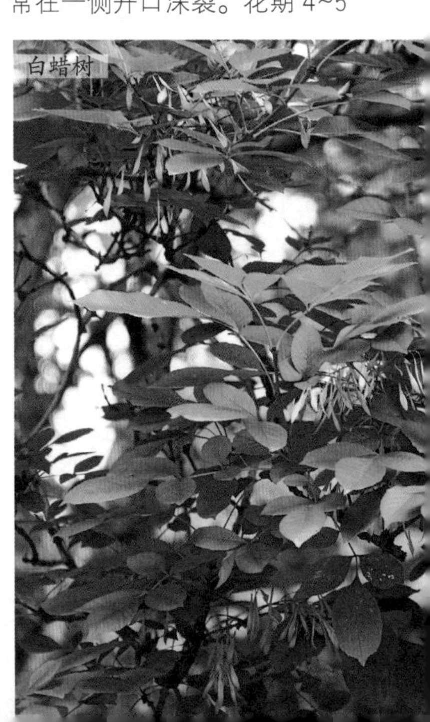
白蜡树

【采制】春、秋二季剥取，晒干。

【功效主治】清热燥湿，收涩止痢，止带，明目。主治湿热泻痢，赤白带下，目赤肿痛，目生翳膜。

【用法用量】煎汤，6~12g。外用，适量，煎水洗眼或取汁点眼。

【使用注意】脾胃虚寒者禁服。

Rougui 肉桂

【别名】菌桂、筒桂、玉桂。
【来源】樟科植物肉桂 *Cinnamomum cassia* 的树皮。

【快速识别】见“桂枝”（第 602 页）项下。

【采制】多于秋季剥取，阴干。

【功效主治】补火助阳，引火归元，散寒止痛，温通经脉。主治阳痿宫冷，腰膝冷痛，肾虚作喘，虚阳上浮，眩晕目赤，心腹冷痛，虚寒吐泻，寒疝腹痛，经闭痛经。

【用法用量】煎汤，2~5g，不宜久煎；研末，0.5~1.5g；或入丸剂。外用，适量，研末，调敷；浸酒，涂擦。

【使用注意】阴虚火旺、里有实热、血热妄行出血者及孕妇均禁服。不宜与赤石脂同用。

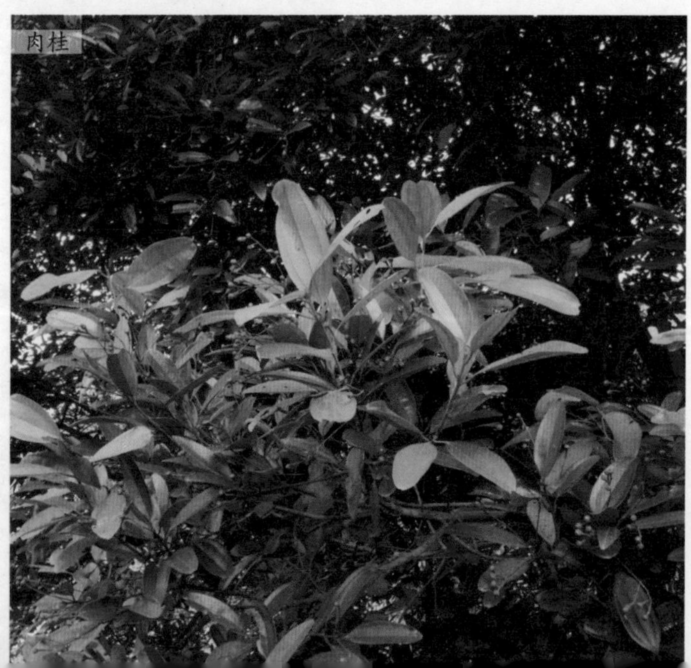
肉桂

Sangbaipi 桑白皮

【别名】桑根白皮、白桑皮、桑皮。
【来源】桑科植物桑 *Morus alba* 的根皮。

【快速识别】见“桑葚”（第 319 页）项下。

【采制】秋末叶落时至次春发芽前采挖根部，刮去黄棕色粗皮，纵向剖开，剥取根皮，晒干。

【功效主治】泻肺平喘，利水消肿。主治肺热喘咳，水肿胀满尿少，面目肌肤浮肿。

【用法用量】煎汤，9~15g；或入散剂。外用，适量，捣汁涂；或煎水洗。泻肺，利水生用，治肺虚咳嗽蜜炙用。

【使用注意】肺寒无火及风寒咳嗽者禁服。

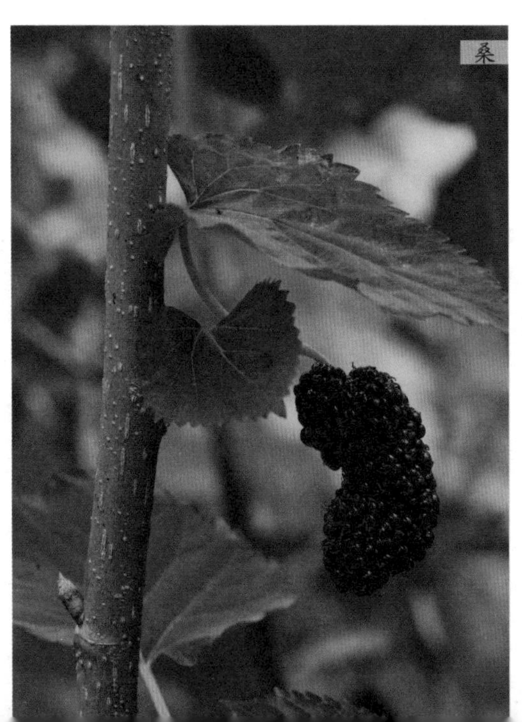
桑

Sifangmu 四方木

【别名】火焰木、火焰花、唛坚。
【来源】豆科植物中国无忧花 *Saraca dives* 的树皮。

【快速识别】中国无忧花：乔木。树干直立，树皮灰褐色。偶数羽状复叶；小叶5~6对，近革质，长椭圆形或长倒卵形，基部1对常较小，先端渐尖，基部楔形，全缘。大型圆锥花序顶生，两性或单性；花总苞大，阔卵形，早落；苞片卵形、披针形，橙红色；萼裂片4，花瓣状，黄色，后部分变红色，雄蕊8~10枚，花丝突出。荚果扁平，熟时开裂，革质至木质，果荚极卷曲。花期3~4月，果期6~10月。生于海拔200~1000m的深山沟谷、密林中。分布于广东、广西、云南。

【采制】夏、秋二季剥取，鲜用或晒干。

【功效主治】祛风止痛，止咳。主治风湿骨痛，跌打肿痛，心胃气痛，痛经，痰饮咳嗽。

【用法用量】煎汤，15~30g；或浸酒。外用，适量，研末调酒炒热敷；或鲜品捣敷。

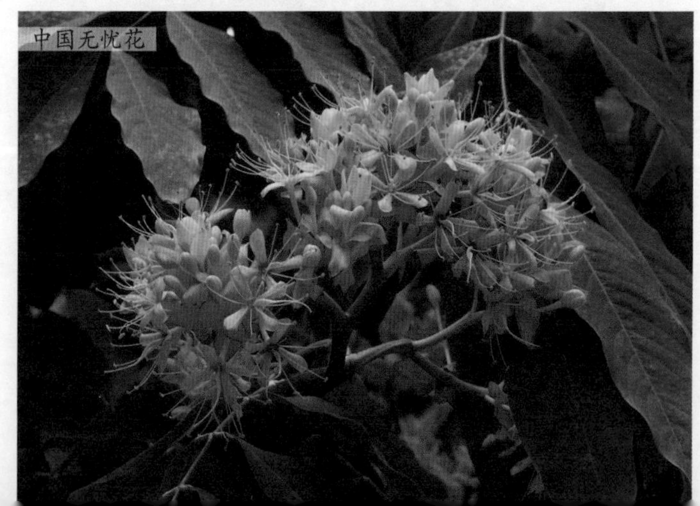
中国无忧花

Songmu

楤木

【别名】刺老苞、鹊不宿、百鸟不站。
【来源】五加科植物楤木 *Arulia chinensis* 的茎皮或茎。

【快速识别】楤木：有刺灌木或小乔木。树皮灰色，疏生粗壮直刺；小枝被黄褐色绒毛，疏生细刺。叶为 2~3 回羽状复叶；叶柄粗壮；托叶与叶柄基部合生；每羽片有小叶 5~11，基部有 1 对小叶，叶片薄革质，卵形至长圆状卵形，先端渐尖或短尖，基部圆形，两面被黄褐色绒毛，边缘具细锯齿。伞形花序组成顶生的大圆锥花序，密被黄褐色绒毛；伞形花序花多；苞片锥形，膜质，均被黄褐色绒毛；花萼 5 齿裂；花淡绿白色；花瓣 5，三角状卵形。核果球形，浆果状，成熟时紫黑色，具 5 棱，花萼宿存。花期 7~9 月，果期 9~11 月。生于海拔 400~2700m 的杂木林中。分布于西南、华北、西北、华东、华中、华南等地。

【采制】栽植 2~3 年幼苗成林后采收，晒干，亦可鲜用。

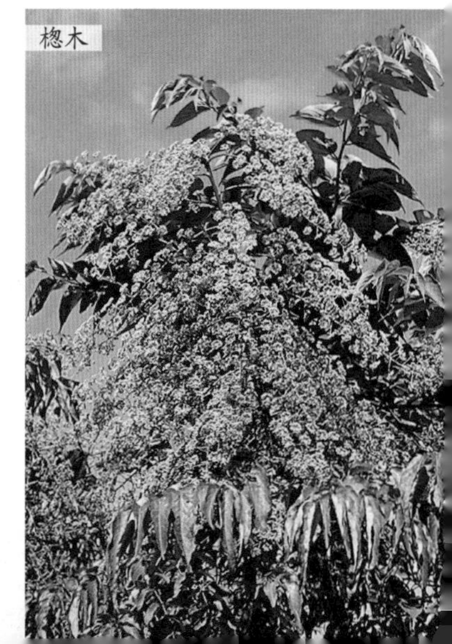
楤木

【功效主治】祛风除湿，利水和中，活血解毒。主治风湿关节痛，腰腿酸痛，肾虚水肿，消渴，胃脘痛，跌打损伤，骨折，吐血，衄血，疟疾，漆疮，骨髓炎，深部脓疡。

【用法用量】煎汤，15~30g；或泡酒。外用，适量，捣敷；或酒浸外涂。

【使用注意】孕妇慎服。

Tujingpi 土荆皮

【别名】土槿皮、荆树皮、金钱松皮。
【来源】松科植物金钱松 *Pseudolarix amabilis* 的根皮或近根树皮。

【快速识别】金钱松：乔木。树皮灰褐色，粗糙，不规则鳞片状开裂。一年生枝淡红褐色或淡红黄色，有光泽，老枝及短枝呈灰色或暗灰色。叶线形，先端锐尖或尖，上面绿色，中脉稍明显，下面蓝绿色，中脉明显，每边有 5~14 条气孔线，长枝上叶辐射伸展，短枝上叶簇生。雄球花黄色，圆柱状，下垂；雌球花紫红色，直立，椭圆形，有短梗。球果卵圆形或倒卵圆形，熟时淡红褐色。花期 4~5 月，果熟期 10~11 月上旬。生于海拔 100~1500m 的山地针、阔叶树混交林中。分布于华东、华中、中南及四川等地。多为栽培。

【采制】夏季剥取，晒干。

【功效主治】杀虫，疗癣，止痒。主治疥癣瘙痒。

【用法用量】外用，适量，浸酒涂擦；或研末调敷。

【使用注意】本品有毒，只供外用，不宜内服。

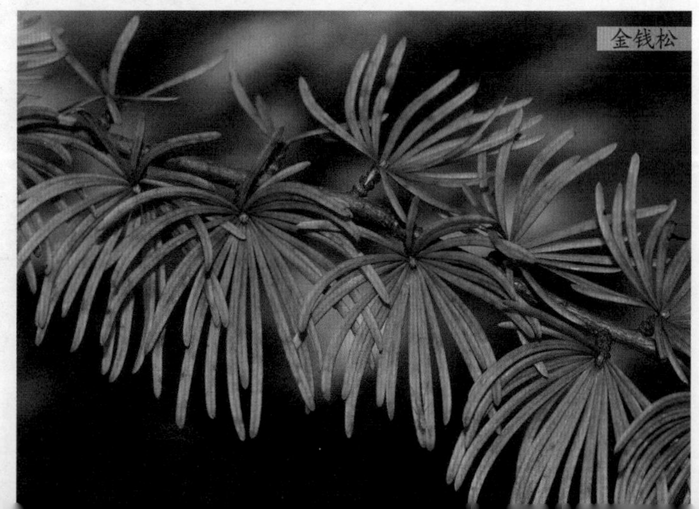
金钱松

Wujiumugenpi 乌桕木根皮

【别名】乌桕木根白皮、卷根白皮、卷子根。
【来源】大戟科植物乌桕 *Sapium sebiferum* 的根皮或树皮。

【快速识别】乌桕：乔木，具乳汁。树皮暗灰色，有纵裂纹。叶互生；叶柄顶端有2腺体；叶片纸质，菱形至宽菱状卵形，先端微凸尖到渐尖，基部宽楔形；侧脉5~10对。穗状花序顶生；花单性，雌雄同序，无花瓣及花盘；最初全为雄花，随后有1~4朵雌花生于花序基部；雄花小，10~15朵簇生一苞片腋内；雌花具梗，苞片3。蒴果椭圆状球形，成熟时褐色，室背开裂为3瓣，每瓣有种子1颗。花期4~7月，果期10~12月。野生或栽培。分布于华东、中南、西南及台湾。

【采制】全年均可采，将皮剥下，除去栓皮，晒干。

【功效主治】泻下逐水，消肿散结，解蛇虫毒。主治水肿，癥瘕积聚，臌胀，二便不通，疔毒痈肿，湿疹，疥癣，毒蛇咬伤。

【用法用量】煎汤，9~12g；或入丸、散。外用，适量，煎水洗；或研末调敷。

【使用注意】有毒。体虚、溃疡病者及孕妇禁服。

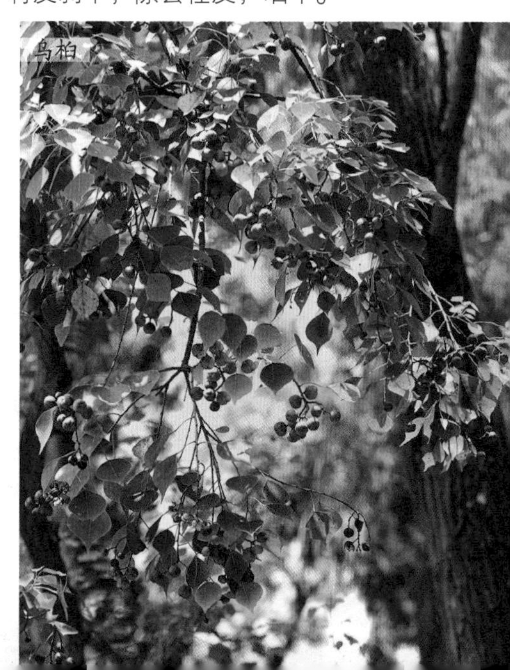
乌桕

Wujiapi
五加皮

【别名】南五加皮、五谷皮、红五加皮。
【来源】五加科植物细柱五加 *Acanthopanax gracilistylus* 的根皮。

【快速识别】细柱五加：灌木，有时蔓生状。枝灰棕色，无刺或在叶柄基部单生扁平的刺。叶为掌状复叶，在长枝上互生，在短枝上簇生；叶柄常有细刺；通常小叶5，中央一片最大，倒卵形至倒披针形，先端尖，基部楔形，两面无毛，或沿脉上疏生刚毛，下面脉腋间有淡棕色簇毛，边缘有细锯齿。伞形花序腋生或单生于短枝顶端；花萼5齿裂；花黄绿色，花瓣5。核果浆果状，扁球形，成熟时黑色。花期4~7月，果期7~10月。生于海拔200~1600m的灌木丛林、林缘、山坡路旁和村落中。分布于西南、华东、华中及山西、陕西等地。
【采制】夏、秋二季采挖根部，洗净，剥取根皮，晒干。
【功效主治】祛风除湿，补益肝肾，强筋壮骨，利水消肿。主治风湿痹病，筋骨痿软，小儿行迟，体虚乏力，水肿，脚气。
【用法用量】煎汤，6~9g，鲜品加倍；或浸酒；或入丸、散。外用，适量，煎水熏洗；或为末敷。
【使用注意】阴虚火旺者慎服。

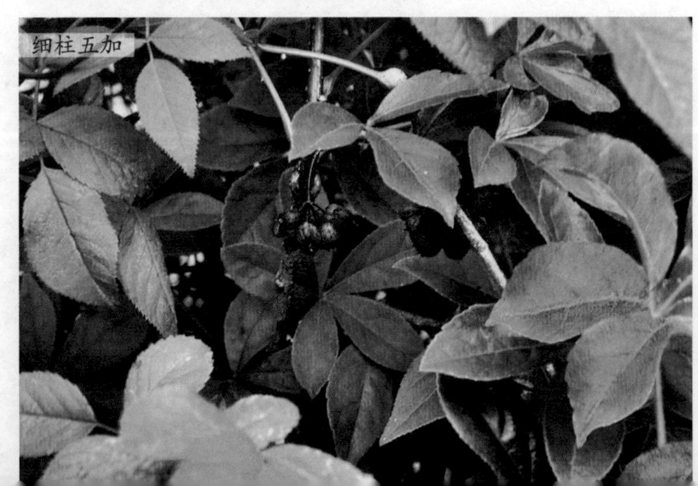
细柱五加

Xiangjiapi

香加皮

【别名】北五加皮、杠柳皮、香五加皮。
【来源】萝藦科植物杠柳 *Periploca sepium* 的根皮。

【快速识别】杠柳：蔓性灌木。具乳汁，除花外全株无毛。叶对生；叶片膜质，卵状长圆形，先端渐尖，基部楔形；侧脉多数。聚伞花序腋生，有花数朵；花萼5深裂，内面基部有10个小腺体；花冠紫红色，5裂，中间加厚呈纺锤形，反折，内面被长柔毛；副花冠环状，10裂，其中5裂片丝状伸长。蓇葖果双生，圆柱状，具纵条纹。花期5~6月，果期7~9月。生于平原及低山丘的林缘、沟坡、河边沙质地或地埂等处。分布于吉林、辽宁、内蒙古、河北、山西、陕西、甘肃、山东、江苏、江西、河南、四川、贵州等地。

【采制】春、秋二季采挖，剥取根皮，晒干。

【功效主治】利水消肿，祛风湿，强筋骨。主治下肢浮肿，心悸气短，风寒湿痹，腰膝酸软。

【用法用量】煎汤，4.5~9g；或浸酒；或入丸、散。外用，适量，煎水外洗。

【使用注意】本品有毒，不可作五加皮的代用品。

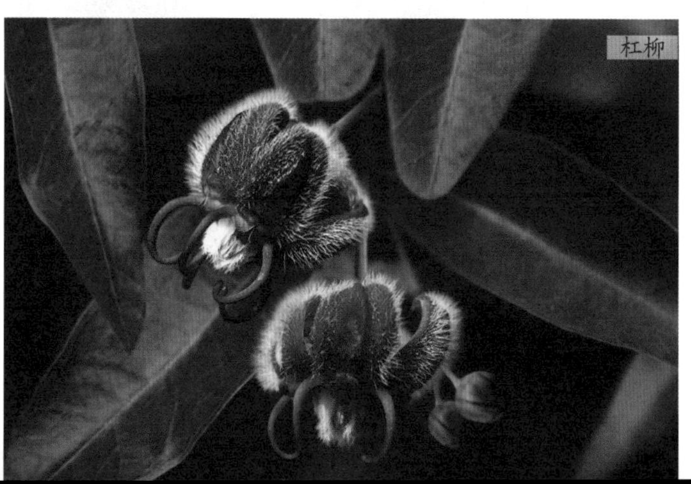
杠柳

Xieyerong 斜叶榕

【别名】石榕树、马勒、水榕。
【来源】桑科植物斜叶榕 *Ficus tinctoria* subsp. *gibbosa* 的树皮。

【快速识别】斜叶榕：乔木。全株有乳汁。单叶互生；叶柄粗短；托叶卵状披针形，略弯曲；叶片革质，变异很大，常两侧不对称，斜菱状椭圆形、长圆形或倒卵状椭圆形，先端急尖或短渐尖，基部楔形或钝，全缘或中部以上波状角；叶背略粗糙，有微小的瘤状突起。隐头花序，花序托单生或成对腋生，扁球形或球状梨形，成熟时黄色，顶部有脐状突起，微被柔毛；雄花、瘿花着生于同一花序托内壁。瘦果。花、果期全年。生于山地林中或旷地、水旁。分布于华南、西南及福建、台湾等地。

【采制】全年均可采收，鲜用或晒干。

【功效主治】清热利湿，解毒。主治感冒，高热惊厥，泄泻，痢疾，目赤肿痛。

【用法用量】煎汤，15~30g。外用，适量，捣敷。

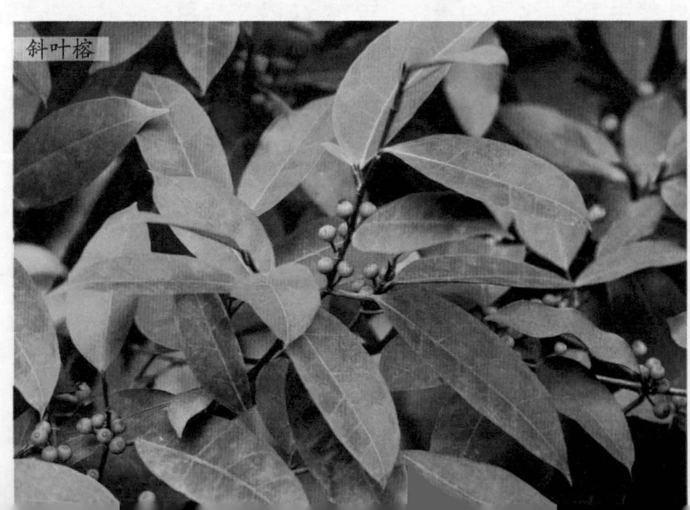

斜叶榕

Yajiaomupi 鸭脚木皮

【别名】鸭脚皮、七叶莲，脚母树。
【来源】五加科植物鹅掌柴 *Schefflera octophylla* 的根皮、茎皮。

【快速识别】鹅掌柴：乔木或大灌木。树皮灰白色，枝条粗壮，平时有皱纹，幼时密生星状短柔毛，不久毛渐脱落至稀。掌状复叶互生，小叶 6~9；叶柄细长，圆柱状；托叶半圆形。小叶革质或纸质，椭圆形、长椭圆形或卵状椭圆形，先端急尖或短渐尖，基部宽楔形或近圆形，全缘；上面深绿色，下面灰白色。花序为伞形花序聚生成大型圆锥花序，顶生；萼绿色；花瓣 5，白色，肉质，花后反曲，芳香。浆果球形，熟时暗紫色。花期 11~12 月，果期翌年 1 月。生于常绿阔叶林中或向阳山坡。分布于华南、西南及浙江、福建、台湾等地。

【采制】根、根皮全年可采。根洗净，切片，晒干；根皮洗净，蒸透，切片，晒干。

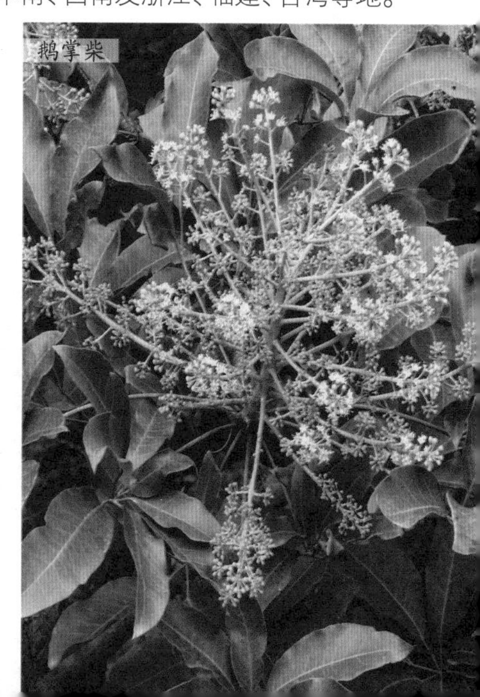
鹅掌柴

【功效主治】清热解表，祛风除湿，舒筋活络。主治感冒发热，咽喉肿痛，烫伤，无名肿毒，风湿痹痛，跌打损伤，骨折。

【用法用量】煎汤，9~15g；或浸酒。外用，适量，煎水洗；或捣敷。

【使用注意】虚寒者及孕妇忌服。

Yinxiangpi
阴香皮

【别名】小桂皮、山肉桂、山玉桂。
【来源】樟科植物阴香 *Cinnamomum burmanni* 的树皮。

【快速识别】阴香：乔木。树皮光滑，灰褐色或黑褐色，内皮红色，味似肉桂，枝条无毛。叶互生或近对生，叶柄近无毛；叶片革质，卵圆形、长圆形或披针形，先端短渐尖，基部宽楔形，全缘，上面绿色，光亮，下面粉绿色，两面无毛，离基三出脉。圆锥花序腋生或近顶生，密被灰白色微柔毛，少花，最末花序轴有 3 朵花作聚伞状排列；花两性，绿白色；花被筒倒锥形；花被裂片 6。果实卵形；果托先端具齿裂。花期 9~12 月，果期 11 月至翌年 3 月。生于疏林、密林、灌木丛中或溪边路旁。分布于华南及福建、云南等地。

【采制】夏季剥取茎皮，晒干。

【功效主治】温中止痛，祛风散寒，解毒消肿，止血。主治寒性胃痛，腹痛泄泻，食欲不振，风寒湿痹，腰腿疼痛，跌打损伤，创伤出血，疮疖肿毒。

【用法用量】煎汤，6~9g；或研末服，每次 1.5~3g。外用，适量，研末用酒调敷；或浸酒搽。

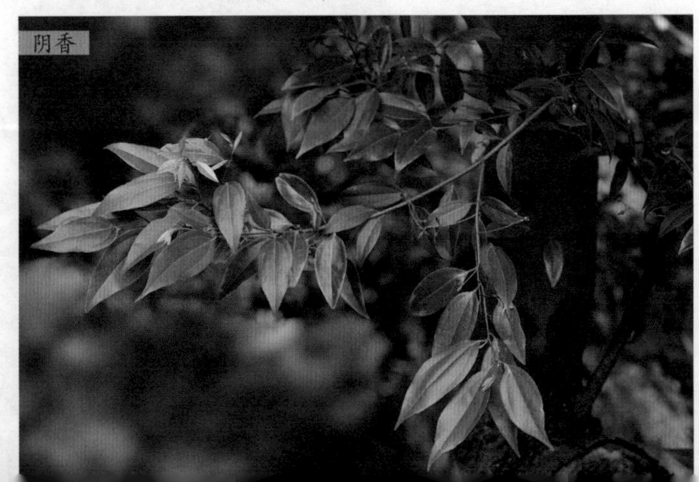
阴香

Yinhehuan 银合欢

【别名】白合欢。
【来源】豆科植物银合欢 *Leucaena leucocephala* 的根皮。

【快速识别】银合欢：灌木或小乔木，幼枝被短柔毛，无刺。叶为二回偶数羽状复叶；叶轴有毛，在第 1 羽片着生处有 1 枚黑色腺体；羽片 4~8 对，小叶 4~15 对，叶片线状长椭圆形，先端急尖，基部楔形，中脉偏向小叶上部。花排列为圆头状花序，花序 1~2 个生于叶腋，花梗长；花萼筒状，萼齿 5；花白色，花瓣极狭，长约为雄蕊的 1/3。荚果带状，扁平；褐色，有光泽，先端凸尖，纵裂。花期 4~7 月，果期 8~10 月。生于低海拔的荒地或疏林中，或栽培作绿篱。分布于华南、西南及福建、台湾等地。

【采制】秋、冬二季采收根皮，洗净，切碎晒干。

【功效主治】解郁宁心，解毒消肿。主治心烦失眠，心悸怔忡，跌打损伤，骨折，肺痈，痈肿，疥疮。

【用法用量】煎汤，4.5~9g。外用，适量，研末调敷。

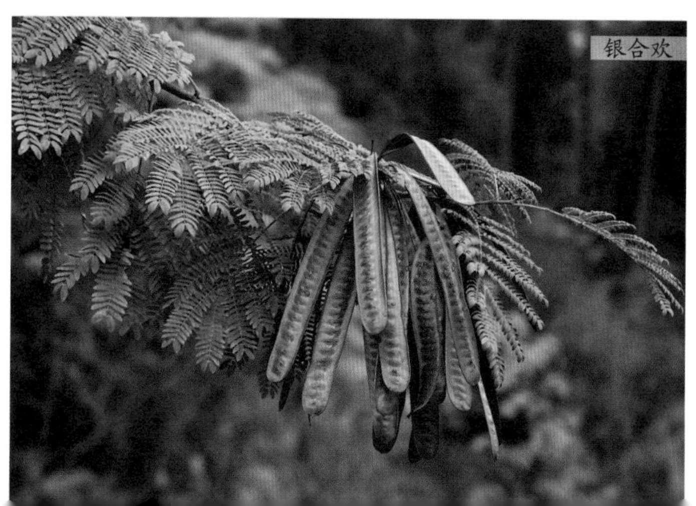
银合欢

Ziteng 紫藤

【别名】招豆藤、藤花菜、轿藤。
【来源】豆科植物紫藤 *Wisteria sinensis* 的茎或茎皮。

【快速识别】紫藤：攀缘灌木。茎粗壮，分枝多，茎皮灰黄褐色。奇数羽状复叶，互生；有长柄，叶轴被疏毛；小叶7~13，叶片卵形或卵状披针形，先端渐尖，基部圆形或宽楔形，全缘，幼时两面有白色疏柔毛；小叶柄被短柔毛。总状花序侧生，下垂，花大；花萼钟状，萼齿5，疏生柔毛；花冠蝶形，紫色或深紫色，旗瓣大，外反，荚果长条形，扁平，密生黄色绒毛。花期4~5月，果期9~11月。生于山坡、疏林缘、溪谷两旁，空旷草地，也栽培在庭园内。分布于华北、华东、中南、西南及辽宁、陕西、甘肃。

【采制】夏季采收茎或茎皮，晒干。

【功效主治】利水，除痹，杀虫。主治浮肿，关节疼痛，肠寄生虫病。

【用法用量】煎汤，9~15g。

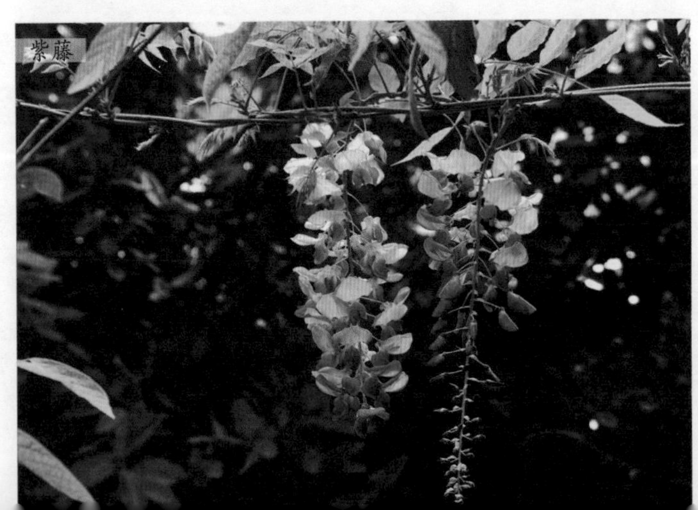
紫藤

白鸡屎藤

Baijishiteng

【别名】飞龙接骨、青龙跌打。
【来源】葡萄科植物白粉藤 *Cissus repens* 的茎藤。

【快速识别】白粉藤：草质藤本。卷须二叉状分枝，与叶对生；小枝通常被白粉，枝稍带肉质，绿色，横切面为钝四角形，有纵条纹。单叶互生；托叶斜菱形，基部楔形；叶片膜质，心状卵形或狭卵形，先端渐尖，基部心形或截形，边缘有疏锐小锯齿或有时仅3浅裂，上面绿色，下面浅绿色，两面无毛。花两性，聚伞花序与叶对生，少花，第1次分枝呈伞形状；花梗基部常有小苞片；花萼盘状，全缘；花瓣4，分离。浆果肉质，倒卵形或球形，熟时紫色。花期夏、秋季。生于海拔600m左右的山坡、路旁旷地或河谷两岸的疏林中。分布于华南、西南及台湾等地。

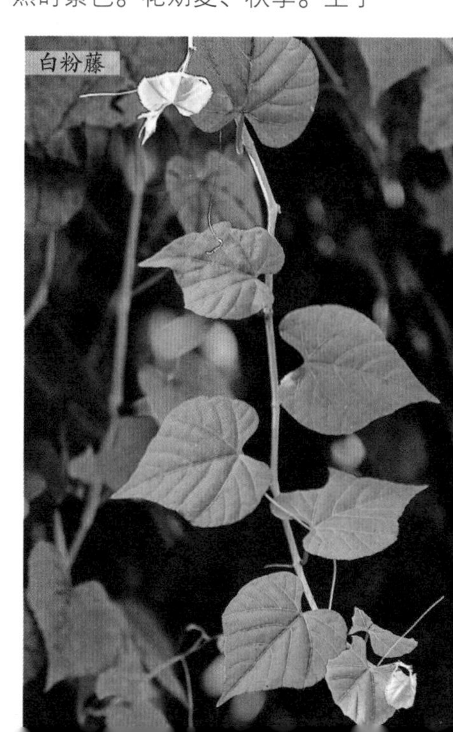
白粉藤

【采制】秋季割取茎藤，切段，晒干或鲜用。

【功效主治】清热利湿，解毒消肿。主治湿热痢疾，痈肿疔疮，湿疹瘙痒，毒蛇咬伤。

【用法用量】煎汤，10~15g，鲜品倍量；或绞汁饮。外用，适量，煎水洗；或捣烂敷。

【使用注意】孕妇禁服。

Biandanteng 扁担藤

【别名】腰带藤、羊带风、扁骨风。
【来源】葡萄科植物扁担藤 *Tetrastigma planicaule* 的根或藤茎。

【快速识别】扁担藤：攀缘木质大藤本。茎深褐色，阔而扁，分枝圆柱形，常有肿大的节，有条纹；卷须粗壮，不分枝。掌状复叶互生；总叶柄粗壮，基部常扁而宽；小叶 5，革质，中间叶片长圆状披针形或倒披针状长圆形，边缘有浅钝齿；侧生小叶较狭窄或稍短。复伞形聚伞花序腋生；总花梗近基部具苞片；花萼杯状，先端截平，有乳凸状小点；花瓣 4，绿白色，卵状三角形，先端兜状。浆果近球形，肉质，具 2 颗种子。花期 4~6 月，果期 6~10 月。生于海拔 300~400m 的中山地区森林中，常攀附于乔木上。分布于华南、西南及福建等地。

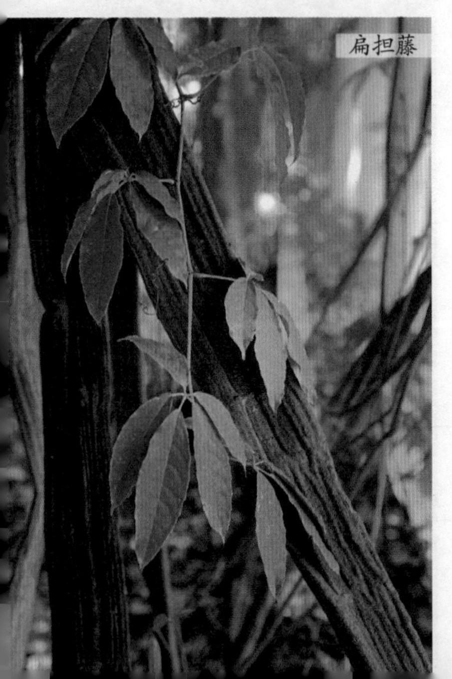
扁担藤

【采制】藤茎及根于秋、冬季采挖，洗净，切片，鲜用或晒干。

【功效主治】祛风化湿，舒筋活络。主治风湿痹痛，腰肌劳损，中风偏瘫，跌打损伤。

【用法用量】煎汤，15~30g；或浸酒。外用，适量，捣敷；或煎水洗。

Chuanmutong 川木通

【别名】淮木通、油木通、白木通。
【来源】为毛茛科植物小木通 *Clematis armandii* 或绣球藤 *C. montana* 的藤茎。

【快速识别】小木通：藤本。茎圆柱形，有纵条纹，小枝有棱，有白色短柔毛，后脱落无毛。叶对生；三出复叶，小叶片革质，卵状披针形、卵形或披针形，先端渐尖，基部圆形或浅心形，全缘。聚伞花序圆锥状，顶生或腋生；腋生花序基部有宿存芽鳞片；花序下部苞片常 3 浅裂，上部苞片较小，花两性；花被片 4~7，开展。瘦果扁，椭圆形，宿存花柱羽毛状。花期 3~4 月，果期 4~7 月。生于海拔 100~2400m 的山坡、山谷、水沟旁、林边或灌木丛中。分布于华南、西南及陕西、甘肃、福建、湖北、湖南等地。

【采制】春、秋二季采集，除去粗皮，晒干，或趁鲜切薄片，晒干。

【功效主治】清热利尿，通经下乳。主治湿热癃闭，水肿，淋证，心火上炎之口舌生疮，湿热痹痛，关节不利，闭经，乳汁不通。

【用法用量】煎汤，3~6g。

【使用注意】气弱津伤、精滑遗尿、小便过多者及孕妇禁服。

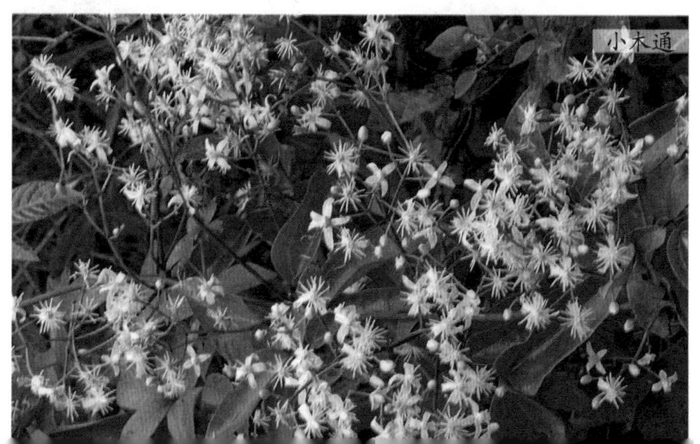
小木通

Daxueteng
大血藤

【别名】红藤、大活血、血木通。
【来源】木通科植物大血藤 *Sargentodoxa cuneata* 的藤茎。

【快速识别】 大血藤：木质藤本。茎圆柱形，褐色扭曲，砍断时有红色液汁掺出。三出复叶互生，有长柄；中间小叶倒卵形，侧生小叶较大，斜卵形，先端尖，基部两侧不对称。花单性，雌雄异株，总状花序出自上年生叶腋基部，下垂；萼片6；花瓣6，黄色；雄花有雄蕊6个；雌花有退化雄蕊6个。浆果肉质，具果柄。种子卵形，黑色，有光泽。花期3~5月，果熟期8~10月。生于深山疏林、大山沟畔肥沃土壤的灌木丛中。分布于中南、西南、华东、华中及陕西等地。

【采制】 秋、冬二季采收，除去侧枝，截段，干燥。

【功效主治】 清热解毒，活血，祛风止痛。主治肠痈腹痛，热毒疮疡，经闭痛经，跌扑肿痛，风湿痹痛。

【用法用量】 煎汤，9~15g；或酒煮、浸酒。外用，适量，捣烂敷患处。

【使用注意】 孕妇慎服。

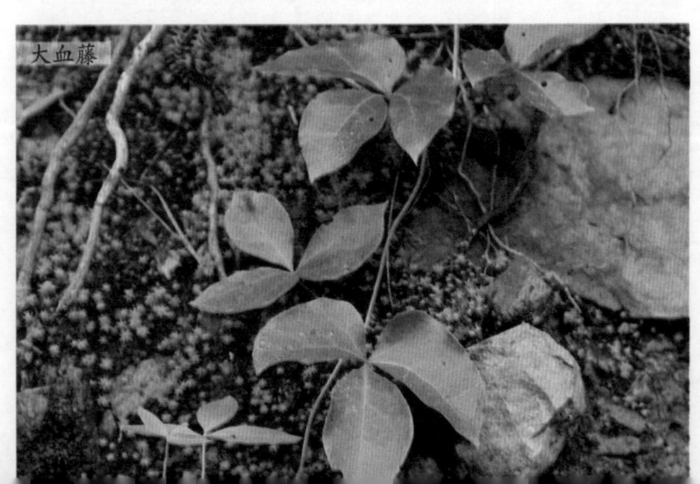
大血藤

Dijin
地锦

【别名】常春藤、大风藤、假葡萄藤。
【来源】葡萄科植物地锦 *Parthenocissus tricuspidata* 的藤茎或根。

【快速识别】 地锦：落叶木质攀缘藤本。枝条粗壮；卷须短，多分枝，枝端有吸盘。单叶互生；叶片宽卵形，先端常 3 浅裂，基部心形，边缘有粗锯齿，上面无毛，下面脉上有柔毛，幼苗或下部枝上的叶较小，常分成 3 小叶或为 3 全裂，中间小叶倒卵形，两侧小叶斜卵形，有粗锯齿。花两性，聚伞花序通常生于短枝顶端的两叶之间；花绿色；花萼小；花瓣先端反折。浆果，熟时蓝黑色。花期 6~7 月，果期 9 月。常攀缘于疏林中、墙壁及岩石上，亦有栽培。分布于华北、华东、中南、西南各地。

【采制】 藤茎部于秋季采收，去掉叶片，切段；根部于冬季挖取，洗净，切片，晒干或鲜用。

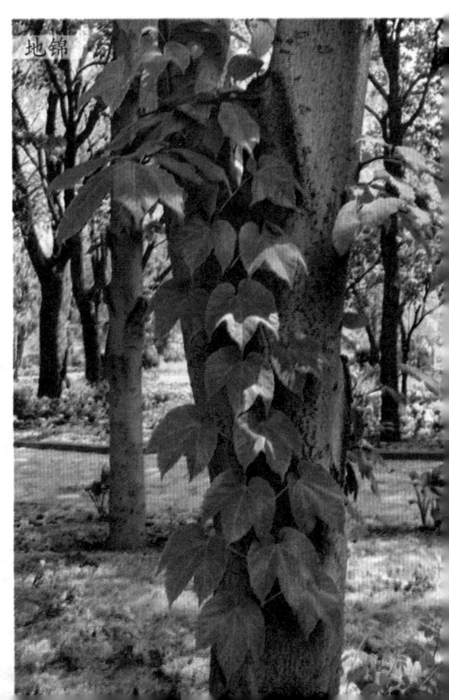

【功效主治】 祛风止痛，活血通络。主治风湿痹痛，中风半身不遂，偏正头痛，产后血瘀，腹生结块，跌打损伤，痈肿疮毒，溃疡不敛。

【用法用量】 煎汤，15~30g；或浸酒。外用，适量，煎水洗；或磨汁涂；或捣烂敷。

Dinggongteng 丁公藤

【别名】包公藤、麻辣仔藤、斑鱼烈。
【来源】旋花科植物丁公藤 *Erycibe obtusifolia* 或光叶丁公藤 *E. schmidtii* 的藤茎。

【快速识别】丁公藤：藤本。小枝干后黄褐色，明显有棱，不被毛。单叶互生；叶柄无毛；叶片革质，椭圆形或倒长卵形，先端钝或钝圆，基部渐狭成楔形，两面无毛；侧脉4~5对，至边缘以内网结上举。聚伞花序腋生和顶生，腋生的花少至多数，顶生的排列成总状，花序轴和花梗被淡褐色柔毛；萼片5，外面被淡褐色柔毛并有缘毛；花冠白色，5裂。浆果卵状椭圆形。花期6~8月。生于山谷湿润密林中或路旁灌丛中。分布于广东等地。

【采制】全年均可采收，切段或片，晒干。

【功效主治】祛风除湿，消肿止痛。主治风湿痹痛，半身不遂，跌打肿痛。

【用法用量】煎汤，3~6g；或浸酒。外用，适量，浸酒外擦。

【使用注意】本品有毒，有强烈的发汗作用，虚弱者慎用；孕妇禁用。

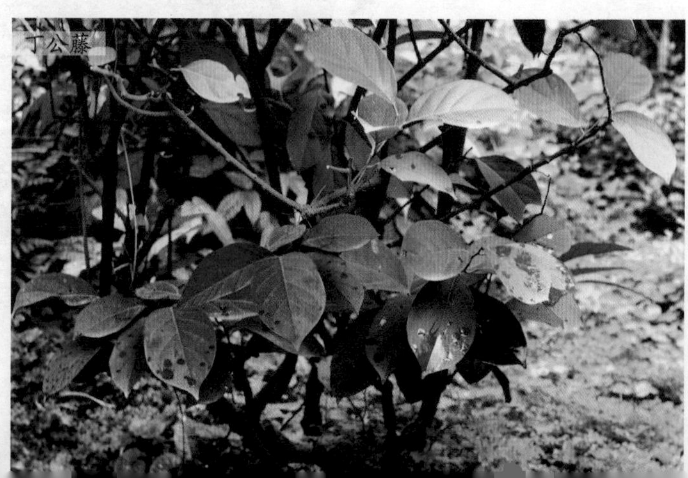
丁公藤

Jixueteng
鸡血藤

【别名】血风藤、血龙藤、过岗龙。
【来源】豆科植物密花豆 *Spatholobus suberectus* 的藤茎。

【快速识别】密花豆：木质藤本。老茎砍断时可见数圈偏心环，鸡血状汁液从环处渗出。三出复叶互生；顶生小叶阔椭圆形，先端锐尖，基部圆形或近心形，上面疏被短硬毛，背面脉间具黄色短髯毛，侧生小叶基部偏斜；小托叶针状。圆锥花序腋生，花多而密，花序轴、花梗被黄色柔毛；花萼肉质筒状，5齿，两面具黄色柔毛；花冠白色，肉质，蝶形。荚果舌形，有黄色柔毛。花期6~7月，果期8~12月。生于山谷林间、溪边及灌丛中。分布于福建、广东、广西、云南等地。

【采制】秋、冬二季采收，除去枝叶，切片，晒干。

【功效主治】活血补血，调经止痛，舒筋活络。主治月经不调，经闭痛经，风湿痹痛，麻木瘫痪，血虚萎黄。

【用法用量】煎汤，10~15g，大剂量可用至30g；或浸酒。

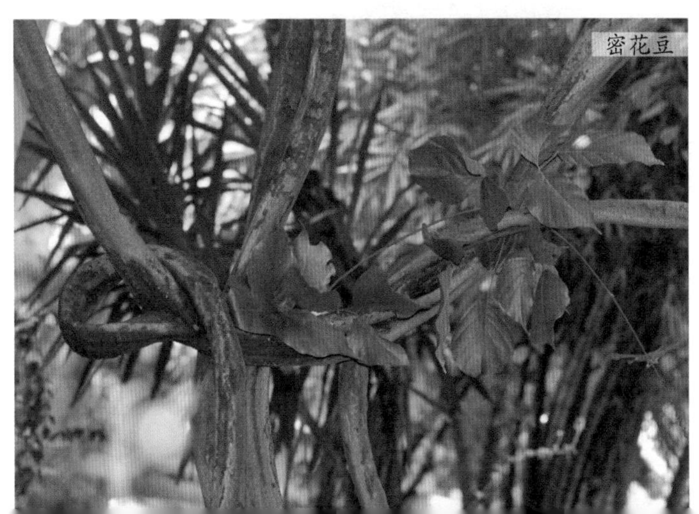
密花豆

Liufangteng 六方藤

【别名】五俭藤、方茎宽筋藤、抽筋藤。
【来源】葡萄科植物翅茎白粉藤 *Cissus hexangularis* 的藤茎。

【**快速识别**】翅茎白粉藤：攀缘灌木。小枝粗壮，有翅状的棱6条，干时淡黄色，节上常收缩；卷须不分枝，与叶对生，无毛。单叶互生；叶片纸质，卵状三角形，先端骤收狭而渐尖，基部近截平，钝形或微心形，边缘有疏离的小齿。伞形花序与叶对生，具短梗，由聚伞花序组成；花梗被乳突状微毛；花萼杯状，无毛；花瓣长圆形。浆果卵形。花期9~11月，果期10月至翌年2月。生于山地疏林中。分布于广东、海南、广西等地。

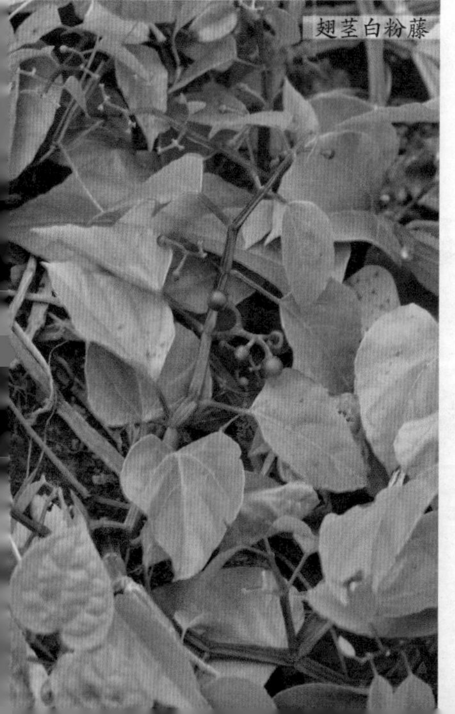
翅茎白粉藤

【**采制**】秋季采收，在离地面20cm处割取，去掉叶片，切段，鲜用或晒干。

【**功效主治**】祛风除湿，活血通络。主治风湿痹痛，腰肌劳损，跌打损伤。

【**用法用量**】煎汤，15~30g；或浸酒。外用，适量，捣敷；或煎水洗。

Mutong 木通

【别名】通草、附支、活血藤。
【来源】木通科植物木通 *Akebia quinata*、三叶木通 *A. trifoliata* 或白木通 *A. trifoliata* var. *australis* 的藤茎。

【快速识别】见“预知子”（第 368 页）项下。

【采制】藤茎在移植后 5~6 年开始结果，在秋季割取部分老藤，晒干或烘干。

【功效主治】清热利尿，活血通脉。主治小便短赤，淋浊，水肿，胸中烦热，咽喉疼痛，口舌生疮，风湿痹痛，乳汁不通，经闭痛经。

【用法用量】煎汤，3~6g；或入丸、散。

【使用注意】滑精、气弱、津伤口渴者及孕妇慎服。

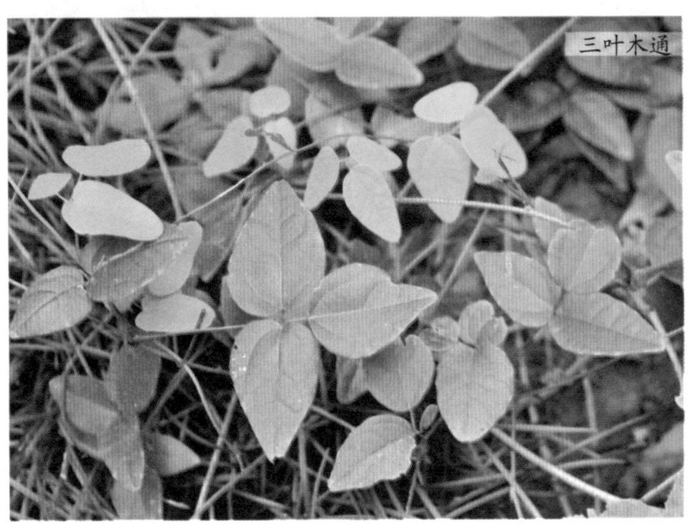
三叶木通

Shouwuteng 首乌藤

【别名】夜交藤、棋藤。
【来源】蓼科植物何首乌 *Polygonum multiflorum* 的藤茎。

【快速识别】见“何首乌”（第 77 页）项下。

【采制】秋、冬二季采割，除去残叶，捆成把或趁鲜切段，干燥。

【功效主治】养血安神，祛风通络。主治失眠多梦，血虚身痛，风湿痹痛，皮肤瘙痒。

【用法用量】煎汤，10~20g；外用，适量，煎水洗；或捣烂敷。

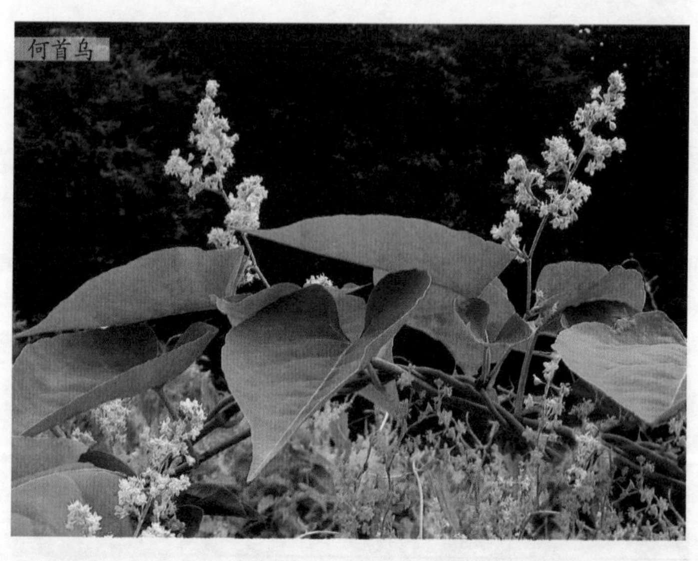
何首乌

Sumu

苏木

【别名】棕木、赤木、红柴。
【来源】豆科植物苏木 *Caesalpinia sappan* 的心材。

【快速识别】苏木：灌木或小乔木。树干有刺。小枝灰绿色，具圆形突出的皮孔，新枝被柔毛。二回羽状复叶，羽片7~13对，对生，叶轴被柔毛；小叶9~17对，对生，长圆形至长圆状菱形，先端钝形微凹，基部歪斜，全缘，上面绿色，无毛，下面具腺点，中脉偏斜。圆锥花序顶生或腋生；萼片5，稍不等；花瓣黄色，阔倒卵形，最上面1片基部带粉红色。荚果木质，近长圆形至长圆状倒卵形，先端有喙，红棕色。花期5~10月，果期7月至翌年3月。生于海拔200~1050m的山谷丛林中或栽培。华南、西南及福建、台湾等地有栽培。

【采制】种植8年后可采入药。多于秋季采伐，除去白色边材，干燥。

【功效主治】活血祛瘀，消肿止痛。主治跌打损伤，骨折筋伤，瘀滞肿痛，经闭痛经，产后瘀阻，胸腹刺痛，痈疽肿痛。

【用法用量】煎汤，3~9g；或研末。外用，适量，研末撒。

【使用注意】血虚无瘀滞、月经过多者及孕妇禁服。

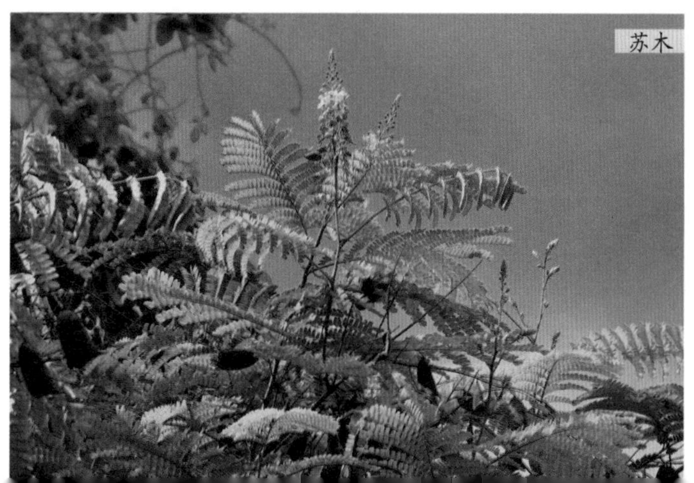
苏木

Tiebaojin 铁包金

【别名】老鼠耳、乌痧头、乌石米。
【来源】鼠李科植物铁包金 *Berchemia lineata* 及光枝勾儿茶 *B. polyphylla* var. *leioclada* 的茎藤或根。

【快速识别】光枝勾儿茶：藤状灌木。小枝、花序轴及果梗均无毛。叶互生；叶片纸质，卵状椭圆形，先端圆形或锐尖，基部圆形。花两性，浅绿色或白色，通常 2~10 个簇生排成具短总梗的聚伞总状花序，花序顶生，花 5 基数；萼片卵状三角形或三角形，先端尖；花瓣近圆形。核果圆柱形，顶端尖，成熟时红色，后变黑色，基部有宿存的花盘和萼筒。花期夏、秋季，果期 7~11 月。生于海拔 100~2100m 的山坡、沟边灌丛或丛缘。分布于西南、华南及陕西、福建、湖北、湖南等地。

【采制】夏末初秋，孕蕾前割取嫩茎叶，除去杂质，切碎，鲜用或晒干；秋后采根，鲜用或切片晒干。

【功效主治】消肿解毒，止血镇痛，祛风除湿。主治痈疽疔毒，咳嗽咯血，跌打损伤，烫伤，风湿骨痛，风火牙痛。

【用法用量】煎汤，15~30g，鲜品 30~60g。外用，适量，捣敷。

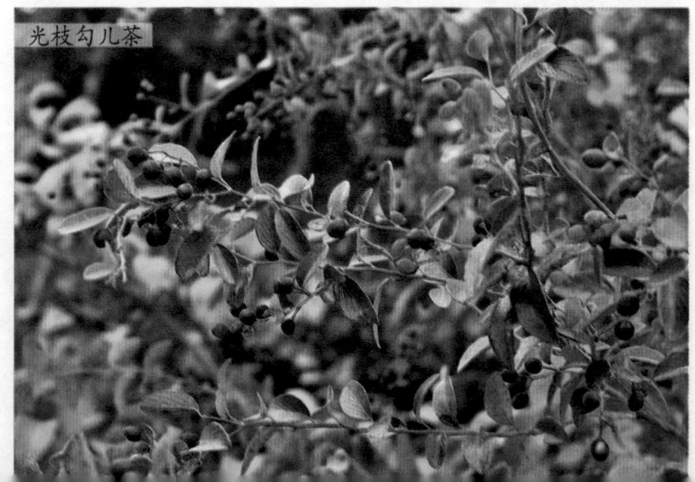
光枝勾儿茶

Zhangmu 樟木

【别名】樟材、香樟木、吹风散。
【来源】樟科植物樟 *Cinnamomum camphora* 的木材。

【**快速识别**】樟：常绿大乔木。树皮灰黄褐色，纵裂。枝、叶及木材均有樟脑气味，枝无毛。叶互生；叶柄细；叶片薄革质，卵形或卵状椭圆形，先端急尖，基部宽楔形或近圆形，全缘，有时边缘呈微波状，上面绿色，有光泽，下面灰绿色，微有白粉，离基三出脉。圆锥花序腋生。花两性，绿白色或黄绿色；花被筒倒锥形，花被裂片椭圆形。果实近球形或卵球形，紫黑色。花期4~5月，果期8~11月。生于山坡或沟谷，常栽培于低山平原。分布于华东、华中、华南、西南等地。

【**采制**】定植5~6年成材后，通常于冬季砍收树干，锯断，劈成小块，晒干。

【**功效主治**】祛风散寒，温中理气，活血通络。主治风寒感冒，胃寒胀痛，寒湿吐泻，风湿痹痛，脚气，跌打伤痛。

【**用法用量**】煎汤，10~20g；研末，3~6g；或泡酒饮。外用，适量，煎水洗。

【**使用注意**】孕妇禁服。

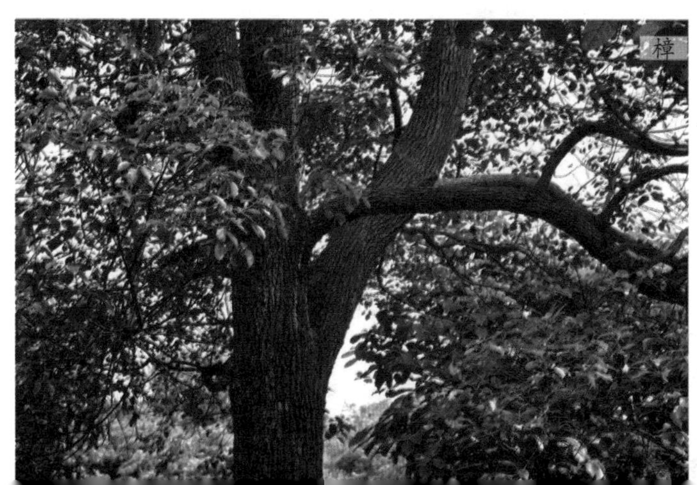
樟

Dongchongxiacao 冬虫夏草

【别名】夏草冬虫、虫草、冬虫草。
【来源】麦角菌科真菌冬虫夏草菌 *Cordyceps sinensis* 寄生在蝙蝠蛾科昆虫幼虫上的子座和幼虫尸体的复合体。

【快速识别】冬虫夏草菌：子座单个，罕2~3个从寄主前端发出，全长4~11cm，长棒形或圆柱形，向上渐细。头部近圆柱形，褐色，初期内部充实，后变中空，尖端有不孕顶部。子囊壳近表面生，基部稍陷于子座内，椭圆形至卵形。子囊多数，细长，产生在子囊壳内。每个子囊内具有子囊孢子，通常1~3个，少数为4个或更多，长线形，有多数横隔，不断裂为小段。生于虫草蝙蝠蛾 *Hepialus armoricanus* Oberthur 等的幼虫体上。常见于海拔4000m以上的高山上，尤多见于具有积雪、排水良好的高寒草甸。分布于甘肃、青海、湖北、四川、云南、西藏。

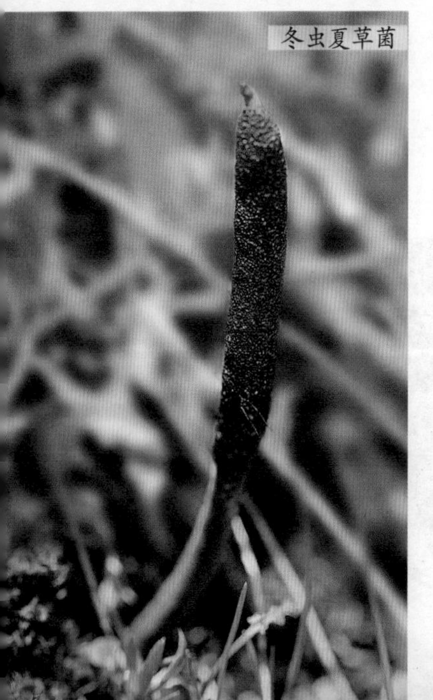
冬虫夏草菌

【采制】夏初子座出土、孢子未发散时挖取，晒干或低温干燥。

【功效主治】补肾益肺，止血化痰。主治自汗，盗汗，肾虚精亏，阳痿遗精，腰膝酸痛，久咳虚喘，劳嗽咯血。

【用法用量】煎汤，5~10g；或入丸、散；或与鸡、鸭炖服。

【使用注意】有表邪者慎用。

茯苓

Fuling

【别名】茯菟、松腴、松苓。
【来源】多孔菌科真菌茯苓 *Poria cocos* 的菌核。

【快速识别】茯苓：菌核球形、卵形、椭圆形至不规则形，重量也不等，一般重 500~5000g。外面有厚而多皱褶的皮壳，深褐色，新鲜时软，干后变硬；内部白色或淡粉红色，粉粒状。子实体生于菌核表面，全平伏，白色，肉质，老后或干后变为浅褐色。生于松树根上。分布于西南及吉林、安徽、浙江、福建、台湾、河南、湖北、广西等地。

【采制】7~9 月采挖，除去泥沙，堆置反复“发汗”数次至现皱纹、内部水分大部散失后，阴干，称为“茯苓个”；或将鲜茯苓按不同部位切制，阴干，分别称为“茯苓块”和“茯苓片”。

【功效主治】利水渗湿，健脾，宁心。主治水肿尿少，痰饮眩悸，脾虚食少，便溏泄泻，心神不宁，惊悸失眠。

【用法用量】煎汤，10~15g；或入丸散。宁心安神用朱砂拌。

【使用注意】阴虚而无湿热、虚寒滑精、气虚下陷者慎服。

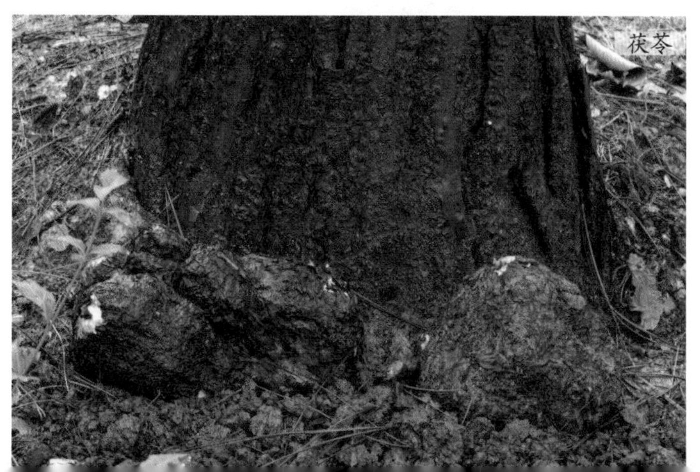
茯苓

Leiwan 雷丸

【别名】竹苓、白雷丸、竹铃芝。
【来源】白蘑科真菌雷丸 *Omphalia lapidescens* 的菌核。

【快速识别】雷丸：腐生菌类，菌核通常为不规则球形、卵状或块状，直径 0.8~3.5cm，罕达 4cm，表面褐色、黑褐色以至黑色，具细密皱纹，内部白色至蜡白色，略带黏性。子实体不易见到。多生于竹林下，生长在竹根上或老竹兜下。分布于华东、华中、华南、西南及河南、陕西、甘肃等地。

【采制】秋季采挖，洗净，晒干。

【功效主治】杀虫消积。主治绦虫病，钩虫病，蛔虫病，虫积腹痛，小儿疳积。

【用法用量】研粉，15~21g；或入丸剂。

【使用注意】本品不宜煎服。无虫积者禁服，有虫积而脾胃虚寒者慎服。

雷丸

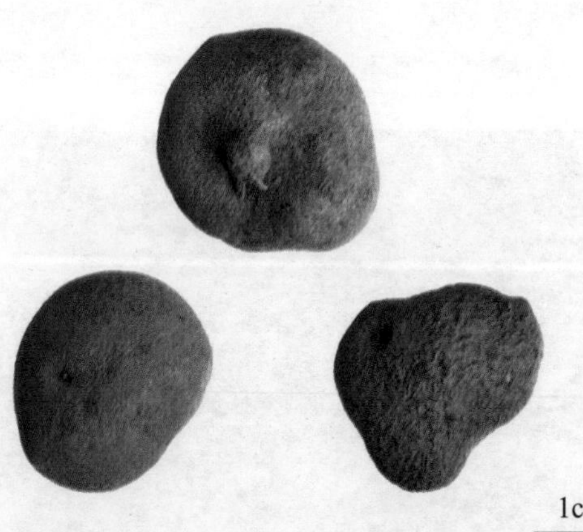

Lingzhi

灵芝

【别名】灵芝草、木灵芝、三秀。
【来源】多孔菌科真菌赤芝 *Ganoderma lucidum* 或紫芝 *G. sinense* 等的子实体。

【快速识别】赤芝：担子果一年生，有柄，栓质。菌盖半圆形或肾形，盖肉厚1.5~2cm，盖表褐黄色或红褐色，盖边渐趋淡黄，有同心环纹，微皱或平滑，有亮漆状光泽，边缘微钝。菌肉乳白色，近管处淡褐色。菌管管口近圆形，初白色，后呈淡黄色或黄褐色。菌柄圆柱形，侧生或偏生，偶中生，与菌盖色泽相似。担子果多在秋季成熟。华南及西南可延至冬季成熟。生于向阳的壳斗科和松科松属植物等根际或枯树桩上。我国普遍分布，但以长江以南为多。

【采制】全年采收，除去杂质，剪除附有朽木、泥沙或培养基质的下端菌柄，阴干或在40~50℃烘干。

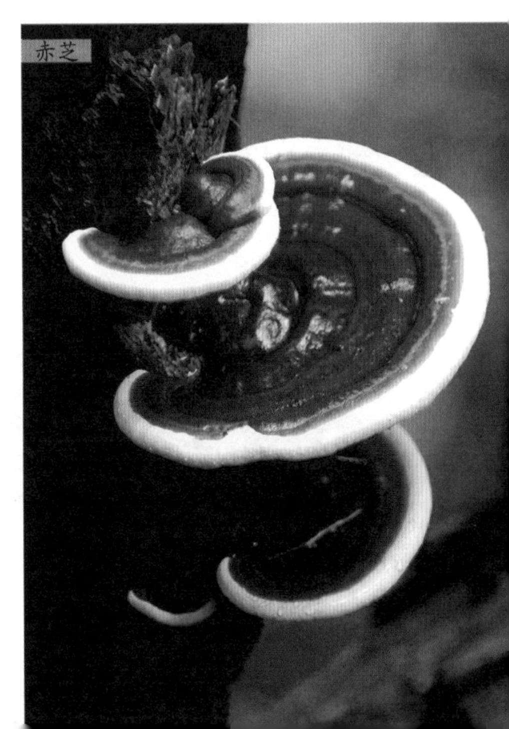
赤芝

【功效主治】补气安神，止咳平喘。主治心神不宁，失眠心悸，肺虚咳喘，虚劳短气，不思饮食。

【用法用量】煎汤，10~15g；研末，2~6g；或浸酒。

昆布 Kunbu

【别名】纶布、海昆布。
【来源】海带科植物海带 *Laminaria japonica* 或翅藻科植物昆布 *Ecklonia kurome* 的叶状体。

【快速识别】海带：藻体橄榄褐色，干后为暗褐色。成熟后革质呈带状，在叶片中央有两条平行纵走的浅沟，两沟中间较厚的部分为“中带部”，两侧边缘渐薄，且有波状皱褶，叶片基部楔形，厚成阶段则为扁圆形，下有一圆柱形或扁圆形的短柄，藻体表面黏滑。一年生的藻体叶片下部通常能见到孢子囊群生长，呈近圆形斑块状；二年生的藻体几乎在全部叶片上都长出孢子囊群。固着器为叉状分枝的假根所组成。孢子成熟期在秋季。一般生长于大干潮线以下 1~3m 的岩礁上。分布于辽东和山东两个半岛的肥沃海区，浙江、福建、广东等地沿海人工养殖。为冷温带性种类。

【采制】夏、秋二季采捞，晒干。

【功效主治】消痰软坚散结，利水消肿。主治瘿瘤，瘰疬，睾丸肿痛，痰饮水肿。

【用法用量】煎汤，5~15g；或入丸、散。

【使用注意】脾胃虚寒者慎服。

海带

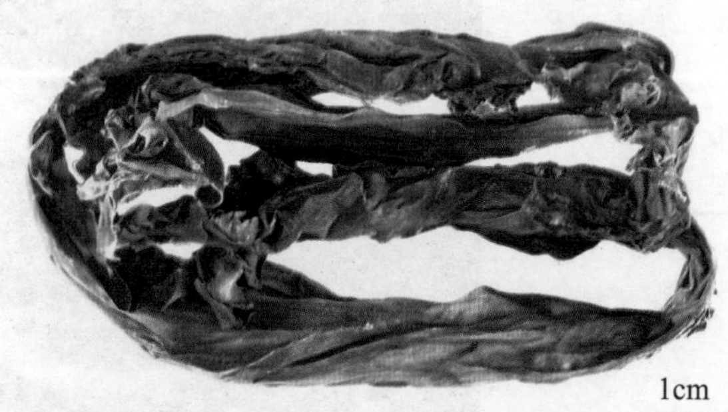

Mabo 马勃

【别名】马屁包、牛屎菇、灰包菌。
【来源】灰包科真菌脱皮马勃 *Lasiosphaera fenzlii*、大马勃 *C. gigantea* 或紫色马勃 *C. lilacina* 的子实体。

【**快速识别**】紫色马勃：子实体近扁球形，直径1.5~12cm，基部缢缩，有根束与基质相连。外表淡紫堇色至污褐色，成熟后表面有网状裂纹。内部的造孢层初呈白色，后转黄色至浓紫色。基部为营养菌丝所交织，海绵质，乳白色兼带淡紫褐色。夏、秋季多生于草地开阔地。分布于吉林、辽宁、河北、山西、青海、新疆、山东、江苏、安徽、福建、河南、湖北、广东、广西、四川等地。

【**采制**】夏、秋二季子实体成熟时及时采收，除去泥沙，干燥。

【**功效主治**】清肺利咽，止血。主治风热郁肺咽痛，音哑，咳嗽；外治鼻衄，创伤出血。

【**用法用量**】1.5~6g，包煎；或入丸、散。外用，研末撒；或调敷；或作吹药。

【**使用注意**】风寒伏肺咳嗽失音者禁服。

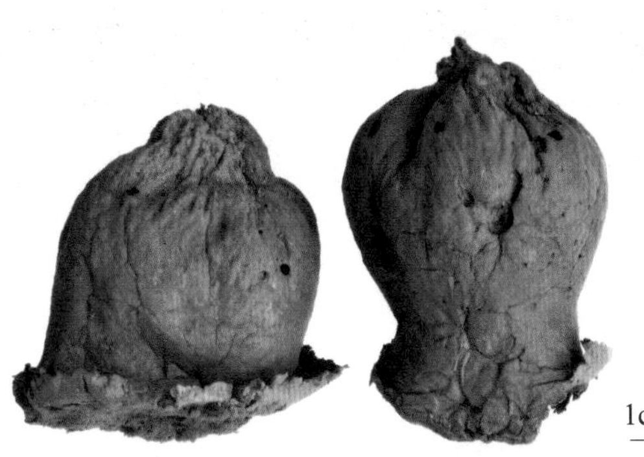

紫色马勃

木耳

Muer

【别名】蕈耳、黑木耳、木菌。
【来源】木耳科真菌木耳 *Auricularia auricula*、毛木耳 *A. polytricha* 及皱木耳 *A. delicata* 的子实体。

【快速识别】木耳：子实体丛生，常覆瓦状叠生。耳状、叶状或近杯状，边缘波状，薄，以侧生的短柄或狭细的基部固着于基质上。初期为柔软的胶质，黏而富弹性，以后稍带软骨质。干后强烈收缩，变为黑色硬而脆的角质至近革质。背面外面呈弧形，紫褐色至暗青灰色，疏生短绒毛。菌肉由有锁状联合的菌丝组成。生于栎、榆、杨、槐等阔叶树腐木上。分布于全国各地，各地还有人工栽培。

【采制】夏、秋二季采收。采摘后放到烘房中烘干，温度由35℃逐渐升高到60℃，烘干备用。

【功效主治】补气养血，润肺止咳，止血，降压，抗癌。主治气虚血亏，肺虚久咳，咯血，衄血，血痢，痔疮出血，崩漏，高血压，眼底出血，子宫颈癌，阴道癌，跌打伤痛。

【用法用量】煎汤，3~10g；或炖汤；或烧炭存性研末。

【使用注意】虚寒溏泻者慎服。

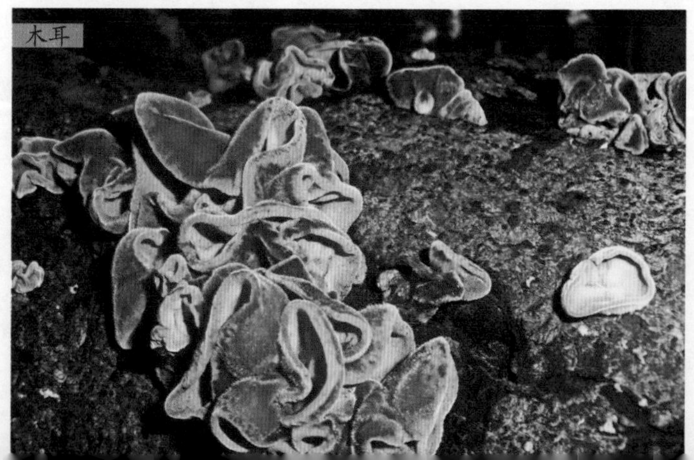
木耳

Yiner

银 耳

【别名】白木耳、白耳、白耳子。
【来源】银耳科银耳 *Tremella fuciformis* 的子实体。

【快速识别】银耳：子实体纯白色，胶质，半透明，宽5~10cm，由多数宽而薄的瓣片组成，新鲜时软，干后收缩。生于栎及其他阔叶树腐木上。分布于西南及陕西、江苏、安徽、浙江、江西、福建、台湾、湖北、湖南、广东、海南、广西等地。现多人工栽培。

【采制】当耳片开齐停止生长时，应及时采收，清水漂洗3次后，及时晒干或烘干。

【功效主治】滋补生津，润肺养胃。主治虚劳咳嗽，痰中带血，津少口渴，病后体虚，气短乏力。

【用法用量】煎汤，3~10g；或炖冰糖、肉类服。

【使用注意】风寒咳嗽者及湿热酿痰致咳者禁用。

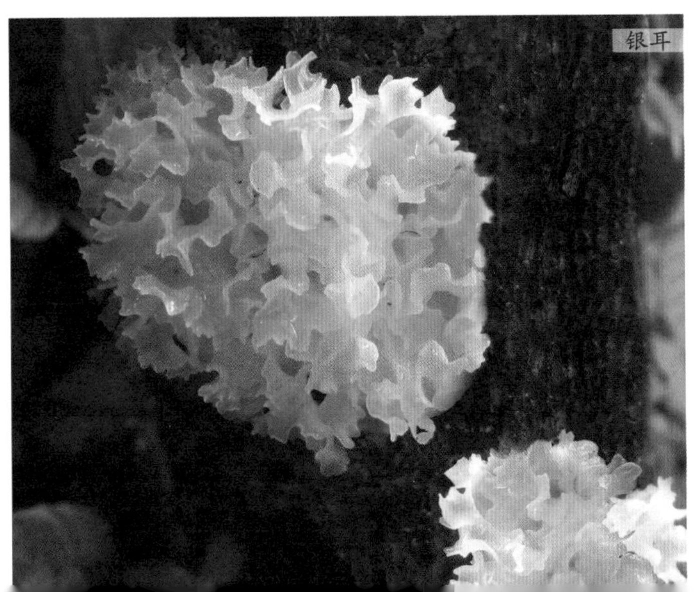
银耳

Zhuling 猪苓

【别名】地乌桃、猪屎苓、猪茯苓。
【来源】多孔菌科真菌猪苓 *Polyporus umbellatus* 的菌核。

【快速识别】猪苓：菌核形状不规则，呈大小不一的团块状，坚实，表面紫黑色，有多数凹凸不平的皱纹，内部白色。子实体从埋生于地下的菌核上发出，有柄并多次分枝，形成一丛菌盖。菌盖圆形，中部脐状。有淡黄色的纤维状鳞片，近白色至浅褐色，无环纹，边缘薄而锐，常内卷，肉质，干后硬而脆。菌肉薄，白色。生于林中树根旁地上或腐木桩旁。分布于东北、西南及河北、山西、陕西、甘肃、河南、湖北等地。

【采制】春、秋二季采挖，除去泥沙，干燥。

【功效主治】利水渗湿。主治小便不利，水肿胀满，泄泻，淋浊，带下。

【用法用量】煎汤，10~15g；或入丸、散。

【使用注意】无水湿者禁用，以免伤阴。

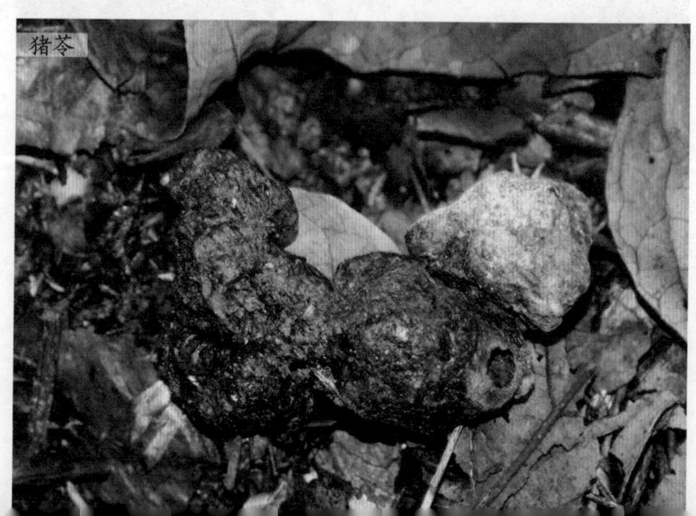
猪苓

Anxiang 安息香

【别名】拙贝罗香。
【来源】安息香科植物白花树 *Styrax tonkinensis* 的树脂。

【快速识别】白花树：乔木。树皮灰褐色，有不规则纵裂纹；枝稍扁，被褐色长绒毛，后变为无毛。叶互生，叶柄密被褐色星状毛；叶片椭圆形、椭圆状卵形至卵形，先端短渐尖，基部圆形或楔形，全缘，叶下面密被灰色至粉绿色星状绒毛，幼叶有时具 2~3 个齿裂。顶生圆锥花序较大，下部的总状花序较短，花梗和花序梗密被黄褐色星状短柔毛；花萼杯状，5 齿裂；花白色，5 裂；花萼及花冠均密被白色星状毛。果实近球形，外面密被星状绒毛。花期 4~6 月，果期 8~10 月。生于海拔 100~2000m 的山坡、山谷、疏林或林缘。分布于华南、西南及江西、福建、湖南等地。

【采制】生长 10 年以上的健壮成龄树，夏、秋二季割裂树干，收集流出的树脂，阴干。

【功效主治】开窍醒神，行气活血，止痛。主治中风痰厥，气郁暴厥，中恶昏迷，心腹疼痛，产后血晕，小儿惊风。

【用法用量】研末，0.3~1.5g；或入丸、散。

【使用注意】阴虚火旺者慎服。

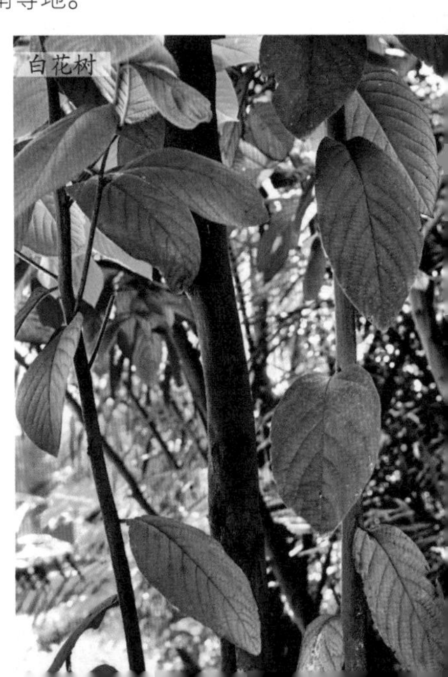
白花树

Chenxiang 沉香

【别名】蜜香、奇南香、伽喃香。
【来源】瑞香科植物白木香 *Aquilaria sinensis* 含有树脂的木材。

【快速识别】白木香：常绿乔木。树皮灰褐色；小枝叶柄及花序均被柔毛或夹白色绒毛。叶互生；叶片革质，长卵形、倒卵形或椭圆形，先端渐尖，基部楔形，全缘。伞形花序顶生和腋生；花黄绿色，被绒毛；花被钟形，5裂，矩圆形，先端钝圆。蒴果倒卵形，木质，扁压状，密被灰白色毛，基部有宿存花被。种子黑棕色，卵形，先端渐尖。花期3~5月，果期5~6月。生于平地、丘陵的疏林或荒山中，有少量栽培。分布于华南及福建、台湾等地。

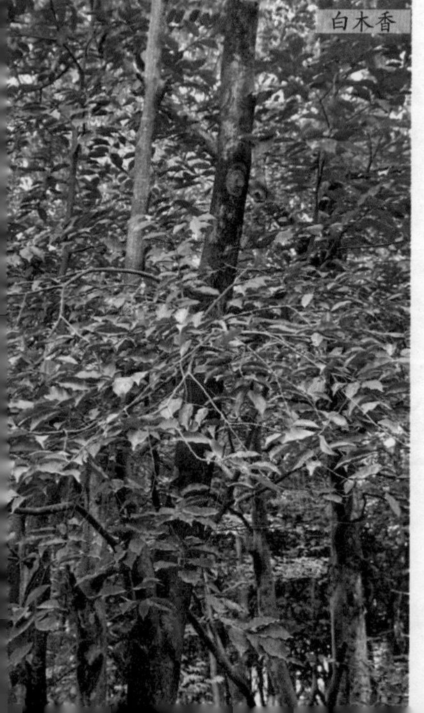
白木香

【采制】全年均可采收，割取含树脂的木材，除去不含树脂的部分，阴干。

【功效主治】行气止痛，温中止呕，纳气平喘。主治胸腹胀闷疼痛，胃寒呕吐呃逆，肾虚气逆喘急。

【用法用量】煎汤，1~5g，后下；研末，0.5~1g；或磨汁服。

【使用注意】阴虚火旺、气虚下陷者慎服。

Dadouhuangjuan

大豆黄卷

【别名】卷蘖、黄卷皮、豆黄卷。

【来源】豆科植物大豆 *Glycine max* 的成熟种子经发芽的炮制加工品。

【快速识别】大豆：草本。茎粗壮，密生褐色长硬毛。叶柄长，密生黄色长硬毛；托叶小，披针形；三出复叶，顶生小叶菱状卵形，两面均有白色长柔毛，侧生小叶较小，斜卵形；叶轴及小叶柄密生黄色长硬毛。总状花序腋生；苞片及小苞片披针形，有毛；花萼钟状，萼齿 5，披针形，密被白色长柔毛；花冠小，蝶形，白色或淡紫色，稍较萼长。荚果带状长圆形，略弯，下垂，黄绿色，密生黄色长硬毛。种子 2~5 颗，黄绿色或黑色，卵形至近球形。花期 6~7 月，果期 8~10 月。全国各地广泛栽培。

【采制】取净大豆，用水浸泡至膨胀，放去水，用湿布覆盖，每日淋水 2 次，待芽长至 0.5~1cm 时取出干燥。

【功效主治】解表祛暑，清热利湿。主治暑湿感冒，湿温初起，发热汗少，胸闷脘痞，肢体酸重，小便不利。

【用法用量】煎汤，6~15g；或捣汁；或入散剂。

【使用注意】不与五参、龙胆、海藻同用。

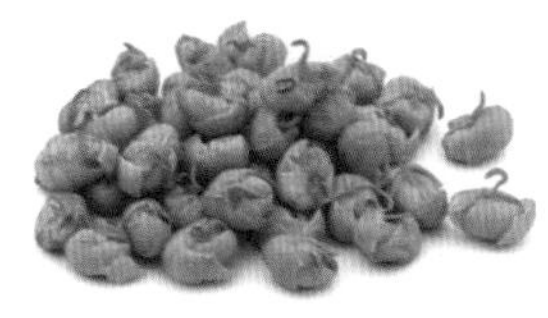

大豆黄卷

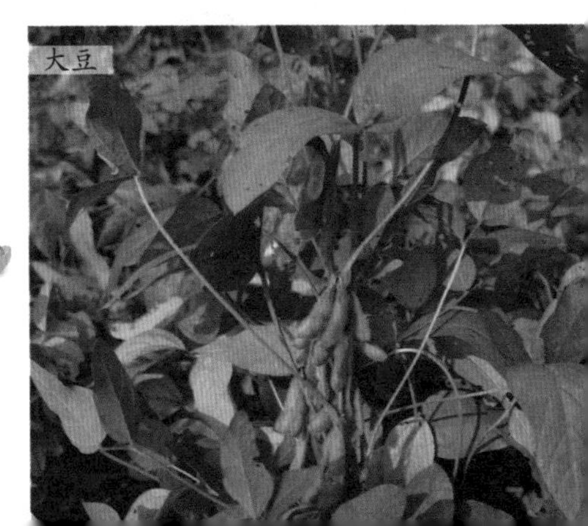

大豆

Dandouchi 淡豆豉

【别名】香豉、豉、大豆豉。
【来源】豆科植物大豆 *Glycine max* 的成熟种子的发酵加工品。

【快速识别】见“大豆黄卷”（第 781 页）项下。

【采制】取桑叶、青蒿各 70~100g，加水煎煮，滤过，煎液拌入净大豆 1000g 中，待煎液吸尽后，将大豆蒸透，取出，稍晾，再置容器内，用煎过的桑叶、青蒿渣覆盖，闷使发酵至黄衣上遍时，取出。除去药渣，洗净，置容器内再闷 15~20 天，至充分发酵、香气溢出时，取出，略蒸，干燥，即得。

【功效主治】解表，除烦，宣发郁热。主治感冒，寒热头痛，烦躁胸闷，虚烦不眠。

【用法用量】煎汤，5~15g；或入丸剂。外用，适量，捣敷；或炒焦研末调敷。

【使用注意】胃虚易泛恶者慎服。

淡豆豉

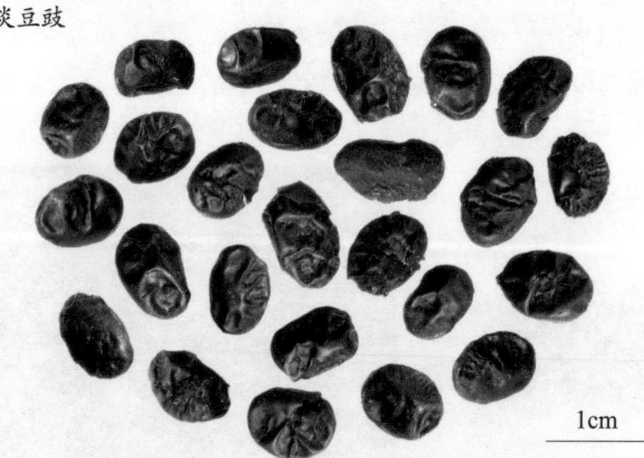

Daoya 稻芽

【别名】谷芽、谷蘖、稻蘖。
【来源】禾本科植物稻 *Oryza sativa* 的成熟果实经发芽的炮制加工品。

【快速识别】稻：一年生栽培植物。秆直立，丛生。叶鞘无毛，下部者长于节间；叶舌膜质而较硬，披针形，基部两侧下延与叶鞘边缘相结合，幼时具有明显的叶耳；叶片扁平，披针形至条状披针形。圆锥花序疏松，成熟时向下弯曲，分枝具棱角，常粗糙；小穗长圆形，两侧压扁，含3小花。颖果平滑。花、果期6~10月。我国南北各地均有水稻的栽培区。

【采制】将稻谷用水浸泡后，保持适宜的温、湿度，待须根长至约1cm时，干燥。

【功效主治】消食和中，健脾开胃。主治食积不消，腹胀口臭，脾胃虚弱，不饥食少。炒稻芽偏于消食，用于不饥食少。焦稻芽善化积滞，用于积滞不消。

【用法用量】煎汤，9~15g，大剂量可用至30g；或研末。

【使用注意】胃下垂者忌用。

稻芽

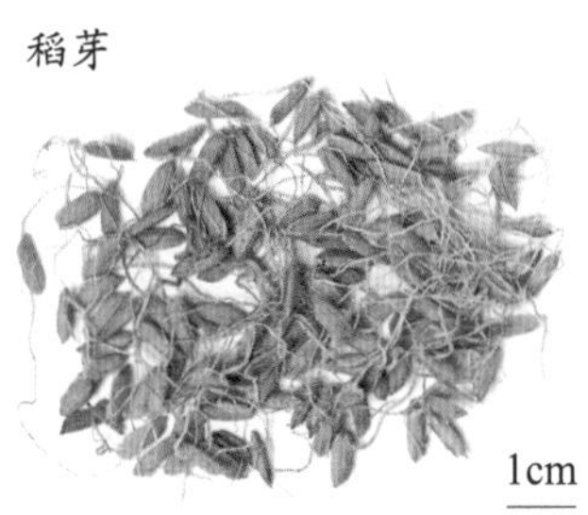

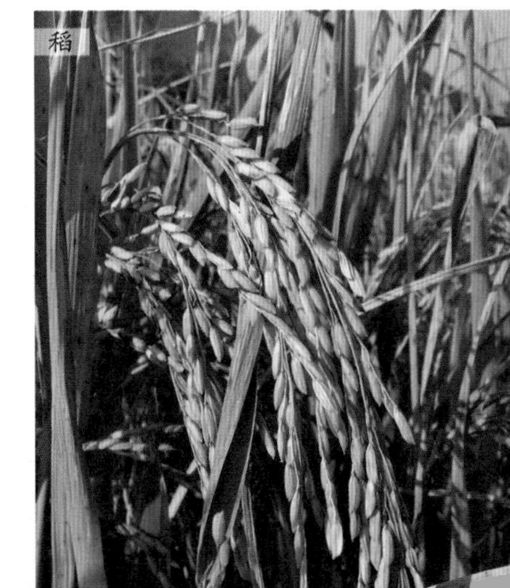

稻

Ercha
儿茶

【别名】孩儿茶、乌爹泥、儿茶膏。
【来源】豆科植物儿茶 *Acacia catechu* 的去皮枝、干的煎膏。

【快速识别】儿茶：落叶小乔木。树皮棕色，常成条状薄片开裂，但不脱落；小枝被短柔毛。二回羽状复叶，互生；托叶下常有一对扁平、棕色的钩状刺或无；总叶柄近基部及叶轴顶部数对羽片间有腺体；叶轴被长柔毛；羽片 10~30 对；小叶 20~50 对，线形，叶缘被疏毛。总状花序腋生；花萼成筒状，上部 5 裂；花瓣 5，黄色或白色，披针形或倒披针形，为萼长的 2~3 倍，被疏毛；荚果带状，棕色，有光泽，开裂，先端有喙尖，紫褐色。花期 4~8 月，果期 9 月至翌年 1 月。分布于浙江、台湾、广东、广西、云南。

【采制】冬季采收枝、干，除去外皮，砍成大块，加水煎煮，浓缩，干燥。

【功效主治】活血止痛，止血生肌，收湿敛疮，清肺化痰。主治跌扑伤痛，外伤出血，吐血衄血，疮疡不敛，湿疹，湿疮，肺热咳嗽。

【用法用量】煎汤，0.9~3g，包煎；或入丸、散。外用，适量，研末撒；或调敷。

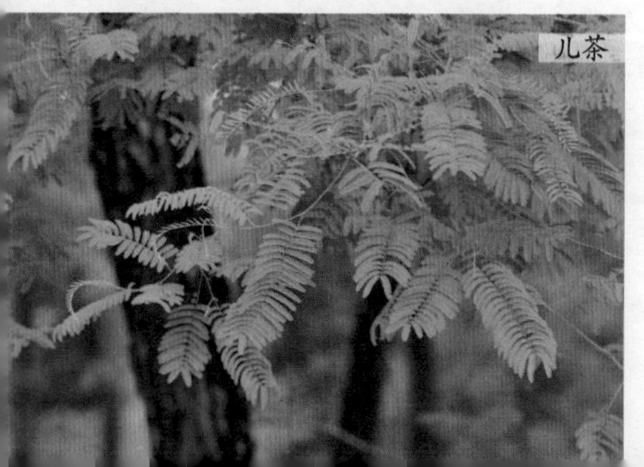
儿茶

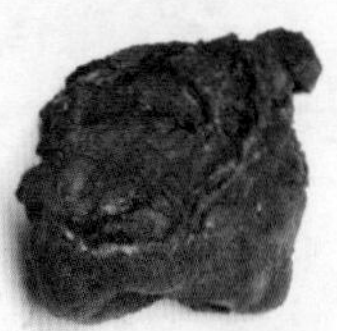
儿茶

1cm

Fengxiangzhi 枫香脂

【别名】白胶香、枫脂、胶香。
【来源】金缕梅科植物枫香树 *Liquidambar formosana* 的树脂。

【快速识别】见“路路通”（第 284 页）项下。

【采制】选择生长 20 年以上的粗壮大树，7、8 月间割裂树干，使树脂流出，10 月至次年 4 月采收，阴干。

【功效主治】活血止痛，解毒生肌，凉血止血。主治跌扑损伤，痈疽肿痛，吐血，衄血，外伤出血。

【用法用量】煎汤，3~6g；一般入丸、散剂。外用：适量，研末撒；或调敷；或制膏摊贴；亦可制成熏烟药。

【使用注意】孕妇禁服。内服多不宜。

枫香脂

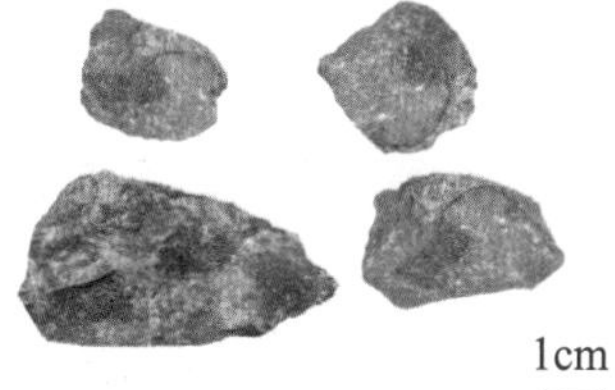

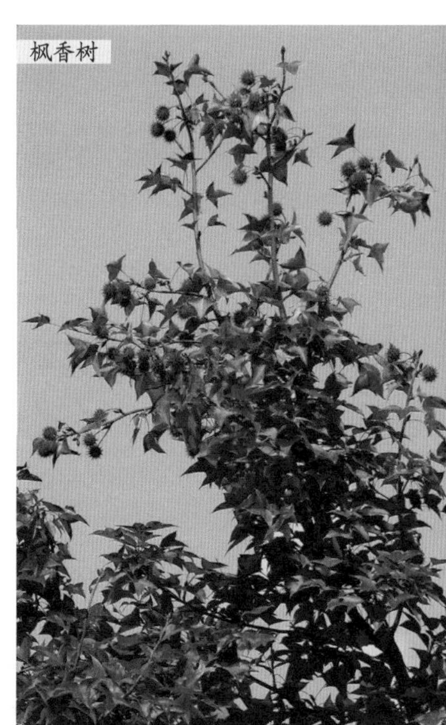

枫香树

Ganqi 干漆

【别名】漆渣、黑漆、漆脚。
【来源】漆树科植物漆树 *Toxicodendron vernicifluum* 树脂经加工后的干燥品。

【快速识别】漆树：乔木。树皮灰白色，粗糙，呈不规则纵裂，小枝粗壮，被棕色柔毛。奇数羽状复叶螺旋状，互生；叶柄近基部膨大，半圆形；小叶 4~6 对，卵形、卵状椭圆形或长圆形，全缘。圆锥花序被灰黄色微柔毛；花杂性或雌雄异株，花黄绿色；雄花花萼 5，花瓣 5，开花外卷；雄蕊 5，着生于花盘边缘；雌花较小。果序稍下垂，核果肾形或椭圆形，略压扁，外果皮黄色，具光泽，成熟后不裂。花期 5~6 月，果期 7~10 月。生于海拔 800~3800 米的向阳山坡林内。全国除黑龙江、吉林、内蒙古、新疆以外，各地均有分布。

【采制】割伤漆树树皮，收集自行流出的树脂为生漆，干固后凝成的团块即为干漆。一般收集盛漆器具底留下的漆渣，干燥。

【功效主治】破瘀通经，消积杀虫。主治瘀血经闭，癥瘕积聚，虫积腹痛。

【用法用量】入丸、散，2~4.5g。外用；烧烟熏。内服宜炒或锻后用。

【使用注意】有毒。孕妇及体虚无瘀滞者禁服。

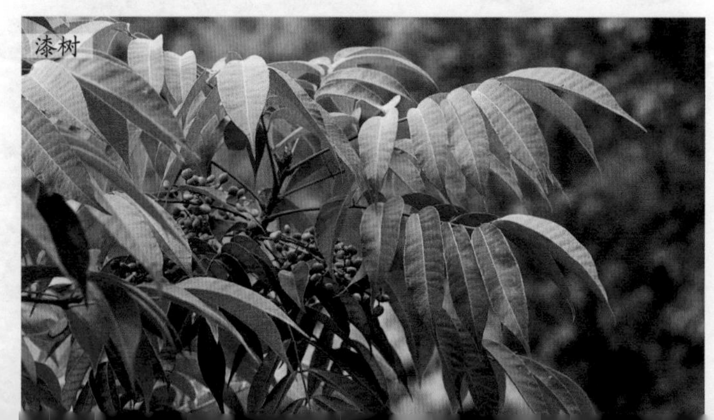
漆树

Guya 谷芽

【别名】粟芽、蘖米、粟蘖。
【来源】禾本科植物粟 *Setaria italica* 的成熟果实经发芽干燥的炮制加工品。

【快速识别】粟：一年生栽培作物，须根粗大。秆粗壮，直立。叶鞘松裹茎秆，密具疣毛或无毛，毛以近边缘及叶片交接处的背面为密，边缘密具纤毛；叶舌为1圈纤毛；叶片长披针形或线状披针形，先端尖，基部钝圆，上面粗糙，下面稍光滑。圆锥花序呈圆柱状或近纺锤状，通常下垂，基部多少有间断，主轴密被柔毛，刚毛显著长于或稍长于小穗，黄色，褐色或紫色，小穗椭圆形或近圆球形，黄色、橘红色或紫色。花、果期夏、秋季。我国南北各地均有栽培。

【采制】将粟谷水浸泡后，保持适宜的温、湿度，待须根长至约6mm时，晒干或低温干燥。

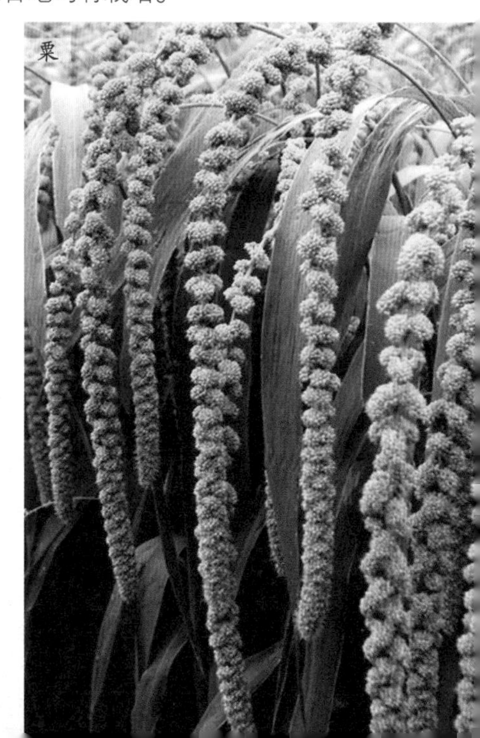
粟

【功效主治】消食和中，健脾开胃。主治食积不消，腹胀口臭，脾胃虚弱，不饥食少。炒谷芽偏于消食，用于不饥食少。焦谷芽善化积滞，用于积滞不消。

【用法用量】煎汤，9~15g；或研末入丸、散。

【使用注意】不与杏仁同食。

Haijinsha 海金沙

【别名】海金砂、左转藤灰。
【来源】海金沙科植物海金沙 *Lygodium japonicum* 的成熟孢子。

【快速识别】海金沙：攀缘草质藤本。根须状，黑褐色，被毛；根状茎近褐色，细长而横走。叶二型，多数，草质，对生于叶轴的短枝两侧，短枝顶端有被毛茸的休眠芽；营养叶尖三角形，二回羽状；一回羽片 2~4 对，互生，卵圆形，有具狭翅的短柄；二回羽片 2~3 对，卵状三角形，掌状 3 裂，裂片短而阔，顶生叶边缘有不规则的浅圆齿。孢子叶卵状三角形，长宽近相等；一回羽片 4~5 对，互生，长圆状披针形；二回羽片 3~4 对，卵状三角形，多收缩呈撕裂状。羽片下面边缘生流苏状孢子囊穗，黑褐色。生于阴湿山坡灌丛中或路边林缘。分布于华东、中南、西南及陕西、甘肃等地。

【采制】秋季孢子未脱落时采割藤叶，晒干，搓揉或打下孢子，除去藤叶。

【功效主治】清利湿热，通淋止痛。主治热淋，石淋，血淋，膏淋，尿道涩痛。

【用法用量】煎汤，6~15g，包煎；或研末，每次 2~3g。

【使用注意】肾阴亏虚者慎服。

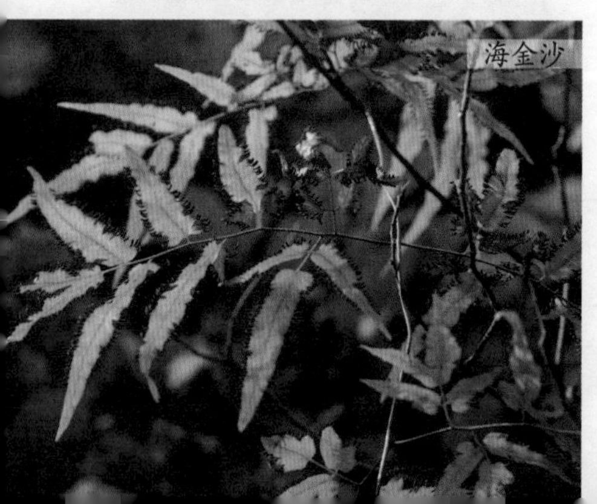
海金沙

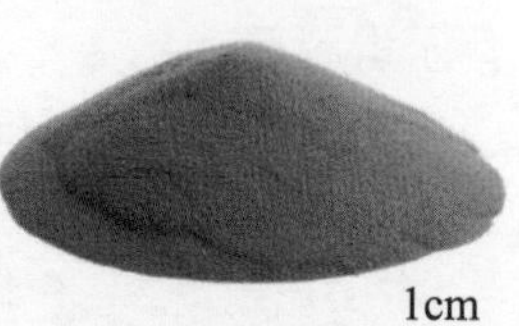
海金沙孢子

1cm

鹤草芽 Hecaoya

【别名】狼牙、狼齿、仙鹤草根芽。
【来源】蔷薇科植物龙牙草 *Agrimonia pilosa* 带短小根茎的冬芽（地下根茎芽）。

【快速识别】见“仙鹤草”（第549页）项下。

【采制】冬、春季新株萌发前挖取根茎，除去老根，留幼芽（带小根茎），洗净晒干，或低温烘干。

【功效主治】驱虫，解毒消肿。主治绦虫病，阴道滴虫病，疮疡疥癣，疖肿，赤白痢疾。

【用法用量】煎汤，10~30g；研末，15~30g，小儿每1kg体重0.7~0.8g。外用，适量，煎水洗；或鲜品捣烂敷。

【使用注意】鹤草芽治绦虫病时须研末服，水煎服无效。粉剂有导泻作用，不必再服泻药。内服时，如有恶心、呕吐、头昏等副反应，停药后即可恢复。

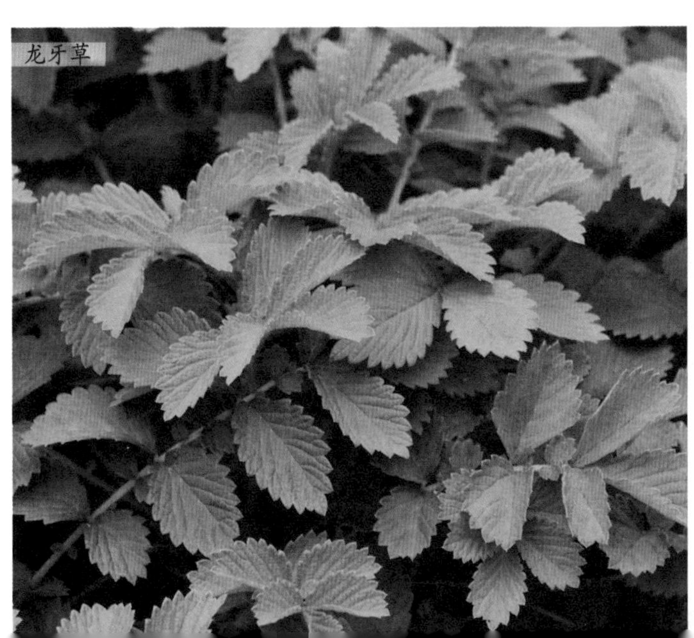
龙牙草

Luhui
芦荟

【别名】象胆、讷会、劳伟。
【来源】百合科植物库拉索芦荟 *Aloe barbadmsis*、斑纹芦荟 *A. vera* var. *chinensis*、好望角芦荟 *A. ferox* 的汁液浓缩干燥物。

【快速识别】库拉索芦荟：多年生草本。茎极短。叶簇生于茎顶，直立或近于直立，肥厚多汁；叶片狭披针形，先端长渐尖，基部宽阔，粉绿色，边缘有刺状小齿。花茎单生或稍分枝；总状花序疏散；花下垂，黄色或有赤色斑点；花被管状，6裂，裂片稍外弯。蒴果，三角形，室背开裂。花期2~3月。我国有栽培。

【采制】种植2~3年后，将中下部生长良好的叶片分批采收。将鲜叶片切口向下直放于盛器中，取其流出的液汁干燥即成。也可将叶片洗净，横切成片，加入等量的水，煎煮2~3小时，过滤，将过滤液浓缩成黏稠状，倒入模型内烘干或曝晒干，即得芦荟膏。

【功效主治】泻下通便，清肝泻火，杀虫疗疳。主治热结便秘，惊痫抽搐，小儿疳积；外治癣疮。

【用法用量】2~5g，宜入丸、散；或研末入胶囊，不入汤剂。外用，适量，研末敷患处。

【使用注意】脾胃虚寒者及孕妇禁服。

库拉索芦荟

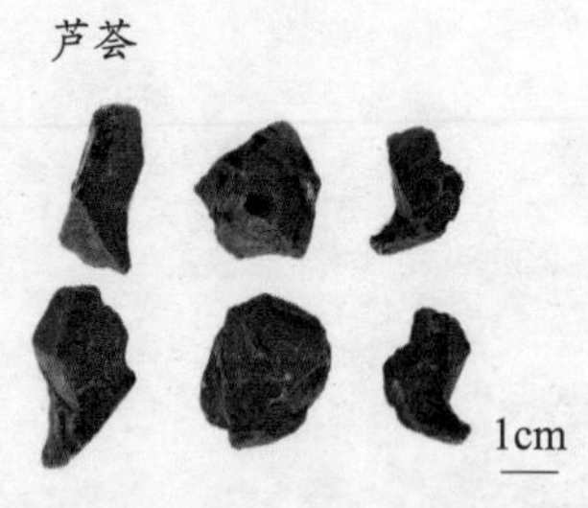

Maiya 麦芽

【别名】大麦蘖、麦蘖、大麦毛。
【来源】禾本科植物大麦 *Hordeum vulgare* 的成熟果实经发芽干燥的炮制加工品。

【快速识别】大麦：草本。秆粗壮，光滑无毛，直立。叶鞘松弛抱茎；两侧有较大的叶耳；叶舌膜质；叶片扁平。小穗稠密，每节着生 3 枚发育的小穗，小穗长 1~1.5cm（除芒外）；颖线状披针形，微具短柔毛，先端延伸成芒；外稃背部无毛，有 5 脉，先端延伸成芒，芒长 8~15cm，边棱具细刺，内稃与外稃等长。颖果腹面有纵沟或内陷，先端有短柔毛。花期 3~4 月，果期 4~5 月。我国各地普遍栽培。

【采制】将麦粒水浸泡后，保持适宜温、湿度，待幼芽长至约 5mm 时，晒干或低温干燥。

【功效主治】行气消食，健脾开胃，回乳消胀。主治食积不消，脘腹胀痛，脾虚食少，乳汁瘀积，乳房胀痛，妇女断乳，肝郁胁痛，肝胃气痛。

【用法用量】煎汤，10~15g，大剂量可用 30~120g；回乳炒用 60g；或入丸、散。

【使用注意】哺乳期禁服；孕妇、无积滞者慎服。

麦芽

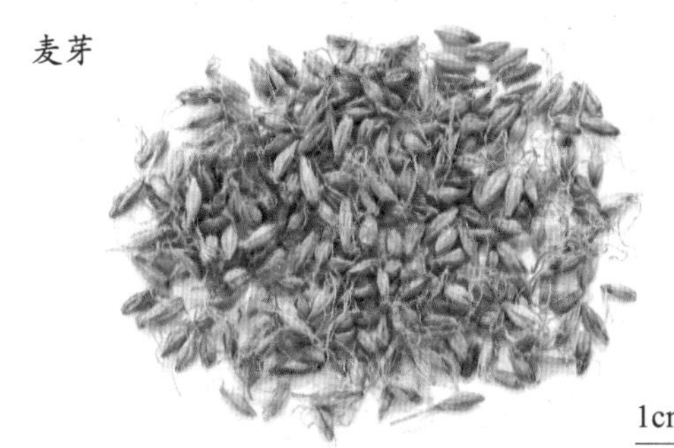

Qingdai 青黛

【别名】靛花、青蛤粉、蓝露。
【来源】爵床科植物马蓝 *Baphicacanthus cusia*、蓼科植物蓼蓝 *Polygonum tinctorium* 或十字花科植物菘蓝 *Isatis indigotica* 的叶或茎叶经加工制得的干燥粉末、团块或颗粒。

【快速识别】菘蓝：见“板蓝根”（第 21 页）项下。

【采制】夏、秋季采收茎叶，置缸中，加清水浸 2~3 天，至叶腐烂、茎脱皮时，将茎枝捞出，加入石灰（每 100kg 加石灰 8~10kg），充分搅拌，至浸液由深绿色转为紫红色时，捞出液面泡沫，剩余液体于烈日下晒干，即得。

【功效主治】清热解毒，凉血消斑，泻火定惊。主治温毒发斑，血热吐衄，胸痛咯血，口疮，痄腮，喉痹，小儿惊痫。

【用法用量】研末，1~6g；或入丸剂。外用，适量，干撒；或调敷。

【使用注意】脾胃虚寒者禁服。

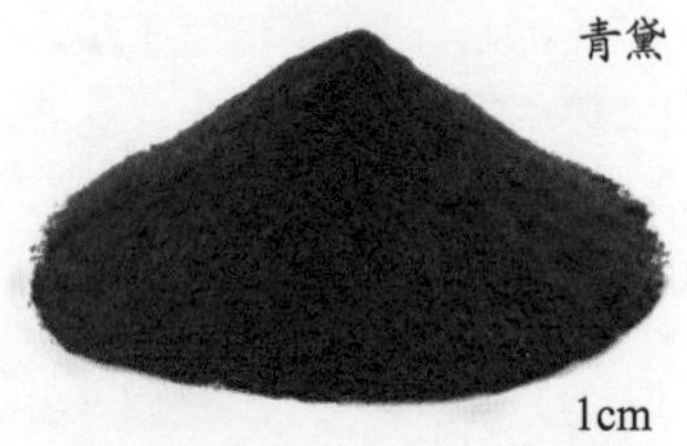

青黛

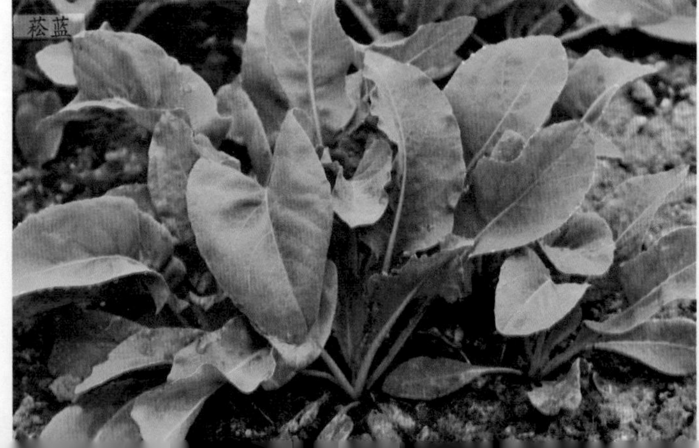
菘蓝

松香

Songxiang

【别名】松脂、松胶、黄香。
【来源】松科松属若干植物渗出的油树脂，经蒸馏或提取除去挥发油后所余固体树脂。

【快速识别】见“松节”（第656页）项下。

【采制】选直径20~50cm的松树，在距地面2m高的树干处开割口；在开割割口前先要刮去粗皮，但不要损伤木质部，刮面长50~60cm、宽25~40cm，在刮面中央开割长35~50cm、宽1~1.3cm，深入木质部1~1.2cm的中沟，中沟基部装一受脂器，再自中沟开割另一对侧沟，可将油树脂不断收集起来。以在30~35℃采收为宜，即长江以南在5~10月，华北及东北在6~9月，将收集的松油脂与水共热，滤去杂质，用水蒸气蒸馏，所得的馏出物除去水分，即为松节油。蒸馏后所余物质，放冷凝固，即是松香。

【功效主治】祛风燥湿，排脓拔毒，生肌止痛。主治痈疽恶疮，瘰疬，瘘症，疥癣，白秃疮，疠风，痹病，金疮，扭伤，带下，血栓闭塞性脉管炎。

【用法用量】煎汤，3~5g；或入丸、散；亦可浸酒服。外用：适量，研末干掺；或调敷。

【使用注意】血虚、内热实火者禁服。不可久服。未经严格炮制不可服。

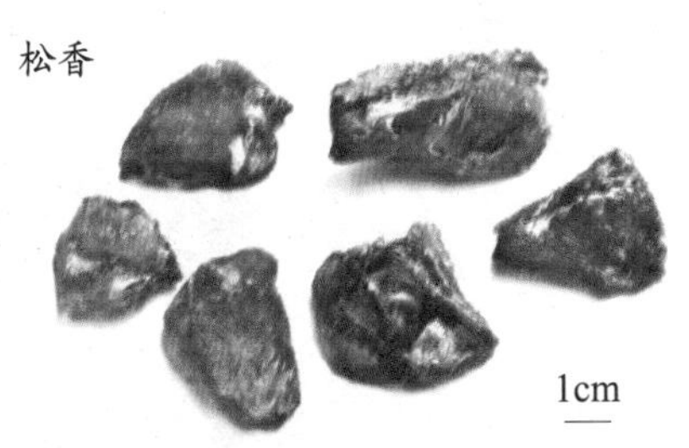

松香

Tanxiang 檀香

【别名】旃檀、白檀、檀香木。
【来源】檀香科植物檀香 *Santalum album* 树干的心材。

【快速识别】檀香：小乔木。枝具条纹，有多数皮孔和半圆形的叶痕；小枝细长，节间稍肿大。叶片椭圆状卵形，膜质，先端锐尖，基部楔形或阔楔形，下延，边缘波状，稍外折，背面有白粉，中脉在背面突起，侧脉约 10 对；叶柄细长。三歧聚伞式圆锥花序腋生或顶生；花被管钟状，淡绿色；花被 4 裂，裂片卵状三角形，内部初时绿黄色，后呈深棕红色。核果，外果皮肉质多汁，成熟时深紫红色至紫黑色，先端稍平坦，宿存花柱基多少隆起。花期 5~6 月，果期 7~9 月。我国台湾、广东、海南、云南有引种。

【采制】原产地植后 30~40 年采伐，锯成段。砍去色淡的边材，心材干燥入药。

【功效主治】行气温中，开胃止痛。主治寒凝气滞，胸膈不舒，胸痹心痛，脘腹疼痛，呕吐食少。

【用法用量】煎汤，1.5~5g，后下；或入丸、散。外用，适量，磨汁涂。

【使用注意】阴虚火盛之证者禁服。

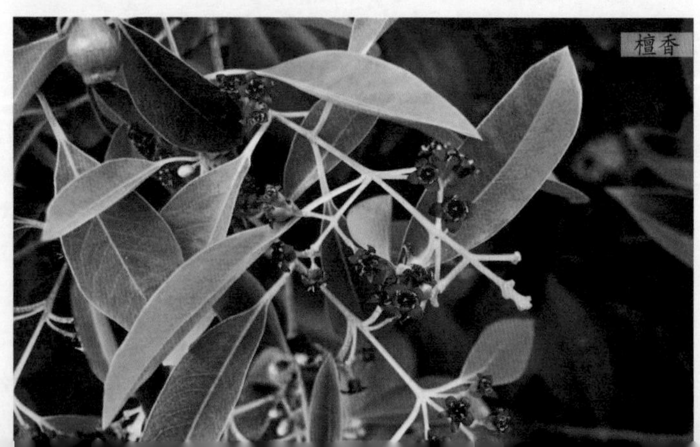
檀香

Tianranbingpian 天然冰片

【别名】龙脑、冰片、冰片脑。
【来源】樟科植物樟 *Cinnamomum camphora* 的新鲜枝、叶经提取加工制成。

【快速识别】见“樟木”（第 769 页）项下。

【功效主治】开窍醒神，清热止痛。主治热病神昏、惊厥，中风痰厥，气郁暴厥，中恶昏迷，胸痹心痛，目赤，口疮，咽喉肿痛，耳道流脓。

【用法用量】0.3~0.9g，入丸、散服。外用，适量，研粉点敷患处。

【使用注意】孕妇慎用。

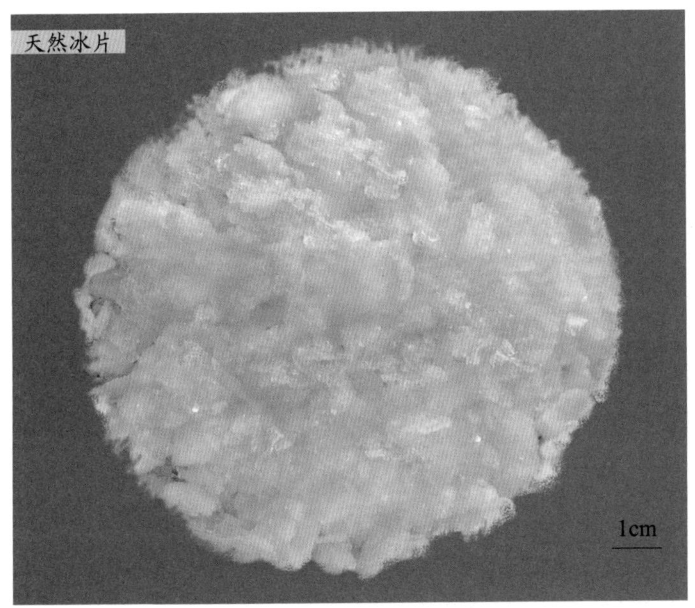

Tianzhuhuang 天竺黄

【别名】竹黄、竹膏、竹糖。
【来源】禾本科植物青皮竹 *Bambusa textilis* 或华思劳竹 *Schizostachyum chinense* 等秆内的分泌液干燥后的块状物。

【快速识别】青皮竹：竿高 8~10m，直径 3~5cm，尾梢弯垂，下部挺直；节间绿色，幼时被白蜡粉，并贴生淡棕色刺毛，后变无毛；分枝常自竿中下部第 7~11 节开始，以数枝或多枝簇生，中央 1 枝略较粗长。箨鞘早落；箨耳较小，不相等，大耳狭长圆形至披针形；箨舌边缘齿裂；箨片直立，易脱落。叶鞘无毛，背部具脊，纵肋隆起；叶耳通常呈镰刀形，边缘具弯曲而呈放射状的繸毛；叶舌边缘啮蚀状；叶片线状披针形至狭披针形，先端渐尖具钻状细尖头，基部近圆形或楔形。常栽培于低海拔地的河边、村落附近。分布于广东、广西，现华东、华中、西南各地广为栽培。

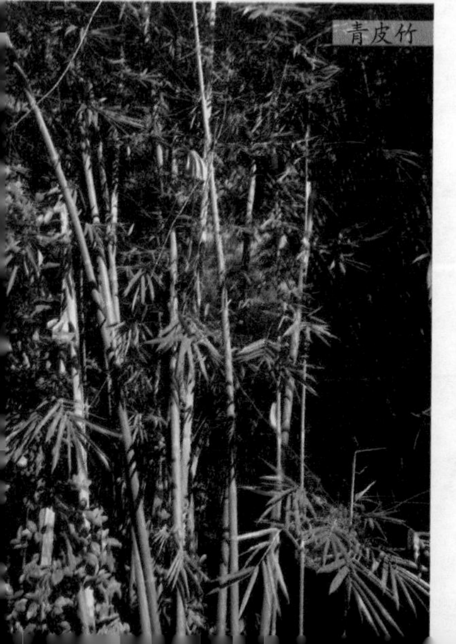
青皮竹

【采制】秋、冬二季采收，砍取竹竿，剖取竹黄，晾干。

【功效主治】清热豁痰，凉心定惊。主治热病神昏，中风痰迷，小儿痰热惊痫、抽搐、夜啼。

【用法用量】煎汤，3~9g；或入丸、散；研末，每次 0.6~1g。外用，适量，研末敷患处。

【使用注意】无湿热痰火者慎服；脾虚胃寒便溏者禁服。

Longxuejie 龙血竭

【别名】木血竭。
【来源】百合科植物剑叶龙血树 *Dracaena cochinxhinensis* 果实渗出的树脂经加工制成。

【快速识别】剑叶龙血树：乔木状。茎粗大，分枝多，树皮灰白色，光滑，老干皮部灰褐色，片状剥落，幼枝有环状叶痕。叶聚生在茎、分枝或小枝顶端，互相套叠，剑形，薄革质，向基部略变窄而后扩大，抱茎，无柄。圆锥花序，花序轴密生乳突状短柔毛，幼嫩时更甚；花每 2~5 朵簇生，乳白色。浆果橘黄色。花期 3 月，果期 7~8 月。生于海拔 950~1700 米的石灰岩上，分布于云南南部和广西南部等地。

【采制】采收果实置蒸笼内蒸煮，使树脂渗出；或取果实捣烂，置布袋内，榨取树脂，煎熬成糖浆状，冷却凝固成块状。亦有将茎砍破或钻若干小孔，使树脂自然渗出，凝固而成。

【功效主治】活血定痛，化瘀止血，生肌敛疮。主治跌打损伤，心腹瘀痛，外伤出血，疮疡不敛。

【用法用量】研末，1~2g；或入丸剂。外用，适量，研末调敷；或入膏药内敷贴。

【使用注意】孕妇忌服。

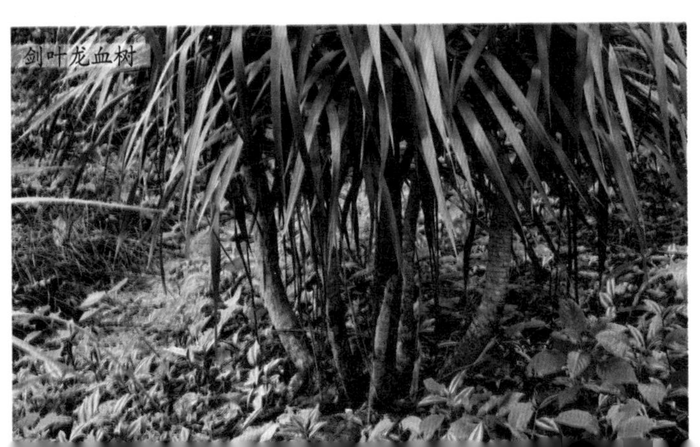
剑叶龙血树

Zhangnao 樟脑

【别名】韶脑、潮脑、油脑。
【来源】樟科植物樟 *Cinnamomum camphora* 的根、干、枝、叶经蒸馏精制而成的颗粒状物。

【快速识别】见“樟木”（第769页）项下。

【采制】一般在9~12月砍伐老树，取其树根、树干、树枝，锯劈成碎片（树叶可用），置蒸馏器中进行蒸馏，樟木中含有的樟脑及挥发油随水蒸气馏出，冷却后，即得粗制樟脑。粗制樟脑再经升华精制，即得精制樟脑粉。将此樟脑粉入模型中压榨，则成透明的樟脑块。宜密闭瓷器中，放干燥处。本品以生长50年以上的老树，产量最丰；幼嫩枝叶，含量少，产量低。

【功效主治】通关窍，利滞气，辟秽浊，杀虫止痒，消肿止痛。主治热病神昏，中恶猝倒，痧胀吐泻腹痛，寒湿脚气，疥疮顽癣，白秃疮，冻疮，臁疮，水火烫伤，跌打伤痛，牙痛，风火赤眼。

【用法用量】入丸、散，0.06~0.15g，不入煎剂。外用，适量，研末；或溶于酒中；或入软膏敷搽。

【使用注意】有小毒。内服不宜过量，气虚者及孕妇禁服。皮肤过敏者慎用。

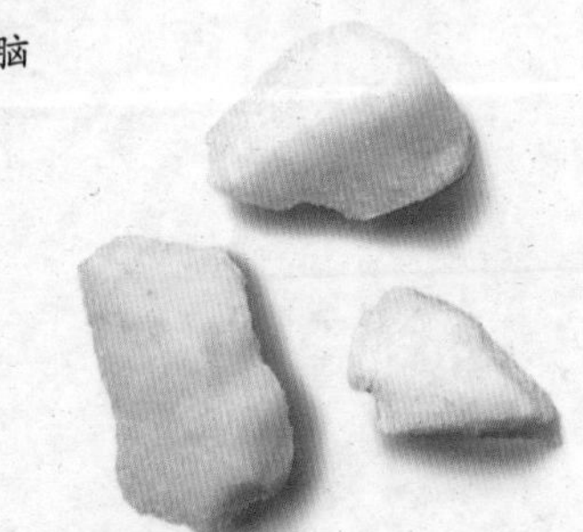

樟脑

Zhuli 竹沥

【别名】竹汁、淡竹沥、竹油。
【来源】禾本科植物淡竹 *Phyllostachys nigra* var. *henonis*、青秆竹 *Bambusa tuldoides*、大头典竹 *Sinocalamus beecheyanus* var. *pubescens* 等的茎经火烤后所流出的液汁。

【快速识别】见“竹茹”（第 676 页）项下。
【采制】取鲜竹竿，截成 30~50cm 长段，两端去节，劈开，架起，中间用火烤之，两端即有液汁流出，以器盛之。
【功效主治】清热降火，滑痰利窍。主治中风痰迷，肺热痰壅，惊风，癫痫，热病痰多，壮热烦渴，子烦，破伤风。
【用法用量】冲服，30~60g；或入丸剂；或熬膏。外用，适量，调敷；或点眼。
【使用注意】寒饮湿痰及脾虚便溏者禁服。

竹沥

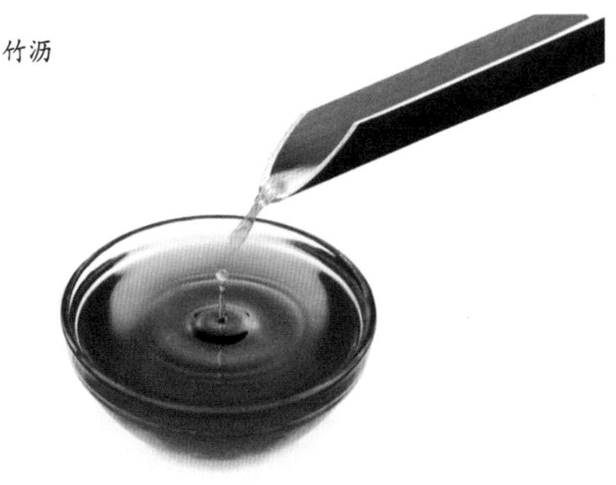

药名笔画索引

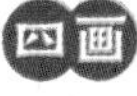

五画

六画

七画

八画

九画

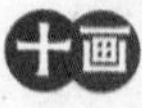

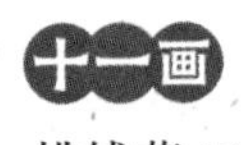
十一画

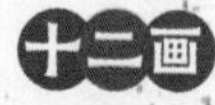

十三画

十四画

十五画

十六画

十七画

十八画及以上

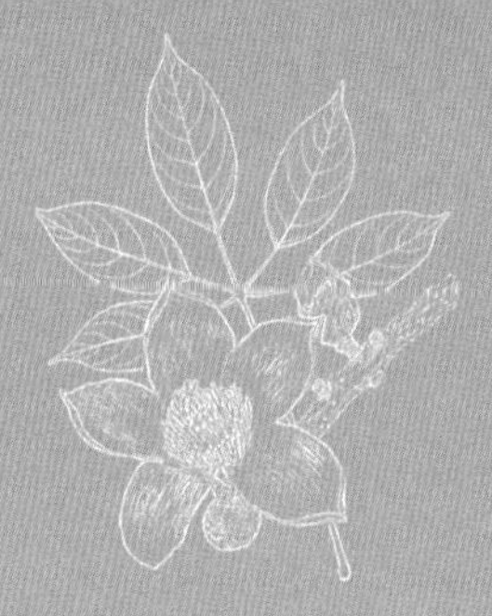

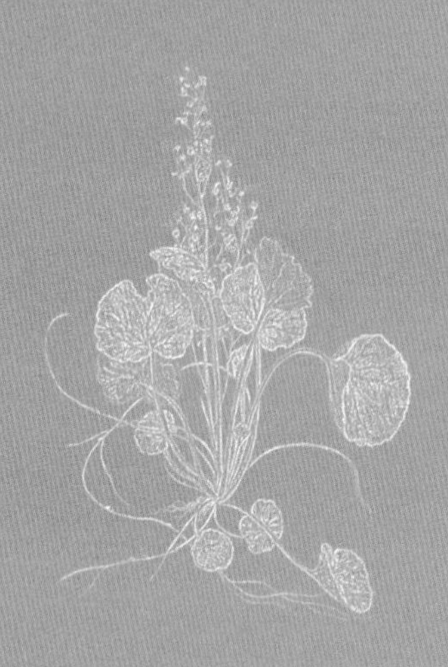